三三医书 精校本

（第一册）

裘庆元 辑

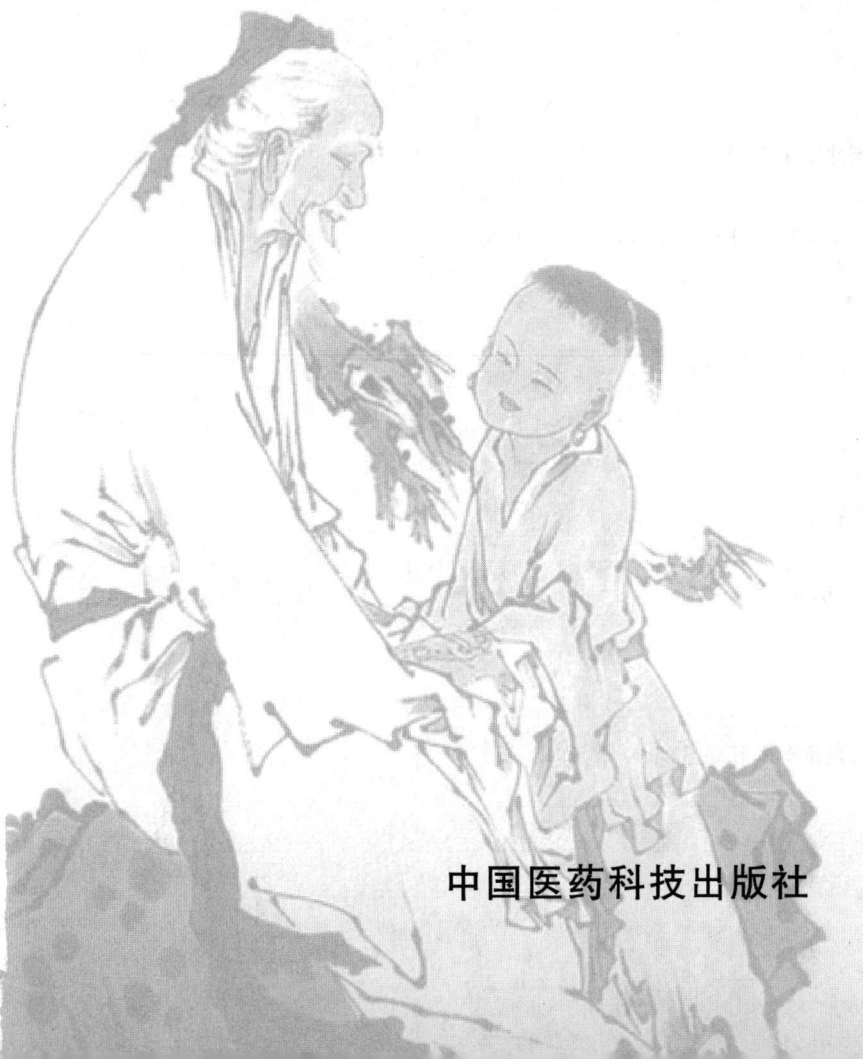

中国医药科技出版社

内容提要

《三三医书》是近代医家裘庆元所辑的一部医学丛书，全书3册，每册33种，共计99种，包括中医基础理论、临床各科、本草、方书、医话等各类医著，以清代医学著作为主，同时收集了宋、元、明、清各时期的医著，并收入了少量日本医学著作。其内容丰富，各科兼备，版本精善，价值颇高，兼具中医学术传承与精善典籍传世的重要意义。

图书在版编目（CIP）数据

三三医书：精校本. 全3册/裘庆元辑. —北京：中国医药科技出版社，2016.10
ISBN 978-7-5067-8689-8

Ⅰ.①三… Ⅱ.①裘… Ⅲ.①中国医药学–古籍–汇编 Ⅳ.①R2-52

中国版本图书馆 CIP 数据核字（2016）第 216690 号

美术编辑　陈君杞
版式设计　张　璐

出版　中国医药科技出版社
地址　北京市海淀区文慧园北路甲 22 号
邮编　100082
电话　发行：010-62227427　邮购：010-62236938
网址　www.cmstp.com
规格　787×1092mm ¹⁄₁₆
印张　188 ½
字数　3505 千字
版次　2016 年 10 月第 1 版
印次　2024 年 7 月第 2 次印刷
印刷　天津市银博印刷集团有限公司
经销　全国各地新华书店
书号　ISBN 978-7-5067-8689-8
定价　**388.00 元**（全三册）

出版者的话

　　《三三医书》是近代医家裘庆元所辑的一部医学丛书，成书于 1924 年。此书取《礼记·曲礼》中"医不三世，不服其药"及《左传·定公十三年》中"三折肱知为良医"之典，题名为"三三医书"。全书 3 册，每册 33 种，共计 99 种，包括中医基础理论、临床各科、本草、方书、医话等各类医著，以清代医学著作为主，同时收集了宋、元、明、清各时期的医著，并收入了少量日本医学著作。是书保留了《医经秘旨》《温热逢源》《医学妙谛》《重楼玉钥续编》等海内外孤本、珍本、抄本之医籍。其内容丰富，各科兼备，版本精善，价值颇高，兼具中医学术传承与精善典籍传世的重要意义。

　　裘庆元（1873～1947 年），字激声，后改吉生，浙江绍兴人，近代著名医家。16 岁因患肺病，遂志于中医，潜心医籍，且广收精善佳椠，后造诣精深，医名大振。1908 年，裘庆元与著名医家何廉臣、曹炳章创办"绍兴医药学报"。时国内动荡，大量珍本医籍流失海外，适逢废止中医之声大噪，中医处于生死存亡之际，有志之士痛心疾首。1920 年，裘庆元等人代表中医界赴南京请愿，积极参加反对废止中医药的救亡事业。1923 年，在杭州成立"三三医社"，组织杭州施医所，刊行《三三医报》。编纂了《国医百家》《医药杂著》《医药集腋》《古今医学评论》《珍本医书集成》《杏林文苑》等书。

　　本次整理，以上海书店影印本为底本，参校 1998 年中国中医药出版社本。根据《中医古籍整理规范》明确校注原则与体例，现将有关问题说明如下。

　　1. 对底本内容不做增删，书中凡例、各书提要、插图等遵循原貌，予以保留。

　　2. 底本或校本中的繁体字、异体字一律径改为规范简体字，古字以今字律齐，不出校注。

　　3. 因书改横排，底本中凡是表示上下方位的"右""左"，径改为

"上""下"。

4. 底本中《推篷寤语》《宋本备急灸法》《本事方续集》《千里医案》《伏邪新书》《医医医》《女科折衷纂要》《延陵弟子纪要》《过庭录存》《医中一得》《走马急疳真方》《集验背疽方》《伏瘟证治实验谈》《证治心传》《疡科纲要》《历验再寿遍》《沈氏女科辑要笺疏》《外科学讲义》《丹溪脉诀指掌》《医学体用》《疝癥积聚编》《医津一筏》《医经读》《摄养枕中方》《药征》《重楼玉钥续编》《暑症发原》《徐渡渔先生医案》《行军方便便方》原无目录，今据正文厘定目录。

5. 原书中的中医专用名词规范为目前通用名称。如"藏府"改为"脏腑"、"龟板"改为"龟甲"、"石羔"改为"石膏"、"兔丝子"改为"菟丝子"等。

6. 底本中"症""证"混用，不影响原意者，保留原貌。

7. 凡入药成分涉及国家禁猎和保护动物的（如犀角、虎骨等），为保持古籍原貌，原则上不改。但在临床运用时，应使用相关的替代品。

恐书中难免有疏漏之处，敬祈同仁惠予教正，是为至盼。

中国医药科技出版社
2016 年 7 月

总目录

第一册

目　录

温热逢源

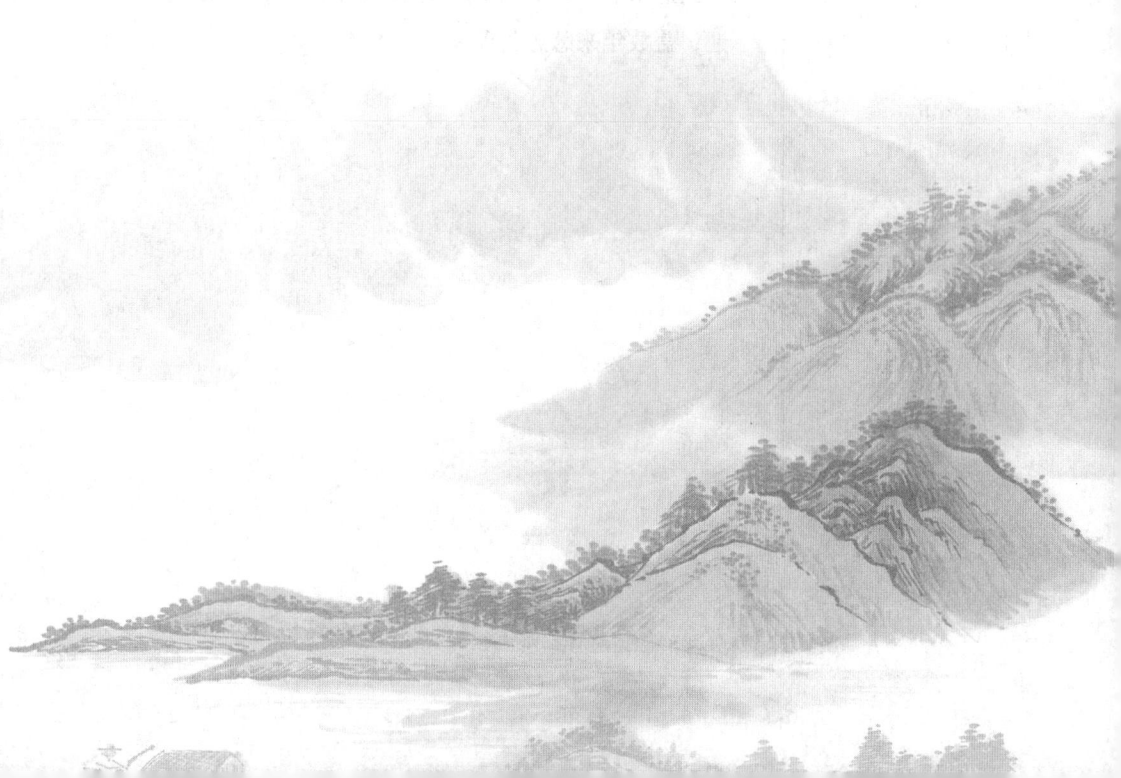

内容提要

《温热逢源》三卷，原稿系清季澄江柳宝诒先生未曾刊行之遗著，市上流行《柳选四家医案》即先生已刊之作。读其书者，咸知先生于温热证有独到之见地。裘君吉生于数年前，用自印书籍向无锡承梦琴君交换得之，又经无锡周小农君精校一次。书内论辨多有发人所未发，不特为搜求柳氏遗书者，所欲先睹，即研究温热者，亦必欢迎；盖数年来怂恿付印者邮书不绝。

目　录

温热逢源　卷上

清江阴柳宝诒谷孙遗著

无锡周　镇小农初校

后学

绍兴裘庆元吉生录刊

详注《灵枢》《素问》
伏气化温诸条

《灵枢》论疾诊尺篇曰：冬伤于寒，春生瘅热。

《素问》生气通天论曰：冬伤于寒，春必病温。

金匮真言论曰：藏于精者，春不病温。

诒按：冬令受寒，随时而发者为伤寒，郁久而发者为温病。就温病言，亦有两证。有随时感受之温邪，如叶香岩、吴鞠通所论是也；有伏气内发之温邪，即《内经》所论者是也。是则冬伤于寒，正春月病温之由；而冬不藏精，又冬时受寒之由也。

又按：喻西昌尚论后篇，专论伏气发温之病，分为三例。以冬伤于寒，春必病温为一例，谓寒邪之伏于肌肤者；以冬不藏精，春必病温为一例，谓寒邪之伏于骨髓者；以冬不藏精，冬伤于寒为一例，谓内外均受邪，如伤寒两感之证。以此三例，鼎立三纲，分途施治，恰与伤寒论之太阳病之风伤卫、寒伤营、风寒两伤营卫之三例前后相符，此喻氏得意之笔也。盖喻氏天才超越，笔立清卓。每有议论，无不力破余地；而有意为文，每每虚立门面。创议论以助我波澜，在作文则为高手，而说理则未必皆能精确矣。即如伏气发温之病，

惟冬伤于寒故病温，惟冬不藏精故受寒，其所受之寒无不伏于少阴，断无伏于肌肤之理。其肾气未至大虚者，倘能鼓邪外达，则由少阴而达太阳，病势浅而轻。若肾虚不能托邪，则伏于藏而不得外出，病即深而重。同此邪，同此病证，有轻重而理原一贯，无三纲之可分也。喻氏论病，每每骋其才辩而刻意求高，抑或借作感慨而自抒胸臆，逞笔所之不自觉其言之过，当学者须分别观之。

又按：王叔和编次《伤寒论》略例云：中而即病者，名伤寒；不即病者，寒毒藏于肌肤，至春变为温病，至夏变为暑病，暑病者热极重于温也。按：叔和此论，大旨无甚刺谬，喻氏肆意驳之，未免太过。惟寒毒藏于肌肤一语，于理欠圆。冬寒是时令之邪，与疫疠不同，无所谓毒，于寒下加一毒字，已属骇人；再寒邪之内伏者，必因肾气之虚而入，故其伏也，每在少阴；若皮肤有卫气流行之处，岂容外邪久伏！况果在皮肤，则病发亦轻，何至深入脏腑而有险恶之证耶？

《素问·热论篇》曰：今夫热病者皆伤寒之类也。又曰：凡病伤寒而成温者，先夏至日者为病温，后夏至日者为病暑，暑当与汗皆出勿止。

诒按：伏气发温，随时而变，热之轻

者曰温，热之重者曰暑；夏至后曰小暑、大暑，冬至后曰小寒、大寒。寒暑二字相为对待，《内经》所称暑与热本无分别，观篇首云：热病者，皆伤寒之类也。其义可见。至仲景始以夏月暴感之热邪，名曰喝病，正以别于伏气外发之热病也。况伏气随时外发，亦必兼挟时令之邪，如春令兼风，夏令兼暑，理所必至，是其所以异名者，固不第因乎热之微甚矣。

又按：经言凡病伤寒，是伤寒不必专在于冬时，即三时感寒亦能郁化为温也。其称夏至后为病暑，则暑即温之变名，尤不可指为另是一邪，而此独分别言之者，因伏气发于夏至以后，其治病略有不同。盖温病忌汗，恐其伤阴，若时交长夏，则汗出必多，而邪气亦随汗而出，又未可以汗多而递止之也。

《灵枢·邪气脏腑病形》篇岐伯曰：虚邪之中人也，洒淅动形；正邪之中人也，微先见于色，不知于身，若有若无，若亡若存，有形无形，莫知其情。

《素问·八正神明论》岐伯曰：正邪者，身形若用力，汗出腠理开，逢虚风其中人也微，故莫知其情，莫见其形。

诒按：此两节言冬时寒邪，所以能久伏不觉。故凡风从时令王方来者为正邪，从冲后来者为虚邪。冬以寒为正邪，故中于人也，令人不觉近人。有疑邪正不并立，不能久伏不发者，曷不取此两节经文细意绎之。

《灵枢·诊疾诊尺》篇岐伯曰：尺肤热甚，脉盛躁者，病温也。其脉盛而滑者，病且出也。

《素问·平人气象论》岐伯曰：人一呼脉三动，一吸脉三动而躁，尺热，曰病温。

诒按：尺肤发热，热在阴也；尺热而脉数且躁，中有温邪也；更兼盛滑则热邪已动，有外出之象矣，此言伏温而发之脉证也。

《灵枢·热病》篇曰：热病不知所痛，耳聋不能自收，口干阳热甚，阴颇有寒者，热在骨髓，死不可治。又曰：热病已，得汗而脉尚躁盛，此阴脉之极也，死。其得汗而脉静者，生。热病脉尚躁而不得汗者，此阳脉之极也，死；脉盛躁得汗静者，生。

诒按：此节不知所痛二句，形容伏温初发，神情呆钝，其状如绘，阳热甚者，其热邪之浮于外者已甚也；阴颇有寒者，其寒邪之伏于阴者尚未外透也。若此者其热深在骨髓，故不可治。

又按：已得汗而脉尚躁，是热甚而郁于阴也。脉尚躁而不得汗，是热甚而郁于阳也。邪郁不解，阴阳之气不能主持，故死。

《素问·热论篇》黄帝问曰：今夫热病者，皆伤寒之类也。或愈，或死，其死皆以六七日之间，其愈皆以十日以上者，何也？不知其解，愿问其故。岐伯对曰：巨阳者，诸阳之属也。其脉连于风府，故为诸阳主气也。人之伤于寒也，则为病热，热虽甚不死。其两感于寒，而病者必不免于死。帝曰：愿闻其状。岐伯曰：伤寒一日，巨阳受之，故头项痛，腰脊强。二日阳明受之，阳明主肉，其脉挟鼻，络于目，故身热目痛，而鼻干不得卧也。三日少阳受之，少阳主胆，其脉循胁，络于耳，故胸胁痛而耳聋。三阳经络皆受其病，而未入于藏者，故可汗而已。四日太阴受之，太阴脉布胃中，络于嗌，故腹痛而嗌干。五日少阴受之，少阴脉贯肾，络于肺，系舌本，故口燥舌干而渴。六日厥阴受之，厥阴脉循阴器而络于肝，故烦满而囊缩。

三阴三阳，五脏六腑皆受病，营卫不行，五脏不通，则死矣。其不两感于寒者，七日巨阳病衰，头痛少愈。八日阳明病衰，身热少愈。九日少阳病衰，耳聋微闻。十日太阴病衰，腹减如故，则思饮食。十一日少阴病衰，渴止不满，舌干已而嚏。十二日厥阴病衰，囊纵，少腹微下大气，皆去病日已矣。帝曰：治之奈何？岐伯曰：治之各通其脏脉，病日衰已矣。其未满三日者，可汗而已，其满三日，可泄而已。

又帝曰：热病已愈，时有所遗者，何也？岐伯曰：诸病遗者，热甚而强食之，故有所遗也。若此者皆病已衰，而热有所藏。因其谷气相搏，两热相合，故有所遗也。帝曰：治遗奈何？岐伯曰：视其虚实，调其逆从，可使必已矣。帝曰：病热当何禁之？岐伯曰：病热少愈，食肉则复，多食则遗，此其禁也。

又帝曰：其病两感于寒者，其脉应与其病形何如？岐伯曰：两感于寒者，病一日则巨阳与少阴俱病，则头痛口干而烦满。二日则阳明与太阴俱病，则腹满身热不欲食，谵言。三日则少阳与厥阴俱病，则耳聋囊缩而厥，水浆不入，不知人，六日死。

帝曰：五脏已伤六腑不通，营卫不行，如是之后，三日乃死何也？岐伯曰：阳明者，十二经脉之长也，其血气盛，故不知人，三日其气乃尽，故死矣。

又凡病伤寒而成温者，先夏至日者为病温，后夏至日者为病暑，暑当与汗出，勿止。

诒按：热论谓人受寒邪，其为病必化热，但随时而发者为伤寒。其病自外而入内，久伏而发者为温病。其病自内而达外，此论除篇末伤寒成温一节论及温病外，其余所论都属伤寒，惟所列六经形证，伤寒

与温病初无二致。故备录之，以为临证时分经认病之则。

又按：凡伤寒化热，自表入里，初起三日在三阳经者，可汗。后三日在三阴经者，可泄；故不至于死。其两感者，乃一脏一腑，一阴一阳，同时俱病，来势迅速不及措手，势必阴阳交绝，营卫不通而不免于死矣。刺热篇所论太阳之脉与厥阴脉争见者，死期不过三日一段即温病中之两感，与此节可以互证。

又按：食肉则复一节，论病后食复，温病亦与伤寒相同。

又按：经言冬伤于寒，春必病温。是指冬邪春发者，而言此。言凡病伤寒，则无论冬夏，凡有伏邪，均可发为温病也。故夏至前后异其时而同其病曰温曰暑，同其病而异其名也。又温与暑病邪相同而随时异名。冬邪春发者，邪郁化热，由里达外，邪随汗去。多汗则伤阴，故汗多者当止之。若至夏令天时蒸热，先已有汗，更有伏邪内动，汗泄愈多，但其汗之出也。邪机甫动而汗，即淋漓若见，汗多而遽止之，则邪机亦因之而窒矣。故特分别言之，而禁其止也。

刺热篇曰：肝热病者，小便先黄，腹痛多卧，身热，热争则狂言，及惊胁满痛，手足躁不得安卧，庚辛甚。甲乙大汗气逆，则庚辛日死，刺足厥阴少阳，其逆则头痛，员员脉引冲头也。

诒按：肝脉络阴器，肝病不能疏泄则热郁，而小便黄也，腹痛多卧，肝病克脾也。热争者为热甚而与正气相争也，狂言及惊犯及手经也，胁痛肝脉所过也，手足躁不得安卧，热甚生风，风淫四末，故烦搅不安也。庚辛克木之日，故病甚。甲乙木旺之日，故汗出而愈。气逆者，谓病气

甚而不顺其可愈之期也，更逢克木之日，故死。厥阴少阳并刺，病在藏，必泻其府，以求出路也。逆则头痛，病气上升之故（参吴意）（庚辛日以下客藏仿此）。

心热病者，先不乐，数日乃热，热争则卒心痛，烦闷，善呕，头痛面赤，无汗。壬癸甚，丙丁大汗，气逆则壬癸死，刺手少阴太阳。

诒按：膻中为喜乐所出，故心病先不乐，而发热与正争则心卒痛。心主火，故烦、心气不舒。故闷呕属肝病，木火同气且邪在上多呕也，头痛火升也，面赤火越也。汗为心液，热甚则液干，故无汗也。

章虚谷曰：人身生阳之气，根于肾而发于肝。木生火，火生土，土生金，金生水，水又生木，生气相传所以生生不息也。邪伏血气之中，亦随生阳之气而动。动甚则病，发其发也，随气所注而无定处。故《难经》言温病之脉行在诸经，不知何经之动。仲景所论，或发于阴经，或发于阳经，正合《难经》之旨。今观《内经》按生气之序，首列肝，次以心、脾、肺、肾，可见邪随生气而动，不定中是有一定之理。足以印证《难经》仲景之言，而轩岐、越人、仲景之一脉相承，更可见矣。

脾热病者，先头重，颊痛，烦心，颜青，欲呕，身热，热争则腰痛不可用俯仰，腹满泄，两颔痛。甲乙甚，戊己大汗、气逆则甲乙死，刺足太阴阳明。

诒按：湿之中人也，首如裹，故脾病头先重也。颊为少阳所属，土木互为胜负，土病则木病亦见也。颜青，欲呕，颔痛，皆木病也。脾脉注，心烦，腰痛不可用俯仰，是脾病及胃不能束筋骨，利关节也。腹满泄，脾经本病也。

肺热病者，先淅然厥起毫毛，恶风寒，舌上黄，身热。热争则喘咳，痛走胸膺背，不得太息，头痛不堪，汗出而寒。丙丁甚，庚辛大汗，气逆则丙丁死，刺手太阴、阳明，出血如大豆立已。

诒按：肺主皮毛，故先恶风寒。肺气不化则湿热蒸郁，故舌苔黄，喘咳，热邪伤肺也。热郁肺部，胸膺背走痛而不得太息也。头痛者，天气膹郁而热上冲脑也。热蒸于内则腠开，汗出，热暂泄而生寒也。

肾热病者，先腰痛胻酸，苦渴数饮，身热。热争则项痛而强，胻寒且酸，足下热，不欲言，其逆则项痛员员，澹澹然。戊己甚，壬癸不汗，气逆则戊己死，刺足少阴太阳。

诒按：腰为肾之府，又肾脉贯脊会于督之长强穴，又肾脉入跟中，以上腨内，太阳之脉亦下贯腨内，腨即胻也，酸者热烁液也。肾主五液而恶燥，病热则液伤而燥，故苦渴而饮水自救也。又太阳之脉，从巅入络脑，还出别下项，病甚而移之府，故项痛而强也。胻寒热极为寒也。肾脉从小指之下斜趋足心，病甚故足下热也，不欲言，有不能名言之苦也。员员澹澹者，一身不能自主，难以形容之状。

又按《内经》叙列五脏热病，惟肝肾两节多其逆一层，他脏无之可见，热病伤阴，惟肝肾为最要也。

肝热病者，左颊先赤。心热病者，颜先赤。脾热病者，鼻先赤。肺热病者，右颊先赤。肾热病者，颐先赤。病虽未发，见赤色刺之，名曰治未病。

章虚谷曰：此更详五脏，热邪未发而必先见于色之可辨也。左颊、颜、鼻、右颊、颐是肝、心、脾、肺、肾五脏之气应于面之部位也。病虽未发，其色先见。可见邪本伏于气血之中，随气血流行而不觉。

良工望而知其邪动之处，乘其始动即刺而泄之，使邪势杀而病自轻，即《难经》所云随其经之所在而取之者，是为上工治未病也。而用药之法可以类推矣。

治诸热病以饮之寒水，乃刺之，必寒衣之，居之寒处，身寒而止。

章虚谷曰：以其久伏之邪热，从内发故必先饮寒水，从里逐热然后刺之，从外而泄，再衣以寒，居处以寒，必身寒，热除而后止。

王梦隐曰：今人不读《内经》于温热、暑疫诸病，一概治同伤寒，禁其凉饮，厚其衣被，因而致重者不少。然饮冷亦须有节，过度则有停饮、肿满、呕利等患，更有愈后手指、足缝出水，速投米仁三两，茯苓三两，白术一两，车前子五两，桂心一钱，名驱湿保脱汤，连服十剂，可免脚趾脱落。此即谚所谓脱脚伤寒也，亦不可不知。若饮冷虽多，而汗出亦多，必无后患。

诒按：治热以寒一定之理，今人于温病初发，见用凉解而即言其遏邪者，彼固未明此理也。

太阳之脉，色荣颧骨，热病也。荣未交，曰今且得汗待时而已。与厥阴脉争见者，死期不过三日，其热病内连肾。

章虚谷曰：此言外感与伏邪互病之证也，与热病篇之两感同中有异，彼则内外同时受邪，内外俱病，故不免于死。此则外感先发，伏邪后发者可生。若同发则死期不过三日也。云太阳之脉者，谓邪受于太阳经脉，即一日巨阳受之，头项痛，腰脊强者是也。色荣颧骨者，谓鲜荣之赤色见于颧也。盖颧者，骨之本，骨者肾所主，肾脏之伏邪已动，故赤色循荣血而见于颧也。荣未交，今且得汗待时而已者，太阳

与少阴为表里，太阳经脉外受之邪与少阴营中伏热之邪，尚未相交，且使得汗先解，外邪所谓未满三日可汗之是也。其内伏之邪后发，待脏气旺时可已。如肾热病待壬癸日，得大汗而已也。又如所云见赤色者刺之，名治未病亦可也。倘与厥阴病证争见，则肾肝皆有邪热内发，其势必与太阳外邪连合而不可解。故比之两感病，死期更速也。盖两感病起于经，必待胃气尽，六日方死，此则热邪内连肾脏，本元即绝，故死期不过三日也。

少阳之脉，色荣颊前热病也。荣未交，曰今且得汗待时而已。与少阴脉争见者，死期不过三日。

章虚谷曰：上言肝热病者，左颊先赤。肝为厥阴，胆为少阳，相表里者也。外邪受于少阳经脉，而肝脏伏热之色荣于颊前。若外内之邪尚未相交，今且使其得汗以解外邪，其内发之热可待脏气旺时而已。若与少阴经脉病证争见，则肝连肾热，而内外邪势必交合难解，死期不过三日也。大抵外内之邪发有先后，而不交合尚可解救，故要紧在荣未交一句。下文病名阴阳交，亦即荣已交之义也。经文只举太阳少阳两证，不及阳明、太阴合病者，以阳明之府可用攻泻之法，不至必死。非同太阳、少阴、少阳、厥阴，其邪连合而无出路则必死也。

评热病篇云帝曰：有病温者，汗出辄复热而脉躁疾，不为汗衰，狂言不能食，病名为何？岐伯曰：病名阴阳交，交者死也。

章虚谷曰：阴阳之气本相交合，今则邪势弥漫，外感阳分之邪与内发阴分之热，混合不分而本元正气绝矣，故曰交者死。非阴阳正气之相交也，下文明其所以然

之理。

人之所以汗出者皆生于谷，谷生于精。今邪气交争于骨肉，而得汗者，是邪却而精胜也。精胜则当能食，而不复热。复热者，邪气也。汗出者，精气也。今汗出而辄复热，是邪胜也。不能食者，精无俾也。病而留者，其寿可立而倾也。且夫热论曰：汗出而脉尚躁盛者死。今脉不与汗相应，此不胜其病也，其死明矣。狂言者，失志也，失志者死，今见三死不见一生，虽愈必死也。

章虚谷曰：汗生于谷，谷生于精者，谓由本元精气化水，谷以生津液发而为汗。邪随汗泄，则邪却精胜也。今汗出复热，而不能食，是邪胜而津无所藉也。其病仍留连不去，则其寿可立待而倾矣。狂言失志一也，汗出复热二也，脉与汗不应三也，见三死证，而不见一生证虽似愈必死也。

《素问·阳明脉解篇》曰：足阳明之脉病，恶人与火，闻木音则惕然而惊，钟鼓不为动。闻木音而惊何也？岐伯曰：阳明者胃脉也，胃者土也，故闻木音而惊者，土恶木也。帝曰：其恶火何也？岐伯曰：阳明主肉，其脉血气盛，邪客之则热，热甚则恶火。帝曰：其恶人何也？岐伯曰：阳明厥则喘，而悗悗则恶人。帝曰：或喘而死者，或喘而生者何也？岐伯曰：厥逆连脏则死，连经则生。

章虚谷曰：土畏木克，故闻木音则惊也。热甚则恶火，仲景所谓不恶寒反恶热也，邪结于胃而气厥逆则喘而悗悗者，懊憹而不欲见人也。邪热内结，则气阻而喘不能循经外达，则四肢厥逆。盖四肢禀气于脾胃也。邪内入则连脏，外出则连经故生。

帝曰：病甚则弃衣而走，登高而歌，或至不食，数日逾垣上屋，所上之处皆非其素所能也，病反能者何也？岐伯曰：四肢者，诸阳之本也。阳盛则四肢实，实则能登高也。帝曰：其弃衣而走者何也？岐伯曰：热盛于身故弃衣欲走也。帝曰：其妄言骂詈，不避亲疏而歌何也？岐伯曰：此阳盛则使人妄言，骂詈不避亲疏而不欲食，不欲食故妄走也。

章虚谷曰：四肢禀气于脾胃，胃为脏腑之海，而阳明行气于三阳故四肢为诸阳之本也。邪盛于胃气，实于四肢则能登高也。热盛于身，故弃衣欲走也。邪乱神明，故妄言骂詈。胃中邪实不欲饮食，四肢多力则妄走也，此大承气之证。其邪连经脉必滑，大下之可生。其邪连脏，脉必沉细。仲景云阳病见阴脉者死，则虽有下证，不可用下法矣。

王梦隐曰：温病投热药补剂亦有此候，经证亦有可用白虎汤者，沉细之脉亦有因热邪闭塞使然，形证果实下之可生，未可概以阴脉而断其必死也。凡热邪壅遏，脉多细、软、迟、涩，按证清解自形滑数不比内伤病，服凉药而脉加数者为虚也。

热论篇曰帝曰：热病已愈，时有所遗者何也？岐伯曰：诸病遗者，热甚而强食之，故有遗也。若此者皆病已衰而热有所藏，因其谷气相得，两热相合，故有所遗也。帝曰：治遗奈何？岐伯曰：视其虚实，调其逆从，可使必已矣。帝曰：当何禁之？岐伯曰：病热少愈，食肉则复，多食则遗，此其禁也。

诒按：此言热邪初愈，余热留而未净，得谷食助气，则两热相合而复炽。观其食肉则复多，食则遗。故病后必须谨调口腹，只可以清淡稀粥，渐为调养也。《素问·玉版论要篇》岐伯曰：病温虚甚死。

诒按：经言藏于精者，春不病温。则凡病温者，其阴气先虚，可知使或虚而未至于甚，则养阴透邪，治之如法，犹可挽回。若病温者而至虚，甚则热邪内讧，阴精先涸，一发燎原不可治矣。

《灵枢·五禁篇》岐伯曰：热病脉静，汗已出，脉盛躁，是一逆也。

诒按：热病汗出后而脉转盛躁，此热邪深伏于阴，至汗出而邪机始动，而外露则其伏邪必重故曰逆也。

《灵枢·热病篇》曰：热病三日，而气口静，人迎躁者，取之诸阳，五十九刺以泻其热，而出其汗，实其阴，以补其不足者。

吴鞠通曰：人迎躁邪在上焦也，故取之诸阳以泄其邪。阳气通则汗随之，阳盛则阴衰，泻阳则阴得安其位。故曰实其阴，泻阳之有余，即所以补阴之不足也，故曰补其不足。温热病未有不伤阴者，实其阴以补其不足，此一句实治温热之吃紧大纲。

身热甚，阴阳皆静者勿刺也。其可刺者，急取之，不汗出则泄。所谓勿刺者，有死徵也。热病七日、八日脉口动，喘而短者，急刺之，汗且自出，浅刺手大指间。热病七日、八日脉微小病者，溲血，口中干，一日半而死，脉代者一日死。热病已得汗出而脉尚躁，喘且复热，勿刺肤，喘甚者死。

诒按：热甚而脉浮躁则可刺，当急取之，令其热邪从汗泄而解。若脉阴阳俱静，是阳证见阴脉，已有死徵，故勿刺。脉口动，喘而短者，热壅于肺也，刺手大指间肺之少商穴，俾肺之热瘅开而汗泄则解矣。热邪灼烁血分，则溲血。阴液被灼则口干。下焦阴伤已甚，而脉又微小，则不惟阴涸而阳亦伤矣，故主死。已得汗而脉尚躁，

喘且复热，是热不为汗衰，而化源且绝矣，故死。

热病不可刺者有九，一曰汗不出，大颧发赤，哕者死。二曰泄而腹满甚者死。三曰目不明热不已者死。四曰老人、婴儿热而腹满者死。五曰汗不出，呕下血者死。六曰舌本烂，热不已者死。七曰咳而衄汗不出，出而不至足者死。八曰髓热者死。九曰热而痉者死。腰折、瘛疭、齿噤龄也，凡此九者不可刺也。

诒按：颧赤而哕，肾阴已竭而虚阳上脱之证，故死。死汗泄而腹尚满是阴下脱而邪不减，与热不为汗衰者相似故死。目不明，阴脱也，阴脱而仍热故死。热满当泄，老人、幼儿不任攻伐则热无出路故死。热蕴无汗，上逆则呕，下迫则血溢上下交征，阴液易涸，故为死候。舌本烂，乃肾火上结，与胃热炽而口糜者不同；若既烂而热仍不已，亦为死候。汗不至足，是肺气不下行而化源将绝也，咳衄乃邪闭于上，无汗则邪不外泄，又兼化源将绝之征故曰死。髓热如骨蒸之状，邪热深入于肾也。热而痉致见腰折等证，是邪热深入于肝也，肝肾为热邪所烁故死。

吴鞠通曰：此节历叙热病之死征，以禁人之刺。大抵由于阴竭者为多，然刺固不可，亦有可药而愈者。盖刺法能泄，能通开热邪之闭结最速。至于益阴，以存津，则刺法之所短，汤药之所长也。

详注《难经》伏气发温诸条

《难经》五十八难曰：伤寒有几，其脉有变否？然伤寒有五，有中风、有伤寒、有湿温、有热病、有温病，其所苦各不同。

徐洄溪曰：伤寒者统名也，下五者伤寒之分证也。

诒按：中风、伤寒即仲景论中所列之证也，是感而即发者也。若寒邪郁伏而发，则因温风而发者，名曰风温。因暑热而发者，名曰热病，此即夏至后之暑病也。因湿邪而发者，名曰湿温。虽随时随病各异，其名而由于受寒则一，故皆谓之伤寒。

又按：所苦不同，言五者之为病不同也。《伤寒论》云：太阳病，发热而汗出，恶风，脉缓者，名曰中风。太阳病，或已发热，或未发热，必恶寒、体痛、呕逆、脉阴阳俱紧者，名曰伤寒。太阳病关节疼痛而烦，脉沉而细者，此为湿痹。太阳中热者，暍是也。其人汗出，恶寒身热而渴也。太阳病发热而渴，不恶寒者为温病。此五条即论列五种病之所苦，各有见证之不同也。前二条是感寒而即病者，后三条是寒伏于内兼挟别气而病者，仲景悉隶于《伤寒论》中，可见五证均因于寒，即均可为之伤寒也。

中风之脉阳浮而滑，阴濡而弱。伤寒之脉，阴阳俱盛而紧涩。湿温之脉，阳濡而弱，阴小而急。热病之脉，阴阳俱浮，浮之而滑，沉之散涩。温病之脉，行在诸经，不知何经之动也，各随其经所在而取之。

诒按：阴阳二字以脉言，凡脉，寸为阳，尺为阴；右为阳，左为阴；浮为阳，沉为阴。就此节论，当以尺寸分阴阳为是。风为阳邪，故阳脉浮滑；寒邪收引，故脉紧涩；湿为阴邪而伤阳，故阳濡而阴急；热病为阳邪而伤阴，故浮滑而沉涩。热病是温邪之已化热，而外出者，其未化热之前，名曰温病。邪伏少阴，随气而动，流行于诸经，或乘经气之虚而发，或挟新感之邪气而发，其发也或由三阳而出，或由肺胃最重者，热不外出而内陷于手足厥阴，

或肾气虚不能托邪而燔结于少阴，是温邪之动，路径多岐，随处可发。初不能指定发于何经，即不能刻定见何脉象也。

又按：伏温之病随经可发，经训昭垂已无疑义，乃张石顽谓温邪之发，必由少阳。陆九芝谓温热病必发于阳明，陈平伯则以肺胃为温邪必犯之地，吴又可又以募原为温疫伏邪之所。诸家所论，虽亦各有所见，但只举温病之一端而不可以概温病之全体。至吴鞠通《温病条辨》横分三焦，谓凡病温者，必始于上焦手太阴，是以时感温风之证指为伏气发温之病，彼此混而不分，其背谬为尤甚。学者当即此节经文，悉心参究，确知温病之发随经可动，临证时始有真知灼见，而不至有他岐之感也。

伤寒有汗出而愈，下之而死者，有汗出而死，下之而愈者，何也？然阳虚阴盛，汗出而愈，下之即死。阳盛阴虚，汗出而死，下之而愈。

滑氏本义引《外台秘要》谓表病里和为阳虚阴盛，邪在表宜发汗，若反下之引邪入里，诛伐无过，故死。里病表和为阳盛阴虚，邪入里宜急下，若反汗之兼虚其表故死。按伤寒例亦有阳盛阴虚，汗之则死，下之则愈；阳虚阴盛，汗之则愈，下之则死之文。诸家释之不一其说，成无己注则以阳邪乘虚入府，为阳盛阴虚；邪乘表虚客于营卫为阳虚阴盛。《外台秘要》及刘河间《伤寒直格》俱以不病者为盛，病者为虚。《活人书》以内外俱热为阳盛阴虚，内外俱寒为阳虚阴盛。惟王安道溯洄集则以寒邪在外为阴盛可汗热邪内炽为阳盛，可下。此说最为无弊，若不病为实，病者为虚之说与表病里和，里病表和之说相近，但虚实二字，其义终未妥也。

诒按：寒邪初受未经化热，卫阳被遏

则阳虚而阴盛，此即暴病之伤寒，但用辛温助阳以发其汗则邪解矣。若未曾入府化热而遽下之，则里气伤而表邪陷即死矣。若邪郁久而化热，阴液被烁则阳盛而阴虚，此即伏气之温病也。里热既盛，当急下以救阴则生；若再用辛温误发其汗，则阴愈烁而变证蜂起。足以受病之始都属寒邪，故仍以伤寒为提纲也。此节两层以伤寒温病分贴作解，亦甚熨帖，前所引诸家之论，似总不能若是之直捷。

详注仲景伏气化温证治各条

《伤寒论》平脉法篇师曰：伏气之病，以意候之。今月之内，欲有伏气。假令旧有伏气，当须脉之。若脉微弱者，当喉中痛，似伤非喉痹也，病人云实咽中痛，虽尔今复欲下利。

诒按：温邪化热内动，脉当数，大乃见微弱是气弱不能托邪，邪郁不达之象，热不外达而循经上浮则为喉痛，以少阴之脉循喉咙也。伤寒少阴病本有下利，咽痛之条，亦即此义。盖以热郁既久则阴液腐败，故不但咽痛而复欲下利也。

又按：此条可为温邪内伏少阴之证。

章虚谷曰：观仲景标中风、伤寒、暑热等病脉，与《难经》同。惟《难经》言温病之脉，行在诸经，不知何经之动也。是言温病初由伏邪随气血流行在诸经中及其发也不知从何经而动；其发无定处，故无一定之脉可指也。今仲景又教人审脉以辨邪发之经，如脉微弱即知其邪未离少阴。随经上下必当有咽痛、下利等证，正与《难经》互相发明也。下文邪出三阳热势大盛，其脉浮大，上关则上，是脉随证变，证随脉见，在初起本无定脉，故《难经》不标脉象也。由是观之，其与外感之邪有定证定脉者，固迥不同矣。

少阴病（脉微细但欲寐也）二三日咽痛者，可与甘草汤，不差者与桔梗汤。

章虚谷曰：风寒外闭少阴而咽痛者，仲景用半夏散辛温开泄之法矣。此少阴伏热内发，循经上灼而咽痛，虽不合用辛温开泄，亦不可用凉药以遏其外出之势，故专用甘草甘缓之品导邪外达，且生用亦能泻火。如不差则火郁而不出也，加桔梗上通其气则痛自止矣。伤寒自表入里，故先太阳而后至少阴，温病自里而出表，故先少阴而后出太阳也。

沈宗淦曰：伏气为病，皆自内而之外，不止春温一证也。盖四时之气皆有。伏久而发者不可不知也。

少阴病下利，咽痛，胸满，心烦者，猪肤汤主之。

张路玉曰：病虽发于阴经，实为热证，下利、咽痛、胸满、心烦，其邪热之充斥上下中间，已无处不到，而又非寒下之法所宜，故立猪肤汤以润少阴之燥，与用黑驴皮之意颇同。阳微者，用附子温经；阴竭者，用猪肤润燥。同具散邪之意，比而观之，思过半矣。

少阴病得之二三日以上，心中烦不得卧，黄连阿胶汤主之。

周禹载曰：伏邪未发，津液先已暗耗，今得之二三日，虽阴火不升，未见咽痛等证，而心烦不得卧。已知阴液消耗故以芩连清热，即以胶芍滋阴，虚实两治也。

诒按：以上少阴病三条，均与传经热邪不合，其为伏邪所致无疑也。

少阴病下利，六七日咳而呕渴，心烦不得眠者，猪苓汤主之。

章虚谷曰：下利六七日，热从下陷不得外透，故逆于肺，则咳而呕，乘心则烦渴不得眠以心肺皆通少阴之脉故也，主以猪苓汤利水而滋阴，盖滋阴则热随利去，利水则泻止而烦渴亦解矣。

少阴病得之二三日，口燥咽干者，急下之，宜大承气汤。

张路玉曰：伏气之发于少阴，其势最急，与伤寒之传经热证不同。得病才二三日，即口燥咽干，延至五六日始下，必枯槁难为矣，故宜急下以救肾水之燔灼也。按少阴急下三证，一属传经热邪亢极，一属热邪转属胃腑，一属温热发于少阴，皆刻不容缓之证，故当急救欲绝之肾水，与阳明急下三法同源异派。

诒按：此亦伏邪无疑，如系传经热邪，则从始病数起，决不止二三日，如从传至少阴数起，则不应二三日始见口燥咽干也。

太阳病发热而渴，不恶寒者为温病。

王安道曰：温病如此，则知热病亦如此，是则不渴而恶寒者非温热病矣。温热病而有恶风恶寒之证者，重有风寒新中也。

沈尧封曰：此条虽不言脉，以后条参之其尺部必浮也。

章虚谷曰：温病之发无定处，少阴之表为太阳热邪，从里出表即有发热头痛之太阳病也，不恶寒则非新感之邪，可知热从内发，故渴。仲景恐人错认为太阳伤寒伤风之证，故特标明谓此是伏热内发之温病也。其少阴温病反不标者，因伏气条内已申明咽痛下利为少阴初发之温病矣。

王梦隐曰：汪谢城云吴氏《温病条辨》上焦篇，首引《伤寒论》云太阳病，但恶热不恶寒，而渴，名曰温病，桂枝汤主之。今检伤寒却未见此数语，使真出仲景耶？亦当辨其简误，若系吴氏误记尤不可不为之辨。正余谓非误记也，因喻氏尝云仲景治温证，凡表药皆用桂枝汤，以示微发于

不发之意。尤在泾《读书记》云，此喻氏之臆说，非仲景之旧章。鞠通自谓跳出伤寒圈子，而不知已入嘉言套中，又不甘为人下，遂肆改原文，捏为圣训而不自觉其诬圣误世也。

若发汗已，身灼热者，名曰风温。风温为病，脉阴阳俱浮，自汗出，身重多眠睡，鼻息必鼾，语言难出，若被下者，小便不利，直视失溲若被火者，微发黄色，剧则如惊痫，时瘛疭；若火熏之，一逆尚引日，再逆促命期。

章虚谷曰：太阳外感之邪，若发汗已，当热退身凉矣。今热邪从少阴而发，当清其发而误发其汗，反伤津气而助邪势。故身更灼热，因而勾起其肝风，鼓荡其温邪，故曰风温。其为病也，虚阳外浮，热邪温溢，故脉阴阳俱浮，津液外泄则自汗不止，气乏神昏则身重多眠睡，内风动而机窍室，故鼻鼾而语难，其非外感风邪可见矣。若被下者，谓未经误汗非为汗后又下也。若误被火劫者，微则热伤营气而血瘀发黄，剧则热甚风生而惊痫、瘛疭也。盖邪伏少阴，热灼水枯，咽干口燥，法当急下，此热已发出太阳，则少阴空虚，若下之伤阴，则小便不利而直视失溲，则气亦脱矣。若未汗下而被火攻者，外火助内热熏蒸而发黄，剧则火邪扰心而惊痫，肝风炽甚而瘛疭，皆坏象也。若止火熏之，一逆尚可引日，苟延若既汗又下而再逆之，更促其命期矣。

服桂枝汤大汗出后，大烦渴不解，脉洪大者，白虎加人参汤主之。

诒按：桂枝汤治风邪伤卫表病，而里知者用之得当，则微汗而解。此则温邪自内而发，误用桂枝适以助邪而耗液，故大汗大渴，热势转甚，主以白虎所以泄热解

烦，因阴液被劫，故加人参以救之也。

太阳与少阳合病，自下利者，与黄芩汤，若呕者，黄芩加半夏生姜汤主之。

张路玉曰：黄芩汤温病之主方，即桂枝汤以黄芩易桂枝而去生姜也，盖桂枝主在里风寒，黄芩主在表风热，其生姜辛散，非温热所宜，故去之。

周禹载曰：太少二阳何不用二经药，则以非伤寒故也。何以知其非伤寒？以不恶寒而即热，不得谓之伤寒也。何以云太少二阳？以或胁满，或头痛，或口苦引饮，皆二经证也。果系伤寒合病，应见表证，今不但无表，且有下利证。如云伤寒协热下利，必自传经来，不若此之即利也。盖温邪内郁已久，中气不足者，岂能一时尽泄于外，其下走而作利也，亦自然之势也。

王梦隐曰：少阳胆木挟火被猖，呕是上冲，利由下迫，何必中虚，始利饮聚而呕乎，半夏生姜专开饮结，如其热炽，宜易连茹。

三阳合病脉浮大，上关上，但欲眠睡，目合则汗。

周禹载曰：温病至三阳合病，其邪热涸实可知，故脉浮大也，意邪在少阴尺脉已大，今由内达外，而浮大见于关上脉，故曰上关上。然脉虽见于阳位，而少阴之源未清，故欲眠，仍见少阴证。而盗汗又少阳证也，太阳脉浮，阳明脉大而关上，是少阳部位，故三阳合病。

诒按：春温所以异于热病者，以目合则汗，不似热病之大汗不止也。

杨素园曰：此条与发汗已，身灼热之风温，初是一串，初起为此病，误汗则为风温。

按：此条治法缪仲淳拟用百合一两，麦冬五钱，知母、花粉、白芍各二钱，鳖甲三钱，炙甘草一钱，竹叶五十片。

《金匮》温疟者，其脉如平，身无寒但热，骨节疼烦，时呕，白虎加桂枝汤主之。

尤拙吾曰：此与《内经》论疟文不同，《内经》论其因，此详其脉与证也。瘅疟、温疟俱无寒但热俱呕，而其因不同。瘅疟者，肺素有热而外加感冒，为表寒里热之证，缘阴气内虚不能与阳相争，故不作寒也。温疟者，邪气内伏少阴，至春夏而发为伏气外出之证，寒蓄久而变热，故亦不作寒也。脉如平者，病非外感，故脉如平时也。骨节疼烦，时呕者热从少阴而出，舍于肾之所合而上并于阳明也。白虎甘寒除热，桂枝则因势而利导之耳。

王梦隐曰：喻氏谓仲景论疟，既云弦数者多热，而复申一义，曰弦数者风可见多热不已，必至耗液生风，木来侮土，传其热于胃，此非可徒求之药，须以饮食消息止其炽热，如梨汁蔗浆之类以止渴生津。正《内经》风淫于内，治以甘寒之旨也。

《伤寒论》曰：阳明脉浮而紧，咽燥口苦，腹满而喘，发热汗出，不恶寒反恶热，自重；若发汗则躁心愦愦，反谵语；若加烧针，必怵惕烦躁不得眠，若下之则胃中空虚，客气动膈，心下懊侬，舌上苔者，栀子豉汤主之。若脉浮，发热渴欲饮水，小便不利者，猪苓汤主之。（自此以下三条王梦隐另编作伏气热论篇）

周禹载曰：浮紧伤寒脉也，何以热病以其发于夏，不恶寒反恶热也，又何以独言阳明以夏时，湿热上蒸邪从胃发，且腹满而喘，种种皆阳明证也。然咽燥口苦非少阴证耶，不知阳明为从出之途，少阴其伏藏之地，故证或兼见也。夫既阳明热病，曷又为脉反浮紧。正因浮甚有力，热邪盛而致也。若不知者，以辛热汗之，耗其津液，必至躁妄昏昧；火劫温针，躁其阴血，必至惊扰，无寐；下之而伤其阴，必至胃虚邪陷，心中懊恼。此皆误治所致，将何以救之乎！观舌苔滑者，则外邪尚在，以栀子解热，香豉去邪是为合法。若渴欲饮水，口干舌燥，知热邪大伤津液，故以白虎汤解热，加人参者以益元气也。若紧脉去而浮在，发热饮水，小便不利则其热已入膀胱，故以猪苓消热除渴也。伤寒之小便不利，结于气分，热病之小便不利，由于血分邪郁既深，耗液日久，故必以阿胶补血，滑石祛热，无取于白术也。

沈尧封曰：未经误治之时，本是白虎汤主治。

阳明病汗出多而渴者，不可与猪苓汤以汗，多胃中燥，猪苓汤复利其小便故也。

周禹载曰：渴而小便不利，本当用猪苓汤，然汗多在所禁也。此与伤寒入腑不合溲数同意，盖邪出阳明已劫其津，汗出复多更耗其液，津液几何更可下夺耶！当以白虎加人参去其热，则小便之不利者，津回而自利矣。

三阳合病，腹满身重难以转侧，口不仁而面垢谵语遗溺，发汗则谵语，下之则额上生汗，手足逆冷。若自汗出者白虎汤主之（雄按发汗则谵语下似脱一甚字）。

章虚谷曰：此条邪热更重，弥漫三阳而致腹满身重难以转侧，口不仁者，不知味也，由胃中浊壅熏蒸，故又面垢也。热甚神昏则谵语、遗溺，若未经误治而自汗者，主以白虎汤。（雄按：仲淳云宜加百合）此倒装文法，谓非误发其汗之故，名自汗出（雄按：尤在泾云若自汗出句顶腹满身重四句来）。若误发汗而致谵语（雄按：白虎加人参汤或可救也），或下之额上生汗者，是绝汗也，手足先冷，阳气将亡，

即所谓再逆促命期也，非白虎所可治也。

附注仲景暴感暑热证治各条

诒按：经云凡病伤寒而成温者，先夏至日者为病温，后夏至日者为病暑，据此则春之温、夏之暑均是伏气所发而为病也。惟春时另有风温之邪暴感而病，与伏气所发者名同而实异。夏时亦有暑热之邪暴感而病，与伏气所发者亦异。仲景恐与《内经》伏气之暑相混故《伤寒论》中名曰暍病。而王叔和《伤寒论》依《难经》伤寒有五而别之，谓冬时伏寒，至春变为温病，至夏变为热病。后来诸书遂以伏气所发者，名为热病。而以暴感而病者仍名曰暑病，以此暑病之名既与伏邪之热病相混，又与仲景之暍病牵涉。后人谓暍是阳邪专指热言，暑为阴邪兼湿热而言，殊不知寒往暑来，暑与寒显相对待，古人曰暑、曰暍、曰热，皆属火气为病不兼湿也。若湿热并至之病，《难经》名曰湿温，不名为暑。若为暑必兼湿，则当夏亢旱之年，暑热偏盛，湿难必得，况湿之可兼者最多，诚以湿无定位分旺四处，风湿寒湿无不可兼，惟夏季之土为独盛，故热湿多于寒湿。然暑字从日，日为天气；湿字从土，土为地气，霄壤不同，虽可合而为病，究不可谓暑中原有湿也。愚诚恐相习沿误，易于淆混，因将仲景书中伏气发为温热，诸条详注于前，复将暴感暑热及湿温各条，分别附注于后，而另标之曰暴感暑热兼感湿温，庶几眉目清楚，读者不至淆乱云。

太阳中热者，暍是也。汗出恶寒身热而渴，白虎加人参汤主之。

周禹载曰：冬月寒能伤人则名中寒，夏月热亦能伤人则名中热。此是外表之热，故曰中与伏寒发为热病之热不同，而同用

白虎者，则以所伤在气，则所主在金，所病在热，金病则母子俱病，故与伏气之在少阴发出而由阳明者无异。要皆并主一汤，不因冬月之伏与夏月之中为二义也，亦不因伏气之渴与今病之渴为稍异也，方主人参白虎者，石膏功专清肺退金中之火，是用为君，知母亦能就肺中泻火滋水之源；人参生津液，益所伤之气而为臣；甘草、粳米补土以滋金以为佐也。

徐洄溪曰：凡汗出多之病，无不恶寒者，以其恶寒汗出而误认为寒，妄用热剂则立危矣。

伤寒脉浮滑，此表有热里有寒，白虎汤主之。

方中行曰：世本作表有热，里有寒，必系传写之误。夫白虎本治热病暑病之药，其性大寒，安得里有寒者？可服之理详。本文脉浮滑，不但不紧而且见滑，乃阳气甚而郁蒸，此里有热也。里热甚则格寒于外，多厥逆身凉而为亢害之证，此表有寒也。观厥阴篇中脉滑而厥者，里有热也，则知此表里二字为错误，可知当上下更易之。

诒按：此节经文理不可通，王三阳以寒字作邪字解，魏念庭以里字作经络之里解，沈尧封以寒字为喝字之误，王梦隐引徐亚枝说谓寒字当作痰字解，以上诸家均系曲为之说，惟方氏之说以表里二字互易，于义略近。自然伤寒脉滑而厥者，里有热也，白虎汤主之。

张路玉曰：滑，阳脉也。故其厥，为阳厥。里热郁炽，所以其外反恶寒，厥逆往往有唇面、爪甲俱青者，故宜白虎以清里而除热也。

伤寒无大热，口燥渴，心烦，背微恶寒者，白虎加人参汤主之。

张兼善曰：白虎治烦渴燥热之重剂，表证未罢者，不宜早用。此条背微恶寒后条，时时恶风皆表证也，特因其烦热已甚，非白虎不能退。故用之。

沈尧封曰：背恶寒是阳虚证，但此乃营卫气血之阴阳，非肾命水火之阴阳，此系燥渴心烦，喝热内炽，是白虎证。惟喝热伤耗胃气，致背微恶寒，故加人参补其卫。至若少阴病口中和而背恶寒者，则卫阳与肾阳俱虚，故人参与附子同用而两补之也。

吴鹤皋曰：背微恶寒者，其恶寒不甚也，既见燥渴，则白虎加人参，用无疑义。若恶寒而不燥渴者，则不可用也。按：合下条参之，必有汗，乃可用也。

伤寒脉浮，发热无汗，其表不解者，不可与白虎汤。渴欲饮水无表证者，白虎加人参汤主之。

沈尧封曰：此承上节，言烦渴背恶寒，固当用白虎加参矣。但亦有中喝，而外复伤风寒，亦能令恶寒发热、脉浮，更当于有汗无汗上辨表证之解不解，以定此方之可用否也。

伤寒病，若吐下后七八日不解，热结在里，表里俱热，时时恶风，大渴，舌上干燥而烦欲饮水数升者，白虎加人参汤主之。

张路玉曰：此条表证比前较重，何以亦用白虎加参耶？盖惟热结在里，所以表热不除，邪火内伏，所以恶风，大渴，舌燥而烦，饮水不止，如此安得不以生津解热为急也。

沈亮辰曰：舌燥且干，谓视之无液也。然则温病之视审舌苔，以察津液，仲师已逗其倪矣。

太阳中喝者，身热疼重，而脉微弱，此以夏月伤冷水，水行皮中所致也，一物瓜蒂汤主之。

皇甫士安曰：经云脉盛身寒，得之伤寒；脉虚身热，得之伤暑。盖寒伤形而不伤气，故脉盛；热伤气而不伤形，故脉虚。王梦隐按：所云身寒者，虽发热而仍恶寒，不似暑热病之喜凉恶热也。

朱奉议曰：夏日发热恶寒，头痛，身体肢节痛重，其脉洪盛者，热病也夏月自汗，恶寒身热而渴，其脉微弱者，中暑也。

王梦隐按：此注之热病，乃夏至后所发之伏邪，《内经》亦谓之暑病。中暑者，夏月外感之热病亦曰中喝，病有内外之殊，脉有洪微之别，是微弱本喝。脉惟身重为湿候，后条虽亦身重而口开，齿燥，热炽已极，似当急与甘寒救液矣。张路玉曰：此条是因热伤冷之病，乃中喝之变证也。喻氏谓无形之热伤肺，则用瓜蒂汤救之。各有所主也。

太阳中喝者热，恶寒身重而疼痛，其脉弦细芤迟，小便已，洒洒然毛耸，手足逆冷，小有劳身即热，口开前板齿燥，若发汗则恶寒甚，加温针则发热甚，数下之则淋甚。

成聊摄曰：病有在表者，有在里者，此则表里俱病也。发热恶寒，身重疼痛者，表中喝也。脉弦细芤迟者，中暑脉象虚也。小便已洒洒然毛耸，手足逆冷者，太阳经气不足也。小有劳身即热者，谓劳动其阳而喝即发也。口开前板齿燥者，里有热也，《内经》云因于暑汗，烦则喘喝，口开为喘喝也，喘喝不止，故前板齿燥，若发汗以去表邪，则阳气外虚，故恶寒甚。若以温针助阳，则火热内攻，故发热甚。若下之以除里热，则内虚而膀胱燥，故淋甚。

王梦隐按：即前齿燥一端，已为热炽津枯之候，虽身重恶寒，岂可再投清暑益气五苓藿香正气等。温燥烈以重劫其阴乎，东垣虚谷之言，误人不少。又按：观汗火下三禁，则虽未立方，而甘凉彻热存津之当用已，不言而喻矣。赵氏方氏拟用白虎加人参法，追从三阴合法，此例而出似亦近理。

沈尧封曰：此条言精气素亏而中喝者。

附注仲景兼感湿温证治各条

太阳病，关节疼痛，脉沉而细者，此名湿痹。其候小便不利，大便反快，但当利其小便。

沈尧封曰：伤寒既以头痛、胃实等项分六经，即以汗字判风寒，渴字认燥热，小便不利认湿气，纵横辨别，邪无遁形矣。学者当于此等处着实留心。

湿家之为病，一身尽疼，发热身色如熏黄。

倪仲之曰：此湿家为病之总纲也，前条湿在关节而疼故曰痹，此则一身尽疼而表有热，故成氏谓之在经，熏黄与橘子黄，同是湿热，彼以热胜者，黄而明；此以湿胜者，黄而晦，宜茵陈五苓散。王海藏以熏黄为阴黄，盖既湿胜则次传寒中，小便自利者有之（王梦隐按：此由治病者，但清其热，不治其湿所致）宜术附汤。

沈尧封曰：丹溪云如造曲，然湿热久则发黄也。

王梦隐曰：湿热发黄名曰黄疸，皆是暴病故。仲景以十八日为期，其余所因甚多，有谷疸、酒疸、女劳疸、黄疸，黄汗，及冷汗便溏气虚之阴黄，身面浮肿，睛白能餐，劳倦之弱黄，神志不足，猝然恐吓，胆气外泄之惊黄；肝木横肆脾胃，伤残土败而黄色外越之痿黄，皆与暴病不同，不可概为之湿热病。

湿家其人，但头汗出，背强欲得被覆向火，若下之早则哕、胸满、小便不利，舌上如胎者，以丹田有热，胸中有寒，渴欲得水而不能饮，则口燥烦也。

王梦隐曰：胸中有寒之寒字，当作痰字解，胸中有痰故。舌上如胎，其津液为痰所阻，故口燥烦，而痰饮乃水之所凝结，故虽渴而不能饮也。

尤在泾曰：寒湿在表，阳气不得外通而但一越，故头汗，背强欲得被而向火也，是宜用温药以通阳，不可用攻药以逐湿，乃反下之则阳更被抑而哕乃作矣，或上焦之阳不布而胸中满，或下焦之阳不化而小便不利，随所伤之上下而为病也。舌上如苔者，本非胃热，而舌上津液燥聚如胎之状，实非胎也。盖下后阳气陷于下，而寒湿聚于上，于是丹田有热而渴于得水，胸中有寒而复不能饮，则口舌燥烦而津液乃聚耳。

湿家下之，额上汗出，微喘，小便利者死，若下利不止者，亦死。

尤在泾曰：温病在表者，宜汗；在里者，宜利小便。苟非湿热蕴积成实，未可遽用下法。额汗出，微喘，阳已离而上行，小便利，下利不止阴复决而下走，阴阳离决故死。一作小便不利者死，谓阳上浮而阴不下济也亦通。

王梦隐曰：张石顽云由此推之，虽额汗、微喘，若大小便不利，则阴气未脱而阳之根犹在也；虽大小便利而无额汗、微喘，则阳气不越阴之根犹在也；阴阳不至离决，尚可随其虚实而救之。至于下利不止，虽无喘汗阳脱之候亦死。又小便反闭而额上汗出者，谓之关。经云关格不通，头无汗者可活，有汗者死。

问曰：风湿相搏，一身尽疼痛，法当汗出而解，值天阴雨不止，医云此可发汗，汗之病不愈者何也？答曰：发其汗，汗大出者，但风气去，湿气在，是故不愈也。若治风湿者，发其汗，但似欲微微汗出者，风湿俱去也。

汪谢城云古人即表汗亦有节度，如此何今人动发其汗，且逼令其多耶，此与《伤寒论》桂枝汤后注可以互参。

湿家病身疼痛，发热面黄而喘，头晕鼻塞而烦，其脉大，自能饮食，腹中和无病，病在头中故鼻塞，内药鼻中则愈。

章虚谷曰：此所谓雾露清邪中于上也，三阳经脉上头而行于身之表，头中寒湿则表气不宣，故身疼发热。肺开窍于鼻而行气于皮毛，邪从鼻入塞遏其阳，而上蒸于面黄，气闭则喘，气壅则头痛，鼻塞而烦，皆肺气窒塞不得下降，故脉反大，与湿中于下而在阴之脉沉细者迥不同也。肺通喉，胃通咽，邪在肺不在胃，故腹无病而能食，头中寒湿，故鼻塞。当用辛香苦泄之药纳鼻中，如近世之痧药（王梦隐用古法瓜蒂散嗅鼻出黄水）。使肺气通达，其湿邪化水，从鼻中出则愈。

伤寒瘀热在里，身必发黄，麻黄连翘赤小豆汤主之。

章虚谷曰：表邪未解，湿热内瘀则发黄，用麻黄解表，连翘赤豆利肺气，以清湿热，此以邪在经络，故从表解之。

王梦隐曰：夏月湿热发黄，表有风寒者，余用本方以香薷麻黄辄效（杨素园曰香薷乃夏月之麻黄，换得恰当）。

伤寒身黄发热者，栀子柏皮汤主之。

尤在泾曰：此热瘀而未实之证，热瘀故身黄，热未实故发热而腹不满，栀子撤热于上，柏皮清热于下，而中未实者，故用甘草以和之。

沈尧封曰：栀柏汤清热利水，治湿热之主方也。程扶生以麻黄小豆汤为主方，不知麻连小豆乃发汗之方，惟外兼风寒者宜之，栀柏汤为利小便之方，乃治湿热之正法。观论中但当利其小便句，则此理自明矣。

伤寒七八日，身黄如橘子色，小便不利，腹微满者，茵陈蒿汤主之。

尤在泾曰：此热结在里之证也，黄如橘子色者，色黄而明为热黄也，若阴黄则色黄而晦矣。热结在里，则小便不利而腹满，故宜茵陈汤以下热通瘀为主也。

阳明病，发热汗出为热越不能发黄也，但头汗出，身无汗，剂颈而还，小便不利，渴饮水浆者，此为瘀热在里，身必发黄，茵陈蒿汤主之。

尤在泾曰：热越热随汗而外越也，热越则邪不蓄而散，安能发黄？若但头汗出，剂颈而还则热不外达，小便不利则热不下泄，而又渴饮水浆，则热之蓄于内者，方炽而湿之，引于外者无已，湿与热合，瘀郁不解，则必蒸发为黄矣。茵陈蒿汤苦寒通泄，使病从小便出也。

阳明病，面合赤色，不可攻之，攻之必发热、色黄，小便不利也。

沈尧封曰：此寒邪外束之湿温证也，麻连小豆汤是其主方，除却恶寒，即是栀柏汤证，更加腹微满即是茵陈蒿证。

章虚谷曰：面赤者，热郁在经也，当以汗解；若攻之伤其府气，则经热反从内走，无水谷之气郁蒸发黄，三焦闭塞，小便不利也。

阳明病，无汗，小便不利，心中懊侬者，身必发黄。

章虚谷曰：此条虽未误下，而无汗，小便不利，其邪热闭结而无出路，与胃中水液郁蒸则必发黄矣。

阳明病，被火额上微汗出，小便不利者，必发黄。

喻嘉言曰：湿停热郁而误火之，则热邪愈炽，津液上奔，额有微汗，而周身之汗与小便均不可得矣，发黄之变，安能免乎。

《温热逢源》卷上终

温热逢源　卷中

清江阴柳宝诒谷孙遗著

后学　无锡周　镇小农初校

绍兴裘庆元吉生录刊

辨正周禹万载温热暑疫各条

凡病，伤寒最重，温热尤烈，伤寒仅在一时，温热、暑疫每发三季，为时既久，病者益多，苟不明其源，则流不得而清也。不辨其类，则治不得其当也。夫温热、暑疫，皆热证也，燎原之下，苟无清凉一滴，何以治之？人无今昔，性有异同，某也神酣往圣，志切琳琅。爰以一隙微明，静中索照焉，夫上古圣人首重色脉，以营之已变未变，定人生死，片言已毕。

诒按：此指《素问》刺热篇太阳之脉色荣颧骨一节。

中古圣人专论谷气盛衰定人生死，片言已毕。

诒按：此指《素问》评热病篇热不汗为衰一节。

仲景叔季圣人也，既立方论，复出不尽之藏纬，以膀胱之伤与绝，定人生死，先后合符，了无胜义矣。

诒按：此指《伤寒论》中风温为一节，有小便不利，直视失溲也等语。

乃仲景于《伤寒论》中温热之法，森森具载，黄芩白虎等汤是其治也。学者苟能引伸此义，便可变法无穷，乃不能细察其理，反执以为持伤寒之法，盖思本汤既无外解之功，又无内夺之力，圣人定法果

何取乎。

诒按：得此提醒，自应顽石点头。

自古以来，疑鬼疑蜮，沿陋无已，如崔行文之解温，用白术、乌头、细辛、桔梗四味，更加附子名老君神明散，更加萤火名务成子营火丸，热药相投，以火济火，谁其辨诸。

诒按：此必当时有寒疫流行，用此得效因而相传也。

如仲景书谓太阳病，发热而渴，不恶寒者为温病。而朱肱活人书谓发热恶寒，头疼身痛，为温病，已显背圣训矣。其所立五方如葳蕤汤、知母葛根汤、防己汤、栝楼根汤、葛根龙胆汤、风火交炽，燔灼无休，复改圣散子，仍用附子。苏东坡在黄州时亦称其效，岂知朱肱已三易其方，用败毒散而远热药，然厥功难减厥罪。

诒按：败毒散是通治三时感冒之方，仍非温热病药也。

吴氏谓伤寒坏病，更遇温热为温病。洁古老人伤寒名家也，其子云岐以伤寒过经不解者为温病，指叔和之文为仲景之言，赵词真谓仲景云重感异气变为温病，汪机谓仲景云遇温气为温病，遇温热为温毒，竟不顾圣经之载于方策者，何当有此一语耶。

诒按：诸家不明伏气发温之理，而以

温病为伤寒变证，故于温热源流，愈说愈远。

《巢氏病源》遵崔文行解散法，一日用摩膏火灸，二日用针解散，三日复汗之，四日用藜芦丸、瓜蒂散吐之，五六日解。未了了者，复针之，七日热已入胃鸡子汤下之，遂使庞安常自撰微言，一以和解为主，奉为灵宝，少移则蹶。巢庞二子，盲以引盲，贻误何极，李思训亦宗和解，王海藏称其当宋全盛明哲莫逾，拟非其论矣。

诒按：以上皆伤寒治法，后人遵之，以治温热，贻误不少。

丹溪长于温热，善用凉药，温热遇之，自能解散，然非有真知灼见于其间也。东垣不善外感，长于内伤，乃从《内经》悟出冬温、春温二义，嘉言极口叹颂，而用药则未能丝丝入扣也。

诒按：丹溪、东垣所论，不过一隙微明，于温热病之治法，仍未能从源头悟澈也。

迨刘河间著《伤寒直格》，于热病每多入理深谈，然混在正伤寒中，在人眼光，采择不免金屑杂于泥沙者欤？

诒按：温热治法，自仲景以后，无一人得其门径，至河间始有清泄邪热之法，与仲景黄芩白虎之治，先后同符，惜其于疏邪化热诸法，犹未能随证变化，曲尽病情也。

至明季方中行著《伤寒条辨》可谓直登仲景之堂，独开生面，惜其论温热亦分阴分阳，治兼寒热，遂为嘉言所宗。

诒按：喻嘉言倘论温热，有刻意求深之弊，详论于后。

嗟乎！病名温热自需寒凉，乃千百年来盈庭聚讼，先后支吾，阳春寡和于汉庭，壎篪迭奏于晋室，良由来派不清，复无体认，不然岂诸公各自名家，乃甘悖圣矩如是耶。

诒按：以上论温热病。

若夫夏月，暑证即《金匮》中湿暍气蒸之病也。洁古、东垣以动静分阴阳，动而得之为阳，用白虎；静而得之为阴，用大顺冷香诸剂。岂知夏月呆呆炎威，有阳无阴，动静不甚，相远惟多，食冰果冷物及恣意房帏，致伤太阴少阴者，热药可以暂用，岂得视温热之味为通行之药乎。明计部张凤逵著治暑全书，深明理蕴，精确不磨，难有小疵，不掩大德，诚可振聋聩于千古者也。

诒按：以上论暑病，春时温病有伏气、暴感两种之不同，夏月之热病亦然，《内经》云：凡病伤寒而成温者，先夏至日者为病温，后夏至日者为病暑。则暑病即伏气发于夏月之病名也，仲景恐与夏月暴感之病相混，故于暴感者另立暍病之名，以别于伏气所发之暑病，亦既心苦为分明矣。洁古辈徒以阴阳动静断，断致辨而于伏气层，一全未道及，舍本逐末固无足论。张凤逵畅论暑病，独开生面，而其所论亦只就暑病之暴感者，言之诚以温病中之伏气、暴感治法，迥殊暑病，则无论暴感、伏气均可以白虎为主方，治法相同，则议论尤易混淆也。

至王叔和云四时不正之气感则为疫，而大疫之沿门阖境，传染相同者久在兵荒之后，尸浊秽气充斥道路，人在气交感之而病气无所异人，病亦同。所以月令于孟春掩骼埋胔，不敢或后者圣王早虑及此耳！非徒泽及枯骨也。后世治疫之法，未有定见，如嘉言上焦如雾，升逐解毒；中焦如枢，疏逐解毒；下焦如渎，决逐解毒俟！其营卫既通乘势追拔，勿使潜滋暗长于未尽之时，此固不易之论。然求其反覆，尽义直穷变态者，舍吴又可之言，必无依傍也。

诒按：以上论疫病，疫病有各种不同，如《素问》所言五运之气，偏胜则郁伏而为五疫，此寻常之疫病也。其有兵荒之后，沿门阖户，长幼相似，朝发夕死，医药不及，此非常之疫病也。又可所论似属寻常之疫病，前人称其所论是五疫中之土疫，斯为切当。其所论病情、治法变化百出，有前人所未经道及，而与伏气所发之温热病相合者甚多，故于下卷证治各条每采取而论列之，想又可当日于伏气、疫气两证、未能分晰清楚，因误指伏气为疫病者，亦复不少，故其书中论治，难称疫邪，而方治则每于伏气相合也。

辨正蒋问斋医略伏邪篇

诒按：伏邪之名，从前未经道及，自蒋问斋著医略十三篇，煌煌然著伏邪之名，而伏温一病始昭然大白于天下，惜乎其所撰伏邪篇，历引《内经》、仲景之文，既详且备，而羼入吴又可募原之论，谓伏邪即与温疫同条共贯，殊不知温疫之邪从口鼻吸受所受者，湿秽之邪藏于募原则发为寒热、痞闷、呕恶等证，伏温之邪从经络内袭所袭者，风寒之邪伏于少阴发为寒热，身疼之候，病原见证两者截然不同。蒋氏不能细加审别，而伏邪论中每每将募原说牵涉搀混，致学者转有多歧之惑。爰亟取蒋氏伏邪篇原文，为之逐条辨正，俾读者豁目爽心，而于伏邪疫邪不至更相牵混。诒非好与前人辨难也，亦以病机所在，出入生死之间，不容稍有假借耳。

伏邪者冬寒伏于募原之间，化热伤阴，表里分传多为热证，以始得病，溲即浑浊，或黄或赤为据。

原注兰亭曰：小便乃州都气化，邪在表无关于里，何至变色浑浊，显是邪伏于中，化热伤阴之明验也。

诒按：暑秽之邪从口鼻吸受者，由肺胃而伏于募原，至秋令凉气外束则发为伏暑。冬寒之邪从皮毛袭入者，由太阳而伏于少阴，至春令温气外达则发为伏温、暑温两病，其病源见证，截然两途。吴又可所论温疫病源，都属暑秽之邪，蒋氏乃谓冬寒伏于募原，是将温暑两邪混为一病，其认题既误，则立论自不能中的矣。

其见证初起即溲赤而浑，神烦少寐，或洒洒振寒，蒸蒸发热，或但热不寒，或汗出热不退，或潮热往来，或寒热如疟，或头疼身痛，或狂躁谵语，或渴，或不渴，或反欲热饮，或有汗，或无汗，或汗不达下。

诒按：伏寒化热由少阴而发，每有骨节烦疼，腰脊强痛之证。以肾主骨髓、腰脊，又为太阳经所辖之地也，内热上蒸则头作痛，慎勿误认为表证，而强与发汗也。邪已化热而反欲热饮者，中有痰浊弥漫，得热饮则开爽也。温病得汗而热不达于下，甚或足冷不温，此由正虚而气不流通，或因邪重而气被郁以后，病必见重，务宜留心。

舌苔或白或黄，或灰或黑，或滑或涩，或生芒刺，或反无苔而色紫赤。

诒按：邪涉于胃，则舌上生苔。又可所论邪由募原而发，故始则苔如积粉，其邪化热日渐加重，故苔亦由白而黄、而灰、而黑，日渐增重也。若伏温化热，由少阴而出，间有不涉于胃者，则舌色如常。无论不见灰黑之苔，即白黄之苔，亦不甚厚，诚以热在阴经，其患不犯于胃，则胃中浊气由上腾而结为苔也。此亦温暑两证之分别，处学者当细心领会。

诒按：伏温热郁于里，必以大便通达为热邪之出路。此与伤寒便溏为邪陷者，其论相反而其理则一也。

或遇湿土司令，酿成湿温则身痛异常，溲更浑浊，当与湿证门参治。然湿从土化，土无成位，湿无专证，但治伏邪为主，辅以温通，治湿之意可也。

诒按：湿邪有外感，时令之湿亦有内伤，久伏之湿，身痛亦有不因乎湿者，均当分别论治。至治法之或以湿邪为主，或以伏湿为主，当视湿邪温邪之轻重，其见证之缓急，方可着手，不容豫设成见也。

其解或战汗、自汗、躁汗、狂汗、发斑、发疹。

诒按：表气之郁，固由斑疹，战汗而解而欲求达表，必先里气畅行，则通腑一属正伏温吃紧关头，不可遗漏也。

其剧则或发痓，或神昏如醉，或苔黑起刺，唇齿焦枯，或鼻煤舌裂，或呃逆，从少腹上行，或摇头肢体振掉，或气急痰壅。

诒按：所叙诸剧证，皆热溃于阴而燔及胃腑，或涉于手足厥阴之候，当分别施治，未可混列也。

其脉则忌紧、涩、细、数，而喜和、缓、滑、大。

诒按：温邪之脉弦滑数大，此其常也，间有邪热郁遏，而脉见细数不畅者有。

正气不充而脉见细弱，不数者病必见重，医者宜留意焉。

其治或先用吴氏达原饮加减，从乎中治，然后或汗，或下，如见三阳表证，则加羌葛柴胡之类；见三阴里证，则加硝黄之类；或先汗而后下，或先下而后汗，或

汗而再汗，或下而再下，或但汗不下，或但下不汗，或养阴化邪、补泻兼施，无为挟阴所惑，误服桂附则死。当察其证脉、表里虚实、老少强弱，风土寒暄，膏粱藜藿，参合为治，善后则宜和胃养阴。

原注兰亭曰：夹阴二字，流俗相传，本无足据。若因房室致病，男子为夹阴，将女子为夹阳乎，真不值一笑也。病在三阴为阴证，小儿亦有之，与房室何与焉？况阴证乃正伤寒家事，伏邪、疫邪均无阴证，即或有之，亦千百中之一耳。

诒按：伏气化温，从阴而达，法当助阴托邪，达原饮乃燥烈伤阴之品，惟暑湿在募原，舌苔浊腻者宜之，若施于伏温之病，则助热烁阴，岂堪尝试。盖由蒋氏误认又可所论之疫邪，谓即是伏温，而置《内经》《难经》所论于不问。

再按：吴氏所列治法，于表证多用温燥劫阴之剂，与伏气发温先伤阴分之病甚不相宜。至所论里证治法，都与伏温相合，可以取法不少。缘吴氏当日所见之证，仍属伏气居多，所论病情亦多伏气之候，只以病源未澈，识见不真，复有暑湿之邪夹难而发者，淆乱其间，故论中每有病情确属伏温，治法亦合，而立论皆以疫邪为名者，此则吴氏立说之鲁莽也。

汗不出，九味羌活汤、活人败毒散、柴葛解肌汤、小柴胡汤、吴氏达原饮加三阳表药，《医话》柴胡白虎汤之类；下则大小承气汤、调胃承气汤、桃仁承气汤、大柴胡汤、柴郁加芒硝汤、凉膈散、拔萃犀角地黄汤、吴氏达原饮加大黄，《医话》中承气汤蒌贝二陈汤之类；养阴化邪则犀角地黄汤，《医话》柴胡生地汤之类。

补养兼施则陶氏黄龙汤，《医话》大黄人参汤或半夏泻心汤，或十味温胆汤之类；

善后则《医话》归芍二陈汤加谷芽、神曲之类，此其大略，神而明之，存乎其人。

诒按：所列诸方，粗浅难凑，学者观其大略，原不能以治病，其汗剂所列九味羌活及败毒解肌等方燥烈劫阴，于温病尤非所宜，学者勿为其所误也。《黄帝内经》灵枢邪气脏腑病形篇曰：正邪之中人也，微先见于色，不知于身，若有若无，若亡若存，有形无形，莫知其情。

又五变篇曰：百病之始期也，必先生于风雨寒暑，循毫毛而入腠理，或复还，或留止。

《素问》生气通天论曰：冬伤于寒，春必病温。

八正神明论曰：正邪者身形，若用力汗出腠理开，逢虚风，其中人也微，故莫知其情，莫见其形。

热论篇曰：今夫热病者，皆伤寒之类也。此《内经》诸篇分明以正邪内伏而后发为温病也。

诒按：以上《内经》各条所论伏邪，亦既详且尽矣，何蒋氏尚牵涉募原之说，混而不分也。

六元正纪大论曰：司天之气，气温草荣，民康之际，温疠大作，远近咸若此，其先有伏邪可知。

《难经》温病之脉，行在诸经，不知何经之动，此经中有伏邪可知，《周礼》四时皆有疠疫，盖邪伏之深，亦可期年而发。

《吕览》礼证以非时之气为疫，即伏邪因感而发。

《史记》齐中御府长信冬时堕水濡衣，至春病热，此伏邪化热可证。

诒按：吕鉴一条，既以非时之气为疫，而又为伏邪，因感而发，是将疫邪、伏邪。牵合为一，蒋氏之病根在是矣。

《金匮要略》百合病必待日数足而后解，是亦伏邪之类。

《伤寒论》平脉篇直以伏邪为病名。

伤寒例以寒毒藏于肌肤，春变为温，夏变为暑，此以冬伤于寒，发为温病，本于经旨。

太阳篇太阳病，发热而不恶寒，为温病。既不恶寒，邪非在表，而渴属内热，其为伏气显然。

阳明篇诸下证与伏邪入胃之意同。

少阴篇之自利，心下痛。厥阴篇之厥深热亦深，诸下证亦与伏邪化热伤阴之意同。

诒按：伤寒既经化热以后，其证治法与伏温大略相同，其不同者在即起自内达外之时，则恰与伤寒为对待耳。

《太平御览》载曹植说疫气致病，悉被褐茹藿之子，荆室蓬户之人，若夫殿处鼎食之家，若是者鲜矣。此亦饥寒伤正，邪伏而后发也。巢元方以疫疠与时气温热相类，盖不知由于一气所伏而有多寡轻重之分耳，《通鉴》唐纪关中比岁饥馑，兵民率皆瘦黑，至麦始熟，市有醉人，当时以为嘉瑞人乍饱食，死者五之一，此人饱食，非受风寒，盖有伏邪内动也。刘河间《宣明方》治疫疠不宜热药解表，而用白虎汤、凉膈散，明其有伏热在内也。李东垣《辨惑论》载壬辰改元京师戒严，受敌半月，解围之后，都人之不病者万无一二，既病而死者接踵不绝，将近百万，岂俱感风寒耶！盖伏邪所致耳！《丹溪心法》附余附《伤寒直格心要》论证治诸法，治伏邪甚善，当与吴氏《温疫论》互阅。

《丹溪心法》温疫众人一般病者，是治有三法：宜补、宜散、宜降，首用大黄、黄芩先攻其里，亦因其内有伏邪也。方约之谓温热之病，因外感内伤触动郁火，自内而发之于外也，此明言邪伏于中也。元史耶律楚材用大黄治士卒病疫，亦足见其邪之伏于里也。

诒按：以上各条所论均系疫证，而蒋氏引之每条牵入伏邪，其实疫证中有专病疫者，有兼伏邪者，当随证审治。若将两证牵合立论，则不特伏邪之证治不清，并疫证亦茫无依据矣。

王履《溯洄集》温病、热病发于天令暄热之时，怫热自内而达之于外，又云世人治温热病，虽误攻其里亦无大害，误发其表变不可言，足以明其热之自内达外矣。张景岳以温疫本即伤寒，多发于春夏，必待日数足，然后得汗而解。此与《金匮》百合病之义同，皆有内伏之邪故也。吴又可《温疫论》治伏邪最切，而反以冬伤于寒，春必病温为非，是盖不知寒乃冬月之正邪，正邪之中人也，微先见于色，不知于身若有若无，若亡若存，及身形若用力汗出，腠理开，逢虚风谓正邪可伏而后发也。由是观之，伏邪所从来远矣。

诒按：《溯洄集》所论确系伏气所发，其论病情最为确当，蒋氏以伏邪与温疫牵合，已属误认。张景岳乃为温疫本即伤寒，则误而又误，其为必日数足而后能解，理亦不缘景岳于外感六淫病，其理路，本未能清晰也。吴又可专论温疫，遂将当时所见之病，无论其为伏温、为温疫，一概谓之疫邪，不责己之分辨不清，反疑《内经》冬伤于寒之语为不确，其才识粗疏，横肆武断，亦未免不自量矣。蒋氏既知所伏者为正邪，则所见高出于吴氏矣。何以篇中引用仍以达原饮为主方，前后自相矛盾，吾所不解。

然人之强弱不同，攻补有异，大法有

三：攻邪为上策，扶正祛邪为中策，养阴固守为下策。盖邪伏于中，犹祸起萧墙之内，邪正交争势不两立，正气无亏，直攻其邪，邪退而正自复也。若正气有亏，不任攻邪，权宜辅正，且战且守，胜负未可知也，若正气大亏，不能敌邪，惟有养阴一法，悉力固守，冀其邪气自解，不已危乎！是以正气不虚，伏邪虽重，治得其宜，可奏全捷，惟正虚可畏，不知者反以攻邪为太峻，乐用平稳之方，致使邪气日进，正气日亏，正不胜邪则轻者重，重者危，卒至不起，乃引为天数，岂不谬哉。

诒按：蒋氏此论以攻邪为主，盖以邪退则正自复，去邪所以救阴也。吴鞠通《温病条辨》则专以养阴为主，阴气既充则在表者液足，自能致汗；在里者增水，乃可行舟。阴旺则热自解，养阴即以泄热也。愚谓此两法亦当随人而施，如偏于阴虚者，则养阴以泄热。吴氏之论为宜偏于邪重者，则泄热以存阴，蒋氏之法为合二者，虽似相反而实则相成也。

辨正张石顽《伤寒绪论》温热各条

诒按：张路玉于正伤寒外，详列四时外感类伤寒各病，并采辑各家之说，备著于篇，其论亦至悉矣。惟篇中于冬温、春温、温疫等证，与温热病未能寻源溯流，条分缕析，学者眩焉。兹录其有关于温热病者若干条，为之详加评论，俾读者不至为旧说所淆云。

伤寒者，冬时严寒，感冒杀厉之气而病也。交霜降节后春分气前，病发头痛者，皆谓之正伤寒。其病有六经传变合病诸例，其治法以仲景《伤寒论》为圭臬。

诒按：正伤寒病，南方不多见，即间

有之，亦鲜重证。凡外感病之重且险者，皆温热病也。

若两感于寒者，一日太阳与少阴合病，二日阳明与太阴俱病，三日少阳与厥阴俱病，至水浆不入，不知人事者，六日死。然伤寒病两感者亦少，惟温病热病居多，以温热从少阴发太阳，即是两感之证。所以守真特立凉膈双解，白虎承气等汤以两解其表里之热毒也。

诒按：石顽每谓温病亦必由少阳而发，初起以柴胡为主方，而此处又谓少阴出太阳，可知其于温病未能明辨其原，故论治亦无确见也。且两感证是外内合邪温热病，是由内达外，其外面见证虽同，而病之来源各异，本可不同日而语也。

至冬令时反有非节之暖，此属春时阳气，发于冬时，未至而至，即为不正之气，人感之而病者名曰冬温。其证必心烦，呕逆，咽痛，身热，头疼，或咳嗽，自汗，或头重面肿，但始咽痛，后必下利，以邪入阴，其经上循喉，下入腹也，治以阳旦汤加桔梗、葳蕤。

诒按：此外感风温之邪，冬春间时有之。叶香岩所谓温邪上受，首先犯肺。吴鞠通所用辛凉轻剂，银翘、桑菊之类，恰与此等证相合。盖此病必以清泄肺经为主也，如伤及阴分则地、麦、元参可随证加入。吴鞠通亦已言之，其所主阳旦汤，有桂枝之温，必有恶寒头项强痛之太阳病证方合。如有此证，则非温邪伤肺之温病，而为伏寒内发之温病矣。总由脉缕未清，故语多矛盾耳。

至春分节后，天令温暖，有人壮热为病者，乃温病也。经云冬伤于寒，春必病温。仲景云太阳病发热而渴，不恶寒者为温病。盖以冬时伏气随时令温热之气而发，

但所发之因不同，有感非时暴寒而发者，有饥饱劳役而发者，有房室不慎而发者，所感之客邪既殊，则发出之经络亦异，所谓温病之脉行在诸经，不知何经之动也，当随其经证而治之。

诒按：此数行说温病源流俱彻，夫何间然。

凡温病之发，必大渴烦扰，胁满口苦，不恶寒反恶热，脉气口反盛于人迎。明系伏邪自内达表，必先少阳经始，若因客寒而发者，宜小柴胡随所见经证加减。无客邪者，黄芩汤主之。然温病亦多传变并合，未有不及少阳者，如太阳少阳合病，黄芩汤。少阳阳明合病，承气汤。三阳合病，柴胡汤或双解散加减。凡三阳表证，烦热口渴，俱宜黄芩汤之类据此。合病证治，则传变并病，可例推矣。

诒按：此节论温病证治颇合，惟谓伏邪外达，必由少阳则囿于旧说，不切病情，且与上文温邪行诸经，不知何经之动，前后亦自相刺谬矣。

凡治温病、热病，无正发汗之理。盖其邪自内达外，无表证明矣。若果证显，非时暴寒，恶寒头痛而脉紧者，亦不可纯用表药，宜栀豉汤或益元散加薄荷、葱豉，重则凉膈散去硝黄，加葱豉探吐取汗最妙，盖此怫郁之热，乘春温之气而发，虽有非时暴寒，止宜辛平之剂发散。

诒按：温邪初起，用葱豉取汗最稳，不必探吐也。

凡下之前后，或将汗，已汗或下后余热不止，反大汗淋漓者，此实热虽去而余邪未尽，可与小剂黄芩汤或解毒汤调之。

诒按：若阴津不足之体，用清养胃阴之剂最妙。

若下后，渴虽减而饥欲得食者，此伏

邪初散，阴火乘虚扰乱也。凡温热病下后多此，慎勿便与粥饮，得食则复。

诒按：近人不明此理，因此而致反复者甚多。

凡温病下后，热不退，下证尚在者，可再三下之，以热退为度。

诒按：伤寒病粪多坚栗，下之宜猛而重，一下之后，可以连下者甚少。温热病粪多黏黑如酱，下之宜缓，而轻下后，停一二日垢热再聚，即当再下，有下至三四次始清者，不得谓已下者，不宜再下也。

若下后，热不止而脉涩，咽痛胸满，多汗，此热伤血分也，葶苈苦酒汤探吐之。

诒按：热伤血分之证，当养血以化余热，如生地、元参、银花、犀角、洋参、竹茹之类，乃合病情，若葶苈苦酒之法，决不可投。

所谓交阳者，非阴寒交热而为阳也，乃怫郁热蓄之于里，郁极乃发，则交传而出于表之阳分是谓交阳，而后作汗也。或郁而不能出表，是否极不泰，即正气衰残，阴气先绝，阳气后竭而死矣。

夫欲汗而脉忽沉伏者，阳气并入于里故也。交阳而躁乱昏冒者，里热郁极，故神昏而躁扰也。凡战汗而不快，或战而不汗，此并之不甚，故虽战而病不去也，通宜三一承气汤或合黄连解毒汤，下之所以散怫热而开郁结。凡战汗时频，与热姜汤助其开发最佳，可免战不快而无汗之患。

诒按：姜性助热，不如茅根为佳。

凡可下之证，或得下而汗即出者，或服药而怫郁顿开，先汗出而后利者，或利性但随汗泄则气和而愈，竟不利者。亦有战不快，交不通而死者，或不战而汗出者，或但战无汗而愈者，世俗不知，乃以恶寒战栗为阳虚阴胜，因而误治者多矣。

诒按：凡此病情，疑似之际，死生反掌，切须用心。

凡温病发于三阴脉，微足冷者，多难治。

凡温病大热脉反细小，手足逆者，死证也。

凡温病初起大热，目昏谵语，热甚脉小，足冷五六日而反躁，急呕吐，昏沉，舌本焦黑，或失血躁热，脉大，或痉瘛昏乱，或脉促结代沉小者皆死。

温热病大热不得汗者死。得汗后而反热，其脉躁盛者，亦死也。凡温热误汗之，狂言不能食，其脉躁盛者，皆不可治也。

诒按：此节所列温病不治之证不外三种，邪气郁伏不达者一也，正虚不能托邪者二也，阴气被烁涸者三也。

夏至后炎暑司令，相火用事，有发热身疼，不恶寒但恶热，而大渴者，为热病。《伤寒》例云：凡伤寒而成温者，先夏至日为病温，后夏至日为病热。盖久伏之邪随时令之暑热而发也，以邪非外来故。但恶热而不恶寒，热自内发，故口燥渴而引饮多，其邪既郁为热，不宜辛温发汗，不得复指为寒。而仲景仍以伤寒目之者，谓其初受病时，皆寒气郁伏所致耳。世言仲景无温热治法，试观太阳、阳明篇中黄芩、白虎等汤，岂治伤寒可用之药也。白虎为金神，非盛暑热病，内外热极者不可用，气虚人用之往往成结胸者，甚至不救。故有立夏以前，处暑以后，不可妄用白虎之戒。夫伤寒之不可用黄芩白虎，犹温病之不可用麻桂青龙也，即治温热亦须非时暴寒者方可用。

诒按：此节申明黄芩、白虎，仲景本为温热而设，非伤寒方也，惟节末一转，又设为黄芩、白虎之厉禁，于理未尝不是，特嫌其于热病正治法，未免喧宾夺主耳。

若温病七八日或十余日前未除，重感于寒，忽然寒热交作变为温疟，方书以为坏证。按《伤寒例》云：脉阴阳俱盛，重感于寒变为温疟，其证胸胁满，烦渴而呕，微恶寒者，治以小柴胡去参半加栝楼根、石膏；无寒但热，其脉如平，骨节烦疼时，呕者用白虎汤加桂枝，慎不可辛温发散以助其疟。

诒按：前证烦渴，微恶寒，宜白虎加桂枝；后证但热不寒，并不得加桂枝矣。至《内经》所言先热后寒之温疟，乃得之冬中于风寒，气藏于骨髓之中；至春阳气大发，邪气不能出；因遇大暑，脑髓烁肌肉，消膀理，发泄或有所用之力，邪气与汗并出，此病藏于肾，其先从内出之于外也。如是者阴虚而阳盛，阳盛则热矣。衰则气复反入，反入则阳虚，阳虚则寒矣。故先热而后寒名曰温疟，治宜人参白虎汤，或有客邪则加桂枝，更以金匮肾气丸去附子倍加桂枝作汤，渴则饮之。盖从肾出而大热，则其内先已如焚，故急以白虎退热，迨疟势外衰，复返于肾而阴精与之相持，乃为寒设。不知壮水之主，以救其阴，十数发后阴精竭矣。此伏邪自发之温病，与温病后重感于寒所变之温疟，名同而实异。然皆不越乎少阴一经，故详辨之，以破此异同之惑。

诒按：两证来源稍异，而救阴撤热，其治法大致相同，惟前证重感新寒，当随证参用疏邪之意，方为周密。

辨正吴又可温疫论各条

诒按：吴氏所论温疫中后，治法大概与伏温相合，故后来张石顽、蒋问斋等治温热病每每引用。惟方药粗悍，宜于藜藿壮实之体，而不宜于膏粱虚弱之人耳。所可议者，开手即谓温疫秽浊之邪由口鼻吸受，藏于募原而发，将伏气化温之病概行抹煞，并疑《内经》冬伤于寒，春必病温之语，为不足凭试，思募原之邪专在气分，即使善于传变亦何至。有先里后表，但里不表，里而又里，如后面所称九传之变证哉。至所叙初起证情以及舌苔脉象，大略是暑湿浊邪蒙蔽中焦之证，与疫疠恶毒之邪沿门阖户，如霍乱、烂喉、捻颈等险恶之证传染不已者亦不相同。然则又可所指之温既未得伏温之真谛，所论之疫又未得疫证之全体，似无足取矣。然又可当明季兵荒洊至之时，确有是病，以此治病确乎有效，乃以其所阅历者著为此论，虽不免有粗疏之弊，亦岂容一概摈弃。况篇中所论应下，失下及下后诸变证，曲折详尽，多阐前人未发之秘，堪为临证圭臬者，正复不少。爰采论中与伏温相合者，各条附列于左，并分系于各篇之后而详论之。

温疫之邪，从口鼻而入，不在经络，舍于伏脊之内，去表不远，附近于胃，乃表里之分界是，即《内经》疟论所谓横连募原是也。凡人本气充满，邪不易入，适逢亏欠，因而乘之。感之浅者待有所触而发，感之深者中而即病，其始阳气郁伏，凛凛恶寒，甚则四肢厥逆，即而阳气郁发，中外皆热，发即昏昏不爽，壮热自汗，此邪伏于募原。即使汗之热不能解，必俟伏邪已溃，表气渐行于内，精元自内达表，此自表里相通，大汗淋漓，邪从外解，此名战汗，当即脉静身凉而愈。

诒按：从口鼻吸受者，必系暑湿秽浊之邪，其发也，必有痞闷、呕恶、嘈搅等募原达胃之见证，治之当用芳香开泄，如藿香正气之类。此不在经络，本非汗所能解。若暴受风寒，邪在经络者，其邪尚浅，一汗即解，而不战也。若大寒大热，必战而得汗，乃能解热者，其邪必深而且重，迨郁伏而发，邪正交争则战。正胜邪却则汗，此即属伏温见证。虽病情万变，不可执一伏温之病，每有兼挟暑湿秽浊，或暴感风寒夹杂而发者，然医者必须逐层分别，认清来源方可施治。吴氏于入手之初，叙述病情不能分晰清楚，混称之曰温疫，致后人相沿遗误，不容不辨。

若伏邪未尽，必复发热，其热之久暂，视所感之轻重，要皆先寒后热，至伏邪发出，方显变证。

诒按：据此病机，合之下文，表里九传则所云伏邪，必非轻浅之邪，如募原所伏之秽浊矣。

其证或从外解，或从内陷，更有表里先后不同，有先表而后里者，有先里而后表者，有但表而不里者，有但里而不表者，有表而再表，有里而再里，有表胜于里者，有里胜于表者，有表里几分传者，此为九传。

诒按：所列九传，证情变幻殊甚，然惟伏气化温，从少阴外达者，每每有之邪机，仅在募原者未必如是也。

疫邪初起，脉不浮不沉，而数昼夜皆热，日晡益甚，头疼身痛，不可用辛热药汗之，又未可下，宜用达原饮以透募原之邪为当，若见少阳、阳明、太阳证，随经加柴胡、葛根、羌活为引，以提其邪，出阳分也。

诒按：若系暑湿浊邪，舌苔白腻者用达原饮甚合。若伏温从少阴外达者，则达原饮一派辛燥，既不能从里透邪，而耗气劫津，非徒无益而有害之矣。学者当细心体认，勿误用也。

邪之轻者，舌上白苔亦薄，脉亦不甚数，一二剂自解。如不得汗，邪气盘错于募原也，只以本方主之。感之重者，舌上苔如积粉，药后不从外解而反内陷，舌根先黄渐至中央，此邪渐入胃也，前方加大黄下之。

诒按：以舌苔之厚薄为病之轻重，是暑湿浊邪之的据，若伏温则尽有邪机，极重而舌苔如无病者，缘邪发于阴未涉于胃故也。学者于此等处，细心分别，则伏温与疫邪异同之辨，自可了然矣。

若脉长而洪数，大汗多渴，此邪气适离募原，欲表不表，白虎汤证也。如舌上纯黄色兼见里证，此邪已入胃，承气汤证也。

白虎承气均是治热邪犯胃之重剂，凡无形之邪热燔灼于胃者，用白虎。有形之垢热结于胃腑者，用承气。此一定不易之法，乃以欲表不表，则当以导之出表为要，不当以白虎专清里热矣。

疫邪为病，有从战汗解者，有从自汗、盗汗解者，有无汗竟全归胃腑者，有自汗淋漓热渴反甚，终得战汗而解者，有胃气壅遏必下后始得战汗而解者，汗解而里和，越三四日复发热者，有已发黄因下而复热，发斑后仍非下不愈。此等证情，伏温每每有之，若邪伏募原之湿温未必尔也。斑者有竟从发斑而愈者，有里证偏重虽有斑仍非下不愈者，此虽传变不常，要皆意中事也。

诒按：所列病情传变，颇为详悉，但如汗解后，越日复热，发黄后因下复热，发斑后仍非下不愈，此等证情，伏温每每有之，若邪伏募原之湿温未必尔也。

又有意外之变，如男子适逢使内邪热乘虚陷于下焦，气道不通以致小便淋涩，少腹胀满至夜发热，用导赤五苓辈分毫不效，与大承气一服，小便如注而愈者。

诒按：此邪热陷于肝肾之部，当从阴分导泄其热乃愈，导赤五苓固与证不合，即承气得效亦不过得大黄泄热之力耳，其实方中之枳朴芒硝与证情亦不相合也。

又有女子经水适来适断，以及失血崩带，心痛，疝气，痰火喘哮等证，随时挟发者，此皆出于意外者也。大抵邪行如水，惟注处受之，比喻最切要之。因新病而来旧病，但治新病，而旧病自已也。

诒按：因新病牵动旧病，治当以新病为主，此定理也。

但其中亦须审察轻重缓急，以定治法，未可执一论也。

然有大劳、大欲、大病、久病后发病者，此为四损，其正气先亏，每致邪气易陷，多不可救。

诒按：凡决温热病之生死，总以正气之强弱衡之。病邪虽重，而正气能支，尚可不死，有病邪虽轻而正气不能支持，每每猝然蒙陷，不可不知。

吴又可曰：疫邪一二日，舌上苔如积粉，早服达原饮一剂；午后舌色变黄，随见胸膈满痛，大渴烦扰，此伏邪已溃，毒传于里也。前方加大黄下之，烦热稍减；傍晚后加躁烦发热，通舌黑刺，鼻如烟煤，此邪毒最重，待瘀到胃急接承气汤；抵暮大下夜半热退，次早黄刺如失，一日有此三变，数日之法一日行之，因其毒甚，故传变亦速，投剂不得不紧，设用缓法，必无及矣。

诒按：似此传变迅速，疫邪秽毒极重者，多有之。若寻常伏气所发，未必若是之重且速也。

又曰：邪入胃者，非承气不愈。误投白虎既无破结之能及抑邪毒，致脉不行，反变细小，倘误认阳证阴脉，复不敢下，逡巡死耳。当此急投小承气，庶可挽回。

诒按：必有大热、大渴、脉洪、多汗、舌无厚浊苔，方为白虎的证。至脉变细小，仍投承气，亦须认清见证。若胃无垢热，承气岂可妄施。

又曰：疫邪初发，必在半表半里，至于传变或表里分传，医执成见必先解其表，此大谬也。尝见用大剂麻黄，一毫无汗，转加烦热，盖里气结滞，阳气不得宣达于表，即四肢未免微厥，安有津气蒸蒸而外达乎，必用承气通其腑，苟里气一通，不待发散，多有自汗而解者。

诒按：所论虽属疫邪而温热病热结于胃，津液不行而无汗者，其理与此正同。

《温热逢源》卷中终

温热逢源　卷下

清江阴柳宝诒谷孙遗著

后学　无锡周　镇小农初校

绍兴裘庆元吉生录刊

论温病与伤寒病情
不同治法各异

冬月伤寒，邪由皮毛而入，从表入里，初见三阳经证。如太阳病，则头项强痛而恶寒之类。三阳不解渐次传入三阴，其中有留于三阳而不入三阴者，有结于胃腑而不涉他经者，亦有不必假道三阳而直中三阴者。凡此伤寒之证，初起悉系寒邪见象，迨发作之后，渐次化热，内传始有热象，故初起治法，必以通阳祛寒为主，及化热之后有泄热之法，此伤寒病之大较也。若夫温病，乃冬时寒邪伏于少阴，迨春夏阳气内动，伏邪化而为热，由少阴而外出，如邪出太阳，亦见太阳经证。其头项强痛等象，亦与伤寒同。但伤寒里无郁热，故恶寒不渴，溲清。无内热温邪则标见于外，而热郁于内，虽外有表证，而里热先盛，口渴、溲黄、尺肤热、骨节疼种种内热之象，皆非伤寒所有，其见阳明少阳见症亦然。初起治法，即以清泄里热导邪外达为主，与伤寒用药一温一凉恰为对待。盖感寒随时即发，则为伤寒，其病由表而渐传入里，寒邪郁久化热而发则为温病，其病由里而郁蒸外达。伤寒初起，决无里热见证。温邪初起，无不见里热之证。此伤寒温病分证，用药之大关键。临证时能从此推想，自然头头是道矣。

论伏气发温与暴感风温病原
不同治法各异

冬时伏邪郁伏，至春夏阳气内动，化热外达，此伏气所发之温病也。《内经》云：冬伤于寒，春必病温。又云：凡病伤寒而成温者，先夏至日为病温，后夏至日为病暑。《难经》云：伤寒有五，有温病，有热病。《伤寒论》云：太阳病发热而渴，不恶寒者为温病。凡此皆指伏邪所发之温病言也，另有一种风温之邪，当春夏间感受温风邪郁于肺，咳嗽发热，甚则发为痧疹。《内经》所谓风淫于内，治以辛凉。叶氏《温热论》所谓温邪上受，首先犯肺者，皆指此一种，暴感风温而言也。伏气由内而发，治之者以清泄里热为主，其见证至繁且杂，须兼视六经形证，乃可随机立法，暴感风温其邪专在于肺，以辛凉清散为主。热重者兼用甘寒清化其病，与伏温病之表里出入路径各殊，其治法之轻重、深浅亦属迥异。近人专宗叶氏，将伏气发温之病置而不讲，每遇温邪，无论暴感伏气，概用叶氏辛凉轻浅之法，银翘桑菊随手立方。医家、病家取其简便，无不乐从。设有以伏气之说进者，彼且视为异说，茫然不知伏温为何病，嗟乎！伏温是外感中常有之病，南方尤多，非怪证也。其病载在《内经》《难经》《伤寒论》诸书，非异说也。临证者竟至茫然，莫辨门径，全无医事，尚堪问哉。

论伏邪外发须辨六经形证

《伤寒绪论》曰：初发病时头项痛，腰脊强，恶寒，足太阳也。发热面赤，恶风，手太阳也。目疼鼻干，不得卧，足阳明也。蒸热而渴，手阳明也。胸胁满痛，口苦，足少阳也。耳聋及病寒热往来，手少阳也。腹满自利而吐，足太阴也。口干津不到咽，手太阴也。脉沉细口燥渴，足少阴也。舌干不得卧，手少阴也。耳聋囊缩不知人事，足厥阴也。烦满厥逆，手厥阴也。《医略》曰：太阳之脉上连风府，循腰脊，故头项痛，腰脊强。阳明之脉挟鼻，络于目，故身热目疼鼻干，不得卧。少阳之脉循胁，络于耳，故胸痛而耳聋。太阴脉布胃中，络于嗌，故腹满而嗌干。少阴脉贯肾络于肺，系舌本，故口燥舌干而渴。厥阴脉循阴器，而络于肝，故烦满囊缩。凡外感病，无论暴感、伏气，或由外而入内，则由三阳而传入三阴，或由内而达外，则由三阴而外出。三阳六经各有见证，即各有界限，可凭治病者，指其见证，即可知其病之浅深。问其前见何证，今见何证，即可知病之传变。伤寒如此，温病何独不然？《素问》热病论、仲景《伤寒论》均以此立法，圣人复起，莫此易也。近贤叶氏始有伤寒分六经，温病分三焦之论，谓出河间。其实温热病之法至河间始详，至温病分三焦之论，河间并无此说，其书具在，可覆按也。厥后吴鞠通著《温病条辨》遂专主三焦，废六经而不论。殊不知人身经络有内外浅深之别，而不欲使上下之截然不通也。

其上焦篇提纲云：凡温病者，始于上焦，在手太阴。试观温邪初发者，其果悉见上焦肺经之见证乎？即或见上焦之证，其果中下焦能丝毫无病乎？鞠通苟虚心诊视，应亦自知其说之不可通矣！况伤寒、温热为病不同，而六经之见证则同，用药不同而六经之立法则同。治温病者，乌可舍六经而不讲者哉。

附录医悟。

表证：

发热，恶寒，身痛，四肢拘急，喘。

太阳经证：

头痛，项脊强，脉浮，脉伏。

阳明经证：

目痛鼻干，唇焦，漱水不欲咽，尺寸俱长。

少阳经证：

耳聋，胸满，胁痛，目眩口苦，苔滑，脉弦。

半表里证：

呕吐，寒热往来，头汗，盗汗。

太阴经证：

腹微满，脉沉实，自利。

少阴经证：

口燥咽干而渴，咽痛，下利清水，目不明。

厥阴经证：

少腹满，囊缩，舌卷，厥逆，消渴。

太阳腑证：

口渴，溺赤。

阳明腑证：

潮热，谵语，狂乱，不得眠，自汗，手足汗，便闭。

论温病初发脉象舌苔本无一定

温病之脉，前人谓右脉反大于左，此

指邪热之达于肺胃者言也，尝有伏温初发，其邪热郁于少阴，或连及厥阴，而弦数之脉遂见于左手关尺两部者甚多，更有邪机深伏郁湮不达，病象颇深，而脉象转见细弱不鼓之象，逮托邪化热，脉始渐见浮硬。此由肾气先亏，不能鼓邪外达，故脉象如此。其证必非轻浅，总之伏温外发，必从经气之虚处而出，初无一定路径。所谓邪之所凑，其气必虚也。《难经》云：温邪行在诸经，不知何经之动。此语空灵活泼，最合病情。盖其行动初无一定之径，外见无一定之证，故其脉，亦无一定之脉，至舌苔之色，必邪在胃中，蒸郁其浊气，乃上熏而生苔。若邪伏阴经不涉胃腑，则难，热邪已剧仍不见有舌苔也。舌本为心脾营气所结。故营分有热，舌底必绛。心火亢盛，舌尖必红。然邪深伏下焦，而舌底不见紫绛者，间亦有之。迨邪热郁极而发，脉之细弱者，忽变而浮大弦数。舌之淡白者，倏变而灰黑干绛，则势已燎原不可向迩。至此而始图挽救，恐热邪炽盛，脏腑枯烂，虽有焦头烂额之客，而已无及矣。故视病者，必细察见证，再合之色脉，乃有把握。若徒执脉象、舌苔，而救病之寒热、浅深，则误者多矣。诒阅历多年，确知伏温初起，凡病邪极深者，脉与证较多不合。其故皆由邪气深伏不易表见于外，视病者为其所惑，必多误治，故特表而出之，庶学者知所审择焉。

周禹载曰：温病、热病之脉，或见浮紧者，乃重感不正之暴寒，寒邪束于外，热邪蕴于内，故其脉外则绷急，内则洪盛也。又或不识脉形，但见弦脉，便呼为紧而妄治之，盖脉之盛而有力者，每每兼弦。岂可错认为紧，而断以为寒乎。夫温病、热病之脉多在肌肉之分，而不甚浮，且右手反盛于左手，诚由怫郁在内故也。其左手盛或浮者，必有重感风寒，否则非温病热病，自是非时暴寒耳。

伏温从少阴初发证治

经曰：冬伤于寒，春必病温。又曰：冬不藏精，春必病温。分而言之，则一言其邪之实，一言其正之虚，合而言之，则惟其冬不能藏精，而肾气先虚，寒邪乃得而伤之，语势虽若两平，其义原归一贯也。喻氏以冬伤于寒与冬不藏精，又以既不藏精更伤于寒，分立三纲，各为证治。试思如果冬不藏精，别无受寒之事，则其病为纯虚，与温病何涉。盖喻氏只顾作文之排场，而不自觉其言之不切于病情也。原其邪之初受，盖以肾气先虚，故邪乃凑之而伏于少阴。逮春时阳气内动，则寒邪化热而出。其发也，有因阳气内动而发者，亦有时邪外感引动而发者。凡阳气内动寒邪化热而发之证，外虽微有形寒而里热炽甚，不恶风寒，骨节烦疼，渴热少汗（初起少汗，至阳明即多汗矣），用药宜助阴气以托邪外达，勿任留恋。其为时邪引动而发者，须辨其所挟何邪，或风温，或暴寒，或暑热，当于前法中参入疏解新邪之意（详外挟新邪条内），再看其兼挟之邪轻重如何。轻者可以兼治，重者即当在初起时着意先撤新邪，俟新邪既解再治伏邪，方不碍手，此须权其轻重缓急以定其治法，不可豫设成见也。寒邪潜伏少阴，寒必伤阳，肾阳既弱则不能蒸化而鼓动之，每见有温邪初发而肾阳先馁，因之邪机冰伏，欲达不达，辗转之间，邪即内陷，不可挽救，此最难着手之危证（另详邪郁少阴条内）。其或邪已化热，则邪热燎原最易灼伤阴液，阴液一伤，变证蜂起，故治伏温病当步步顾其阴液,当初起时其外达之路,或出三阳,或由肺胃,尚未有定程。其邪仍在少阴界内,前人治温病之法,如《千金》用阳旦汤则偏于太阳,陆九芝用葛根芩连汤则偏于阳明,张石顽用小柴胡汤则偏于少阳,至喻嘉言之麻附细辛则过于猛悍矣,叶香岩之辛凉清解则失之肤浅矣,愚意不若用黄芩汤加豆豉元参为至当不易之法。盖黄芩汤为清泄里热之专剂,加以豆豉为黑豆所造,本入肾经又蒸罨而成,与伏邪之蒸郁而发相同,且性味和平,无逼汗耗阴之弊,故豆豉为宣发少阴伏邪的对之药,再加元参以补肾阴,一面泄热,一面透邪。凡温邪初起,邪热未离少阴者,其治法不外是矣。至兼挟别项外感,或兼内伤,或邪虽未脱,少阴而已,兼有三阳见证者,均宜临证参酌施治,固非可刻舟以求剑矣。

伏温由少阴外达三阳证治

寒邪潜伏少阴,得阳气鼓动而化热,苟肾气不至虚馁,则邪不能容而外达。其最顺者,邪不留恋于阴而迳出于三阳,则见三阳经证。太阳则恶寒发热,头项疼,腰脊强,治宜豉芩合阳旦汤。阳明则壮热鼻干,不得卧,治宜豉芩合葛根知母等味。少阳则寒热往来,口苦胁痛,治宜芩豉合柴胡山栀等味。其邪初出三阳,或兼新感,外有恶寒无汗等证,则桂葛柴胡,自当参用。若里热已甚,则不宜桂枝。壮热汗多,则不宜葛根。内风易动,则不宜柴胡。此则又在临时之化裁矣。《难经》曰:温邪行在诸经,不知何经之动也。故其发也,本无定处,大略乘经气之虚或挟别邪而发,如太阳虚则发于太阳,阴气虚则恋于阴分,其有温邪化热已出三阳,而未尽之邪尚有伏于少阴而未化者(此肾气不充宜兼温托),即或全数化热,而其热有半出于阳,半恋于阴者(此阴气不足不能托邪当兼养阴),用药总宜随证化裁,活泼泼地方能应手取效也。

伏温热结胃腑证治

伏温化热而达,其证由少阴而出三阳者,于法为顺。惟无形之热可从经气而达,若中焦挟有形食积、浊痰,则邪热蒸蕴,每每乘机入胃,热结于中而为可攻之证。盖胃为五脏六腑之海,位居中土,最善容纳邪热,入胃则不复他传。故温热病,热结胃腑得攻下而解者,十居六七。前人如又可所论,虽名瘟疫,其实亦系伏邪所列治法。用攻下者十之七八,盖伤寒重在误下,温病重在误汗,温病早投攻下不为大害。前贤本有此论,吴氏又确见病证之可下者多,故放胆言之,而不自觉其言之偏重也。陆九芝谓温病,热自内燔,其最重者只有阳明经腑两证。经证用白虎汤,腑证用承气汤。有此两法,无不可治之温病矣,其意专重阳明。若温病决不涉及别经者,其言亦未免太偏,总之温病邪热蒸郁入于阳明者居多,热在于经,犹属无形之热,其证烦渴多汗,狂谵,脉洪,此白虎证也。若热结于府,则齿垢唇焦,晡热,舌苔焦黄,神昏谵语,脉沉实,此承气证也。只要认证清楚,确系热在于胃,则白虎承气,依法投之,可以取效反掌,切勿因疑生怯,反致因循贻误也。

前人用大黄下夺,有因泄热而用者(如三黄泻心),有因解毒而用者(如三黄解毒),有因疏瘀化痰而用者(如大黄䗪虫滚痰丸),有因疏泄结气而用一味,即谓之承气,即谓之攻积,因而疑忌多端,当用不用,坐此贻误者多矣。

伤寒热结胃腑者，粪多黑而坚燥，温病热结于胃者，粪多酱色而溏。藜藿之子热结者粪多干燥，膏粱之人多食油腻，即有热灼，粪不即燥，往往有热蕴日久，粪如污泥而仍不结为燥粟者，此不可不知也。有初起病时便溏作泻，迨两三日后热势渐重，乃结于胃而便秘者，仍宜依法下之。又有热势已重，渴饮频多，或用清泄之剂，因而便泄稀水，坚粪不行者，此热结旁流也。古法用大承气下之，吴鞠通改为调胃承气甚合。

热结而成燥粪者，行一二次后燥粪已完，热邪即尽。若溏粪如烟膏微酱者，或一节燥一节溏者，此等证其宿垢最不易清，即邪热亦不易净，往往有停一二日再行，有行至五六次，多至十余次者，须看其病情如何，以定下与否，慎勿震于攻下之虚声，遂谓已下不可再下，因致留邪生变，而受养痈之实祸也。

光绪初年冬仲，徐君声之因欲服补剂，属为定方。予诊其脉两尺浮数弦，动而不静，予谓据此脉证，当发冬温补剂，且从缓进，因疏方黄芩汤加生地属，其多服几剂，当其时饮啖如常，并无疾苦，勉服三两剂即停不服。迨十二月十七，忽振寒发热，两日后渐觉神情昏糊困倦，热势蒸郁不达，神呆，耳聋，面垢，此少阴伏邪化热外达，其势外已入胃而内发于阴者，尚未离少阴之界，而并有窜入厥阴之势。病情深重，而急予以至戚谊，无可诿，不得不勉力图之，先与栀豉黄芩二剂，继进清心凉膈法两剂，均无大效。而痉厥、昏谵、舌燥、唇焦，病热愈急，乃用调胃承气加洋参、生地、犀角、羚羊、元参养阴清泄之品，两剂之后始得溏粪如霉酱者二遍，间进犀羚地芍豆豉栀丹芩元参，养阴熄热

清透少阴之剂，而热仍不减，乃再与调胃承气合增液法，又行垢粪一次，此后即以此法与养阴清泄之法相间迭用。自十二月二十三起，至正月初日通共服承气八剂，行宿垢溏黑者十余次，里热始得渐松，神情亦渐清。朗用养阴之剂调理两月而痊。按：此证少阴伏邪本重，其化热而发也。设热邪全聚于胃，即使热壅极重，犹可以下泄之药，背城借一以图幸功，乃中焦之热势已剧，而伏热之溃阴分者，又内炽于少厥两阴之界，岌岌乎，有蒙陷痉厥之险，不得已用助阴托邪之法，从阴分清化使其渐次外透。其已达于胃者用缓下法，使之随时下泄，战守兼施，随机应变，如是者将及两旬，邪热始得退清，假使攻下一两次后，即畏其虚而疑不能决，则其险有不堪设想者，然则焦头烂额，得为今日之上客也幸也。

长媳徐氏戊戌七月，患感冒挟肝气发热，脘痛、呕恶、不纳者五六日，八月朔得大解颇畅。余谓大便一通，病可松也。不意至夜寒热大作，恶心干呕彻夜不止，与左金平胃，温胆泻心，均无寸效。至初五日，烦躁口渴，舌干起刺，予以其质弱阴亏，虑其不耐壮热，急思乘早击退粪，免淹缠，遂用凉膈合泻心法，以佐洋参石斛等，连进两剂，得大解两遍，呕恶即止而里热不减，间服养阴泄热药一二剂，大便仍不行，而舌苔灰焦转厚，乃改用调胃承气合增液法间日一进，每进一剂即行一次，粪色或黄、或黑、或溏、或结，又进三次至十五日，方中大黄重至五钱，乃腹中大痛宿粪畅行。当时冷汗、肢厥，几乎气脱不回，急进人参以扶正气，始能渐定。自此次畅行后，里热渐松，用药总以养阴扶胃为主，每间三四日大解不行，即用人

参汤送大黄丸药一服，或泻叶汤一盏，大便始行而粪色仍黑紫如酱。至九月初乃能渐进米汤稀粥，然每至三五日大解不通，即觉胃热熏郁，须与清泄，得大解始平。至九月十九日，服泻叶汤后忽然宿垢大行，得黑粪半桶之多，然后积垢浊热始得一律肃清，不再有余热熏蒸矣。自初病至此，共用大黄三两零，元明粉一两零，人参参须二三两，洋参、麦冬各十余两，鲜地、石斛各一斤，其犀羚珠粉等味用数少者不计。为此证因阴虚质弱之体，患此大病米饮不沾唇者，一月而得全性命者，缘自病迄今，始终以扶正养阴为主，故虽频危殆而卒获保全其积垢，行至一月有余而始净，则初念亦不及料也。然从此可知时病之余热不除，皆由积垢不清所致。断不可顾虑其虚，转致留邪生变也，又此证最易惑者，其脉始终细弱，毫无实象，惟将见证细意审察，究属体虚证实，惟有用洋参、鲜地、石斛、大黄以养阴泄热为至当不易之治，确守不移，始得回一生于九死也，亦幸已哉。

伏温上灼肺金发喘逆咯血咳脓证治

伏邪在少阴，其由经气而外出者，则达于三阳；其化热而内壅者，则结于胃腑，此温热病之常也。少阴之系上连于肺，邪热由肾系而上逆于肺，则见肺病。况温邪化热，火必克金，则肺脏本为温邪所当犯之地，其或热壅于胃，上熏于膈则热邪由胃而炎及于肺，更为病势所应有，近时烟草盛行，肺中津液熏灼成痰，阻塞肺隧，平日每多痰咳，更值温热上蒸，痰得热而痰更胶黏，热附痰而热愈留恋，其为咳为喘意中事也。肺络不通则胸胁刺痛，热郁日甚则痰积如脓，或咳红带血，无非热灼

金伤所致。此时苟伏邪已一律外透，则治之者只须清泄肺胃。夫病在肺而何以治者必兼及胃？盖肺中之热悉由胃腑上熏，清肺而不先清胃，而热之来路不清，非釜底抽薪之道也。古方如麻杏甘石、越婢、青龙、清燥救肺等方，均用石膏，诚见及于此也。轻则苇茎汤，鲜斛、鲜沙参之类必不可少。胁刺者兼和络气，咳红者兼清血络，滋腻之药恐其助痰，温燥之品恐其助热，均为此证所忌。又此证在初起时，医者粗心不察，视为寻常外感，恣用发散；或见其痰多妄用二陈，或见其喘逆作外感治而用麻桂，作内伤治而用生脉熟地，均属背谬，而耗液助热、生痰，诸弊毕集矣。迨见病势日增，始细心体认，改投清泄而肺金藏阴已伤不能遽复，即使邪热得清，而内热干咳，绵延不愈，遂成上损，终致不救者，往往有之，谁之咎哉。

伏温内燔营血发吐衄便红等证治

温邪化热外出，其熏蒸于气分者，为烦热口渴等证。其燔灼于营分者，血为热扰，每每血络溢。由肺而出为咳血，由胃而出为吐血，上行清道为鼻衄、齿衄，下行浊窍为溲血、便血，凡此皆血为热邪所迫，不安其络，因而上溢、下决。惟血既外夺则邪热亦随血而泄，病势宜由此而减，乃为吉象。若血既外夺而里热仍盛，昏谵烦躁仍不轻减，即属重证。推其故盖有二焉，一则伏热重而蒸郁过深，络血虽溢而里热之留伏尚多；一则营阴虚而为燔灼所伤，阴血枯竭而不能托邪外出也。邪重者宜凉血泄邪，如犀地栀丹银花连翘茅根侧柏之类；血虚者宜养血清热，如地芍栀丹阿胶元参之类。总以凉阴泄热为主，脑血虚者兼以滋养，邪实者兼以清泄，必使

血止而热亦因此而解，斯为顺手耳！此等证每有急求止血，过用清凉以致血虽止，而上则留瘀在络，胸胁板痛，下则留瘀在肠，垢痢瘀紫，甚或留瘀化热变为暮热朝凉、咳痰带血，见种种阴损之候，昧者不察，误认为虚，漫投补剂，遂迁延不愈，愈恋愈虚，以致不救，可慨也夫。

凡瘀留在肠胃者，易于疏化，以其在康庄大道，不在细微曲折之处，药力易于疏通也。若瘀留于肺肝血络之中，则络道蚕丛，药力既非一时可到，而又不宜于猛剂攻消，只有通络化瘀泄热之法，缓缓图功，如曹仁伯清瘀热汤之法最为得窍，学者宜仿此用之，瘀热汤（旋绛葱苇杷）。

伏温外窜血络发斑疹喉痧等证

伏温化热，燔灼血络，因致络血外溢，邪热即随血而泄，于病机犹为顺象，乃有邪热郁于血络不得外达。其在于肺，肺主皮毛则为疹。其在于胃，胃主肌肉则为斑。有斑疹各发不相交涉者，有斑疹兼发不能分晰者，总之以清营透邪、疏络化斑为主。凡外面斑疹透齐，即神清热解者为吉。若斑疹虽透而里热不解，则热郁已甚，其势必有变端。当随其见证小心斟酌，又有一种烂喉丹痧，此于伏温之中兼有时行疫毒，发热一二日头面、胸前稍有痧疹见形，而喉中已糜烂矣。此证小儿居多，其病之急者，一二日即见坏症，如面色青晦，痰塞音哑，气急腹硬，种种恶候转瞬即来，见此者多致不救。此等急证，初起即宜大剂清营解毒，庶可挽回万一，若稍涉迟延，鞭长莫及矣。

鲜生地为此证清营泄热必用之药，欲兼疏散之意，重则用豆豉同打，轻则用薄荷叶同打均可；丹皮清血中伏热，且味辛主散，炒黑用之最合；银花清营化毒，元参清咽滋水，均为此证必要之药。

治肺疹初起，须兼透达者，于清营方中用牛蒡蝉衣以透发之，古方治斑毒用化斑汤（白虎合犀地之类），或玉女煎之类。然须烦热多汗者乃为合剂，若热不甚、汗不畅，遽投石膏，恐有邪机冰伏之弊，临用时宜加斟酌。黄玉楸于此证用浮萍为表药，颇有思路，可取用之。

塘市孙蕴之大令郎，聪颖异常，年甫十岁十三经已能背诵，且能举其大意蕴，翁视之不啻掌上珠也。丁亥秋专信邀诊，余夜船赴之，至明晨抵塘市已不及救矣。蕴翁曰大儿已死，次儿后一天起病，今已两天矣，病壮与大儿纤毫无异，以大儿之死例之，则次儿至今夜五鼓时亦将不救矣。姑为我视之，尚可挽救否？余视之面色青晦，不语，惟烦躁阵作，发躁时将臂内搔挖，若不知痛楚者。挖破处血亦紫暗不流，舌质紫刺如杨梅，喉间板黄不腐。余细审乃疫毒闭于营中，不能外达而毒攻心肺，故其死若是之速。此证属阴毒阳毒之类，在古书中虽无确当治法，而以意测之，欲图挽回，必使疫毒有外泄之路乃有生机，遂令其用犀角磨汁，鲜生地、大黄绞汁，再合元参、丹皮、银花等化毒泄热之品，陆续灌之，至黄昏得大便溏黑者两次，灌至天明尽药两茶盏，又得大便溏黑者两次，余再视之，神情较能灵动，舌上黄苔浮腻，喉间起腐，仍用前法加入金汁，合养阴之意。如前灌之，一日夜服三四碗，大小便始畅，腹硬亦平，其上半如颈项肩肘，下部如腰脊髀关膝腘等处，凡肢节交接之处，从前有紫痕僵块者，至此皆红肿作脓，不特咽喉溃烂，并肛门亦溃烂流脓。余力守养阴活血泄热化毒之方，两旬以后，咽喉及通身之溃烂均得以此收功，惟大便中仍有脓瘀杂下，余参用内痈治法，又月余始痊。是役也，余用犀地大黄多进不撤，人皆骇之，不知此症之热毒亦非寻常所有，设迟回审慎，兼顾其虚，无论如此重病不能挽救于垂危，即使当时就挽，而后半如此波涛亦断不能收全功于万一也。

伏温化热郁于少阴不达于阳

伏温之邪，冬时之寒邪也。其伤人也，本因肾气之虚始得入而据之，其乘春阳之气而外达也，亦以肾气暗动始能鼓邪化热而出。设其人肾阳虚馁，则邪机冰伏。每有半化半伏、欲达不达之证。如外面热象炽盛，或已见昏谵痉厥之候，而少阴之伏邪尚有未经化热仍留滞于阴分者，此时就热象论，已有热扰厥阴之险，清泄之药不容缓。而内伏之邪，又以肾气内馁不能化达，设专用凉泄则邪机愈滞，设用温化又最属抱薪救火，辗转之间内则阴液干涸，外则邪热蒙闭，迟之一二日即不可挽救矣。此等证情在温病中为最险重之候，即使竭力挽回亦属冒险图功，治病者必须豫为道破，庶免疑谤。此证邪伏少阴，喻氏仿仲景少阴病治例，用麻黄附子细辛汤及麻黄附子甘草两方以透邪，增入生地以育阴扶正，其用意颇为切当。惟温邪既动，必有热象外现，甚者邪热蒙陷，已有痉厥之象，此时麻附细辛断难遽进，然非此大力之药，则少阴之沉寒安能鼓动？治当师其意而变其制，如用麻黄汁制豆豉、附子汁制生地，至凉肝息风治标之药仍宜随证参入，似此面面周到庶可收功。

附案及门生金石如戊戌三月初旬，患时感初起恶寒发热，服疏散药一剂未得汗解，而热势转淡，神情呆钝，倦卧，耳聋，时或烦躁，足冷及膝指尖、耳边、鼻准亦冷，两便不利，腰俞板硬不能转侧，脉迟细而弱，呕恶不能纳水饮，惟嚼酱姜稍止，舌苔厚燥微灰。此由新感引动伏邪，而肾阳先馁不能托邪化热。故邪机冰伏不出，其已化之热内陷厥阴，欲作痉厥，证情极为险重。赵生静宜先往，用栀豉桂枝羚羊角合左金法，小便得通，足温呕止，馀则证情如故，邪仍不动，议用麻附合洋参生地等扶正托邪。而余适至，遂令赶紧煎服，两进之后，尺脉始弦，而神情之呆钝、腰脊之板痛仍尔也，拟用麻黄制豆豉，附子制大生地，桂枝制白芍，合人参牛膝元参淡芩羚羊生牡蛎等味出入三剂后。以舌苔灰厚而干，又加大黄，服后忽作寒栗战汗而腰脊顿松。随得大解而里热亦泄，神情爽朗，调理一月而愈。此证就邪之深伏而未化热者论之，则只宜温托，大忌寒凉，然痉厥、神糊、舌苔灰燥，若再助其热势必内陷厥阴，而为昏狂蒙闭之证，无可挽也。就邪之已动而化热者论之，则只宜清泄，何堪温躁。然脉情迟细，神呆，形寒，经府俱窒，若专用凉化则少阴之邪伏不出，迁延数日势必内溃而为厥脱之证，其去生愈远矣。再四筹审，决无偏师制胜之理不得已，取喻氏法以治其本，合清泄法以治其标，一面托邪，一面化热，幸赖少阴之气得扶助而伸，凡经邪、腑邪已化、未化之邪乘肾气之动一齐外达，故战汗一作，大便一行，而表里诸病若失也。

黄村桥范养邃令郎于戊戌夏间患三疟，至八月初服截药而止，至二十外忽然遗泄数次，遂发寒热如日作之疟，先寒后热，迨外热已甚，而下身骨节仍寒，须再作寒栗一次，随啜热粥一碗，然后得汗而解。延至九月初，已十余发矣，一日当啜粥助汗之时，忽然头晕目暗，冷汗肢厥如欲脱之状，逾时始定。此后遂卧床不起，惟胃纳尚不大坏，缠绵不愈。予往诊时十月中矣，予谓从前三疟是暑湿之邪，迨愈而复作是引动少阴伏邪，乘少阳新病之虚而出，而肾阳先馁不能托邪，故寒栗日甚，而热势反不重也。此当用温经托邪之法，用桂枝汤加人参当归生地，附子汁制牛膝，仍用柴胡豆豉黄芩等味出入十余剂，中间迭见惊悸痉惕诸证，又加龙骨牡蛎羚羊角等味随证治之而愈。此症当疟疾再发之时，诸医仍用暑湿门套方，服二三十剂而病情毫无增减，病者自言不起，每夜分辄有谵语，病家疑神疑鬼，医家莫测其病原所在。其故皆由近日医家不囿于吴又可募原之说，即泥于吴鞠通三焦之论，而绝不知有少阴伏邪随经发病之理。故遇此等证便觉毫无把握，轻者迁延致重，重者无法挽救，近年所见不少矣，哀哉。

伏温化热内陷手足厥阴发痉厥昏蒙等证

伏温由少阴而发，外出于三阳经证，内结于胃腑则见阳明腑证。其证虽深浅不一，但由阴出阳，于病机为顺，均在可治之例。惟有伏邪已动而热象郁滞不达于三阳，亦不归于胃腑而即窜入厥阴者。在手厥阴则神昏谵语，烦躁不寐，甚则狂言无序，或蒙闭不语。在足厥阴则抽搐，蒙痉，昏眩直视，甚则循衣摸床。此等凶证，有兼见者，有独见者，有腑热内结邪气充斥而溃入者，有阴气先亏热邪乘虚而陷入者，有挟痰涎而蒙闭者，有挟蓄血而如狂者。凡遇此等重证，第一先为热邪寻出路，如在经者从斑汗解，在腑者从二便出是也。至照顾正气，转在第二层，盖气竭则脱，

阴涸则死，皆因热邪燔劫而然，用药于祛邪中参以扶正养阴，必使邪退而正气乃有立脚，如徒见证治证，但以清心泄肝化热养津之剂，就题面敷衍，虽用药并无大谬而坐失事机，迨至迁延生变，措手不及，谁之咎欤！今姑就手足厥阴见证各条拟治法如左。

凡热重昏谵至夜增剧，舌底绛色，此热灼于营也，以犀角地黄为主方。烦躁不寐，口渴，舌板，神情昏扰，热郁于上也，以凉膈散为主方。神志烦乱，小溲赤涩，舌尖干红，热劫心阴也，导赤各半汤为主方。面赤神烦，大渴多汗，热燔阳明之经也，白虎汤为主方。大便秘结，或热结旁流，唇焦齿垢，舌刺焦黄者，热结阳明之腑也，以三承气为主方。又如热蒸痰升，蒙闭神明者，加用至宝紫雪菖蒲汁之类。痉掣搐搦，肝风升扰者，加用羚羊角钩藤石决明之类。病证纷繁，治难缕述，而总以祛邪扶正两意为提纲，祛邪之法已列于前。至扶正之法，在温病以养阴为主，以温热必伤阴液也，人参难得佳者，且病家无力者多，岂能概用。惟西洋参甘凉养津，施于温热伤阴者最为合用。馀如生地滋肾阴，白芍养肝阴，石斛养胃阴，沙参养肺阴，麦冬养心阴，如遇虚体或久病阴伤者，无论发表攻里剂中均可加入，其或热已窜入厥阴，而邪之藏于少阴者，热气尚伏而不扬，宜于清泄中仍兼疏托，或热已内陷营阴而邪之走于经者，表气尚郁而不达，宜于凉营中再参透表，其最重者邪热内燔而外面反无热象，甚至肢厥肤冷，脉涩数而不畅，必得大剂泄热透邪，乃使热势外扬，脉象转见洪大，庶可免厥深闭脱之危也。

伏温挟湿内陷太阴发黄疸
肿胀泄利等证

温邪挟湿则为湿温，其湿之轻者仍以温邪为主，略参化湿可耳。其湿之重者与热相合，热势虽炽而有脘闷呕水，舌腻不渴等证，初起宜参芳香宣化，迨湿邪化燥，用苍术白虎汤清热燥湿可以一剂而愈。若初起即与清滋，欲清其热，转助其湿，而发愈缠绵，每有治不如法，迁延一两月而病不退者，皆治之不得其法也。然则此乃湿温之在胃者，治之犹易。有一种湿热蕴于太阴者，初起不见湿象，但觉热象，蒸郁不扬，脘闷口甜，而胃口无病仍可纳谷，舌上不见浊苔，其湿热深郁于脾脏，漫无出路，或发黄，或腹满肢肿，或溏泄，或便秘，或呕恶，或小水赤涩，甚则热郁日深，脾营受伤，则舌底绛色，或薄苔罩灰黄而不甚燥，种种见症，无非湿郁化热，何以燥之则增热，清之则助湿，如此其百无一效也。盖脏病无出路，必借道于腑乃能外出，此病热蕴已久，脾中之热渐欲外达于胃，或胃中挟有痰积，热即附之而炽，亦有便秘舌焦，燥渴烦谵等证，投以苦泄则胃热下行而病势一松，然所泄者胃腑之标热也，其脾脏中蕴遏之热仍未达也。故病虽暂减而阅日复炽，屡伏屡炽，久而正气不能支，遂成坏证。此等病治之最难得手，诚以此证病势不重于外，病家每每忽视。投剂不能速效，病家势必更医，后来者见前医无功，必且改弦更张，因之杂药乱投，致成不救者，吾见实多。治此者必须将太阴之湿与少阴之热孰轻孰重，细细较量。再看其湿热所伤或为脾气，或为脾阴，其兼挟之病，或为痰积，或为瘀滞，均宜细意分析，方可用药。至用药之法，

须得轻、清、灵三字俱全，冀其缓缓疏化，切不可侧滞一面，以致无益反害。吴鞠通《温病条辨》，其原出于叶氏上中焦湿温各条颇有此理者，薛生白《湿热条辨》亦多可取，试细绎之，当有得心应手之妙也。

伏温阴阳淆乱见证错杂

伏温由阴而出于阳，于病机为顺。若病发于阴而即溃于阴不达于阳，此于病机为逆。若是乎阴阳两层，界限分明，安有淆乱者哉。凡病之阴阳淆乱者，其故有二。一则由乎正虚，如阳虚者阴必凑之，则阴病可淆于阳矣。阴虚者阳必扰之，则阳病可淆于阴矣。一则由乎药误，如病在阴而误投阳药，则阳气为药所伤则阴病淆于阳矣。病在阳而误投阴药，则阴气为药所伤而阳病淆于阴矣。至其见症错杂，有即由于阴阳淆乱而杂者，有由他邪之兼挟而杂者，看此等证，全要天分聪明，识见老到方有把握。盖此等证，变化最多，无一定路径可循。临病者须将正气、邪气、表病、里病、新邪、旧邪、孰本、孰标、孰轻、孰重、孰缓、孰急，一一衡量得宜，方可施治有当。先顾本元，苟得正气一旺而邪自解散者；有当急祛外邪，必得邪气速退而正乃不伤者，有症虽错出而发于一原，只须专治其本而各症自退，所谓缓则治其本者。有证虽在标而病机甚急，必先须治标病（如小便不利之类）而本病从缓，所谓急则治其标者；有病势蔓延，欲治其根而正气不支，只可先披其枝叶而用渐衰渐胜之法者；有病情纠结，必除其根而各证自退不得不攻其坚垒，而用擒贼擒王之计者；以上所谓错杂犹不过表里虚实，其用药尚可一线相承。此外更有寒热错杂，如阴虚而挟寒饮，阳虚而挟肝火，治此则碍

彼，治彼则碍此者，其用药更难措手。此中奥妙，有知之而不能言，言之而不能尽者，总宜于轻重缓急权之极精，方可论治，至选药宜彼此照顾，尤必有手挥五弦，目送飞鸿之妙，乃为得法，否则失之毫厘，谬以千里，其不误人性命者鲜矣。

伏温外挟风寒暑湿各新邪为病

伏温之邪，由春夏温热之气蒸动而出，此其常也。亦有当春夏之间，感冒风寒，邪郁营卫而为寒热，因寒热而引动伏气。初起一二日，第见新感之象，意其一汗即解，乃得汗后表证略减，而里热转甚；昧者眩其病状几若无可把握，不知此新邪引动伏邪之症，随时皆有之者，须审其伏邪与新感孰轻孰重。若新感重者，先撤新邪，兼顾伏邪；伏邪重者，则专治伏邪而新感自解尽。伏温自内达外，苟由三阳而外解，则表分之新邪自不能容留矣。《内经》云：凡病伤寒而成温者，先夏至日者为病温，后夏至日者为病暑。此指伏邪乘暑令而发者，尚非兼挟暑邪之病，其有兼挟暑热之邪而发者，则必另有暑热见证。其新病引动伏邪，大致亦与兼挟风寒者相似，须审其轻重缓急，分清经界，方可着手也。至兼挟湿邪之证，有外感之湿，有内伏之湿，伏气既动则热自内发，蒸动湿邪，与伏温之热混合为病，最属淹缠。治之者须视其湿与热孰轻孰重，须令其各有出路，勿使并合，则用药易于着手，再湿邪有宜温燥者，如平胃之类；有宜渗利者，如苓泽之类；有宜通泄者，如车前滑石之类；有宜清化者，如芩连栀柏之类。以上皆专治湿邪之法。若与湿热并合，则为湿温，见症最繁且杂，其治法须随机应变。初起有芳香化湿者，如胃苓正气之属；而通宣三焦者，如三石滑石之属；中焦热重，有清泄阳明者，如苍术石膏之属；有苦泄太阴者，如茵陈芩连之属。总之须细察见症，如湿重者自当治湿，若伏邪重者仍当以伏邪为主也。

伏温兼挟气郁痰饮食积瘀血以及胎产经带诸宿病

伏温而兼挟外感者，则以新邪而引动伏气为病。若伏温而兼内伤者，则因内伤而留滞，伏温不得爽达，治之不得其法，每有因此淹缠致成坏证者。即如平时有气郁之病，则肝木不畅，络气郁滞，温邪窜入肝络，即有胸板胁刺咳逆等症。邪郁不达，久而化火，即蒙冒厥阴而有昏痉之变。平日有痰饮内停者，抑遏温邪不得疏越，郁之既久，外冒之痰浊尚未蒸开，而内藏之津液早已干涸，一旦热势猝发，如烈火燎原，不可措手者，亦往往有之。中宫先有食滞，或因病而积，有热邪所熵，阻结于胃劫烁胃津，此可攻之证也。须得大便通行，积去而热邪乃随之而解也。平时有瘀血在络，或因病而有蓄血，温热之邪与之纠结，热附血而愈觉缠绵，血得热而愈形胶固，或早凉暮热，或外凉内热，或神呆不语，或妄见如狂，种种奇险之证，皆瘀热所为，治之者必须导去瘀血，俾热邪随瘀而下，庶几病势可转危为安也。有胎前犯温病者，热邪熵灼易于伤胎，治之者除蓝布冷泥护胎外治法外，亦别无善法。只要眼明手快，认清病机，迎头清泄，勿令邪热留滞伤胎便为得法。古法每于当用方中加入四物名曰护胎，如当用者尚无大害，若不当用而用之则滋腻滞邪，非徒无益而反害之矣。产后血舍空虚，百脉俱弛，当此而温病猝发，最易陷入血络，急则为痉狂等险候，缓则留恋血室燔灼营阴，延为阴损之候，治之者须处处回护阴血，一面撤邪，一面养血，勿令热邪深陷乃为得手。至兼挟经带为病，亦与胎产相似，不外虚则邪陷，实则瘀阻，两层治之者，处处就此两层着想，自然得法矣。

《温热逢源》卷下终

医事启源

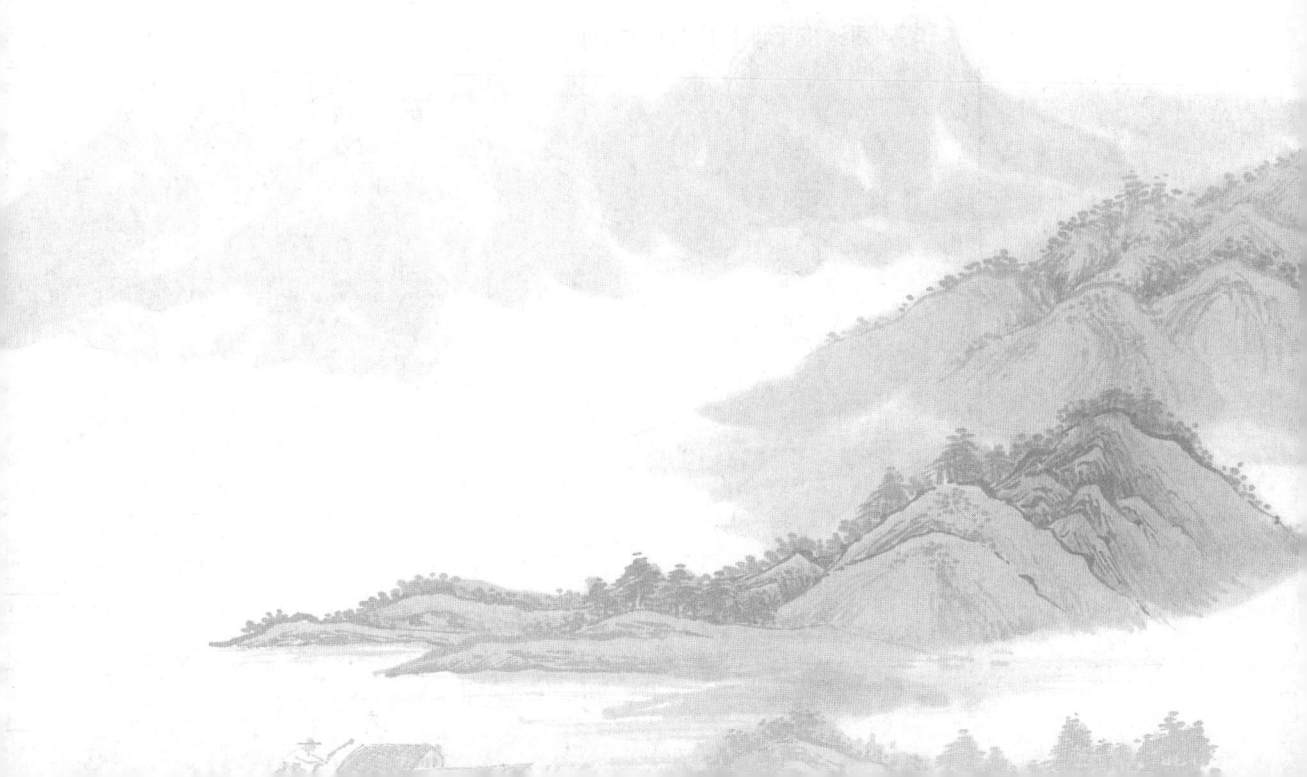

内容提要

　　《医事启源》一卷，日本今村亮先生著，为清名医叶子雨先生录存，裘君吉生向其哲嗣仲经君于数年前出价购得，经无锡周君小农校评。其时，日本正西医盛行之始，著者虑学汉医者喜新厌故，舍己从人，乃提取西医治法为汉医所固有者，如解剖，溉剂等事，凡二十篇。历征古书，博而能确。现在我国医家急当借镜，庶不致见异思迁，略知西医皮毛即自信为已具万能也。

序

　　《医事启源》一卷，日本今村亮著。亮雅精汉医，所著另有《伤寒论私考》八卷，《金匮雕题》三卷，《温疫论订正》二卷，《医谷》二卷，《脚气钩要》二卷，《医案类编》八卷，《药能考》四卷，《暴泻方论》一卷，《医事问答》一卷，《种痘问答》一卷，《杏林余兴》及《续杏林余兴》各一册。此书因西医盛行之始，虑学汉医者喜新厌故，舍己从人，乃撮取西医治法为汉医所固有者，如解剖、泂剂等事，凡二十篇，历征古书，博而能确，示汉医无所不备，其用心深矣！卷首有若山拯叙题文久二年壬戌（同治元年）春正月；末有亮子芳跋题文久二年春二月，则此书当作于文久元年。考日本各种西学，多由和兰人输入，医亦然。其享保（康熙五十五年即享保元年）已前，惟与我及和兰互市（享保前一年即正德五年有减清兰互市舶数之文），日本史称延享元年。甲子（乾隆九年），青木文藏始讲兰书。宝历四年甲戌（乾隆十九年），山胁东洋著《脏志明和》。二年乙酉（乾隆三十年），多喜安元建医学馆。安永三年甲午（乾隆三十九年），前野杉田译《兰方医书》，而《解体新书》亦于是年刻成。天明三年癸卯（乾隆四十八年），《兰学阶梯》成。是年，槻立泽述《兰文读法》。宽政三年辛亥（乾隆五十六年），幕府政学制仍建医学馆。五年癸丑，建和学所。文化八年辛未（嘉庆十六年），幕府设和兰翻译局。文政九年丙戌（道光六年），兰医多来江户。嘉永二年己酉（道光二十九年），幕府禁兰医方，至安政五年戊午（咸丰八年）停禁，而其势遂不可遏矣。文久元年，建西洋医学所，盖即亮著此书之年。书中自云嘉永二年，兰舶始齐牛痘苗来长崎云云，并可证日本之于西医术得自兰人无疑，而亮之发愤著书亦可知矣。顾自亮著书之日迄今，始五十余年，耳闻日本官私医者，已无一汉医存矣。今我国之医术，亦犹五十年前日本之于和兰也，读此书者，能不有感于斯文。

　　评：首序不知何许人撰，于著者所有著述，论列甚详，并历举彼国西医发轫之始，亦属翻译。我国自丁氏译西医书抉摘微疵，教育家引之，专政西术，取缔中医报社，于己未有中医仅五十年之寿命。书吾友王兰远君于锡报见之，今见此序结句云云，同志阅之，应如何发愤惕厉耶？国病不治，外人乃谋代治，废中之声浪未已，而法国有专译中医书者，原吾社长择优邮赠，长吾国脉。

叙

　　蚕之吐丝，王睢之腌鱼，微物之智，亦有过人者。洋夷之性，专一而纤巧，故其所谓穷理之说，及百般器械之制，奥妙精致，殆夺化工。至医治之术亦然。然而，学洋医者，不知其本之皆出于汉土，往往井蛙自夸，以为他所弗有也，不庶于辽豕之见乎？特汉人才粗大能，创之而不能精焉，为可憾耳。了庵今村君邃于医诸也，于古今方书无所不读，迩者抄录洋医者，术出汉籍者若干，条论其梗概以示其徒，名曰《医事启源》。盖欲俾学者知其所本，精之而又精，以箝洋医之口，解时俗之惑也，其志可谓切矣。夫我邦之于汉土，壤地连接，风气相通，政体习俗，以至饮食嗜好，皆小异而大同，则汉方之宜，邦人亦可推矣，况惯熟二千年之久者乎。虽然，今之学汉方者，大率皆拘牵常格，不能有所发明，所谓依样画葫芦。彼术之出于己者，且不省知，俾红发异类，成竖子名，此则独何软？读是书者，可以愕然而寤矣。

文久二年壬戌春正月严邑若山拯叙高桥丰圭书

目　录

医事启源

日本上毛今村亮只卿著

后学　无锡周　镇小农评阅

绍兴裘庆元吉生校刊

汉土医术，精核详密，超绝诸蕃。至于外治，则蕃亦不无可取，但其所用之方，汉既皆有。从来汉医或用焉，或否焉，从人人所见，而至其法，制载籍历然，悉可检按，彼徒未会，睹汉籍自夸开创，固无足咎，乃医不学者从而和之，遂使世人言蕃医精细，穷理新奇，取功非汉学所企及也，可甚笑矣。抑内景之说出于《素》《灵》道尿之术，创于《千金》，斑蝥起泡、蚂蜞咂血等。晋唐方书屡称其功，今举数条以授生，徒顾征引，率略挂一漏百，庶博雅之士触类纂集，非固与彼抗，特示汉无不备耳。是书脱稿，会闻栲窗，喜多村先生既有著辨之，恨予未及鉴知，不免辽豕之讥焉。

解　剖

《灵枢》经水篇曰：夫八尺之士，皮肉在此，外可度量，切循而得之，其死可解剖而视之，其藏之坚脆，府之大小，谷之多少，脉之长短，血之清浊，气之多少，十二经之多血少气，与少血多气，与其皆多血气，与其皆少血气，皆有大数。解剖之言，始见于此。《汉书》王莽传，莽诛翟义之党，使太医尚方与巧屠共刳之，度量五藏，以竹筳导其脉，知所终始，云可以治病。《文献通考》载《五脏存真图》，赵与峕《宾退录》云：广西戮欧希范及其党，凡二日，割五十有六腹，宜州推宫灵简皆详视之，为图以传于世。晁公《武郡斋读书志》载《存真图》一卷，崇宁间泗洲刑贼于市，郡守李夷行遣医并画工往，视诀膜，摘膏肓曲折图之，尽得纤悉，今校以古书无少异者，张杲《医说》云：无为军张济，善用针，得决于异人，能亲解人而视其经络，则无不精。因岁饥疫，人相食。凡视一百七十人以行针，无不立验。《赤水玄珠》载何一阳说，云：余先年精力时，以医从师征南，历剖贼腹，考验脏腑。心大长于豕心，而顶平不尖，大小肠与豕无异，惟小肠上多红花纹；膀胱是真脬之室余，皆如《难经》所云，无所谓脂膜如手掌大者，汉土辨脏腑经络，取之实验，如此。本邦平安山胁氏请官，始有观藏之，举著藏志嗣后三谷氏、橘氏、杉田氏，解视皆有图说，宜就其本书见其详。

按：古昔有医经之学、有经方之学，医经论脏腑经络，人所以成形体，如《素问》《灵枢》是也。经方者，辨吐下温凉，主在施治，如《伤寒》《金匮》是也。主在施治者，随证立论，故其如脏腑，则曰心、曰胃、曰膀胱、曰血室耳，非故省略，言有所主也。然从事经方者，不精医经；从事医经者，多疏经方。自昔而然要之，医经则论常，经方则说变，是所以歧而为二也。惟夫上古神圣阐造化之秘，究人身之理，辨脏腑经络所在，审其官能机关，以为养生治病之标准，其玄妙至精，非所测焉。余往年解刑尸，检视内景与古书所说如合符节。当时有所私记赘附于此，以为蒙学之一助。肺者，位诸脏之上，充胸肋之中，上连喉咙，下盖心，分左右为二大叶，其色青缥带微红，其官主呼吸，以管吹气道，则两肺皆怒张，鲜泽似蝉翼。九针篇曰：肺者，五脏六腑之盖也。病能篇曰：肺者，为心之盖。心者在胸膛之上，两乳之间，丽肺叶之中，其色鲜赤，形如菡萏之倒挂，上圆下尖，左右有二室：其一名经脉，自心之左而出，盖送血之官；其一名络脉，纳血于心之右，盖收血之官，一往一复，流动周身，机发干旋莫有间断，是为至贵之地。九针篇曰：心主脉。津液别论曰：五脏六腑，心为之主。邪客篇曰：心者，五脏六腑之大主也，精神之所舍也。其脏坚固，邪不能容，容之则心伤，心伤则神去，神去则死。心尾动而应乳下，虚里是也。平人气象论曰：左乳之下，其动应手，宗气泄也。脾者，其色紫赤，其形如牛舌，其质如肉，位左胁下，在胃背侧，其官造胆汁，出津液，消磨饮食，化熟水谷。太阴阳明篇曰：脾与胃以膜相连。厥论曰：脾主为胃，行其津液。肝者。其色赤褐，在腹右季胁之下，拥护络脉，抱持胆囊，傍胃侧向心下，其形大，其气臊臭，

其质尤重，其官纳血于心，又制胆汁。调经论曰：肝藏血。金匮真言论曰：肝其味酸。痿论曰：肝主身之筋膜。胆者，其色青白，椭而如卵，在肝内，其官盛苦汁，化水谷。四时气篇曰：誉液泄，则口苦。天年篇曰：五十岁，肝叶始薄，胆汁始减。胃者，其色薄黄，在膈膜之下，肝脾之间，位腹之中央，其形圆而长于左方，其中空虚如大囊，上连食道，下接小肠，其官容受水谷，主磨荡输之。小肠肠胃篇曰：胃纤曲屈伸。平人绝谷篇曰：胃横屈受水谷。五脏别论曰：胃者，水谷之海，六腑之大源也。肾者，其色紫暗，有两枚，位五脏之下，六腑之后，其官主泌别水血。痿论谓之水藏上古。天真论曰肾主水，其下有小肾；二曰命门（案与《素问》所谓命门异）。三十六难曰：命门者，男子以藏精，女子以系胞。膀胱，其色暗黄，位少腹之下，在横骨之上，直肠之前，其状如倒壶芦，上腹圆大，下颈窄小，其官潴水，下连尿道。小肠，其色浅黄，其形如管，膜包其外，以曲尺许之，长二丈许，比之大肠，其形差细，其质薄，名曰薄肠；其上口屈曲，而连胃下口，自在右向左胁迂回脐上，屈曲少腹。肠胃篇曰：小肠回运还反十六曲。大肠，其形如竹根，长仅五尺，计比之小肠差大，其质坚厚，故曰厚肠。小肠盘踞于内，大肠环曲于外，其状为大肠缠小肠，其官共主化精微输之，膜外泌糟粕，导之肛门，本输篇曰：大肠属上，小肠属下。三焦者，《内经》详其名状，而《难经》言无形。之后人疑之纷纷不决，然《难经》问难疑义之书，有与《素问》往往不相合者，徐遁、陈无择、张季明、张介

宾之徒，皆以为有形，近于是矣。今验之实物，上焦者，蕃所谓奇缕管是也。中焦者，大机里尔是也；下焦者，奇缕科曰是也；其官转化饮食，造酝气血，非六腑之数而何也？五脏别论曰：胃、大肠、小肠、三焦、膀胱，此五者名曰传化之腑。上焦连脾脏在胃后，历横膜缘脊胛上行胸中，会左肩下而入络脉。营卫生会篇曰：上焦出于胃上口，并咽以上，贯膈而布胸中。又曰中焦，亦并胃中，而出上焦之后，此所受气者，泌糟粕，蒸津液，化其精微，上注于肺脉，化而为血，故曰营血之府。下焦者，别回肠，注于膀胱而渗入，故水谷常并居胃中，成糟粕而俱下于大肠而成下焦，其官主决渎。其名虽有三等，所以致其功绩，即一也。此其大较见于经文，而历可征者，《素》《难》古书也。且词致简，远非深于医者不易遽晓，苟能熟读之，则足以观医经之一斑矣。夫精神之运，气血之行，系天机之呼吸而至其所以然，则所谓有真宰存焉。自然之大数，非人力可得，而量知也。乃圣人且就其可知者，立名数，曰精神、曰魂魄、曰脏腑、曰经络、曰气血、曰津液，谆谆说示，令人知处活物之理，其精密非后医所能及也。今探死肠而求其理，犹剖死马而验骐骥，观之无益，不观亦无损。如脏腑经络，轩岐既已讲明之，蕃医尝糟粕，矜新创，不知其所以立，教而索诸毫厘纷颐之中，此荀卿所云：以指测河，以戈春之，类多见不知其量焉。余尝言医经者，天地、性命、脏腑、经络之学，故语常者居多焉。经方者，阴阳、虚实、攻补、温凉之书，故论变者居多焉。此二者犹两轮之不可偏废矣。知常

通变，而医之能事华矣。

评：著者明察内景，推阐真理，足为社友参考之资，其异同姑不具论，仅言三焦，著者于文久元年（即前清咸丰十一年），已证明有形。返观我国今日，尚有不尽然者，学识不齐，诟病之原，论中于精神之运，气血之行，再三致意，所谓今探死肠，而求其理云云。描摹蕃医刻舟求剑之弊，令人一读一击节。

颣剂

制炼之法，创见于《周礼》天官·疡医。郑玄注云：五毒，五药之有毒者。今医方有五毒之药，作之合黄，置石胆、丹砂、雄黄、磁石其中，烧之三日三夜，其烟上著，以鸡羽帚取之以注创，恶肉破骨则尽出，此即轻粉、粉霜、银朱、生生乳之祖。案外敷轻粉其来久矣，内服之则以《中藏经》明月丹为始，《本草图经》曰：飞炼水银为轻粉，医家下膈最为要药。《圣惠方》《直指方》《宣明论》《医垒元戎》《医学统旨》并称其效。李时珍曰：水银，乃至阴毒物。因火煅丹砂而出，加盐矾炼而为轻粉，加硫黄升而为银朱，轻飞灵变，化纯阴为燥烈，其性走而不守，善却痰涎，消积滞，故水肿、风疾、湿热、毒疮皆被劫，从齿龈而出，邪郁为暂开，而痰亦因以愈。若服以过剂，或不得法，则毒气被窜入经络、筋骨莫之能出，痰涎既去，血液耗亡，筋骨失所养，营卫不从，变为筋挛骨痛，发为痈肿疳漏，或手足裂，虫癣顽痹，经年累月，遂成废痼，其害无穷。蕃土所制升汞、甘汞加罗蔑儿等，与轻粉、生生乳同。今试之，颣剂于征毒神效灵验，

非他药所及，使膏肓废疾，收功于数旬之间，可谓奇特矣。但用之须慎，不失其机矣。

附制轻粉法

水银一两　白矾二两　食盐一两

上三味同研，不见星，铺于铁器内，以小乌盆覆之，筛灶灰、盐、水和封固盆口，用炭炼二柱香，取开，则粉上附于盆面，其白如雪。（今世煅法分量不与古法同，盖从简便也。）《续日本纪》。

元明天皇和同六年，伊势国始献水银粉，今药铺所鬻者，亦出于势州射和制生生乳法。

详见于《霉疮秘录》，然煅法迂曲，后学不易遽晓，盖陈氏奇其术耳！老友尾台士超传东洞翁秘法极为简易，因录之于下。

消石十六钱　矾石十二钱　绿矾十八钱　食盐三钱　青盐三钱五分，用戎盐　云母二钱五分，用汉产，浸盐水，日干为末　矾石三钱，火煅烟尽为度　水银十二钱

上八味各别为末，合入水银炼用，津唾捣数千杵以不见星为度，安放瓦器中（即今户窑），向底附着，乃盖之，铜线缚之，盐泥固封，藏过五旬，倒器埋之地中，底出地寸许，加火其上，用炭率三斤，炭尽起器，待火气消发，封乳滴著，盖里状如束针，取出听用。

评：历陈水银各方于内服之弊，恰如吾人所欲言，上海毒门戕伐生命多矣，用者慎之。

熨　法

温散凝寒，通畅血气，是熨法之所主。故古昔于灸代用。拘急、挛缩、痛痹不仁，凡系血气之凝结者，一切用之。血气形志篇曰：形苦志乐病生于筋，治之以熨引。（注云：熨谓药熨，引谓导引。）寿天刚柔篇曰：寒痹之为病也，留而不去，时痛而皮不仁，以药熨之，用醇酒二十升，蜀椒一升，干姜一斤，桂心一斤，凡四种皆㕮咀渍酒中，用绵絮一斤，细白布四丈，并内酒中，置酒马矢煴盖封涂，勿使泄。又刺节真邪篇曰：治厥者，必先熨调和其经，掌与腋，肘与脚，项与脊，以调之，火气已通，血脉乃行。扁鹊疗虢太子尸厥为五分之熨，见于《史记》本传。《中藏经》曰：宜蒸熨而不蒸熨，则令人冷气潜伏，渐成痹厥；不当蒸熨而蒸熨，则使阳气偏行，阴气内聚。《千金》及《翼方》《外台》载熨癥诸方，《圣济》用葱白熨脐下，又用黑豆熨前后心，或炒盐醋灰，《赤水玄珠》为熨脐方，又有熨白虎历节风方。蕃医以蒟蒻熨心腹，即张景岳罨熨法。

评：著者温散凝寒，通畅气血二句，足明熨法之宜，治病兼用不无小神，倘风火暑热痹络熨之，或反加甚。

灌　水

灌水之法，其来尚矣。《仓公传》《伤寒论》皆及之。《玉函经》曰：过经成坏病，针药所不能制与，水灌枯槁，阳气微散，身寒，温衣覆，汗出，表里通，利其病，即除华佗疗妇人寒热注病，用冷水灌之。《千金》《外台》治石发，有冷水洗浴之法。《南史》载徐嗣伯用灌水治房伯玉之病。张戴人浴痘儿，出于《儒门事亲》。他如衄血不止，用新水随左右洗足，及冷水噀面。冷水浸纸，贴上，以熨斗熨之，金

疮血出不止，冷水浸之，即止。共见于《本草纲目》中。

评：灌水治病其来已古，即今每见热病殆用井水、雪水灌入口中，旋得大汗而愈者，此中病理。有酷暑雷雨之应，热者寒之。是已有寒痰积水，挟气蓄血者，妄用则殆。

脚 汤

五常政大论曰：行水渍之。（注谓：汤浸渍也。）阴阳应象大论曰：其有邪者，渍形以为汗。玉机真脏论曰：脾风可浴。《金匮》附方有矾石汤浸脚。巢源曰：邪气在表，洗浴发汗即愈。《外台》引文仲掭脚方：水煮杉木，浸掭脚，去肿满大验。皇国亦有汤渍法，见于荣花物语。《本草衍义》曰：热汤助阳气行经络，患风冷气痹之人，多以汤渫脚至膝上，厚覆使汗出周身。然亦别有药，亦终假阳气而行。尔四时暴泄，利四肢冷，脐腹疼，深坐汤中，浸至腹上，频频作。又曰：生阳诸药无速于此。朱慎人治风疾，掘坑，令坐坑内，以热汤淋之，良久以篅盖之，汗出而愈。《圣惠方》有淋渫疮上之法。《博爱心鉴》治痘疮顶陷，有水杨汤。诸如是类，不暇、偻指姑抄一二，以资攻阅。

评：脚气，用药汤渫洗，屡见效验。冰冷者，可以得汗。古人妄禁水洗，不知用药之效，助汤气行经络。痿者，可使之起。

酒 剂

醪醴见于《素问》，然上古所作不能知其法。扁鹊传曰：其在肠胃，酒醪之所及也。仲景氏之方，八味丸、土瓜根散、赤丸、天雄散匹方，各以酒服之。下瘀血汤一方，以酒煮之。麻黄醇酒汤，以美清酒五升煮之。（《汉书》师古注：醇酒不浇，谓厚酒也。）芎归胶艾汤、炙甘草汤、当归四逆加吴茱萸生姜汤、鳖甲煎丸、清酒与水合煮之。（案：《周礼》酒正辨，三酒之物：一曰事酒；二曰昔酒；三曰清酒。郑注：清酒，今之冬酿夏成者也。盖谓无灰清酒也。）其他大猪胆汁导法之法醋，（案：法醋，诸本草无所考，成本无法字，似可从。）苦酒汤，黄芪芍药桂枝苦酒汤之苦酒（陶宏景曰：醋，亦谓醃之以有苦味，俗呼苦酒。）及美酒醃。（魏氏曰：美酒醃，即人家家制社醋是也。）栝蒌薤白白酒汤、栝蒌薤白半夏汤之白酒，皆酒剂也。（案：白酒，始见于《灵枢经》脉篇，以白酒和桂，且饮美酒；仲景所用白酒，未详其制；《千金方》白酒，作白醭浆或作醭酒；《外台》亦同。今从之，用酢者取之，于豁胃利气，其造法见于《本草蒙荃》。盖仲景之方出于诸家，故曰法醋、曰苦酒、曰白酒，皆因古人所传异其称谓耳。）又《肘后》《千金》《外台》诸书并载酒剂之方，皆取于宣通血脉，开发壅滞。盖以酒性慓悍，能行药势也。凡急患长恙、血虚、气滞、久寒、痼冷、偏枯、不遂、拘挛、痹厥之类，宜常服之。然因药之队伍，功用各异，蓄有称丁几去尔者，浸药于烧酒，临时用之，盖仿腠于红蓝花酒也。然丁几罗字多，蒲布满，原属劫剂，不可辄用也。

案：烧酒非古法，自元之时始。盖系蒙古人之制，其味辛烈燥猛，过饮则伤胃烂肠，不可充药料。（其造法：用浓酒和糟入甑蒸，令气上，用器承取滴露，其清如水，味极峻烈，入口如燃，故曰：火酒。后世以糯米、大麦、葡萄等造之，其造法甚简。）汉土单称酒为药用者，专用糯米造之最为上品，黍粟次之，用粳米者少。盖汉土之粳不及本邦之粳，我粳与彼糯等，故入药者，宜用粳制无灰者。盖酒者，熟谷之精液，故其气慓悍滑利，大温有毒，其功则行气和血，解郁逐瘀，燠寒消食，散风湿，除邪秽，利水道，滑大肠，解禽鱼及百果之毒，导引诸药运输全身，莫此为捷。然过饮则伤神损寿，乱气动血，其功不掩害，乃如美淋酒、忍冬酒、保命酒、泡盛火酒等殊醇浓者，并不宜药用。

评：著者引用《周礼》诸书，具征博雅，篇末言其功不掩害，具有经验。即今伏热阴虚火炎者多。西药酒剂，每见有变征，劫剂之诫允当。

制 炼

蕃医炼化药材，取其精液，名曰制炼术。其类有数品，蒸馏取药露，及分析盐性土质，护谟华尔斯之类，其制法并见泰西水法、舍密、开宗和兰药镜，而其煎熬者、浸酒者，淮南《三十六水法》《抱朴子》等书既发其端矣。磺水与苏打合则为胆矾，与针合则为青矾之说，亦本于道家修炼术。他本草所载蔷薇露、阿片、芦荟之类，皆非洋人所创发明也。

评：著者归本于《抱朴子》各书，诚然，《淮南子》作豆腐，巴黎且机制焉。制炼为吾国所固有，但宜求精耳。薄荷精，太仓汪氏创，风行中外，莫谓秦无人也。

蒙 汗

蒙汗，字共见《本草纲目》泉水条七修类稿《水浒传》等书，其义未审，山田图南。云蒙汗，隐语以其害人，不直指其名也。说见败鼓录中宜参阅。

莨菪、阿片、曼陀罗花、番木鳖、双鸾菊之类，皆令人麻醉，收敛血脉，夺其神机，故心神错乱，瞳孔豁大，烦渴引饮，不知人事。若多服则死，宜斟酌作剂。凡割肉、刮骨、不可欠此药焉。《后汉书》华佗传云：疾发，结于内，针药所不能及者，令先以酒服麻沸散，既无所觉。因刳破腹背，抽割积聚。若在肠胃，则断截湔洗，除去疾秽，既而缝合，敷以神膏，四五日创愈。齐东野语云：草乌末同一草食之即死，三日后亦活。桂海虞《衡志》云：曼陀罗花盗，采花为末，置人饮食中，即当醉。梅元实《药性会元》云：同陀罗花、川乌、草乌合末即蒙汗药。《本草》茉莉，亦根以酒磨一寸服，则昏迷一日乃醒，二寸二日，三寸三日。纪晓岚云：闽女饮茉莉佯死，与私夫共逃。此茉莉可以醉人，张介石《资蒙医经》云：蒙汗，一名铁布，少服止痛，多服则蒙汗。其方：闹阳花、川乌、瓦龙子、自然铜、乳、没、熊胆、朱砂、麝香，凡九味，上为绝细末，作一服，用热酒调服，乘饮一醉，不片时浑身麻痹。陈士铎《石室秘录》碎治法门云：先用忘形酒使其人饮醉，忽忽不知人事，任人劈破，绝不知痒痛。取出虫物，然后以神膏异药，缝其破处，后以膏药贴敷，一昼夜即全好。徐以解生汤药饮之，梦初觉而前症顿失矣。《资蒙医经》《石室秘录》

等所载，盖皆华佗遗法，可以备参考焉。今日医道之辟外科，不必用麻药。游刃于人身中，恢恢有余，后生可畏。于是乎信。

附纪州华冈氏疗乳岩、结毒、淋漏、便毒、附骨疽及跌损脱臼，制麻药饮之，俟其醉，割肉、刮骨、剜膜、断筋。凡系重患笃癃者，一切用之。余尝亲炙其门，屡得其验术，因录其方。

曼陀罗花八分，陈旧者佳，新者发呕　草乌头二分　白芷二分　当归二分　川芎二分

上五味为粗末一瀹，空心服之。须臾心气昏晕，手足顽痹，或沉眠不觉，或闷乱发狂。乘时施治，既而饮之以浓茶，又与黄连解毒加石膏汤，二三时乃醒。如目眩、咽干、神气不复者，用黑豆汤即解。倘其不醉者，更饮温酒，或乘辇动摇心醉。其醉有迟速者，由天资有躁静尔。

评：外伤两科慎用之，可以利人。惟莨菪曼陀罗、草乌均毒药，业当标明。勿轻售非医，以免作孽者杀人。

起　泡

外敷斑蝥，拔毒去痛，呼脓除腐，凡病之毒聚血结而为患，如痛风、霉毒、跌扑、闪䐡，一切瘀血凝滞者，皆宜之。盖疾之在脏腑、经络者，服药可以驱之。其在皮肤、筋骨之间，或提而出之，或攻而散之。其泡如是乎为功。《外台》治疔肿方：斑蝥二枚捻，以针划疮上，作米字，封之，即根乃出。又治干癣积年生痂，搔之黄水出，每逢阴雨即痒。用斑蝥半两，微炒为末，蜜调敷之。《圣济》大风，面上有紫瘢瘤，未消用干斑蝥末，以生油调敷，约半日瘢瘤胀起，以软帛拭去药，以棘针挑

破，令水出干，不得剥其疮皮，及不可以药近口眼。《永类钤方》治癣痒用斑蝥七个，醋浸露一夜，搽之。又谓之天灸。王执中《资生经》烂旱莲草捶烂，男左女右，置寸口上，以古文钱压定，帛系住，良久起小泡，谓之天灸，其疟即止愈。并《医说》云：石龙芮，俗名猫迹草，叶毛而尖，取叶揉臂上成泡，谓之天灸，治久疟不愈。《本草纲目》毛茛草条，李时珍云：山人截疟，采茛叶按贴寸口，一夜作泡，如火燎，故呼为天灸、自灸。其他尚有数方。汉医则审内伤外感之别而施之，蕃医则概用之，虽有不过者，寡矣。

附制斑蝥膏法

斑蝥为末六两　黄蜡九两　猪脂三两

先煮蜡、脂二味，令消化离火，入斑蝥末搅令凝结。或摊于布，或摊于纸，贴患所。盖以坚膏，令不动。贴后一夜起泡，以针出水，其毒浅者，宜薄而日换，毒深者，宜厚而久贴。若病已愈，欲令生皮换贴黄蜡膏。

评：著者所引各条，俱系旧验。西医利于速效，铃医不顾痛苦，有相似者。篇末所云：汉医则审内伤、外感之，别而施之蕃医则概用不过者寡，不但起泡一术也。

唧　筒

蕃医所为灌肠术者，即仲景导屎之法也。凡不论何病，肠内闭塞，污物不下者，宜导而出之。蜜导、土瓜根、猪胆汁，皆能润窍滋燥，从其便，用之可也。《肘后方》治大便不通，采土瓜根捣汁，用筒吹入肛门内。北齐道兴治疾方，用猪胆汁，导以苇管。《圣济》以生瓜根捣汁少许，水

解之，竹筒倾内下部即通。《十便良方》疗大便秘塞不通，用猪胆，以筒灌三合许，令深入，即出矣，尽须臾更灌。《医学正传》小儿小大便不通，含蚝油，以小竹筒挤入肛门，以油吹入，过半时许下黑粪。袁枚云：回回病不饮药，有老回回能医者，熬药一桶，令病者覆身卧，以竹筒插入谷道中，将药水乘热灌入，用大气力吹之。少顷，腹中汩汩有声，拔出竹筒，一泻而病愈矣。是则过于太快矣。

评：中土汉法不一，其稳妥有较机取为上者，每见机取有元气随之而亡者说，见《医谭》。

导 尿

导尿，亦拯急之一策。《千金方》凡尿不在胞中，为胞屈僻，津液不通。以葱叶尖头内阴茎孔中，深三寸，微用口吹之，胞胀，津液大通即愈。《外台》引《救急方》主小便不通，其方取印成盐七颗，捣筛作末，用青葱叶尖盛盐末，开便孔，内叶小头于中，吹之，令盐末入孔，即通。《卫生宝鉴》一妓转胞，小便不通，腹胀如鼓，数月垂死。一医用猪脬吹胀，以翎管安上，插入阴孔捻，脬气，吹入，即大尿而愈。测胞之法，盖胚胎于此。蕃人效汉，制其器耳。

评：汉法何等稳便，蕃医用银丝通溺管，有伤生殖器成损者，说见《医谭》。

涂 药

涂药昉见于《灵枢经》筋篇曰：有热则筋弛纵，缓不胜收。故僻治之以马膏，膏其急者；以白酒和桂，以涂其缓者。又

痈疽篇曰：发于腋下赤坚者，名曰米疽，治之以砭石。欲细而长，疏砭之，涂以豕膏，六日已。仲景方中有温粉、有摩散。《外台》载涂脐下通溲便之方，《幼幼新书》涂五心治少小客忤。《圣惠方》涂手心以缓筋急。阎孝忠方涂足心能引上病而下之，又治口疮，又治赤眼，治鼻衄。唐宋以降，外敷药方亦复不鲜。或治敷患所，或移彼引此，及夫吹喉、点眼、涂卤、贴脐与熏蒸、洗熨等，皆治标之法也，不可不知。蕃医以为与内服同效专用之者，非也。

评：实可佐内服之，不及国医优为之有特效者。

芥子膏

蕃医好捣白芥子为泥，敷腨肠及脚心，施之中风、霍乱、发痫、暴泻、痘疮等，其法见于《肘后方》。治中风、卒瘖不能语，以苦酒煮芥子，敷颈一周，以衣包之，一日一夕乃瘥。又治喉痹，取芥子捣碎，以水及蜜和，敷喉下，燥辄易。《中藏经》治小儿奶癖，白芥子不以多少研成膏，摊纸花子上，贴疼硬处，坐中效。此由外通内，藉于气达者。其功用与敷熨、吊溻种种杂疗同。

评：右寒气阻窒，脘腹痛，会用白芥子末、葱叶捣敷之痛处，即可捷效。

嚏 药

搐鼻取嚏，以发泄郁邪，开达壅塞，其法创见于《灵枢》杂病篇，云：哕，以草刺鼻嚏，嚏而已。《金匮》头中寒湿，内药鼻中。《千金翼》及《外台》删繁方，搐鼻并同瓜蒂。《圣惠》治风头痛，吹鼻散，

用瓜蒂、麝香等，五味先含，水满口后，搐药半字深入鼻中。又中风牙紧，不能下药，即鼻中灌之。又治眼睛如针刺疼痛。《圣济》以治小儿天钓。《幼幼新书》治小儿急慢惊风。《易简方》卒中口噤，用细辛、皂角各少许，或只用半夏为末，以芦管入鼻中，俟喷嚏，其人少苏。《兰室秘藏》以治内外障眼。张从正曰：如引涎、漉嚏、漉气、追泪，凡上行者，皆吐法也。翟玉华曰：其升之、举之、提之，皆吐之意也。

评：著者所引诸方，中医有用者，近人且有薄荷冰研射鼻窍治脑膜炎之方，后法胜前在发明之。

嗅炀

药气藉火气从鼻孔中而直达肺府，通经贯络，透彻周身，卒病沉疴，从症用之，以助服药之所不及，是熏烟之用也。但用之于上部最为有效焉。《千金》疗咳熏法，细熟艾薄薄布纸上，广四寸后以硫黄末薄布艾上，务令调匀，以荻一枚如纸长，卷之作十枚，先以火烧缠下，去荻，其烟从孔中出，口吸，取烟咽之，取吐止。《外台》引《古今录验》疗咳饮烟法：钟乳、白石英、人参、丹参、雄黄、乌羊肾脂净纸，右八味各捣筛为末，以水银投药里，细研使入诸药，羊脂熬取置纸中，令均平，使厚一分，散药令周遍，剪纸一张，作三分二法，皆以口吸其气。犹今吃烟草也。《御药院方》龙香散，治偏正头痛，用地龙、乳香，细末掺纸上作纸捻子，烧令闻烟气。《澹寮方》徐介翁熏头风方，于上方加指甲，每用一捻，向香炉内慢火烧之，

却以纸卷筒，如牛角状，尖小，留一小孔，以鼻承之。熏时须噙温水，令满口，此法通用之。《产经》治盘肠产用熏法。《外科正宗》治结毒烂坏，用祁阳炭面粉银朱为熏法。《本草纲目》治中风、痰厥、气厥、中恶、喉痹，一切急病，咽喉不通，牙关紧闭，用巴豆熏法。其法烂巴豆，绵包压取油作捻，点灯吹灭熏鼻中，或用热烟刺入喉内，即时出涎或恶血，便苏。

附：清神香（家法）　治疮毒、头痛及咽喉破烂、瘰疬、眼疾、服药无效者。

辰砂一钱　沉香三钱　百草霜三钱

上三味和匀，分为七贴，剪纸幅一寸，长八寸，写药末捻为七条子树之香炉中，点火条头，卷纸作筒，如笋状，以覆之，令烟不散，其尖上穿一小孔，患者含冷水就孔嗅之，全七日而止。

圣烟筒（家方）　此方不止疗霉毒沉深，兼治中风、偏枯、水肿、臌胀、膈噎、癫痫。

铅丹二钱　水银二钱　朱砂二钱　沉香二钱　白檀一钱　金箔五斤

上六味，先以铅丹盛土盏火熔化，内水银拌，令相得倾注纸上，研候如泥，入朱砂、沉香、白檀、金箔等末和调，嗅法同上。

评：硫黄暨钟乳、水银治咳，今人风热虚咳正多，大忌巴豆，熏喉不宜妄施，多用水银等。熏霉毒亦有流弊。

筒针

《灵枢》四时气篇，曰：徒㾦先取环谷下三寸，（案：环谷，不知所指。马莳曰：各经无环谷穴，止足少阳胆经，有环跳穴。

今日三寸意风市穴，此说恐非，因名为说耳。盖环谷，膀胱部位，今时疗臌胀、水肿、刺针筒而取水，往往得验意，与刺癫疝同。）以铍针针之，已刺而筒之，而内之入而复之，以尽其瘀，必坚来缓则烦，悗来急则安静，间日刺之，瘀尽乃止。又官针篇曰：病水肿不能通关节者，取以大针。《肘后方》皮肤水腹内未有者，服诸发汗药，得汗便瘥，然慎风寒为急。若腹大小之不去，便针脐下二寸，入数分，令水出孔合，须腹减乃止。则筒针之法，不昉于洋人矣。

附按：疗水肿、臌胀用筒针刺之，出于不得已之策，可或一为之，屡之则大命从殒矣。《千金》云：凡水病，忌腹上出水，出水者，一月死，大忌之。《圣济》引徒郁子云：华佗云：水病未遇良医，第一不得针灸，言气在膜外已化为水，水出，即引出腹中气，水尽则死。《医说》引医余云：病水人，水在膜外，切不可针，针透膜，初时稍愈，再来即不可治。《神效名方》云：大忌脚膝上针刺出水，取一时之效，后必死矣。盖此症固忌针刺，然百药无效，至难奈何？施之，所谓穿腹法是也。但其侥幸万一，安可措而不讲耶？余尝验之，水肿有虚实之分，全身洪肿如水泡、如霜瓜，短气喘鸣，气息欲绝，以指压之，其痕随手而起者，属实，皮肤之肿也，其痕窅而不起者，属虚。肉间之肿也。实者，就股间腘缝而取水，犹可望生矣，虚者，则决不可取也。臌胀亦然。有气、水之分，腹中污液潴蓄，若囊实物，内渐盈满，外渐怒张，至殆如鼓膨胮欲裂，以指弹之或按之，其运转响动者，水也。若肿硬紧满，

青筋络绎，皮光射人，按之无声者，气也。水者，可刺，至气者，不可刺也。要征之胃气，若能食者，胃权犹存，可刺矣；不能食者，胃权已亡，虽水亦不可刺也。能辨此差别而亲试体验，知经文之不我欺焉。故非甄肿之虚实、水气之差别，胃气之存亡，决不可刺也。蕃医不顾忌一概施之，戕命不少，因表为后炯。

评：水肿，外刺取水，死者甚多，著者所谓屡之，则大命从殒，蕃医一概施之，戕命不少，立言洵有功哉，实事见《医谭》。

角　法

角法，义未详。或云：角者，味也，味形似针。吴仁杰说：行露诗，谁谓雀无角，盖古。谓味为角，以针刺人体，犹雀之啄物也。

刺破患处，纳絮火于竹筒或硝子，急点着针口，则火气能吸血，候血止，放筒去，此为角法。凡瘀血凝聚，燃肿疼痛，发见于皮表者，视其所在，角之则瘀血去而疾患除矣。用瓠瓠亦同其义。角法，始出于《肘后方》，《外台》有角疗骨蒸法，又引《古今录验》蝎螫人，以角疗之法；又疗金疮，得风，身体痉强。口噤不能语，瓠瓠烧麻烛熏之。《证类本草》引《兵部手集》方，治发、背、头未成疮及诸热肿痛，以青竹筒角之。《苏沈良方》载治久嗽，火角法。《瑞竹堂经验方》吸筒、《济急仙方》竹筒吸毒、《外科正宗》煮拔筒，方并与角法同。

评：以火入筒合于痛处，拔取寒湿之毒，中土老妪能为之，但伏热、血沸者大

非所宜。

蛭 针

丹波雅忠所著《医略抄》引宋侠《经心录》收蛭针法，案：侠，唐人。则蛭针之方，亦古矣。陈藏器曰：水蛭本功，外患赤白游疹及痈肿毒，取十余枚，令唼病处，取皮皱肉白，无不瘥也。冬日无蛭虫，地中掘取，暖水养之，令动，先洗人皮，咸以竹筒盛蛭啜之，须臾便咬，血满自脱，更用饥者。《外科精要》载洪丞相蛭针法，凡痈疽，觉见稍大，便以井旁净泥，敷疮顶上，看其疮上有一点先干处，即是正顶，先以大笔管一筒安于正顶上，却用大马蛭一条安其中，频以冷水灌之，马蛭当吮其正穴，脓血出，毒散是效。如毒大蛭小，须三四条方见功。腹傍黄者力大，若吮着正穴，蛭必死矣，其疮即愈。若血不止，以藕节上泥止之，白茅花亦妙。皇国用蛭针见于《滕定家明月记》，安贞元年条，又出于东镜及帘中，抄尺素往来等。此法与针角略同，而令患者不觉疼痛，更为便宜，然亦宜详其病之因，与证之状，而用之矣。

附：人身不论何处瘀血停聚，热痛红肿者，先净洗，肿上有毛发处，剃去之。着水蛭数条，任其咬啮，饱满自然脱下，若不落以盐少许掺之，即缩落。若血不止者，以指按住之即止；若其不啮者，擦肤令热，着之即吮。

评：疡科用蛭吸毒脓恶血，可省刀针之苦，洵善法之不可废者。

刺 络

血之浮见于肌肤者为络，潜行于内里者为经。缠绕九窍，绸缪百骸，环会周旋，靡所不至，犹地中有川渎水由之行也。邪气脏腑病形篇曰：经络之相贯，如环无端，此之谓也。夫血流动灌溉，荣养人身，故一处郁塞，则百体失养。其害不可胜殚方，此时非放发之，何以得通？针解篇曰：菀陈则除之。经脉篇曰：刺络脉者，必刺其结上；甚血者，虽无结，急取之以泻其邪，而出其血。调经论篇曰：经（《甲乙经》作络）有留血，血有余则写其盛经，出其血。又曰：视其血络刺其血，无令恶血得入于经，以成其病。刺禁篇曰：刺肘中，内陷气归之，为不屈伸。（次注云：肘中，谓肘屈折之中，尺泽穴中也。）刺腰痛篇曰：刺解脉，在郄中（次注云：郄中，则委中穴。）结络如黍米，刺之血射以黑，见赤血而已。寿夭刚柔篇曰：久痹不去身者，视其血络，尽出其血。禁服篇曰：泻其血络，血尽不殆矣。《扁鹊传》扁鹊治虢太子，使子阳厉针砥石，以取三阳五会，取者谓刺络，除去其瘀滞也。后世郭志邃《痧胀玉衡》、刘松峰《杂疫论》共载疗痧胀、疙瘩瘟、虾蟆瘟之法，专用放刮二子踵事，加精可以为法式焉。安永间平安有垣本针源者，善用大针，出血治众疾。事见于《熙戴录》，要之，自非读《素》《灵》《甲乙》明经络俞穴，临证施治焉，知泻血之妙哉。

附刺尺泽法

令病者就枕侧卧，下左而取右，下右而取左。（侧卧取之，则无晕倒、眩悸之患。）先将绵布幅一寸，长二尺五寸许，紧扎肘后，令病者握物，努力张络，就络脉怒张处下针，血辄迸出，豫备铜盘受之，盘中宜布白纸以辨血色，有鲜绛者、有瘀浊者、有紫暗者，更量血之多少而处分之。若少则令病者极力握物，血便易出；若多则解缚启握，血即止。乃摩擦痏痕，令之屈臂，须臾得安。凡血量重七十钱至百五十钱为率，须观体之强弱焉。毒痛之浅深，而斟酌与头齿痛、目疾、头疮、耳鸣、肩背强急，凡系上实者，殊有效，刺委中法。

先将布紧札病者膝上，就枕侧卧，令病者伸脚踵柱或壁，待络脉怒张而刺之，血即出。（概如刺尺泽法）腰痛、脚肿、产难、不月、臁疮、霉毒，系下实者有效，刺少商法。（穴在手大指端内侧）

将细线紧札大指横纹处，刺之，治㖞痹、喉痛、惊痫、卒倒。

刺大敦法（穴在足大指端聚毛中）

刺法同上，治癞疝、睾丸痛肿。

刺额上法。

令病者将缚布缠扎喉下，络脉即张，轻轻刺之，治偏正头痛、赤眼疼痛，刺鼻中法。

以金创针就鼻中轻刺之，血即滴出，备器受之，治赤眼连额疼痛，及鼻生疮，刺舌下法。

舌下左右挟柱之络是也，矫舌刺之，治咽喉肿痛及木舌、重舌，刺外肾法。

以系扎茎根，见筋络怒张，刺之，治疮毒肿痛，搔痒难堪者，凡针刺无定处，毒之所聚，刺之有效。刺百会治脑痛、头疮，刺目眦眼睑，治赤眼掀肿，胬肉遮睛，烂睑痒疼，刺龈肉，治齿牙疼痛、龈肿、龈风、钻、齿疳，其他酒齄鼻、痰顽癣、臁疮，可刺者犹多矣。宜候毒之所聚，而疏其所壅，有意外之功。

评：诸法均为我国粹，唐·秦鸣鹤治高宗风眩，刺百会、脑户，随即出血愈。今人惧其冒险，仅治霍乱取委中穴，出血瘀行病减一法，余不敢用，浅矣。

引　痘

《张氏医通》载种痘之说，云：始自江左达于燕齐，近则遍行南北，详究其源。云：自玄女降乱之方。《医宗金鉴》有种痘一法，传云：自神授其言，奇异不可信。盖其法取痘浆种之，峻易则由小儿之天资焉。我邦俗间有一种引痘之法，其法预蓄痘痂，有欲种者，末痘痂以竹管吹入于鼻中，此法不知创于何时。嘉永二年，兰舶始赍牛痘苗来于长崎，试之，儿辈果有验，其法以针刺左右臂，纳脓于针口，不令血出，针之多少，随年齿异其数耳，其种转辗相传，遂延蔓海内。

附案：牛痘者，（初英国之医占拿，观牧童取牛乳者不染天花，因悟牛痘解人之痘毒，始试之，儿童果免痘，事见于嘶㘉哧及邱熹引痘书。）避痘之术，而非真痘也。犹饵紫河车而不出痘。（初年，小儿十三日以本身剪下脐蒂，烧灰以乳汁调服，可免痘患，或入朱砂少许。共《保幼大全》《正字通》等书。案：人胞胎，载于陈氏本草，朱震亨专言其功，然难悉信，但饵之于婴儿全身发疹者，不惧痘患，是为奇而已。）服三豆神方而免痘厄，（稀痘神方：赤豆、黑豆、绿豆、甘草各一两为细末，斩新竹筒去皮，两头留节，穿一孔纳药末，杉木黏塞其孔，黄蜡封筒，外以小绳系之，候腊月投面中满一月，取出洗净，风干。每药一两，梅花片三钱和匀，儿大者用一钱，小者用五分，服后忌晕腥，十二日解出黑粪，是其验。如其详说见于本朝《食鉴》。）盖痘毒者，根之于胚胎，发之于时气，故种之术非易易可施也。余亦尝试之，验则有之，但其先天毒深者，必遗巨害。聂久吾《论痘》曰：胎毒潜伏于五脏，有触则发，无触则不发，故发有迟速，当其未发时，形气俱泯无可端倪。若未燧之火，何处寻觅？又何解释？预解痘毒诸方，无故而遂冠通，都不近理也。又曰：其毒气发自五脏，实动五脏真气，全赖血气送毒气而出之，外运化之而成浆，收结之而成痂，而后脏腑可安。若血气送毒气不出，则毒气反攻脏腑，如冠作于都城中，主者不能操谋，奋武逐之出外，致令操戈内攻，安得不危。故用药如用兵，不可违此理也。此说颇精，核足以确痘疮为胎毒矣。盖男女之精和合成体，父之精属气，母之精属血。父之精发于疹，母之精发于痘，感时一发，然后人身始安。譬如蝉蛇之脱皮，草木之解甲，新陈相代，势所必然也。其少如古而多于今者，气运所令然，其痘有峻易者，系于胎毒有浅深，与时气有酷薄，感触有轻重，其均不免一感者，皆天也，今引痘家，乃欲以人力胜天运，苟冀目前之安，不顾日后之患，殆不知天定胜人之

理也。夫人无病而饵药，必受其害。痘毒未动强引之，轻者或可无害，至其重者，则数颗种子，安得热泄无余，譬如流水壅之于此，必决于彼，溃冒冲突，变不可测。极其所底蓄毒之灵为惊风、为马脾风、为哮喘、疳癖、蛔虫、癫痫、痨瘵、痘厄。虽免剧疾随起，以余所睹，实繁有徒。古人有言：逆天不祥。古圣人设医药以助造化，所不及，苟助以道痘厄，可救至其不可救命也。岂惟痘而已哉？或疑西肥五岛，有未染痘之地，村人或染，移之山中，严使村人邀之，是以其痘不蔓。据子之说：则西肥之人独无胎毒乎？曰：非也。病因风土而异，胎毒之发不止，痘而已也。是以岐伯有异法，方宜论孙氏有方土之说，不啻高燥之地多疟疾，卑湿之地多脚气，疾病随地各异，其证徐洄溪辈既辨之矣。西肥之不染痘，亦风气所令。然风气一变，疾病亦从，而变痘之少于古而多于今，吾安知非西肥与他土类乎哉。

评：著者胎毒系于五脏，潜伏有深浅，及天定胜人之理，亦知言也。鼻苗亦有不出者，家君于二十岁时，方出天痘，而牛痘亦然。昧者推崇新法，仅种一次，胎毒不清。喉恙恶疫，一染遂不可救者比比。

跋 一

自洋学一辟，人皆喜新厌旧，往圣遗训弃如土。阮宫保曰：西洋人言天地之理最精，其实莫非。三代以来，古法所旧，有后之学者，喜其新而宗之，疑其奇而辟之，皆非也。如医法为最，然惜乎，未有好事者为之辩也。吾友今村祇卿乃起而辩之，书仅一卷，博而能确，辞无枝叶，足以钳鸥舌之口而祛蒙者之惑矣。祇卿著书数部，此特一斑云。

栗园浅田惟常（按：原书名左有疾医惟常印章，知浅田亦同时之医家也。）

跋　二

　　家君刀圭之暇,以著述为娱。脱稿者,已若干种;顷者,使芳校旧稿,因得此篇。退谓生徒曰:此书虽小品,足以醒世医之梦,梦遂相共谋,将梓之。家君曰:尔漫录,遗漏亦多,且汉蕃相抗,犹晋戎之角犄,适足以耳噬于高人。取夫轩岐之道之大,较之于诸蕃医术,犹日月之与爝火,沧溟之与蹄涔,其大小邪正,不智者而后知矣。犹何梓之为。芳曰:诚然矣。虽然今世之医不特,不知我道之广大精微,并不知蕃医剿袭法,以为已有而吊诡,承讹逞意,鼓簧公然弄人命于股掌之间,其害有不可胜言者,何置诸度外?此篇引援,该博一鉴,可以知我道无所不备矣。谓之后学之津筏,医门之慈航固非诬也。生徒之请,盍许家君叹而领领之迨,梓成谨理前言以为跋。

医经秘旨

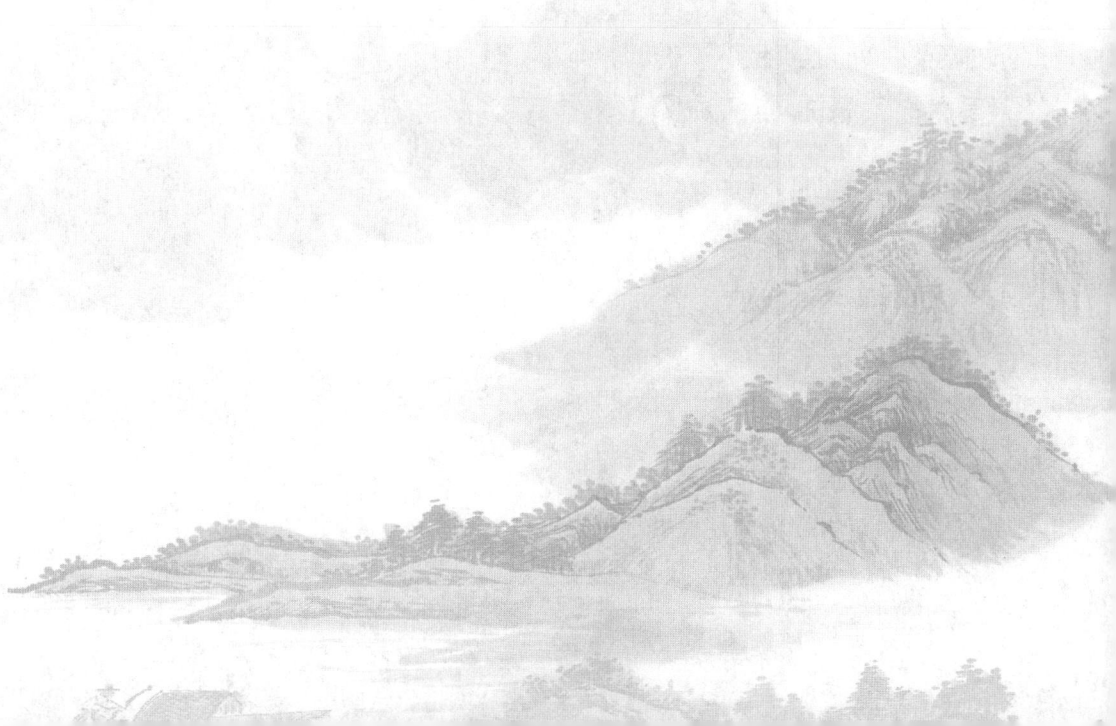

内容提要

　　《医经秘旨》二卷，明姑苏盛启东先生笔记，同时高果哉先生校参，顾晓澜先生重加评订。六年前扬州徐石生君价让于裘君吉生。顾先生讳金寿，晓澜其字也。为清如皋县举人，业医于吴。著有《吴门治验》录其评订。题辞中曰：应京光试。遇同年友，偶见本书，如获鸿宝。假录一过，朝夕研究。谓其曾古今一贯之理，实医林罕见之书。想出版后凡购读本书者，自知其言之不谬也。

重校订序

今之郡国绝鲜赫然高医者何与？夫亦由守习先术者，亦无化裁；纵任胸腹者，肆意治疗。苛疾庶且刻之功，授剂需铢锱之财。邦糜禁条，十全道废。况夫医者，圣智之长，神明之业也。古以济世，今以丰家；古以名重，今以利先，无怪乎仓扁鲜渺也。盛氏启东，少穷《素》《难》，博研群典，测古酌今，表奇征谬，笔以记之。非知医之深者，不能与此。噫！若启东者，不愧一代御医之良工，而光轩岐之学矣。奈书未刊怖，辗转钞缮，豕亥鲁鱼，不计其数。随读随校，待付手民，而免沉沦之憾焉。

嘉善后学高杲识

再订题辞

　　一介之士，苟存心济物，必有所济。虽蓬累而行，与时则驾者，不可同日而语，而其志则足尚矣。今读盛氏笔记，发挥经旨，明若燃犀。盖早年隐居洞庭之滨，喜读坟典，洞达通塞，其才如五石之瓠，不适于用。然济人利物之心，未尝稍懈，遂膺征辟，而春满雨都，名溢宇宙，乃积学日深有以致之者。余应京兆试，过同年寓，偶一见之，如获鸿宝。假录一通，朝夕研究，折衷诸家，参以己意，将疑似难明之旨，提要钩元，随读随按，阐其未尽之意，以启后进之悟，苟能讨论奥蕴，真古今一贯之理，实医林罕见之书。引而伸之，平时得之于心，临证应之于手，裨益苍生，殊非浅鲜也。

　　　　　　　　　时道光丙戌仲秋上浣重评校秘旨藏事日也晓澜书后

绪　　原

医以寒治热，以热治寒，以消导治积，以快药泄满，以补治虚羸，以涩固脱，以利下攻秘，以润治渴，以辛温散表，以香燥理气，以寒凉止血，以通止痛，以养血治不得眠，以补兼滑治脉迟涩，以清且敛治脉洪大，以下气清火治上逆，以利水通淋治水泛滥，以凉表治发热，虽在下愚，不难措手。惟是以寒治寒，如诸寒鼓栗，如丧神守，皆属于火是也；以热治热，如发表不远热是也；以补治积，所谓养正积自除是也；以益气治满，所谓满用术甘是也；以下治利，所谓通因通用是也；以提气治闭，如小便不利，用补中益气是也；以泄水治渴，如五苓散治消渴是也；以寒散表，如四时感冒怫热自内而达于外，药用苦寒酸寒是也；以凉平理气，丹溪所谓气有余便是火是也；以温补止血，如黄土汤、桃花汤是也；以攻击治不得眠，如胃不和则卧不安，又痰在胆经，神不归舍是也；以利下治迟涩之脉，如脉迟而滑有宿食，又脉涩不减为中焦实是也；以补中治洪大之脉，如内伤用补中益气汤是也；以温中治呕逆，如吴茱萸汤、大半夏汤是也；以固表和营治水，如水在皮中，四肢聂聂动，防己茯苓汤是也；以实表出汗治太阳中风，如桂枝汤是也；以攻下及补益治发热，如表无热而里有热是也。如此之类，苟条分缕析，何可殚述。虽在上智，亦费推求。前哲非不切切著明，奈后人动手便错者，良由但知治法之所当然，而不知治法之所以然也。不揣疏略，特将平日经验历试不爽者，阐明疑似之理，提纲挈领，本之经文，节其要旨，参以管窥所得，随笔记录，俾后进者有所指归，触类旁通。所谓比类奇恒，或在于斯时。

永乐十有六年暮春上浣姑苏启东识

目　录

医经秘旨　卷上

明姑苏盛　寅启东笔记

鸳湖石生徐树荣校录

明嘉善高　杲果哉校订

绍兴吉生裘庆元校刊

清雉皋晓澜顾金寿订评

治病必求其本

脾喜燥，伤于寒湿，则不能消磨水谷，宜术附以温燥之。然脾阴不足，而谷亦不化，又不可以温燥为治。有思虑伤脾，脾虚不能统血而失出者；有思虑伤脾，脾虚不能消谷而作泻者。此皆以回护中气为本，勿治其标。有肺虚不能卫血，血溢妄行，随气出于鼻为衄，如动气在右，汗之令衄是也。脾虚不能行津于三阴，胃虚不能行液于三阳，气日以衰，脉道不利，其血悉从中积，此而欲消其留瘀，当以参芪监之。如胎已数月，忽动不止，有癥瘤害者，当下其癥而胎自安。设不知此，仅知养血，是为癥瘕树帜，养痈为患乎。忆戊子冬，奉上命往视东宫妃张氏，经闭十月，腹胀如鼓，众医皆以养血安胎治，病加剧。予诊脉沉涩弦紧，无生气，直断为蓄血腹胀，疏桃仁承气汤合抵当法方进。东宫怒甚，羁锁禁中，数日疾益剧。命余从细复诊，脉仍如前，疏前方进，并奏明再三日。臣不敢疏方，逾二日，赏赉多珍。盖妃服药下瘀块数斗，胀消腹平，遂释罪而褒荣。

予之万幸也，今特记之。

按：疑胎而下癥，疏用峻剂，非详细分辨，不能确有把握。惟盛氏两疏峻下，是真知病源而不惑若是者，不愧御医，一代之良工也。

火气逆上，是肝肾之阴失其龙雷蛰伏之性而上逆者。至于胃中湿热下流，又是邪气乘其本，而表气反走于上。俾上焦之阳不伸，而肺中治节之令不行，故见为鼻塞胸满涎溢恶寒战栗之证，又咳嗽烦冤，是肾气之逆也。其所以上逆之故，亦有此二者虚实之异。推此，则治痰必先降火。降火之法，亦须识此二者虚实之异也。

又平脉法云：少阴脉不至，肾气微少，精血奔，气迫促，上入胸膈。夫少阴脉不至，是先天元阴元阳受伤。肾者先天也，脾胃者后天也。先天即已受伤，则不能生乎后天。故脾胃之阴阳亦伤，不能运化水谷而生湿热，湿热下流，则膀胱之气不行，浊气因而上入。浊气上入，肺气便壅，脾气愈滞，于是为痰为饮，而腹胀食滞之症形焉。其少阳生发之气，郁而不升，为周身刺痛，为呕逆吐酸，心主之阳为浊阴所乘，则为心悸怔忡，是肾之一脏病，而五脏六腑皆为之不宁。故养身莫妙于节欲也。若不知此，而但以行痰利气为治，则燥痰伤其阴，利气伤其阳，不坐困乎！此又专主肾虚而言也。

心肾不足，小便浑浊，中气不足，溲便为之变。金衰则水涸，溺色变为黄赤，此皆正气虚而生邪热，当推原其本而补之。苟徒执水液浑浊皆属于火一语而施治，病安能愈。

饮食劳倦损伤脾胃，始受热中，末传寒中。要知始受之热，因谷气不得升举，壅而为热。又火与元气不两立之热，非实热也。故在始受之时，已云劳者温之，损者温之矣，病之安得不为寒中耶？东垣谓冲任之火，传之督脉，督脉挟太阳寒气逆克丙火，似失之凿。

子母情牵，仇雠肆虐，或胜克乘薄之不一。又本脏本脉其别者或走他脏他脉，一脏病往往挟他脏而见证者。

邪之所凑，其气必虚。邪乘虚而入，是虚为本，邪为标。故去邪不可不加以养正，此一注脚，人所同也。然亦有身体壮盛之人，暴受邪气，如外感风寒、内伤饮食之类，本气未必皆虚，受病之后，反显虚象，若营卫受邪，则屈伸不利，动作衰乏；脾胃受邪，则四肢无力，恶食呕泄之类。此邪气既凑之后，其气必虚，是虚因邪而显。邪为本，虚为标，斯时但当亟去其邪，而正自复。不必顾虑其虚，用药牵制，此一注脚，余所独也。

治病当知标本矣。然至湿热下流，膀胱之气化不利是湿热为标，气不利为标中之标，至气化不利，逆而上行，嗌塞喘逆，

又标中标之标也。推此而逆求之，则本中之本亦可得矣。

阳旺生，阴气不足，亦令人口干而津液不通。

喘而短气，须别寒热虚实，分类治之。至于哮，则素有之痰火为风寒所束而发，但看其人之强弱用药轻重可耳。

肺本金寒水冷之脏，然既已汗吐下损其津液而成肺痿矣，岂清凉之品所能复其津液乎？此仲景之竟用桂枝人参姜枣所宜详究也。

火与痰，本气与津液也。无病则为气与津液，有病则为火为痰。然致病之由，不过内伤外感，有余不足，求其本而治之，则痰消火灭，故曰见痰，莫治痰见热莫治热者以此。

内伤外感，悉能致劳。苟不察其虚实，但施养阴清热之套剂，则虚者未必受补，而实者愈实矣。

失血证毕竟属热者多。世有用寒凉而反剧者，盖有气虚之火，有血虚之火耳。冲气上逆，有上焦之阳不足，而阴气上干者；有下焦之阴不足，而阴火上逆者；有脾胃之湿热下流，而肝肾之气不能固守于下者，俱挟冲脉故耳。

邪火内炽，阳事反痿，苦寒泻之，阳事勃然。火与真阳势不两立如此。世人以助火之剂冀回真阳，非徒无益，而又害之。

所谓虚风者，似风非风也。然亦有阴阳之别！阴虚是热则生风，阳虚是阳气不能卫外。

卫为阳，阳虚不能卫外，故中风。风为阳邪，以类相召故也。但风为阳邪，既中之后，每多显阳热之证，此不可不推求

其受病之本，而务从事于见病之标也。

诸病皆治其本，唯中满与大小便不利，当治其标。以证之危急，不暇为本计也。余谓果系实证，则不难消导之，通利之治其标可也。若涉虚证，其法可行乎？仍当治其本。

东方常实，有泻无补，其说有二。一者，肝为将军之官，其性刚劲急速；一者，木火同居，风乘火势，火助风威，皆母赞其胜也。若言其本，则乙癸同源，养血与滋阴并急。

癫狂痫皆主于痰。癫是虚而致痰，狂是实而致痰，痫是风而致痰。虚、实、风为本，痰皆为标也。

痰在肺曰燥痰，又曰气痰，以肺金为燥而主气也。燥为本，气为标，其痰涩而难出见为证也。往往胸膈阻塞，关节不利，不知者以辛香燥热利其气，燥者益燥，气愈不利。

肺虚咳者，何也？失其降下之令也。徒降其气，咳愈频矣。

黄昏咳多者，是火浮于肺，此阴虚之火。故宜五味子敛而降之。

诸痿喘呕，皆属于上。上者，肺也，不得以香燥利气。

湿胜则濡泄，当以燥剂治之。然逆秋气则伤肺，冬为飧泄，此肺移热于大肠之病。若以温燥治之，是益其病也。

渴固多热，然内外伤感，悉能令津液不行而渴，须求其自。

三阴结是水之本。至肺气不利，发为浮肿，喘嗽，口干，小便涩，腹满，黄汗，身重不能转侧，阴肿阴湿，则又水之标也。

寒邪在表，郁热于经，而令咳血衄血，解表自愈，麻黄杏子汤是也。心肺有疾，而鼻为之不利，不必专主于风寒也。

治病必求其本。本者，下为本，内为本。故上热下寒，但温其寒而热自降。表寒里热，但清其热而寒自已。然须加以反佐之药，以免格拒。至于先伤于风而后伤于寒，先伤于暑而后伤于湿之类，又当相其轻重缓急而施治。

有者求之无者求之
盛者责之虚者责之

四肢无力，动作衰乏，虚也。然邪客营卫，则出入之道废；中焦有阻，则升降之机穷，亦能见证如此。故曰：无者求之。

诸痛无补言气逆滞也。虽然，壮者气行则愈，怯者着而成病。真气虚乏之人，诸邪易于留着，着则逆，逆则痛，疏刷之中，不可无补养之品。徒恃攻击，则正愈虚，不能送邪外出；邪愈着而痛无休止也。遇斯疾者，攻补兼施而不愈，遂宜屏弃一切。其要又在断厚味、远房帏，使邪无所助，而正气日胜，然后佐以疏刷，击其惰归，病无不愈。但邪气方炽，病者正在呻吟痛苦之时，医者教之以如此如此，是犹子舆氏教腾君以强为善，鲜不以为迂阔而远于事情者也。又若脾胃亡液，焦燥如割，宜用真生芐。脉阳涩阴弦，而腹中急痛，当用小建中汤。肝气不足，两胁下满，筋急不得太息，四肢厥冷，发呛，心腹痛，目不明了，爪甲枯，口面青，宜补肝汤。房劳过度，肾虚羸怯之人，胸膈间多隐痛，此肾虚不能约气，气虚不能生血之故。气血俱虚，则凝滞而作痛，宜用补骨脂之类温肾，芎归之类养血。又胸痹痛，有真阴虚而然者，有元阳虚地气上干而然者；头痛，有气虚者，有血虚者，有肾虚者，皆不可以无补也。（芪，地黄也。）

妇人因产去血过多，腹中急痛，是肝木无血以养，宜当归建中汤，亦是痛而应补者。

妇人居经，血弱气盛，孤阳独呼，阴不能吸。阴为积寒，阳为聚热，故时发洒淅，咽燥汗出，或溲稠数，多唾涎沫。其脉右浮大，左弱涩，此当养血所见之证勿计也。证象白虎，误服白虎汤必死。言治假以真也。

寒邪闭其营卫，当以升发之药散之。然素有痰热之人，遇此升发之药，痰随气上，闭住肺气，皮毛为之壅遏，邪愈不得泄，病反增剧，又当以苦泄之。

心火不得越，则郁于小肠。肺气不得泄，则郁于大肠，小肠下口即大肠上口，故奔迫无度，里急后重，而成滞下。此是风寒内缩。然徒责之湿热，未能万举万当，所以治痢亦当与治疟半表半里同法。

食积痰留舍肠胃之间，气行则出，有似鱼脑间以血丝。闭气滑肠，状如痢，痢反快，不可作痢疾治也。

热则生风，痿痹不随而有风象。医以风治之，恐不免致痿也。

便泄肛门热，有火热、有阳陷二端。

失天者，无形之虚，神而已矣。后天者，有形之实，则气血也。治先天当以神治神，治后天当以形益形。但神虚则气血不生，神乱则气血不宁；气血虚则神无以养，气血乱则神为之迁。此又当消息之耳。

按：气血即神之窟宅。不治气血，何由治神？以神，治神立论如此，尚须着落耳。

吾常谓谈医之道，不可一语模糊，令人徒作天际真人想也。

天地阴阳停匀，方不崩不坼，人亦如之。禀畀之后，嗜欲不节，起居无时，七情六淫所伤，致此阴阳有所偏损，偏损则偏胜，故见以为有余，而实非有余但治其偏损者，而有余自平。

形气有余，病气有余，泻之可也。形气不足，病气不足，补之可也。至若形气有余，病气不足；形气不足，病气有余，当责有无真假。东垣云，但补泻病气之有余不足，不必顾其形气之有余不足，似非确论。

幼科大便黄赤属热是矣。其青白亦未可专以为寒。夫水谷入胃，入大小肠。肠胃无邪，则水谷以次传化。清者入营卫，化精微；浊者下广肠，成糟粕，粪为之变。设肠胃有寒，水谷不得熟腐，故下利清白，完谷未尽化，不得专以为寒也。

肾为先天之本，脾为后天之本，固矣。然肺金不足，或不得其平，亦不能生土，徒责之脾肾无益。故病亦有治标而得者。

百病不离乎火。火者，天地所有之气，亦吾身所有之气也。从外入者，天地亢害之气，吾身中以类相感召，亦令此气为之亢害也。此伤暑受热是矣。自若七情以及风寒燥湿动乱为火者，以火喜条达而恶遏抑。今以七情及风寒燥湿遏抑之故，动乱而为害。然发之泻之制之克之可也。迨夫相火，则其体藏于右肾之中，所配左尺之水。俾此水得以彻于上下，周于四表，充肤泽毛，若雾露之溉，虽水为之，实火为之也。设使阴虚，此火失其窟宅，游行于四肢百骸五脏六腑之间，而为大患。阳虚则此火无根，而脱出为患亦然。此不可以湿折水灭，唯当相其人之阴虚阳虚而补养之。独是体虚之人，易于受邪，或内外伤感，抑遏成火，则补虚之中，不可无泻实之药，若六味地黄丸加黄柏、知母等方是也。审此则用药不难中肯綮矣。

按：相火禀命于命门真水。先天水火原属同宫。水以火为主，火以水为原。下论曰，设使阴虚，此火失其窟宅。阴虚即水亏，火脱出即阳虚。岂六味加知柏可平之者耶？

诸疮将结痂时，必极痒。盖痒为虚，先时邪盛则痛，今邪去则虚，虚则痒。邪去则痂，若痛疽初发便痒，是邪盛正虚也。

上有绝阳之络，下有破阴之纽，皆是气虚不能缉续故也。补之所以缉续之耳。但正气一虚，邪火便盛，又谷气不得升举，壅而为热；又气虚不续，而有留气，为喘为满为痛，往往见有余之证，令人畏首畏尾。而不敢径行施补，迁延就毙者有之。

肺出气，肾纳气，所谓一呼天根，一吸地穴，循环无端，应刻而不疾徐者也。此气一虚，则断而不续，或短气不足以息，或壅而为满。虽云气不归元，其实只是气虚也。若阴虚阳无所附，上见喘满，此则真是气不归元耳。

言而微，终日乃复言者，此夺气也。湿家短气，声如从瓮中出，此气为湿所持而然。然则有形之伤，悉能令气短，不得定以夺气也。

诸痛皆主于气滞。但气滞之由，有虚有实，不得专主疏刷。

脚肿无非湿热，盖浊邪下先受之也。膏粱厚味之人，由湿热下流；田野耕凿之人，由寒湿外侵，是为实邪。中气素馁，土虚不能制湿之人，是为虚邪。二者虽有虚实之不同，然皆本于湿。唯是一种形瘦多热老年阴虚者，每至日午脚面浮肿，此何以故？予尝思之。阴虚而至暮年，阴愈虚矣。虚极之阴，便不能吸气归元而升举其阴。于是阳独浮于上，阴独沉于下，而脚至暮浮肿也。

汗多亡阳，下多亡阴。言阳主外、阴主内也。然岂无辛热而损盖覆之阴，岂无苦寒而伤闭蛰之阳？必以见证何等而参之以脉，方为不误。

按：汗多亡卫外之阳，下多亡主内之阴，二者应之速。汗不过一汗再汗，下不过一下再下，而遂亡阳亡阴。辛热损阴，苦寒伤阳，则有渐积使然。

治风热燥火，寒润之中尤必以真阴为先务。治寒湿，温燥之中尤必以真阳为先务。然风热燥火，亦有亡阳者，阴虚阳无所附也；寒湿亦有亡阴者，阳虚阴必走也。

厚味之人，不妨消导。然情欲过度，又宜慎之。藜藿之人，最忌消导。然淡食形盛，又在不禁。

凡病烦躁而愈者，以邪气盛时，正不能与之争，反相安于无事；及其正复而与邪争，故烦躁也。以此知瘫痪不随之证，无痛痒者反难瘳，以正为邪并而不能复耳。

病有在下者，其见证反在上，蓄血发狂是矣；在上者，其见证反在下，肺气壅、大便频，肺气虚、小便数是矣；在里者，其见证反在表，如热深厥亦深及面反戴阳是矣。风温温疟得之冬，中于风寒，遇温而发，其气自内达外，故多汗。不比风寒外束，闭其营卫，当须发汗解肌也，故以发汗为逆。然其邪自内出，若因汗而骤加敛表之药，邪不得越，为害匪轻。务必相其人之虚实，清解得宜。

虚不受补，邪实也。实不受攻，正虚也。

气有余便是火。气焉能有余？惟是少一分之阴，便多一分之气。此一分之气无所归宿而为火矣。

按：血阴气阳，二者属人。未见其有余，少一分阴，便多一分火。火有余则似气有余也，如此说方透。

阴阳有偏胜为病者，有偏负为病者。然偏胜之中，往往有偏负之假象，补之则益胜；偏负之中，往往有偏胜之假象，泻之则益负。

清气不升，浊气不降，七情、六淫、气血、饮食、痰皆能为之，苟不求其本，而但利其气，气之升降得乎？

疟疾无汗，要有汗固矣。至于有汗要无汗，此亦不可不斟酌也。虽疟邪有虚实之不同，其始有不因暑邪内藏阴邪外束所致。邪气乘阳则阳盛，阳盛则外热，热则腠理开；又暑为阳邪，阳邪多汗，故疟症往往多汗。数发之后，邪气渐衰者，亦以邪从汗解。所以疟疾虽众，不救者少，亦此故也。岂可因其多汗而遂加以固表之药，邪无从解矣。故古人但言扶正为主，亦未尝言固表也。余谓汗少不妨更汗，若汗多不必更发汗，似为得之。

医家要明不可治之病，而后知有可治之病。不可治之病，真阴元阳虚极故耳。如形盛脉细，少气不足以息者死；形瘦脉大，胸中多气者死。世人徒读其文而不绎其义，岂知形盛脉细，元阳虚也；少气不足以息，虚之极也，故死。形瘦脉大，真阴虚也；胸中多气，虚之极也，亦死。又如温病穰穰大热，脉反静者死。下利脉反大者死。又皆正气虚而邪气实也。正不胜邪故死。可见凡病之不可治者，由真阴元阳之虚，则其可治者可意会也。

邪之所凑，其气必虚。故曰不能治其虚，焉问其余。然亦不可执也。岂无壮年之人，违年之和，遇月之虚，及思虑应酬之间，为虚邪贼风所乘；又因脾气健旺，过啖甘肥炙煿，酿成胶痰实火，则发表攻里，如河间之推陈致新，有何不可。若因循顾忌，则反累伤正气。所谓五虚死，五实亦死。又云毋实实，毋虚虚。今又不论虚实，动手便用补益，自谓调元之手，亦胶柱而鼓者耳。

庸工但执热则流通寒则凝滞二语。一遇诸腹胀大，痰气阻滞，与夫大小便秘，遂行温利之药。不知寒热虚实，是病皆有。如诸腹胀大，皆属于热，在心曰热，痰气有余，便是火热，则燥涩为癃，此等可温利乎？夫水下二刻一周循环，此阴阳相抱之气而然，偏阴偏阳能之乎？故曰：气化则出。其旨深矣。

手足心热及夜热，有虚有实，不得执定阴虚。

鬼贼相刑，固为恶候，然于理为顺。微邪薄所不胜，由己之虚也，于理为逆。所以病亦有微邪而笃者，贼邪而愈者。

营卫之或疾或徐，脾胃之或寒或热，痰因之而中积，血因之而留止，不及为开囊活血，陈者不去，新者不生，始由虚而致实，终因实而致虚，此攻击之品不能无也。

肝欲散，急食辛以散之。肝之实也，肝苦急，急食甘以缓之；肝之虚也，推之他脏，亦然。

女人血结胞门，则上焦之阳不得入于阴，在下则小腹里急，五液时下；在上则孤阳独浮，而为发热，为掌上烦，为唇口干燥，又宜先开痹，破阴结，引阳下行，不徒专事滋阴。

小便少，亦有肺热不能通调水道者。

风湿证以去苍术加白术冲和汤为当。风寒证亦有风，有时开其腠理，而自汗者；四时伤风，亦有自汗者，芪芍宜慎。

风火皆阳，能开其腠理，皆自多汗。一则桂枝，一则白虎，不可紊也。廉泉开有中焦郁热者，有中风舌纵者。

虚则不能运化精微，郁而为热，此阴黄之由。

紧敛劲缩，燥之体也。风胜反似之，兼胜己之化也。

营卫受气于中，中有所阻，则营虚发热。卫虚恶寒，故气血饮食痰皆能为寒热者质此。

青筋证，面青，唇黑，手足厥冷，气逆血冲使然。医者意中不先有此一证，鲜不认作阴经伤寒也。

按：即今之急痧，北方名为青筋症。

膈间有热痰，热气上蒸，脉道壅塞，故令人头风目昏。治以酒蒸大黄，自上抑之，所谓鸟集高巅，射而落之。此症甚多。眼科庸工，未达至理，反用寒凉冰覆，遂至目生翳，久则盲。

按：予治目疾，初起必先用疏散活血，二三服即愈，从无失明翳瞳之患。是历验心得，今特揭出，启迪后进，足征启东先生学有根柢，非无据之言也。

人身中有形之物，皆属阴。故曰瘦人血虚。然肥人亦有痰生热，热生风，风生燥，燥则伤阴，往往亦有阴虚者，不可不知。

痰之汹涌上焦，结聚胸中，皆由于气。治气又莫先于降火，破气清火，则痰自消，此则言乎六淫七情怫郁暴积之痰耳。若日积月累，老痰凝结，又当积渐以消释之，更当相其人之阳虚阴虚，助以调补，苟如前法，将见痰未降而气已消，为患不可胜言矣。医者晓得当汗，而汗当下而下，不难；晓得当汗而不能汗，当下而不可下为难。仲景之可与不可，宜详玩。富贵之人，恣情纵欲，自揣不足，求补于味。不知肾虚则胃弱，不能消磨其厚味，不生津液，而反为痰涎，中州不运矣，气愈弱矣，病者不察虚中有实，医者又不识实中有虚，攻之不安，补之无益，聊藉参耆，苟延一月，一旦奄逝，自谓其命，宁不悲哉。

按之痛者为实，不痛为虚。夫按则气散，即实；亦有因之而痛减者，虚则气壅而为痛，复按之，气愈壅，即虚。亦因之而益痛者，正未可执此而定其虚实也。若以热手久按，痛止为寒，不止为热，此则差可必耳。

七情所伤，动乱其火而伤阴，此易知也。七情所伤，动乱其神而损气，此难知也。要知神乃气之帅，神乱则气自损耳。

疏其气血令其调达而致和平

膏粱厚味之人，形盛气衰，以气不足

以充故也。然气不足则生痰，以为气不足而补之，则痰气愈滞，胸膈不利，营卫不通，加以以肾元衰耗，厥气上逆，诸病丛生。故善治者，补益之中，不可不兼之伐痰。然端本澄源，又在远房帏，断厚味为先务也。

五脏各有专司，六腑互为输泻，不啻百僚师师矣。十二经以行于表里上下，十五络以络之，奇经八脉以藩蔽之，不啻金城汤池矣。然主不明则十二官危，土崩瓦解之势，一朝而至。可见善养生者，全在收摄此心。程子曰：心要在腔子里。朱子曰：必使道心尝为一身之主，而人心每听命焉，则天地万物且位育，岂但区区却病而已。

按：人身别有一主，非心也。谓之君主之官，当与十二官平等，不得独尊心之官为主。若以心之官为主，则下文主不明则十二官危，当云十一官矣。此赵无闻所见甚超也。

阴虚则阳无所附，气有升无降，法当以滋阴药为君，敛降之药为佐。苟徒降其气，则清未必升，而浊且随干矣。此治阴阳偏虚不易之理。外此或七情逆滞，或气血饮食痰阻碍中焦，妨其升降出入之路，其人元气未亏，不妨升之降之可也。然以上悉指后天有形气血而言。若论先天元阴元阳，则阴虚阳必薄，阳虚阴必乘。此时但当峻补其阴阳，无暇为升降治标计也。

八珍汤固是阴阳平补之剂，然人禀受不同，岂无偏胜偏虚。则知少补一分之阳，不足以配阴；少补一分之阴，不足以配阳；多补一分之阳，则阴气耗竭一分；多补一分之阴，则阳气牵滞一分。此调理不足之症，最为棘手。况乎体虚之人，外淫易犯，内情易起，饮食易停，痰血易滞，尤不可仅责其所无而不求其所有也。

阴虽主降，然必欲由天而降。阳虽主升，然必使从地而升，方谓之阴阳相抱。故用苦寒以治火之王，辛温以治水之王，病未去而寒热反增。

邪正相搏则痛。若正不胜邪，不妨补之。然须佐以去邪之药。若正气太虚，又不妨纯补，俟其正复，然后加以去邪之药。兵法云：先为不可胜，以待敌之可胜。又曰：善战者，立于不败之地，而不失敌之所以败也。

虚痛虽有气血寒热之分，然皆主于气郁滞。气不滞则痛无由生，气虚则气行迟，迟则郁滞而痛。血虚则气行疾，疾则前气未行而后气又至，亦令郁滞而痛。故气虚补气，血虚补血，俾阴中有阳，阳中有阴，反其漏下二刻一周循环之常，痛自愈也。

按：阴阳虚实之辨，明且晰矣。医道精蕴，犹兵家之善战，必先明地势，可进可退，自立于不败之地而已。

《医经秘旨》卷上终

医经秘旨　卷下

明姑苏盛　寅启东笔记

鸳湖石生徐树荣校录

明嘉善高　杲杲哉校订

绍兴吉生裘庆元校刊

清婼皋晓澜顾金寿订评

适事为故

世间病之杀人者十三，而医药杀人者十七，皆由不知阴阳虚实之理也。如痨瘵未必遽死也，欲退其蒸，频用寒凉，则脾泄而不可救矣。膈噎未必遽死也，欲开其郁，频进香燥，则三阳结而津液竭矣。水肿未必遽死也，欲利其水，频用淡渗，则阴亡而成阳水矣。如此之类，未易枚举，操司命之权者，岂可不知中病即止之理。

反佐以取之

阳虚而见阴热之证，此是真火无根而脱出也。阴虚而见阳热之证，此阴虚阳无所附而然也。阳盛而见阴寒之证，阳盛拒阴也。阴盛而见阳热之证，阴盛格阳也。四者用药差讹，死生反掌。

按：阴阳盛衰之理明，则寒热虚实之证自能了然无误。

阳虚阴必走。水无气以鼓之，不能周流循环，是以走也，故有阳虚失血者。然血本水类，水就下，既无气运之上行，则当从二阴之窍脱出。今阳虚之血，往往见

为吐衄者，何也？要知命门火衰之人，真阳脱出，浮游于上，阴血扰乱不宁，亦从而脱出也。海藏云，激而为吐血衄血者有之，心肺受邪也。其言可想。

阴阳格拒，药用反佐，谓之反治可也。至于真寒而见假热，真热而见假寒，药用反佐其实正治也。

血脱益气，是阴虚阳无所附，故不得不先补其阳，然后徐调其阴。此从权之治。寻常阴虚痨瘵不得以之藉口，而以参芪为家常茶饭。

热则生风，虽有虚实之不同，然皆为假象也。只是古方养血清热之中，而以风药为佐，此不可不深推其义。夫风者，肝木之气，少阳之火系焉，喜条达而恶抑遏也。佐以风药，以辛利之而复其性耳。

黄连苦参久服而反热，附子干姜多饮而反寒。虽云久而增气反招见化之尤，究不外寒之不寒是无水也，热之不热是无火也。

痉证在外，阳病者，仰而不俯；在内阴病者，俯而不仰，此不易之论也。而海藏附子散方云，下治伤寒，阴痉，手足厥

冷，筋脉拘急，汗出不止，头项强直，头摇，口噤。夫头项强直，则非俯而不能仰也，奈何阴病亦然。意者阴盛格阴于外，阳经热盛，故如此。如厥阴经热深，厥亦深亦舌卷囊缩，此又是热乘其本而阴气反走于外也。予曾见头项强直之证，有与寒凉而随毙者，盖未达此理故耳。

肾者胃之关，从阳则开，从阴则阖。阳太胜则开而为消，阴太胜则阖而为水，明矣。仲景治水肿，主之以肾气丸，而治消渴亦然，宁不与阳盛有乖乎？予谓此之消，是肾中阳虚不能收摄也；此之渴，是肾虚引水自救也。喻嘉言谓肾水下趋故消，肾气不上腾故渴，均用此丸蒸动肾气，恐未必然。

上虚固是阳虚，以身半以上同天之阳也。下虚多是阴虚，以身半以下同地之阴也。然一阳根于地下，而水出自高原，阳虚则有降无升，或虚之极，而真阳脱出。阴虚则有升无降，或虚之极，而真阴四射，又不可不进求焉。阳中不可无阴者何？无阴则不能降也。阴中不可无阳者何？无阳则不能升也。故曰，天以阳生阴长，地以阳杀阴藏。

渴而汗出，小便利，大便硬，似不宜更利小便，重伤津液也。然仲景又有宜五苓散者。此盖通因通用。其小便利，乃是热邪偏渗于小肠，故行乘势利导之法，如下利之用承气也。

燥与湿不两立之势。然湿则郁，郁则热，热则燥生，有不得不然之理。亦湿位之下，风气承之，风生燥也。仲景诸黄猪膏法发煎茵陈五苓散分治气血分之燥旨哉。

截疟劫嗽，本非王道，亦有不能不用之病。如疟邪已去八九，胸中有痰癖留恋其邪，斯时不暇顾其余，而直攻其痰，则邪无留恋之处，而病自愈。设邪气方张，则驱邪之未遑，敢用截药乎？咳嗽邪已去八九，而肺气虚耗，虚则气逆，斯时亦不暇顾虑其邪之未散，而直收涩之，收以止逆，涩以固脱，则正气复而余邪自解。设邪未去八九，而虚邪逆上，敢用劫药乎。

从少从多观其事也

伤寒黄连汤，因其人本虚寒，阳邪传里，与胸中之阳两阳相合，故为上热，下焦之寒则自若也。所以上热下寒，斯时已成乖否之象，病可愈乎？是汤之不可缓矣。

六气相合，有差多差少，有真象，有假象。真假之中，又复有差多差少，所以不可不知从治之法也。

阳虚易于受寒，阴虚易于受热，以身中之不足，感召外邪之有余，此流湿就燥之义，且无以御之之故也。然亦有阴虚中寒，阳虚受热者，其邪盖因虚而招致，不必同类而感召也。治热则恐亡阳，治寒则恐亡阴，最难为矣。

阴虚只当发热不当恶寒。然亦有恶寒者，热胜反兼胜己之化也。气虚只当恶寒不当发热，然亦有发热者，火与元气不两立也。

小便黄赤，多主于热。经又云，肺气虚则肩背痛，寒少气不足以息，溺色变。又冬脉不及，令人渺清脊痛，溺色变。二者言肺肾虚寒而小便变。何虚实寒热相悬而其病则同若此。要知肺虚则不能通调水道，肾虚则关门不利，皆能郁而为热，热则溺色变，是热则一。第有虚实之不同耳，亦不可不知从治之法也。

按：小便赤变有中寒而如是。虚人老人恒多溺色变，热则一，未应说定。

必伏其所主而先其所因

丹毒之与发斑，亦有表里致病之殊。丹毒则系感触时行不正之气，滞于营卫；斑则由阳明瘀热而发于肌肉耳。二者虽宜清热，在丹毒不可不加以解散，在斑又不可不顾其虚。盖斑亦有亡阳于外者。如丹溪所治完颜小将军是也，随出随没，系阴虚而虚火游行者；又身痒瘾疹，有因风湿及痰者。

风伤卫，卫伤则不能固卫津液，故令自汗，此说深得用桂枝汤之旨。表实则里虚，此一语人往往潦草看过，而不求其所以然。盖营卫受气于胸中，而脏腑亦受输于营卫，今营卫受邪而实，则失其转输之职，而里为之虚，亦医道之浅而易忽者。

按：营卫受邪而实，当言卫受邪而实，则营失其卫，而里为之虚。不然，表实里虚一语，终欠明耳。

病有大相悬殊，而其理则同者。如肺痿之与痿躄，肺痈之与痹病不同。然一本与阴虚，一本与阳实，其理则同，故学者不可不知比类。

人身中三阳经卫于外，三阴经守于中，原无胜负。第阳气喜舒而恶郁。郁则热生，七情六淫皆能令郁也。又天产作阳，厚味助火，又劳倦则阳和之气动乱为火。如是则火与热搏击于身形之中，未免伤阴。阴伤则阳旺，阳旺阴愈伤，以至偏胜偏虚。故丹溪发阳有余阴不足之论。世人读其言不精求其义，毋怪其有吠声。

太阴厥阴无热而少阴反有热者，缘少阴与太阳为表里，其经亦里之表；又少阴藏真阳，斯二者俱是反有热之故也。观其用麻黄附子细辛汤概可见矣。胃偏于阳则消谷易饥。又曰，邪热不杀谷。盖消谷是胃阳发露不杀谷是邪热耳。

《伤寒论》《金匮要略》岂每证治验，然后笔之于书哉？不过以正气与邪气相搏，击在何经，又系何邪见证，应作何等立其例，论其理耳。然却非杜撰。后人亦此等理明白于胸中，何难因此及彼。昔贤议论，真筌谛也。又《要略》者，是举其要而言，扩而充之，存乎其人。

燥极而口噤，善惊数欠者，以木被金囚而不舒也。妇人藏燥喜悲伤，亦是此意。

寒之而热者取之阴热之而寒者取之阳各求其属

当天地不交之时，阳独治于上，无阴以盖覆之，阴独治于下。九窍之原明者，当于阳药中加以收敛降下之品，使阳归于阴；阴药中加以升腾生发之味，使阴加于阳。

过用阴精而阴脱于下，暴喜伤阳而阳脱于上，则各补其阴阳。其有亡阴而阳脱于上，亡阳而阴脱于下，则脱阴者当补其阳，脱阳者当补其阴。

阴虚阳亢，法当益水，或加细生甘草以泻火。此先天之阴阳也。阴虚而生湿热，法当滋阴以泻湿热，如六味丸加黄柏、知母。此后天之阴阳也。阴虚阳无所附，法当峻补其阴，以摄伏其阳。阳虚而阴无所倚，法当峻补其阳，以承领其阴。阴阳两虚，则平补而各居其位。此后天之阴阳而并通乎先天之阴阳也。

相火有二。在少阴者，元阳也；在少阳者，生发之气也，皆须阴以养之。咳嗽大半是火来克金，谓之贼邪，故难愈。在实火固可泻，若虚火惟有壮水之主，然壮水之主岂常人之能事，又岂可以岁月程功。况乎阴虚于下，则痰气壅于上，养阴之药又皆阳气留痰，亦未有仓卒取效也。

按：此是内伤阴虚，火来克金之嗽。若风寒外入，肺邪未出失解者，久之火亦克金，传变生痰，又在体认明白。

人有至冬寒时苦足冷，夜半阳气渐生，其冷愈甚。此亦质壮秋冬夺于所用，病之轻者也。其人上焦必多热，盖两肾阴阳抱负，损一分之阴，即脱出一分之阳。既强力入房，夺其收藏之用，阴精纵未全亏，阳气亦难全藏。是以上焦每多客热，下焦每多客寒，至秋冬三阴气多三阳气少之时，足为之冷矣。昼当阳气旺，或能入于阴。子后初生之阳，其气尚微，遂不能入于阴而足愈冷也。比之夏至一阴生，而天气反热，冬至一阳生，而天气反寒，其理一也。矧脱出之阳，与上焦初生之阳，至此时两阳搏击于胸中，未免痰气涸滞此又阳不能入于阴之一义也。

《内经》寒厥论云：春夏则阳气多而阴气少，秋冬则阴气盛而阳气衰。此人者，质壮以秋冬夺于所用，下气上争，不能复精，气溢下，邪气因从而上也。人知秋冬夺于所用谓秋冬夺于收藏之用，但不知收藏何物。岂知收藏者，指此阳气而言也。阳气至此时，收藏肾中，正当思培义之计，为来岁生长之用。奈何恃其质壮，而以入房，遂夺此收藏之用。于是下焦之阳衰矣。

衰则求救于上焦之阳，上焦之阳原赖于下焦之阳为之根，今下焦潜脏之阳既衰而上焦之阳安能复也？阳不能持其阴精，而精气溢下，上下之阳俱虚，时令之寒挟下焦之寒从之而上，故寒厥耳。后人谓夺于所用，是精竭于下，上争而求救于母气。肾所去者太过，肺所生者不及，故不能复。如此言，则是阴虚之证不当见为寒厥，与阳气衰于下则为寒厥与阳气衰则不能渗营其经络之旨大相背戾。此盖随文顺释之弊，后学无可适从耳。

肾虚水泛为痰，谓肾中阳虚也。阳虚故水泛溢，若阴虚则是有升无降，咳唾痰涎。二者相去径庭，治法迥别。

火之所以沉伏者，多本于阴虚无以堵御。经谓阴脉不足，阳往乘之也。故养得一分之阴，即能托出一分之火。如疟疾，邪微正复将欲愈，口舌反生疮；又伤寒口渴为欲愈是矣。

丹溪阴不足之论，诚为精确，是则当养阴矣。然道家又言纯阳，又是喜阳而恶阴。不知阴阳不可偏胜，亦不可偏负，其相得无间，便是真气。真气即生气也，人生动作不衰，皆赖此阳气。然养此阳气，又全赖此阴气。如鱼之有水。所以阴在内，阳之守也。然阴气匮乏一分，则阳气脱出一分；阴气全绝，则孤阳飞越而去矣善摄生者，外邪不侵，内情不动，茹淡远则火不作而阴全。阴全则阳气相抱，四肢百骸皆阳气充乎其间。故曰纯阳。苟不知此理，而一味养阳，以求生。经曰：有阳无阴，谓之厥阳。厥阳可生乎？

疟之寒热，当知三者之别。一因有形之积，留于中焦。夫中焦之气，主行营卫者也，为有形所阻，则营卫不能受气而虚。卫虚则恶寒，营虚则发热也；再则因暑邪为阴寒所束，在半表半里之间，一旦发动，薄阴则阴实而阳虚，薄阳则阳实而阴虚，阴虚则发热，阳虚则恶寒也；其三因气血两虚，气虚则恶寒，血虚则发热也。凡病见寒热，不越此三者。

按：气血虚恶寒发热说，在疟之寒热条下，宜细心分别。

气不足则中焦之气断续而不行，凝结而为胀满痞塞；血不足则不能吸阳气于下，中焦之气亦断续不行，凝结而为胀满痞塞。于此但当诊其脉证，察阴虚阳虚而补益之。一切破气消导之药，不可用也。夫四肢百骸，皆受气于胸中，气血虚则周身浮肿，亦如中焦之气继续不行，留结而为胀满痞塞也。于此亦当审其气虚血虚而补益之，浮肿自消。一切消肿利水之药不可用也。

明知逆顺正行无间

呕衄血不止，有当下之者。人皆知血出下窍为顺，故其法应施于妄逆之际也。不知血之妄逆，皆因于火，治火必用苦寒，苦寒之药能令血凝而不流，血不流则气逆，呕逆岂能止乎！纵使得药而止，瘀血之患作矣。所以用苦寒下之，俾火降而瘀血不留，斯一举而两得也。

按：呕衄用苦寒下之，是逐瘀血也。然不若慎用苦寒，无使瘀不愈于下之乎。

推本阴阳

表之阳附于津液，大汗亡津液，故曰亡阳。里之阳附于肾水，房劳损阴精，故曰脱阳。不然，津液与精皆阴类，何以阳名。

温疟风温悉是冬不藏精之人，其寒直中少阴，至春因温而发病。虽有轻重之不同，而致病之由则一也。《内经》、仲景未详其治，而但有其论。后人因其论而仿佛其治，总不外甘寒以救肾，辛凉以祛温，独不思肾虚者，肾中之元阴元阳虚也，此法施之于阴虚之人则可，施之于阳虚之人其可乎？人但知冬不藏精谓阴虚，也不思阴既虚矣阳岂能安其位乎？况两肾中一点真阳，命曰守邪之神，风寒直中少阴，多由神不能守，此等又可以前法治乎？安得起仲景于九原，而细商至当不易之理也。

老人阴虚者，十常八九，阳虚者，百无一二。天地古今之理亦然。试观古人，敦厚和平，阴之体也；今人尖锐躁急，阳之体也。世道渐漓，亦指此敦厚和平之阴气渐漓耳。审此则古方治今病，端有不可执者。至论进阳退阳，进君子退小人，若易之喜复而恶剥。此阳盖指生发之气，阴指肃杀之气，又非谓人身日用消长之阴阳也。

按：老人阴虚者固有，阳虚者更多。有服参芪附桂而日不容已，始长年安保者，则何故耶？是说当论活些勿执。

寒热，人身中之阴阳耳。治则为阴阳，乖则为寒热。

卫属阳，其气慓悍，故行速；营属阴，其气静翕，故行迟。疟邪之间一日及连二日发者，邪之着于营也。如周天之数，日行过之，月行不及，亦是阴阳迟速之分耳。生我者，非他，五运之气也；死我者，非他，亦五运之气也。故有五脏，即具五行。及邪之所凑，或真气本虚，或他脏薄乘，则各呈其象而为病。以脉言之，如真脏脉见，即与之决死期。

烧针益阳损阴，今时阴气渐漓，尽从火化，故烧针一法，多不效，匪无其传也，时世异也。即岐伯生于今之时，亦当舍烧针而从事汤液矣。治病有失之渐者，见病治病是也。有失之深者，诛伐无过是也。推本阴阳，万举万当。

按：阴阳本乎日月循环，以阳主动，阴主静。合五运之气化，包合五行之盛衰，生克制化，各呈其象，分布五脏，应乎世运。可以明虚实、辨表里、别营卫，以参周天之数，日月盈虚，消长之理，皆在其中矣。

脱阳遗精

永乐戊子夏郁文质选遗精之疾，形体羸弱，兼以痰喘交作，日夕不能休息，遍召市医治之，转剧后乞余诊视。告其致病之由，阳脱也，幸及治之，缓则死矣，非大料重剂则不能疗。于是用附子、天雄为君，佐以人参、於术、云苓，日加数服，夜则减半。自秋徂冬，所服附子约百余只。作药不计，厥疾乃瘳。

按：真阳离根，势已危急，故进大剂回阳，昼夜频饮，方获挽回元阳于将离之际。然非真知灼见，岂能立起沉疴，所以名医异于庸俗者哉。

国朝医学

今世之业医者，挟技以诊疗者则有之矣，求其从师以讲习者何鲜也。我太祖内设太医院，外设府州县医。学医而学为为名。盖欲聚其人以敩学，既成功，试之，

然后，授以一方卫生之任。由是进之，以为国医，其嘉惠天下，生民也至矣。某尝考成周所以谓之医师，国朝所以立为医学之故。精择使判以上官，聚天下习医者，俾其教之，养之，读轩岐之书，研张孙之技，试之通而后授之职，因其长而专其业，稽其事以制其禄，则天下之人皆无夭阏之患而跻仁寿之域矣。是亦王者仁政之一端也。

医不三世辨

昔者宋景濂恒云，古之医师，必通于三世之书。所谓三世者，一曰针灸，二曰神农本草经，三曰素问脉经。脉经所以察证，本草所以辨药，针灸所以祛疾，非是三者，不足以言医。故记礼者有云，医不三世，不服其药。而传经者乃以父子相承为三世，何其惑软？噫！古之豪杰，自振者不能悉举，若李东垣、朱丹溪、滑伯仁、戴原礼辈皆非世传，而精造医术屡起危殆，著书立言为后进模范。初不闻其父子相传也。是如医在读书而不在于三世明矣。

寒因热用热因寒用

尝闻对门仰同知璇，性嗜方书，凡遇家人有病，辄自疗治，其姊六月间，劳倦中暑，自用六和汤、香薷饮之类，反加虚火上升，面赤身热，后邀刘宗序诊视，六脉疾数，三部豁大而无力。刘曰：此病先因中气不足，内伤瓜果生物致内虚发热，非六和、香薷所能治疗。况夏月伏阴在内，重寒相合，此为阴盛隔阳之证。急用补中益气汤加附子三钱，煨干姜一钱，同煎置冰中浸冷服之。其夜得热寐。至天明微汗

而愈。仰拜谢曰：伏阴之说，已领教矣，但不解以药冰之何也？刘曰：此即《内经》热因寒用，寒因热用之义，何难之有？仰大欢服。

按：此证知中气不足者，因诊六脉疾数。其要在三部豁大而无力，以获其受病之源。用补中益气汤加姜、附健运中宫，使脾阳旺而宿滞自消。其用冰浸冷服，乃用经旨亦巧思矣。

冲为血海

《甲乙经》曰：丈夫以右为命门，左为肾；女子以左为命门，右为肾。无求子曰：男子得阴以生，先生右肾；女子得阳以长，先生左肾。是以女右手命门为子宫，左手肾为血海。二说不同，何也？张洁古云：妇人皆左为肾，右为命门，男子主藏精者，气海也；女子主系胞者，血海也。所主者异，受病则一也。此说当为定论。《灵枢经》曰：冲为血海，任主胞络，血海者，冲脉也。

胃家湿热

近世方书惟戴原礼《证治要诀》议论切当，有益后学。但其间有云，诸血药中半夏、陈皮自不可少。余窃疑之。半夏性燥，功能去湿健脾。古人发渴者尤且禁用，恐其性燥，损耗血分耳。惟气证发渴者不在此例。当时原礼，必因好酒之人，胃气湿热而致吐血者用之则宜。若云诸血药中自不可少，恐非原礼之言，或门人误记之耳。

按：半夏性燥，功能胜湿健脾。古人发渴者所当禁用，以其性燥有耗损营血之

虞。或谓嗜酒者胃有湿热而用之则宜，若无湿热犹当禁之，今特揭明其旨。

酒面伤脾

吴江谢训导，病头痛发热恶寒。初作外感治，或以风治，见热则退热，痛则止疼；或又以气虚治，由是杂治，病加剧，人事不省，饮食已绝。家人意其必死，谢曰：吾病惟盛御医未视诊。命子乞余，诊得右关脉沉而涩，重按有力，乃误药所危。此病法当先去宿滞，疏二陈汤加酒制川军八钱，令其子急煎，频饮之。至夜分，左眼渐动，肝气亦舒，大泻二次，是已有可生之机矣。至半夜时，觉腹中肠鸣，左目睁开，又下积垢数升，中有坚块如鸡卵者数枚。以刀剖视，皆浊痰，里面食也。既而气舒结散，津液流通，知饥索粥，而遂安矣。众人奇其治，互相诘问，答曰：谢君，燕人也，久居于南，饮酒食面皆能助湿，湿胜伤脾生痰，故脾土一亏，百病交集。有是病，服是药，更复奚疑，众皆服膺。凡治病，必先审致疾之因、方土之宜也。

按：此病因湿滞生痰，里结难消，兼以杂方乱投，脾气亦因伤损，乏健运之权矣。用二陈行滞化痰，继之以导滞下行，所以一鼓而擒之，其旨深蕴，可法可传。

富商患腹胀，百药乏效。淮扬江皖诸名家治之，反加胃败，呕吐不食，尪羸不支，危殆极矣。遂乞诊于余。诊视其脉沉迟无力，右并尤甚。研究其因，盖以酒色过度，适当暑月，嗜食冰浸瓜果，贪凉太过，脾阳受伤，而市医妄引诸腹胀大、皆属于热，恣用寒凉，重伤胃气，是错认病

源失其本矣。安能去病。按脉立方，遂用冷香引子合醉乡玉屑法，投剂便觉清爽熟寐，数时溲溺畅行，肿胀渐消，食知味矣。富商惊喜，讯何药之神验如此？余曰：吾以脉理参究，时今推其右关沉而无力，盖君家道殷实酒色，醉饱冰瓜沉李，以意臆度之耳，竟获桴鼓之应，乃君病当瘳，藉余手而治，由是病除，无他术也，何德之有。

按：名医治病，必由望、闻、问、切详加研究，然后参以经旨而立方。此症重在右关沉迟无力，以显脾气不能健运输化，水气溢于脾经，而为肿胀。以温中化湿之剂，温运脾阳，是治其本矣。腹胀乃膀胱气化不行，浊气因而上入，脾气愈滞而症形焉。

蜘蛛治蛊

象山县乡民有患四肢不浮肿，惟腹胀大，戴原礼所谓蜘蛛病是也。市医进以泄水之剂，病加剧。时值炎暑，以清暑益气汤治之乏应。乞诊于余。偶阅本草，蜘蛛气寒、有毒，能治小儿丁奚腹大。遂以蜘蛛一枚，煎水，加入五苓散料，浓煎去蜘蛛，与病者服。一盏，不逾时，腹中作水鸡声，反覆不能安枕，腹有微痛。病家疑药有误，来寓诘问解救法。随答以不必惶恐，待药力到，小溲畅行，而病自瘳。又逾二时，溲溺大行数次，腹胀亦消其大半，遂以温中化湿法，则康健如常矣。

按：此法虽效，然须审辨虚实而用。如其人病气胀，未可浪用。此因蓄水而胀，故有桴鼓之应。亦一时巧思偶中，未足为治蛊恒法也。

湿热生虫腹胀如蛊

有老者，病腹胀或作或止，百治不效。市医均辞无法，奄奄待毙。邻人代求余诊。六脉洪大，重按濡软。因时值长夏，湿热熏蒸，化生虫胀之候。用槟榔、椿根皮、石榴皮各五钱，长流水浓煎，空心顿服一碗。少顷腹大痛，泻下数次，内有蛔虫长尺余，遂瘳。

五脏之虫形状

许叔微《本事》云：心虫白蛔，脾虫寸白，肾虫如寸截丝缕，肝虫如烂杏，肺虫如蚕，皆能杀人。惟肺虫为急，肺虫居肺叶之内，蚀人肺系，故成瘵疾，咯血，嘶声，药所不到，治之为难。有人说《道藏》中载，诸虫头向下，惟自初一至初五以前，头上行。故用药者多取月朒以前，盖此也。如疗寸白，用《良方》锡沙、芜荑、槟榔者极佳，五更服，虫尽下，白粥将息。药用石榴根浓汁半升，下散三钱，丸五枚。今扩充言之，昔人所谓九虫之状：一曰伏虫，长四分，为诸虫之长；二曰白虫，长一寸，相生至多，其母长至四五丈则杀人；三曰肉虫，状如烂杏，令人烦满；四曰肺虫，其状如蚕，令人咳；五曰胃虫，状如虾蟆，令人吐逆，呕哕；六曰弱虫，性状如瓜瓣，令人多唾；七曰赤虫，状如生肉，令人肠鸣；八曰晓虫，至微细状，如菜虫，居洞肠间，多为痔漏痈疽诸疮，无所不为；九曰蛔虫，长一尺，则杀人；又有尸虫，与人俱生，状如马尾，或如薄筋，依脾而居，长三寸许，大害于人，然多因脏虚寒劳热而生。特于前哲书中裒集而揭明之。

按：虫之患甚大。所谓肺虫，居人肺叶间，食人肺系，其症咳嗽，声嘶，咯血，呕吐，俗称痨瘵沉疴，药石难以直捣虫穴，兑虫敏捷，变幻不测，诚生民之呃也。

初痢忌用涩剂

张仲景法，痢可下者十法，可温者五法。谓之下者，通用承气汤加减；谓之温者，率用姜附汤，何尝以巴豆粟壳之剂乎？俗医见自利而渴，烦躁不眠，手足微冷者，皆用苦剂攻之。殊不知阴盛发燥，欲坐井中，故前哲用吴茱萸汤，甚者用四逆汤。经曰阳虚阴乘之谓也。丹溪用吴茱萸汤治霍乱吐泻转筋者，亦此意也。近世庸工，不审痢之赤白，症之虚实，新久，概用罂粟壳、石榴皮之类为秘方，其功但施于久痢洞泄者则宜，若初起者，用之闭塞积滞，变生别证，以致经年累月，谓之休息痢者是也。世俗但知涩剂之能塞，不知通剂之能塞也。后之学者，贵在变通，不可执一而治。

冷酒致痢

偶阅《儒门事亲》云，张戴人治一人，病危热，戴人往视之。其人曰：我别无病，三年前时值炎暑，出村野，有以煮酒馈余者，适村落无汤器，冷饮数升，便觉左胁下闷渐作痛，结硬如石，至今不化，针灸磨药殊无寸效。戴人诊其两手脉，俱沉实而有力，先以独圣散吐之，一涌二三升，气味如酒，其痛即止。后服和脾安胃之剂而愈。始知冷酒之致病也如此。

按：冷酒入腹，气血为之冰伏，遏而不宣，遂成结痛痼疾。或谓丹溪之论但知热酒之为害，而不知冷酒之害尤甚也。古人之言物性，均从试验中而得之，岂欺我者。奈后人不知卫生，动辄以酒为浆，是自戕其身哉。

医病简要

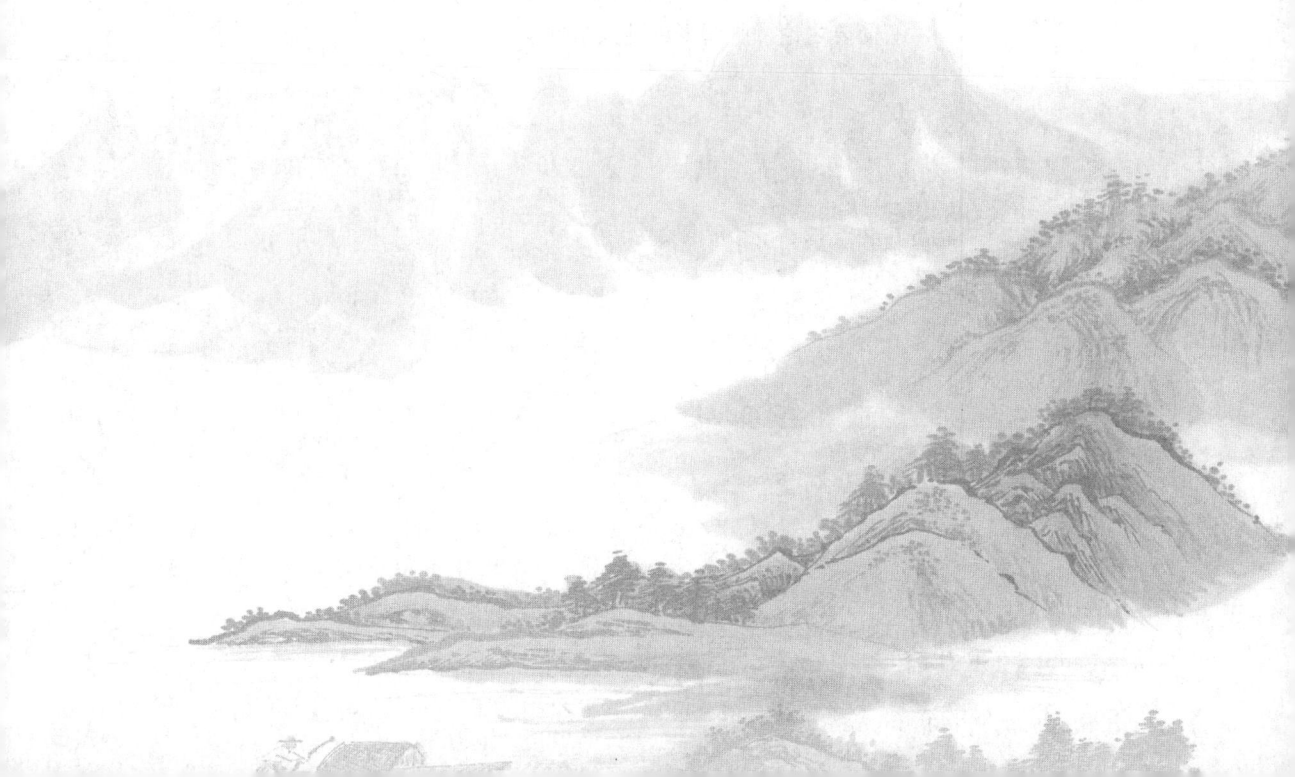

内容提要

　　《医病简要》一卷，书为裘君吉生得之于同社
老友包君越瑚。包君申韩家而精岐黄学，退隐于
医，历任绍兴医药学会评议员及会长，与著者张
畹香先生世交也。本书系张氏在绍兴一生经验医
案之录要，其用药之神，断诊之明，足资后学模
范。因世之刊行医案，胥是多方药而少证论，且
亦病繁芜而鲜精湛，本书虽了了数十则，然则则
有简要之论，所谓少许胜人多许也。

序

　　张君畹香先生，家住绍城洗马池。读书时喜学医，博览群书。迨中年，求诊辄效，由亲戚而遍及陌路。著手成春，一时脍炙人口。忆余兄弟茗龄，时患病就医。尔时见张公与先父倾盖谈心，视其白发童颜，须长盈尺，年近古稀，此后不复再见。其哲嗣朴山先生，克绍薪传，虽不及乃父之声名广远，亦颇有妥当名誉，昕夕过从。今年秋，其贤孙晴岩兄前年由河南回来，出其乃祖手著《简要》并附医案两卷，凡伤寒、温邪、风温、热入血室、痢疾、疟疾、伏暑等证，分门别类，细阅一遍，爱不释手。其议论别有会心，衷诸古，而不泥古，俾后学一目了然，补前贤所未备，益后学于无穷，爰名其书曰《医病简要》。恨不酿资，付诸梨枣，以传后世。兹先述其得是书之缘起云尔。

　　　　　　　　　　民国二年腊月后学包越瑚谨撰时年五十有六岁

目　录

医病简要

绍兴张畹香先生著

绍兴包越瑚录藏

绍兴裘庆元校刊

舌 苔

《张氏医通》内有伤寒舌鉴，图形议论颇详尽。然予见又有碧滑厚苔者。仓桥陈姓，年六十二，胸痛，粒食必吐，患经三月，脉弦小。用丁沉透膈散加参、术，令早起煎药，先服二煎。食少许，觉欲吐，立服头煎，得不吐，则此法次第用之。午亥盖以药如钳然钳食，以药三月后，碧苔尽去，三餐皆食。凡伤寒温邪，或七日解，或十四日解，或二十一日解，全凭舌定。暑证或上焦，或中下焦，或三焦均感，或五日解，或十日解，或十五日解，亦以舌可定。得其窍不失迟早，合脉即死期，亦不爽迟早。又凡夏至后之湿邪与少阳经之暑湿证，其舌必中黄，四围白皆滑，又有冬春间，身热骨不痛，头不痛，舌净，脉沉弦小，卧床不能支。《张氏医通》谓为少阴证，须用黄芪建中汤，甚或用四逆法者。予曾经见为疏芪芪归建中，皆以为非。后竟以时手，不观舌而用承气，再邀求救，为不能治。

伤 寒

咸丰辛酉秋，予至阳嘉龙孙系治暑湿。彼地有时医，概用承气加以瓜蒌两许，滚痰丸，枳实，速其死。孙绍翁云，沿海人轻病，则不服药；若重病，经吾翁，必十五日始愈。或不愈，反不若彼之一剂危，两剂死之免医药费床褥债也，则作福，亦是无穷。吾于是顺天者之昌也。陕西人患伤寒，喜温通巴豆丸。河南人大黄可用至两许，川连不能服一钱，此总戎马佑庵先生告予也。总戎河南人，带兵足迹遍天下。本府山会用药相等。新嵊能服麻黄，萧诸喜温补，以地近杭省，习气相染也。苏杭人，柴胡、厚朴不能近一钱，苏人不服大黄，以金汁代之。凡医十三科，全者名全书，或专论伤寒者，名六书，如灵胎《六书》等类。或以中风列首，以风为百病之长也；又以伤寒列首，杂病次之。以仲景为医之祖，《伤寒》为一集，杂病《金匮要略》为一集也。予集前贤外感内伤，治法方药，名曰医针。于伤寒头绪颇繁，令人眩瞀，将以六经分说，不使稍混。因病中止，俟集成就正，兹先呈治案数则。

陶姓，年七十外，王鸿轩先生之母舅也。正月初，水泻无度，神愦不能起立，诊脉空大，是伤寒直中太阴，以附子理中而愈。

香粉衖俞策兄。十一月，渠店伙屠越兄邀诊。身热、舌黄、喉干、舌干、齿浮、脉浮大，患经五六日，予知为阳明证。甫诊毕，其家已延以伤寒名者至。尔时，戚友趋拥人诊，开小柴胡杂以消导。盖此人只有小柴胡、达原、小承气，不论四时六气，舌苔有无黄白，皆此。其新人耳目者，枳壳、枳实、麻子仁、大黄、滚痰丸、厚朴、神曲、五谷虫、蒌仁，出入加减而已。予因言，此属阳明胃经，当用葛根汤。对曰：不特阳明，连太阳亦有。于方末加葛根一钱五分。予不觉喷饭，次日则用蒌仁、枳壳，十二三日，病不去。乃邀予治。其阳明经仍在，不传腑，为疏葛根汤。两剂，身即凉。会稽明府耿修翁乃弟，十一月，水泻、痉厥、神呆，不省人事，脉沉弦小，舌净，身不热，已服过消导多多。予谓此直中太阴未罢，而传厥阴，用理中合人参吴茱萸汤，一剂水泻止，痉厥神呆如故。次日再诊，脉浮弦小，身热有微汗。自由厥阴转出少阳，当用小柴胡领邪外出。两剂神清，痉去，大便畅解，正七日云。

类伤寒中脚气，惟广东福建多患此，有死者。绍地惟馀姚、百官、会稽、东关一路有之，俗名大脚风。发作则有寒热，其病由于湿热，若初起以防己汤加苍术、牡蛎、泽泻治之可也。方书脚气入腹者死。曾见痛至少腹而死者。

温　邪

道光己酉三四月，城乡温邪盛行，予以吴氏条辨法颇效。锦鳞桥范合家，病三十余人，并其戚被染者，经予一手治愈。尔时昼夜赴救，往往枵腹从事，致感染合家，幸予预制紫雪丹，无论人我，均效。缘邪生每犯心宫，则危见机，早用为要。次年庚戌，温邪尤盛，以连岁太潦，平地水高数尺，五谷不登，遂致奇荒，荒年以后，必有温疫也。于是益信又可饱腹不病之说。遂不复染。

昌安街董，五月病温，五六日，舌鲜红，呃逆，脉沉小弦数，神昏，口舌燥，不饮水。予谓邪在血分，将发斑也。用玉女煎，石膏加至一两，麦冬五钱，根生地一两，犀角一钱五分，磨冲羚角三钱，复大青以托斑，柿蒂以除呃，两剂斑出神清。

府桥泥水匠钟大成，舌鲜红，呃逆，脉洪数，面红气盛。是邪在心肺上焦，黄芩汤加大力、甘、桔、根生地一两，生石膏二两，麦冬五钱，犀角、羚羊角、柿蒂两剂，呃除身凉。

营桥丁，发颐大如马刀，喉赤肿痛，舌黄厚，脉数大。《说疫》所谓疙瘩瘟也。病经十余日，由于失下，普济消毒以人中黄易甘草，加制大黄五钱，不应，加至八钱，大圊血而解。（黄芩　黄连　陈皮　甘草　元参　连翘　板蓝根　牛蒡　薄荷　僵蚕　升麻　柴胡　桔梗　马勃　或加人参。便闭加大黄。）

孙府孙病十余日，舌白薄，脉浮数，所服初则达原，继则承气。余谓此属上焦症，误用中焦，故不效。用辛凉法加生石膏、羚角，大汗而愈。

教场沿高，病温多日，舌白薄，神昏迷，口不渴，脉伏小。予谓邪在上焦，将欲作汗，须领邪外出。黄芩汤加薄荷、大力、羚角、石膏、甘桔一剂。次日，大汗，大渴，饮水无度，胸腹胀满，小便不通。

用白虎汤加瓜蒌皮一两、带皮茯苓一两一剂，小溲如注而解。（石膏 知母 甘草 粳米。）

杜元亨，舌黄厚，周身发黄，胸痛拒按，气喘不能卧而坐。自述病前多食厚味。黄芩汤合调胃承气加厚朴三钱，枳实二钱，川连二钱，绵茵陈、栀子，三剂，大便畅解，黄去身凉。

范可斋，四月间，上焦温邪，用辛凉法，战汗体冷，如冰人，不能支。又可所谓体厥也。诊脉静小。余嘱其家勿惊扰，疏沙参、麦冬、根生地、花粉等滋肺而愈。盖书以汗后脉如蛇者死。若沉部似有似无亦当死。又云，脉不为汗下减者死。上城隍庙道士，温邪，舌黄，脉沉小无力。予谓明日当战汗，脉太弱，恐战而不得汗也。次日果作战不汗而死。

螺蛳桥一人，前一日，诊脉沉小。予谓明日当战汗，若体厥，切勿惊扰。次日汗后，奄奄一息，脉静小，疏大剂滋肺汤。甫出门，其家又延一有名者至，以予药为补，用承气汤，服之即死。

又治一人，黄昏大躁，尽去衣服，忽作冷，穿衣盖被，复大战，如作疟状。至天明，大汗淋漓，衣服如水中捞起。下午诊脉尚浮数，身尚热，舌苔尚有白薄者。予谓邪未净，尚有汗，用滋肺汤；寐中又盗汗，两三夜邪始净。

大坊口赵，患温邪三日，其两脚大痛，不能起立。予谓《说疫》中所云瓜瓢瘟、疙瘩瘟、大头瘟，皆有方。又有极重者，谓之软脚瘟，患必死，无方也。然予思，总由肾水之虚，肝家血分之热用张石顽先生下焦肝痛方，如炒小茴香一钱五分、川

楝子三钱、酒延胡一钱五分，于黄芩汤中。三剂后，足痛去，温邪亦渐瘥。嗣后无论男妇，遇软脚瘟，用此法俱效。

大坊口赵妇，产三日后患温邪。予遵张石顽先生论，凡遇胎前产后，所患不拘何病，总以胎产为本，以病为标。名病为产后患温邪，产后当理血分，以根生地凉其血，赤芍、川芎通其血，以薄荷、桔梗、川连、甘草辛凉其肺。而黄芩、白芍产后所禁，不用。不过四剂，乃愈。

凡温邪，或暑湿，一见舌尖鲜红，即为邪走心包，速须紫雪，截其来路。如神至昏痉，多用亦难见效。宗涤翁郎，似青质，弱年时，脉无神，予与刘友仙二兄深虑之。道光庚戌六月，患温四五日，辰刻诊。予谓其戚王珠翁云，此症下午必入心包，紫雪香散恐不克当。不得已，用人参汤送，迟则不救。予以原料紫雪付之，不即服。黄昏痉厥，大汗，起立无常，脉虚小。予覆以不治。殊不知珠翁之夫人，为涤翁之妹，三月间患温邪，予以紫雪治愈。是年温邪犯心，即危见机，早用或效。或问，何以与又可法不同？予谓嘉庆年间，所谓任大黄者，用又可大剂承气得效，以天运交七赤八白，七赤属大肠金，八白属脾土。今则交九紫，火属心，故邪亦走心包，即肝厥肝痛之多，且甚者亦由心火盛，盗其母气，肝虚易于致病。鸦片烟之盛行，舒其肝郁耳。明万历平间，闽人至京售一粒金丹，所称阿芙蓉，即莺粟浆也。惟任翁用又可法，大发财，名为伤寒世家，其实真正伤寒辨经别络，恐难雪亮也。城乡各镇，尤而效之，不过达原一饮，承气一汤，复以消导，逐秽不分，四时百病概谓

伤寒。无论老幼强弱，均用此法。无论舌苔有无与黄白，无不攻消。于是人人知医，个个插嘴，其术愈卑，其业愈晓。孔子云：小道必有可观。今则小之欲无，观之没有，故有志者，遁而之他，万不习医，而医乃绝。

风　温

道光年间，钱友，二三月间患风温十余日，始邀予。舌干红起绉，按之无液，与喉唇皆燥，难忍，不寐，身灼热无汗，咳痰不出，脉小数。予谓此属上焦症，由过服消导发散所致。用根生地两许、元参、麦冬、玉竹、沙参、丹皮、桑叶、蔗浆七八剂而愈。

同治甲子二月，偏门谢患风温十余日，身热，舌鲜红，咳痰不出，呕吐不得食，脉浮洪大，是邪在上焦，误服小承气与调胃承气，正合《伤寒论》不应下而下之，致成结胸，用泻心汤。用生姜泻心汤，先除其呕；继用黄芩、葳蕤等汤加减而愈。

仓桥孔小山先生，乙丑冬季，年八十四，患风温多日，身热无汗，舌黑，口齿燥甚，大便水泻，脉洪大，是其本色。盖高年未有脉不洪大，为六阳者也。阅所服，是葶苈、苏子等泻肺，杂以消导。致邪陷下焦，故不得汗。不得汗则身不得凉。今津液已涸，当救其阴。用黄芩汤，复以增液汤。泻止，再以葳蕤汤，得汗，身凉。

治一孩，三岁，二月间，辰刻身热，嗜卧，呼唤不醒，至黄昏，惟闻喉间痰声壅塞，水浆不入，予以马勃一两，以病起勃然，故用勃然而兴之药，碎为小块，纱包铁物压煎，又以箸掉以手揉，缘轻浮之物不易煎汁耳。煎数大碗。将孩抱起，仰天灌一瓢，闻喉中声尤响，逾时向地倾之，又灌，又倾。二更后，喉忽开，大叫乃醒。天明不出汗，身凉，竟不服药。

又治世侄范定甫。甫周岁三月，患风温，越五十日，气绝，委诸地，尚温，又抱之。予诊脉小数，虎口纹紫细，直透三关，舌黑燥。其祖母嘱母开方，以逢药食必吐。绝食已一月。予问：不食何以活？云：见碗必欲饮，饮水泻水耳。因思药之如茶水者，必不吐。于是以病久气虚，用燕窝一两，以代元参、麦冬，羚角，竹叶以代川连，黑榉豆皮一两以代地黄，茯苓、通草以通小溲，皆无药气味者，恣饮之三日。舌黑为黄，溲通泻差。再三日，竟愈，食粥饭，至今抱子多多。

水沟营冯朴园姻兄，二月间在诸幕中，身热咳喘，病如伏寒。路间又感风雨，至家则诸筋络掣痛，失红，脉弦数，舌黄薄，是肺卫心营皆感。然营较卫为重，当先治其红，用根生地一两，麦冬、银花、羚角、山茶花、丝瓜络、元参、赤芍、丹、桑，两剂红止，再以凉解卫分风热，身凉而愈。

乙丑十一月，朱石翁，年七十三，身热咳嗽，左胁大痛，脉弦右尤弦且大，谓是为风温夹肝证，怕失红耳。次日果失红。用葳蕤汤减去麻黄、石膏，加羚角、丹、桑、元参、麦冬，复以牡蛎、柴胡梢、鳖甲、降香、苏子、赤芍，又令以藕汁、甘蔗汁代茶水，调养即愈。

热入血室

道光庚戌六月，水澄巷王元通一妇，患温邪六七日，适逢经至。予为道贺，即用前法。其本家有知医者，谓通经当用温药，改为炮姜、红花等剂，经即停，叫掷烦躁，一夜即死。

范姓一室女，父母皆亡。患暑热，予治。一日，予诊脉。两手皆洪而两尺尤大，疑天癸之至。询工妇出人三次，答以无事。予以暑热太盛，用白虎汤。至晚，痉厥，始知其经果至。因室女怕羞，嘱其勿说，遂致不救。

同治壬戌，避难乡间，有一妇患疫，八日经至，又四日，邀治。速用前法。讵乡间赴市较远，药未入口而经已停，遂至神昏不语，痉厥不治。

毛姓一妇，孕八个月。霜降后患伏暑。黄昏寒热似疟非疟。无物不呕是上中焦症，其阳之不通以禁用滑石故也。然日用厚朴、藿梗更多，医呕总不除，后予以喻氏进退法，一剂呕止，即告辞。以极于上者，必反于下。一产即为棘手，病家再三嘱，治用安胎清暑法，不弥月而产，产后母子均吉，惟恶露点滴则无。予思病经一月，今欲求其血，是迫饥民而征敛也，理当加本求利。于是以丹参八钱、当归三钱、川芎二钱，再加沙苑子一两以代地黄，经随大至。服十剂，恶露已净。黄昏寒热又作。予谓是极于下，必反于上也。用薄荷、滑石辛凉解肺而愈。

世交张鲁封六兄，医学高明，凡戚友中，病至棘手，延至，立法即愈。一媛尚在室，患温邪多日不愈。邀治。舌黑燥，神呆，脉滞大。予认为邪入心包，当用犀角地黄。鲁翁封以业已服过，或剂轻之故，再议以大剂，不应。予又诊，细问工妇病中，曾经走经否？对以十余日上，至服主

人药。予知其必不用医通法也。于是以舌黑为津液之涸、肾水之干；耳聋者，水不上升也；神昏者，精不上交于心也；两腿不能自移，衣服著肌肉即大叫痛者，为血分之亏也。用吴氏《温病条辨》下焦篇中复脉汤加减，内大熟地用至八钱，炙甘草用至六钱。鲁翁嫌手笔太重。予谓其书谓甘草不应加至一两，曾经得效多人，竟用之，一剂即知。鲁翁竟以此汤日进。不过十余日，痉愈。予即以《温病条辨》转赠，缘此书京城所刻。吴鞠通与世伯胡水云先生交好，今下灶胡心亨明府水云先生之令嗣也。蒙其屡次下赠，今宁波有翻刻者。后晤鲁翁云，曾经以书内大定风珠治血崩得效。此媛适阳嘉龙孙宝号七月间，患暑湿致小产，经血不下，鲁翁自诊后，又邀予。鲁翁此次手笔亦不轻，当归用至七钱。予谓究属性温，不如易以丹参一两，且产由暑热逼下，须用凉剂。若不以凉，即热入血室矣。加以丹皮、栀子、六一散、木通等，竟霍然风温发疹。绍兴谓之"瘄"，苏人谓"痧"，叶氏谓之肺邪，发在冬春用温邪法，夏秋用暑湿法，皆以凉肺祛风。惟怕胀闷大便不解。若大便水泻，不必服药。即用药如樱桃核、绵丝线、西湖柳，皆无用焉。同治丙寅三月，余全家病痦，皆轻，不服药。有二女病亦轻，病中经皆至，绝不为意。一女尚无恙，一女从此经断。越两月，气喘面胀，昼夜坐，始询其故。服黑锡丹一钱，气平能卧，面肿亦消，然大便水泻。考《张氏医通》谓之肝肾喘，水泻者不治。历用药，竟无效。此二女绝顶聪明，识书义尤孝友爱敬。一字明之，一字全之。全之次年出嫁，以予病危，割

臂痊余。又明年患病，易箦时，见疮痕始悉，女本同胞三，尚有长姊，字圆之，十五岁时割臂疗予。出嫁后二十一岁产亡。予以曹娥十四岁能孝血食万年。今十五岁行孝而速死，以理诘稽曾城隍签，示一啄一饮，莫非前定，然则窍通修短俱属前定。予观唐代取书，谓佛氏上应鬼宿，鬼宿明亮，佛道昌明。于是晤天地间三教鼎立，缺一不可。以儒教治人，以佛教治鬼，以道教治非人非鬼之妖怪。且以晤命数所定。即仓公扁鹊亦无益也。

西郭陈永茂，颇识医之善否。予每治其家妇女，病中经至即愈。今予老病不为治，去秋有患暑而经至。颇记金言导医者，以热从血泻法，乃茫然，仍用厚朴、枳、蒌，复以炒芍，即不治。

痢

予治清凉桥沈下纯血，舌黄，脉弦大。用当归、赤芍、黄芩、甘草、木香、川连、楝子、炒小茴、酒延胡、柏子仁，两三剂，血中又有蛔。于前方去甘草、小茴加川椒炭、乌梅肉、台乌药两剂，乃血中见粪，终以肝法得愈。

锦鳞桥毛妇患痢，舌黄，口渴，痛在脐上下，用脾痢法，杏仁、厚朴、枳壳、银花炭、香连丸、陈皮。至第七日，脉沉实。用制军、枳实攻之。讵病家申刻即睡。所议方，每于次日始服。第八日，服下药，则小腹大痛。予谓是转入肝经，药在病后也，再以当归黄芩汤合金铃子散加柏子仁、炒小茴香。又七日，乃愈。是先脾后肝也。

保佑桥秋患痢，五日，邀诊。脉弦细，寒热往来，肋腹痛。阅所服，痢疾套方，故无效。用小柴胡汤合当归黄芩汤、香连丸，七日即愈。

东昌坊梁所患，必是肝痢，所服不分肝脾之套方，已至呃逆，舌苔雪花。予诊脉弦小如丝，是肝阴大伤之候。用大生地、归、芍、阿胶、淮药补其肝，缩砂、牡蛎降其逆，旋覆花除其呃，出入调补十余日而愈。

山阴吏书陈步云，患痢多日，所服皆消导攻痢等药。舌雪花，呃逆不食，脉两尺独大，余弦小。此久痢伤及肝肾也。用熟地、龟甲、归、芍、阿胶补其肝肾，姜、五味、炙甘、陈皮调其胃，以胃为肾之关，仿胃关煎法也。复以刀豆除其呃。十余剂愈。

保佑桥酒店忘其姓，男人，年二十余。痢一月，诊时，气息奄奄，脉沉虚小，侧卧不敢动。一动则肛门稀水即出。舌鲜红光洁。是肾阴大伤，必攻击过分所致。用熟地、肉桂、五味、龟甲，复以炮姜、粳米、赤石脂等桃花汤，多剂始愈。

予祖基本江南，迁绍二百余年，即居此，与刘姓为邻。怀川世叔，五六世交好也。患休息痢四载，日四五行，解出甚难，多转矢气，痢即随出，如酱色紫。其休时，粪如笔管，商治于予。予谓须春分前后治之。至期，诊脉弦滞大，予谓湿热未净，伤及气分，用汉防己、焦茅术、川连、茯苓、泽泻祛其湿热，广木香、缩砂、陈皮利其气，文党参一两，以升麻一钱煎浓汁浸烘党参，升补其气。七帖，其病如失。由是凡城乡患休息痢者，每约至春分，治愈颇多。又松林张，年四十余岁，患休息痢两年，是伤及肝分者，用当归黄芩汤合香连丸加制香附、缩砂舒肝而愈。

又松林薛四兄，作官江西，患休息痢已两载。秋时归里，求治于予。予以治须春分，现恐汤药不能效，当用丸缓治之法。用川连一两，台乌药一两五钱，焦茅术三两，广木香一两五钱，泽泻一两五钱，淡黄芩一两五钱，研末，米饮为丸。每服五钱，服七两饮。痢亦愈。缘渠痢中夹红，为湿热之在肝者。

孕身患痢，治之极难。古人有五禁三审之法。三审者，审身之热否，胎之动否，腰之痛否。一禁槟榔、厚朴破其气，气破胎下也；二禁制军破其血，血破胎下也；三禁滑石、通草通其窍，窍通胎下也；四禁茯苓、泽泻利其水，利水必伤阴，胎不保也；五禁人参、升麻兜塞其气，痢愈滞，胎撞心也。法当凉血利气。鸡头山周，七月孕，身患痢，皋埠诸医无效。邀予。予以前法，二剂即愈。病家以方示诸医，皆云非痢疾方，何以得愈？噫！正惟非痢疾方，乃所以治孕身之痢也。幼科周七香兄，其两媳孕身，同时患痢。予以前法，皆两剂愈。予友朱谷堂，寒士也，如君孕八个月，患痢，虽不犯大黄、槟榔，然皆厚朴、枳壳、蒌仁、麻仁通套药，并非遵古治孕痢法。黄昏邀余治。正在腰腹大痛，势欲作产，谷堂手足无措。予诊脉浮大而舌净，今胎动一产，即母子皆伤。因忆《景岳全书》内有治孕痢欲产用当归补血法。用蜜炙绵芪一两，炒当归三钱，炒糯米一合，幸药铺不远，予为之扇火速煎，下咽，逾时痛止。再诊关尺尚大，恐五更乃产，令再一剂，五更服之。次日午刻，谷堂至，称医为仙，五更果大痛，下咽痛止，以此

方为妙，又服一剂矣。予谓中病即止，过剂即属兜塞，此痢胎前不能愈矣。果产后大作水泻，又邀予。予以痢为水泻为将愈，毋须诊，授以五苓散即愈。

大云桥周，二十三岁。其家前门紧对任氏后门，患痢，恶任氏专以攻夺，延姚姓治之。姚则不分肝脾，概以当归、白芍、黄芩治之。治十日，不愈。不得已，邀任氏，以脾治法。又十日，更甚。始邀予。时正九月初也。予诊脉弦大，舌白浮，面灰色，喉痛，口渴，其泻出颇多。予以病在上焦，肺与大肠表里，用肺分湿热法，喉痛舌黑虽去，而痢总不愈。日邀治。治总不得其窍。一日病甚危，卧床，少腹中有块顶起，喜人以厚棉褥用力按住，而粪乃下，且多。旁人告予其囊缩入少腹，此时房内聚集妇女，不避生人。予见床侧有装饰如新妇状者，询系何人。其母云：系病者之续室，三月间娶，八月初六在店中病，初七日归，初八日重。予日夜陪。予云：初七夜汝未必陪也。乃不答。于是知病不谨，故囊缩，为入肝。据用大熟地八钱，吴茱萸一钱，肉桂、五味、龟甲、归身、淮药二剂，块隐泻大差，再以脾肾法而愈。

世侄屠患痢，服大黄药，病甚。其父邀予。予曰：令郎左胁下素有块，若误服大黄，必便紫血，为不治，是犯仲师之禁也。对曰：血却不见。比诊，正大痢血矣。予即辞。其父再三求。予云：须另请高明，予参末议可耳。后服人参多剂，终于不治。仲师所谓脐上下左右有动气者，不可汗不可下也。

西郭陈患痢，就有名无实。服茯苓、

泽泻、米仁等药，痢尤甚。盖痢则禁小溲也。予诊，脉弦，舌黄薄，痛在右腰肋，此肝痢也。用当归、白芍、黄芩、甘草、川楝子、炒小茴、酒延胡、香连丸，两剂即愈。凡泻之似痢非痢者，盲医每认为痢，用通痢套药。即病家亦认为痢，至死不悟，大可叹也。

向桥朱，述患痢多日，服痢药多剂不效。予诊时，听腹中有响声。询响岁时起。述初起即有。予云：痢无响声，若一响，痢即愈，此非痢也。其家以粪有五色诘予为非。予云：响者，风也。凡肠风下血，风木乘脾，皆作响。此痛在脐上下，痛响即泻，证名风木乘脾也。以仲景建中汤白芍五钱为君，当归、桂枝、甘草、乌药、木瓜、乌梅辅之，二剂痛泻大差，三剂乃愈。

傅林傅妇，患三日，予诊脉滞大，舌苔黄厚，口不甚渴。予询解出如浆，然有时有块否？对曰：有时有之。予曰：此溏泻也，五泻之一。用胃苓汤而愈。

周七香之母，年望八十。九月间患痢。已服过时手药矣。予诊六脉洪大逾分。凡高年之脉，皆洪大也。舌白浮，面灰色，口不渴。述病未起时，食蟹，予以谓蟹伤脾胃也。用枳术丸法。复入紫苏以消蟹积。两剂，其病如失。

俗言：吃不杀痢疾。张氏云：痢能食者，脾病，胃不病治之易愈耳，总须忌口。《本草汇言》云：泻病，食鸭则成痢；痢，食鸭为难治。予治姚家方埭方姬，月初患痢，愈，嘱勿食鸭。逾月，误食复痢，其家人嘱再邀予。病者畏予笑其饕餮而止，遂不治。予见方书云，夏时少吃瓜果，秋时可免痢。后过酷暑，饭前后过食西瓜，致成似痢，非痢解出急滞不爽，粪如鸽蛋，色红，日六七行，诸药不效。患至两年，嗣以茅术、川连、归、芍、乌药、泽泻、广木香、砂仁，米饮为丸，服七两而愈。忌口半载后，食鸭，致周身化胀。服麻黄、生石膏入五苓散而愈。

暑伏暑

予治府幕杭人陈春翁，年六十余。前一日在暑中行走，次日，身热大汗，昏蒙不省人事，脉弦数，舌鲜红，是暑热直中心包。用犀角地黄汤、益元、麦冬、银花，再加紫雪三分，两剂霍然。

治松林薛妇，年三十余，暑月手足麻木，瘛疭，不能起立，立即倒。俗医谓之摇头痧，诸药不效。予诊脉弦小。《名医论》云暑湿入肝则麻木。用生地、归身、阿胶、木瓜、刺蒺藜、滑石，服之即效。是暑湿直中肝经也。

又莲河桥马妇，八月间患伏邪，久亦手足麻木瘛疭，舌净鲜红，亦以此汤愈。是暑湿传入肝经也。又平水妇女，年三十余，壬戌九月间，在松林，往诊。病由八月间，身热咳嗽因避难不能服药。至是则瘛疭神昏，脉弦，身微热而咳嗽尚有。予谓是暑湿由肺传心入肝，当先从肝心退出，仍归肺分则净若可。用薄荷、杏仁、桑叶等则身可凉也。于是以生地、归身、刺蒺藜、麦冬、益元、木瓜、银花、连翘、石菖蒲数剂，瘛疭除，神清，而身反大热咳痰，再用辛凉合领邪外出法乃愈。

予六十九岁。七月十三日，先呕，腹响，痛，大泻，泻出如痰甚多，两足麻木拘挛不能开，所贮来复丹、霹雳散、正气丸，自觉于证不符。因记袁子才诗集患此，薛一瓢令服木瓜汤即愈。遂恣饮之，渐愈。叶云扶虚进参附。张石顽先生云：暑症误药，皆有救法。误服附子为难解。曾见有下咽即死者。予救叶协台，诸法不效。然治会稽明府范公之封翁，八月间转筋，用大顺散、参、附、姜、桂得效，大抵治病须辨别确切也。表之汗不易彻。彻，通也。曾见八月间患头痛，头如破，服各表药无效。一朝大汗即痉厥，不治。是犯仲景之戒。盖病属伏暑。上焦当用薄荷、丝瓜叶、竹叶、淡豆豉、葱头，以柴胡、葛根、羌活等杀之也。又见阴虚人，七月间，服小柴胡三四剂，大汗如浴，不救。城乡医者治暑，治暑无不以小柴胡汤，每至久缠不已。即用前法，诸恙悉解。而引入少阳之贼，反寒热不去。予仍用柴胡截之，反致人诘。讵知即仲景附子泻心汤，治误下结胸，内有大黄。喻氏治酒病，仍用酒引。解铃仍用紧铃人也。予治吴又轩，在嘉兴府幕，患上焦证，头痛，身热，无汗，口燥。海盐廪生朱案云：用吴氏条辨法。辛凉微苦，字句书法均妙，而药乃甜杏、甘草、秦艽，与案不符。归家予用叶法，应候乃解，攻之便易溏泻。盖遵河间法，至七八日自能溏泻，为湿邪自化（是得药暑湿分开湿从下化之候），可接用通溲药，为开支河之法。予遇久患暑湿六七十日，误攻，大便似痢，非痢用叶法即得畅解。譬如群小成聚，一见君子渐散也。过清则支冷呕恶，邪经化火，乌得不以。羚角、川连，清之当中病即止，过剂则支冷呕恶，洞泻，为不治。予曾仿丹溪噤口痢法，以

辽参入泻心汤治呕恶；以辽参入扶脾药救洞泻，往往无效。大抵辽参无真者耳。抑虽真亦不治耶。至误服承气，伤脾及胃，作泻，舌雪花，不食，有用参、术、炮姜得愈者。又治胡姓，服承气后大泻，舌鲜红，脱液，口燥欲裂，为肾阴之伤。仿甘露法，二地、二冬、肉桂、茯苓、生米仁、滑石、石斛，泻止津回。又治富合盛伏暑，盲医误下泻水，舌鲜红，脉弦小促，呃从少腹起，响而缓，为伤及肝肾，覆以不治。其父下跪磕头求救。予拟胡姓得效方，适盲医又至，被留，合商。彼诊毕，告予，谓食未净。予曰，乌知其有食？曰：若食净，身当凉，不凉，故知其未净。予曰：子食饭，必有食，何以身不热？彼所病者，暑湿也，非食也；养人者，食也；杀人者，病也。子何以不治杀人之暑湿，而治养人之食？彼不能说，以呃逆为肝气，开旋覆汤而散。呜呼！医若是，亦生人之大不幸也。然而臣门竟如市也，则为不可解之事。嗣病家又邀一医，以犀角地黄汤下咽，即死，亦一盲也。此二人若照《医门法律》，当入无闲地狱。又八月间，治松林老幕师薛朴堂先生之孙，盲医先生已有方，予不知也。诊脉数，舌黑燥，口渴作泻，身热有汗，予案云：此属伏暑，湿邪已化之候，而肺液胃津先涸，当增液通溲。若误作挟热下利，便非治暑湿法。程则根生地、生白芍、麦冬、生米仁、生谷芽、地骨皮、益元散、通草等药。朴堂并不知医，以兴彼之青麟丸、蒌仁、麻子仁、枳壳大异，因曰：天下医，只一理，何冰炭若是？请问攻泻何意？以彼之不曾立案也。彼云：急下存津，缘不早攻，故致舌黑。今攻之

或可救也。又问：夫子何为？予曰：予意在案，请观案可也。彼云：能开方，何以不能说？予曰：子所言是《伤寒论》，此所患是暑湿症。丹溪先生云，暑湿从无大便攻泻之理。譬如刑名案情，罪轻重不等，岂皆杀耶？传曰：山有木，工则度之；宾有礼，主则择之；主人择之可耳。朴堂先生以予言为长，服予方四五剂即愈。又治西郭嘉余典内一妇，伏邪误服大黄致危。予以叶法，多日治愈。身凉能食或食后倾囊吐出，吐后仍食，间数日，又吐。予用仲景炮姜甘草汤，一剂即止。盖炮姜三钱、炙甘四钱，以大黄之伤其胃也。过燥则唇齿燥裂，燥药以苍术为最，厚朴半夏次之；川连苦以燥之，燥亦甚；米仁、滑石、茯苓，虽燥不裂。上焦证，易于化燥，患久须重用根生地两许，多剂救其津液，方可得汗通溲。予治三财殿前朱石翁，患伏暑五六十日，不汗不凉不食不便，用根生地两许，佐以麦冬、元参多剂，始得汗，得痞，且大解而身凉能食。若遇阴津素亏之人，舌净光洁者，尤忌燥药。盖伏暑患在秋时，正当燥令，岂可过剂耶？又苍术，本草谓其浴血。凡妇女经后，即遇水泻，万勿加用，用必液涸。虽大剂增液不可救。（元参一两，生地八钱，麦冬五钱，名曰增液汤。凡遇风温、温热、温疫之阴虚不得便者，服三四剂，大便畅解，身亦凉。若用承气，反致液涸难救。）暑湿发痧者，多夹风者，亦发疹，须托疹。大力子、蝉蜕、晚蚕沙、木防己等。烦予曾于六月间，遇发斑者，大便必泻，往往不治。当时不过一二人，并非沿门合境，则非瘟疫可知。至今尚未解其何故。暑证最忌指尖怕冷，

其人阳气必虚，最易洞泻，用药不可不慎。暑湿有化胀者，当遵《内经》胀起于上焦而甚于下焦而者，当先治其下焦，后治其上焦。治上焦麻黄汤，治下焦五苓散。然予试验，当改云，须始治其上焦而终治其下焦。若用麻黄，必重用生石膏，为大青龙、越婢等法。以麻黄性温，于暑未符也。此予之心得，治愈颇多。又治覆船山俞，六十外年纪，伏暑化胀已月余，不能行走，不能食用，张子和桂苓甘露饮二十余剂，愈。又富阳医者马姓，自述在军营当差，受暑化胀年余，自服金匮肾气不效，慕名求治。予曰：金匮肾气治肾胀，于病不符。暑胀在下焦，当用张子和桂苓甘露饮。所谓桂苓者，古法肉桂一钱五分，泡浓汁，渗入茯苓片六钱，晒干入煎为君，每剂如是，始效耳。乃揖谢曰：不差不差，合好合好。而去，未知其究竟愈否。第无论何胀，切须忌口，荤油面食尤忌，咸味可毋忌，然不可过咸耳。又暑湿有夹疮疡者。治朱永泉世侄，八月间患暑，而湿邪尤重，溏泻，肛门患疮。考《金鉴》云，名鹤口疽。但治其湿，疮当先愈。用生茅术、生冬术、猪苓、茯苓等，果疮先结痂，而后身凉。伏暑有两腿肿胀，浮大酸重，不便行走者，须用木防己、石膏、泽泻、炙桑皮。桑皮须自于桑根上掘取，药铺皆身上剥皮，非下焦药，故无效。又满身患暑湿烂疮，用根生地两许，羚角、连翘、川连、地骨皮、六一散、茯苓皮、晚蚕沙、木防己、泽泻、通草、竹叶，不过十剂，愈。予友某，文理绝通，医名亦有。其家中有患暑，久而未愈，邀治。诊脉合症，是上焦。予曰：治之某日，必愈。是逢每五日

为一候之期也用叶法，果至期解。叹以为奇殊。不知渠确遵《准绳》治暑用六经法。叶案未经目也。故子集《医针》一书，各病以一专长者为主。以众说会之，如伤寒以仲景六经法，遵柯韵伯说；诸温邪以河间法，遵张喻吴叶论，及吴氏条辨，肝胃阳虚，遵东垣；肝胃阴虚，遵丹溪；暑湿风温，遵叶氏；诸疝，遵张子和《儒门事亲》书；吐血，遵为缪氏《广笔记》。古人各有专长，吾辈幸生古人之后，当统观而效法之。若坐井观天，曰天在。是天岂尽于是哉！惜风温、温热、瘟疫诸说被人攫去。惟余吐血一篇，嗣以病止，假我数年，若得成功，再当奉正。

又叶氏云：若有所夹，又须变通。予治夹经、夹产，业于温邪热入血室等论及之矣。至治朱石翁郎，十余岁时，九月间患伏暑，已十四日，邀诊。脉弦大，寒热不分，明是阳尚未通，为失治。云，此症变幻有不可言者。用开提中焦法，分离其暑湿，一剂大流鼻衄，以鲜生地、羚角、知母、元参、麦冬、山楂花等而解肺分阴阳，则大泻，泻出黑如墨汁，入水则鲜血也。予曰：肺与大肠相表里，仍属肺分，暑毒郁热，前法加减，复以通溲。乃胸痛呕蛔，用椒梅饮，川连多而姜甚少，呕止，睾丸缩入，小腹作痛，囊肿仰卧，不能动，动则腰背痛不可忍。是即叶氏所谓易虚易实之体，病久属虚，以张子和治疝法。补以生地、阿胶，再进虎潜丸法。无如药肆虎骨无真者，终成癫疝。予云：孩年癫疝为终身之累，须于长发时以虎潜丸合当归生姜羊肉汤可断根，曾经治愈多多。乃正在避乱，不及服。至今二十余岁，不常举发。

若有真虎胫骨多剂，尚可为也。暑湿解期，以候为期，每五日为一候。非若伤寒温邪之七日为期也。如第四日有凉汗，则第五日解。第十四日有凉汗，则第十五日解。如无凉汗。又须一候矣。若治四五六十日外之暑湿，每逢第五日或第十日解。解之先一日必有凉汗，素有治暑薄名，伎俩不过如是，可谓纯盗虚声。

痦　子

绍兴谓之痦子，苏州谓之沙子，其实皆风，感肺分。叶天士先生云：即属风感肺分，与发疹治法一样耳。当按四时法治之。在冬令发痦，当用冬温法；夏时用暑风法；秋时用秋燥法；春时用风温法，则当用辛凉法，甘寒法，薄荷、连翘炒、大力子、桔梗、生甘、苦杏仁、麦冬、石膏、知母、玉竹、沙参、细生地、象贝、橘红、金银花、酒黄芩、冬桑叶。或大便作泻，加淡渗法，则生米仁、茯苓，又炒银花最妙。或火盛，则羚角、犀角、丹皮、焦栀子，或用苇茎汤、白虎汤，夏秋用，冬春断不可用桂枝、白虎、竹叶石膏汤，或又加蔗浆、梨皮，各因其轻重而用之。又有入心营则犀角地黄汤，加紫雪或至宝丹。大抵初起大便水泻者，不必服药。大便燥结不通，谓之闷痦，最危。俗法用西湖柳，性热，《温病条辨》大忌之也。至棉丝绵、樱桃核，不知出于何书。儿科用之可笑也。道光癸卯间五月考时，考客患痦，儿科用桂枝无不鼻衄。予用辛凉合甘寒无不即愈，而竟不用西湖柳。可见叶法不误人。又若初见怕冷，加荆芥亦可，（荆芥性温，怕冷是寒。）有寒邪故可用。余每用白蔻壳，以躯壳病，故用壳药，去壳寒也。若初起作呕，大力子易于作呕，用之呕更甚。然《内经》在上者，因而越之，风痰呕出，瘟疹出透矣，何妙如之！若怕其呕，加白蔻仁八分，即不呕。又本草，大便泻者，大力子禁用。以大力子能作泻也。然瘟子出，泻者不药可愈，愈泻愈妙。又瘟后水泻，亦不碍，用甘寒复以淡渗，加银花炭最妙。误用温热乃参术，必危，最怕吐血。

《医病简要》终

医阶辨证

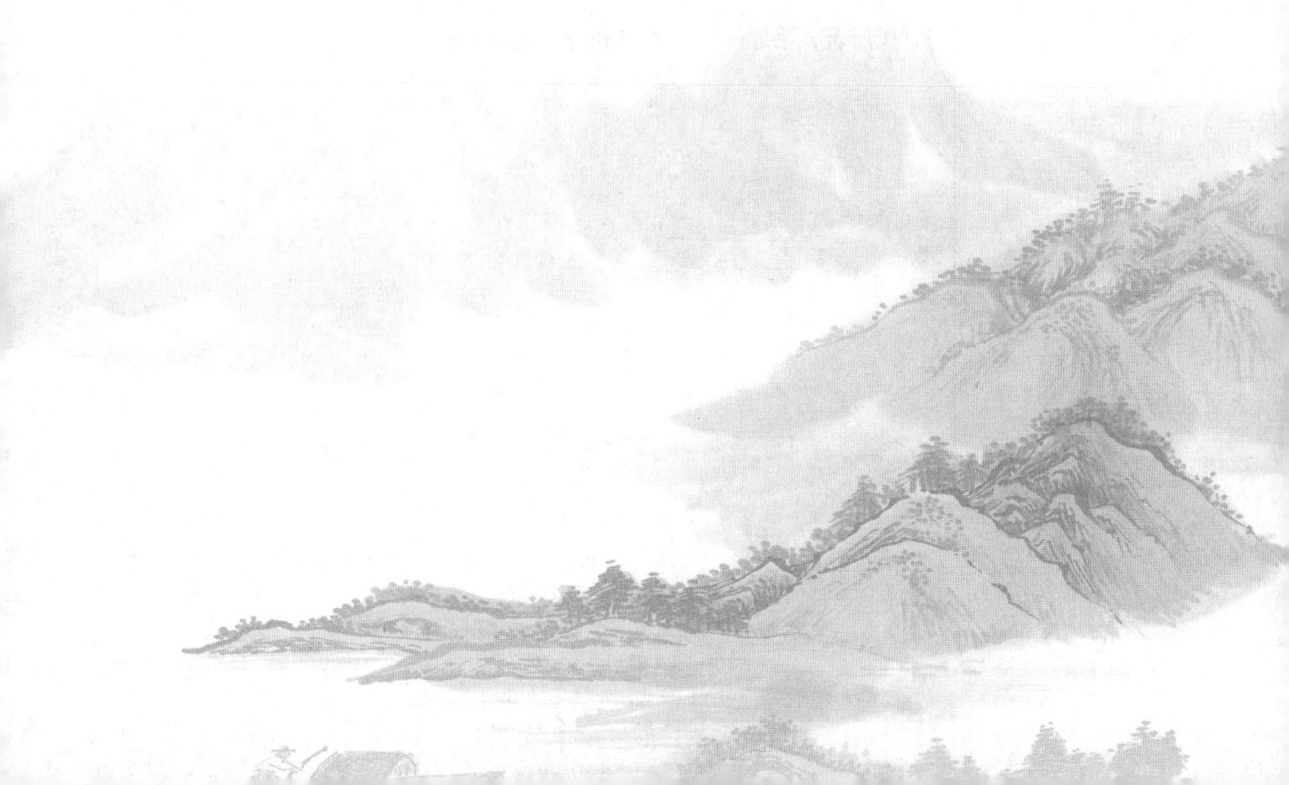

内容提要

　　《医阶辨证》一卷，为清嘉庆御前太医汪必昌所著。凡内外证候之有病状相同而原因或异者，无不详辩明晰，读之堪助。临诊之机，世鲜刊本曩岁裘君吉生向徐石生先生价购抄稿，题曰《医学辨证》卷上。明徐升诚斋辑，后学汪必昌重订。因其无下卷，而又于原抄本题签处字迹挖补，无从考证。嗣经永嘉薛君立夫录寄一本，知确为汪氏所著，书原一卷，爰特刊行以公同好。

序

予读历代名医诸书，其立言广发前贤之未备，足开后人之学术，各逞家技不一而足。分门别类，寒热消补而治之，不为不详悉矣。以予察之，然犹未尽善也。盖有门类，而无指引。譬如一室之内，非止一家，一家之内，非止一门，临于疑似之际，存乎其人之摸索。业斯道者，智者能有几人？智者能明而愚者即昧矣。岂非前贤之过欤？故曰：症候不明，悉入迷路；经络不明，盲子夜行。李士材曰：天下皆轻谈医，医者辄以长自许。一日临疑似之证，若处云雾之中，不辨东西南北，几微之际，息杀人矣。予辑斯集也，简而明浅，而易使学者察而精之，则临疑似之症，即有下手处。一定不可移，再用前贤诸方。虚者补之，实者泻之，寒者温之，热者清之，如鼓应桴，不致疑误，而病者不致含冤于地下。此予之所大欲也。故名之曰《医阶辨证》云。

嘉庆庚午夏月御前太医新安燕亭氏汪必昌题于都中观光堂

目　录

医阶辨证

清太医新安燕亭氏汪必昌辑著

温州薛显名立夫录存

绍兴裘庆元吉生校刊

猝中暴厥辨

猝中者，忽然昏倒，如被射然，故曰中。盖有风中、寒中、暑中、湿中、恶中之五者，此皆因外来之邪而得之。暴厥者，忽然昏倒，如颠蹶然，故曰厥。盖有气厥、血厥、食厥、蛔厥、痰厥之五者。别如癫痫、郁冒、脚气诸病，亦暴然而厥者，皆因里气上逆而得之。风中之状，猝然昏倒不知人，面赤身热，恶风自汗，甚者牙关紧急，痰涎潮壅，脉浮盛，甚则沉伏。寒中之状，猝然昏倒不知人，口噤，身强直，厥逆，恶寒无汗，脉浮迟或沉微，严寒时得之。暑中之状，猝然昏倒不知人，面垢，冷汗出，手足微冷，或吐或泻，或喘满，脉虚大或弦迟，盛暑时得之。湿中之状，猝然昏倒不知人，关节重痛，浮肿喘满，腹胀烦闷，脉沉缓或沉细，久居水湿地得之。恶中之状，猝然昏倒不知人，手足逆冷，肌肤栗起，头面青黑，精神不守，口噤或错误妄言，脉浮大而疾，吊死问病，入朝登冢，夜行广野时得之。

猝然倒后见有喑（因哑也）痱（肥，小肿）、偏枯、㖞（歪不正也）僻之症即为风。或曰火曰气曰温，必挟有风始为诸证。五者初时昏倒，其状皆同，但中风者，随显面赤、身热、自汗之风证；中寒者，随显厥逆、强直之寒证；中暑者，随显面垢、冷汗之暑证；中湿者随显重痛、浮肿之湿证；中恶者，随显头面青黑、肌肤栗起之恶证。迥然不同，可辨而知。

暴厥五证辨

疾厥之状，忽然颠蹶不知人，痰涎壅上，响如曳锯，声在咽中，脉浮滑或沉。气厥之状，忽然颠蹶不知人，身冷，无痰涎，轻者扶起则苏，气口脉微数或沉迟。血厥之状，忽然身不动，口不能言，恶闻人声，脉如故，妇人有之。食厥之状，醉饱后忽然厥逆，口不能言，肢不能举，气口脉紧盛。蛔厥之状，忽然昏厥，随见心腹绞痛，面青，口吐涎，必带唇红，面有白斑。按：诸厥皆无口噤。

五者皆内因也。一时厥气上逆，初病皆相似，随显本症，皆有明辨。外此有癫痫，亦忽然仆倒，手足搐搦，喉中作声，少顷自苏。有郁冒者，妇人产后，恶露上冲，亦忽然昏眩不知人。有脚气者，厥气上逆，死于顷刻，与诸厥殊异。

中风类中辨

风中之状，猝然仆，不省人事，口噤涎潮，身热自汗，恶风，中后见喑痱偏枯，喝僻痹痛诸证。火中之状，猝仆不省人事，口噤涎潮，内外皆热，不恶风，自汗，中后或见口喑偏枯，喝僻痹痛诸证。湿中之状，猝仆不省人事，口噤涎潮，身不甚热，中后亦见口喑偏枯，喝僻痹痛诸证。

古云中风者，谓八方风邪中人也。火中者，即刘河间所谓心火暴甚，忽然勃发而昏仆无知也。湿中者，即朱丹溪所谓湿生痰，痰生热，热生风，风痰上壅，故亦猝然无知也。三者内外之因不同而病相类，故曰头中风。然中风者，其人表虚，外为风邪所中，直入脏腑，鼓痰火而作，是风为本而痰火为标。火中、湿中二者，乃痰火内动而生风，是湿痰与火为本，而风为标。治应不同。三者之证相类，有可辨者。在风则身热自汗；在火则内外皆热而不恶风，无汗；在湿痰则痰盛而身不热，以此而辨之。二病中后，随显脏腑之中证者，是必外挟风邪，而作与中风相似一类，故名之曰类中风。

口噤涎潮风异辨

口噤者，牙关紧急也。涎潮者，痰涎上壅也，惟风痰证有之。如火中、湿中，亦有其证，必兼外中风邪而后作，故曰类中风。若无上等证，则不得以风治也。

中寒、中恶，但口噤而不涎潮。痰厥涎潮而不口噤，诸厥者无此症。

诸喑证辨

风中脏者，心神昏昧而不能言，但噫嘻作声。风痰者，舌本强硬而不能言。

风热者，舌从大满口而不能言。寒中三阴者，舌短缩而不能言。内虚者，语言蹇涩而不明。劳嗽者，真气极不能上通心

肺，语声不出。亡血者，三阴脉虚而不能作声。叫号失音者，风入会厌，而不能开阖作声。咳嗽失音者，痰壅肺孔而不能出声。舌喑者，喉中有声而舌不能转掉言语。喉喑者，喉不出声而舌能转掉也。在外者风寒，在内者热、痰、虚也。

半身不遂手足不随
麻木不仁痿躄弹曳辨

半身不遂者，或左或右，半体顽麻，肢节拳曲，而不直遂，在左为瘫，在右为痪。

手足不随者，手足痿罢而不随，或软弱无力。麻木不仁者，肌肉顽痹，搔之不知痛痒。痿躄者，下体筋骨懈弛，机关不束，行则蹩而不正。弹（朵）曳者，弹肩而曳行。

半身不遂即偏枯也，四肢不随即痪也，麻木不仁即着痹也，弹曳亦痿之类也。

偏枯三证辨

风偏枯，手足拳挛动摇而痛；火偏枯，筋急不能伸，肌肉枯燥；湿偏枯，手足拳曲，肉胕痿约。

振动为风，燥急为火，肉胕为湿。

喝僻五证辨

风中喝僻，口目牵引而蠕动，筋脉弛长，不喝过为病。湿中喝僻，口目牵引而不急，筋脉弛长为病。寒中喝僻，口目牵引而紧急，厥逆，筋脉短缩为病。风痛喝僻，口目牵引，喝过如故。无猝仆风湿诸证而喝僻，属风痰上壅，不治将为痰厥。

冬令外伤七证辨

太阳伤寒，其状头项强，腰脊痛，无

汗而恶寒，尺寸脉浮紧。两感伤寒，其状头项强痛，见太阳证，又见口燥舌干之少阴证，表里阴阳并传。夹食伤寒，其状头项强痛，又腹满，噫臭吞酸，人迎气口并脉大。劳力伤寒，其状汗出无力，腰膝酸疼，困怠，脉浮濡。

四者皆阳证伤寒也。太阳外伤两间阴凝之气，正伤寒也。两感伤寒，阴阳并伤，不必治，不治症也。夹食伤寒，或外感寒而后内伤食，或内伤食而后外伤寒。先者为本，后者为标。劳力伤寒，因劳伤而受寒。劳为本，寒为标，皆重证也。

三阴中寒，腹满痛，吐自利，恶寒厥逆。或厥逆下利，但欲寐，心烦，或舌卷囊缩，二便利，巅脑痛，吐沫，厥逆而利，脉沉微。猝中寒，身仆倒地，口噤强直，或口㖞目斜，脉细沉。

二者阴证伤寒也。三阴寒证多端，病只在本经而不传变，猝中昏仆，由寒邪直入三阴之脏，即阴寒之甚者耳。

冬温之状，头痛、身热、咽干、心烦、咳嗽、痰唾稠黏，比户皆然。

伤寒、中寒，冬令时病也。冬温，冬应寒而反热，不时病也。

春令外伤七证辨

太阳中风，其状头项强，腰脊疼，发热，自汗，恶风，脉浮缓。伤风之状，头痛，身热，咳嗽，鼻塞，声音重，涕唾稠黏，脉洪大。风温之状，身灼热，自汗，鼻鼾，身重多眠，语言难出。春温之状，先热后寒，作止有时，脉紧涩。大头瘟之状，头面焮肿而赤痛，憎寒壮热，脉阳濡弱阴弦紧。感冒风寒，其状如太阳证，头项腰脊痛，恶寒无汗。

太阳中风，风伤卫，故恶风自汗，与寒证异。伤风，风为春病，咳嗽，鼻塞，身重，风壅于肺也。风温，自汗风也，身灼热温也。春温，冬伤于寒，不即发，至春气温而后发，故身热口渴而成里热之证，即晚发伤寒也。温疟，亦冬寒春发，重感温气，故先热后寒也。大头瘟，乃风寒湿三气蕴结为毒，而发于三阳也，不独春时见之，而春病为多。感冒风寒，即三时伤寒也。在春分前得者，仍与正伤寒同治，阴寒已退而有太阳病，则宜以风治。

夏令外伤七证辨

夏热病，其状头痛，身壮热，大恶热而渴，脉阳洪数阴实大。伤暑之状，头痛发热，面垢自汗，背微恶寒，身体不痛，脉芤或细或弦迟。中暑之状，猝然仆倒，面垢身微冷，冷汗出，脉虚大。中热之状，头痛躁越，汗大泄，烦渴，口齿燥，脉实大。

湿温之状，发热甚而恶寒，胸腹闷，妄言，自汗，两胫逆冷，四肢倦怠，脉寸软弱尺小急。感冒风寒，状如太阳证，或有汗或无汗。温疫之状，头痛，身形拘急而痛，恶寒无汗，脉阳软弱阴弦紧。

先夏至日为热，热者冬伤于寒，久郁，至夏而发，故壮热，大恶热，成内外皆热之证，即晚发伤寒也。后夏至日为病暑。暑者，阴邪外覆，阳气内郁，不得发越，故发热而背恶寒，即夏之寒病也。中暑即伤暑之重者，暑中心肺之脏，故猝仆不知人，如中风也。中暑者，阴寒覆于外，夏病之阴证也。中热者，阳热乘于内外，夏病之阳证也。此暑热二证之辨也。夏令，天之暍气盛于上，地之湿气盛于下，两间之热气盛于中，中热者，暍热二气为病。湿温者，湿热二气为病也，此中热、中湿之辨也。感冒风寒，外伤凄清之气，见太阳证者是也。若不身痛、不恶寒而有汗，则为伤暑，非伤寒也。瘟疫者，非时之气为病，若非长幼比户同病，则亦不得以为疫也。

秋令外伤三证辨

伤燥之状，便溺涩少，津液枯涸，筋脉干劲，皮肤皱揭，脉细涩。寒热疟，或先寒后热，或先热后寒，或有汗，或无汗，或日作，或间日作，或三日一作，然必止作有时，脉多弦。感冒风寒，头项痛，或身痛，或有汗，或无汗，脉浮紧。

秋令燥气流行，有病燥者，时气为病也。白露以前，暑气未退，有病如暑热证者，当从夏令治之。霜降以后，有病如太阳证者，即伤寒也。如冬令治之疟病，始于夏暑，重感秋气而作。经曰：夏伤于暑，秋为痎疟是也。

温疫三证辨

寒疫之状，身形拘急而痛，恶寒无汗。温疫之状，头痛身热，咽干心烦，涕唾稠黏。湿疫之状，头重痛，项强，一身尽痛，憎寒壮热，肢体腑肿，胸腹满胀。

疫者，非时之气为病，比户长幼皆同病者是也。夏病寒疫，状如太阳伤寒；冬病瘟疫，状如伤风；湿气流行，状如中湿，但以病相袭染则为疫。（立按：瘟疫气从中蒸，达于外，病即有臭气触人。）

暑霍乱寒霍乱二证辨

霍乱吐利，肢冷烦躁，是中暑证。霍乱吐利，头痛发热，是伤寒证。

吐利证辨

霍乱之吐利是外感挟内伤证。无霍乱状而吐利是单内伤饮食证。

四时疟十二证辨

牝疟，但寒不热，无汗寒栗，头痛，病属太阳；瘅疟，但热不寒，烦热自汗，病属阳明；风疟，先热后寒，恶风自汗，头疼，属少阳；湿疟，先寒后热，身重呕逆，病属太阴；痎疟，寒热间日一作，或三日一作，缠绵不已，病属少阴厥阴。

五者皆属外感，六经受病之不同。

痰疟，寒热往来，膈满不思食。食疟，寒热往来，饥不欲食，食即中满欲呕。瘴疟，寒热狂躁或喑不能言。疟母，腹胁有形块，饮食阻滞。

四者，皆由先外感暑湿，复有内伤积痰停食，蓄血留饮而成。

疫疟，寒热有时，长幼并作，比户皆同，得之天时。劳疟，寒热不甚，倦怠少气，微劳即作，得之劳倦。温疟，先热后寒，头痛，发于春时。

诸疟皆发于夏秋。唯温疟发于春，由冬伤于寒，而春后伤于温气而作也。

伤饮证辨

伤饮酒，头痛身热，口渴而呕逆，溺色赤。伤饮茶水，腹满冷痛，小便不利。

酒者，湿热，故伤之身热、口渴、溺色赤。茶水为寒湿，故伤之腹冷痛而不身热口渴。

伤食食伤脾胃辨

伤食，食多停滞，膈塞呕逆，咽酸噫

臭而恶食。食伤脾胃，饥饱不匀所致气倦、畏食、口不知味。

伤食者，食滞中脘，不能消化，则有膈塞、呕逆等证。若因饥饱失时，损伤中气而为病，是胃脾受伤而不能克化饮食，而不食故无膈塞噫臭诸证。

恶食不能食饥不欲食三证辨

恶食，心下痞满，见食恶食，甚则恶闻食臭。不能食，心下不痞满，自不能食。饥不欲食，心下自不嗜食，若饥状。

饥饱伤中劳役伤中辨

饥饱内伤之状，头痛，气喘少气，寒热困倦，手按心口痛，脉右关损弱，惟显脾脉大而数时一代。劳役内伤之状，头痛，气喘少气，寒热困倦，手按心口不痛，右关脉大而数时一代而涩。

饥饱伤中、劳役伤中，其证多同，但按之心口痛者，饥饱伤也。按之不痛者，劳倦也，脉亦少异。

外伤内伤辨

外伤有余之症，寒热并作，语声重浊，前轻后重，高厉有力，腹中和，口知谷味，手背热，手心不甚热。内伤不足之证，寒热间作，口鼻中气短，少气不足以息，困倦，语言前重后轻，气不相续，腹中不和，不知谷味，手心热，手背不甚热。

内伤、外伤，形证殊甚。外伤所见，皆表证；内伤所见，皆里证。外伤脉见人迎，内伤脉见气口，殊别。

内伤脾胃内伤肝肾辨

内伤脾胃之症，发热恶寒，热发肌表，

扪之烙手，口鼻中气不足以息，语言气短，腹中不和，不知味，心下痞，满闷，二便不调，脉见气口大而数。内伤肝肾之症，骨蒸蒸然热，或潮热，心怯气短，夜多盗汗，气不降，痰涎上逆，昼少精神，眼花耳鸣，脉浮大而虚。

饥饱劳役过度，损伤脾胃之阳，故显证皆阳虚。房劳过度，损伤肝肾之阴，故显证皆阴虚，即最易辨者。阳虚热，午前潮，午后止；阴虚热，午后潮，夜半止。阳虚脉见右关，阴虚脉见二尺。

虚损劳伤极辨

虚者，气血不足也。气虚则阳虚表虚。血虚则阴虚里虚。损者，虚甚，五脏有亏损也。肺损，皮聚毛落，面色白夭；心损，惊悸健忘，色不荣；脾胃损，饮食少进，不能克化，倦怠；肝损，目暗爪枯，筋不荣；肾损，漏精遗浊，腰膝痿弱。劳伤极者，形劳则伤肺，甚则气极，皮毛焦津液枯，乏气喘息，神劳则伤心，甚则脉极。咳而心痛，咽肿喉中介介如梗。愁劳则脾伤，甚则肉极，四肢困倦，不思食，肌肉削瘦。罢劳则伤肝，甚则筋极，肢挛，指甲疼，转筋；房劳则肾伤，甚则骨极，面黑，腰脊痛，气衰，毛发枯；精极，阴寒精自出，齿弱，核小，视听已卸。

头痛寒热内外十五证辨

太阳伤寒，头项腰脊痛，恶寒而无汗，初无热。太阳中风，头项强痛，发热自汗而恶风。三阴中寒，身冷，恶寒而不头痛，发热。晚发伤寒，头痛身壮热，不恶寒而恶热。伤风，头痛发热，恶风自汗而咳嗽，鼻塞声重。风温，身灼热自汗，多眠而不头痛。湿温，身热自汗，恶寒而胫逆冷，腹冷而不头痛。伤暑，头痛发热，但背微寒。中热，头痛身躁热，汗大出，大恶热，不恶寒。瘟疫，头痛身热，或恶寒，或恶热，比户同病。疟，寒热，或单热单寒，或头疼，或不疼，但作止有期。

内伤饮酒，头痛身热而口渴呕哕。内伤食头颅痛，胸腹胁热，噫臭恶食。

内伤劳倦，头不甚痛，恶小风寒，有时烦热，口不知味。虚劳，骨蒸热或潮热，或恶寒，或有汗，而不头痛。

凡内外之伤，皆有头痛、寒热之证。所可辨者，外伤头痛不止，止则其病愈，或传变为别证。内伤头痛，作止无时。外伤发热而恶寒，寒热并作。内伤蒸热而畏寒，寒热间作迥然不同。

真热假热辨

伤寒内传阳明，躁热渴饮，舌苔黄或焦黑有芒刺，脉洪盛。内伤血虚，肌热躁热，困倦，口渴引饮，目赤面红，脉大而虚，按之全无。内伤阴虚发热，烦渴引饮，面目赤，舌生芒刺，唇黑裂，喉间如烟火上冲，手足心如火燎，痰壅喘息，脉洪数无伦次，按之微弱。

三者之证相似。但阳明热实之证，脉洪大按之有力；而血虚之脉，无洪大，按之全无；阴虚之脉，虽洪数按之微弱，实虚之辨在此。

阴分潮热三证辨

阴虚潮热，午后潮，夜半止，其热下体甚。血虚潮热，遇夜身微热，早起如常，其热胸胁甚。大肠有宿食潮热，入暮作，平旦止，其热大腹甚。

痰食潮热辨

痰饮潮热，胸膈壅塞，背心痛。伤食潮热，胸膈痞闷，心口痛。

按：脾胃之俞在背，膈有痰饮，气不得输转，故背心痛。胃在心下，食伤胃，故心口痛。

心烦内外证辨

外邪内入，心烦不得眠，或呕或渴，或不利。内因火动，心烦卧不安，或头痛气短，或心忡口燥。

在外为有余，故所见皆实证；在内为不足，故所见皆虚证。

恶寒反恶寒辨

伤寒恶寒而无汗。郁火反恶寒而有汗。

寒邪在表则表实，故无汗。火郁于内，则里热而表虚，故有汗。

背恶寒三证辨

太阳伤暑，背恶寒身热，口渴有汗。阳明燥热，背恶寒大汗出，口中渴。心下有痰饮，背恶寒冷如冰，而无汗。

内外以有汗、无汗辨之。暑为热，又以有汗而冷，大汗热辨之。

振栗五证辨

汗后心动摇，肉𥆧筋惕，心下悸。阴寒身冷，振振欲擗地。振寒，遇炎暑，噤栗如丧神守。牝疟，作战栗鼓颔，但寒不热，无汗，作止有时。颤振，筋脉约束不住，而不任持，身体动摇。

五者皆有明辨。汗后振振汗多，亡阳

也；身冷振振，阴寒胜也；牝疟寒栗，邪与正争也；炎暑禁栗，炎郁于内也；颤振动摇，风火乘虚也。

寒热八证辨

伤寒少阳证，寒热往来，胸胁满而耳聋。外伤露风，寒热交作。风热内入血室，寒热发作，有时谵语。阴阳相胜，发热而恶寒，口干，心烦，肢节疼。饮食伤脾胃，寒热并作，腹满恶食。经络有痰饮，寒热间作，往来无定期。虚劳，夜发寒热，困怠少气。疟，寒热作止有定时。

八者皆有明辨。少阳传经必口苦舌干。露风寒热交作。热入血室必值亡血之时。阴阳相胜由脾热胃寒之不和。饮食伤脾胃则寒热间作。痰饮寒热作止不定。虚劳寒热必发于阴分。疟，寒热先后，作罢有时，可辨。

阳厥阴厥热厥寒厥辨

阳厥，内热外寒，手足虽冷而指甲温。阴厥，内外皆寒，厥逆。热厥，热从足下起，上至膝。寒厥，寒从足下起，上至膝。

阳厥，阴厥在外皆冷。厥逆，冷也。热厥是热，寒厥是寒。厥，下气上逆也。

六郁为病辨

气郁生病，胸胁痛，或喘咳少痰沫，或肺胀咽塞如欲呕，或心下攻走，痛如针刺，或心中痞闷而噫气。血郁生病，上为衄血，下结阴下血。痰郁生病，痰厥，声在咽间，或喘息，喉中有痰声，或为梅核气，咽嗌不利，咯不出，咽不下，或吞酸，或嘈杂，或呕，或哕，或嗳气。食郁生病，噫酸噫臭，或腹满不欲食，或腹疼欲呕。

湿郁生病，周身走痛，或关节重痛，遇天阴则作。热郁生病，目瞀，小便赤，或狂越躁扰，或噤栗如丧神守，或喉闭，或耳鸣，或重舌木舌。

六郁为病多端。凡病之久而不已者，皆郁也。

郁痞证辨

郁者，胸中滞而不通中，脏气不平，六腑传化失常而然。痞者，心下痞而不通泰，由脾之湿，上乘于心，与热合而为痞。

痰生百病八证辨

痰因风而生者，病在肝，其面青，四肢满闷，（满闷二字可商。）便溺秘涩，心多躁怒，变生病为瘫痪，为喎僻，为掉眩呕吐，为暗风闷乱，为风痫搐搦。痰因热而生者，病在心，其面赤，烦热心痛，唇口干燥，多喜笑，变生病为头风，为烦躁烂眼，怔忡懊憹，惊悸癫厥，喉闭咽肿，口疮舌糜，重舌木舌，耳作鼓声，牙痛腐烂。痰因湿而生者，病在脾，其面黄，肢体沉重，嗜卧，四肢不收，腹胀而食不消，变生病胁下注痛，四肢不举，恶心呕吐。痰因气而生者，病在肺，其面白，气上喘促，悲愁不乐，洒淅寒热，变生病头痛眩晕。身疼走注攻刺，咳嗽哮喘。痰因寒而生者，病在肾，其面黑，小便急痛足冷，下多恐怖，变生病为骨痹，四肢不举，气凝刺痛，心头冷痛，背冷一块痛。痰因惊而生者，病在心胆，时惊骇，心包络痛，变生病为惊、痫、狂、癫、厥。痰因酒食而生者，病在脾胃，饮酒即吐，腹满不食，口出臭气。痰因脾虚而生者，食不美，反胃呕吐。

饮生诸病五证辨

饮留于上，喘，咳嗽，短气不得卧，时呕清水，或酸或苦，头目眩晕，面目胕肿，胸中结满。饮留于中，喘不得卧，卧则喘，胸满呕吐，肠鸣有声，渴，饮入即吐，胸中瘥，食易消。饮留于下，脚胕肿，阴囊肿，大如斗。饮留于外，身肿注痛，咳唾引胁痛，通身洪肿，水瘥皮肤，聂聂而动，行则濯濯有声，喘咳不定。饮留于内，腹中满而肿大，四肢亦肿，按之凹。

痰，精液所生也。饮，水饮所化也。留之为病多端。凡病不可名目者，痰饮病也。

痰饮涎沫辨

稠浊为痰，津液凝聚。清稀为饮，水饮留积。绵缠为涎，风热津所结。清沫为沫，气虚液不行。

咳嗽分证合兼证辨

肺生燥，干咳，有声无痰。肺中发咳，频多痰唾少。肺旺，喘咳上气，胸膈壅满。

咳为气病，咳而声微无力为虚，声高有力为实，身热口燥为热，身凉口不燥为寒。嗽而不咳，有痰无声。饮气喘嗽，胸膈满，痰唾多，喉中作水鸡声。

嗽因痰饮出于脾胃，而不动肺，故不咳。风咳嗽，痰唾稠黏，喉中痒，鼻流清涕。

暑热咳嗽，唾沫，口中渴，喘急烦躁。湿热咳嗽，胸满身重痛，小便不利。燥气咳嗽，口中燥，咽干，痰涩少，身热。寒咳嗽，喉中紧，声嘶，畏冷无汗，鼻流清涕。

内伤咳嗽，厥气上逆，骤咳，连声不已，唾痰少。伏火咳嗽，连续不止，身常热，痰唾多。肺伏寒热咳嗽，唾涎沫，遇乍寒乍热皆作。房劳阴火咳嗽，逆气里急。肾气上逆咳嗽，烦宛（音软），自觉气从下上，动引百骸。虚劳咳嗽，咽干疼，出痰或浓或淡，或时有血。肺胀咳嗽，喘而上气，胸膈壅满。肺痿，咳唾涎沫，液燥而渴，心中温浸。肺痈，咳引心中疼，涎唾臭，或吐脓，心中甲错。

内伤外伤皆令人咳嗽。内为虚，外为实。

喘哮短气三证辨

喘，但呼而不能吸，出而不纳也。哮，呼吸不能自由出纳，留滞也。短气，下气不上续，能吸而不能呼，纳而不出也。

喘上气二证辨

喘之状，促促气急，喝喝痰声，甚者张口抬肩，摇身撷肚，而不能自己是也。气上冲之状，咽不得息，喘息有声，不得卧者是也。

喘由肺气上壅，气上冲由冲脉厥逆。

短气少气二证辨

短气，气短而不能接续，作呻吟声。少气，气少而不足以言以动。

吐食反胃二证辨

吐食，食入即吐，食刹即吐。反胃，朝食暮吐，暮食朝吐，再食而吐出前物。

呕吐哕三证辨

呕，有声有物，所出是痰水。吐，有

物无声，所出是食物。哕，即干呕，有声无物。

嗳气呃逆二证辨

嗳气，即意（慨）气，胸中气郁而不伸，嗳而出之。呃逆，即呃忒，其气自下而上，反而作声。

噎膈膈咽不通三证辨

食不得下咽曰噎。食不下膈曰膈。膈咽之间，阴阳之气不得升降，曰膈咽不通。

走哺关格辨

走哺，呕逆不禁，二便不通。关格，饮入则吐，下不得小便。

走哺由下不通，浊气上冲，而饮食不得入。关格由上下阴阳之气倒置，上不得入，下不得出。

噎膈反胃三证辨

食入咽，即反出，曰噎。食下咽入膈，少顷反出曰膈。食下膈入胃不反，及再食三食而反出曰反胃。

嘈杂心瘥辨

嘈杂之状，心悬悬如饥，似痛非痛，得食暂止。心瘥之状，心中热郁不安，似痛非痛，痛得食易消。

嘈杂懊憹烦躁三证辨

嘈杂之状，心下扰扰不安，思食，得食暂止。懊憹之状，心下热，如火灼不宁，得吐则止。烦躁之状，心中扰乱而愤激，兀兀不安，得吐则止。

嘈杂由肝木乘土，得食以禀之。懊憹、烦躁，由邪热内陷，心火不宁，得吐以安之。

心下痞胸痹胸痛三证辨

心下痞，心下满而不痛。胸痹，胸中满而痛。胸痛，胸中痛而不满。

水肿气肿二证辨

水肿之状，肿而胕，按之有深凹，怔忡喘息，皮薄色泽，四肢胸腹皆肿。气肿之状，腹独肿，按之不成凹，皮厚色苍，胸胁膹胀，四肢瘦削。

水肿水胀辨

水肿之状，或先足跗肿而上，或先眼窠肿而下，或面目足跗一时并肿，渐至于胸腹，甚者外肿而内胀。水胀之状，先腹内胀而后外亦大，渐至四肢亦肿。

水胀气胀血胀谷胀四证辨

水胀，腹大，四肢渐肿，皮肤内辘辘有声，怔忡喘息。气胀，腹独大，四肢不肿，胸肋满，频叹气。血胀，腹内有形块，外有青紫筋，小便自利。谷胀，内有形块，痞闷停酸，早食，暮不能食。

水胀，水饮流溢而成胀，即肤胀也。气胀，七气膹郁而成胀，即臌胀也。血胀，妇人经血不行，夹水而成胀，即血分也。谷胀，饮食留积，渐大而成胀，即食积也。

中满如胀辨

中满者，腹内满而外肿大。如胀者，胸腹自觉常满，外无胀形。

中满者，实满也。如胀者，不满也。

内伤发黄外伤发黄辨

外伤发黄，邪热入里，不得发越而发黄，其病皆实。内伤发黄，饮食湿热，积不得解而发黄，其症多虚。

疸黄二证辨

疸病，面目齿甲昏黄，黄而明，暴病也。黄病，但病身面黄，黄而晦，久病也。

五疸证辨

黄疸，遍身热而黄，面目黄，食已即饥，安静嗜卧。酒疸，身目黄，小便黄，腹如水状，足下热，时欲呕。谷疸，遍身黄，食谷不消，食已即眩，心中懊恼。女劳疸，一身尽黄，额上黑，大便黑，应作黑疸。黄汗，汗出如柏汁，身热，足冷，四肢肿。

黄肿疳黄血黄辨

黄肿，身面黄而腑肿，俗曰内胖。血黄，脱血而黄，枯萎无血也。疳黄，身面黄而不肿，痿弱，腹内有虫，即食劳发黄。

癥瘕痃癖四证辨

食癥，腹内坚实，按之应手。血瘕，在少腹及左胁下，假物成形，无常处。气痃，在脐左右肌肉间，条长紧急痛。痰癖、饮癖，侧在两胁隐僻处，不可见。

盖此四证，内伤气、血、痰、食，留着而成积也。

五积辨

肝之积曰肥气，在左胁下，如覆杯，有头足。肺之积曰息贲，在右胁下，大如覆杯，气逆背痛。心之积曰伏梁，起脐上，大如臂，上至心之下。脾之积曰痞气，在胃脘，如覆盆，痞塞，饥减饱见。肾之积曰奔豚，若豚奔状，自少腹上至心，或上或下无时，饥见饱减，少腹急腰痛。

肥气者，肝之留血。息贲者，肺之滞气。伏梁者，心之郁火。痞气者，脾之湿气。奔豚者，肾之水寒。脏之气与外之淫邪合而为病也。此五脏之邪自为积也。

积聚辨

积者，停积不散，按之坚而不移。聚者，忽聚忽散，推之移动不定。

积，即癥、瘕、痃、癖之为积也。聚，气聚而未成积也。

诸积兼见证辨

食积，腹满醋心。酒积，目黄口干，痰积涕唾稠黏。涎积，咽如曳锯。水积，足胫肿满。气积，噫气痞塞。血积，打扑衃瘀，产后不月，少腹腰胁有形块。癖积，两肤（即胁下）刺痛。

息贲息积辨

息贲在右胁下，大如覆杯，气逆背痛。息积右胁下满，气逆息难。

息贲已成积也。息积未成形也。二者皆肺气成病。

新血衄血蓄血辨

新血，血出新鲜。衄血，血出污蔑。蓄血，血蓄胸腹，内结满痛。

血色辨

血色鲜赤是新血。血紫黑成瘀，是因热而污。血黑暗成块，是因冷而瘀。

口中出血诸证辨

咳血，咳而出血，如丝缕，出肺络。咳，血，不咳痰中带血，出于脾脉。咳唾血，咳而唾出纯血，出肺肝肾三脉。咳嗽唾脓血，身热、咽痛、上气，其病为肺痿。咳唾脓血痰，如糯米粥，胸中隐隐痛，其病为肺痈。咯血，咯甚血少，如针末，出于肾之脉。呕吐血，或多或少，或鲜赤，或污蒌，出于胃之脉。

鼻衄血二证辨

鼻出血少，自脑，下出自肺脉。鼻出血多，来鼻而下出于胃脉。

溲血淋血辨

溲血，溺出血，利而不痛。淋血，溺出血，痛而不利。

下血诸证辨

肠风，先血后粪，血清鲜，出于胃经。脏毒，先粪后血，血污浊，出于脾经。结阴，即肠风脏毒，久而不已，已而复作，出脾经。肠癖，水谷与血，另作一派，如溃桶涌出，久则为痔，患也。血痔肠头有疮，因便而出血。暑毒下血，夏月下鲜血，将成肠癖。酒毒下血，酒过于多，下血污浊，久则为痔。

外痛证辨

风痹，抽掣痛，走注不定。寒痹，绌急，痛甚拘挛。湿痹，重着痛，麻木不仁，胕肿。

热痹，满闷痛，身烦热。痰饮痹痛，牵引走注。瘀血痛，如锥刺，日轻夜重。滞气痛，延上下，郁闷不安，日重夜轻。

内痛证辨

寒痛，悠悠不止，喜热恶寒，痛下延。热痛，紧急作辍，喜凉恶热，痛延上。虚痛，隐隐不甚，喜以物拄按，二便自利。实痛，满闷瘅渴，内实不大便。郁气痛，如针刺，攻走上下。酒积痛，泄黄沫，口渴身热。蓄血痛，口作血腥，饮水则呃，一点痛，不行移。痰饮痛，去来无定，发厥时眩晕，吐白涎及下白积。虫积痛，面白斑，目无精彩，唇红，食即痛，痛后能食，口吐清水，腹有青筋。食积痛，手不可按，不能食，痛甚，欲大便，痛随利减。

头痛分经辨

太阳巅顶连项痛，抽搐为风，挛急为寒，重坠为湿。阳明额显痛，目痛鼻干为燥热；胸膈亦痛为伤食；痛而晕，喜热按，为阳气不升。少阳耳中，痛起连耳，上及额角，为风热；鱼尾痛而上至额角，为血虚有火。厥阴脑中痛，吐沫，或脑痛齿亦痛，并为寒脑痛，不可已，为肾气厥逆；脑尽痛，手足寒至节，死不治。

太阳寒水之经主表，其痛为外入风寒暑湿之邪。阳明燥金之经主里，其病为燥热。少阳相火之经主表里之半，其病为寒热。厥阴风木之经与督脉会于脑，在脑属少阴寒水，其病为阴寒，内外之邪皆得犯之。

厥气痛辨

肝厥，头痛，严寒喜风凉，见烟火则作。肝厥，心痛甚，烦躁而吐，身热足寒。肾厥，头痛巅脑痛，不可已。肾厥，心痛，手足厥逆，通身冷汗出，便溺清利，不渴，气微弱。

肝厥者，厥阴风木之气上冲而为热痛也，故所见皆风热证。肾厥者，少阴寒水之气上冲而为寒痛也，故所见皆寒冷证。

大头瘟雷头风二证辨

大头瘟，头面肿大而痛。雷头风，头起核块而不甚痛。

头面肿痛分证经辨

太阳头脑巅顶，病属风寒。阳明额颅，病属燥热湿热。少阳耳前后上下，及额角鱼尾，病属风热。

心痛心胞络痛胃痛
脾痛胸痛膈痛辨

真心痛，手足青过节，手足冷厥，死不治。心包络痛，痛彻背，寒热皆痛。胃痛，胃脘当心处痛，其因多端。脾痛，脾脉络心，痛不下食。胸痛，心之俞，胆之络脉，引痛背胁。膈痛，心胃之间，横满而痛。

三阴腹痛辨

大腹居脐上，属太阴，其痛为痰食。脐腹居脐中，属少阴，其痛为寒热。少腹小腹居脐下，属厥阴，其痛为溺涩及虚寒。

腹痛诸证辨

小肠气，远脐耕起，走注痛。膀胱气，少腹肿痛，不得小便。肝气，少腹痛，引两胁。疝气，少腹痛，引阴囊睾（音皋）丸。肾气，少腹上冲心，痛有形块，即奔豚气。

腰痛诸证辨

腰痛在两腰眼横过处痛，乃足少阴。腰连背及项痛，乃足太阳。腰连腿痛，亦足太阳经。腰连胯痛，乃足少阳。腰连膝痛，足少阴、厥阴。

风寒湿热四痹证辨

风痹，即行痹，走注痛，俗称为"流火"。寒痹，即痛痹，痛甚苦楚，俗名痛风。湿痹，即着痹，麻木不仁，俗名麻痹。热痹，即上三痹之郁，病肌肉变色，唇口反张。

诸痹证辨

周痹，周身痹痛，即一身之痛症。血痹，即血风痛之症，体如风吹，卧不时动摇。

肠痹，即飧泄之证，数饮，小便不通，时飧泄。胞痹，即膀胱气之证，少腹按之痛，小便涩，上流清涕也。

行痹支饮痹辨

行痹，肢节走注痛。支饮作痹，腹胁肩背流注痛。

脚气脚肿辨

脚气，足胫顽麻肿痛，经曰痹厥。脚

肿，脚胫虚腑而肿，不痛。

太阳风痉二证辨

太阳中风，颈项强急，恶风自汗。风痉，身强直，手足搐搦，而有汗或无汗。

痉，亦太阳伤风寒证，为因湿胜，故身强直。

痉项强二证辨

痉，身强直，颈项强急，甚者头摇口噤，角弓反张。项强，但颈项强直，急无诸证。

痉外因内因辨

外因风湿，柔痉，身强直，自汗而恶风。外因寒湿，刚痉，身强直，无汗而恶寒。

内因亡津液，阴痉，身强直，厥逆，筋脉挛急，合面卧，闭目，口中和。内因痰火，阳痉，身强直，搐搦动摇，不厥逆，痰壅不醒，仰面卧，开目，口中燥。

瘛疭诸证辨

痉病，身强直而瘛疭。痫病，眩仆而瘛疭。破伤风，病筋挛急而瘛疭。暑风病，汗大出而瘛疭。

鹤膝风筋挛脚气三证辨

鹤膝风，两膝肿大而痛，足胫枯细。筋挛，手足拘曲而不伸。脚气，脚胫顽麻肿痛，亦有不肿但痛。

眩晕郁冒昏冒三证辨

眩晕，是目黑而头旋，犹知人，但不

欲开目，视物皆黑者为眩，转者为晕。郁冒，是一时火郁于上，不知人。昏冒，是风中脏，猝仆，昏迷不知人。

癫狂痫谵妄四证辨

癫者，神识不清，语言颠倒，俗指为痰迷心孔者是。狂者，猖狂刚暴，语不经见，俗为著神。痫者猝仆不醒，口作畜声，俗曰羊癫风、猪嫌病。谵妄，妄言妄见，俗曰心风。

谵妄谵语辨

谵妄，语不经见，言鬼言神，久而不已，有曰中干恶气。谵语，狂言妄语，邪热内入阳明，心热神乱。伤寒病及风邪入于血室者有之。

惊恐二证辨

惊者，外有所触。而心因动惕不安。恐者，外无所触，而心常恐惧，不能独宿独处。

汗　辨

风暑病自汗，寒湿病无汗。表虚有汗，表实无汗。内热蒸而多汗，内虚燥而少汗。心之阳虚，自汗发厥。肾之阴虚，盗汗发热。

发汗自汗盗汗辨

发汗者，以汗药发其汗。自汗者，不用发汗而自然出汗。盗汗者，睡熟汗出，醒而敛汗。自汗者，不分寤寐，而皆汗出。

头汗手足汗辨

头汗者，剂颈而还，下却无汗。手足

汗者，手足偏多，余无汗。

寐瞑卧安四证辨

不寐，夜常长寤也。阴虚神清不寐，痰扰神昏不寐。不瞑，夜目不闭也。卫气不入于阴目不瞑，阳邪入于阴，烦躁不得瞑；汗后虚烦不得瞑。不得卧，身不得卧也。水气，卧则喘喘，故不得卧。卧不安，反侧不得安卧也。邪热在阳明。

多卧嗜卧但欲寐三证辨

多卧，早夜皆卧也。卫气久留于阴，故多瞑。嗜卧，身怠惰也，湿胜嗜卧，阳虚嗜卧。但欲寐，不能寤也，寒中少阴，阴气胜，故但欲寐。

消渴口渴嗌干辨

消渴，渴而欲饮，饮多而渴不解。口渴。欲饮。饮则解。嗌干，不欲饮，饮不解。

强中筋疝辨

强中之状，玉茎不痿，精流不住。筋疝之状，玉茎肿胀，挺长不收，精自出。

伤寒下痢常病泄泻诸证辨

伤寒下利，有合病表不解而下利。有太阴，阳病腹满，吐而自利；阴病腹痛，自利益甚，溺清白。有少阴，阳病自利，纯清水，心下急痛，口燥渴；阴病心烦，自利而渴，小便白。有厥阴，阳病下利，脓血下重；阴病下利，厥逆而恶寒。常病泄泻有濡泄（湿）、鹜泄（寒）、溏泄（热）、飧泄（风）、滑泄（虚）、大瘕泄

（实）、有脾泄（脾积）、肾泄（关门不固）等症。

泄痢辨

泄泻者，大便注下，水谷一并而后出也。有腹满、腹痛、肠鸣、食下则泻之症。所下有泡水黄赤，法白物，完谷不化之异，不里急后重与痢别。但有大瘕泄，亦里急后重，如痢状，却无脓血稠黏之症。痢即滞下，经名肠澼，其状大便频利，腹痛，里急后重，逼迫恼人，所下或赤，或白，或脓血稠黏，或肠垢，或清水，或如豆汁之不同。

大便燥大便难大便实大便秘辨

大便燥，因汗多亡津液，大肠枯燥，此当润下之症。大便难下，直肠干结而难出，此当外导之症。大便实，按之肠内坚实而不得下，此当攻下之证。大便秘，日多闭塞而不行，此当与大攻大下之症。

癃淋辨

癃，少腹满，小便秘而不痛。淋，小便淋沥，茎中痛。

癃闭关格辨

癃闭，但小水不通，而上不吐逆。关格，是小水不通，而上且吐逆。

溺秘转胞辨

溺秘，小便不通，小腹满急不痛，痛为胞，痹。转胞胞系反戾，小便不得通，少腹痛。

小便秘小便少小便难小便淋沥辨

小便秘，小水全不出，少腹满，膀胱燥。小便少，小水出而不多，津液少。小便难，小水点滴而难出，茎中却不痛。小便淋沥，小水点滴而淋沥，或痛。

膏淋白浊辨

膏淋，败精凝结而为痛，溺窍塞，出不快，故痛。白浊，败精流溢而不痛，肾气虚脱，故不痛。

气淋胞痹辨

气淋，浊有余沥，少腹满而痛，脐下妨闷。胞痹，小便不通，少腹满而痛，又名膀胱气。

小便不禁遗溺辨

小便不禁，日夜溺自出，不能固禁。遗溺，夜卧遗溺，日能自禁。

梦遗漏精辨

梦遗，是梦与鬼交而遗，因而惊觉。漏精，是夜不梦与鬼交而精自出，觉乃知。

白浊小水浑浊辨

白浊，因小便出如膏脂或常自流溢。小水浊浑，小便出泔水。

囊 缩 辨

伤寒舌卷囊缩。急烦满，大便实，为阳热；不渴，二便利为阴寒。常病囊缩入腹内，为肝厥。

寒疝木肾辨

寒疝，阴囊冷结，如石而痛。木肾，囊鞭顽痹而不痛。

水疝㿉疝辨

水疝，阴囊肿如水晶，痒流水，少腹按之作声。㿉疝，阴囊肿大，不痛不痒。

冲疝奔豚辨

冲疝，下气上逆冲心，痛无形块。奔豚，下气上逆，痛有形块。

厥疝寒疝辨

厥疝，囊冷而不坚结，腹中冷痛。寒疝，囊结如石控，睾丸痛。

内障外障青肓辨

外障，由翳膜遮睛，障在外。内障，睛内隐隐，有云气遮掩，障在内。青肓，无内外障，瞳神如故，只自不见，是元府抑遏，不能发此灵明。

目昏目暗目眩辨

目昏，是视物不明，如在云雾中行，或如隔缣视物。目暗，是眈眈无所见，神水变色。目弦，是目睛掉眩，一时眼黑不见物。

耳聋耳闭辨

耳聋，耳不鸣，只不能听，是肾气不通于耳。耳闭，耳中鸣，或痒，或气满不能听，是外声不得入。

鼽鼻渊脑漏辨

鼻鼽鼻流清涕，由寒伤脑。鼻渊，鼻流浊涕不已，由风伤脑。脑漏，鼻流下如鱼脑状，由胃中湿热，上蒸伤脑。

鼻流白涕黄水辨

头风脑痛，鼻流白涕。虫蚀脑痛，鼻流黄臭水。

牙齿出脓血四证辨

蠚齿，牙龈虫蛀，痛，腐烂出脓汁。龋齿，齿黑烂，出脓血。齿挺出肉，消出脓汁。牙宣，牙齿宣露出脓血。

重舌木舌辨

舌肿而胀如两舌，为重舌。舌肿而强硬，为木舌。

舌胎辨

外伤病，邪热传半里，在胸舌苔白；下阳明入里，则舌黄；热盛则转黑，生芒刺而焦枯。内伤脾热，舌白而滑，脾闭，舌白如雪。

喉痹喉闭咽肿咽嗌痛辨

喉痹，喉中痛，且麻，且痒，而肿透于外，又名缠喉风。喉闭，喉痛而暗，呼吸不通，语言不出。咽肿，咽门肿痛，一边肿名乳蛾，两边肿名双蛾，饮食难入。咽嗌痛，内痛而外不肿，咽唾与食皆痛。

咽痛喉疮辨

咽痛，咽中痛。伤寒少阴病，阳热咽痛而心烦满，阴寒咽痛而厥逆下利，虚劳阴火游行咽痛而暗。咽疮，喉内生疮，痛。伤寒、虚劳皆有之。伤寒为实热，虚劳为虚火。

经水淋沥崩漏辨

经水淋沥，经行数日不断。漏下，少妇经水一月数行。崩中，老妇经断，复下不止。

错经妄行血溢辨

错经者，当经时而血上出于口，为错经妄行。血溢者，不当经期而血上出于口，为血上溢。

带下证辨

带下，所下白液淫淫，是带脉之精液下流。带下，所下污积如红津烂瓜之类，是胃中湿热下流，非带液。

产后郁冒眩晕辨

郁冒，是恶露扶火上冲，令神不知人。眩晕，是痰扶火上行，令头旋目黑，自能知人。

肠覃疝瘕辨

肠覃，冷气结积在小肠之外，按之则坚，推之不移，月事以时下。疝瘕，冷气结于少腹，究热而痛。

石瘕宓瘕辨

石瘕，寒客子门，衃血留止而成，状如怀子，月事不以时下。宓瘕，内居大肠之处，按之不得。

虚劳三证辨

血劳，夜分潮热，咳嗽盗汗，或咯唾血，经水断绝。血风劳，寒热自汗，恶风或咳嗽痰血也。蓐劳，产后虚乏少气，咳嗽潮热或寒热已成劳。

郁风血三痛辨

郁气痛，其状胸膈满闷，气不得升降，痛在气分。血气痛，经行腹内痛，产后少腹痛，痛在血分。血风痛，发寒热，恶风自汗，经产时得之，痛在筋骨肌肉，不已则成劳。

寒热如疟二证辨

风入血室，寒热谵语，经产时得之。思怒不遂，寒热面赤，心忡，脉弦出鱼际。

血分水分辨

经闭而后身胕肿曰血分。身胕肿而后经闭曰水分。

经闭妊娠辨

经闭，三月、两月不通。实者，胸腹满闷，或恶心多痰，或消谷善饥；虚者，烦热肌燥，倦怠，脉右尺数或微，左关沉涩或弦数，此为经闭。妊娠，经断三两月，饮食形容如故，而无病，或恶心呕逆，阻其饮食，或腹内有形而动，脉太冲盛而气虚，或少阴脉应手而动，或尺脉滑疾，按之散大，此为有孕。

漏胎行经辨

漏胎经断两三月，饮食形容如故，尺脉有力，或恶心阻食，腹内有形迹，忽然下血，或淋沥，或暴多，此为漏胎。行经，经断两三月而复行，腹痛，内无形迹，脉多弦，或数，或涩，此为行经。

附：虚证用药法

凡人之一身，曰气虚，曰血虚，曰阳虚，曰阴虚，四者须分开而治。

夫气虚者，气中之阴虚也。血虚者，血中之阴虚也。

阳虚者，心经之元阳虚也。阴虚者，肾经之真阴虚也。

治气虚，当用四君以补气中之阴。

治血虚，当用四物以补血中之阴

治阳虚，其病多恶寒，责其无火，宜以补气药中加乌、附等药，甚者三建中、正阳散之类。治阴虚，其病多壮热，责其无水，宜以补血药中加知、柏或大补阴丸、滋阴大补丸之类。盖阳虚，以心经元阳虚甚之躯，不可投芎、苓辛散淡渗之剂，恐反开腠理而泄真气。而阴虚以肾经真水衰极之候，切不可服乌、附等补阳之剂，恐反助火邪而灼真阴。第遇血脱血虚之证宜乎益气以参、芪。正谓阳生阴长之理。惟真阴虚者，若用参、芪，恐不能抵当，而反益其病耳。然血虚者忌参、芪也。是以必须将气、血、阴、阳四虚辨明方可以用药。不然，即杀人矣，可不慎欤！

《医阶辨证》终

喉科秘诀

内容提要

　　《喉科秘诀》二卷，为大埔社友何约明寄自槟榔屿者。原著者题破头黄真人，经宫兰翁、姜白石二君传述，为曹炳章君评阅，何君弁言曰：余家四世业医，先代有游惠阳者，有游闽峤者，足迹所及，交游以广，留传医籍，大都先贤遗著。兹所检得一帙，亦属罕见之作。得此孤本，读之觉全书撷精摘粹，别具深心，要语不烦，切于实用，洵为初学之津梁，而喉科所必资，为参考者之书。

弁　言

破头黄真人者，不知何许人，所传《喉科秘诀》一书世鲜能知，而宫、姜、周三先生者，亦不可得而闻焉。余家四世业医，先代有游惠阳者，有游闽峤者，足迹所及，交游颇广，留传医籍，大都先贤遗著。兹所检得抄本一帙，亦属罕见之作。晚近喉科之书，如郑梅涧先生《重楼玉钥》，张善吾先生《白喉捷要良方》，杨龙九先生《囊秘喉书》，吴氏之《咽喉二十四症歌诀》，张氏之《咽喉七十二症图说》，曹炳章先生之《喉痧证治要略》，张若霞先生之《通俗咽喉科学》，于喉科证治，类多阐发，然得真人之孤本而读之，则撷精摘粹，别具深心，要语不烦，切于实用，洵为初学之入门，而喉科所资，为能考者也。是乌可任其湮没而不彰欤？爰亟校录一册，邮寄医社裘公吉生，俾刊传于世，公之天下，并此数言，聊志颠末云尔。

时中华民国十有一年八月十八日大埔何光约明谨书于

南洋槟榔屿大山脚杏和堂医寓

例　言

一是书原寄绍社刊行，因前稿被邮局失误，爰将原稿重加删补，期于完善，转寄社友曹炳章先生鉴定，以昭郑重。

一是书校录，前后二次，凡三易稿。原本鲁鱼亥豕，误点殊多，不揣鄙陋，妄有僭改，并加按语，阅者谅之。

一是书方药，尚嫌驳杂。盖喉科最忌辛燥，删去一二剽疾之品，其余悉仍其旧，以存庐山真相。至于加减变通，是在明者师其意，勿拘其方可也。

一是书喉风症名与他书间有不符，当参考《重楼玉钥》，庶相得益彰。

中华民国十二年十一月廿二日编者再识

目 录

喉科秘诀　卷上

破头黄真人原著

宫兰翁传述　　大埔何　光编录

姜白石传述　　四明曹炳章评阅

周　诗参订　　绍兴裘吉生校刊

喉科大要，须辨内外二因及明五行生克。如外感六淫之邪，痰火上壅而为病。内伤饮食煎炒，热伤肺胃及房劳伤肾，郁怒伤肝。其中五脏生克，如金克木，则宜其肺，当补其肝，木得和而病即安。木克土，则宜其肺，当补其脾，土得安而病自愈。土克水，则宜其脾，当补其肾，水得润而病自已。水克火，当滋其肾，而养其心，火得暖而病自痊。火克金，当泻其心，而补其肺，金得润而病自除。故病有浅深实虚，必究其因而治之。爰定神、圣、功、巧四字，随证化裁可也。

神字号玉华散

专治咽喉三十六症，一切鹅肿并用之。

血竭三钱　白矾一两　芒硝一两　乳香五钱　没药五钱　硼砂五钱　雄黄三钱　麝香一分　冰片五分

共为细末，秤过，每两加入胆矾一分，俱系生用，不须制。

歌曰：血雄三钱麝一分，五钱乳没硼砂同，矾硝一两一分胆，片脑细末用五分。

圣字号通利散

治毒气秘结，大便不通，原名败黄散，有泄者当忌之。

白矾五钱　芒硝三钱　雄黄三钱　巴豆一钱，去壳，净油

共为细末，看病浅深，一遍或用三匙调和，温服。取其通利大便二三次，看患者虚实用之。或炼蜜为丸，如龙眼大，调温汤下，取泄立效。

歌曰：败黄巴豆散，油壳去一钱，雄硝三钱足，矾是半两间，炼蜜为丸用，通利病即痊。

功字号积雪膏

量病轻重，用前神药末，加入胆矾五分。若出脓，加入熊胆一钱。若病人沉重，喉窍俱塞，可入一钱；轻者可用二三分。若病人心烦颠倒，口出鬼言，可入朱砂五分，竹茹五分即安寝。

巧字号定风针

巧者，取针去血，并无乱刺，当针则针，不当针则止。遵范九思之针灸法，看

病深浅如何，随证变通为巧。若浅者、虚者，偶然针愈，不知针之毒，随或反害者有之。宜针不宜针，可自斟酌为之。鹅疮有黄白者，头上可针破，敷神药末捕脓。血出者，不可乱刺，不用神药末，用真喉末可也。

一病者，如喉中忽然生单鹅或双鹅，多起于睡醒觉，之或起了二三日，微碍，遇热而触动，即时碍气难吞，牙关紧合不开，将神药末一匙挑入牙关内，左右俱用药二遍，痰即开。一刻间，再吹神药末，含得为水。先遍咽下含。次遍为水，口吐撒，再用药三遍方可。看内病如何。若疮形红肿，只用神药末吹之自消。如潮热憎寒不退，急用通利散三匙泻之，用连翘消毒饮数服。不拘时候，时时服之，败其毒也。

连翘消毒饮

连翘一钱　升麻五分　防风五分　荆芥四分　僵蚕一钱　全蝎四分　牛蒡五分　白芷七分　黄柏一钱　黄连一钱　桔梗五分　薄荷五分　甘草五分

水二碗煎服。（炳章按：如舌尖赤，喉间赤或紫，午后疼痛增剧，便燥结，虽有身热，宜辛凉横开，如升、防、僵、蒡、白芷皆在禁例。）有热加柴胡（炳按：柴胡宜改桑叶）七分，黄芩七分。有痛不止要加乳香三分、没药三分。小便不通加木通七分，车前子七分。有痰盛者加半夏七分，瓜蒌七分。

一病喉内生鹅，烦热憎寒，内如粟壳，黄疱疮连烂口舌，即用神药末吹鹅中，此是毒风之极。然亦无妨。只须五六日，迟退痊矣。脉浮洪者，宜用败毒散服之。若

脉沉实，用败黄通利散三匙。脉浮洪或沉有力，俱无害。

败毒散

牛蒡七分　荆芥五分　元参一钱　赤芍五分　柴胡五分　桔梗一钱　甘草五分　白芷五分（炳按：柴胡、桔梗、白芷，辛温升提，皆宜慎用）

若毒盛加升麻五分，葛根五分。有潮热者，加苦参根五分，黄芩、黄连、防风各五分。若腹胀闷乱，发热秘结，加大黄二钱，芒硝一钱同煎。利三五遍，即止。余不拘服。

一病舌下另生一舌，如莲花者，名为莲花舌，又名重舌，又名木舌。舌大长硬，俱用神药末点之。若沉重者，频频擦舌，及教病人自己咬住舌，露舌在牙外，看真，用三棱针针去四五路血后，点神药末擦舌为妙。又有紫筋二条，针开出血，用神药末吹之。（炳章按：此症皆由肝肾亏，心火旺，宜服滋营养液汤剂，效更速。）又用米醋半碗，调真喉末含之，吐出再含，以消为度。

真人吹喉散

煅硼砂一钱　寒水石七分　雄黄五分　上冰片六厘

共研细末，收贮听用。若喉痹臭烂，加地鸡一分，（即水缸下地蜱子，瓦上焙枯。）麝香五厘，牛黄七厘。

一病崩砂漏齿风，亦有潮热。只用神药末加蜜蒸过，调涂含咽，津满口，吐撒。用防风、荆芥、白芷三味，煎水，洗净用药，擦牙关即活。又将舌洗去毒。此病不妨。如有牙边红肉生出来，去硝矾二味，加入胆矾一钱，同用神效。亦用败毒散，

或食，或洗，俱用无患。如有腹满、腹紧，亦用通利散。若不敢通，只用连翘消毒饮服之。若孕妇，用神药末，勿吞，只可口含，吐出来。入麝香，吞无忌。

一病牙关，内生有肉，遮过牙，口又难开，却用神药末挑放牙上，开其牙窍，然后用针剔破其肉，即用神药末敷破处即愈。再看牙关内，有红筋一条，入牙关，不能开，用瓦刀割断其根，待血出，再用神药末吹之。

一病喉风，连年起一二次不断。其根原者，用范九思之针灸法，男左女右，在大指本节后一寸，用艾灸三壮，即断其根。此穴不可轻用，慎之慎之。

光按：神药末，即神字号玉华散。真喉末，即真人吹喉散。

周诗先生曰：夫咽喉者，乃五气呼吸之门户，五味输纳之道路也。盖咽者，咽也，咽纳水也。喉者，候也，候气之出入也。有风、积、痰、虚四字所伤，病由此生，而轻重可较焉。夫气之出入，有顺有逆，外有六淫时气之邪，内有七情饮食之伤，其中又有虚实。故内因七情过度，则主不能安而神劳，神劳则相火动，火动痰生则气郁。而火变痰于咽嗌，单鹅、双鹅、梅核诸症蜂起，乘外感之邪热触动而作矣。学者可认证候，方法施治，以期得效。三十六种，名虽不同，四字之说，甚为便当。若不识其证，妄施药饵，轻变为重，实难救疗。且咽喉系危急之症，不可轻忽，可用心救人，阴骘非轻。当取则取，不当取者，可以行阴骘，天必佑之。

附风热喉辨方

风热喉初起，牙关强闭，头面则肿，咽津则碍，憎寒壮热，属肝胆之经，生发顶鹅，双单鹅，每日宜用真喉末吹二三次，每次三匙，内服泻肝通圣散一剂，以泻为度。如不泻，连进几次，用消风活血汤数剂，若泻后，对时不宽，急用三棱针刺去鹅顶毒血，只三五针。随后又点药末。若喉紧急，即以针刺毋待，次日活法行之，此乃肝胆经证。牙关闭疼，壅盛而死，或改用皮硝散急吹用之。

泻肝通圣散

归尾四分　黄芩七分　僵蚕五分　赤芍五分　桔梗一钱　甘草五分　石膏二钱　大黄生二钱，熟二钱　芒硝一钱　枳壳七分　黄柏七分　升麻三分　葛根四分　防风四分　荆芥四分　胆草四分　生姜一片

水一碗煎七分，空心温服，令泻为度。如不泻，再进本药一剂，后方服消风凉血汤。（炳章按：此证去升、葛、桔、防、生姜加鲜大青、丹皮、桑叶、银翘等，则效更捷。）

消风凉血汤

白芍七分　黄芩一钱五分　鲜生地二钱　桔梗一钱　荆芥五分　防风六分　栀子五分　僵蚕四分　黄柏七分　黄连三分　甘草三分　归尾五分　花粉六分　银花五分　山豆根五分　升麻三分　薄荷三分　生姜一片

水二碗，煎七分，空心服。（炳章按：升、防、桔、生姜，喉证皆当慎用。）

千金皮硝散　风痰盛者必用此方。

皮硝一两，用铁挑，炙过，以干为度　砂仁二钱，去皮膜　海螵蛸二钱，去净粗壳　硼砂生一钱，煅五分　雄黄一钱五分　朱砂一钱五分　冰片二分　直僵蚕八分　麝香五厘　郁金五分　白矾一钱六分，生煅各半

附积热喉辨方

积热喉初起，多有夜半睡觉，咽津碍气，牙关强而不开，鼻气觉有些烧，痰涎壅黏，壮热多，憎寒少。此证属心经三焦之火，生发顶，双单鹅亦宜。每日吹真喉末二三次，每次三匙，出痰多效。内用泻心通圣散一剂，次用清膈凉血汤数剂。若泻心通圣散服后大泻，不用多服。若无多泻，再进本药一剂，方可吹药。一日不宽，急用三棱针刺去鹅顶毒血，三五针。吹喉药，点之毋得迟延。日久自溃烂变成牙疳，虽不至死，臭恶半年不愈。故当速治。又恐延迟日久，兼胃虚之人，毒攻心胃，可谓快杀。此宜深察趋行，勿怠也。

泻心通圣散

黄连一钱　犀角五分　栀子五分　桔梗八分　甘草三分　枳壳五分　黄芩一钱　升麻四分　葛根五分　生地五分　白芍五分　石膏一钱五分　大黄生一钱，熟二钱　芒硝一钱五分　归尾五分　麻黄五分　生姜一片

水二碗，煎八分，空心服。令泻为度。若无泻，再进一服，后服清膈活血汤。（炳章按：此证多得心经实热与时气风火为证，升、葛、麻、姜、梗等温升，皆忌，宜加辛凉散风药为要。）

清膈活血汤

黄连一钱　麦冬二钱　连翘一钱　栀子五分　石膏一钱　桔梗八分　黄芩一钱　甘草三分　归尾五分　升麻三分

水二碗，煎七分，温服。（炳章按：升、桔宜换为桑叶、丹皮、紫花地丁草、鲜大青等更佳。）

附痰热喉辨方

痰热喉初起，不常有。痰黏，咽吐津，咽干，得茶汤润而出之。无触不患，过适口热物，饮食过伤，火动击搏，致令不清，而成喉痛。痰涎大多，亦略憎寒壮热，生发顶双单鹅。证属肺胃之经，每日宜用真喉末吹二三次，内服消痰降火汤数剂。大便秘结用通利散三匙温服，然后服消痰降火汤。若热盛，用防风通圣散一剂，亦可随症用之。

消痰降火汤

花粉二钱　元参三钱　白芍一钱　枯芩一钱　桔梗一钱　甘草五分　山豆根五分　半夏五分　白茯苓一钱　知母一钱　桑皮一钱　黄连五分

水二碗，煎七分，空心服，后用败黄通利散泻之。

防风通圣散　治一切初发喉风。先服一二剂，取通利为度。后用消风活血解毒汤。若虚喉，不可服。宜照虚喉方治之。

桔梗二钱　防风一钱　荆芥五分　枯芩一钱　连翘五分　石膏二钱　大黄三钱，看人虚实加减　朴硝一钱　甘草三分　薄荷五分　白芍五分

水煎，空心服。服后以泄为度。不泄，再服一剂，泄后再服后方。

消风活血解毒汤

鲜生地一钱　银花五分　干葛五分　防风五分　荆芥五分　升麻三分　连翘一钱　枳实八分　归尾五分　赤芍一钱　桔梗一钱　山豆根五分　黄芩一钱　栀子四分　苦参根五分
（炳章按：升燥切不妄用，前批忝阅。）

水二碗，煎八分，不拘服，要温服，多服无妨。

附虚热喉辨方

虚热喉初起，其势不急，微微缓缓，

咽津觉得干燥，吞气些碍，无鹅无肿，满喉或红或紫，此乃命门相火上冲为害，证属肾水枯竭，命门相火煎急肾阴，不能降之。故虚火冲喉，微碍痛，不恶寒，独怕热。不宜吊药，恐损津液，无益反损。只宜含生津润肺丸，缓咽下，并服滋阴降火汤数剂为善，不宜针吊吹药。

滋阴降火汤

生地二钱　元参二钱　天冬二钱　白芍一钱　麦冬二钱　盐柏一钱　桔梗一钱　枯芩一钱　栀子七分　甘草三分　知母一钱　山豆根五分　丹皮一钱　泽泻一钱　薄荷五分，自汗不用

水二碗，煎八分，空心服。（炳章按：肾虚阴火上炎之证，宜导热归下，如景岳玉女煎加元参等最好。方内桔梗升提，载药上行，为最忌。）

生津润肺丸

硼砂三钱，生煅各半　寒水石二钱　山豆根二钱　五味子一钱　甘草二钱　枯芩二钱　乌梅一钱　薄荷三钱

上冰片二分，共研细末，蜜为丸，如龙眼大，含化，咽下，生津降火。

附针灸须知

百会穴一针。前顶穴一针，亦用三针。后顶穴一针，亦用三针。颊车穴一针，亦用三针。左右俱针亦可。风池穴一针，男左女右。少商穴一针。合谷穴一针。列缺穴一针。曲池穴一针。俱男左女右。

光按：百会居头之正中。前顶在百会前一寸五分。后顶在百会后一寸五分。颊车在耳之下。风池在发际之陷凹中，即颈后二大筋下部之外端。少商在拇指内侧爪甲根。合谷在食指与拇指基底部中间之陷

凹处，孕妇禁忌。曲池在肘外辅骨之陷中，屈肘向胸，则适当其横纹端。列缺在手之内面，离腕之横纹一寸半。

中指定同身寸用为上肢之尺度图

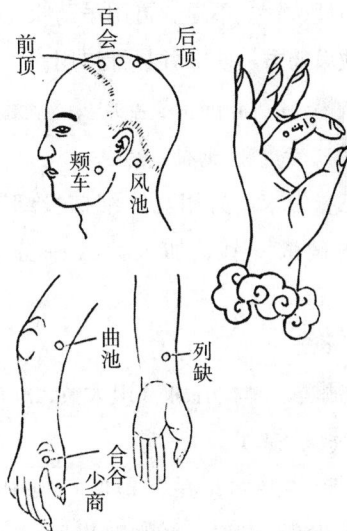

男左女右，手中指第二节，屈指两纹尖相距为一寸

凡临诸证，先从少商、合谷、列缺、曲池，以男左女右，各依针法刺之。若病重者，先从前顶、百会、后顶、风池、颊车诸穴针之，开通周身经络，使风热结邪得以消散，而血气流行。佐以奇药内治，自易收效。若针路无血，则风热壅盛，受邪深重，多致不救。

凡下针，用左手大指甲重切所针之穴，令气血开。教病者心专于内，不可外驰，然后下针，使针不伤荣卫。

凡用针，至穴孔，中病之处急出针。即以左手大指急按所针穴孔，勿令出血，是谓补法。若起针时，缓缓拔出，不用手按其针孔，令其出血，是谓泻法。大抵实证可泻，虚证宜补，或先泻后补，随证用之。

喉风用针灸法，虽能断根，永不再发。

然亦有不戒煎炒热毒之物，以致一二年后复发一次，不可不知。故针后宜戒口，以免后患。未用针时，喉内先将散风药末吹之，然后用针。针后必将药末封针口处。如吹药后，针之不退，再用吊药吹之。

散风药方　吹喉并封针口用。

全蝎六分，用水洗净，去头足，童便制，秤足　草乌一钱，去芦制　薄荷一钱五分

三味为末。另用乳钵细擂极细末和入千金皮硝散一钱，加入冰片一分，麝香五厘。

吊药方

鹅腿草，即剪刀铰根　山大黄，即水推沙根　野南星，即石蒜头

三味共磨水，吞下即吐。膈中之痰，吐中有发散之义。发散则出汗，故风从汗出。

光按：鹅腿草之名，本草未载。疑即鹅抱，待考。近年《卫生公报》发明天名精一物，以治喉痹肿痛，确有吐痰之妙。前贤李时珍，亦称其功效。山大黄，《本草》名酸模，味酸寒，杀虫治疥。野南星，即石蒜，味辛温，《本草》称其取吐，取汗颇良。

附志

是书破头黄真人传授。宫兰翁、姜白石又传与周诗先生。周先生传与女婿林杏。吾再传黄春台，三传李元祯云。

《喉科秘诀》卷上终

喉科秘诀　卷下

破头黄真人原著

宫兰翁传述　大埔何光　编录

姜白石传述　四明曹炳章评阅

周　诗参订　绍兴裘吉生校刊

上卷发明四字，乃喉科总诀，活法在人。兹将重要喉风二十二症，名目证治，胪列如后。

单鹅风

其风在喉内，一边作核，经二三日，寒热，不能吞咽。先服防风消毒散一二剂，如不退，用针针至无血，即安针。用毫猪箭消毒散，即遇有余症，皆可服。或用盐草根，即盐糟柏，或用矮荷根，即凉伞树，含之皆治。（炳章按：此症必有郁火积痰，如羌、防、升麻、桔梗、川芎、半夏皆忌，宜避用。当加元参、川贝、昆布、海藻等味，以软坚化痰为安。）

双鹅风

其风在喉内，两边作核，吞咽不下，风热烦闷，口干，用盐草根、矮荷根及生胆矾含之立效。（炳章按：亦须内服养阴清肺汤等剂。）

单口风

其风在喉内，肿满，却又不甚。有血筋三四路，如棉丝相似，令人口干，烦闷。此症宜有涎。先用胆矾点之，内服石膏汤清胃火也。

松子风

其症在喉内，生肉鳞四五个，或在喉咙两边，或在舌上，如松子一样，不能吞咽。先吹神药末，数次后，针其血。若生六七个，不治。

搭颊风

其风在右边，面肿，牙关紧急，不能饮食，头痛寒热。可用针法，并吹金银二消丹（即金锁匙、银锁匙），此症难愈。（炳章按：宜内服散风消肿，豁痰清火之剂。）

外锁风

其风在耳边，近顶，生核至颈上，其核赤肿，两路交通喉下，身发寒热。用药吐之即愈。鹅腿草及山大黄、野南星根最良。三味共擂，吞之即吐。此症不甚为患。（炳章按：此症亦宜内服消痰软坚清热之品。）

斗底风

其风初发，必生寒热，喉门两旁有三五红点者是。胸前有青筋，两路横过，或有红筋直下，可将针针其筋头，令血出，以神药末救之。其症十无两愈。

木舌风

其风舌硬赤肿，不思饮食，重者不能言语，口干。用神药末一次，再用巴豆三生散，点舌筋头即愈。若不愈，令病人咬定舌尖，出于齿外，用针刺去瘀血，又点巴豆三生散，待对时自消。内服黄连解毒汤，凉药宜温服之，切忌冷服。恐上热未消，中寒复生，中州一寒，不能升降阴阳，使痰随气腾，反足杀身。

重舌风

其风舌有两层，赤肿不能言语，用针刺舌下两旁赤筋，去血，将神药末点舌筋头上。若不消，日日针之，又不愈，复用神药末点之。不然，恐满舌下而穿，即成久病，乃为废人，内宜服消风散。泻心脾药须多用。

又方治重舌风，腮肿不能言语，痰盛热极，急用蕉心水二大碗，和童便二大碗，徐徐咽下，立即见效。

莲花舌

其风初发，寒热，舌下如莲花一层，治法同前重舌方。

牙蜞风

其风牙根赤肿，如蜞相似，牙关紧急。

红肿处，当牙缝中针去瘀血，用神药末吹之即愈。（炳章按：宜兼用内服药如银、翘、薄荷、桑叶、僵蚕、元参、川贝等味。）

双缠风

其风初起，耳下一边肿大，或两边肿，连颈下俱肿痛，身作寒热。此因风热上攻，外用胆酥丸，磨热酒敷之，每日三次，忌风，不然尤肿。或用山慈菇磨酸醋敷之亦可。内服防风通圣散一二剂后，服连翘消毒饮，每日吊痰药四次，使其速消为上。不然迟延日久。则成漏腮。轻者侧穿，重者中穿，即见喉管，多致不救。（炳章按：此症防风、葛根、桔梗终宜慎用。）

驴嘴风

其风口唇赤肿，如火烧相似，潮热烦闷，先用消风活血凉肌汤洗之，待有黄顶处，用针针之，必结于唇上，如颈后及面赤，内服连翘消毒饮、大防风散之属。又，将乌狗血敷之神效。（炳章按：虽有风、痰、热、毒，亦重温升发散，亦不宜过用。）

稔食风

其风口中咽内，忽有血泡，碍人不得咽气，如欲呕之状。刺穿去血少宽。结后喉中作痛，可用真喉末调老醋和童便清水含之，口内痰涎宜吐出，不可误吞，其含出之毒血有误吞者，必心中疼痛不止或变成血蛇。游行脏腑，内贯入心。须用连翘饮、防风消毒散治之。如不退，再用蜜糖和醋，炖热吞之即下。又不退，用妇人头发一团，煅枯放地下，退火气，黄酒冲服即愈。倘口中血泡无甚胀碍，不欲吐者，不可刺破，但戒口而已。（炳章按：此症宜凉散，忌辛温升发。）

飞鹅风

飞鹅风，一名飞杨风，一名飞丝风。其症痛如被骨哽样，后心中作痛，口干不能吞咽，多因饮食过度积毒而成。可服连翘饮加萝汁及金薄丸、防风消毒饮治之，吹真喉末即愈。

悬疳风

悬疳风，亦名喉疳。其症牙匿边生细疮，传染满口。若吞其疮汁入喉，其疮染入喉间，难治必死可速用砒枣散。信石五分，入枣肉内，煅存性，为末。搽擦患处数次，吐出毒涎立愈。内服连翘饮、防风消毒散治之。（炳章按：药剂宜入清火、化痰，如川柏、元参、川贝、煅人中白等味。）

枫叶风

枫叶风，一名松叶风，其症喉内肿痛，如一叶塞住，下药不得，声音不出，寒热交攻，坐卧不安，行步流涎不止，症极难治。每日吹药三次，一连三日，内服前上卷内通利散导热下行，使咽喉如叶塞者宽开后，急用连翘饮数剂即愈。（炳章按：温升总宜避去。）

漏腮风

其风初起，皆由牙蚀、牙痛、肿风失于调理，以致溃而成脓。毒无所出，势不容已，逼脓血外穿变成此症。又或服凉药过多，冰血大过，毒血不能发散，恐损牙齿，烂见牙骨者有之，亦难治也。可用活血消风汤洗去臭恶，内服消毒散，吹真喉末即愈。

大喉风

少商穴一针，男左女右，有血者生，无血者死。若针不愈，令病人眠着，捉住他头发，颈上一踏。再不效，用水药方。用胆星五分，枯矾五分，蒲黄五分。若红用明雄黄，白加硼砂，黑加血竭。（炳章按：红用雄黄太燥，不妥。黑多不治。）

帝中风

用大梅片拌醋，以筋点之。或用胆矾拌水点之。若痰涎多，用醋拌水含之，涎出自愈。

烂喉风

有赤白二症，脉忌沉伏。赤喉风用轻粉，不用雄黄；白喉风用雄黄，不用轻粉。方列如下。

雄黄二分　轻粉五厘　青黛一钱　乳香七分　没药七分　寒水石一钱　黄连一钱　硼砂二钱　血竭五分　大梅片三分　薄荷叶一钱　珍珠三分　麝香三分

大水风

大水风，又名崩砂风，牙缝疼痛，臭烂出血，用下药点之。

巴豆一两　白矾四钱　胆矾三钱　蓖麻子

肉一两

四味制法，用磁器钵一个，先下自矾于钵内，置炉火上溶化成泡。次下胆矾，待溶解，再下巴豆仁，蓖麻肉。待油出，有烟起，用纸三五张，水湿盖之，五七次。待四围纸干，覆于地上，露天三五夜，除去火毒，收贮听用。治法用盐梅肉为丸，如梧子大。用棉丝裹竹，挟丸蘸醋及药末少许，点患处。口涎流出即愈。制药忌铜铁器。（炳章按：此药力霸，点多起炎肿发疱。虚火证切不可用，实火证亦须慎用，或药用少。否则反有害。）

前列诸症，或明其部位形状，或载其针治方法。外此尚有未曾详解者，举一以例其余也。学者临证审察之。

光按：龙嘴风，即鱼口风之变症。生在上唇，驴嘴风生在下唇。牙瞋风，即搜牙风，在牙床上高处。牙痈风，生在牙床下低处。大水风，由阳明胃经瘀、湿、风、火致成齿蜃、齿龋等症，甚则变成骨槽风、烂喉风，即咽疮风，有红白二症。锁喉风即乂喉风。漏腮风即穿颔风。裹牙风即角架风。单口风即单燕口。枫叶风即鱼鳞风。稔食风即夺食风。外锁风即掩颈风。雷头风即瘰疬风。耳痈风即肥株子风。暗中风即落架风。或证同名异，或名异音同。参考《重楼玉钥》，玩索而有得焉。

附：坏症须知

喉内生风莫待迟，胸中气急主倾危，更加心胁如刀刺，妻子亲朋定别离。大便小便如秘结，病人魂魄去如飞，此是医家真妙诀，预将生死报君知。病人眼直口开时，气出无收手散垂，若见此形宜速退，

休贪名利自狐疑。误针鱼口翻唇恶，不日黄泉路上归，症遇此般凶险候，卢扁再世亦难医。

防风消毒散

防风七分　枯芩一钱　薄荷五分　羌活五分　升麻五分　天花粉一钱　桔梗一钱　半夏五分　川芎五分　荆芥五分　甘草三分

水煎服。

石膏汤

石膏一两　知母三钱　甘草一钱　元参五钱　花粉三钱

水煎服。

金锁匙

雄黄一钱五分　牛黄三分　白矾二分　朴硝一钱五分　僵蚕三分　硼砂三分　老竺黄一钱五分　珍珠五分　麝香三分　牙皂角二分　乳香二分　血竭一分

共为细末，吹喉立效。

银锁匙

老竺黄五分　白矾三分　硼砂一钱　麝香五厘　牙皂角一分　冰片五厘

共为细末，吹喉一二次立效。

玉锁匙

珍珠二分　朴硝三分　儿茶二分　冰片五厘　僵蚕三分　牙皂角三分

共为细末，吹喉三四次，立效。

铁锁匙

牙皂角一条，入精巴豆仁二三粒，黄泥封固，煅存性，入麝香少许为末，薄荷汤送下。治噤喉风有效。

冰硼散　治咽喉口齿，新旧肿痛，痰火声哑等症。

冰片五分　硼砂五分　朱砂五分　玄明粉五分　甘草粉五分

共研细末，吹搽患处，甚者五六次效。

巴豆三生四熟散

治木舌神效。

郁金三钱，醋制　草乌三钱，姜制　巴豆七粒，烧过三生四熟　明雄黄一钱

四味共为末，点舌筋头，不可多用，切勿吞下。

开关散

巴豆捣碎，用粗纸捶去油，塞鼻孔内，男左女右，即效。（炳章按：须用薄绵裹，塞鼻，否则起疱发炎肿。）

又方蒜头、薄荷、踯躅、鹅不食草共为末，擦牙关上即开。

黄连解毒汤

黄连　黄柏　黄芩　栀子

各等份，水煎服。

蟾酥丸

蟾酥二钱　轻粉五分　枯矾一钱　寒水石一钱　铜青一钱　乳香一钱　没药一钱　胆矾一钱　麝香一钱　明雄黄二钱　朱砂二钱　血竭一钱　蜗牛二十只

各药研为细末，于五月五日午时，在净室，先将蜗牛研烂，和蟾酥再研，稠黏方入各药末。共捣极匀为丸。如绿豆大，每服三丸，用葱白五寸，患者自嚼烂吐于手心，男左女右，包药丸于葱内。用无灰酒一盅送下，被盖取汗。如人行五六里之久，立效。甚者，再一服。修合时，忌见妇人、鸡、犬等物。

防风通圣散

方见卷上。

消风活血解毒汤

方见卷上。

连翘消毒饮

连翘一钱　桔梗一钱　枯芩二钱　防风八分　干葛二钱　甘草三分　白芷五分　枳壳五分　半夏五分　升麻三分

水煎服。

大防风散

防风　藁本　赤芍　薄荷　连翘　僵蚕　全蝎　枯芩　甘草　蝉蜕　羌活

各等份，加生姜一片，水煎服。

金薄丸

防风五钱　天麻五钱　薄荷五钱　甘草五钱　荆芥五钱　南星五钱　白附子五钱　硼砂五钱　茯苓五钱　全蝎五钱　稻禾五钱　冰片五厘　麝香五厘

共为细末，用枥打糊为丸，如梧子大。每服三丸，嚼碎茶送下。

千金丸

西硼砂煅四分，生二分　寒水石一钱五分　冰片一分　明雄黄四钱　牛黄五分　麝香五分　地蝉七只炒焦黄色，存性

共研细末，米糊为丸，收贮封固听用。每用一分，重则用二分，吹喉立效。

三黄丸

大黄　黄连　黄芩　山豆根

各等份，加入冰片少许，共为细末，和熟青鱼胆为丸，如绿豆大，每服三五丸。

外锁风方

狗点米根并叶（即佛耳草）和盐糟柏捣烂，煨热，敷患处，连贴三服，即时消散。

锁喉风方

防风一钱　桔梗一钱　连翘一钱　苦参一钱　牛蒡一钱　黄连五分　元参一钱　柴胡五分　荆芥七分　山栀一钱　黄芩一钱　归尾五分　升麻五分　酒军七分

水煎服。

清热如圣散

治口舌烂，或舌下肿大有核，破出黄

痰，既愈而复发者。

花粉六分　山栀六分　薄荷五分　荆芥五分　黄连八分　甘草五分　连翘一钱　牛蒡八分　桔梗一钱　柴胡五分　黄芩八分　灯心十节

水一碗半，煎七分服，服后忌鱼腥厚味。

天花散

花粉一钱　薄荷一钱　干葛一钱　防风一钱　僵蚕一钱　朱砂一钱　老竺黄一钱　黄连一钱　甘草一钱　郁金一钱　硼砂一钱　冰片一分　麝香五厘

共为细末，薄荷灯心汤调服，含之亦妙。

喉风齿痛方

有风痰可用，屡试屡验，不可吞，取涎吐出。

银朱一钱　冰片一分　生硼砂六分　苦参二钱　僵蚕五分

共为细末，吹入患处，并服吊药，疾涎出即愈。

七宝吹喉散

僵蚕十条　牙皂角一条　全蝎十只　明雄黄一钱　煅硼砂一钱　胆矾二分　煅明矾一钱

共研细末，吹喉。

绿袍散方

青黛　川黄　柏煅人中白　寒水石　明白矾

各等份煎服。

赴宴散方

治舌痛，口烂，鼻烂等症。

黄连一钱　川黄柏一钱　生硼砂一钱　寒水石一钱,生用　北细辛五分　青黛五分　胆矾五分,生用　人中白五分,煅　生栀子五分　五倍子五分,炒

共为末，收贮听用。遇口热，吹入含化，吞下无妨。如十分热，含有涎出，再含。

《喉科秘诀》卷下终

疬科全书

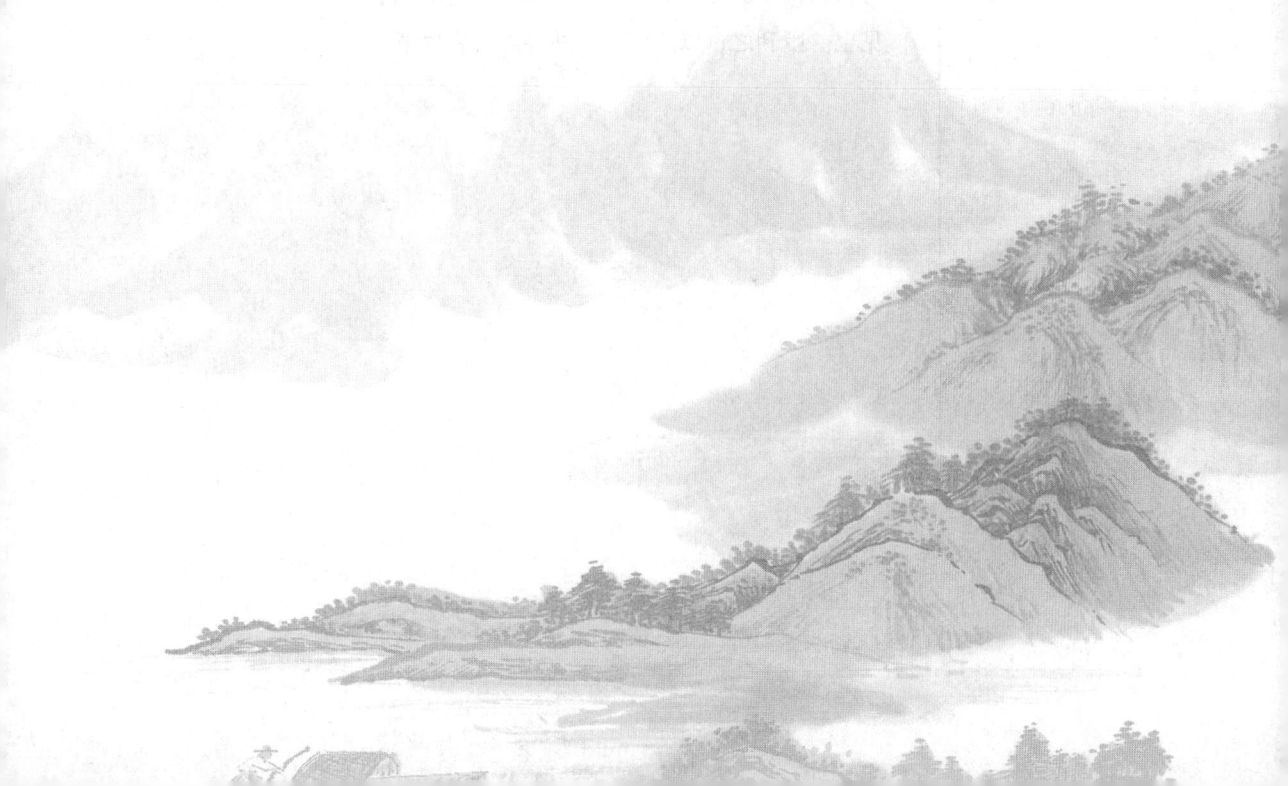

内容提要

　　《瘰科全书》一卷，系专治瘰疬之书。所列方法，有多年腐烂之症，一经点涂，计日奏效者。书为前清广东嘉应梁柘轩著，同社上虞俞鉴泉君邮寄。夫瘰疬为难治之症，古今中外皆无专科。至于专治瘰疬之书，尤为绝无。仅有梁氏专精是科，特具验，惟其法素所自秘，为慈善家怂恿，得将秘传经验之方法见传于广东。然他处仍未之见也。亟刊之，以广流传，并答惠寄者厚意。

侯　序

医之为任重矣，天下之业医者多矣。善医者固药到回春，如响斯应，有回生起死之功。不善医者，往往操庸劣手段以尝试，而卒以杀人。间有一二医者，得一最灵验之奇方，则秘而不肯示人。藉口以方传不效，其实持金钱主义，藉是方以博取人财。惟吾乡柘轩梁先生，人本儒素术，妙岐黄，《金匮玉函》悉心研究，凡遇内外奇难诸症，靡不应手奏效。而于瘰疬一科，尤为独具手眼，具征心得。夫痨分三十六症，虽内伤、外感原因不一，类皆由于质体痿弱，血液干枯，阴亏火铄，气滞痰凝。其毒久伏于脏腑，而一旦发于肢体，必深蒂固，牢不可拔。中医多用吊丹，西医多用剖割。徒欲以霸术取速效卒之。愈吊而毒终不散，愈割而痨总丛生。骎骎然脏腑内蚀，肢体外溃。遂致十痨而终不得一生，是非死于症，实死于医耳。先生于是症则神乎其技。外治则频以药点之化朽腐为神奇，具见手法之高；内治则审其寒热虚实以施治，取其潜消默化于无形，尤征心法之妙。今复将其治痨全科书，编成先论症，后列方，源源本本，朗若列眉。俾天下后世之业医者，知所则效而天下。后世之患痨者，亦得所生全。盖先生久以医术名中外，初则驻上海、驻香港，继则游历南洋十余岛，今则寄迹鮀江微特。霜晨雨夜，暑日炎天，有请则辄应，从不过取人钱物，且每日必限数点钟以尽赠医义务。论者谓先生造福于人者大，而天之赐福于先生者亦宏。春寿寓种布福田，先生哲嗣锐元以十二龄之童子，果见赏于名公，现入京师高等学堂肄业，试辄高列前茅，他日学成为国家用，将大有造于天下。是则父为良医，子为良相，利济同功，食报正未有艾也。噫！先生绞脑汁，费心血，而成是书。先生济世之心苦矣。适遇散族兰汀，由暹回国，慨然担任付梓以传世，先生济世之心慰矣，先生济世之功亦不朽矣。用是不揣谫陋，聊弁数言，以为世之业医赠医，兼有秘方者，劝是为序。

宣统二年春月古梅侯家骥序于品梅小筑

张　序

　　凡病必有治病之方，而知其方者往往秘而不传。动曰：传则方不灵验。果如所言，则古人传世之方书，其皆不灵验矣乎？呜呼！存射利之心，忍令天下后世之人抱病而枉死者，弗可胜计，良堪悲痛。吾州梁柘轩先生，夙有不为良相，必为良医之志。凡内外各科医道，莫不悉心研究，而治疬尤为所长。夫疬，危症也，有二十四症，三十六症之名。而大抵阴虚火盛挟风痰而成此毒核。其病源久伏于脏腑，根深蒂固，非内外兼治不为功。时医不得其治之之方，爰有十疬九死之说。先生考求有素，于外治得其独一无二之点药法，内治则以辨寒热虚实握其大纲。药到回春，百试百验，固已中外扬名矣。人本寒儒而心存济世，到处行医，每日必有数点钟为赠医之时，其胞与为怀，于此可见。今复将其治疬之法和盘托出，付诸手民，为天下后世之患疬症者广开生路，此其种福恩田，酿功德水，实大而远懿哉！此举犹足风世矣！吾闻之积善必有庆余。今先生之哲嗣，童年饱学，名动公卿，招入京师，学堂肄业，试辄领其前锋，他日学贯中西，蔚为国器，意中事耳。论者谓此为先生仁心寿世之报，其信然也！然则利人即以利己，其利益莫大乎！是合并志之以为业医者劝。倘天下业医之人，慨如先生，以利济为心，凡有秘方，悉为传世，俾天下后世同登仁寿，无复有抱病而枉死者，夫非生民之幸乎哉！夫非生民之幸福哉！

　　　　　　　　宣统元年夏月嘉应张衡皋序于鉈江八属会馆

自　序

千古文人之笔，最惧雷同。独医学则最患不能雷同耳。未有患是症，不用是方，而能疗是疾者。历观诸名家医书，多是各立一说，殊少定见。其于花柳颈痧，尤茫无善法，即西医亦然，总不出强硬手段。中材以上之人，阅是书尚可活人。中材以下之人，阅是书非第不能活人，甚且误人多多不少矣！噫！医之道最微，微则不能不深究；医之方最广，广则不能不小心。差之毫厘，失于千里。孟子云：术之不可不慎。此之谓也。故凡业医者，不特难以议目前，实则最难辨善后。今人于外科一门，多行霸道，不顾人命，取求近功，离医之道益云远矣。仆之医则不然。专以王道为事。如颈痧也，人多用剖割或用丹出核。仆则专用潜消奏效。虽久，不特形质无损，更可永保无虞。如花柳也，人多用吊丹，或大攻大泻。仆则专用内解，成功又速，不特元气无伤，且无下漏、瘫痪、牙际涌血之虑。至于内科等症，精微奥蕴，言不胜言，要皆以善后为本务也。所以仆于花柳、颈痧两门，尤为细心研究。十余年来，尽得其中奥旨。历治多人，发无不中。久欲刊行于世，利济后人，无奈力恒不逮，辄为中止。嗟乎！千古成事之难，类多如是。惟念仆自业医数十年，皆以方便为事，凡人之相延者，从无贫富之歧视，虽风雨必往，星夜必往。即严寒地冻，酷暑炎天，亦无不往，且旦日虽无粒米之炊，亦从未尝苛取病家分文。此则仆之所可深自信也。以为持是心而行仆之医，过久而必扬。所以在外洋，历经数十岛屿，凡遇此症，莫不应效如神。愈人何止千数。从无或误一人。越至丁未，在星嘉坡旅次果得。钦宪杨侍郎士琦及左总领事秉隆，先后品题，奖给匾额时（长男锐元十有三龄）在星洲养正学堂并得蒙。杨侍郎嘉其童稚，笃志好学，加恩特色栽培，亲提北上，送往顺天高等学堂读书。今年仆在汕头，复蒙冯警长骏委派汕头检察验病所之职，并兼得同济、延寿两医院之聘，其于赠医施药之念，益遂初心。嗟乎！为善之愿，岂可忘哉！乃者侯君兰汀过汕，适仆之所编《痧科全书》告成，见而大悦，慨然出资，为仆刊板。更得侯孝廉家骥、张孝廉衡皋合为更正，即将是编先行布告同人，其中丝毫无隐。愿以后普天之下，五洲万国书史同文得是方而全是症者，皆暹罗钜商。侯君之所赐，亦侯孝廉、张孝廉与仆之所大愿也！谨志数言，以为天下之有秘方者劝，亦为天下之富有一方者劝焉。

时宣统元年仲秋之月古梅梁希曾柘轩氏自序于鮀江之检查验病所

目　录

痧科全书

清广东嘉应梁希曾柘轩著

上虞俞鉴泉　录藏

绍兴裘吉生　校刊

点痧药品

新出窑石灰八钱，是出窑，未泡水，愈新愈佳干饼药四钱，又名枧砂，洁白如雪者佳　朱砂五厘

计三味。其法取石灰，先临风，白化。筛去粗粒，将各药秤足，贮瓦瓶听用。或豫先制备多数，将三味加增，和匀封好，切勿近潮湿，随带出门，极为方便。至朱砂一味，原取其色红，易见痕迹，以便复点，非必需之药也。方中三味，共重一两二钱零五厘，即加减些亦可，大约每料必如此之多。方见有味。临时酌用，不必拘泥。以下所列内服各药品，其轻重亦可随时加减，神而明之存乎其人。

点痧法

一点时将各药秤足，用有盖幼瓷器盛好，然后取高梁烧酒开化，极力搅匀，至恰好处。何谓恰好？以药停脚后，其上面约二分清酒浮出，是为恰好。然后取小笔竿一枝，蘸起其浮出清酒，在痧之核外，离三分处，周围点之，每一点约亦均离三分，切勿一片涂去。如有酒流下，当用纸卷拭净。周围点完，顷刻点干。照其原点痕处，再点，连点至六七次，以痛为度。初点二三次，即微作痒，至五六次，即微作痛，如蚁咬焉，并无大痛。

一不可并渣点上，如并渣点上，必致破皮。倘破皮，亦无甚妨害，二三日即自平满。

一不可错乱点去。须次第照原点之，痕处点之其药味方能直达，而制服其核处之根株。使他潜消，永久不能再发。

一首次点后，计首尾足五日，须再依前法点之。使其前次所点之药力与后次之药力可以相接，方能奏功。如未消尽，越五日，再点，点至全消为止。

一点时无分点数，量核之大小而准数焉。核之大者，其点数即多；核之小者，其点数即少，总以周围点之为妙。长者照长式点之，圆者照圆式点之，核之奇正不齐，即随其奇正之式点之。倘其核过大，则并核内亦不妨点之。且不妨周围双行点之，药味猛而有力，点至全消为度。如其核收小，则点药亦宜渐次移入步位，勿拘其旧日所点之处也。

一遇有昔时之破痕破口，亦不妨随其破痕破口外周围点之，使他垢积不再成脓，易以收口。倘其旧痕肿胀不堪，即痕内亦不妨加点之。其垢积随结痂处而干，亦易收口。倘其痕如有欲破之势，则将药渣点上，立即破口，并点以拔毒生肌膏。

一其核之大小、长短、方圆、联珠，

无论如何式样，皆可散去。惟有旧痕之死核，则不可散去，点者须知。

一倘无石灰之处，即用煅蜃灰代之亦可。亦取其咸能软坚之意。其药力虽无石灰之猛，然加之干饼药少许，久点亦必自消。

一倘或乡曲之处，一时未便有高粱酒，即用酸醋代之亦可。盖酒味则取其透彻经络，醋味则取其能收敛胫节也。

一点至五六次，犹不痒不痛者，必其药味泄而无力故也。须换过药粉，仍开酒或醋点之。大约此药味调酒后，未经点者仍可久藏，干后再将酒调开。如已经点者，仅可藏至十五、六天，至久一月，即要更换。大约搅至药粉成团，酒不能清即无味矣。

一随其核之大小点之，其核收小，其点亦随而减少收入，总以离核三分为妙。不可过远，过远则其药力不能透其根蒂。

辨瘰治瘰法

瘰有一症，初起仅一二核，形同伏杯，任指揉之，不摇不动，此名血瘰。日久失治，虽未见增加，粒数亦必渐次加大，再为失治，必日加增矣。当用调血化核丸，或用溪黄（五钱）和猪瘦肉（四两），水三大碗，煲二点钟，煲至半碗停冻。食时再煲热，去溪黄，将肉并汤饭后温食。或三日，或五日，然后再煲食，不妨多食。外治照上所列点瘰法治之。

调血化核丸

当归二两　阿胶一两五钱　真正冬葵子二两，如春葵子不可入药　正杭菊花一两　白芍一两五钱　柴胡四钱　茯苓一两五钱　白芥子八钱　海藻一两　昆布一两　老熟地二两　煅牡蛎一两　煅龙骨一两　山慈菇一两，去皮毛

上药拣上品，研细末，炼蜜为丸，如绿豆大，切勿用火焙。早晚饭后，淡盐汤送下三钱，临时加减，水剂亦可。

瘰有一症，初起仅二三核，形同槟榔，以指揉之，环转如丸，愈起愈多，此名气瘰。当用疏气消核丸外治同上。如其人兼有实热，亦不妨酌加芩、连等味。然必须脉症相对，方为投之无害。

疏气消核丸

夏枯草二两　桔梗一两　柴胡五钱　广陈皮五钱　半夏八钱　元参四两　生甘草五钱　茯苓一两五钱　山慈菇一两，去皮毛　煅牡蛎一两五钱　煅龙骨一两五钱　白芥子一两　花粉一两五钱

上药拣上品，研细末，炼蜜为丸，如绿豆大，切勿火焙。服法如前加减，作汤剂亦可。

瘰有一症，颈际夹起，大如卵形，坚硬异常，或一边或两边，或带小核数粒。此乃寒痰凝结而成，名阴火瘰，必其人体质羸弱，或后天亏损所致。当以温补肝肾，固脾为主。如加减六味地黄丸之类。再审其，或唇舌常白，面色萎黄，并其脉沉迟无力，必兼用附桂，乃克奏功。外治概如前法。

加减六味地黄丸

茯苓一两五钱　熟地四两　泽泻八钱　炙甘草五钱　枸杞一两五钱，盐水炒　萸肉一两五钱　青皮五钱，盐水炒　半夏八钱　粉丹皮八钱　煅龙骨一两　煅牡蛎一两　杜仲一两，炒黑　白芥子一两

上药拣上品，研细末，炼蜜为丸，如绿豆大，切勿火焙。服法如前。加减作汤剂亦可。

瘰有一症，骤然红肿，非色欲所致，即餐膳不谨。此无定名，随症皆可致此。

急用消肿汤，外治同上。如其人素本虚寒，仍当于虚寒证中参酌，消息用之，不可拘泥。如肿退后，仍照原证治法治之。

消肿汤

夏枯草三钱　山慈菇二钱，去皮毛　煅牡蛎二钱　海藻二钱　昆布二钱　生甘草一钱　桔梗二钱　元参三钱　花粉三钱　白芥子二钱

病有一症，层叠无穷，一名瘰疬，又名老鼠疬。无论已溃，未溃俱随起随治，均照上点法，随核点之。未收口者，并贴以拔毒膏，随其人虚实寒热而治之。如热之挟咳嗽者，即于贝母瓜蒌散，或紫菀散内酌加元参、煅牡蛎等消息用之。如挟虚寒咳嗽者，则于二陈汤内，随其证之或阴或阳，酌加四君、四物，加减消息用之，各汤剂为丸亦可。

贝母瓜蒌散

川贝母二钱，冲服　胆星一钱五分　黑山栀一钱五分　黄芩一钱五分　橘红一钱五分

紫菀散

沙参三钱　紫菀二钱　知母一钱　川贝母二钱，冲服　桔梗二钱　茯苓三钱　阿胶三钱　五味子二十粒　炙甘草一钱

四君子汤

党参二钱五分　白术二钱　茯苓二钱　炙甘草一钱

四物汤

全当归三钱　川芎一钱五分　白芍三钱　老熟地四钱

二陈汤

广陈皮一钱五分　半夏二钱　茯苓二钱　炙甘草一钱

病有一症，自襁褓而至成童，旋起旋消，或凝结久而不化，或时大时小。此多由先天虚损所致，或在其母腹内，饮食不谨而来，此名童子疬，又名乳疬。其在三岁以内，不能施以点核之功。如审其果系热痰，惟用薤头捣盐点之，或黄花墨菜，白花墨菜，或灯笼草，或野菊花，或甜菜子，取根叶和赤糖少许捣贴。或用苍术三黄散，用白酒开涂。内则服黄花墨菜，白花墨菜，和赤糖少许，时时煎咽之。或百合，或花粉，时煲猪瘦肉，食之均宜。临证消息用之。如审其果系寒痰，外则用消肿散，或五将军散，调白烧酒敷之。其在三岁以上者，则于各条内，参酌用之可也。

消肿散

生南星五钱　生半夏五钱　生草乌五钱　凋竹五钱　生甘草三钱　细辛五钱　重楼一两

共研末，烧酒调敷。

此方可治一切红肿，并可治天蛇头等症。

苍术三黄散

苍术五钱　黄芩五钱　黄柏五钱　大黄五钱　生南星五钱　猪脂粉，少许，用猪前蹄骨，火煅存性，研粉用

共研末烧酒调敷

此方能治一切湿毒。已破口者，用净油调。

五将军散

生半夏，一撮连根叶共生捣烂　生蚌，三四只，如无蚌肉，或蚬肉、螺肉之属均可　丁香，少许　粗盐，少许　饭粒，少许

同捣敷。

此方能治一切痰核恶毒等症。

病有一症，无论因何而起，误被医师用丹吊核，或误被西医以刀剖核，以致缠绵不休，时而收口，时而破口，环颈皆是，此名催命疬。目见世人被这两种医生误死者，恒不乏人。此症最为危险，分内外法治之。内治必审其人，果属热者，则投以清热化痰之品；若兼咳嗽者，并理咳嗽；

兼血证者，并理证症；兼花柳者，则并解毒；若其人近阳虚者，则于化痰消核之内，重用四君；若近阴虚者，则于化痰消核之内重用四物；虚寒甚者，则并用附桂。要皆于前后各证门中消息用之，不可拘执，各汤剂为丸亦可。

外治则与上同，用药粉开酒，周围点之。其旧痂之大者，并其核之大者，无论痂内、核内俱并点之。即点至其旧痂至烂，亦不妨。使他恶核潜消，即浊秽之水，亦可随旧痂之口随点随烂，随烂随干，自易收口。倘有秽浊坠下，势欲肿胀，可将其点核之药渣点上，立即破口。随肿随破，以抽干秽浊之水为止。此等积浊，核不成核，脓不成脓，水不成水，不能潜消，不能拔毒，不能解化，只得用此随肿随破之法，抽干其水，力能奏效，否则无济。

病有一症，或挟吐血而来者，或因患病而至吐血者，俱名绝命病，最为难治。又兼吐血，则经络脏腑内外俱伤，焉得不死。其因寒证吐血而患病者，多是五脏虚损，须大补气血，静养二三年，或有生理。内治则服补元消核丸，切禁黄芪。盖黄芪提气故也。其因热证吐血而患病者，多是饮食不谨，或暴怒所致。内治则加减四生丸。或加减生地黄汤或加减犀角地黄汤或加减地黄丸，凡汤剂为丸亦可随证选用。外治同上。如吐血不止，可用生莲藕捣汁服之，或正安南桂亦可。

补元消核丸

当归二两　枸杞二两　白术二两　炒枣仁二两　山药一两　茯神一两　熟地一两　煅龙骨一两　鹿角膏二两　半夏一两　杜仲一两，炒黑

蜜丸服法同上。

加减四生丸

鲜生地五钱　生荷叶三钱　生艾叶三钱　生侧柏叶三钱　真郁金一钱五分

加减生地黄汤

生地五钱　川牛膝二钱　粉丹皮一钱五分　麦冬三钱　煅牡蛎一钱　煅龙骨一钱　黑山栀一钱五分　丹参三钱　元参三钱　白芍三钱　真郁金一钱五分　三七一钱五分　荷叶二钱

加减犀角地黄汤

正犀角二钱，磨水冲服　粉丹皮一钱五分　麦冬二钱，去心　生地四钱　白芍五钱　花粉二钱　百合三钱　煅牡蛎二钱　煅龙骨二钱

加减六味地黄丸（见上阴火病内）

病有一症，初起或在两耳之下，或环颈皆是，或单在左耳之下，或单在右耳之下。无论核之多少，色带红光，即有欲破之势，或作痛，或不作痛，或寒热交作。此多由外感而来，名风火病，失治则溃烂异常，须内外分治。

外则用灯龙草，或黄花墨菜、白花墨菜和赤糖少许，取叶捣烂，频敷，随将其根连枝和赤糖煎服。未溃者，或用苍术三黄散，白烧酒开涂。已溃者，用地棉根叶和赤糖，生捣，敷上，拔去脓秽，贴收口膏，三五日即愈。

内则服活络疏肝散。如阳虚潮热则服加减五味异功散，阴虚潮热则服加减蒿皮四物汤。

活络疏肝散

柴胡一钱五分　牛蒡一钱五分　怀牛膝一钱五分　青皮一钱五分　花粉三钱　山慈菇二钱，去皮毛　生甘草一钱　土茯苓三钱　防风一钱五分　葛根二钱　夏枯草二钱

审其人果有实热，酌加芩、连等味。

五味异功散

党参三钱　白术二钱　茯苓二钱　炙甘草一钱　广陈皮一钱五分

有潮热者，酌加丹皮、地骨皮等味。

蒿皮四物汤

生地三钱　北沙参二钱　炙鳖甲二钱　当归一钱五分　白芍三钱

苍术三黄散（见上童子痧条内）

痧有一症，环颈破烂，臭秽不堪，久不收口，愈发愈众。此乃根本虚极，气血两亏之症，名真元虚损痧。外治则如上点法，并贴拔毒生肌膏，或用羊屎丸，并搽羊屎散。内服补天大造丸，或加减十全大补丸。

羊屎丸

用山羊屎一斤（焙，研蜜丸，服法如前。绵羊屎则不可用。）

羊屎散

用山羊屎四两（焙，研净，菜油调搽。）

加减补天大造丸

党参一两五钱　白术一两五钱　炒枣仁八钱　当归二两　山药一两五钱　茯苓一两五钱　枸杞一两五钱　熟地二两　鹿角膏一钱　龟膏一钱　煅龙骨一两　煅牡蛎一两　安南桂二钱　川焙附五钱　炙甘草三钱

蜜丸，切勿火焙，服法一如前。

加减十全大补丸

熟地二两　酒白芍二两　川芎八钱　煅龙骨一两　白术二两　茯苓一两五钱　当归二两　川焙附五钱　安南桂二钱　炙甘草三钱　西党参二两　煅牡蛎一两

蜜丸，切勿火焙，服法一如前。

加减十全大补丸

熟地二两　酒白芍二两　川芎八钱　煅龙骨一两　白术二两　茯苓一两五钱　当归二两　川焙附五钱　安南桂二钱　炙甘草三钱　西党参二两　煅牡蛎一两

蜜丸，切勿火焙，服法一如前。

痧有一症，其在妇人，或因姑媳不和，或因夫妇不睦，或因子女不遂，或寡而无偶，忧郁内伤。初则或经水不调，久而或致闭而不通，阴火上炎，皆能生痧，凝结不消，此名伤肝痧。百病丛生，极为难治。外治同上。内服加减逍遥散，兼服加减八珍丸，或加减调经饮，或加减归脾汤，随其人消息用之。

加减逍遥散

柴胡一钱五分　炙甘草一钱　茯苓三钱　白术二钱　当归二钱　白芍三钱　丹皮一钱五分　黑山栀一钱五分　煅牡蛎一钱五分　薄荷三分　广陈皮一钱五分　半夏二钱　白芥子二钱

加减八珍丸

熟地二两　党参二两　白术二两　当归一两五钱　白芍二两　茯苓一两　炙甘草五钱　煅牡蛎一两　广陈皮五钱　半夏八钱　山药一两五钱　川芎八钱

虚寒者，酌加附桂。

加减调经饮

当归三钱　川牛膝二钱　山楂二钱　香附三钱　青皮一钱五分　茯苓二钱　白芥子二钱　白果二十粒　半夏二钱

加减归脾汤

党参二钱　白术二钱　当归三钱　白芍三钱　炒枣仁二钱　远志一钱五分　茯神二钱　龙眼肉二钱　广陈皮一钱五分　炙甘草一钱　半夏二钱　煅龙骨二钱　煅牡蛎二钱

倘经闭气塞，用丹参一味，约五钱，常服奇效，或王不留行均妙。

或用少腹逐瘀汤

小茴香七分，炒　干姜一钱，炒　元胡一钱　没药二钱，研　当归三钱　川芎一钱　官桂一钱　赤芍二钱　蒲黄三钱　灵脂二钱，炒。

痧有一症，挟头风而来者，名头风痧。多因肝气郁结而成。此症男子少患，女子居多。无论发在何处，外治同上。内服解郁化痰汤，兼服逍遥散。

解郁化痰丸

白芷二钱　羌活二钱　秦艽二钱　天麻一钱五分　茯苓二钱　半夏二钱　葛根二钱　夏枯草三钱　煅牡蛎二钱　杭白菊二钱　白芍三钱

为丸亦可。

加减逍遥散（见上伤肝瘰条内）

病有一症，因咳嗽日久而来者，名伤肺瘰。其症有二。一由外感，一由内伤。由外感而成者，或加减黄芩知母汤，或加减甘桔汤，随症轻重，斟酌选用。由内伤而成者，或加减八珍汤，或加减左归饮、右归饮，随其证之属阴、属阳选用。此证多挟气膈损伤，随证酌用治伤各味，外治同上。

加减黄芩知母汤

黄芩二钱　知母二钱　桑白皮三钱　天花粉三钱　杏仁二钱，去皮　山栀二钱　正川贝二钱，另包冲服　桔梗二钱　生甘草一钱　煅牡蛎二钱　元参三钱　郁金一钱五分

如挟初感风寒酌加荆芥、防风。

加减甘桔汤

生甘草一钱　桔梗二钱　正川贝二钱，另包冲服　旋覆花二钱　百部二钱　白前一钱五分　茯苓二钱　元参三钱　郁金一钱五分　煅牡蛎二钱

如挟初感风寒，酌加荆芥、防风。

加减左归饮

熟地三钱　山药二钱　枸杞三钱　茯苓三钱　广陈皮三钱　半夏二钱　萸肉三钱　郁金一钱五分　三七一钱　炙甘草一钱

加减右归饮

熟地三钱　山药三钱　枸杞三钱　川焙附八分　杜仲三钱　萸肉二钱　安桂三分，另包冲服　炙甘草一钱　郁金一钱五分　三七一钱　广陈皮一钱五分　半夏二钱　白及二钱

病有一症，无论在颈之左，在颈之右，初起只单一核，圆若弹丸，不痒不痛，虽经十年八年，仍不肿不痛，亦无加增，此名顽核瘰。皆因或气，或血为机，触动凝结而成，不必施治。惟谨戒食燥火生痰之物，并少食鸡肉及一切，勿动肝火则得之矣。

病有一症，审其果自花柳而来。无论如何发起，均名花柳瘰。内治皆以解毒为先，当用枯草慈菇化毒丸，间服土茯苓膏。如花柳各症尚未痊愈，须兼服另编花柳丸，并多服解毒汤。如有别证，随其证之属阴、属阳分别酌治。外治同上。如破口，则贴拔毒生肌膏。破口之外，仍用上外治之法点之。如有欲破，又未破者，则用所点之药粉连渣点之，点上少许，其口即破。

枯草慈菇化毒丸

夏枯草五两　正川贝二两，去心　山慈菇二两，去皮毛　蒲公英二两　广陈皮二两　生甘草一两　全蝎二两　枳壳二两　桔梗二两　山栀子二两　白芷二两　沉香一两　半夏二两　柴胡二两　胆星一两　银花二两

共为末，米糊为丸，如绿豆大，服法晒法一如前。

辨瘰养瘰法

一瘰之成症，虚实寒热，须辨分明。何谓热证、实证？望其舌苔黄，唇色红，颜面有火气，切其脉浮、中、沉三部俱坚实有力，且其人雄伟异常，全无虚寒体态，则知其症之是由热痰而起者。何谓虚证、寒证？望其舌苔白，唇色淡，颜面无血色，切其脉浮、中、沉三部俱沉迟无力，且其懒弱无比，语言坐卧俱无精神，则知其症是由寒痰而起者。

一瘰之成症，古人原分有二十二经络，或二十四节，或三十六症等治。此皆医家各命名义，实不必拘泥其名。要之千种，

病症总不外乎热痰、寒痰、实证、虚证而已，其部位原无定体，随其气之所阻、血之所凝而成。能辨其寒痰、热痰、实证、虚证则无讹矣。

一痧之成症，其结核最坚、最实，因其积染郁结至深、至远而成故也。所以治之者，动辄累月经年，乃能奏效。大凡内外各症，其发之易者，治亦易；发之难者，治亦难。愿患痧症者，毋以其医治之时日久远即轻信人言，或任庸医用丹吊核，或任西医用刀剖割。不知愈吊愈多，愈割愈众，竟至缠绵层叠，环颈破烂，腥秽不堪，命在须臾，皆是自误。

一痧之成症，其核之生如竹根焉，如草根焉，非他症结核者之所可比。故其发也，忽左忽右，忽东忽西，忽上忽下，忽前忽后，全无定体，甚至或发连腋下，或发连胸前，或两手臂等处，种种怪象，实难尽言。时医不识，则多用吊丹，西医不明，则专用剖割，以为其核为我取去，岂有不善之理。不知此才取出，彼核又生，缠绵不休，多致环颈皆是，坐而待毙而已，惨何言哉！希曾之医治痧症，则以潜消为主，随起随去，随点随干，务绝其根蒂，使他不得再延蔓而生。论其药，亦最淡无味，论其价，亦最贱不贵，无论贫富，皆易施治。诚千古五大部洲，无过之至宝也。

一痧之成症，总不外热痰、寒痰两者。患热痰者居其六，患寒痰者居其二。其余如花柳风火并挟他症而生者，亦有二焉，全在审证分明，其治自易。

一痧之成症，原与痨瘵相表里者也，同一阴火也，痰也。其痰其火，行之脏腑，初则咳嗽、吐血，随成痨瘵。行之经络，则为瘰痧。有由先天而来者，有由后天而来者。先天之损由胎，故其发多在童年幼稚。后天之损由人，故其发虽年至五十、六十，犹不免焉。是故善治者，只理其肝、脾、肾三家之阴火而已。

一痧之成症，多由肝气郁结，或暴怒而成。故其发，生在两耳之下，颈之左右。凡患痧症者，最宜戒恼怒，并戒燥火生痰之味。藏养肝气，勿使其动，动则其病虽功在垂成之际，必致反剧，骤然肿胀异常，不得怨望医师之药力无功。患是症者，切宜戒之，即房劳亦所当戒，否则治亦无济。

一痧之成症，最忌夜不早眠，不早眠则必致阴火暴发，其他劳神各事之忌，无须言矣。

一痧之成症，除风火痧一症之外，无论初发、久发，多不痒不痛。所以人多为其所误，以为不甚关切。每致忽治，及至叠出无穷，或致溃烂，始恍然悔悟，已祸不堪矣。愿患是症者，早为调治，贻免后患。

一痧之成症，查古人所立方书，尚茫无善法，多致毙命。其他剖割、吊丹等法，则益不堪言矣。故谚云十痧九死，其信然矣！希曾自传受此外治之方，再为参考内治之法，细心研究，百试不差。经希曾亲自医治者，可十痧十生，纵有不治者，皆彼之自误耳。噫！希曾今年四十有八矣，恐一旦弃世，此法失传，千载下犹有憾焉。兹敬属所传秘术，全盘托出，更将希曾数十年来自己亲临各症，测准治法，并如何用药，一一笔之于书，使后人照此医治，断无失误矣。

一痧之成症，实变化无穷。有可十天八天告愈者，有可二三十天告愈者，有三五阅月而告愈者，有久至期年而告愈者，总在其人之善为调养。深信希曾此法医治，断无不瘥之理。不然，纵医治至三十年，亦无济也。

一疬之成症，内外两科相较，此最难治。希曾所列宜食品内有粉藤根、长藤胡练根两味，和猪瘦肉服食者，此乃治气血两种疬症之圣药。虽然彼不深信者，断不可轻易给病家食之，何也？盖服此两种药根后，必多服按症各丸药，以固其元气，庶不致伤损脏腑。若不多服丸药，将来恐有吐血之病，反为不美，患病者须知之，治病者须慎之。希曾恐后人不慎，专用此药根，误人性命，故特摘出，医之为术可不慎欤！

附长藤胡练根说

长藤胡练其叶一与练树无异。惟彼则藤生的，有红、白二种。其功用皆同。有花开，有子结，其花与灯笼草相似。凡人患恶核，骤然红肿者，取此藤连叶，捣赤糖少许，贴之奇效。并可贴对口疮。

病家之忌食当戒者

鸡肉（鸡性主动，动则燥火。疬之症，多生自肝，肝最忌燥，故鸡肉一味，为疬家最忌食。虽已痊愈，仍当切戒焉。） 鹅肉（有毒，燥火，忌食。） 飞禽（类多燥火，忌食。） 煎炒（燥火，忌食。） 鱼虾（生痰燥火，忌食。） 陈腐（生痰，忌食。） 酸辣（伤脏忌食。非特姜与胡椒，辣者等等味。凡一切辛散之味，皆当戒焉。） 羊肉（燥火，忌食。） 牛肉（燥火，忌食。） 猪肝（燥火，忌。凡一切肝物，皆当戒焉。）

以上所列忌食备品，不过言其大略，总不外乎其品之近燥火、生痰、发毒者，皆当切戒焉，疬家谨之。

病家之宜食者

猪肉（滋润，宜食瘦者为佳。） 连鲤

（即穿山甲，破坚除毒宜食。） 猫肉（滋润，除阴火宜食。） 鸭肉（清润降火，宜食。） 团鱼（滋润降火，宜食。） 鲍鱼（滋润，宜食。） 海参（滋润宜食，破烂者则忌食焉。） 墨鱼（滋润降火，宜食。） 蜥皮（滋润除痰，宜食。） 蜃肉（滋润，宜食。） 蠓蛋（滋润，宜食。） 淡菜（滋润，宜食。） 海带（除痰宜食。和猪瘦肉同煲，更妙。） 燕窝（滋润除痰，宜食。） 鸭蛋（清润，宜食。） 咸蛋（清润，宜食。） 鸡蛋（清润，宜食。） 百合（清润，宜食。） 红豆（清解，宜食。） 白豆（清解，宜食。） 柠檬（除痰，宜食。） 冬瓜（清解，宜食。） 饔菜（清解，宜食。） 生菜（清解，宜食。） 芥菜（除痰，宜食。） 罗白（清解，宜食。） 苦瓜（清解，宜食。） 绿豆（清解，宜食。） 黑豆（清解，宜食。） 赤豆（去湿，宜食。） 土茯苓（清解去湿，宜食。可当茶饮。煲猪瘦肉更宜。） 夏枯草（清解平肝）可当茶饮 粉藤根（化痰解毒，消肿化核。须和猪瘦肉同煲食。）其法取根约三四钱和猪瘦肉四两 水（三大碗，煲二点钟至） 半碗（停冻，去渣。）药根再煲并汤食 长藤胡练根（其性服法，一如粉藤根。） 凤尾草（清解，当茶饮。） 溪黄（化痰消核，服食之法。一如粉藤根。）

以上所列当食各品，大约多近清痰化火之味。至其人虚寒，又当因人服食，临时酌定也。无论寒热各证。上条所列之当戒者、仍当切戒。

《疬科全书》终

重订时行伏阴刍言

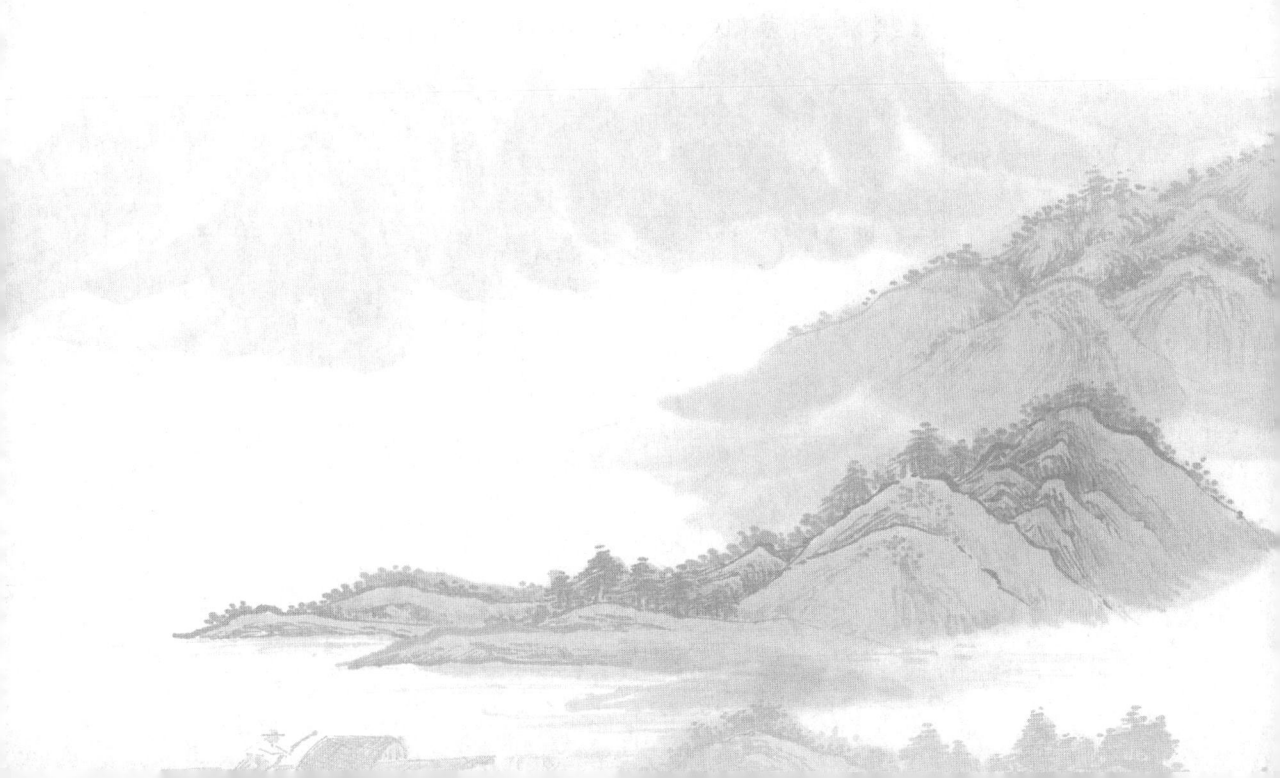

内容提要

　　《重订时行伏阴刍言》一卷，为当阳社友李君贡三之寄稿。据云，书系田云槎先生所著。甲寅年，自友人处得之。盖以伏阴之为病，有似霍乱，而实非霍乱，倘认证不确，方法错谬，其害有不可胜言者。李君又曰，余于此症，素怀疑窦，既得斯篇，若获珍宝，故特录呈，以公同好云。想见其利人济物之怀溢于言表。世必乐读之，以副李君一片嘉惠医林之婆心，不特得一孤本书已也。

目　录

重订时行伏阴刍言

田云槎先生著

当阳贡三李振声重订

后学 绍兴裘庆元吉生校刊

《时行伏阴论》乃田云槎先生所著。甲寅年，自友人处得之。盖以伏阴之为病，有似霍乱，而实非霍乱，倘记症不确，方法错谬，其害有不可胜言者。余于此症，素怀疑虑，既得斯篇，若获珍宝，故特录呈以公同好焉。

时行伏阴总论

天地之阳气，升于春，浮于夏，降于秋，沉于冬，往往与阴气互相上下。是故春温、夏热、秋凉、冬寒，为四序之常。四序失，则寒暑愆，非其时而有其气，则为异气。异气未有不病人者。春夏阳气开张之际适值阴雨不止，雨淫湿盛，湿盛则阳气微而寒气生。寒湿相搏，结成一团，阴霾之气，人受之则上客于肺，中客于脾，下客于肾。即病则为寒湿，如不即病，其邪必伏于经络，则为伏阴。直至夏秋，阴气内盛，阳气外泄，久伏经络之邪，从阴而化，发端于膜原。膜原在胸膈之内，夹脊之前，正当胃交经关之所，诸经之总会也。阴邪踞此，壅过气机，清不能升，浊不能降，三焦表里、营卫气血皆为所阻，于是胸中不乐，头微眩，四末微麻，小便不通，下利清水，喝喝欲呕，一经呕吐，声瘖耳鸣，面尘肌消，目眶陷，目睛冒，渴饮热汤，四肢逆冷，脉微或伏，转筋疼

痛，冷汗自出，有似霍乱。变则呕止而哕，或噫、或呃、或咳、或懊憹、或心下痞塞而肢体若冰，甚则心中如焚，渴欲冷饮，扇扇不知风，饮冰不知冷，卧地不起。大要此症，以小便通利则生，不通则死。其间有仅下利而不呕吐者，阴邪就下为病也。有朝发暮死者，重感于邪也。又有触发旧病而并病者，有误针药而成危候者，有病后失调而终归冥路者，不可言状。初治之法，当以温中通阳为第一义，大忌苦寒助邪，消克伐正。如神形已夺，切勿与芳香，投针石，以气血不可再夺故也。或当转筋危急，则汤熨之法，最为稳捷。至于变症用药，或宜补，或宜通，在临证者细心研究耳。

伏阴霍乱辨

伏阴一症，古书罕言，而近代病此最多。因其呕、利、转筋，颇似霍乱，世每以霍乱治之。夫霍乱之义，挥霍撩乱，皆缘寒热不调，饮食不节，以致风寒暑湿之邪与宿食冷滞相搏，清浊混淆，乱于肠胃，而脾胃之气困矣。为病则心腹绞痛，呕利并作，内乱极而之外，则为转筋疼痛。大抵霍乱呕利，必有兼见之状（时疫亦然），如头痛、发热、恶风、恶寒者为感风寒而病也；身热、烦渴、气粗、喘闷者为感暑

邪而病也。是霍乱固有风、寒、暑、湿之分，故治法有或清、或温之不同也。若夫伏阴之为病，盖由春夏感受寒湿阴邪，不即发出，伏于肺、脾、肾三经孙络，乘人阴气内盛之时，遂从阴化而发也。其为病，先利而后呕，并无腹痛。视霍乱之卒然心腹绞痛，呕吐而利者，有间霍乱之发病，则一井之中，仅见一二；伏阴之发，专在夏秋，病则远近一律，如传疫然。霍乱发暴而退速，伏阴发缓而退不易。霍乱脉大为可治，微细恒难治。伏阴脉细或伏是其常候，惟阳将通脉喜微续。若暴复洪大，每不可治。以此较之，源异而脉殊，故其名不可不辨也。古人所谓治病必先辨名，识得为名，而后可以究病因、察病状则立方用药，自有把柄，虽千变万化，却有一定之法。兹因近代寒湿伏邪为病甚矩，奈人多以霍乱，目之而方法错乱遗人夭殃。故特辨正病名，俾误者知改耳。

原 病

（一）伏阴之为病，先利而后呕，脉微欲绝，甚则脉伏。

声按：此揭时行伏阴脉症为伏阴病之提纲，后凡言伏阴病者，皆指此脉症而言也。先利而后呕，正与既吐且利之霍乱证有间。

（二）伏阴病，胸中不乐，头微眩，四末微麻，小便不通，下利清水，嗢嗢欲呕者，苏砂平胃散主之。

声按：伏阴初起，此方主之，理中汤亦主之。又伏阴之邪，本先伏于肺、脾、肾三经孙络，而太阴、少阴，原无头痛一症。故病伏阴者，仅头微眩而不疼痛也。实有不尽然者，何也？盖肺既与大肠相表里，脾既与胃相表里，肾既与膀胱相表里，

岂有脏病而不累腑，里病而不及表者乎？不过较他症头痛稍轻耳。

苏砂平胡散（温中通阳法）

苍术二钱　厚朴姜炒，一钱　陈皮一钱甘草一钱　苏叶一钱　砂仁一钱　生姜一钱大枣三枚，掆

水三盅，煎去渣，分二次温饮之。不愈，再服一剂。

声按：医理与地理有关系焉。如我国东南卑湿，湿重寒轻；西北高亢，寒重湿轻，则苏、砂、姜、附、陈皮等份量宜有进退。

加减法：下利白水，倍紫苏，加红豆蔻一钱；下利黄水，倍苍术；下利黑水，或纯清水，倍砂仁如服药不受，加童便一杯。

声按：平胃散一方，原为满闷呕泻而设。盖以阴气积于胸中则满闷，寒侵胃则呕，湿困脾则泻。故用苍术、厚朴、陈皮、生姜之辛温以消阴邪，甘草、大枣之甘平以益脾胃，合为辛甘通阳之剂，使阳复阴消，则满闷自除，呕泻自止。兹寒湿伏邪，发端于膜原，而现胸中不乐等症，较之满闷呕泻，虽异派而同源，故就原方中加砂仁、苏叶以通肺肾之阳，并助诸药温中行气，俾肺、脾、肾三经之阳气来复，而壅踞膜原之阴邪可消矣。如下利白水，倍紫苏，加红豆蔻一钱，然红豆蔻，不如易白豆蔻以助紫苏而通肺阳，因白豆蔻本肺家药也，且辛温之性，能流通三焦，温暖脾胃，三焦利、脾胃运，则诸症自平故也。下利黄水，倍苍术者，燥胃强脾升阳气也。下利黑水，或纯清水，倍砂仁者，温中宫、通肾阳也。若加茯苓以助之，其效尤速。服药不受，加童便者，因浊邪踞于膈上，引以童便使之浊归浊道也。又下利白水前，

有呕吐清水，加桂枝一钱。水浆不得受，加干姜八分，与后第三条重复。又有转筋疼痛，加牛膝二钱，艾绒一钱，与后第五条重复，故删去之。

（三）伏阴病，呕吐清水，耳鸣声暗，四肢逆冷者宜苏砂平胃散加桂枝。水浆不得受者，再加干姜。

（四）伏阴病，面尘肌消，目眶陷，目睛冒，渴饮热汤，四肢逆冷者，附子理中汤主之。

声按：此为伏阴症之重病。目睛冒者，谓睛不能视物，如有薄纸遮盖也。又吴氏以喜饮水，不喜饮水，而辨霍乱证之属阴、属阳，是霍乱证原有阴、阳之分，非辨伏阴与霍乱也。故不饮水者，理中汤主之；欲饮水者，五苓散主之。若误认此渴欲饮水之伏阴症为五苓散所主之霍乱证，则失之远矣。

附子理中汤（复阳消阴法）

附子炮，二钱　人参一钱　白术一钱　干姜一钱　炙草一钱

水三盅，煎去渣，分二次服之。不愈，再依前煎服。

加减法：呕加半夏一钱，姜汁一匙，冲服。腹痛加木香一钱。脐下动气去术加桂六分。心下悸加茯苓二钱。妊妇加当归、川芎。湿盛易白术为苍术。呃逆加丁香、柿蒂各一钱。

声按：理中汤原为温中散寒而设。盖胃阳伤则吐，脾阳伤则泻。因吐泻而致面尘肌消，目眶下陷，则脾胃困惫极矣。湿不弥漫，目不冒。寒不彻外，肢不厥。阴盛阳衰，竟致不能蒸腾津液，则渴欲热饮。故方中有人参，以补气益脾；白术以燥湿健脾，甘草和中以培土，干姜温胃以散寒。合之通中有守，守中有通，庶内外之阳气

来复，而群阴自消矣。若甚寒为患，则又非纯阳之附子不为功。呕吐则加半夏、姜汁，以散寒而降逆。腹痛则加木香以理气而调中。脐下动气，去术加桂者，因白术补气、肉桂泻奔豚也。心下悸加茯苓者，饮停则悸，加之以利水而宁心也。妊妇加归、芎以散寒和血。呃逆加丁香、柿蒂以利痰行气。湿盛以苍术易白术者，因白术之甘温和平，不若苍术之辛烈燥湿而强胃，且能开郁以升胃阳也。呕加半夏。前有转筋，加牛膝二钱、艾绒二钱，亦因重复删之。

（五）伏阴病，转筋疼痛者，苏砂平胃散主之，附子理中汤亦主之。均宜加牛膝，艾绒，危急者用汤熨法。

声按：湿郁于经络，以致筋如转索，即吴氏所谓俗名转筋火者，其实乃伏阴与寒湿相搏包。又肝主筋，筋既被寒湿搏急而牵转，疼痛即当于温通方中加桂枝以温经，通筋而和之也。盖桂枝既善平肝，又善通阳，诚以一物而具牛膝、艾绒之功也。（后有验案可考。）若肢厥寒甚，则又非纯阳之附子不足以破阴气而发阳光，故附子理中汤亦主之。

汤熨法

蓼梗并叶根一大束，水煎汤，蒸转筋痛处，得汗则愈。

葱白一握，捣作饼，贴痛处，以艾绒如荔核大，于葱饼上，火然灸之，得暖则愈。小麦麸升许，酒调焙热，布包线扎，熨揉痛处，冷则易之，以愈为度。

以上三法，屡用屡验。必须内服通阳方剂，以逐其邪，否则毒复陷里，反成危候也。

（六）伏阴病冷汗自出者，阳复则止。

声按：此可与理中汤或苏砂平胃散均

宜加葱白。若用苏砂平胃散，加桂枝二钱更佳。

（七）伏阴病，法当呕，今反不呕者，必腰痛或面赤腹痛，干呕咽痛，利止脉不出者，通脉四逆汤主之。

声按：此乃肾家虚寒，伏邪就下为患也，故不呕而腰痛。又阴盛格阳于外，故面赤而咽痛。中寒凝聚，故腹痛而干呕。利止阳似来复而脉不出者，其阳仍未通也，故主以通脉四逆汤。

通脉四逆汤（甘热回阳法）

干姜二钱　附子二钱　甘草一钱

水二盅，煎去渣，温服。脉不出者，再依前法，煎服。

变　证

（一）伏阴病，呕利止，厥回而哕者，养胃汤主之，半夏陈皮汤亦主之。若厥不回而干呕者，可与橘皮汤。

养胃汤（养胃润枯法）

人参一钱　沙参二钱　葳蕤二钱　石斛二钱，先煎出汁　炙甘草一钱　法半夏八分　大枣三枚

加减法：治胃虚津枯之呃逆，加刀豆子一钱（煅用）新瘥不欲食，喜饮者加白芍二钱。

半夏橘皮汤（温胃散水、涤痰降气法）

法半夏二钱　陈皮一钱　茯苓一钱　人参一钱　炙甘草一钱　干姜一钱　大枣三枚

橘皮汤（通阳消阴、宣胃降逆法）

陈皮二钱　生姜四钱

（二）伏阴病，呕利止，心下痞硬，噫气不除者，可与代赭石旋覆花汤。

代赭石旋覆花汤（补中宣气、镇逆涤痰法）

代赭石一钱　旋覆花二钱，绢包　人参二

钱　炙甘草一钱　半夏二钱　生姜一钱　大枣三枚

（三）伏阴病，呕利后，胃家虚寒而呃者，与附子理中汤加丁香、柿蒂；胃家虚热而呃者，与橘皮竹茹汤；胃虚痰喘者，与丁香柿蒂汤。

橘皮竹茹汤（清补止呃法）

陈皮一钱五分　竹茹一钱五分　人参一钱　炙甘草一钱　大枣三枚　生姜八分

丁香柿蒂汤（温中降逆法）

丁香一钱　柿蒂一钱　人参一钱　陈皮一钱　法半夏二钱　茯苓二钱　炙甘草八分　生姜一钱

（四）伏阴病，呕利后，头汗出，微喘，呃声连连者，急与参附汤调之。

声按：此乃真阳将脱之危候也。

参附汤

人参三钱　制附子三钱　刀豆粉四钱　刀豆子二钱，煅存性，研

（五）伏阴病，呕利止，小便不通者，为未愈。

（六）伏阴诸症，除小便不通者，不可与五苓散，可与肾气汤。

声按：肾气汤，即金匮肾气丸料，易丸作汤，用以扶阳化气也。

（七）伏阴病，欲解时，小便必通利。

声按：小便通利，阳和之象也。伏阴病，最喜阳和，阳和则生。

附录验案数则

庚申岁，友人邬云庵之子在功，年十五。一日忽患下利清水，既而呕吐大作，四末微麻，医以霍乱治之，不效。其父求诊于余。六脉皆伏，四肢厥冷，水浆不得受，沾唇即吐。细询之，谓先利后呕，皆系清水，起即小便不通，并前数日即觉胸

中不快，口似多涎，常啖极咸之食物以摄之。余曰，此乃伏阴重症也。虽面尘肌消，目眶将陷，幸卧蚕未落，尚属可治，再迟一时，则不可为矣。为拟二方。先用干姜一钱、法夏（购来用温水浸洗数次）一钱，煎汤去渣，加姜汁一匙，童便一酒杯，于甫吐后，细细温饮下，其吐即止。继进以苏砂平胃散去生姜，苍术改用三钱，加干姜一钱，桂枝一钱五分，茯苓二钱，煎汤温饮之，一剂利止，脉见。惟四肢犹冷，少腹作痛，小便仍不通，再投以附子理中汤加肉桂八分，一剂，诸症悉除。但昏昏欲睡，不思饮食，询之，他无所苦，脉亦平和。又以温补缓剂以善其后，遂痊愈。

辛酉暑假归里，有某雇工，年二十一，于六月下旬，途中忽患下利，约十分钟一次。及抵家，大吐不止，转筋疼痛，四肢拘急，延余诊之。其脉甚微，询之，谓前数日，尚觉四肢酸软，胸闷不畅。遂投以苏砂平胃散，将分量加重，并加桂枝二钱，茯苓二钱，一剂，稍轻。次日复诊之，其脉仍沉迟，腹中痛，若有所结。遂与以救中汤加苍术三钱，服一剂，诸症皆退，惟胸中不舒，时作呃逆。又进以生赭石（轧细先煎）三钱，野台参二钱，清半夏一钱半，炙甘草一钱，广陈皮一钱加姜、枣，煎汤，连服二剂，痊愈。

本年（即民国十一年）夏秋间，育溪附近，伏阴症流行甚盛。六月中旬，农人王贤林，年三十许，患泻利清水，吐出之水微黄。下午七点钟，询方于余。余秉烛就之，其脉俱无，四肢厥逆，转筋疼痛，并口渴而喘，目冒声暗，言语不辨。前医朱某，透为不治。余曰，此伏阴症也。幸胸前犹温，尚有一线可救。急施以汤熨法，

其转筋遂止。进以漂苍术五钱，油厚朴（姜汁炒）二钱，炙甘草一钱，木香一钱，干姜一钱，砂仁一钱半，赭石（轧细，先煎）二钱，台参二钱，附子一钱，煎汤服之。约半句盅，阳回汗出，小便通利，而喘亦就平。及其尽剂，而病霍然矣。余归就寝，钟鸣十二，乃子时也。

六月三十日，余方就诊戚家，不意长儿大新（现年十三岁）大泄不止，及余回家，而吐亦作矣。其脉沉紧而迟，四末微麻，头痛，身热无汗，口渴。此伏阴而兼外感也。投以急救回生丹。（此方系张寿甫先生所创，载在《医学衷中参西录》。本年暑假内，余按法制有数剂，用之无不获效。小儿此症，虽属伏阴，因有兼症，又先生谓，此丹服之，可温里得汗，故与之。从可知，无论伏阴、霍乱，其病初起时，可先与此丹，令其得汗，以减杀其势，而后再分途治之可也。若系伏阴症，先与以先生所制卫生防疫宝丹更妙。）须臾汗出，吐泻之势亦稍缓，继与以漂苍术三钱，西砂仁一钱，炙甘草一钱，苏叶一钱，厚朴一钱五分，枳壳二钱，广皮一钱，薄荷八分，加姜、枣煎汤，服之未尽剂而愈。

邻村佟青之子甫，三龄，于五月前患腹痛泄泻，经他医治愈。至七月，前症复作，兼呕清水，面色苍白，前医治之罔效。其父求诊于余。肢冷肌削，不时吐泻，兼四肢搐搦，与以苏砂平胃散加桂枝八分，一剂病若失。

以上数症，均伏阴为患。余依田氏之法，出入治之，皆获痊愈。益信其言之足征也。

《重订时行伏阴刍言》卷终

通借书目题跋纪要

西人偶知中医古书者，皆云有研究之价值也。中医之得以传至今日者，赖有古书也，故无论将来之中医地位若何，必须先经一番研究，然研究之工具必须书籍，吾侪流传书籍之责不容缓焉，明矣。本社将所获秘本卷数不多，力能印行已出《三三医书》，按期继续发刊，凡大部之书卷册本，较多者任人借抄，规定借法无论何人皆得有此权利（借法刊在《三三医书》第一集第二种第四十四第四十六各页及《三三医报》第一卷第二十九期以下各报。）兹将可借各书目录概要摘刊于下。

《医汲宝鉴》

钱塘董西园魏如纂述，男在中济川手抄，同郡周错皆山陆森明溪李璿衡五审定，受业徐秉辰，星枢王应芳、上春朱政德核校。乾隆四十三年，眷弟王廷摸序，又丁酉眷世侄李璿序，又西园自序，木刻竹纸十二本。

《圣济总录纂要》

程林云来纂新安吴汝潮非止黄家珮锵鸣，许承家师六同校，江湘郢上阅。乾隆五年，吴郡张松宁序大德四年，集贤学士嘉议大夫典瑞，少监臣焦养直序，木刻竹纸廿六卷合十二本。

《医药函》

月楼藏板聂久，吾原书白狱逸人程远序，木刻竹纸十二卷十二本。

《医药淮海》

世德堂藏板，更阳县德润慎之氏著，辑汉阳萧良翼雪禽氏校刊，道光二年，浉阳愚弟白明义敬序，又元年愚表弟兰宝鉴序，李思纬等二十人各题一首，嘉庆更阳县孙德润自序，木刻竹纸共三十六本。

《云林医圣》

太医院御医金溪云林龚廷贤著，男医官龚定国续编，安国编次，翰林院金坛损庵王肯堂参阅，钦差整饬湖东等处兵备副使阅，漳钦宇薛士彦校正，门人盱江邓元液黄道祉邓光祖同校，建极殿大学士少师兼太子太师吏部尚书福清台山叶向高撰序，又自序，龚廷贤跋，崔景荣替龚先生辞，崇仁曙谷吴道南像替木刻竹纸八卷十六本。

《何氏济生论》

静观堂藏板，京江何镇培元甫著，辑京江壮孝容刊刻，再侄孙凤翔重订，孔继治校阅，龙眠吴文浃校阅，浙江学政少阳汪廷珍序，木刻白竹纸八本。

《伤寒论集成》

杏花园藏，日本东都山田正珍宗俊父著，男正德宗见门人，常陆中林清熙俊庵土佐笠原方恒去仙同校，宽政改地加贺大田元贞公干序，又二年丹波元简廉夫撰序，木刻皮纸十本。

《医官玄稿》

鹿门山人述著，望元泰辑校，宝定三年平安服元乔序，又二江都望三英自序，木刻皮纸，五本。

《伤寒论刘氏传》

日本筑前刘栋田良氏论述，安艺斋必简撰，木刻皮纸，四本。

《素问识》

东都书林青云堂板，东都丹波元简廉夫本人著《素问解题》，文化三年丙寅岁本人序，木板竹纸，计八册。

《医书大全》

鳌峰熊宗立道轩编集，大明天顺二年吴高尚志序，正统十一年鳌峰熊宗立道轩序，木刻皮纸二十四卷，九本。

《晋唐名医方选》

江户喜多林直宽士票撰，木刻皮纸十

卷，二本。

《脉学辑要》

江户万笈堂发行，东都丹波元坚廉夫著，宽政七年乙卯岁本人序，木刻竹纸三卷，一本。

《救急选方》

江户青云堂板，享和记元冬丹波元简廉夫撰，凡例八条，本人识木刻竹纸上下二卷，共二本。

《经穴纂要》

青云堂板，丹州龟山医官小板营升元佑纂辑，门人武州忍医官铃木亥机丹州龟山医官香月长陆同校，文化庚午丹波元简廉夫撰小序，营升元佑自序，木刻刻竹纸五卷，共二本。

《伤寒广要》

存诚药室丛书，东都丹波元坚亦柔撰，文政丁亥镌元胤翁序，凡例八条，元坚识木刻竹纸十二卷，共四本。

《金匮要略述义》

丹波元坚学天保壬寅首夏，丹波元坚纂木刻竹纸三卷，计二本。

《药治通义》

江户堂林英氏万笈堂发兑丹波元坚亦

柔撰，天保丙申本人序，愎氏二卷，共四本。

《寓意草注释》

喻嘉言著旴南，后学谢甘澍注释，光绪庚辰西蜀钟体志序，光绪四年赵家思序，黄廷元叙许延桂序，例言四则，共四卷。

《医理元枢》

关南史笠庵先生鉴定件祁朱音咏咏清甫编辑，同邑杨元敬乾夫甫参订，乾隆十八年关南史进爵序，共十二本。

《养生备要》

衡山阳南一陶厉山，两先生綦辑，乾隆三十年文觉序，共九卷。

《杏轩医案》

嘉庆十年，长河刘权之序，嘉庆庚申，鲍桂星序，同年崔樊国仁序，新安程文圃序，并著续编一本。道光九年，门人倪榜许朴等序，辑录一本。又光绪六年桓生跋，续录一本。道光四年桐城吴赓枚序，同年白下侯云松序，虹桥朱钟序。

《医纲提要》

南丰刘衡序，道光辛卯杨宜之序，道光十一年王履中序，道光十年源序，开阳一亭李宗源纂。

《医林损益》

光绪已丑，西蜀高邑方亭喻序，并著又王润之序，共十卷。

《金匮要略辑义》

聿修堂藏板，东都书林青云堂板，东都丹波元简廉夫著，万历戊戌孟夏匿迹市隐逸人序，木刻竹纸六卷，计六本。

《辅全书》

证塘吴畹庵先生辑，咸丰元年新镌家塾藏板，木刻竹纸，共八本。

《医铃》

乾隆已酉，四川成都府长承勋并序，木刻竹纸，八本。

《唐氏原病集》

嘉定恕斋唐椿尚龄甫集六世孙敏学孟博校刻，男懋儒师鲁懋仿孔昭懋携克三参订。崇祯六年，西陵来方炜含赤序，又五世孙唐时升序，弘治壬戌唐椿自序，崇祯癸酉唐繁学序，成化庚子陈珊士廉序，弘治戊午京北浦果序，木刻，六本。

《辨证入药锐》

古吴唐昌胤云泉校辑，男大猷升于阅，茂苑冯梦龙犹龙秀水下祖学述鉴定，崇祯三年，孟冬一日自序，木刻竹纸，二本。

《慈航集三元普济方》

五于圣著嘉庆四年冬月，镌敦行堂藏板，兼燠序，袁枚序任兆炯序，童钰离许桂林传吕士淑序，并传林龙光传乔绍侨序，谢启昆序，葵家碗序，浙宗瑞序，自序并自识医圣一则，木刻竹纸，四本。

《修元大道》

古敛方问之先生著并序，白沙醉经精舍藏板。道光七年，镌嘉庆辛未三韩菊溪百龄序，胡人宦景伊王福庆唐畹香王良济汪为惠薛承书程楚珍洪慎堂吴勋臣方伦书校正，木刻连史纸，三本。

《医学要则》

苕溪怀愚子沈懋官紫亮氏纂，胞兄沈懋翔紫云氏较，门人蔡云龙际升氏参叶天士先生评，锦奎堂梓姚德谦序，自序，木刻竹纸，四本。

《医林绳墨大全》

明钱塘方谷著，自序。江宁周京辑。松江陈熙重刊。康熙十六年周式郇序，嘉庆乙亥秋镌亦政堂藏版，木刻竹纸，四本。

《医学阶梯》

荆门胡柳斋先生鉴定，紫琅张叡仲严氏著，并自序。唐熙甲申荆门胡作梅序，木刻连史纸，四本。

《医经小学》

明吴陵刘纯宗厚撰，正统已未杨士奇序，洪武二十一年刘纯序，木刻竹纸，四本。

《医门补要》

丹徒赵濂竹泉著并序，孟河马培之鉴定并序，光绪九年，镌木刻竹纸，四本。

《本草择要纲目》

古歙觉今子蒋居祉介繁父纂辑，男汗雪洲父较订，侄淳朴子婿程钟宫萧长福畴五同里郑元轼孟瞻同父较阅。康熙已未上巳后二上家眷弟大原杨耀祖序，卷娄居士纪映钟序，白沙友人陈启员序，凡例八则，蒋汗识萧长福后序，蒋汗跋，本刻板连史纸共四册内容。第一册为寒性药，第二册为热性药，第三册为温性药，第四册为平性药，先别气味，次立主治。

《药性集要便续》

武进岳昶晋昌辑，道光癸卯阳生月自序，一自识凡例十三条，男仁照容照同校。道光癸卯仲冬，镕小高阳书屋聚珍版，木刻竹纸印成二十六册。内容是书先标药名，次气味形色，总以发明主治功用各部。书名即注句首，凡药宜忌附焉。

《金匮玉函要略编注》

檇李沈目南先生著。道光壬寅年重镌，

埽弃山房藏版。康熙三十一年岁次，壬申仲冬谷旦，吴门孟亮揆端士序。自识凡例抄本，共念四卷，订为六册。

《素圃医案》

古歙郑光在辛甫著，同里许彪又米甫授梓。康熙丙戌夏月，许彪又米序，又自序，抄本二册。

《医学辨害》

南纪弱山宇治田云庵著，门人中村是庵校正，侄宇治田留庵训点。延宝九年，重光作噩之岁，孟秋既望，侄宇治田留庵友真序。延宝辛酉春三月，丙寅门人中村时庵尹之序。延宝八年岁次，庚申黄钟之吉自序，并自识凡例九则。抄本共十二卷，订为十三册。内容第一卷经书类；第二卷阴阳类；第三卷五行类；第四卷脏腑类；第五卷诊脉类；第六卷摄生类；第七卷气味类；第八卷疾病类；第九卷病家类；第十卷医家类；第十一卷治法类；第十二卷药剂类。余如秦越人左为肾、右为命门；

张仲景气在里、胃中烦热等名家非说无不编入，以前医所误将为覆辙之戒。

《子玄子产论》

皇和近江州彦根贺川玄悦子玄著。男玄迪子启门人山胁格、叔光明和。乙酉秋八月东都医官平安桶桥序。安和乙未考订。平安济世馆藏版。木刻皮纸共四卷，订二册。明和二年乙酉秋八月，掘川佛光寺下町，河南四郎兵卫，京不师书铺同町。河南喜兵卫，东都日本桥一，丁月须，原屋茂兵卫发行。

《产论翼》

河州医官贺川、玄迪子、启甫著。羽州佐藤冲茂海门人，士州户梶升吉夫同校。常州长中行伯正。滨松医官永井笃士佑津轻医官桶口渟美子成平安济世馆藏版。安永乙未孟夏紫邦彦序。门人泉界茂、庵佐井玄敬记。凡例六，则安永乙未夏橘之豹跋。本刻竹纸，内容此书不特议论，精详治法完美。（未完）

村居救急方

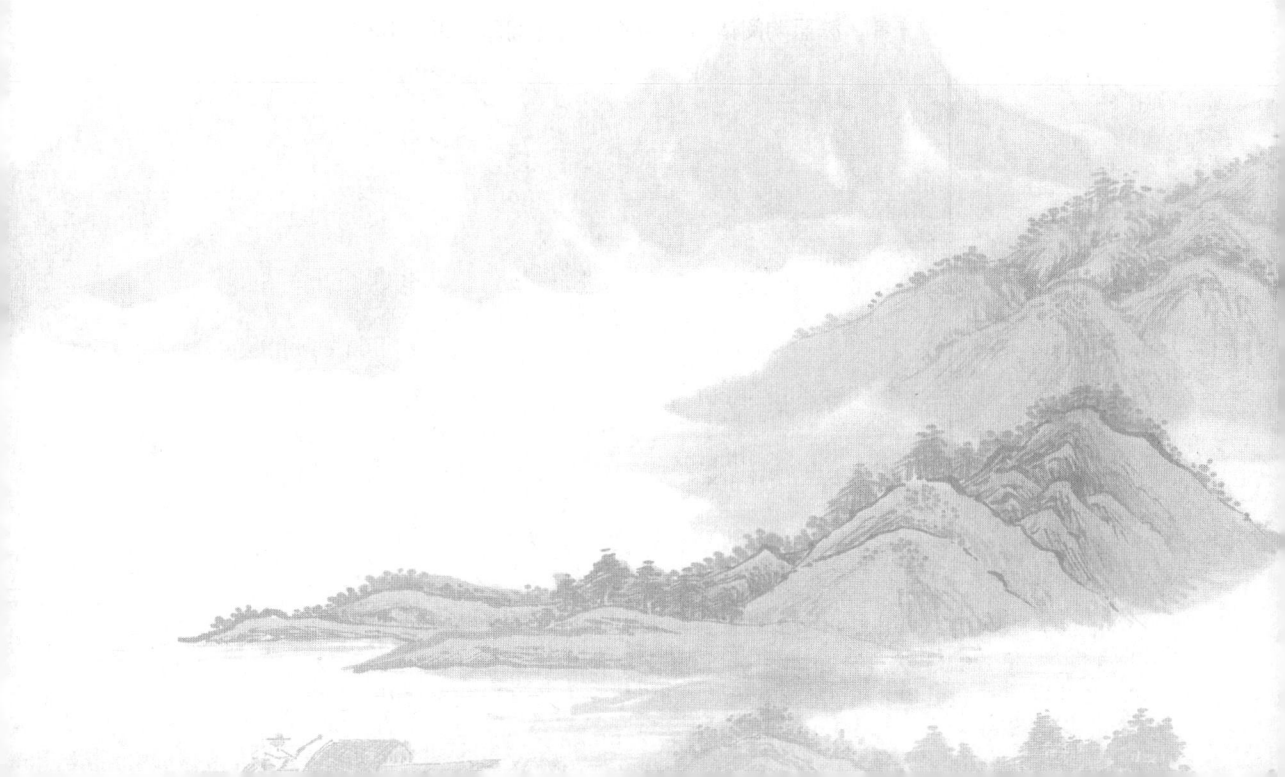

内容提要

　　《村居救急方》七卷，计分外感门、内伤门、杂证门、妇人科、小儿科、外科症、救五绝方，又附余录为种子方、避难全婴法、煮豆救饥方、生产神效仙方、开玉门仙方、七字真言等。顾名思义，则其方多便于村乡居户急救之用书，为丹阳魏东澜先生所辑。裘君吉生以其切于实用，在绍时向社友曹炳章君借得录藏，久欲付印以行世者，深愿购阅诸君及慈善家到处翻印，以广其传。

目　录

村居救急方　卷一

丹阳魏祖清东澜辑

绍兴裘庆元吉生校刊

外感门

伤寒初起

三日内用。

陈细茶三钱　核桃肉三个　葱白三根　生姜五钱

共捣一处。河水煎，和黄酒一碗，热服。汗出自愈。

时气

初起，三日以前者，服五仙汤。

陈茶　核桃肉　艾叶　绿豆以上各一握　葱三根

上用河水将好酒各半煎服，出汗立愈。

七仙汤

凡伤寒、时疫、肿毒初起，一服出汗，百病皆除。

陈茶一撮　大蒜一个，捣　葱三根　陈皮一撮　霜梅七个　生姜三片　花椒七粒

用好酒一大碗，煎半碗，温服。

姜梨饮

治时气初起，小儿更效。

大梨一个，去皮，木杵捣汁　生姜二钱，捣汁

共一处。加童便半酒杯，重汤炖滚，温服，被盖出汗即愈。

棉子酒

治初感寒邪。

棉花子一撮，炒黄，捣破，用黄酒煮滚，去棉子，饮一大盅，汗出即愈。

感冒痧证

于端午日正午时，以朱砂、雄黄、硼砂、火硝、麝香、牙皂各等份，研为细末，每用少许，点男左女右大眼鱼内，屡验如神。每年备用，忌饮食、避风。

神白散

治时行一切伤寒，不问阴阳轻重男女孕妇，皆可服之。

白芷一两　生甘草五钱　姜三片　葱白三茎　枣一枚　香豆豉五十粒

水二碗，煎服取汗。不汗，再服。病至十余日未得汗者，皆可服之。此药，可卜人之吉凶。如煎得黑色或误打翻，其病难愈，如煎得黄色，无不愈者。煎时要至诚，忌妇人、鸡、犬见之。

天行热狂

芭蕉根捣汁饮。

时行热毒

或发斑，或毒肿，心神烦躁，用蓝靛一大匙，新汲水一盏，服之。

山岚瘴气　生、熟大蒜各七枚，共食之。少顷，腹鸣或吐或大便泄愈。

中暑发昏

小青叶，井水洗去泥，按干入沙糖，擂汁，急灌之。

伤寒结胸

陈香糟六两　生姜四两　水菖蒲根四两

盐二两

共捣，炒热为饼，敷胸前痛处。以熨斗熨之，内响即去。如口渴，任吃茶水，待大便下恶物愈。

发斑不出

以白蜡烛照视心胸、腹背，隐隐红斑不起，在于肌肉。取山羊乳，饮之，斑出病愈。

伤寒

十数日，大热，无汗，神昏谵语，垂危欲死。用井水一小碗，又鸡蛋清一个，和匀吃下，虚者先战后汗，壮者不战而汗愈。

天行热病

狂邪不避水火，欲杀人者。苦参两许，为末，水煎服，或薄荷汤下。

瘟疫

大黄四两，酒洗，蒸，晒干　牙皂二两　青黛一两　紫苏叶一两

共为末，水滴丸，绿豆大。每服百丸，绿豆汤下，三服愈。

治时疫不相传染方

用雄黄水磨涂鼻孔，或以雄黄一块重五钱者，以绢帛包系，头顶心亦妙。或以香油涂鼻中，又以赤小豆同糯米浸水缸中，每日饮之，又以贯众浸水饮亦妙。

霍乱吐泻

得此病，莫与热汤米饮，急取河水煎滚半碗，再以冷井水半碗相和一处，枸扬千遍，入炒盐三匙吃下，阴阳分清，其病立愈。

又方

百沸汤半碗，新汲井水半碗，入洁净黄土化开，澄清，入绿豆粉、冰糖各五钱，调服立效。

又方

盐一两　生姜五钱

同炒，令色变，水煎温服。

霍乱转筋，脚缩不伸者

可用新汲井水一碗，入炒盐二钱服，再取水一盆，入盐浸两足，即愈。

干霍乱

不得吐泻，脐腹急痛，躁闷欲绝，俗名绞肠痧。用芋头去皮，以竹片刮碎，和冷水，去渣服。再以炒盐数两，布包放脐上，用滚水一壶熨之，冷即换。

又方

用荞麦一大撮，炒焦，以滚水冲下，待温服之，立愈。

心腹一切冷气恶气

艾叶捣汁服之。

阴证腹痛，面青，手中冷者

鸽子粪一大撮，炒、研末，滚热酒一杯和匀，澄清，炖服即愈。路途之间，偶得阴证，无药可救，又无热汤可吃，急令病者睡倒，著一人将病者脚后跟用力咬住，令其知痛，滚转挣坐，候周身出汗即愈。

又方

鸡蛋煮熟，去壳，趁热在脐腹上旋转，摩之少冷即换。连摩数次，其毒即收蛋内。或用葱一把，以绵纸裹紧，切去须叶，只用寸许，单葱白如饼样，放脐上以热熨斗熨之即愈。再以黑豆炒熟，投酒热饮，或灌之吐，则复饮，出汗为度。

回生膏

治阴证如神，至危者亦可治。

明矾　黄丹　干姜各等份

为末，连须葱数茎，同捣敷脐，以热砖烙之。

灸阴证法

男左女右，中指顶以艾灸七壮，或脐下一寸灸三大壮。胀满不得吐下。用鲜紫

苏捣汁饮之，或干者亦可煎饮。

呕哕不止

芦根二三斤，水煮浓汁，频饮效。

又方

真火酒一杯，新汲水一杯，和服妙。

呃逆不止

柿蒂烧存性为末，黄酒调服立止。或

用姜汁、沙糖等份和匀，炖热徐服立效。

又方

刀豆子烧灰存性，白汤调服，二钱立止。

卷一终

村居救急方　卷二

丹阳魏祖清东澜辑
绍兴裘庆元吉生校刊

内伤门

虚损痨瘵

用浴池水，待人浴，昼时取一罐，澄清去脚，用清者六碗，煮红枣二两，煮至三碗连汤枣服，早午晚三次，每日不脱，其病即愈。

又方

猪腰子二个　童便二盏　好酒一盏

新罐盛之，泥封，炭火温养，自戌至子时。五更初炖滚，取开饮酒食腰，半月取效，一月痊愈。

又方

鸡蛋七个

入童便内浸七日，一日一换。取出，再用猪肚洗净，（将蛋去壳）入内缝好，加白酒入砂锅内煮烂，食之，如此数次即愈。

回生膏

治血虚火旺。

人乳（男用女胎女用男胎）　藕汁　白酒　头浆　白蜜　白童便（临时取用）

各等份煎膏，滴水不散，空心服之，圆眼汤送下，病重者多吃。

又方

大补虚损。

牛乳十斤　桂圆十斤

二味煎膏酒服。

又方

乌骨童雄鸡一只，碗锋去毛杂，不下水，忌铁器，肚内入建莲，用砂锅将好酒煎烂鸡头，放在锅外，随意食之。

吐血不止

用荆川竹纸烧灰，冷水和服，神效。或取藕汁，同好墨汁冲和服。

又方

干荷叶顶廿四个，烧存性　蒲黄炒黑　郁金各五钱　白丝线灰一钱

共末。茅根汁和汤下。

又方

梨汁　白萝卜汁　人乳　童便　十大功劳叶（又名老鼠刺，江南处处有之。）

以上各一碗，用黑料豆二升，同煮干晒燥，每早三钱，白水下。

吐血后调理方

白元米一升，炒　莲子一斤，去心

童便浸一宿，晒干，如此七次，为末。加蜜一斤入罐重汤煮，三炷香取出，任意服。

内损吐血

飞罗面略炒，以京墨汁或藕节汁调服二钱。

久嗽不止

紫菀　冬花各一两　百部五钱

共为末，用姜三片，乌梅一个，煎汤调下三钱，日二服。

新久咳嗽

无内热见血者，生姜自然汁一杓，生蜜二匙，同放碗内，重汤煮一滚服。

又方

胡桃肉三枚　生姜三片

卧时嚼服，即饮汤二三口，又嚼桃、姜。如此数服，即静卧，必愈。

咳嗽痰壅

梨汁一盅　姜汁蜜各半盅　薄荷末五钱

和匀重汤煮，十余沸，任意食之。

久咳不止

人乳大半盅　甜梨汁小半盅

和入碗器内，滚水炖开，取起空心服。老年痰火皆效。

久嗽

乳酥四两　白蜜四两　生姜四两，竹刀，切捣碎取汁　核桃七个　杏仁七粒，去皮尖

慢火熬黑色，每日清晨服数匙。

又方

款冬花蕊五钱　鹅管石五钱，煅　陈皮二钱五分　冬月加肉桂一钱五分　老人虚人加人参五分

忌铁器，为末，分为七服，每晚一服。作三次入芦管内，口噙管芦近咽喉，用力一吸，将温水一口送下。不可多吃，忌油腻并盐。

肺痈

夜合花树第二层皮，俗名绒树。六七月间开红花，细簇如刮，绒花煎汤，时时饮之。或多年陈芥菜，卤饮一杯，神功。或虎耳草汁，冲白酒浆露一宿，空心服。

哮喘方

白鸡冠花经霜打者，焙为末，酒下三钱，数次即愈。

哮喘神验。鸽粪一撮，将瓦烧红，放鸽粪在上，自然成灰，研细，好酒下立止。

又方

鸡子一枚，顶开一孔，入人口白末三厘，调匀纸糊，煨熟食之。

气喘咳逆

真紫苏子入水研，滤汁，同粳米煮粥食。

男妇虚劳

腰腿疼痛，咳嗽吐痰，不发热者。九月经霜桑叶，阴干一斤，红枣去皮核一斤，好酒五斤，同浸坛内，重汤文武火煮，二炷香，空心服三小杯。

寒热肢体倦痛者

八九月青蒿成实时采之，去枝梗，以童便浸三日，晒干为末，每服二钱，乌梅一个煎汤下。

传尸劳病

背脊内必热，有虫，取鸽粪三五合，炒极热，布包，从尾闾擦背脊上至颈项骨，又从颈项擦背脊下至尾闾。如此上下数十遍冷，则易之，日擦十余次，夜擦五六次，三日内外常擦，其虫必死，服药有效。

虚劳伤肾

梦中泄精，用韭子二两，微炒为末，食前温酒服二钱。

卷二终

村居救急方　卷三

丹阳魏祖清东澜辑

绍兴裘庆元吉生校刊

杂证门

中风

四肢麻痹，筋骨酸痛，腰膝无力等症。五月五日、六月六日、九月九日，采豨莶草叶洗净，晒干，入酒瓶内，以好酒与蜜蒸之。晒干又蒸，如此九次，则气味香美，焙干为末，蜜丸。空心服数钱，酒下。

风湿手足麻木，浑身疼痛洗方

樟木　蕲艾　花椒　生姜　牛膝　萝卜英

入砂锅内，煎时先对患处熏蒸，待温洗之。

又方

桑枝切碎炒香煎汤频饮。

口眼歪斜

头垢，不拘多少。如偏向左，放右手心内，以壶盛热水汤之。向右放左手内，以正为度。

又方

鳝鱼一条，用竹片夹之，用针深刺尾出血，以血滩绢帛下，乘热贴之。如歪左贴右，歪右贴左，正即洗去。

两腿风湿气痛

艾叶二两　葱白一把　生姜一两五钱

共捣烂，用布共为一包，蘸滚热烧酒，擦患处，以痛止为度。

湿气痛

白芥子一合，炒研　广胶一两　老姜汁一碗　好醋一碗

同熬至一碗，再下广胶化开，又下芥子末，麝香五分和匀，青布摊贴患处。

又方

白凤仙花，浸烧酒饮之。

又方

油松节　晚蚕沙各等份

浸酒常饮。

中风痰厥

四肢不收，气闭膈塞。

白矾一两　猪牙皂角五钱

为末。温水服一钱，吐出痰效。

痰厥气绝

心头尚温者，千年石灰一合，水一盏，煎滚去之。再用一盏，煎极滚，澄清灌之，少顷痰下立愈。

中气不省，闭目不语

如中风状用木香为末，冬瓜子煎汤灌下三钱。痰甚者，加竹沥、姜汁。

风痰危急

喉闭，汤水不下，一眼立解。

胆矾一钱　木香三钱　麝香一分

葱汁调斡，口灌之立愈。

诸中卒然倒仆

痰盛牙关紧急，目闭，用生半夏末吹鼻，得嚏即醒。牙关紧急，白矾盐花各等份，擦牙，涎出即开。

卒中不语

苦酒煮白芥子，捣烂敷颈一周，帛包一昼夜即好。

舌强不语

龟尿少许，点舌下神妙。

风热瘫痪

半身不遂，或手足麻木。用秋后水红花，连苗花实，锉碎，阴干，煎浓汁，乘热薰洗。一日二三次，再用热酒和花汁饮，取汗出为度，数日自愈。屡验。

口眼㖞斜

大皂角五两去皮，子为末，三年米醋调敷。左㖞涂右，右㖞涂左，干则涂之。

手足麻木不知痛痒

霜降后桑叶，煎汤频饮。

骨软风疾

腰膝疼痛，行步不得。

大何首乌　牛膝各一斤

好酒一斤浸七宿，曝干，木臼杵末，枣肉和丸，梧子大，空心酒下五七十丸。

臌胀

用雄猪肚一个，入槟榔末一钱，牵牛末一钱，砂仁末五分，葱三根。再以整头大蒜，填满为止，线扎口，入磁罐内，酒煮烂去肚，并药单取蒜食之，用汁二三杯。少刻大便，放屁不绝，渐渐宽泰，其大便自去黄水，如不去水，饮高良姜汁一小杯，即去。后服健脾药更妙。

又方

西瓜一个，顶上切去一片，去瓤，入大蒜八两去皮，原顶盖之，用糠火围煨，三炷香取出，大蒜食之。

又方

用鲤鱼斤许者一尾，将赤小豆填满鱼腹，不著盐酱，煮熟连汤，食之三四次愈。

（赤小豆，即小红豆也。）

又方

乌鱼一尾斤许者，剖去肠，入皮硝二两，外用厚棉缠包数层，又以熟黄泥里之，糠火煨一夜，敲得响为度，去泥，从头至尾食之，将骨焙末，米糊丸酒下，忌盐酱百日。如不愈再制一料服。

腹胀水肿，小便不通

老扁蒲阴干，陈者煎汤服。

又方

亚腰壶芦，连子烧灰存性，一个，为末。食前温酒下，不饮酒者，白汤下。

脾积黄肿

绿矾四两，煅成赤朱子　当归四两，酒淬浸七日，焙　百草霜三两

共为末。以浸药酒，打糊丸如桐子大，每服五七十丸，温水下。一月后黄退，立效。

气胀气蛊

萝卜子研碎，以水滤汁，入砂仁一两，浸一宿，晒干。又浸又晒，凡七次，为末。每米饮服一钱。

通身肿满

葶苈子四两，炒

为末，枣肉为丸，如桐子大。桑皮汤下十五丸，日三次。

面浮水肿

甘遂一钱，为末　猪腰子一枚

切作七片，将遂末掺匀于内，外以湿纸裹煨，熟食之，觉腹鸣、二便利愈，忌盐一月。

膈噎圣药

取猫胞，新瓦炭火炙干，研细末。每服二三分，好酒送下，粒米不下者，五六次即愈。（酒内不可少有烧气。）欲取猫胞，以小木枷，枷其项，庶免自食。

又方

古冢内饭瓶水，顿饮一杯，立愈。仙方。

反胃秘方

将狗一只，关房中饿数日，用香油拌糯米、晚米与食之，约有三升为度。将所遗之粪盛麻布袋中，于长流水中漂净，为粉，加木香末少许，葱白数茎，煮粥食之，即愈。

膈噎初起

老姜一斤，童便浸七日取出，土内埋七日，洗净晒干，为末一两，白术土炒一两泛丸桐子大，空心米饭下一钱。

又方

韭汁　梨汁　姜汁　人乳

饭上蒸熟，服之。三日后，再服。

秘授神治噎膈反胃。用陈仓米一斗，同山黄土炒，令米熟，去土为末。以粟米煎汤调下，再服后药：白牛喉管一条，去两头节，并筋膜脂肉，节节取下，如阿胶片以米醋一碗浸之，频番动，令匀微火炙干，醋淬。再炙，再淬。醋干为度，勿见日色，只宜火焙研细末，厚纸包收。或遇阴湿时，连纸微火烘焙收藏，每服一钱。食前陈米饮下，轻者一服立效。此方名正胃散，得于异人，君子可制救人。

梅核气方

元明粉一两

用人乳竹沥二味，和匀晒干，又拌又晒，至三两为度，每用一钱加甘草末一分，临卧清茶化下。

截疟仙方

虚人久不愈者。

整当归一枝，切　鳖甲二钱，炙研　知母二钱　何首乌五钱　料豆一撮

向北桃头七个，以上药用井河水各一

碗煎，露一宿，清晨温服。不可经女人手，二帖愈。

又初起者

青皮四钱　陈皮二钱　甘草一钱

水酒各半碗煎，露五更，面东服之。

又方

未来之先日，取朝北天麻叶九尖者，方是包大喜蛛扎头上，莫犯阴人手，立止。或取东瓜花，带头上神效。

三日久疟

鲜何首乌五两，打碎　白甘菊二两　甘草一两　细茶一两

阴阳水，慢火煎一小时，露一宿，清晨服。

又方

枯矾研细，醋糊丸黄豆大，遇将寒时，桃头七个，泡汤下七丸。

疟久不止

常山二两，切薄片　好大红枣二十枚

入砂锅内，水二碗，煮枣黑为度。去常山，取枣，去皮核，清晨临来之日，空心白汤送下，徐徐食之。忌鸡、鹅、茶、葱，小儿减半，当日即止，百发百中。

小儿疟

丁香　甘草各三分　乌梅　槟榔各半个

好酒一盅煎，露一宿，向南早晨温服。

受寒泻痢

生姜二钱　陈茶五钱

同煎入醋，露一宿，空心服，白者温服，赤者冷服。

红白痢疾

用扁豆花二两，红用白花，白用红花，煎汤入红糖一两，生姜汁五匙，热服即止。

又方

用鲜萝卜英，捣汁，露一夜，入红糖，空心服。不过二三次愈。

又方

以豆腐炙灰，红则以赤沙糖拌服，白则以白糖拌服，每服约半酒杯，服二三次即愈。

休息痢

狗骨炙黄，为末。每服一钱，米饮下，日二服即愈。

噤口痢

元明粉，纳脐中，用活鳝鱼一条，以竹片三四根，周围缚之，留尾半寸许，快刀割断，滴血于脐四面，离元明粉一韭菜叶许，以手将血涂平一圈，俟干，即时行去滞物，便能饮食，但鱼血不可滴在元明粉上要紧。

久痢

元眼七个　莲子七粒　白糖三钱　陈细茶末二钱　臭椿根皮三寸

水煎服。

又肠滑久痢

石榴一个，煅烟尽研末，仍以酸石榴皮一块，煎汤服神效。

又方

臭椿根向东南，根皮置活水漂二日，去外黄皮，焙干，为末一两，加木香二钱，糯米饭为丸，每服二钱，米饮下。

血痢不止

干姜烧黑存性，放冷为末，每服一钱米饮下。

暴泻不止

车前子炒为末，米饮调下二钱，其根叶亦可捣汁饮。

又方

陈艾一把　生姜一块

水煎热服。

寒湿泄泻

小便清者，以滴烧酒饮之。久泻肠滑，白术炒、茯苓各一两，陈糯米二两炒，为

末，枣肉拌食。

血痢及泻血不止

木贼草五钱

煎服，一日一次。

便痢脓血及酒痢、久痢

乌梅一两，去核烧灰为末，每服二钱，空心米饮下。

热毒血痢

金银花藤，浓煎饮之。

噤口痢

糯稻一升，炒出白花，去壳，再用姜汁，拌湿再炒

为末。每服一匙，白汤下，数服即好。

又方

上好沙糖四两　生姜四两　乌梅十五个

三味共捣，以滚水调匀服，兼治反胃。

盗汗不止

黄芪蜜炙　黑豆　浮麦各等份

煎饮。

癫痫

甘遂末三钱　猪心一个

取管血和药入内，缚定，纸包煨热，取出，入朱砂一钱，分四服。以猪心煎汤下，大便下恶物为效，不下再服。

风痰痫疾

山慈菇二三个，以茶酒研如泥，日中时用茶调下，即卧。久而吐出痰物，永不发。如不吐，再以热茶投之。

又方

生白矾一两　陈松萝茶五钱，为末

蜜丸梧子大，一岁十丸，茶汤下。大人五十丸，久服痰自大便出，病愈。

风狂

犀角四两，锉末

每用一两，清水十碗熬至一碗，滤净其渣，仍用水十碗，熬至二小杯，又用淡

竹叶四两，水六碗至二碗，去渣，和前犀角汁服之，尽四剂即愈。

失心疯病，忽悲忽笑者

郁金七两　明矾三两

为末糊丸，白汤下数钱。

黄疸

田螺不拘多少，捣烂冲滚酒服，以色转为止。

又方

生明矾，打为小块，以干豆腐皮少许，包之，空心白汤吞下。第一日，矾一分。第二日，矾二分。照日加至七日七分，每日吃三次，七日内共用矾八钱四分，其症自愈。

又方

绿豆一升，煎汤浴之自退。又用薏苡根，煎汤服。（俗名菩提粟。）

黄胖肿

红枣一斤　皂矾二两八钱　花椒三两三钱，去子净　馒头面三合

共捣细，滴醋为丸，如胡椒大，每服二十五丸，空心姜汤下。忌鲜鱼鸡子、生冷之物。

追虫取积

皂矾五钱

入上白馒头内，火煅矾红为度，研末。去馒，好酒下五分，数次愈。

寸白蛔虫

石榴根皮，煎水煮米粥，食。

腹中白虫

马齿苋，水煮一碗，和盐醋空心食之，虫尽出。

伤米食积

白面一两，白酒丸二颗，炒为末。每服二匙，白汤调下。如伤肉食，山楂汤下。

头风方

大蜈蚣一条，用陈艾叶揉绒如蜈蚣样长，一条铺在瓦上，将蜈蚣放在艾上，以火灼艾，置桌上，令患人端坐，以目视之药尽为度。鼻中有黄水出，即愈。再以鹅不食草塞鼻内。

又方

白芷一味，酒洗为末，蜜丸弹子大，清茶下，或荆芥汤下。

又方 生萝卜汁一蚬壳，仰卧随左右注鼻中，神效。

又方 南星、川芎等份，为末，入连须葱白，捣成饼，贴太阳穴，帕包。

又方

藁本　细辛各五分　白芷一钱　辛夷八分

为细末，分作四剂，用四条纸，卷药在内，火点以烟熏鼻，吸入即愈。

痛久不除

晴明天气，将发分开，用麝香五分，皂角一钱，薄纸裹，置患处。以布包炒热盐于上，熨之冷，则另易，数次不再发。

头痛

细茶一撮　芝麻一撮，研　生白果二十枚，捣

同煎数沸服之。

走马喉痹

土牛膝根，捣汁，漱之。一用牵牛鼻绳，烧灰吹之。（土牛膝对节方梗，绿叶有纹。）

又方

壁蟢巢烧灰　灯心烧灰　枯矾各等份

为细末吹之。

急喉闭

于患人手大指甲后离韭菜叶许，用大针刺出血立安。男左女右，危者左右刺之。又用淡白梅子一个，去核，将蜒蚰一条嵌梅内，含之立愈。

咽喉闭塞

猪胆腊月初一取，五六枚　川黄连　青黛
薄荷　僵蚕　白矾　朴硝各五钱

装入胆内，青纸包好，将地掘一孔方，
深一尺，以竹横悬此胆在内，以物盖定。
至立春日取出，待风吹去胆皮青纸，研末，
密收吹之。（此万金不传之方。）

又方

用瓦茶壶一把，内放著炭一块，掺蛇
床子一撮，将盖之，以病人口对壶嘴吸烟，
入喉立开。

暴赤火眼

大梨一个，去皮核　明矾一块

如指大，同捣如泥入碗内，以绵纸盖
之，捺一窝候汁，满窝用纸蘸汁抹眼数次。
又瓦松同明矾捣烂，敷太阳上。又大黄末，
新汲井水，调敷两眉头，两太阳，干则以
水润之，须臾肿消痛止。风眼赤烂。白矾
煅一两，铜青三钱，同研泡汤，澄清洗之。

打扑损伤眼胞赤肿疼痛

芙蓉叶、生地等份捣烂敷之，或为末，
用鸡子清调敷。

损目破睛

牛口涎，日点二次。

诸物眯目

藕汁滴目中。

洗眼方

用经霜桑叶　侧柏叶　菊花　荆芥穗
桑根白皮

以上五味主方，眵多加艾叶、苍术，
作痒加赤芍、川椒。水一碗煎半碗，露一
宿次早温洗，软绢拭之。每日二三次水，
宜用纸盖，勿令落入灰尘。

红烂眼

古文钱十文　黄连五分　艾叶三片　杏仁
七粒，去皮研

煎好澄清，一宿洗之。

昏花眼

童便浸菊花，洗之。

眼中起星

荸荠捶碎取汁，洒纸上成粉后，干刮
取点之。

七精丹

点一切翳膜，昏花眼。

黑羊胆七个取汁（百草之精）　人乳二
碗（气血之精）　明矾七分（石之精）　白
蜜三两五钱（百花之精）

共为一处，饭上蒸取（谷之精），须天
气清明，日晒夜露（取阴阳两露之精），若
有云雾切不可出。复蒸复晒，待如膏状
点之。

又方

羊胆一个，割开入好蜂蜜一钱，线扎
两手揉匀，白水煮一滚，即取出以凉水浸，
半日拭干倾出内水，点之。

雀目夜不能视

黄蜡，不拘多少，化开入蛤粉相和得
匀，以刀切下二钱，用猪肝二两，掺药在
内，麻皮所定水一碗，铫内煮熟，乘热熏
眼，至温并肝食之。

鼻渊脑漏

白芷一两　薄荷一钱　苍耳子炒　辛夷
仁各二钱五分

为末，葱白汤或清茶下。

酒渣鼻

硫黄、食盐各等份为末，放小盅内，
入陈米醋比硫盐高一指，晚间于空处，当
天之下露之日，间收屋内，七夜为度，将
面上油洗净，以指沾醋涂之。

鼻血不止

白萝卜，捣汁滴入鼻内。或头发洗净
烧灰存性，为末，吹入鼻内，再以水服一

二钱。

又方

宝珠山茶花，晒干为末，每有二钱，酒下。

又方

用画匠所用白粉土，研细五钱，井水下立止。

鼻血不止

服药不应，用蒜一枚，去皮研如泥，作钱大饼子。左鼻血出，贴左足心，右鼻贴右足心，两鼻出，俱贴之。或用新汲水，随左右洗足即止。或用冷水㗱面，或以百草霜末吹之，用冷水浸纸贴颅门上，以熨斗熨之立止。

齿缝出血

百草霜掺之立止。

舌上出血

槐花末敷之。

脑漏

鼻流臭涕者，将患者左手掌尽处横纹，紧对鼻尖不可移动，揿至头上中指尽处，是穴以墨点记之，用艾茸如豆大，灸七壮，听其略害结疤自愈。

耳聋

用新苎麻，作枕内，包花椒四两，枕之。

牙疼

用火硝烧红，淬入好烧酒内，连淬数次，将酒漱数次立止。

又方

雄黄　硼砂　火硝各等份　冰片少许

共末擦之。

牙疳方

旧红褐子烧灰七分　壁蟢巢上墙上者佳，炙七分　甘蔗皮烧灰,七分　狗屎内骨头烧灰,七分　红枣肉七分

俱用阴阳瓦，焙为末。先将疮用米泔水煎，或甘草汤洗净，然后吹药。

又方

人中白末一钱　铜绿三分　麝香一分

共细研末，擦之。

牙疼

青盐　川椒　露蜂房炒存性,各一两

为末，擦牙。如痛急用末五钱，煎汤漱之。

又齿出血

酒炒大黄末二钱

用枳壳汤加童便调下。

心腹痛

陈香圆烧灰存性，好酒和服二钱。或用醋和水入古铜钱七文，煎数十沸温服。疼而呕者，用明矾三钱，研细，温酒和服。疼而不呕者，用当归五钱，焙研细，温酒和服。

一切心腹痛

沉香三钱　牙皂三钱　木香二钱五分　胡椒二钱　全蝎七个,洗去泥　朱砂四钱

为末米糊丸如豆大，每用姜汤下。大人九丸、十一丸，小儿五丸、七丸。

心痛欲死

头发与羊粪各五钱，炒脆为末，酒下立愈。

又方（可除根）

古石灰研细水飞一两　生热矾各二钱五分研

飞面为丸绿豆大。大人用一钱二分，中人八分，小人四五分，火酒下。

腹中虫痛

每发即吐虫，大便多虫者，此虫痛也。取练树根上白皮著泥，东行者，每用三钱煎汤，露一夜，或五更时，先吃红糖水一盏，引起虫口复进此汤，其虫自下。不下再服。此方在月头用更妙，用时莫与病

者知。

虫咬心痛

香油一盅，炖温服之，或煎滚冲入烧酒一小盅，乘痛急饮。又乌梅三个，川椒十四粒，煎服。

虫积

贪食一切物，如茶叶壁泥，柿炭石灰生米之类，用芝麻一碟，拌雄黄末三分，吃半月愈。或用生榧子一斤，每日蘸沙糖，吃数十粒，或同使君子肉四五枚，半生半熟吃更妙。

痞

二三两鲫鱼一尾，去肠杂不下水，以芫花塞满肚内，外以桑叶裹二层，又以湿草纸包数层，火内煨熟。去芫花只吃鱼白汤送下，痞狠者不妨多吃。

又方

青黛二两　明雄一两

为细末，每服三钱，酒下一日三次，外用麝香一钱，红枣十枚，独头蒜十个，同捣膏烂，青布包摩患处，即化下。

又方

生大黄　樟冰各等份

为末，用独蒜同捣，摊青布上贴患处，俟鼻中有蒜气出，即去之。如遇则皮溃烂矣，其痞自化。

胃脘痛

炒盐一钱　生姜七片

水煎温服立止。

心气痰痛或死血作痛

白蜡三钱

痛时滚酒化下。

积年心痛不可忍

煮小蒜食饱勿著盐，立效不发。小蒜即野蒜也。

心腹恶痛口吐清水

艾叶捣汁饮，冬月以干艾煎汁服之。

又方

良姜酒洗七次，香附醋洗七次各焙研，各记收之。痛因寒得，用姜末二钱，附末一钱。因怒得，用附末二钱，姜末一钱。寒怒俱，兼用各一钱五分，以米饮加姜汁一匙，盐一捻，服之立止。

卒心急痛，牙关紧闭欲绝

老葱白五根

捣汁，送入咽中，再灌麻油四两，但得下咽即苏。

绞肠痧痛

若阴痧，则腹痛手足冷，但身上有红点，以灯心蘸油，点火粹点上。阳痧，则腹痛手足暖，将两臂捋下，恶血令聚指头，以针刺十手指近爪甲处分许，血出即安。或以荞麦面一撮，炒温水服，或童便服，或炒盐一两，调口中。卒然腰痛，料豆六升，水拌湿炒熟，布裹，熨之，冷则易之。

胁肋痛

白芥子，水研敷之服亦可。

腰痛不可忍

黑牵牛，不拘多少，微炒，取头末去粗渣不用，以大蒜瓣用湿纸包煨，令香热共捣为丸，如桐子大，以朱砂为衣，每服二十丸酒下。肾虚久痛不治。

又方

虚者宜之。

杜仲一两，盐水炒　故纸一两，盐水炒　好肉桂五钱

共研末，每服二三钱，酒下数服大效。又猪腰子一枚，破开入杜仲末三钱，大茴末一钱，青盐少许，湿荷叶包，煨熟，好酒送下。

白浊

初起立效。大黄二三钱，用湿草纸包

数层灰，火煨透，研末，每以数分，用鸡蛋一枚，破头入内，纸封好，饭上蒸熟，去药空心食之，不过数次愈。

又方

生鸡蛋冲豆腐浆，空心连吃数日，即愈。

偏堕疝气，小肠气

黑丑二两，用硫黄末五钱，同炒同用　橘核二两，炒　大茴五钱　吴萸五钱　元明五钱

为末，空心酒下三钱，出汗即愈。

又方

小茴　大茴各一两

猪尿胞一具入药，扎紧入砂锅内，酒煮烂，连胞捣丸，梧子大，空心下五十九。

木子狐疝神方

生花椒子四两　陈皮二两　青皮二两　荔枝核一百粒炒黄色　硫黄二两二钱五分

用烧酒一斤，将硫黄化开，倒入烧酒，内九次，焙干为末，和前药酒末糊为丸，空心酒下三钱。

脱肛

用蜗牛，烧灰，猪脂和敷立缩。或以葱汤熏洗五倍子末敷之，热鞋底托上，或五倍子煎汤熏洗。或以鳖头烧灰，香油调敷。或用鲜蚌肉捣敷立止。或苎麻根捣烂熏洗，以矾五倍末敷之。

治脚粗如木桶

用凤仙花叶梗，多多捣汁，煎浓以笔涂之，以消为度。

小便下血

乱发烧灰，每服二钱，以米汤入醋和服，或以茅根车前汤下。

大便下血

人发不拘多少，先将磁罐一个里外用姜擦三次。将头发洗净入内，再用针灯盏盖罐口，以盐和泥封，头周围用火煅三炷香，取出去火气，用五钱。再用柏叶炒、鸡冠花各一两，为末，每服二钱，黄酒下。

又方

槐花焙干研细，每服二钱空心，白滚汤入白蜜糖数匙，调服七日见效。

又方

生荸荠，吃十斤自愈。

又方

槐花炒黑　扁柏叶炒黑　陈棕灰各等份

为末，白汤调服。

便血

荆芥穗二两　槐花一两

同炒紫色为末，每服三钱清茶下。

又方

何首乌忌针为末，食前米饮服二钱。又木馒头烧存性，棕榈皮烧存性，乌梅去核粉草炙，等份为末，每服二钱，水一盏煎服。

小便血

茅根煎汤频饮。

又方

旱莲草、车前草等份，捣取自然汁，空心服一杯。又荷蒂七个，烧灰酒服。

血淋

用苎麻根，捣汤频服。

小便不通

活田螺，不拘多少，清水养之，将所吐泥留下，逼去清水，入腻粉五分，盐一匙，麝香少许，涂脐下良久，即通。又连须葱白，捣烂入蜜，罨外肾上立通。又莴苣子，捣饼贴脐中。

妇人遗尿

桑螵蛸捣炒为末，姜汤服二钱。

小儿遗尿

以新炊热饭一盏，倾尿床处，拌与食之。勿令病者知。又蔷野薇根五钱，酒煎，

夜夜饮。

诸淋白浊

茎中痛欲死及小便不通者，上牛膝不拘多少，煎浓汁加麝香，少许空心服。又葱七根，盐一撮，热水熏阴处即愈。又葵花根二钱，用野蜀葵更佳，车前子一钱，水煮饮。又扁竹草汤煎，频服。

大便不通

芝麻　细茶各一合

细嚼滚水，徐徐咽下，或将二味捣烂，白汤调服。

两足痛如刀剜不可忍，不红肿者

先用生姜切片，蘸香油擦痛处。随用生姜火烧热，捣烂敷患处，须臾姜干痛止。

历节风痛

独活　羌活　松节各等份　酒煮空心一杯。

筋骨疼痛

刺蔷薇根三钱　五加皮　木瓜　当归　茯苓各二钱

酒二盏煎一盏，日服一次。

又方

驴子产下蹄甲，入罐内煅红存性，为末，面糊为丸，梧子大，每服三钱，黄酒下不拘时，一二次即愈。

寒湿气痛

凤仙花、苍耳草，俱连根带叶捣烂，煎汤洗。

脚气上攻，结成肿核

白矾三两，煎水，浸洗两足，良久自愈。

又方

甘遂为末，水调敷之，内饮甘草汤即消。

脚气疼痛

每夜用盐擦脚膝至足甲，淹少时，以热汤泡洗。又木瓜为末，好酒调敷患处。或以萆麻叶，蒸捣裹之，日二三易。

又神应膏

广胶三两　姜葱各半斤

捣汁，另将陈酒糟取油一二两，或用米醋一碗和陈糟舂，细绢滤取汁，共熬成膏，布摊贴之，立刻止痛消肿。

腿转筋

木瓜　吴萸各一钱　食盐五分

水二盏，煎一盏服。

卷三终

村居救急方　卷四

丹阳魏祖清东澜辑
绍兴裘庆元吉生校刊

妇 人 科

附益丸调经种子

香附一斤，童便浸透，洗净，露一宿，晒干又浸，如此三次　益母草十二两

二味为末，再用香附四两，艾二两，煎汁加醋大半，煮糊丸，每日百丸，空心白滚水下。

月经不通

益母草叶（花更好）　庵闾子各等份

浸酒常服。

干血痨

当归全用五钱酒洗

水煎早晚服，半月见效。

血崩不止

陈棕烧存性，每用陈酒送下，三钱。

又方

多年旧褐子，四指宽一尺许，烧灰存性，须看勿令有一点不烧透者，研细和好酒，热服立止。

女人经脉不调，腰脊痛，骨节疼

用丹参洗净，切晒，为末，每服二钱，温酒调下。

白带

白鸡冠花晒干，为末。空心酒服三钱。赤者用红。

又方

硫黄二分入鸡子，内饭上，蒸熟食之。

血崩

胡桃肉十五枚　灯心烧存性，研作一服，空心温酒调下。

又方

老丝瓜烧灰存性，陈棕烧灰各等份，用酒或盐汤服即止。又莲蓬壳、荆芥穗各烧灰存性，为末，米饮下二钱。又新绵一口烧灰，空心酒下。

胎漏下血

白茅草根煎浓服即止。

治孕妇偶因所触，或坠高被打，胎动不可忍

用砂仁放熨斗内，慢火炒令熟，透去壳捣为末。每服二钱，热酒调下，觉腹中胎动处极热则安，否则再服。

孕妇惯落胎

整当归一枚，约重五钱　整乌药一枚，约重三钱

每早煮鸡蛋一枚，三炷香为度，取蛋并汤食之，能保足月。

堕胎下血不止

当归焙一两　葱白一握

每服五钱，酒一盏半，煎八分温服。

经血不止

陈莲蓬壳，烧灰存性，研末每服二钱，热酒下。

妊娠胎气上冲，心不安，腹中胀痛

紫苏　陈皮　葱白　砂仁各等份

酒煎服立效。

妊娠胎动，或子死腹中，血下疼痛，口噤欲绝

服此，探之不损则痛止，已损，便立下当归二两，川芎一两，为粗末，每服三钱，水一盏，煎至将干，投酒一盏，再煎一沸，温服或灌之，如人行五里，再服不过三五服便效。

难产三五日不下

垂死，乃矮小女子交骨不开者。干龟壳一个，酥炙，研妇人头发一握，烧灰，川芎、当归各二两，每服七钱，水煎服。如人行五里许，再一服。

生死胎俱下

胎衣不下

牛膝三两，水二盏，煎一盏，温服立下。或以凉水入醋，少许喂面即下。

胎动不安

砂仁研细末，一钱　条芩一钱　苎麻根一把，洗净打碎　生姜五片

煎一盏服之。

胎动下血，腹痛抢心者

用葱白一把煮浓汁饮之，未死即安，已死即出，不效再服。

治月数不足，子死腹中，母欲闷绝

黑大豆三碗，好醋浓煎汁三碗，炖服立效。（一方加川芎。）

凡孕妇临月，觉腹痛不可便用力，须俟产门肿满，腰间重痛，腹尖一处痛不可忍，粪门迸急，胞水或血俱下，方是时候，一用力即生矣。如数症未见，产门未肿，虽痛即一日、半日，不可惊惶，须勉强行走，使气血流动。倘体弱倦怠，即仰卧，不妨照饮食，但用大枕放两腿中，令产门不闭为妙。若强之用力太早，性命攸关。慎之。（又六字真言：一曰唾，二曰忍痛，

三曰慢临盆。）

催生妙方

不破整荷叶一张，略剪去边，再用桂圆，照孕妇年纪一岁一个，连壳以银簪刺孔数处，将荷叶包好，临产酒煎服之。

又方

柞树枝，切成小段，约两许，甘草四五钱，切段，临产时，水二碗，煎一碗，服神效。亦治衣胞不下。

催生

四两麻油一两糖（糖即蜜），银器温煎产妇尝，（如无银器，用磁罐入银五钱煎。）更加一杯酒在内（酒无灰者），免教母子见阎王。

又方

一乌（梅）三巴（豆）七胡椒，细研烂捣取成膏，酒醋调和脐下贴，便令子母见分胞。（积庵）

横生

用干黄牡牛屎二斤，分作四股，锅内炒大热，以湿青布袋盛之，替换覆产妇腹上熨之，良久即时顺生。但炒时须将锅安空处，为不可在灶上。切记。

死胎不下

脂油蜜糖，好酒各等份，煎一碗热服即下。（亦治胞衣不下）

又方

鹿角屑三五钱，煎葱豉汤，调下，立出。

胎衣不下

多因儿产后血入胞中，此非药能取效。治法：先将婴儿抱住，勿断脐，用一伶俐老成妇人，以右手二指，紧跟脐带而上，带尽处，将指向上半寸余摸之，觉有血，以指连胞衣向下一捺，其血自覆衣自随下。每见胎衣不下，误服药，或用吐法，甚至

以足挂肚者，大至丧命，小至成病，宜用上法最妙，仍须安静，勿太惊惶。

胎衣不下

干荷叶滚水一冲，即服立下，如煎则不效。

又方

朴硝三钱，童便炖热调服。

产后中风（手足搐逆不省人事）

荆芥穗，微焙为末，每服三钱，酒调下或童便服。

产后风狂

苦葫芦（一个去顶不去子入） 郁金 明矾 半夏各一钱

为末，再入陈老酒，仍将顶封好，埋饭内蒸透，取出露一宿，重汤炖服，吐痰即愈。

产后发晕

惯有此病者，先用艾叶（春冬一钱秋夏二钱） 泽兰叶二钱同煎一碗，待生下后即将红糖一两和匀热服，无论晕与不晕服之皆有大益。产后去血过多昏晕不醒者，用韭菜一二斤捣烂入瓶中，冲滚热醋，以缸口对产妇鼻孔，取气熏之即醒。或以醋浇红炭熏之，或以漆器烧烟熏之，如不醒急掐人中（乃鼻下唇上也），捉头顶心发，灌以童便、姜汁，自醒。

产后腹痛

益母草切碎一大撮，水一碗煎五分，入童便一杯服。或延胡索炒研，酒服二钱甚效。

产后血不止

百草霜（须烧野草者），酒调温服。

产后大小便不通

多服牛乳，三日即通，人乳更妙。

子肠不收

蓖麻仁二十四粒 研膏敷头顶心肠上，即揭去之内，用羌活二两，酒煎服。

产后诸症

宜生新血逐败血，用当归、川芎各等份，每用五钱入好酒一杯，煎将干，加水一杯，再煎三四滚，去渣服。

乳汁不下

用雄猪白胰一个，切碎，锅炒半熟，入黄酒一碗，烧滚，空心连胰酒服，二三次即下。

又方

猪前蹄有孔者三四只，同细木通五钱，石膏五钱煮熟，食汤与蹄子即通。又赤小豆煎汤频饮即通。

乳胀不回

大麦芽炒黄，煎服神效。

乳痈初起

用蒲公英一两（即奶浆草，每茎开黄花一朵，掐断有白浆者是，又名黄花郎草） 金银花藤二两 捣汁和热酒服，仍以渣敷之，或用香肥皂和红糖敷之。

乳疖神效方

黄芪二钱 角针一钱 花粉钱半 白芷一钱 当归钱半 乳香一钱 没药一钱 红花一钱 瓜蒌一只 连翘钱半 银花二钱 赤芍一钱

加福酒一杯，同水煎，未成者一剂，已成者二剂，即消，曾经屡试屡验。（竺岩）

乳岩乳疖

败龟甲煅存性，每服三钱，糖拌好酒，送下尽醉即消。

乳疬溃烂见脏腑者

土楝树子（经霜者妙川楝不用） 雄鼠粪（两头尖者是炒） 露蜂房煅各三钱

为末，每服三钱，酒下间，三日一服，不数日，脓尽收敛。

乳痈

大熟瓜蒌一枚,捣烂真白酒一大碗,煮取一半,去渣温服。又皂角刺烧存性二钱,花粉一钱,共研温酒下三钱。

妇人妖魅

以生蜜涂阴户,自绝。

卷四终

村居救急方　卷五

丹阳魏祖清东澜辑
绍兴裘庆元吉生校刊

幼　科

初生小儿不尿

乃胎热也。取大葱白切四片，取乳汁半盏，同煎片时，分作四服即通。不饮乳者，服之饮乳。若脐傍有青黑色及撮口者，不治。

小儿初生，大小便不通以致腹胀欲死

急令人以汤漱口，吸咂儿前后心、并手足心，脐下七处，凡五七次，以皮红赤色为度，须臾即通。

小儿生下，不出声者即死

可看上腭有泡，急以银簪挑破，丝棉拭去血，勿令入喉即活。

又方

切不可断脐，以绵衣包儿，用太大纸燃烧脐，得儿气转回方可断脐。

小儿生下偏身无皮

速取白米粉干扑，候皮生乃止。

急惊

看食指上（大指傍边第二指也。男看左，女看右），近虎口，第一节有青紫筋纹，用针挑断，挤出恶血即愈，忌饮食一复时。

小儿夜啼

灯草一大团烧灰存性，仍用灯草汤调下，或涂儿上腭亦妙。

又方

鸡屎涂儿脐中，男用雌，女用雄。

急慢惊风

朱砂一钱　轻粉七分　直僵蚕七个头足焙　全蝎三个，洗去泥，并钩炙

共末，人乳调服儿小，分三次服。

小儿夜夜遗尿

鸡肫一具，去内物，洗净焙干存性，猪尿胞一个，烧灰存性。二味为末，作二三次空心温酒调服。男用雄，女用雌。

小儿锁口并口疮舌上疮

取桑树汁涂儿口中。

小儿口舌生疮

乳食汤药皆不能服下者以生明矾为末，以鸡蛋清同吊尘灰，调敷脚心，布包即愈。

小儿好吃泥土生米布物

绿矾土炒　红枣去皮核

饭上蒸熟和匀，湿纸包煨研末，每五分酒下。

小儿健脾丸

山楂肉一斤，炒焦　白术二两，土炒

为末，炼蜜丸弹子大，每日服二三丸，米汤化下。

小儿瘦疳

五谷虫清水洗净瓦上焙脆，为末，四两　干蟾一个（即虾蟆，炙脆）　麝香少许

以粳米粉糊为小丸米饭下

又方

石决明磨去粗皮煅，一两　使君子肉焙干，

三钱　朱砂三钱

共为细末，每用一钱，以健猪肝二两一块，破开入药，在内用线扎好，米泔水煮熟，连汤与食之，半月愈。

小儿痨方

陈酒童便各一杯，先煎数十滚，再加白蜜人乳各一盅，共煎成膏服，重者多服。

小儿受寒吐泻不早治则成慢惊

丁香、陈皮各数分，煎服立愈。

小儿脐肿

荆芥煎汤洗净，以煨熟葱应刮薄，贴之即消。

小儿脐疮

久不愈，马齿苋烧灰敷之。

小儿口疮

不能吮乳，密陀僧为末，醋调涂足心。疮愈洗之。

小儿口疳

甘蔗皮烧灰研末搽之。又溺桶中垢，用火煅过一钱，铜绿三分，麝香一分，冰片少许，细末吹之。

小儿软疖

大芋头一个，捣如泥，敷之。

小儿丹毒，入腹则死

绿豆五钱，大黄二钱，为末，用生薄荷汁入蜜调涂。又芒硝一两，滚水一盏，化水频拭患上。又马齿苋捣涂之。又蓝靛捣敷之。

小儿月内乖疮满头及浑身脱皮者

多年尿缸内红色砖，焙干为末，或香渍麻油俱可调搽。

小儿瘰疬

脂麻、连翘等份为末频食之。

预解痘

七八月或三伏日，剪葫芦须如环子脚者，阴干，于除夕煎汤浴小儿，可免出痘。

又腊月梅花采将开者，晒干为末，炼蜜丸，未出痘儿可与三四服。加朱砂尤妙。

三豆饮

治天时痘疮，预服此饮，疏利解毒。纵出亦稀，用绿豆、赤豆、黑豆各一升，甘草三两，水煮极熟，任意食豆与汁，七日乃止。

消解痘毒

紫草一钱　陈皮五分　葱白三寸

新汲水煎服。

痘出不快

芫荽四两，先用好酒二盏煎一二沸，方入芫荽，再煎少时，盖定放温，每吸一口微喷，从顶至足匀遍，勿喷头面，令常有芫荽气即起。又韭菜根煎汤服之。又老丝瓜近蒂三寸，连皮烧存性，研末，沙糖滚水服。

痘毒黑疔

紫草三钱　雄黄一钱

为末，以胭脂汁调，银针挑破点之。

痘疮作痒　宜烧茶叶烟熏之。

痘后痈毒　赤小豆末鸡子清涂敷。

痘疮不收靥

墙上白螺蛳壳，洗净煅研掺之。

痘后目翳

天花粉、蛇蜕洗焙等份，为末，用羊肝披开，入药在内，米泔煮熟切食，旬日即愈。

痘疮黑陷倒靥

腊月取干和粪煅灰，为末，沙糖水调服。

痘烂生蛆

嫩柳叶铺席上卧之，蛆尽出而愈。

痘疹入目

取黑狗耳刺血滴眼中，其疮自落。

发痧疹

樱桃核打碎　西河柳（又名观音柳冬月用风干者）　葱白各等份

同煎饮之。

异授终身不出天花神方

大麻子（拣肥白者去壳三十六粒）朱砂透明者一钱　麝香要真者五厘

将朱砂、麝香二味同研细，然后入大麻子，一处共研极细成膏子，于五月五日午时搽小儿头顶心、前后心、两手心、两脚心、两肘、两腿湾、两胁窝通共十三处，俱要搽到不可缺少，搽如钱大，勿使药有余剩，搽完不可洗，动听其自落。本年搽过一次，出痘数颗，次年端午再搽一次，出痘一二颗，再次年端午，又搽一次，永不出痘。如若未过周岁小儿，于七月七日、九月九日搽之。

此方能夺天地造化之功，传方之家不出天花已十三代矣，见知闻知普概传之，抄写或与人莫大阴功也。

稀痘方

小儿脐带落后安净瓦上，用炭火炙干，止令烟尽，勿使成灰，取出碗覆地上，出火气，为末，即以乳调服，日后出痘自稀。

又方

金银花拣净，七两　陈六安茶三两，多年者佳

上二味为粗末，每日冲汤代茶饮数次，终身不出天花，出亦稀，合前列数方体用兼全，其功效自然神异。

小儿麻疹

内热烦燥，口中干燥，津液全无者，时与绿豆汤饮之，后用白颈大蚯蚓即曲鳝捣烂，冲新汲井水，泼清不拘时服，大效。

痘毒方

大蚌一个

取肉用黄泥包裹，火煨至红色，取蚌肉研末，麻油调敷痘疮，敷日陷顶，浆滞不行。用水杨柳叶，水杨柳叶圆阔而尖，枝条短硬，与柳树不同，如无叶，用枝，取四五斤，用河水一大锅，煎汤熏浴，冷再添汤良久，以灯照见垒起有晕丝者，浆行也。如不满，再浴之。力弱者，只洗头面手足。如屡浴不起者，血气败矣，不可再浴。始出及痒塌者，皆不可浴。此方百发百中。

痘疹抓破成脓者，用盖屋多年陈烂草，盖墙头草亦可，为末擦之。若浑身脓水沾衣，难以坐卧，用二三升摊席上，令小儿坐卧即安。

卷五终

村居救急方　卷六

丹阳魏祖清东澜辑
绍兴裘庆元吉生校刊

外科证

无名肿毒

于端午日正午时，以青布包大黄，孔紧入粪坑中，浸至十二日午时取出，以清水洗净风干，以醋磨敷之，屡验如神，每年备用。

又方

合硬白面作圈围疮上，用黄豆、稻谷共磨细末，水调作点心样，空其底，此疮大些。蒸熟乘热加疮上，冷则换热者，数次则生者熟，熟者出脓愈。

无名肿毒

用核桃七个劈开，取出桃肉，用全蝎七个，同桃肉略捣，仍装于壳内，将壳合好，以线扎紧，用黄泥裹成团，放炭火内煅之，先起青烟，后起白烟随即取起入罐中闷，息冷定去泥，研为细末酒冲服，尽量饮醉出汗即愈。如村居一时无全蝎，只用核桃壳半个，以干人粪填满刮平，合在肿毒上，壳外用艾火烧灸，以桃壳炸破为度，毒自愈。毒蛇咬亦用此方。

发背

用生牛肉一斤，陈石灰四两，共打烂罨患处，一日一换神效。

又方

如意草捣烂，和醋糟为饼贴之，一日换数次。

又方

初觉时便用艾于患处灸之，不痛灸至痛，觉痛灸至痒，痒又灸至痛，使毒气随火而散，最为良法。惟在头面者忌之。

发背肿毒妙方

藤黄二钱五分　五倍子二两

共为末，米醋调，围之。

替针散

痈疽不破者。

蚕茧壳一个

煅存性，为末，酒调下，不可多用。

背毒

未成者，用蟾一只系放疮上，半日置水中放其生，再易一只入之，又易一只则毒散矣。已成者，用大虾蟆一个，剥其全身癞皮盖贴疮口，先于皮上以针刺数也以出毒气。

多年恶疮百方不瘥或焮肿不已

以马齿苋敷之，不过数次即愈。

诸恶疮毒

慈菇叶捣烂涂之立便消退，兼治小儿赤游丹毒。（野者更佳。）

又方

芙蓉叶或根或花、或生捣或干研，蜜调涂于肿处，四围中间留头，干则频换，已成未成俱效。或加生赤豆末更妙。

痈疽阴毒黑陷不痛

用艾叶一斤，硫黄、雄黄末各五钱，

以水同煎半日，捣极烂乘温敷上，再易十余遍，知痛可生，不知者死。

痛肿无头

新生鹅蛋壳，烧灰存性，为末，醋调敷即出脓血。

诸毒溃后不长肉

用白蜡一两，冰片二分研匀敷之，深者填入即愈。

疔毒初起

白矾末三钱　葱白七枚

同捣极烂，分作七块，每用热酒一杯送下，服毕盖暖，再饮葱白汤一杯，少顷出汗如淋即愈。

疔疮

凡疔，一觉急以磁锋刺入二三分，挤去恶血，恐药一时难觅，急寻蜗牛连壳捣烂敷之，或菊花根叶捣敷，就以菊汁和热酒下，出汗即愈。慎勿迟延而误事也。

拔疔方

银朱一钱　滥鸡屎一钱　荔枝肉十个　蜗牛（即蜒蚰螺蛳也）　乌梅肉十个

先用麝香涂疔口，将前药共捣敷上，痛即止，其疔一夜拔出。

血疔神方

一窍如针眼，出血不止，或生肘下，或生眼角，用真麻油四两，无灰好酒和匀热服，其血即止，再以野菊花浓煎常饮，切忌茶汤。

消疔毒

胡椒廿五粒　独头蒜一个　葱白三根

共捣烂摊油纸上，作膏药贴之即消。

血丝疔

五倍子捣，再以滥鸡屎调入同捣，搽上立愈。

指头蛇疔

鸡蛋一个去白用黄，以荔枝肉嚼烂，

搅匀装入壳内，套指头上即消。

又方

猪胆一枚，入雄黄末五分，搅匀汁，内套指上缚之。

手足忽起红丝

最为急症，如走入胸中即可丧命。宜急用大针横截红丝所到之处刺之，令其出血，以膏盖之，或嚼浮萍草根敷之立愈。内用明矾末三钱，葱白七根，捣烂分作七块，每块热酒一杯送下，以衣被盖之，如无汗，再服葱白汤，出汗为度，戒发物房事。

湿痰流注神方

土茯苓磁锋刮去皮木杵打碎，四两　胆星二钱　川贝　僵虫炒　银花　槐花炒　五倍子各三钱　橘红　秦艽　防风各一钱　防己八分　木通一钱　甘遂去皮，八分　皂角子鲜者九粒，打碎　肥皂子鲜者十粒，打碎

虚人加石斛、苡仁米各一钱；痰在头顶胸者加夏枯草一钱；在背加羌活五分；在胁加柴胡五分；在肚腹加赤芍一钱，泽泻一钱；在臂加独活五分；在腿加木瓜二钱，牛膝一钱五分，用河水九碗，煎三碗，早午晚各服一碗，痰在心之上食后服，在心之下食前服，如虚者分二剂，极虚者分三剂，小儿分四剂。忌食盐、酱、茶、醋、猪肉、鲜鱼、鸡、鹅、发物、煎炒、姜、椒、烟、酒、生冷。但方内有甘遂，恐别丸散中有甘草相反者，切不可服。已破者止服四五剂，不致流于他处，随用十全大补汤加川贝二钱五分，石斛二钱，乳香炙四分须数十剂痊愈。如多火之人减去肉桂。（十全大补汤方书俱有。）

瘰疬初起未破者

将面照疮大小略离患处作圈围者，取槐树根白皮照围略小放面圈中，用艾茸作

一丸于中心灸之，肉上觉渐痛即拂去。再灸，如此三遍，其面圈不动，槐皮要换三次。连灸三日即消。

瘰疬膏方

陈滴醋八斤　肥皂五斤去筋膜

二味同熬如膏，再入黄蜡四两退火气，七日用红缎或红布摊贴。

又方

左顾牡蛎须斤许者佳，火煅醋淬七次，研末极细，每两入冰片八厘，每早晚各三钱滚水下，未溃者内消，已溃者收口。忌一切气恼房事，如犯者重又吃起。

瘰疬痰核内消妙方

好铅三两，铁器内炒取黑灰，陈醋调涂，以旧帛贴之，频换去恶水，如此半不痛不破，内消为水而愈。

瘰疬效方

肥皂中仁八两　夏枯草一斤　元参一斤

共为细末，炼蜜丸梧子大，每服三钱，食远服至凶者二斤即愈。忌一切发物并栗子，醋糟肝肠猪首鸭蛋等物。

一切破烂疮，多年结毒，鱼口疳疮不愈，神效

雪白灯心半斤，冬月极冷时将灯草入水湿透，放阴处冻一二日，研为细粉，加乳香、没药、轻粉、冰片各些须，研匀敷之，药须冬月制就。

杨梅结毒溃烂不堪

朱砂透明者　飞滑石粉白

共细末每服三分三厘，用土茯苓十二两，捶碎拌匀，阴阳水六碗，煎至三碗，渣再用水三碗，煎半碗，分早午晚温服。忌盐醋茶一切发物，服至月余愈。

杨梅七帖散

细叶野艾根二两，无则用金银花　土茯苓四两，忌铁器打碎　生猪油一两　直僵蚕七条，研　蝉蜕翅足全洗净，七枚　肥皂核肉七粒　皂荚子七粒，打碎

共作一剂，空心用水六茶杯，煎三杯服午前四杯煎二杯服，临卧二杯煎一杯服，每日一帖，连服七日，未发者暗消，已发者收敛，永无后患，毒深者用十四帖。

梅疮初起

用豆腐四两中心开孔，入杭粉二钱，盛一碗内，蒸热，先将葱三根略煨，嚼下后吃完腐粉，再饮热烧酒一二杯，用棉被暖于不通一线风处，卧出臭汗一身。人不可近，近则过毒。汗要出尽衣被，送于野处露洗之。

又杨梅结毒方

凤仙花熬水，棉絮蘸洗，拭干以冰片搽之。

又方

皂角子　当归　白鲜皮　五加皮　金银花各二两

分八剂，每剂加土茯苓四两，煎服。

广疮初起

活黄牛胆，好黄酒炖热，冲服，以醉为度。雄猪胆亦可。

脚缝湿烂

鹅掌皮阴干，烧灰存性，为末，干掺。

痔漏

青黛四两　大露蜂房一个，去顶

将青黛入内用纸封好，香油内浸七日，取出露七夜，焙干为末，炼蜜丸桐子大，每用狗肉汁送下七十丸，其管自落。

痔方

木鳖子一个，醋磨浓汁涂之。（许芷庭）

又方

冬青叶浓煎，入朴硝乘热熏洗，或鱼腥草煎洗，以枯矾入冰片少许敷之，能以

熊胆涂之，诸方不及。（冬青即女贞树。）

又治漏方

柳上黄耳。烧烟熏之，久而效。（柳上黄耳即柳树上菌子。）

偷粪鼠

猫屎井底泥和匀，围之立愈。

一切痔漏

野钱儿、蜀葵根、枸杞根、水边杨柳须各一两，先蘸后洗敷，次即愈。

横痃

青果核七枚

烧灰，研末，酒服立愈。

又方

菜油二三两，入少年头发二三钱，铜杓煎枯，去渣，用去壳鸡蛋二枚，放碗内以滚油倾下，连油连蛋食之，立消。

治鱼口便毒

活山羊角锯下烧灰，每服二钱，好酒送下，连服二三次即愈。左用左角，右用右角，或猪蹄甲亦可。（蹄甲亦烧灰用。）

又方

棉地榆

白酒三碗煎一碗空心服，虽有脓者亦愈，加穿山甲同患处，大者二片，土炒，引经更妙。

鹤膝风

鳝鱼不拘二三条，同酒糟捣如泥，加麝香三分，敷患处，纸隔布扎六七日，内作热，任他热，热后即愈。

又方

蕲艾半斤

煎汤乘热熏洗，一日数次。

又方

陈石灰　芙蓉叶　生姜　蒲黄各四两

共打一块，如膏药一般，贴之三次即愈。

又方

苎麻根数两　健猪脑子二个

同捣烂，又入乳香、没药各二钱，和匀敷之。

肠痈

小腹坚硬如掌而热，按之则痛，肉色如故，或焮赤微肿，小便频数，汗出憎寒，或脚缩不伸者，服之神效。

大黄炒　朴硝各一钱　丹皮　白芥子炒研　桃仁研,各二钱

空心煎服。

悬痈

生在肛门前，阴囊后两交界处，初如莲子，渐如桃李，宜急治之。

大粉草四两

长流水浸透，炭炙干，再浸再炙三次，切片，同当归三两水三碗，慢火熬至稠，将好酒对匀，食前数次服，未成即消，已成即溃，溃即收功。

脏毒

人中白以泥固火煅去泥，一两　川乌一钱　草乌五分　乳香五分　没药五分

共细末桐油调敷。

又方

干柿烧灰米饮下二三钱。

脓窠疥疮

麻黄二两　黄柏二两　斑蝥七个　猪板油四两

同入杓内熬枯，滤去渣，入研烂大枫子肉四十九粒，调匀搽之。

黄水浸淫伤手等疮

水银一两,用铅六七分死之　雄黄一钱　枯郁　官粉　五倍子各五分

共末。湿则掺，干则香油调搽。

鱼胞疮

身上忽起水泡如鱼胞，破之惟流清水，

已而又起，甚痛，以蜘蛛网缠之即落。如再起再缠，二三次即愈。

葡萄疮

其色紫如葡萄，此疮令人心烦，亦恶疮也，用小榆条如针细者去皮，横坚穿断去血即愈。

脓巢疮血风疮并效

雄黄二钱五分　硫黄二钱　黄柏二钱　石膏一钱

为末菜油调搽。

风疾癣癞药酒方

秦艽　当归　天麻　羌活　五加皮　防风各二两　白花蛇一条酒浸去骨　老酒十斤

煮三炷香入土埋一宿，停六日，渐次饮之，其渣晒干磨末，水滴丸服。

狗癣疥　初起小颗极痒，渐成片出黄水者。

狗脊二两，炒黑　地榆二两，炒黑　枯矾五钱　寒水石一两　蛇床子一两二钱　硫黄用浑酒脚煮干，五钱

共末，熟豆油调搽。

顽癣

硫黄　烧盐　土大黄根（俗名牛舌头草）

同捣烂，每洗澡后，穿山甲刮破搽之。

疥疮

川椒　尖槟榔各三钱　蛇床子　枯矾各二钱　雄黄　水银　轻粉　樟冰各三钱　枫子　杏仁各四十九粒

共研细，和匀，加桐油一两为丸，患处滚之。

癞疥疮方

硫黄四五钱

用盐卤半杯，将硫黄在瓦器内以文火熔化入盐卤中，再熔再入，如是者七次。至第八次在泥地上掘一孔，以硫黄倒入，

隔一宿取出，以麻油磨涂立愈。（竺岩）

鹅掌风

番木鳖　常山各一两

同桐油四两，浸七日，取油搽患处，用松毛川椒烧烟熏之，不可下水。

又方

连须葱白捣汁半斤，熬成四两，入好蜜，再熬一半，每晚搽之，以火烘干，终身忌食鹅肉。

风疹痒甚，随爬随起，疙瘩大小累累不断者

艾叶　菊花　金银花各等份，叶亦可　独头蒜

共捣烂，入雄黄二钱，麝香少许，涂三四次即愈。

癣

花椒煮浓汁，乘热泡洗，仍将椒研烂敷癣上，数次即愈。

癞疥

麻油一杯，入鸡蛋一个，铜杓熬枯去蛋，又入川椒二钱煎枯去椒，又入研细硫黄、明矾，煎数沸，取起搽之。

黄水疮

小儿头上最生此疮。

松香一两，研细装葱管内水煮去　葱　枯矾五钱　飞丹二钱　轻粉五分　无名异少许

共为末香油调搽。

秃疮

剃头后以银匠店中渍银水热洗一遍，切蒜瓣擦之，或捣烂敷之，或用猪脚爪煅末，麻油调搽，三四次除根。

蟮拱头

小儿夏月头上多患此毒，出脓又胀，绵绵不愈，实为可厌。用田螺肉、非地蚯蚓泥，共打匀做膏，贴之。或用浇铜杓担上化铜旧罐研细，桐油调敷并效。

大人小儿遍身赤肿火毒

生大黄　皮硝各等份

共末，用扁柏叶捣拌调敷。

火丹（满身生遍形如水泡者）

用小儿胎衣饼内水，以鸡毛抹上，随手而愈。

又方赤游丹

美人芭蕉叶贴患处，桐油煎滚，用生姜切片，蘸热油于蕉叶上，擦之立愈。

浑身生猴子

芝麻花每日擦，不住手即愈。

白蛇缠腰

腰间忽起红疮，若不早治，被其缠到不救。用蛇壳一条，烧灰存性，厕坑板上浮泥，刮下同研，细童便调敷，数次即愈。

汗斑

密佗僧为末，以隔年陈醋调搽，随手而愈。

鼻疳烂通鼻孔

鹿角　明矾各一钱，瓦上煅过　人发五钱，灯上烧灰

共为细末，花椒汤将患处洗敷之，如不收口，以瓦松烧灰敷之。

胡子疮

五倍子和枣肉煅三钱　铜青一钱　轻粉枯矾　松香各三钱　羊须一钱，烧灰，如无以水杨须代之　黄连一钱　樟冰一钱　槟榔　杏仁去皮　枫子肉各三钱

共细末，香油调搽。

脓耳

水龙骨一钱　硼砂五分

为末吹之。

又方

海螵蛸五分　麝香三厘

为末吹之。

舌肿满口或出血

蒲黄末掺之。

坐板疮

用尿屎处砖烧热，上铺大麻子叶（即蓖麻子叶），乘热坐在砖上荡，不过一二次即愈。

又方

松香五钱　雄黄一钱　苍术三钱

共末和匀，绵纸包，捻作纸条二个，腊猪油熔化浸透，火烧滴下油搽之。

又方

陈荷叶煎水常熏常洗，生芝麻嚼烂敷之。

肾囊风

痒不可忍，用大叶杨柳叶煎水熏洗，或墙上酱板豆草煎洗，后以蚯蚓屎焙掺之。

一切湿烂血风兼疮

黄柏末　甘草末各五钱　轻粉二钱，以手研细

粪坑中旧砖瓦，洗净以炭火烧红，淬入醋内，如此七遍为末，一两，共为一处，桐油调敷，早晚二次，先用米泔水洗，然后上药。

伤手顽疮久不收口

芦甘石　赤石脂各一钱，入银罐煅红淬入黄连黄芩汤内，去汤晒干　松香七分　冰片一分

共细末，用白占二钱化开，调药在内，涂之，先用甘草汤洗。

臁疮

朝脑　松香　杭粉　葱白　鸡蛋清

健猪油各等份，捣烂，用油纸二层，以一面用针刺孔，将药夹于中，将有孔一面贴患上，一二日换之。

疳疮

脚上鸡眼皮，烧灰存性，加冰片少许搽之。或溪港内年久螺蛳壳，烧灰加冰片亦妙。

又方

面粉置铁刀上，以炭火焙。黄色油透，旧罗缎帽沿、烧灰，各等份，研细搽之，宜用甘草瓦花煎汤洗之。

女人阴疮

五倍子整者一个，开一孔入儿茶、黄柏末，填满其中，入银罐内煅存性，每用一钱，加冰片二分，龙骨三分，共研细末掺之，再以熟猪肝夹之。

裙风疮

甘石醋煅为末，麻油日日调敷。

湿毒臁疮

麻油二两，入川椒三十粒，熬枯，去椒加轻粉二钱，研细　蜡白一两

收成膏以绵纸摊成膏药，先用苦参汤洗，后贴之，二日一换。

顽疮不收口

儿茶　龙骨煅，各一钱　轻粉　滑石各五分　冰片五厘

为细末，苦茶洗后，以纱管盛药弹患处。

千捶膏

贴一切恶久不愈顽疮，能拔毒去腐。

松香一钱　蓖麻子四十九粒　铜青二钱

共捶千下，捻成膏药贴之。

热疖

生半夏　盐　飞面各等份

为末，陈醋调敷即消。

去烂肉方

巴豆仁炒，烟起焦黑为度，研极细末掺之，去腐生新。

遍身发痒或生细疮

用七月七或七月半收紫背浮萍煎汤洗，或煎服。

一切恶疮疼痛并疥疮俱效

取苍耳梗内虫，以阴阳瓦焙存性研细，

每服一钱，空心温酒下。

口舌生疮

黄连　炮姜灰　青黛　儿茶各等份，为末掺之

舌卒肿大塞口不治杀人

百草霜和酒涂之，或以蒲黄、干姜等份为末掺之，内用甘草浓煎漱之。（百草霜须烧野草者是。）

唇裂生疮

黄柏末，以蔷薇根汁调涂。

牙龈疳烂臭败者

胡黄连五分　胆矾五分　儿茶五分

共研搽之。

喉风痈肿单只鹅

胆矾盛于青鱼胆内，阴干为末，吹之立效。

咽喉痛肿

灯草一钱　黄柏五分，并烧灰存性　枯矾七分　冰片三分

为末，每以二三分吹患处。

鹤膝风

肥皂二个去子　五倍子去灰　皮硝各一两

共研末，用头酒糟四两，沙糖一两，姜汁半茶盅，和捣膝上，干加烧酒润之，十日愈。

天泡疮

丝瓜水调官粉敷。若日久作烂疼痛不已脓水淋漓者。

石膏煅　轻粉各一两　青黛　黄柏各三钱

共末，甘草汤洗净掺之，或用瓦花汁，调抹之。

风疹皮肤不出及疮毒不起

取慎火草苗叶和盐绞汁，以热手摩涂之。

痈疽肿毒

麻油熬葱黑色，趁热旋涂自消。又陈

小粉年久者愈佳，锅炒黄黑色研，以陈米醋调，熬如黑漆状，瓦罐收，用纸摊剪孔贴之，冷如冰痛即止，少顷觉痒，干不可动，毒消药脱，神验。

一切肿毒痛不可忍

蓖麻子仁，捣敷即止。

恶疮肿毒人不能识者

取独头蒜二颗，捣烂，和麻油厚敷干则易。

浑身疥癞

端午日午时，采番白草，每用一握煎洗效。

又方

苦参半斤

河水煎数沸，入雄猪胆汁四五枚，淋洗。

血风疮

千年石灰研，搽之。

又方

黄柏一两，以猪胆汁拌之，晒干，数次研细
枯矾三钱

花椒汤洗后掺之。或用桐油调茶。

大麻风须眉脱落

扁柏叶九蒸九晒，为末，每服一钱，一日三服，滚水下。

疠风瘙痒遍身疹癞毛落须脱

白花蛇一条，首尾全者，酒浸二三日，去骨阴干　苦参四两

共为末，以皂角五斤，去皮弦酒浸一宿，取出，用水熬膏，和丸梧子大，每服七十丸，以防风通圣散送下。

又方

经霜皂荚刺为末，隔一日空心酒下二钱，忌发物。

又洗方

艾八两　明矾四两　楝树根皮八两　椿树根皮八两

每日煎汤浴之。

防风通圣散方

防风　大黄　赤芍　薄荷　川芎　当归　甘草　朴硝　山栀　连翘　黄芩　桂枝　白术　麻黄　荆芥　滑石　石膏各等份

河水煎。

囊痈

用野紫苏叶（面青背红者是），焙干，为末，敷之。如燥以香油调敷。

对口

番瓜蒂烧灰存性，麻油调敷，偏者不妨。

诸毒伤

蜂螫毒

小便洗擦拭干，香油搽之，或雄黄末搽之，或瓦花捣涂之。

解毒

蒜汁　黑豆汁　紫苏汁

俱可解。

解河豚毒

一时无药，急以清麻油多灌，吐出毒物。

又方

芦根汁或金汁服之愈。

自死六畜毒

壁上黄土水调服。或饮人乳一碗。

解中砒毒

黄占四两

快刀削入铁锅内，用水四碗煎至二碗，待温灌下，如蜡不尽，掐作小丸，灌下其毒，蜡裹从大便出。

又方

绿豆粉四两　黄泥饰净四两　鸡子清九个

共一处，以浸豆水和服。

疯犬咬毒

拔去头顶红发一根，捣葱敷患处，急于无风处掐去恶血，如孔干以针刺出血，盐汤洗净，用糯米一撮，番木鳖半个切碎，斑蝥七个，如多过一日，则加一个，连前药炒黄，去斑蝥不用，研末酒服。忌房事、闻锣声，终身不可吃犬羊肉。

又方

即将风犬打死取血和老油服之。又取犬心酒煮服。此方神效，不必服他药，亦不必忌口。

误吞蚂蟥为害最毒

但多服蜜即愈。或饮地浆亦妙。

解诸药毒

蚕脱纸烧灰研细，每以一钱冷水调下，少顷再服，虽面青脉绝腹胀吐血，服之立效。亦治牛马误食蜘蛛，腹胀欲死，凡觉中毒即以生豆试之，不闻腥气即是。

人咬伤

热尿洗去牙黄并血，嚼生白果涂之。如痛以麻油纸燃火焰熏之。用干屎装荔枝壳内，加艾灸，以不痛为止。

咬伤指头久则脱烂手指

急用热尿入瓶，将指浸之一夕即愈，如烂手，用夹蛇龟壳烧灰敷之。

虎咬

捣青松汁敷升饮之，以渣敷患处，频易即愈。

毒蛇咬

全蝎二个，洗去泥　蜈蚣一条

同炙研末，酒下立愈。

鼠咬

斑蝥烧灰入麝香少许，津唾调敷，或以吴萸擦猫鼻，取涎涂之。

蝎子伤

杏仁七粒　葱白三寸

捣烂，津唾调敷，立愈。

恶犬伤

以米泔洗净毒，以热牛粪封之，即时痛止。

又方

刮肉店墩上油腻，和沙糖敷之。

又方

多年旧屋，瓦上青苔，刮下涂之立愈。

毒蛇咬伤

以大蓝汁、小蓝秸捣烂敷之。

又方

五爪龙草捣敷立愈。其草牵藤茎光，每叶五瓣，面光者是。多生屋边阴处，如叶七辨茎有毛者非。

中蚯蚓毒

小儿受之则卵肿，用盐汤洗鸭血涂之。

诸色恶虫咬伤

用姜汁先洗患处，用明矾雄黄为末搽之。

蘘衣虫伤

其虫隐壁间，以尿射人，遍身生疮，状如汤火伤，乌鸡翎烧灰，鸡子清调敷。

百虫入耳

姜汁少许滴之，或葱汁鸡冠血亦妙。

又法

用纸塞耳鼻，留虫入之耳不塞，闭口勿言，少顷即出。

毒蛇咬伤

用针刺伤处出血，急以绳扎两头，浸粪缸中，毒不内攻，以烟管烧滴油搽之，百试百验。

蜈蚣咬

鲜扁豆叶揉烂敷之。又刺鸡冠血涂之。又以草纸点火熏之立止。又蜘蛛置患处自吮其毒。

解盐卤

生豆腐浆灌之，再以鹅翎绞喉，吐之

即活。

食毒鳖

饮蓝汁数碗，或靛青水亦可。

烧酒毒

用白萝卜汁或热尿灌之。

牛肉毒

乌桕树根皮酒煎服，或野菊花连根捣汁服。

野菌毒

饮以地浆，掘地二三尺，倾以新汲水桶许，用棍搅之澄清，即地浆也。

天丝入目

用木梳垢为一丸，放眼角边即出。

烟渣入目

用乱发或综缨缓缓揉之，即愈。（如将汤洗必疼伤眼。）

麦芒入目

煮大麦汁洗之即愈。

误食麦芒

取鸭涎食之即消。（竺岩）

膝疮

用螃蟹唾沫搽，或磨刀水泥涂之。或用杉木煎汤洗，或蟹壳滑石末蜜调搽，或石膏轻粉韭汁调搽。

误服桐油吐不止

急饮热酒一杯，即解。

中断肠草毒

生鸡子三四枚灌之。或服热羊血碗许，总宜吐尽为妙。

妇人打胎，误服铅粉，每至欲死 急捣萝卜汁饮之。

误吞针

米饮调炭末三钱。或用蚕豆煮熟同韭菜吃，针从大便出。

误吞铜钱

多服荸荠自化。

误吞金银铜铁等物

取凤仙子或根捣汁服自下，或多吃麦芽糖，即白糖也。

鱼骨刺喉

用紫玉簪根捣汁，以茶匙挑灌，不可沾齿，如沾齿则齿落去，为其化骨不化肉也。又即以鱼净肉满口咽之即下。

诸骨哽喉

以硼砂含化食顷即愈。或以凤仙花子二三十粒，研细白汤下。

箭头针刺入肉不出

用蓖麻子去壳，捣烂敷之，痒而即出。

又方

巴豆仁略炙，与蜣螂同研，涂之痛定觉微痒，忍之，待极痒不可忍，便摇动拔出，速以生肌药敷之。

铳子入肉

蜂蜜不拘多少，冲好酒，饮醉即出。如无，用黄蜡亦可。或用旧银罐同水银研，入患处其铅即化，随水银出。

诸骨哽咽

威灵一两二钱　砂仁一两，研　沙糖一盏

水二盅，煎一盅服。

鱼骨哽咽

饴糖如枣大吞之，不下再服。又口含硼砂咽汁即下。

跌打损伤（止痛散血）

好酒糟一团，生姜四两捣烂，同炒热，布包搭患处，以大锡茶壶盛滚水煨之，冷则换。更吃童便好酒，以醉为度。或以本人头发一缕，烧灰酒下。又饮以热麻油好酒，卧火烧地上，一觉而痛肿俱消。

跌损伤力畜血

归尾三钱　地鳖虫三钱，研　元胡一钱
胡桃肉五钱　红花二钱　苏木五钱

酒煎服，不可见水。

手足跌折接骨神方

五加皮四两

为细末，雄鸡一只重七八两者，去翅头爪并肠胃毛，入加皮同捣烂，先于跌碎处整理对缝，不可少有差错。然后以鸡摊于布上，周围裹扎缚紧，不可摇动。又用杉木薄片十余条，首尾各攒一孔，以绳穿相连四下，再裹于外，方不转动。药一伏时，将此药再换，其骨自接，并不疼痛。有换三四次者不等，以后只用加皮四两，煮红糖为膏，敷至平复为度。若不先理对缝明白，若差毫厘敷药，则多长一分，切记切记。

折伤断指破唇缺耳

胡桃隔炒为末　千年石灰　血竭　降香节　白占各等份

为末敷之。

跌损

用白公鸡一只，连毛皮去头爪肠胃，捣烂入飞面少许同捣。先将汤浴患处，然后敷上包紧，伺患处作痒，方可去药。

一切刀伤磕损扑肿前或出血

用葱白细切捣烂，炒熟敷患处，葱冷再换，神效。

刀斧伤出血不止

用陈石灰同韭菜捣烂，阴干研细罨之，立刻止血生肌。或用黄亮松香研细罨之即止。虽切断亦接莫下水（端午日合更效）。

又方

刀刮青石末掺之。

金疮血出不止

紫黑降香节锉末，微炒出汗，五倍子打碎，炒黄色各等份，为细末掺之。

跌打损伤

切莫用水洗，洗则难好。急用古庙屋上多年瓦，任取一片拌滴醋烧干，干又拌，一连七次，研细冲热酒，饮醉立愈。

又方

来往人尿处旧砖，烧红醋淬研末，酒下立愈。

跌伤接骨

取活蟹捣烂，冲热酒服，尽量饮醉，再以渣奄患处半日，骨内有声即接。或用菜瓜子三钱，略炒为末，酒下数次即接。在上者食后服，在下者食前服，骨碎垂危，用乳香、没药各三钱，研碎，以滚酒尽量服之。

头面手足踢伤或擦坏皮肉

冬青叶同醋煮数沸，略滴麻油少许在内，取叶换贴自好。

闪腰打伤闪肭，并手足损伤，不出血但有青肿紫色内伤者

先以葱白捣烂炒熟，将痛处擦遍，随用生大黄研末，姜汁调敷，尽量饮以好酒即愈。

打伤青肿

用生猪精肉一片，将当归、赤石脂末少掺肉上，贴之。

又方

切豆腐片如指厚，于铁片上烙热搭患处，冷则易之，数次即愈。

打伤眼睛

切莫用凉药凉水，则血凝难治，如打出眼睛，仍放眼内，不可把瞳人背了，将生地加酒捣烂敷之。

破伤风

蛴螬虫一个（即土蚕），两指掐其腰，口中吐出黄水，抹患处，避风汗出即愈。（虫仍送土中。）

治打绵臀

锡箔用无根水湿过铺杖处，以手掌著力拍打即消。

又方

木耳四两

炒黄为末，蜜调敷患上。

从高堕下或落马欲死

取老鸦眼睛藤，捣汁服之，以渣涂患处，或韭菜汁，或热童便灌之，或元胡索末三钱，酒下，日进二服。

夹棍伤

急用热童便一桶，将足浸之，如冷用烧红砖二块淬之即热，直浸至童便面上浮起白油其伤尽出矣。再用肥皂捣如泥，鸡子清和匀敷患处，以草纸包裹脚，缚紧一夜不可动。内服人中白一两煅　乳香　没药各三钱，箬炙　牛膝三钱　木耳烧灰，五钱　自然铜煅，五钱

共末，用牛膝煎酒，调下，三四钱。

棒疮膏

麻油四两，煎滚，入鸡子黄三个，熬枯捞去。再入洗净血余五钱，又熬枯捞去。下白蜡五钱，冰片三分，和匀，放地冷透，薄敷患处。

竹木瓦石刺入肉

大活虾七个

捣烂涂之，一时刺随虾出。

又方

苋菜捣烂，敷患处，外以布裹定，一二日即化。

鬼箭打

山栀炒，七个　面炒　桃头七个

共杵饼贴患上，次日取下，作七丸投炭火，烧响即愈。

肉刺鸡眼

蓖麻子捣敷之，或用活蜈蚣一条，捣烂敷之。

脚垫伤痛

人走长路紧急，被石块脚底垫肿，不能行走，痛不可忍，急用旧草鞋底浸尿桶内一夜，将新瓦砖一块烧红，以浸湿草鞋放砖上，随以脚踏上，火逼尿气入内即消，如走长路，两脚肿痛，亦用此法。若不早治，恐溃烂难愈。

手足开折

用汤洗净用黄占一两，溶化，入松香末二分，以少许安刀头上，溶化滴入折中。

汤火伤

醋调黄土敷效，或用板炭取浮水上者研细，有水干掺，如无水用菜油调敷，饮冷水必死。浸冷水中必烂至骨，或用蛤蜊壳炙焦研细，菜油调敷。

又方

白及　大黄

以麻油磨涂。（锄叶）

又方

鸡子清好冷烧酒调匀，以鸡翎扫患上，于则再涂，立效。

又方

活猪鬃剪下烧灰，麻油调敷，神效。加轻粉、硼砂少许更妙。

刀伤刎颈不断喉者

急以白蜡为细末，满填患处。

卷六终

村居救急方　卷七

丹阳魏祖清东澜辑
绍兴裘庆元吉生校刊

五　绝

缢死者

用一有力人抱住解绳，不得剪断，轻轻放倒，捻正喉咙，以手掩住口鼻，忽令走气，一人以脚挺其两肩，用手挽其顶发，常令弦急勿纵，再一人摩其胸臆，屈伸其手足，再一人以膝裹衣抿住粪门，女人则连阴户不令气泄，将笔管吹其两耳，气回眼开，仍然按引勿放，用姜汤或米饮灌之，能自咽乃止，自旦至暮，虽冷可救，自暮至旦，阴盛难救。

卒缢将死心下温者

切莫断绳，轻轻松解放下，刺鸡冠血滴口鼻中（白公鸡尤佳）。又用皂荚、细辛为末吹鼻中，或以细葱心刺耳鼻中，有血出即苏。

溺死

将患人伏卧大凳上面，时刻摇动之，以盐擦脐中，待水流出即活。但心头温者皆可救。切忌提出倒水，火烘无救。

又法

用锅合地，令死者腹对锅脐覆上，用人扶牢，徐徐移锅横走，以箸夹口中，出腹中水即活。又横卧牛背上，令人牵牛徐徐走，领出水即活。

火烧闷死

以新尿冷饮之，或以温水和蜜饮。

遍身烧烂

或服萝卜汁，或服童便，随所取好酒一二瓮入缸中，令患者浸酒中，极重不死。

魇死

切忌火照惊惶，但狠咬其脚跟，用皂角末吹鼻中，打嚏气通即活，或乌骨鸡血滴口中立活。

热死

伏天行走、热极卒然昏倒，断不可与冷物，遇冷即死。即移阴处，取道旁热土围于脐上，使数人溺尿于脐中，热汤冲洗更妙。急以童便乘热灌之，再以布蘸热汤熨脐下三寸立醒。醒后忌与冷水，即与道旁热土和大蒜冲滚水灌之。

冬月落水冻死

心头有微热者，脱去湿衣，解活人暖衣护之，即用灶灰炒热，布包熨心上，冷即换，待气回少与好酒热粥汤。若不先温心头，便火烘，则冷与火争必死。或用灶中灰一石埋之，惟露七孔。

中恶

或吊丧登冢，入庙来乡卒死，口鼻流血，但腹不鸣，心下温暖，急用菖蒲捣汁，灌口鼻自愈。或切断猪尾取血饮之，并缚豚枕之立活。

卒中厥冷

无论风寒暑热，鬼邪阴湿气　姜汁一盅，童便一盅，和灌之。

效自刭法

自刭之人断食颡者易治，断气颡者难治。全要在知觉急早，即将头扶住，乘其气绝额未冷，急将活鸡一二只，扯下，热鸡皮，冷则无用，将线缝刀口周围。缠护用软绢帛，并棉花扎之。外将女子旧布裹脚周围再缠五六转，勿使泄气，其中自然合一。令患看仰卧，以高枕枕脑后，使头郁而不直，刀口不开，冬夏避风，衣被盖暖。若气从口鼻通出，方用白米一合，人人参五钱，姜三片。同煎粥汤饮之。接补元气，再延名医，调治可也。倘能预备陈石灰二斤，大黄四两，同炒石灰至桃花色，去大黄将灰研细收瓶内，过月出火气，再以降香末、松香末外面多多敷之妙。

跌磕木石压死气未绝者

急擘开口以热小便之。

附余录验方

种子方　调经

当归身四两，酒洗　大川芎二钱　白茯苓去皮，三钱　广皮三钱　制香附六钱　吴茱萸四两，炒　延胡索三钱　丹皮三钱　白芍酒炒，二钱

若经水先期血紫者，血虚有热也，本方加条芩三钱。过期色淡者，血虚有寒也，本方加官桂、炮姜、熟艾各五分，用水一碗半煎八分，经水至日，空心服。渣再煎，临卧服，一日一剂，服至经止，两三日交媾，即孕。屡试辄验。

又方

凡人五十岁无子者是精寒不能得孕也，服此方极效。

胡桃肉一斤　肉苁蓉一两　制附子五钱　补骨脂四两，用酒略煮取起

上药共研极细末，水泛为丸如桐子大，

每服一钱，元眼汤送下。

避难全婴方

用绵作一小球，略使满口而不使闭其气，以甘草煎汤或甜物皆可炙之，临时缚置儿口中，使咽其味儿，口有物食之自不能作声，而绵软不伤儿口。盖不幸而遇祸难，啼声不止恐为贼所闻，弃之道旁。哀哉！用此法活人甚众，不可不知。

煮豆救饥方

或远行或荒岁皆可备急一时。

黄豆七斤　芝麻三斗

水淘过即蒸，不可浸多时，恐去元气，蒸过即晒，晒干去壳，三蒸三晒，捣为细末，米粉糊为丸，如胡桃大，每服一丸，可以不饥。

生产神效仙方

治产久不下属气血虚者。

熟地黄一两　炙黄芪一两　白归身四钱　西潞党四钱　炒白芍一钱　炙龟甲四钱　川抚芎一钱　枸杞子四钱　浙茯苓三钱

此方大补气血，于临产危急时，无论产妇平素气质强弱，胞衣已破未破，宜急以方内之药，连进三四剂。不必用二汁，恐其力薄也。服后痛可立止，胎自顺下矣，屡经试验。

开玉门仙方　即开骨散。

全当归一两　川抚芎七钱　炙龟甲一两　杜血余三钱

用水二碗煎一碗，如行五里之户即生，若死胎亦即下也。

有人产门不开，两日未生，服此一剂即产，真圣药也。

六字真方（睡）（忍痛）（慢临盆）

睡　将产时须要调养心神，爱惜气力，若能上床闭目安睡片时最好。倘不能睡，即暂时起身，或扶人缓行，或抚桌站立。

痛若稍缓，又上床安睡，但宜仰卧，使腹中宽舒，小儿易于转动，且大人睡下，儿亦睡下，转身更不费力。总之，睡为第一妙法。

忍痛 临期第一要忍痛，如初觉腹痛，不问试胎与正产，自己先立定主意。生育乃天地自然之理，世间极容易之事，不必惊慌。但看痛一阵不住，连痛三五七阵，渐痛渐紧，方是大产。与人说知，以便伺候，若痛得慢，此为试胎，且自安眠稳食，宽心静养，使痛阵渐急，自然易生。

慢临盆 将产不可轻易临盆，此是最要紧关头。不可认错，倘听信稳婆说孩儿头已在此，以致用力太早，或儿身未转，胞浆未破，即使临盆，岂不有误。须看痛之紧慢，真当其候方可。至嘱至嘱！要知天生天养，当其时小儿自会钻出，何须性急！从来瓜熟蒂落，水到渠成，自然，而然不待勉强，及至生下，产母亦自知其所以然也。

附余各方原书全缺，社友炳章曹君从他书补入，惟避难全婴法一方得系吉生录于方便医书中。

吉生附志

《村居救急方》终卷七终

驱蛊燃犀录

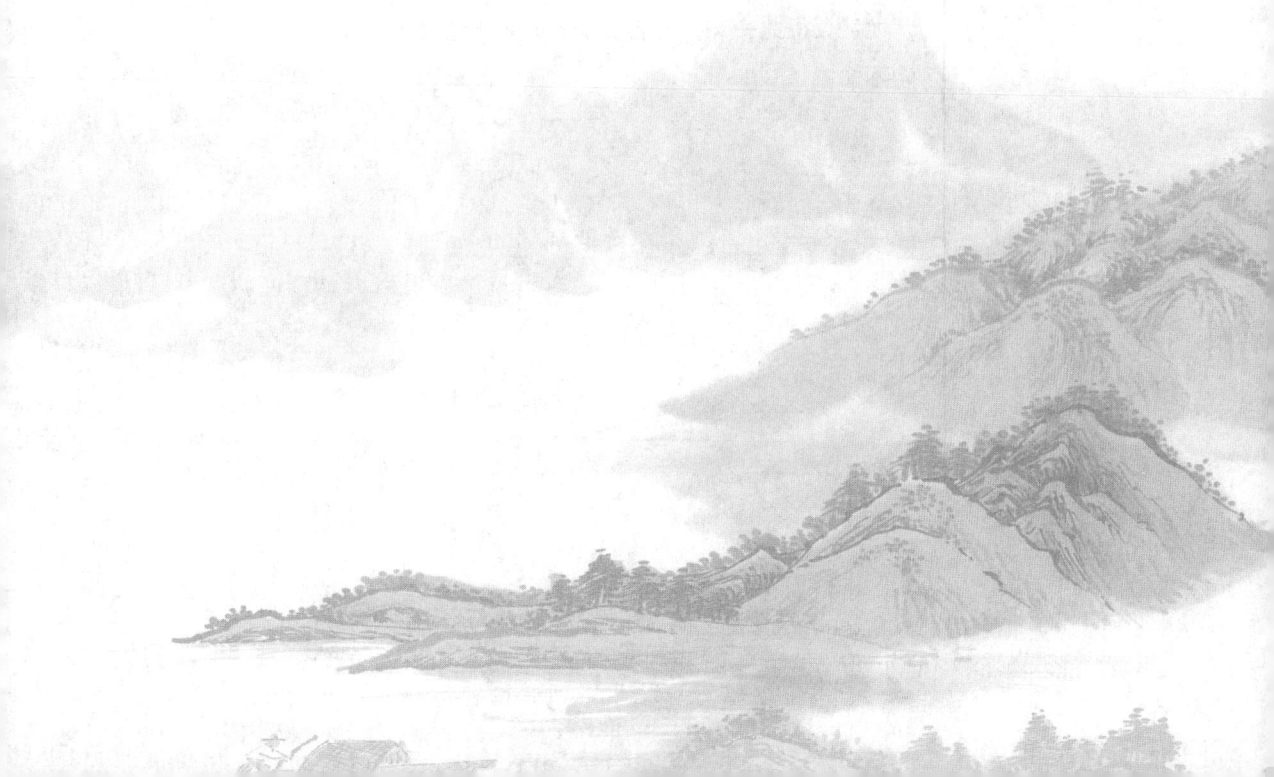

内容提要

　　《驱蛊燃犀录》一卷，书题燃犀道人著，不详其姓氏，乃本周官庶民、掌除毒蛊、圣人所以重民命也之义而编著之。清光绪丁丑，有妖人剪楮为兵，截人衣襟，或以五色印人肌肉，南北喧传，咸以为异道。人以此乃中毒遇病者，投以试蛊之方，辄验。施治日久，痊者渐多，远迩之求方者益众，恐力不暇给，爰刊其法。人心险诈，近世尤甚。得此一编，有备无患，且亦为吾医所不可不知。

序

　　周官庶氏掌除毒蛊，圣人所以重民命也。其法一失于列国，再湮于秦汉。华佗治疾，类多蛊证。又故秘其术不轻授人，而造蛊者遂盛行于世，如汉季之张角，明之唐赛儿，徐鸿儒其尤著者也。顾或谓张角诸人乃以妖术惑众，奚知其为蛊耶？不知妖术惑众，毒蛊亦能惑众也。泛言之，则为妖术，切言之，则为毒蛊也。毒蛊隐形似鬼神变乱人之元气，妖术能外是乎？是妖术即毒蛊也？知妖术即毒蛊，而治法可施矣。知治蛊之法，即降妖之法，而法愈无穷矣。盖毒蛊以害人为喜，以盗财为能。金蚕药思天生之毒蛊也，而妖人所造之蛊，其种类尤繁。后世人心愈漓，为术愈巧，始犹盛于南徽，近则延及中华。考之古今方书，俱有附载，而人多习焉不察。光绪丁丑，有妖人剪楮为兵，截人襟袖，及发，或以五色印人肌肉，南北喧传，咸以为异。余谓此乃中毒耳，遇病者投以试蛊之法，辄验。遂按周官庶氏所掌施之，无不立效。而人犹未之深信也。迨施治日久，瘁者渐多，远迩之求方者益众，余恐力不暇给，爰次其治法著于篇，颜之以《驱蛊燃犀录》。子夏曰：虽小道，必有可观者。此其小道之可观耶。余虽为之而费泥，或不见异于君子。即以是传诸世人，质诸博雅，亦庶几不谓无稽之言，而谅余济世之苦心也夫。

光绪十九年仲秋之月燃犀道人书

凡　例

医本小道，开卷引用经史以冀取信儒者，非敢妄为附会。

伏读御纂《周易》《周礼》诸书，发明蛊字之义与治蛊之法，极为精确，敬录御案与经文并重，一尊经，一崇圣也。

证治采自方书，俚俗在所不免，志存救世，不徒工文，识者谅之。

驱蛊随方土所宜，各有能者，故不喜引用成方。譬之诗文，录旧即非佳作，咒语亦然。至于药性针灸诸穴，自有专书，兹不复衍。

此录原为治病而作，攻妖术而不害人，即可相安。区区之意，只在救人，非寻衅也。

术士专恃符录，往往不灵，此则纯用药物，人人可解，且经典煌煌，无须秘之。

目睹灾黎，不忍袖手。摘奸发覆，势所必至。妖人本自理屈，余遂不惮词烦，谅非察见渊鱼之比。

此录注意在教，匪之纸人纸马即是造蛊之术，苦心研究，全从阅历得来。

医案中，字字皆实，方能取信。人勿疑为弄笔炫奇，幸甚幸甚。

说部中志奇志怪，每有毒蛊而讹为鬼狐。卷末即人所习见者辨论数条，采取未博，不无挂漏。

近时狾犬甚多，实为毒风所感，经验良方载之附录。

目　录

驱蛊燃犀录

燃犀道人著

绍兴裘庆元阅

临安胡昌缄校

原　蛊　䷏巽下艮上

蛊，元亨，利涉大川。先甲三日，后甲三日。

王弼注：蛊者，有事而待能之时也。可以有为，其在此时矣。

孔颖达《正义》：蛊者，有为之时，拔拯危难，有事待能之时也。物既蛊坏，须有事，营为所作之事，非贤能不可。

朱子《本义》：蛊，坏极而有事，蛊坏之极，乱当复治。

御纂《周易述义》：卦自泰变乾变巽而弱，坤变而艮止，不能事事，故泰坏而成蛊，今欲治之，必反其道，巽复乾，艮综震，故元亨用乾也，健以起其弱也。利涉大川，用震也。动以振，其止也，先甲后甲，兼用乾震也。甲，乾也，乾纳甲。先甲三日，先干三卦也。先干三卦为震，后乾三卦为艮，艮阳终则震阳始，乾行不息也。任天下之事者，用其震动，以符乾行，尽变巽止之习，则无蛊矣。

敬按：此论蛊卦之义与治蛊之道，极为精确。用其震动以符乾行，良相以之治国，良医以之治病，其理同也。

山下有风蛊，君子以振民育德。

朱子《本义》：山下有风，物坏而有事矣，而事莫大于二者，乃治己治人之道也。

御纂《周易述义》：风之在天上与地上、水上者，皆行而无阻。山下有风，则为山所阻，旋转而不畅。蛊者，风之族也。故风字从虫，风郁则山木滞，淫而虫生，蛊之象也。饬蛊之君子以之振起，其民养育其德，民不振则风俗呲宸而有蛊。振民者，取风在下而振动山木之象。德不育则人心惑乱而有蛊。育德者，取山在上而涵育风气之象。夫蛊之时，百度未举而独先民德，圣人施为气象，亦可见矣。苏氏《易传》云：器久不用而虫生之，谓之蛊。人久宴溺而疾生之，谓之蛊。天下久安无为而弊生之，谓之蛊。序卦曰：蛊者，事也。夫蛊，非事也，以天下为无事而不事事，则后将不胜事矣，此蛊之所以为事也。而昧者乃以事为蛊，则失之矣。器欲常用，体欲常劳，天下欲常事事，故曰：巽而止蛊，蛊之灾非一日之故也，必世而后见。故爻皆以父子言之明，父养其疾，至子而发也。君子见蛊之渐，则涉川以救之，及其成，则不事王侯以远之。蛊之成也，良医不治。

按：此发明蛊卦之义尤为尽致。然则因病服药，干蛊之方也。讳疾忌医，裕蛊之道也。蛊成不治，悔无及矣。

《周礼》：秋官庶氏下士一人，徒四人。

《正义》郑氏康成曰：庶读如药煮之，煮，驱除蛊毒之意。刘氏彝曰：毒蛊病人，非一种，仅下士主之者，盖掌其方书治禁之法。

御案：害人之物，莫酷于猛兽，故首冥氏以攫噬，莫之能避也。蛊毒次之，其发较迟，而死伤则一也。

庶氏掌除毒蛊，以攻说禬之，嘉草攻之。

《正义》郑氏康成曰：毒蛊，毒物害人者。律曰：敢蛊人及教令者，弃市攻说，祈名，祈其神求去之也。嘉草药物攻之，谓熏之。郑司农云：禬，除也。贾氏公彦曰：攻说禬之，去其神。嘉草攻之，去其身。郑氏锷曰：《左传》于文皿虫为蛊，谷之飞亦为蛊，皆谓其腐坏也。毒物能腐坏人之心腑，故谓之蛊。《大祝解六祈》有攻说，皆以辞责神也。此曰攻、曰说，又曰禬，非六祈之所谓。禬，当读如溃，痈之溃，谓以辞责之使其毒溃散。

凡驱蛊则令之比之。

《正义》郑氏康成曰：使为之又校次之。刘氏彝曰：凡驱蛊者，随其方土之所宜，各有能者，人有病则令驱之，已乃比其忧劣。

御案：此官仅下士一人，故人有能驱蛊者，则令之而比次其术之高下。

《礼记·月令》大傩旁磔。

注：磔，攘也。厉鬼为蛊，将出害人，旁磔于四方之门。桂氏曰：风动蛊生，故磔狗止风以御蛊。

《左传》成公十一年：晋侯梦大厉，被发及地，搏膺而踊曰：杀余孙不义，余得请于帝矣。坏大门及寝门而入，公惧，入于室又坏户，公觉。召桑田巫，巫言如梦。公曰：何如？曰：不食新矣。公疾病，求医于秦，秦伯使医缓为之，未至，公梦疾为二竖子，曰：彼良医也，惧伤我，焉逃之。其一曰居肓之上膏之下，若我何。医至曰：疾不可为也，在肓之上膏之下，攻之不可，达之不及，药不至焉，不可为也。

按：晋侯梦见之鬼，非必出于赵氏，乃平素所为过当，元气既衰，鬼蛊乘之，托言赵氏，所谓心虚生暗鬼也。今世此证甚多，十三鬼穴，皆其所伏，不独膏肓也。

《左传》昭公元：晋侯有疾，求医于秦。秦伯使医和视之，曰：疾不可为也，是谓近女室，疾如蛊。

按：晋侯乃晦淫惑疾，非中蛊也，故曰如蛊。余常谓中蛊则惑矣，而惑于谗言，惑于女色，则心昏志乱，倒行逆施，如中蛊然。故凡暗中害人，曰下蛊；损人利己，曰投蛊；摄取财物，曰蛊盗；挑唆起事，曰蛊动。皆此义也。中蛊则惑，惑字亦有两义，其引为同类结为死党亦可云惑初非害之迨至谋逆不成，聚而歼旃，则其被害更酷，尚不如中蛊者之犹能施治也。

《史记》封禅书秦德公作伏祠，磔狗邑四门，以御蛊菑。

按：伏祠，即取暑伏，可以伏鬼之义。

《通鉴辑览》汉武帝征和二年，巫蛊事起。

是时，方士及诸神巫，多聚京师，率皆左道，惑众变幻，如所不为。帝尝梦木人数千，持杖欲击帝，帝惊寤，因是体不平，遂苦忽忽善忘。

《后汉书·礼仪》仲夏之月，以朱索莲，荤菜弥牟朴蛊钟，以桃印以施门户。先腊一日，大傩逐疫，黄门唱，辰子和曰：穷奇腾根，共食蛊，追恶凶，赫汝躯，拉汝干节，解汝肉，抽汝肺肠，汝不急去，后者为粮。

《正字通郝敬》曰：弥牟，御止涂抹之义。《博雅》：朴，大也、挨也，《广韵》钟，当也。

按：荤菜，即大蒜，能杀蛊，今人犹沿用之。

《说文》：蛊，腹中虫也。枭桀死之，鬼亦为蛊。

段氏曰：中、虫，皆读去声。虫，食物也，亦作蚘。腹中虫者，谓腹内中虫，食之毒也。

枭，当作枭具之借字也。桀者，磔之古字也。

《后汉书》华佗尝行道，见有病噎者，因语之曰：向来道隅有卖饼人，萍齑甚酸，可取三升饮之，病自当去。即如佗言，立吐一蛇，乃悬于车而候佗。小儿戏于门中，逆见自谓曰，客车边有物，必是逢我翁也。及客进，顾视壁上悬蛇以十数，乃知其奇。

按：萍，水上浮萍也。《魏志》及《本草》并作：蒜齑，酸能伏蛊，辛能杀虫，故皆治之。南史李道念病已五年，丞相褚澄，诊之曰：非冷，非热，取蒜一升，煮食，吐出一物，涎里视之，乃鸡雏翅足俱全。澄曰：未尽也，更吐之，凡十二枚而愈。

按：此亦中毒，蒜能吐蛊，故效。调食白沦鸡子所致，恐未确。

《魏书》灵征志太和元年五月，有狐魅，截人发。熙平二年自春，京师有狐魅截人发，人相惊恐。至六月，灵太后召诸截发者，鞭之于千秋门外。

按：截发，即蛊所为，捕之无踪，即诬为狐魅，召而鞭之，乱政也，人生此时不幸甚矣。《随园随笔》未解其故。以随园之博识，而犹未解，宜世人之有言不信也，至谓有蚕蛾吃人百十，乃正始二年事，连类记之，随园偶误耳。

北齐书武平四年正月，有狐媚多截人发。

《通鉴辑览》隋文帝十八年五月，禁畜猫鬼，蛊毒压魅野道者。

独孤后之弟延州刺史陀，有婢事猫鬼，能使人杀人，会后与杨素妻郑氏俱有疾，医皆曰猫鬼疾也，上意陀所为，令高炯等鞠治之，具得其实。诏陀夫妇，皆赐死。后为之请，于是免陀死，诏自今有犯者，投四裔。

《独孤陀传》陀婢徐阿尼，本从陀母家来，常事猫鬼，每以子日后祀之。言子者，鼠也。其猫鬼每杀人，所死家财物潜移于畜猫鬼家。陀尝从家中索酒，其妻曰：无钱可酤。陀因谓尼曰：可令猫鬼，向越公家，使我足钱也，阿尼便咒之。居数日，猫鬼向素家，陀又于园中谓尼曰：可令猫鬼向皇后，所使多赐吾物，阿尼复咒之。遂入宫中，杨素乃于门下，外省遣阿尼呼猫鬼，于是夜中置香粥一盆，以匙扣而呼之曰：猫女可来，无住宫中久之。阿尼色正青，若被牵曳者，云猫鬼已至，先是有人讼其母为人猫鬼所杀者，上以为妖妄，怒而遣之，及陀得罪，乃诏诛，被讼行猫鬼家。

《隋书志》江南数郡，往往畜蛊，而宜春偏甚。其法以五月五日聚百种虫，大者至蛇，小者至虱，合置器中，令自相啖，余一种存者留之，蛇则曰蛇蛊，虱则曰虱蛊。行以杀人，因食入人腹内，食其五脏，死则其产移入蛊主之家，三年不杀他人，则畜者自踵其毙，累世相传不绝。亦有随女子嫁者，千宝谓之为鬼。自侯景乱后，蛊家多绝，既无主人，故飞游道路，中之则殒焉。

杨慎云此俗移于滇中，每遇亥夜，则虫飞出饮水，其光如星。鲍照诗所谓吹蛊痛行晖也，尝亲见之。

按：畜蛊不独江南，亦不止移于滇中，南省苗蛮皆畜之，今北方亦有能者，山左尤多。

《宋史》太祖纪徙永州诸县民之畜蛊者，三百二十六家，于县之僻处，不得复齿于乡。《宋史·灶贞固传》少时中蛊，若赘在喉中，常鲠阂，及为相因，大吐有物，类蜥蜴，落银盆中。

按：此知蛊毒害人，有速有迟，不皆致死，故可治也。

《宋史》五行志建炎二年，天雨纸钱于营中，厚盈寸，明日与金人战，城下败绩。

按：《明史》稿五行志从宋中例谓：天雨纸钱，为金之妖主，旱主讹言，不知妖人放蛊，其术宜晴，即用此以反风止雨，故多旱民间惊恐，故多讹言。光绪三年，亢旱喧传，妖人剪发，每逢欲雨，往往落下纸钱即止。或于雨后拾得之，大如车轮，小如鹅眼，遇病蛊者，投以败鼓皮于亥时，

问之自云，以纸钱为宝，及擒获纸人，果挟纸钱，故知之。

《元史》韩林儿，栾城人也。以白莲教烧香惑众，其父名山童，与颍州刘福通、杜遵道、罗文索、韩咬儿等谋起兵，官捕山童杀之。子林儿逃入武安山中，聚众十余万，据亳州国号宋改元龙凤，元兵来伐，败走安丰，明祖挟还金陵，三年殂。

按：此则白莲教之名，元时已著，与山童同时，又有僧莹玉，以妖术与徐寿辉、邹普胜、倪文俊等作乱。

《通鉴》明永乐十八年三月，蒲台妖妇唐赛儿作乱，讨平之，赛儿自称佛母，知成败，得石函中妖书，宝剑役鬼神，剪纸作人马相战斗，衣食财物随所须，以术运致。

按：古今以妖术惑众者，每云知成败，能祸福，人如置盘，照水即见人祸福事成败之类，皆诈也。盖谓人将有祸，即以蛊祸之祸，果至谓已能转祸为福，即呼蛊去祸，果已谓人事有成，即以蛊成之，谓人事必败，即以蛊败之。至于运致赌财物，即蛊盗之术也。役使鬼神，即隐形之法也。呜呼，教匪以妖术，愚人终归于败，而不知已为天下之至愚也。吾愿世人皆知其愚，不为胁从，教匪且自悔其愚而不为祸首矣。

《明大事记》：嘉靖三十六年，妖人马祖剪楮为兵，以骇众，民间多悬乞其足，定四字以厌之。

按：此符已载字典。

《通鉴》辑览天启二年五月，山东白莲教徐鸿儒作乱。

鸿儒钜野人，迁郓城。万历末，以白莲教惑众，深州王森云得狐传，以狐尾

招人。

闻异香多归附之，号闻香教。森死，其子好贤，有异志，结徐鸿儒。鸿儒败森子，走苏州，又挈家南走至扬州，事露就擒。

按：蛊毒亦香，王森自云：得狐传，狐尾故香也。尝治初中蛊者，取出未及消化之毒丸，闻有异香，如鸦片烟，故知之。

《刑律》凡造畜蛊毒，堪以杀人及教令者斩。造畜者，财产入官，妻子及同居家口，虽不知情，并流二千里安置。若以蛊毒，毒同居人，其被毒之人，父、母、妻、妾、子孙，不知造蛊情者不坐。告获者，官给赏银二十两。

按：蛊律甚严，而世人不察，宜乎蛊毒之盛行也。《律例辑》注云：蛊甚多，有蛇蛊、鹅蛊、小儿蛊、金蚕蛊等名，以蛊毒人，刻期必死，有期在数年之后者，惟金蚕最毒。《洗冤录》云：蛊能隐形似鬼神，其毒不一，皆变乱元气。金蚕，一名食锦虫，屈如指，环食，故绯帛锦如蚕之食叶，取其粪置饮食中，毒人，人即死。蚕得所欲，则日置他财，使人暴富，然遣之极难，水、火、兵刃，都不能害。必倍其所致金银锦物，置蚕于中，投之路旁，人偶收之，蚕随以往，谓之嫁金蚕。又有药思蛊状，似灶鸡虫，如蚕豆大，能变幻作小孩形，遣嫁之法，仿佛金蚕此外又有十二时蛊，出南海如蜥蜴，一日一夜，随十二时变其色，乍赤乍黄，伤人立死。至于牛皮蛊、犁头蛊、石头蛊、席篾蛊、针蛊、鼠蛊、虾蟆蛊、泥鳅蛊、癫蛊、肿蛊、疳蛊，以毒物合成之蛊，种类尤繁，难以枚举。或谓之放害神，亦谓挑生毒蛊。为

鬼毒，故或谓之虫鬼。苗人多能之，故又谓之猫鬼。千宝谓之为鬼亦宜，然则白莲教之纸人、纸马，实藉人之元气以养成，但目为妖术犹泛也，直谓之纸人蛊，焉可也。

避蛊

《山海经》南山经：青邱之山，有兽如狐而九尾，食者不蛊。

注：不蛊，令人不逢妖邪之类，或曰蛊，蛊毒。

按：蛊，亦妖邪也，非两义。

《峒溪纤志》蛊祟有神，夜出摄死者之魂，光如曳彗，流入人家，当知防御畜蛊之家，其居必洁，觉之，为女字坐，则其蛊不灵。

《易简方》：如入蛊乡，饮食潜于初下筯时，收藏一片在手，尽食无妨，少顷隙，将所藏之物，埋于人行十字路下，则蛊反向其家作闹，或食时让主人先下箸，或明问主人云，莫有益否，以箸筑棹而后食，则虫不能为害。

按：以箸筑棹，咒曰：恭请神降，临唵嘛呢叭吽，则蛊不为害。此咒并载《瘟疫汇编》，极简便。畜蛊者，多供瘟神，避蛊与避瘟，固无殊也。

《验方新编》：将食时自带大蒜，食有蛊必当场吐出，不吐则死。主人畏累则不敢下蛊。又荸荠不拘多少，晒干，为末，每早空心白汤调下二钱，入蛊家无害，此神方也。

按：良医治未病，不治已病，故备载避蛊诸方。然此皆避饮食之蛊，今之放蛊奇妙莫测，古则人人蛊家方能为害，今则

蛊入人家亦能为害，但依古方无济也。或用庚蒿悬之庭户，或用朱砂、雄黄预和大剂，佩之衣襟，纳之枕中，或择执日，除日用避瘟丹于室内熏之，惟带薄荷油一瓶，最为捷便。尤不如保养精神，以固元气，为避蛊要术也。至于符咒，本于攻说，非诚不灵。胡文忠公云：思之，思之，金石可开，鬼神可通，此乃诚字真诀也。然非人人所能，且世间符咒，传抄多讹，亦欠雅驯，故不详载。

验　蛊

夏子益《奇疾方》云：人头面上有光，他人手近之，如火炽者，此中蛊也。

按：金蚕飞行有光，凡蛊皆然，即今世之纸人飞行，亦往往放光。《东医宝鉴》令病人朝起，取井华水，唾水中，唾如柱，脚直下沉者，是蛊；浮者，非蛊。入蛊乡，见人家门限屋梁无灰尘蛛网，必畜蛊。遇饮食以犀角搅之，白沫浮起者，是蛊也。又煮一鸡卵去皮，日夕含口中，勿令破，夜吐出，著露中，朝看色青者，中蛊也。

按：室中洁净，乃蛊死之鬼为之拂拭，此验畜蛊之法，非所论于中蛊之家也。《医书汇参》令病者含黑豆，豆胀皮脱者，是蛊。食白矾不酸涩者，是蛊。

《验方新编》：一觉腹不快，即以生黄豆，或生绿豆食之，入口不腥者，中蛊也。又以制甘草一寸嚼之，咽汁，若中蛊者随即吐出，不吐出者，非蛊。或煮一鸡卵，插银器于内，含入口约一时许，取出，卵银俱黑者，即是蛊也。

按：中蛊，顶心有红发，疗毒有红发，猘狗伤有红发，亦一验也。宜拔之。凡验

法俱宜，勿令病者知，知则不应，久病往往不应，盖由病者旁观、窃听，若为不知，而实已知之也。

蛊　证

《千金方》凡中蛊，心闷腹痛，面目青黄，或吐鲜血，或下脓血，或大便黑如漆，或竖、或薄、或微赤，病人所食之物，皆化为虫，侵蚀脏腑，尽则死，急者仓猝，缓者延引岁月，死后病气流注，染著旁人，谓之蛊疰。《东医宝鉴》：中蛊者，面色青黄，是蛇蛊；面色赤黄，是蜥蜴蛊；面色青白，腹内胀满，吐出成蝌蚪形者，是虾蟆蛊；面色多青，吐出成蜣螂形者，是蜣螂蛊。

《医书汇参》中蛊毒，心腹绞痛如有物咬，或吐血、下血如烂肉，或好卧暗室不欲光明，或心性反常，乍嗔乍喜，或四肢沉重，百节酸疼，或乍寒乍热，身体习习如痹，胸中满闷，或头痛，或吐逆不定，或咽中如茅刺，甚者十指俱黑。

《验方新编》：凡中生蛇蛊，腹痛吐泻，皮内有物坚实，夜卧以手按之，则腹内有物跳动，心烦，涎溢，得食肉则止。或移入胁下，或跳心上，时有时无，年深作咬，则通身发热，如有发刺蚁咬，夜间更甚，其蛇无形，亦无数，此乃蛊家之外蛇，从风而至者也。中阴蛇蛊，吐泻腹胀，口腥，一目常赤，头面上筋起，如虫行、蚓行，或耳鼻内如虫行，服解毒药，毒重则粪黑，轻则粪蓝。兼癫蛊，则人多昏愦；兼肿蛊，则一耳常塞，一耳少厚。中癫蛊，心昏头眩，笑骂无常，或饮酒毒发，忿怒凶很，不可制；中肿蛊，腹大肚鸣，未服药如在

脏外鸣，服解药则在脏内鸣；疳蛊者，匪人谓之放卵，又谓之放蜂，端午日取各样毒虫，头发等物，研末，其人常刻一小五瘟神，即以毒末供之，每借饮食害人，亦有放在路上，踏著则飞入人身，黏于脏腑，毒气上冲，则耳鼻内如有虫行，日久静坐，发内如有蚁咬，以手搓之则无。或夜卧，面上如虱行，口角如发缠，或肉忽跳动，一手一足麻极，未有不疑为风证者也。盖毒气行于周身，到处即如虫咬，非真虫也。毒入既深，周身如虫行，顶心发凉，极如有虫出入肉内，此时蛊家所毒之冤魂与其阴蛇阴蛊随而附之，病者如闻飞集之声，旁人不闻，当风更甚，周身如麻布通风，或唇掀，或手足指扯开，加以闷香，则面起紫泡，迨见白浊，虫生于内，则真有虫矣。中害神，则额焦口腥，神昏性燥，目见邪鬼形，耳闻邪鬼声，如犯大罪，如见恶役，持链来捕，如有健卒持刀追赶，常思自尽，皆其证也。

按：近时人心愈薄，为术愈巧，则放蛊愈奇。教匪剪纸为人，即用以放蛊，各带毒物，而羊毛席篾为最多，飞行变化，潜入人家，乘虚为害。或因人饮食，随其呼吸而入，或从耳鼻入，或从毛孔入，不尽剪发打印也。既入人身，据为巢穴，一切毒物，以类相聚，教匪家之纸人，亦相引而来，或伏经络，或伏脏腑，或伏膏肓，问其所苦，与中蛊一辙。更多怪异，或门窗无故自开，或器皿无故自动，或衣服无故翻转，或财物无故聚散，或食少甚至三四十日不食，以蛊鬼与之食也，或食多，一人兼数人之食，以蛊鬼代其食也。怪怪奇奇，莫可殚述。且各因病者性之所近，

变证百出不止，时哭时笑，一例疯癫也。毒既大发，即不欲生，或自戕，或投井而自缢者，尤多。所以《太平御览·虫部》有"缢女"之名也。

蛊 脉

《东医宝鉴》：凡中蛊毒，脉类钗股。又脉浮洪者生，沉细者死，洪大而迟者生，微细而数者死。

《验方新编》中蛊之脉，多系阳分盛，盖蛊家毒物皆于端午日制之，乘阳气极盛之时，以制蛊。故中其毒者，脉皆强旺，所以利用凉清之剂也。迨至六脉和平则愈矣。

按：此皆论其初病之脉，日久则变。故诊蛊必察其平素之元气盛衰，当时之毒气轻重，中蛊之为时久暂，方为定论。

治 蛊

《铁围丛谈》：金蚕毒，始黔中，及湖、广、闽、粤多有。尝见福清县有讼金蚕毒者，县官治求不得踪，或献谋，取两刺猬入捕必获矣。盖金蚕畏猬猬，入其家，则不敢动，虽匿榻下墙罅，必擒出之。果然。

《本草纲目》：中蛊毒欲知蛊主姓名，取败鼓皮焙焦，为末，调服一钱，酒引尤妙。须臾，病人自呼蛊主姓名，令取蛊去即愈。又白蘘荷叶，密安病人卧席下，病者自呼蛊主姓名。凡用此，勿令病者知，知之则不效。

按：败鼓皮，久服最妙。不但能呼蛊主姓名，韩文公云：败鼓之皮，医师之良也。夫两军对叠，一鼓作气，而援桴者之精神注于鼓皮，皆合震动之义。故为驱蛊

良药。柳柳州种白蘘荷。诗云：庶氏有嘉草，攻襘事久泯，炎帝垂灵编，言此殊足珍。《本草》云：叶似甘蔗，根似姜，可以为菹，南北皆有之，并能治瘟。余臆是俗名，地瘤之类，未敢自信，偏询无知者，录之以俟博识。

《峒溪纤志》有中蛊而卧病者，烧病人所卧之箦，则病者能自言下蛊为何人。《范石湖集》：蛊在上，则服升麻以吐之；在腹，则服郁金以下之。或合升麻、郁金，服之不吐则下。

按：此方治初病极效，药必用至两许，轻则无济。陈修园谓：郁金为药，中恶劣下品，庸医每喜用之，不知郁金实为治蛊要药，谓人为庸，适自形其庸已。《验方新编》：初中蛊，在膈上者，用归魂散吐之：白矾、建茶各一两，为细末，每服五钱，新汲水调下，顿服一时，久当吐出各色毒物，用火焚之，则反著放蛊之人死矣。

按：此说甚奇，然多验，所谓害人如害己。

东坡“雄黄丸”治蛊毒：雄黄、明矾各等份，端午合研细，溶黄蜡和丸梧子大，每服七丸，默念药王菩萨七遍，或云药王万福，白汤送下。

按：蛊为热毒，不宜用热药，巴豆尤不可用，亦不宜轻用补药。惟以散毒杀虫，安神驱鬼为要。散毒如藁本、升麻、紫苏、薄荷、菊花、白芷之类，杀虫如雄黄、朱砂、白矾、郁金、菖蒲、金银花、预知子、诃子、雷丸之类，安神如黄精、百合、沙参、茯神、降香、犀角之类，驱鬼如庚青、蒿山、甲珠、鬼箭、鬼臼之类。初中毒宜吐，如胡荽、大蒜、土常山、马兜铃之类。

行旅仓卒，头垢，吐蛊尤捷。日久不愈，或误服他药以致变证岐出，则治药非治蛊矣，或元气不支，不得不加补药，以扶正除邪，参、芪、归、芍，势在必须，则善后之事也。但此证最为缠绵难解，前人云蛊毒入心，如油入面，终身摆脱不去，不治固多死伤，治之虽难，或不至死。人之寿夭，各有定数，妖人实不能操其算也。常譬人如树，树有空虚之处，虫蚁入而居之，或去或留，不过添一病处，而于树之生死无关也。世人勿畏其难，斯蛊可驱矣。

光绪三年传抄药方：藁本、银花、朱砂、诃子、独头蒜。

按：此方用意极妙，藁本能治百六十种鬼风毒疰，故以为君。大蒜最能杀蛊，故以为使。不著分两，以备视毒之轻重加减，中毒重者，药必用至两许方效，惜世人用不过数钱，杯水乌能救车薪之火哉？尝制一方：黄精、百合、菖蒲、银花、郁金、白矾、降香、山甲、庚蒿、茯神、预知子、败鼓皮、朱砂、雄黄、诃子肉，因证加减，名之曰镇心驱蛊汤，施以吐下之后，毒仍不净，服此最妙。中蛊日久，为痰血所裹，鬼气据为巢穴，非山甲不能直达病所也。方中惟预知子、庚青蒿，最为难得。预知子，一名圣知子，出川中，药肆多未备青蒿，到处有之，惟伏内庚日采者，可以伏鬼。肆中售者多杂蒿，不堪用，如无此药，去之，亦可取效。补药中惟黄精能杀虫，仙家以为芝草之类。《华佗传》名为青黏。《别传》云：一名地节，一名黄芝，其实即黄精也。佗秘其术不轻示人，故鲜知者，宜其卒以贾祸也，治蛊用雷火桃木针亦妙，或按穴，或随其患处针之。

咒载《景岳全书》，但易其百病消除，万病消灭，为针蛊蛊死，针鬼鬼绝，即是切题。《佳文》用薪艾隔蒜灸之亦妙，宜灸鬼哭穴及乳后三寸，肺俞三里，均百壮，而膏肓尤为要穴。孙真人云：医缓未暗此穴，故晋侯之病不治，如得此穴，隔蒜灸之，或百壮，或五百壮，二竖子不难驱也。余仿此，兼取震以治蛊之义，以绛囊尺馀，实以雄黄筑坚缚紧，按膏肓穴震之，或随其患处，震数计十万时，须年月震动周身，蛊不能居，亦良法也。针十三鬼穴亦妙，但鬼藏一穴，男在会阴，女在玉门，头为溺孔之上端，与男不同，故全穴施针最难。余易以薄荷油点法较捷，且病家自能为之。薄荷油，药力猛烈，最能杀蛊，透入肌肤，无微不入，故点之取效极速，随其患处点之，亦可。又不独按穴，乃神也。灸灼成疮，点之更妙。古人用薄荷水逊此远矣。或用杀蛊诸药加透骨草，拌面和醋，沙锅炒热，布包更换，随处熨之亦效。又羊毛瘟，古无此证，至明万历间始有之。用荞麦面搓之，羊毛自落，说见《瘟疫汇编·寄园寄所寄伏读》。

《御纂医宗金鉴》中备载"羊毛疔"一证，谓肺主皮毛，风寒入内，郁而为毒，清虚之府，变为秽浊之区，而羊毛生矣，有五色者，有长至丈者，治法投以五味消毒饮，即用青布包雄黄末，蘸热烧酒，擦前后心。先擦大圈，后擦小圈。擦前心则羊毛奔至后心，擦后心则奔至前心，反覆擦之，羊毛乃出，掘坑埋之。敬按：此法屡试屡验，其证头痛、发热、心烦欲吐，昏迷，不省人事，甚至牙关紧闭，不必皆有红黑斑点也。且有擦出各色杂物者，不

独羊毛也。蛊之性如蚁，凡物皆拖入人身，遍塞经络，以及脏腑，非治之不出也。或云羊毛何以能奔，不知此奔字，形容尽致。盖羊毛乃毒气化生，见药知避，奔行最速，引伸其义，不独奔前奔后，即上下左右无处不奔，而施治之法，亦可无处不擦之也。近世妖人合成蛊毒，多以羊毛裹之。盖羊毛有毒，即羊过水有人随之过者，必中毒作痒可知也。且凡毒物皆奔，又不独羊毛也。当此蛊毒盛行，随风变幻，人感风邪，毒以类化，非蛊亦可以治，蛊之法施之；是蛊亦可以治，羊毛疗之法施之也。且无论内治、外治，必力足而后效，如灸、擦、搓、熨诸法。病者云：心烦即是，中病切勿遽止，致令蛊觉，再施不灵也。

蛊　案

尝治一人，被剪发一缕，当时扑获纸人，侧形持刀，焚之，仍觉烦闷，嘱令口含黑豆一粒，少顷，皮自迸脱。饮以归魂散，吐出羊毛、烂纸等物，兼有黑星，详谛之，乃蛊毒丸也。或块，或片，皆以羊毛团之，复有麻绳寸许，一头结，一头散，上黏干虫无数如小蛆，因忆《窦太史外科》载造蛊一条云：奸人于端午日取毒虫精液合成针蛊，针皆无孔，即其亲属养蛊者，以毒入饮食中，日久腹内生虫，居于心肺，苦楚难堪，惟饮百沸汤少安，迨其人死，虫从七窍出，死者心肺如蜂房，入火不焚，取虫阴干，合成毒益虫，入人腹得血即活，盖即此也。遂投以解毒之品，加以养正之方，调理得愈。

一人身被蓝印，自以秽布拭之，其色已落，仍觉未快。余曰：毒未除也。令尝

白矾，味甜不涩。嚼甘草咽汁，有羊毛自喉间出。遂以甘草三两，生姜四两，浓煎服。外以避瘟丹熏之，毒解神清而愈。

一人衣襟被割，当时扑获纸人，一与以胆矾二钱，茶冰冷服，吐出纸毯十余枚，拾置新砖上，半干展视之，纸人也。盖纸人飞，则展开，落则团伏，各带羊毛、席篾，并挟纸钱，至晚为灸鬼哭穴，缚定病者，两大指去甲分许，骑缝隔蒜灸之，病者欲哭，终灼之顿醒，觉耳中热气坌涌，有物飞出，直扑窗间，幸窗间施以重帘，涂以雄黄，悬以庚蒿，不得即出。扑获之乃以血点纸，憎高五寸许，血红活色，凡人血点于纸上，淡则黄，浓则黑，不能如此鲜红也。另有血点七星剑，一纸胡芦，二以发系之，内有沙土一撮，羊毛尘尾一柄，随即拘入瓶中，镇以雄黄，蜡纸封口。夜静于十字路口，掘深坑埋之，取车马往来，震以治蛊之义，而病仍未减。余曰：毒未尽也，再灸乳后三寸穴百壮，通身大汗，沙土、羊毛随之以出，肋下出烂纸一团，随现红紫斑点。余曰：毒深矣！闻纸人有雄有雌，其必有雌伏乎，为制败鼓皮三钱，以酒为引，夜间自呼其名，为白莲教某人之妻，曾经官捕，无左证，未罗法网，不幸败死于此，悔无及矣。再治之，更获一女像纸人而愈。如其言，访之果然。

一小儿，尚未留发头，头上似有烧痕一片，即觉昏迷。余曰：是中蛊也。内服解药，外以菖蒲、雄黄、大蒜，重剂煎汤洗之。身上迸迸麻绳寸许者，无数不即毁之，转瞬遂杳，此儿今已成人矣。

一人被截发，与以解毒之方，并嘱以青布包雄黄末，加山甲、皂角末，蘸热烧酒擦之。出羊毛无数，耳目中皆有羊毛团进出。再灸乳后三寸穴，即有小虫弯环色如姜汁，从毛孔出。又有如鼻涕成条者，乃大虫已死，其皮壳从大便出，精液仍从毛孔出故也。虫形弯环，故知毒中有金蚕粪，再为灸之，被截发端，出脓而愈。

一人被剪发，家多怪异。尝见巨蛇，即之则杳。令先服败鼓皮。一日病者腿上，肿起如桃，以薄荷油点之，病者大言曰：汝汉教甚是利害，竟能制我。复与雄黄酒擦，法出火石碎块无数，守者以纸包之，持求余验，行至滋河滩中，隔纸飞去，止留一块。其家求医不诚，无从深治，至今其人无恙。

一人烦闷似中毒。余曰：可治。病者忽大言曰：汝不能制我。余笑应之曰：孽蛊何敢尔？即汝教主我亦能制之。举手作欲击状，病者觉心中如有石坠，霍然顿醒，问及前言，茫然不记，令以薄荷油点十三鬼穴，并点巨阙、乳后三寸肺俞、膏肓诸穴。点讫，加红灵丹等物杂治之，病者复昏不知人，又大言曰：我去，我去，汝不放我，奈何！再点之，从襟下获一纸人而愈。

一山西贾人，十五六岁。在北苏镇见一乞丐逼近己身，急避之，赶至厨内，强以羊毛塞口中，求诊。令先服败鼓皮，至晚自呼为晋州人。其主人胆小，因而不治。一人未经剪发，自来求诊。问所苦则常行入井，不须人救，昏迷之中仍出井外，再问之则口中常吐麻团，腹中觉有病块，知其元气未衰，与以解毒之方，十数剂而愈。

一人被割鞋底初不知也，病作，求诊。与升麻一两，吐出砖瓦、灰土、碎块无数，再吐葱须一团。因忆方书所载一人肋下肿起如桃，服升麻，泻葱一株，根须全具，即此类也。复为灸膏肓百壮，倏有一物，飞扑窗隙碍帘而止，获之。乃纸人，短小精悍，血点双目，甚工如法，拘之。至晚，病者觉枕中有异。拆而视之，搜得纸毯如豆二三枚，展之皆纸人也。夜间，又觉有物飞起，止触承尘，簌簌然为余诉之。遂授以熏药，严闭门窗，施以重帘，熏久之，启扉搜捡于鼠穴中，得纸人无数，皆死矣。病者遂愈。每获纸人，以雄黄绛囊震之，咒曰：震天天开，震地地裂，震蛊蛊死，震鬼鬼绝，吾奉太上老君，急急如律令。往往见血，震之无血，故知其死。

一人见门首募化者，云济南僧，施以米谓之曰：近来妖幻甚多，汝等异服人宜远避。僧作指点状而去。归即病作，投以解药，病者梦见红鞋僧乞食，闭户御之，醒言其异。余曰：元气已固，邪不能侵。试搜之床下得一纸僧，血点双足，宛如所梦，按法治之，得瘥。故凡云游僧道、医生、星相来路不明之人，均宜严防。而诈称逃荒者，尤属可恶。是则为民上者之责也。

一人病蛊，屡治屡效。忽大言曰：我十八名高弟子尽败于此，特来相会。病者急延余至。叱之曰：汝来将擒汝矣。倏有一物，将灯扑灭，欲遁触窗，儒铿然声甚厉，持烛至，见纸人高尺余倚窗而立，血点变晴，眈眈视人，如法拘之，病者遂安。俗传：白莲教剪纸为人。一寸变象一尺，一尺即变一丈，此物变象殊觉骇然，一秀才为人训蒙，适游学者过此。取茶饮之，觉有沙土入咽，遂生烦闷，其主人用我法。

以石榴皮煎浓汤，令服，得吐而愈。询其主人见异物否！曰：吐一毡片，已弃之矣。余笑曰：非毡片，乃纸人所挟羊毛也。毒恐未净，复询之，一腿常肿，按之作沙土声。再服解毒之药而愈。

一小儿常见室中有鸟，觅之不得，问于余。令门窗悉罩以网，庚蒿熏之，倏有物飞起，挂网而止。乃一纸鸟，撕纸作翅，捻纸作颈，纸尖作啄，血点作目，灯烟作色，以火焚之，寂然。盖庚蒿可为熏药，亦可单服，能疗奇疾，而于财无损最宜贫者。一人病蛊，授以解药，服之梦见二竖子，雌雄各一旁，一竖子称为哥嫂。云此处不可居，盍归乎？遂捡其家具，以袋装之。其雌语病者曰：居久情洽，今去盍相送，病者许之，行至外室，畏余不敢由户，拟从窗间出，病者谢不能，雌曰：试为之，上攀窗棂，于袋中取刀割窗纸如矩，伸足即出。病者从之，微觉窗棂有刺伤胁下，送至大门不敢出，再绕别院，始出，路遇村人，往来皆识之。至村口，雌曰：请勿远送，宜速归。遂醒，胁下犹痛，为余述之。余曰：蛊真去矣。试验之窗纸，果有裂痕如矩式，棂有芒刺，棂纸爪痕宛如所梦，询之村人，所见皆实。次日，病者闻屋上蹬然足音。余曰：须防之。至晚，病者复迷，即以薄荷油点至肋下。病者哀求曰：我误信伯父言，学白莲教害人，已随哥嫂去，失一葫芦，不忍舍之，来取，被擒，头痛不可忍，其死于此乎！音似冀州人，兼京腔，随获纸人，头脑皆裂，犹带薄荷油味云。

一人病蛊，服败鼓皮。闻二竖相语，如在楼上下者。一呼曰：去、去，一答曰：

否。为余诉之。余曰：药力不及也，加其剂，适值雷作，从病者上星震落一纸人，带一丸，羊毛裹之，嗅有异香。上星，即鬼信也。蛊伏此穴，往来与众蛊报信。至夜半，病者恍惚中见巨人背负小儿曰：去，去。病者心知其异，强起力扑之，获纸人，如所见，犹喷喷作声，并如法毁之。

一人忽见被发人貌极凶恶，觉不快，授以熏剂，果获纸人女像，被发亦纸缕为之满面血痕，殊骇人，目又见小儿跳跃入耳中，取视之，亦纸人。病遂痊。

一人病蛊，内服解药，外用点法，腿上忽肿起，成疮。余曰：非疮也，再点之，复以雷火针针之，随有物飞扑窗间，旁一猫极雄伟，跃而攫之，获一雀。食讫，复于窗隙爪探一物，夺视乃一纸毯，展之，人也。血画满面，像极凶悍，乃悟，猫能杀蛊，然非壮不能此。后病者仍觉心中蠕动，以雄黄绛囊震其背，迸出一巨蛹而愈。按：蛹能化蝶。此证往往于室中见蝶如鬼祟，即此物也，亦有纸剪成者，《华佗外传》治出针棋黄雀等物，明是毒蛊，乃秘不肯言耳。

一人病蛊，服败鼓皮等药，见二竖获其一，乃夹布人，雌像侧形极凶悍，怀抱小儿，以针缀之，一手以针为指，以绛囊震之，头裂血出。复震之，胸裂心出，审视乃以芝麻一粒为之，犹带血也。加其剂用黄酒引。至夜静自言：某处人、某名、某年来，甚悉。又云：在庙后住，或在楼上。余曰：心为神庙，心包也。楼，髑髅也。加引经药，再饮之。次日，病者觉有物入袖中，刺胁作痛，取出亦夹布人雄像。以针作指震之，亦见血。因忆《三冈识略》

载明季南方有纸狐夜入人家，抓小儿扑获之，乃以针为爪，亦此物也。再加剂，且灸之，病者变声大言曰：我傻，误听哥嫂言学白莲教，欲得好处，致困于此，悔无及。问居何处？曰：太阳经，问带何物？曰：点心一匣，已食其半。针一束，以线穿之，已失数枚。及获，乃蓝葛布人，通身血点碎瓮一包，虫所喜食也。经人心真火煅炼置手中，热透手背，一针以红线缀之，并余针四十余枚，缚为一束，封之瓶中，埋十字路口。病者遂安。

一人病蛊，觉膝盖内旋转如风轮，砭之触拨有声，起针随落，席篾针眼宛然。至晚，喉痛以薄油点之，随落一物，详谛乃合千百小蛆，结成一团，洁白如水角状，喉痛立止。少顷，膝盖内复动。余曰：此内针不易及，药不易达，有物未可猝获。令以药熨之。久之，病者曰：内又旋转甚急，我力不能支，恐不得生。余诊之六脉和平，曰：无妨，试忍之。倏落一物，病者霍然，检视乃纸人，面身有血，画如法拘之，病遂安。

一人病蛊，家人见白猫红目窜入室内，寻之杳然。余闻之曰：是所谓猫鬼也。授以熏药。次日，病者恍惚中见一红目白发老者跳吼于前，惊以告余。嘱其家多备药物，严闭门窗，施重帘涂雄黄。所备甫齐。有物扑窗欲遁，获之，乃以高粱秸去皮刻人形，以大针为两臂，上服白纸衫，下服白布裤，周身黏极细白毛，两目皆赤，急以缝囊震之血出。病者梦见一女子云与人作妾，夫死，当寻自尽。持绳匆匆而去，醒言其异。余曰：可于室内觅之，门插庚蒿似悬一物，即之乃蓝葛布人，以青丝一缕作套，缢死。复加败鼓皮重剂投之。夜半，自呼曰：我是死者，某人妻，年八十余，世传白莲教来此已久。今果败死不足惜。问汝何嫁一红眼子。曰：我亦眇一目。又问谁家一妾在此自尽。惊曰：勿怪，不见他是我家小婆子，竟先我死矣，随飞落一滑石猴，食已过半，乃小儿要物蛊盗去者，又一物飞出，久之得一人亦束秸穰为之，以针作臂，上服纸衫，下服古铜色摹本缎裙。眇一目周身围以白毛，亦于庚蒿上以白发作套自缢。庚蒿可以伏鬼，盖死于其所伏也。急解下，以绛囊震之，微见淡血，盖气犹未绝也。俗传：白猫红眼行踪如鬼者为八狐子，善搬运，不知即是此物。夫畜蛊本为搬运起见，但有主之蛊，即为畜蛊；家置财无主之蛊，亦为病蛊，置财运衰则复搬去。所谓：蛊盗人家不安也。前贤著录多谓：隐形为狐魅，纸人为妖术，实皆造蛊法也。惟千年老狐始能隐形工妖术。故教匪往往诈称得狐传。今之蛊害数倍于昔，如谓狐也。安得如许多狐，散布闾阎，蔓延天下哉？此说可为老狐鸣冤。

一人病蛊，家中多怪异且不和，求法于余。嘱令合家忍耐，勿忌妒，勿忿争。复授以药，服之，间日以药熏之，获纸人千百，竟平复。此所谓：邪不侵正，和气致祥也。或谓邪不侵正之说未确，不知此乃要终言之，自古正人受害千百，世后其冤可白。善家中蛊，数十年后，其毒可驱，如谓善家必不中蛊。将何解于小人之害君子也，害正方为邪，此理甚明。

一人尝见异禽入室，飞行变幻。余曰：是蛊也。李士材谓：传尸虫，能变禽兽形，

妖人造虫兼用尸虫，即谓：之传尸也。亦可以药熏之，有鸟一双，飞扑窗间，触帘而止获血点，纸凫一雄一雌，再服驱蛊之剂，从顶心飞出一真瓦雀，见血少许，又获一雄鸡，夹纸为之内，夹红绒作冠，余绒垂至后作尾，震之血出，无论物之真假，纸人皆能挟之，以入人身，服药力足，加药熏之，则邪气渐衰，设法可获，否则飞行最速，变化最奇，即复壁密室，亦不能禁，未易擒也。

一人病蛊，室中窗纸多孔，谛视之，有出入痕。嘱令严防以药镇之，乃知纸人纸鸟往来所经。复熏之，获纸鸡等物而愈。

一人中蛊，掌中尝觉蠕动，求余诊。密嘱其家长佯以戒尺责之指缝中，打落毡数枚，展之，人也，为灸鬼窟，逾百壮，觉手背作痒，坠一物亦似纸团，色微黑蚕形，头尾相接，屈如环，知为金蚕毒所化。此后凡蠕动处灸之即出，不便灸者易以雷火针，皆能取出，猫喜食之。

一人中蛊，身上衣服无故翻转，且往往有火光。余曰：是易治也，投以解药，随获纸人而愈。

一人病蛊，治已愈矣。惟室中未净，复以药熏之，倏有物飞起，黏于窗隙，摘视乃一纸包，内有纸人，皆双髻并有纸钱、纸瓶、纸剪、纸圈、纸葫芦、纸腰子，并羊毛柽炭各色杂物，如法毁之，室中遂安。

一人坐床上，倏若有人推之下，问于余。嘱令熏之，获一纸人，复于床上悬帐折叠中获一纸包，内有羊毛柽炭等物。

一家患蛊，其长者至夜不寐，束衣执剑秉烛危坐，更深时屋上足音跫然者三，即闻内室窗纸作裂吊声，急趋视之，窗纸

已破，犹带湿痕，再听寂然。次日，又闻夹壁内如飞鸟扑跌声，求法于余。密嘱多备熏药，随以火盘入夹壁，加药于上，将壁扉四围封固，中留一隙，窃听之。往来趋走声甚繁旋，有一物推扉作响，探头出获之。乃纸人，高尺余，血点耳目手足，以法拘之，将壁隙并封完固。约三日后如其期，开扉细检纸人死者甚多。一磁壶有尸臭，揭视之，纸人为药气所迫，相偕遁壶中，已尽化血水矣。其家遂安，至今子孙繁盛。

一家突遇山东逃荒妇人头裹蓝巾，持其家人之手，以一手拍顶心夸曰：好好，即去。次日，其人忽仆，问之似癫。延余友诊之。友妇谓余曰：是蛊也，我不能治，君盍？招其父兄而授之法，其父亦余好友也。遂授以吐蛊法，服药至夜半，吐纸团数十枚，其父用草墩盖之意，至晨再毁，比晓已尽飞去，至午，病者在院中乘凉，忽来纸人剪发一缕腾空飞起，共见众人，病者晚餐惊曰：饭中有发一缕咽下，奈何？问方于余。授以雄黄酒擦法。从前心擦出发一缕，再授败鼓皮服之。病者闻二竖相语，一山东音，如在村外遥呼曰：宜去矣！一答曰：即去，其兄为余述之。曰：蛊易驱矣！授以解药重剂，嘱其兄守之，必见异物，询有热气从耳鼻中坌出，速擒之，勿令逃遁，时酷暑，其兄畏热未施重帷，病者曰：热气出矣！一鸟从鼻中飞起，穿窗而去，病遂愈。

一时喧传妖人用五色印人家灶神殆遍。余曰：是所谓惑乱人心也。有求方者，授以熏法，获得纸人，各带纸袋内装红绿各种颜料，木刀一柄，纸人即以此刀蘸色印之，旋复寂然。

一妇每觉寒噤顶心。生红发一缕色甚鲜。拔落复出，一日其母持红发求诊。旁观惊骇远避，余授以攻药，狂发，其母不能制，令常服败鼓皮，遂愈。

一妇因夫坠崖死改嫁。忽见前夫作闹，合家不安，其后夫求法于余。授以熏药，前夫求去且索饮食，后夫以酒食送之村外，为余述之。余曰：未可信也，后果复至，授以擦法。病者自呼不可支矣！灯忽灭，其夫取灯复擦而病者已苏，语其夫曰：勿徒费事，恍惚中见众竖子共扶一物，周身皆足从窗中出，其夫遂止而病者仍觉不快。余以郁金一两方，连服三剂，下物如漆、如靛、如车辖脂中有纸包滑秸升许，从此遂安。

一人中蛊，尝觉肩背如有物压，授以绛囊，震之屡获纸人，犹未尽。余曰：世俗有抓病法，姑试之。遂从其肩背上用力抓之，病者喜曰：已抓出矣，启衣视之，乃纸一张方尺余，遂愈。

一时惊传妖人截发，获鹿县有被灾者。当时捕获妖僧背黄袱中有纸物，送县究治。适某公署理到任，仁人也。研讯之，不服，刑之，当堂呼其师曰：许教我今遭难，曷弗来？次日，复重刑之，遂詈其师曰：许救我，今不来欺我乎！痛骂之，公曰：此真口供也。月余瘦死。余尝密禀某公，十年内畿辅近地必有教匪滋事，须预防之，今复质之某公，当谓余不谬也。

一人从外村归，手执金鱼一瓶，路遇一人不相识，诘之曰：汝身上衣衫何在？自顾已脱，尚未知也。望之在前当路相距数十步，后亦无恙。因忆明季北略载，都中人身上衣服往往被摄至西山顶挂树杪，即此类也。盖人之中毒与否，以元气之盛衰为准，不关乎善恶，又不关乎老幼也明，被害而不受毒者，未被害而受毒深者有之，中毒与否亦不关乎剪发也，此毒蛊，惑人之妙用也。

一人病蛊年久，一膝臃肿如鹤，内常翻动。医者皆谓鹤膝风，而药多不效。余曰：是蛊也。授以雄黄、菖蒲、大蒜重剂，加白芷、银花之类洗之，仍觉未快，再授以擦法，熨法间用之，其毒物如针、如钱，暨羊毛、席篾、线头、布缕、头发、枣核之类悉遁入枕中，尽搜毁之而终未获一纸人，乃中毒日久结为巢穴，纸人伏于穴中，治之中病即出。各物塞责，如流贼败走之沿路弃金帛也。病往往见获异物，惊为奇效而不疑其毒未净，虽有良医，亦难强以再治，故纸人终不肯出。

一贾姓家有停枢，俗忌犯七届期，请乡邻夜间击鼓，铙钹齐鸣，名为救七。至晓，门外墙上及亡者妻头上皆有血痕如泼，来问余。余曰：汝村中数年前各家门口有鸡爪血印，即血蛊也。今已震破无妨矣。因此益知古人傩祭之礼，为驱蛊之要。

一家有女孩九岁，四十日不食，一旦伤食，大吐肉片干粉之类，问从何食此？曰：有两妇引到外村赴席，其家有楼阁富室也，遍访乡邻日内，并无作此食者，其父士人也，执剑叱之曰：是何妖魅迷乱我家小儿女。四围斫之，背后响声厉如洋炮，复有砖瓦投至不伤人，其父为余述之且求方，余授以诸法杂治之一日，病者言曰：我去矣。其父疑非实，曰：愿焚香誓之，如不去者，雷击死。此后病者遂复食。

一人尝闭气且思自尽，绳索往往无因而至。余授以擦法。觉前心有芒刺出活蜘蛛一枚，为余述之。令搜室内见异物，即如法毁之，家人搜之无所获，遂出。留一守者，憎室中暗，揭去重帘，甫见明一物飞扑窗上，急擒之，乃一纸蝶巨如扇。余索观，已焚之矣。今世病蛊死者往往见蝶飞去。俗传尸蛾者，即此类也。有真蝶乃巨蛹所化，盖飞潜动植各物既入人身，即随人元气变化生长，就人之饮食，为饮食如小儿科中蛊证，或食土炭砖瓦碎瓷等物，人不为怪，而独昧此何也。

一铁工在茶肆倦卧，倏有一缕黑风猝至，惊起，到家即病。头痛、发热、咳嗽、吐黑痰，如风色。医家治以中风，不效。余曰：此即所谓鬼风毒疰也，投以汤剂。藁本为君，解毒诸药佐之，数剂而愈。

一木工妻，梦中产一小儿，寤即不见，尝于梦中乳之，验其乳如真，病渐作，为余述之。余曰：是蛊也。与汝驱之，授以解药一剂而其儿瘦，再剂而其儿死，其妻犹哀怜之迟数日，其妻头肿如瘟，复为治，病遂痊。

一叟六十余，妻缢死。邻村演剧往观，晚归路遇女子，年及破瓜，眇一目。与偕行，谓之曰：苟爱我当从汝。答曰：貌诚佳，何眇一目。女曰：汝村成先生针坏一目，至今犹恨之也。成先生者，罗庄人，性忠厚，学博品端工符咒、驱鬼，顾已隔世矣。女与叟红鞋一钩约寸许，纳之袖中，归而玩之，女即至，劝其自缢，叟惑之，每寻自尽，子孙逻守之。其第三媳为叠被，得红鞋曰：妖在是矣。宜翁之欲死也。以斧斫之，投诸火，傍晚入室声不详，其嫂趋视，见娣伏床上带紾其手束人肌里，猝不可解，扶其首，口中有物，急探出之，乃绵花蓓插一枚，复有再抽之，仍不能言，详谛之喉中仍有一蓓箍探出之极长，是两枚并为一，接处绝无痕。始能言，问之云入室，见其夫怒视之，随昏仆他不记忆，询其绵花蓓在门后瓦罐中盖石板，揭视之，则散一把少四枚，口中抽出乃三枚，其长者两枚并一也。转瞬即变幻如此，非蛊毒不能。次日，其家人以车载其媳来，望之若呆。诊之脉数，知其因惊致疾，授以驱蛊安神之剂。嘱令常以药渣熏室内，并可救其翁，后果安其翁以善终。因忆《聊斋志异》载莲香一则亦此类也。第文人弄笔润色过当遂致失实耳。一士人尝应童试，甫毕，即思自尽，其父求诊。曰：此子乃继母，倘不测，何以自解，请为治之。余见其皮肤硗疏，毒易从表出，授以外治诸法。果治出各色毒物而愈。旋赴郡试取第一入泮，盖瘦人腠理密毒易从里出，宜内治。肥人腠理疏，毒易从表出，宜外治。因是愈知毒蛊之不能祸福人也，其家用一绩麻者病咳，每夜咳甚，则室内无故抛掷砖瓦，至晨常满筐。以手拾之辄麻木，代求治，并授以解药而愈。

一年老妇人，倏觉有若猫者登床，遂病。每日恍惚中有人报信，促其自缢。余曰：是所谓病猫鬼也，投以解蛊之方，稍安。其家富而悭于药资。余闻之曰：惑深矣！恐乘间窃发，终难救也，适值其子赴郡试，遂缢死。

一家书馆尝见怪异。一日先生散馆锁门，及反，封锁如故而书籍皆失，意谓盗也，旋于井中得书数本后，数年复于间室柜中得之，皆谓狐也。余曰：不然，是蛊也。试观之，又迟数年学生已长，父母俱存，别无兄弟，家道甚和，忽于暗室挽绳作套，吐舌瞪目，作缢状，固未死也。问之曰：渠等教我如此。余语：其姻家许以能治，腹中有块时上时下。盖即之巢穴也，调治半年而愈。

一妇无故自缢，已救还矣，但不能言，作声如唱，滴水不能下咽，诸医束手，势将毙矣，求救于余，曰：是为鬼气所缚也。授以解蛊之剂，其夫曰：滴水不下咽，奚能服药，余曰归试服之，饮药少许闭口即下矣。试之果然腹中觉有病块。余曰：蛊已入穴，不易除也，见其性情变，常投以解药不至再缢，屡来求方，至今无恙。

一小儿登高，一儿在下以竹竿承之，戳伤其臀。隔数日伤已无痕，肋下忽肿起，成疮不出，脓疮内多布缕，延女巫视之，诈曰：前日，某小儿以竹竿戳入者也，其父母即向前小儿家作闹，共质于余。因述《验方新编》奇疾中疮内出瓜果鸟雀杂物，以狗粪之白而干者熏之，出尽自愈。名为鬼祟，实蛊毒也。授以治法，其争遂息。近世妇人中蛊自尽，兴讼者多，夫家往往破产。为上者，照《洗冤录》各法验之，以释其疑，功德讵可量哉。

一人为长者寿，而祝以哭，家人怪之，求余诊曰：六脉微细，不可为也。即治亦不过为后人除害耳。治出蛊虫以千百计，一口，以绛囊震之，喷出火光一道，迫而视之，乃枕中荞麦皮也。盖人之灵气通于枕中。元气既衰，则鬼气来伏，因而运入人身，经真火煅炼，故震之有光也，侍者复见异禽巨蝶而未能扑获，可知用药治病，必藉人之元气乃灵，元气衰不能助药，犹之乎药力微不能治病也。

一妇十九岁，风癫不省人事。其家以牛车载来求诊。六脉不迟不数，浮沉皆得。元气充实也。授以杀蛊重剂，病遂已。一日觉鼻中有物，呼人视之，乃蝇从鼻出，又觉耳中有物，则蜂从耳出。时固未启蛰也，其家述于余。复授以外治诸法。一日目中蠕动出一小虎，绵绒为之，跳跃而下，捕纳玻璃瓶中，又觉额上作痒，跳下一小西洋狗，黑白花项系金铃，捕未获，又觉胁如针刺擒得之，乃纸人纸马也。并拘入瓶，乡邻聚观，非马乃狮子象，犹颤动如生。次日，晚有巨蝶五从门隙飞入挟瓶欲遁，家人共扑，以帚瓶落蝶乃飞去，遂掘坑埋之。此后寂然病良已。

一妇六十余，尝见床上有小儿手足重叠以百数侍者亦往往见之。求诊，六脉皆实。授以杀蛊重剂，嘱勿多服，恐气血衰，不任攻伐也。其甥观其效，檀取十余帖，服之竟愈。

一妇病癫，母家来省，乃持刀作闹，翁姑锁之室内。少顷，远邻来呼曰：快唤！汝家风媳妇在我家作闹多时矣！封锁如故，不知其何以出也，其家怪之，以牛车载来求诊。六脉皆实，投以重剂而愈。

一士人患鬼迷。目赤、耳焦、脉如钗股。授以杀蛊之剂。其亲友吓之曰：必治汝矣。病者惧，傍晚欲卧已褪裤。侍者进药失病者，遍觅不得迹，至安平相距二百余里，转瞬至，著一破裤。问之，云：一老人与以遮羞，倏不见。家人欲面谢，遍访无知者其家。再求诊，病者曰：如强我服药，又去矣！家人惧而止，因知俗言鬼驾，亦中蛊也。

一时惊传妖剪鸡翎，是仍剪发，故智也，预以雄黄、朱砂拌杂粮饲之，当免盖鸡羽烧灰扬之，可召天风、黑狗皮、烧灰扬之，可止天风妖人，或剪此以资呼风之术欤。

深泽县某路遇卖剪者，以钱四文易一铁剪，喜甚归示家人乃纸剪也。余闻之曰：徐观其异，其家必有中蛊者，隔年余，忽失一媳遍觅不得，访舍下，令归求诸井必得之，后果然。

一士人见逃荒者纷入客庭谈笑大作，其长者趋视之竟阒然，访之邻佑并无见者。急归家而鬼已入腹矣。然心终不惑，遍求治法。尝见多人往来识其妖也，力疾捕之后渐少。闻余名求诊，六脉如钗股，而年逾五十不易治。暂以薄荷油点舌下腹中，二竖相语，一操蛮音曰：汝出，迎看如何？一操北音云：我出，被伤归。遂饮泣，为针诸蛊穴，拨针作响，盖蛊带席簟等物伏于经络，针已及蛊，蛊不能脱气血，往来冲动故作响也。旁一厨夫素习符咒，愿治病者许之及作法。二竖大言曰：汝法尚不及我，奈我何？厨夫惧而退。余复授以解药而去，今闻病渐减，为人训蒙师，是即所谓邪不侵正者欤。

一学生病瘟初愈，元气未复，适闻余与江西黄姓妖人为敌，出而观之，遇妖妇，以指点之，归家病作，其家未暇求诊也。追妖人已逐出境隔数日矣。始求诊，余曰：中蛊矣。何不早言？合取药略为施治，怪异迭见。病者欲饮，其祖母为取凉水，方置椅上而水已翻滚，其母瞥见床下有黑犬，病者即呼逐犬，觅之无踪。授以擦法，出犬毛丝线等物纳诸瓶中，牙缝复出一虫，海参状四足，其祖持以视，余未及入门，转瞬飞去。再诊，嘱其家人曰：元气败矣。恐弗救，一旦气绝肋下，犹出犬毛无数，死之状与《洗冤录》所载悉符。合家惊惶未暇，埋其瓶弃水中，至夜瓶仍还故处。问计于余，嘱令熏之乃安。

近来蛊证甚多，皆系旧病复发，投以解药无不立效。而巢穴既深，根株难拔，且病家类多柔懦不能自振，近有人晨睡傺不见，旋于隔邻柜中得之，邻不知也，其像凶恨，家人缚以求治。授以吐下诸法。约次日改方，隔数日杳无音信，闻其母不忍强令服药。盖阴之为性，安无事而恶有为。故易爻以干母之蛊为难。由此观之，溺受者不能治其子之蛊，惧内者不能治其妻之蛊。

光绪八年，有妖人率众诈称逃荒，衣服饮食奢侈无席，伪造路票，各县求用印信男女头目各带小镜名下财镜伞笠自障，以镜照水即知财物所在。以法摄取，人皆知为妖。失事者则闭目摇首，讳匿不报，官亦不能捕也。一日余他，往妖人适至，速归。呼家人检点失银若干，钱票若干，妖人固未入室，银封未动，钱票在匣未开也。妖人速行将遁，余呼家众乡邻共追之，不约而会者数千人，擒其仆从，浑身刀瘢，皆百战余孽。诘以盗，不服，诘以放蛊，即服，甘以原脏奉还妇女。口供沿路害人暗带铜炮、洋枪等械，有闭眼，沙能迷人目，以冷水噀之即开。并有退兵法，或谓脏贼俱获，且有实供，宜送案究，治禀已具矣。县主谕以省事差饬出境，县主面禀府宪，行知各县不准给用印信，百里内颇

觉安静，稍远则故智复萌矣。余尝论衣服褴褛沿街行乞者，真难民也。纠众同行如僧道恶化以逃难为生意者，非难民也。身带路票诈为大言直入，人家不顾羞耻乃藉逃荒以放蛊者，是乱民也。古今来始以放蛊害人，继以妖术聚众酿成逆案者，多矣。初起时兵勇，为敌所骇，猝不及防，往往致败，旷日持，久始得平之。夫善用兵者，平日登坛讲授，令兵勇，晓然于妖术之不能成事，纸兵之不能杀人，咒禁枪炮之不能持久，一旦临敌则严阵以待之，出奇以挠之，乘其懈以击之。贼势虽张，军心已定，即令呼风作雾，走石扬沙，暗有阴兵，前有猛兽，皆幻象也。或用喷筒加药以熏之，或于营门磔狗以御之。主将身先，士卒有进无退，前队如是，后队复然。此知已知彼，百战百胜之道也。善用药者，亦宜于平日讲明驱蛊之义，令世人晓然于蛊毒之不能使人生死，一旦临证初则吐之，继则下之，病久则和解之，或针之，或灸之，或擦之，或搓之，或震之，或熨之，勿诧其异，勿畏其难，且一切治法俱，勿令病人知，所谓出其不意，攻其不备，而蛊可驱矣。然后知良将用兵与良医用药其理同也。此录成已付手民，时有中蛊者，病作投以汤剂，授以针法。乃一雌蛊，力不能支，遁去。次日，病复作，云老师到决不畏针，针之果无益，遂以败鼓皮重剂，复授以灸法，蛊惧，灸乳后三寸至四十壮乃泣，逾五十壮乃大哭。问其籍贯曰：深州，某村，某姓名，传习白莲教，村中同教共几家。雌者乃女弟子，名某媚居三十二岁，不守贞节，习此术，因道力尚浅，针之即败，归而求援。故随之来问带何物，

曰：宝剑一枚。灸至百壮，加以震法，即言腹痛欲裂，肠已断矣。病者霍然，云：恍惚中见一人腹破肠出，其雌纳肠入腹负之以逃，病遂痊。

一人病蛊，为灸诸鬼穴，获二纸人：一三头相接状甚奇，一飞扑帘隙擒还视之。书款一行，字迹极劣，云天下不敢治。大言无忌，可笑也。

论　蛊

明崇正时于公连斫纸人土木偶蒲留仙，但目为妖术而不知，即是毒蛊。近时此类甚多，世人胆气不及于公，故弗获耳。卜人设法吓人，以神其术，冀酬重谢，未必能死之也，刀落断裾，技止此耳。至于矢能贯壁，刀能断石，乃操觚者抑扬太过。吾愿世人皆勿畏其狰狞，而不敢驱之也。执卜者付有司而杀之当矣。明巡抚韩公失饷金事，留仙以为神意在，儆贪而不知，即是蛊盗之术。盖韩公血气既衰，教匪之黠者因而玩弄之，其中蛊则在爱姬剪发时也，至于卜瞽入山署中王者，皆妖人之幻象，殆如海市蜃楼矣。不然贪婪胜韩公者不少，乌得如此王者而尽攫之哉？某县某公有廉称，曾给妖人路票，铃印未几，调署他邑，民感公之廉，以车送之，甫半途车自覆，行囊封志如故，而失数百金。余闻之曰：某公气衰，中蛊矣。果以风癫卒。此事与韩公相类，故并论之。

《聊斋志异》曰：白莲教某已经捕获，解都路遇巨人吞其全家。篇末作未了语，是明知为幻术矣，尔时兵士拔剑逐之巨人当应手而仆，惜乎其未也。

刘海石驱逐之妖确是蛊鬼。盖中蛊拔出白毛则病减。李士材治传尸，亦以红巾覆手，用乳香烧烟熏出白毛为验。至谓海石为仙，叙述离奇，绝不类蛊，非传闻之误，则留仙之用笔失之也。

尝论滕县赵旺惑于徐鸿儒，以至旋灭，而其女小二乃以聪慧得脱，至于纸鸢、纸卫、纸判皆白莲。故智特正用之，故不觉其可憎耳。吾愿习白莲教者，勿羡赵旺之称，善人而以小二为宗焉，可也。

魇媚之术不一。或投以饮食则人迷罔，相从而去。俗名：打絮巴。江南谓之扯絮或谓之高脚骡子。北方则曰：拍花其在途也，男女多至数百，口托词贩卖俗名术，拐间有免者。问之曰：被迷时觉天地昏暗，两旁皆虎豹或皆江河，只中间一线路。遂不觉随之走也，今则改称逃荒，不必拐骗而其被祸更酷，因忆《秋坪新语》载某兵部侍郎叶公之婿于康熙甲午年出门送客，忽狂奔入城内，见道旁水，掬入口即仆，其仆追至。以车载归而辫发已剪。醒乃言此初送客升车欲返，见一人戴笠对之而笑，心已无主，渠复招手前行，遂从之。身两旁皆肉红色，中只一线路，渴极瞥见道旁水，饮之而仆，其人来挽，有一拄杖老人喝之逐不见，据此两旁皆虎豹或江河皆一类也，剪发岂有异术乎？

陆云士《峒溪纤志》广南苗民，其妇人能变为羊，夜出害人，有能为幻术易人骨肉者。明时有幕客被苗民易以木腿，官究其事，苗民惧，各还其腿。因忆袁子才记某军门有神将极骁勇，倏失一腿，悬榜募医，能治者赏千金，一人以纸腿补之，遂如初，即此术也。苗民善造蛊，故能之。

赵寄元云：沅江土司善造蛊，凡郡守

莅任例必设宴，迎风毒已久入腹，在任理事毒不即发，但两目变蓝，面色微黄类浮肿。离任十月则阖门皆死，宦游南方者，皆宜如此。

又云：缅人之蛊不用药而用鬼，世传神咒能于四十九日咒牛皮犁头铁如芥子，藏于指甲，对人弹之，蛊已入腹，复诵神咒则毒发，腹胀而死。土司中有杨招把者，亦能诵神咒则拔蛊毒，活汉人而杀缅人。佛书所谓：毒药乃药物还加于彼人也。近时传诵之咒，亦是此意，但心不诚则不灵耳。

又云：永平县一老妪号萧，歪嘴，有异术，能解蛊。以药取吐，大吐二三日，毒尽乃止。年逾五十者不治，以气血既衰，不任吐药也。按此妪无他谬巧，即吐蛊法耳。万历丁亥，金台有妇人以羊毛遍鬻于市，倏不见，未几瘟疫大作，死者甚众。一道人授法以凉水和荞麦面周身搓之，应手可愈。或谓此妇为散瘟，而不知实为放蛊，今之感此证者，则余所谓毒以类化也。

滇中有留人洞，其人善造蛊。俗传山左贾人留洞中，忽思家，洞人许其归，克期必返，否则死。归语其妻，其妻曰：见伊家何所畜？曰：多畜鼠。其妻曰：是矣。家有一猫杀而食之，下鼠数升而愈。此生蛊也，吐之亦效。

袁子才云：畜蛊能粪金银获重利，此说恐未确。盖蛊能摄取金银，不能粪金银也。放蛊有光如电，则凡蛊皆然。至于朱依仁之顶上虾蟆即生蛊也，以金针刺之可愈。他如蒋生以周易扑获纸人，李侍郎之子焦孝廉之妻鬼狐入腹，储公子之几上弓鞋，张孝廉之婢入鼠穴皆蛊类也。

纪文达从兄懋园，有朱漆藤枕，买多年矣。常闻有声，剖之一蜂飞出，枕四围无针芥隙。文达以为理不可晓，不知此即蛊也。余见蜂从耳出，蛹从胸出，一切杂物度其必不能入枕。终从枕中搜出者，多矣。独何异于此蜂乎！如谓数旬不食，何以存活！则中蛊之人亦有数旬不食者矣，又何异于此蜂乎。

徐公景熹，官福建盐道时有清廉称，署中箧笥常见火自内发，炯论如故，又窃剪其侍姬之发，文达谓此公气衰，山鬼作祟，不知其实为毒蛊也。世人每云邪不侵正，观此则敢于侵正者，乃所以为邪欤。

文达又云：鬼在腹中，余所闻见凡三事，一为云南李编修衣山与腹中魅相唱和，所谓因其性之所近也。正一真人劾治弗能遣竟风癫终身；一为宛平张鹤友之幕宾史某鬼入腹中；一为平湖尼有鬼在腹谈休咎，此亦因其性之所近也，或云狐媚或云凤冤，不知皆中蛊也，即云狐也，亦狐蛊也，真人劾以符咒，故不效，投以杀蛊重剂即愈矣。盖用符譬如传檄用药，譬如开仗贼势盘踞未深，主帅先声夺人，传檄可定。迨贼势已炽，必须扎硬寨打死仗，方能成功，然不免玉石俱焚之虑，李编修工诗蛊亦工诗邪正，混淆合而为一，第用虚喝终属无济，攻之太猛，蛊去而元气必伤。如云为后人除害，非病家主持不可，良医不得专之，故真人亦不能劾之也。

纪文达之从舅善鸟铳，尝见小旋风裹一物，火光荧荧，举铳中之，乃秃笔一枝，管上微有血渍。明人小说载牛天锡供状事言，凡物以庚申日得。人血皆能成魅。余谓以点纸人之血点于笔管则为笔蛊，故能乘风放光也。然则伏内庚日采取青蒿即能伏鬼，理亦相同欤！

文达云：有人患狐祟，延术士禁咒，狐去而术士需索无厌，时遣木人纸虎之类作扰，赂之暂止。隔旬复然，此亦造蛊法也，以药驱当已。

又云：孺爱先生尝见一蝇飞入人耳中为祟，能作人言，惟病者闻之，或云非蝇作魅，乃魅为蝇，不知此亦蛊也。近时此证颇多，按蛊治之，无不立效。又何疑乎！凡说部中诸如此类不可枚举，勿诧其异，勿畏其难而以药驱之，是在良医之善悟耳。

附 录

近时毒蛊盛行，狾犬较多于昔，其中毒亦不在咬伤之轻重，有伤极重而不中毒者，有仅伤衣襟而中毒深者，顶心见有红发即拔去之，其毒七日一翻，头痛、发热、神气昏迷，每翻加重，不急治之，过期必死，《经验良方》详录于左。

一方用枯矾四两、黄丹四两、胡椒（男八女七）十粒，共研细末，以陈醋和药作窝如釜，隔纸七层覆肚脐上，纸间剪一小孔露脐，病者（男以左手，女以右手）覆之，加被取汗，汗透即愈。

一方用胡桃半枚挖作空壳，以小儿粪填满覆患处，隔姜一片，灼艾灸之。病者心慌即止，改日再灸，毒即入心，亦能拔出。

一方用防风七钱、浮萍七钱、真虎骨七钱、伤头用头，伤足用足，或加杏仁、银花、庚蒿、雄黄之类，或因证加减，或以打死狾犬之棍头作引尤妙。此方可常服，病愈乃止。

一方用牛角一枚、以麝七厘纳入角尖，以面糊口于山灰火中，烧灰存性，取尖研细，黄酒冲服，汗透即愈。

一方用荞麦面，加淡豆豉末，以水和匀，蘸香油，环搓患处或搓周身，搓出犬毛为度。日日搓之，毒净自愈。以上诸方，内治、外治不妨并用。治之得效，亦无禁忌。寻常犬伤以热牛粪涂之极妙。即涂狾犬伤亦有愈者，但不如汗灸，服药数方，尤为得力也。

《驱蛊燃犀录》终

自　跋

光绪丁丑，民间有妖人，剪发之异，燃犀道人直指为蛊。智者信之，愚者昧焉。燃犀素有胆识，取法周官，力除毒蛊。阅历既深，集成著录，为医家别辟奇境。其折服黄姓妖人一事，士林谈及，至今为快，前人未有指纸兵为蛊者，兹经燃犀一言道破，允足发千古未发之秘，巨眼人当不以方书例之也。

三十六峰山人跋

外科方外奇方

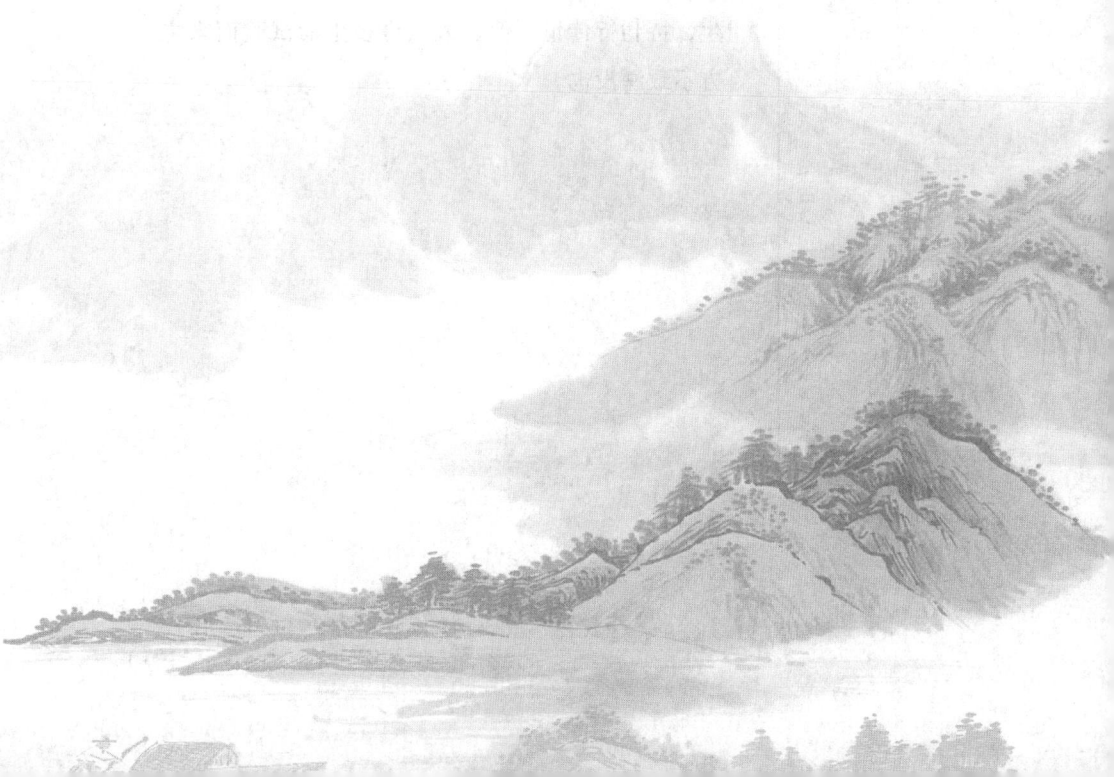

内容提要

　　《外科方外奇方》四卷，书分升降部、围药部、内消部、化毒部，点头部、拔毒部、去腐部、止痛部、生肌收口部、去管部、膏药部、疔疮部、喉部、诸疮部、臁疮部、癣疮部、痔疮部、口牙部、鼻耳部、脚部、及补遗等门。收辑者皆外科不传之秘方，用之自奏奇效，故曰方外奇方。清浙湖凌晓五名医遗著。沈仲圭社友录寄于裘君吉生，特刊行传世。俾古人从许多生命试验而来之方不致湮没也。

清故资政大夫二品封典凌公晓五行状

公凌氏讳奂原名维正，字晓五，一字晓邬，晚号折肱老人。元秘书监吴兴郡侯吉川公之后，由安吉迁居归安之苕濛，至公曾祖汉飞，又由苕濛迁郡横塘，遂世为归安人。《明史》方伎有字汉章而以针灸名者，公十一世祖也，以医传世代。有闻人公生而体弱善病，遂弃举子业。习岐黄家，言姿性警敏异常人。广搜汉唐以来名医方书，昕夕研求，必究其原而穷其理。吾湖织里多书贾，有以乌镇僧逸林旧藏秘籍求售者，公爱不忍释，时近岁暮，罄囊不足，至典新裘以易之，前后奔藏万余卷，多海内未见之本，著《饲鹤亭藏书志》三卷，考核精审，弱冠后，名稍稍出闾巷。郡南下昂村吴疡生，明经芹儒医也，见公方案，赞叹不去口，公遂从而受业焉。归而学益进，名益起，男妇大小方脉以至疮疡损伤诸科无不精。求诊者，趾错于户，治病多奇效，生死一言可决。妇竖无知，不知皆称凌价人，远近招聘争迎，寒暑靡间不言劳，不责酬贫而病者兼施以珍药，无少吝，五十年如一日。当世名公卿，如侯官郭远堂制军番禺杨麟香，太守咸旌其庐，四方执籍来学者数十辈，中多知名士。苕中七子俞劲叔刚其一也，亦间有乡曲之子。素题读书，公有教无类一以《内经》灵素为根柢，更取古今专家著述，口讲指画听者忘病，并时举古人名医无后之言相告诫。及门诸子沾溉余绪学成以去，各本所得师承，出而问世，率多运用不竭，医名藉甚，以余所知长超朱皆春、镇海王香岩、乌程李季青及公胞侄永言表兄其尤著者也。公既于医有心得，不自珍秘，临证课徒之暇手订《本草害利》八卷及《医学薪传》一卷，《饲鹤亭集方》二卷，族子霞序而行之，其《六科良方集要》一书，则就钱塘周氏旧本重为校补，刊印者也。为人任侠好义，勇于赴事。浙省钱粮耗羡程安二系为最重，民不能堪，公先世隐于吏，有田文焚券盛德，故田间疾苦知之独详。咸丰戊午岁大禊官督漕急奸民吴士勤与叶邦杰、沈元虎等争雄，长聚群不逞之徒哄于市，毁及公祖屋，当事以抗粮，诬揭太府，株连百余村。公有田在苕濛，又痛覆巢之祸，义忿所激，奋不顾身。时粤寇已逼郡西之泗安间道，奔控台省，复谒段廉使，光清行营下其事于县，又自扭士勤解案，纵弗治，虑益滋，后患不得已，仓皇走京师申理，得直曾省城陷事遂寝，而公之出入贼中，备历艰险涉死者数矣。因绘脱难图，自识事之颠末，以示子孙。凡患难中一饭之恩，一钱之惠，无不缕载。直道在人卒以挽回天心，隐殛钜案，生还故里，骨肉重圆，未始非公先人公门积德所致。庚申湖防告急，重关不启时，公昆弟六人已析产独先奉二亲，避兵于新市，东五里之新开河村，而悬壶于新市，且出暮入以博菽水之资。烽烟弥眼，晨昏无恙，同治壬戌郡城不守，诸族姓及亲，故往投者不绝于道，公一一款留。推食解衣有从者，如归之乐，即平居不相通，问而但能认公姓名者，皆就食焉。其时斗米千钱，食指累百医之所入，仅堪一饱。尝因天雨断炊，徒跣泥淖中走十里外，乞贷以举火。有知其穷而他去者，更质衣物以资其行。二亲相继殁于乡，公独行殡葬，悉如礼。乡居三年，盗不入其间，人以为好善之报。诸戚族避地者，亦受芘焉。甲子官军复郡城，公摧家归首，命长君初平收埋战骨以万计，又合诸难斋于五月初三城陷纪念日，就郡县城隍祠延僧道作道场，荐度殉难官民，岁以为常，亦安不忘危之意。并请地方有司，禁屠宰一日，顾屠沽仍有违禁私宰者，公劝之。不可，则投其肉于河。公殁后，遂无有能阻之者。今则世变境迁，并难日纪念而已成告朔矣。爨劫遗黎，继之疫疠，复与姚公守梅诸善董创立仁济善堂，拯荒救生，诸事皆隶焉，而尤以施送医药为急务。贫民持善堂联单求医者，公一律待遇，无少歧视。改革后，公私扫地，旧时地方慈善事业半多中辍。惟善堂施医历久不废，推原本始，实公提倡之力为多，乡里有不平事力为排解，有鲁仲连之遗风。光绪甲申各乡被水成灾，岁收不及二成。安邑宰谭公恩黻格于吏，议征如额，民情汹汹，订集城相率停斛，要挟量艘，集城内外数以千计，聚众鸣鼓，势将捣毁，官署几重酿戊午之变。事机危迫，间不容发，公道经便民仓外，乡民遮舆罗拜，共庆得生。公慨然引为己任，遂偕姚公守梅人谒谭，公为民请命，得照八折减收，人心大定，官民咸受其赐。急人之难，常恐不及，出死入生，一言足重。公弟子有妙喜朱竹士者，愤族叔某横行无状，手刃之而自首于官，直承不讳，将论重辟。公乘程邑宰周公锐延诊之便，从容陈竹士母老子幼，宜在矜原之例，竹士得减等律，拟遇赦出狱，去公殁时甫逾年耳。公虽医道大行，不事居积，终岁所得，随手散尽，产不及中人而乐善之，诚根于天性，未尝为有无计。尝有华楼桥下舟居一江北苦力，浼公往诊病，不治且无以为殁。公奔走喘汗，既为募得乐喜善施棺，复晨叩月河王氏门，乞旧绵衣一袭以为裹尸之具。二十年后，王氏诸孙旅沪者，追怀轶事，犹为公后人津津道之。其他好义力行多类此。敬宗收族倡修苕濠支祠，以聊城乡同宗睦谊，春秋餐祀，至今子孙率行不替。平时礼遇族人，尤重名节。族媝氏潘忠介，嫡裔也。贫无依赖，恃纺织为生活，公以其矢志苦节，无忝宗风，谋诸族人使守祠宇以终老，并为列状，请旌节孝悬额祠旁，与忠介同传不朽，用意深远，足资观感。堂侄绍曾少孤贫不能自立，公既为绸缪家室，复令继承小庄，公分遗庄书旧业，顾性谨愿，拙于催科，岁计恒不及额，公必为弥缝匡救，公私赖以两全。族兄鹿樵出亡于外，死未归骨，媝氏史先曾留养公家子。象曾幼遭离散，公多方物色，卒使母子完聚。象曾虽不善治生业，而事母能尽孝养。公始终周卹谊之恤，笃宗亲昭昭在人耳目。公虽专精一艺而能背诵经史大义，旁及佛书、道藏经，咒符录之属无所不通。龙虎天师张真人遗法官至湖，授公天医院治病价官，并颁经录。公向道，素笃奉金盖山龙门正派，为费拨云衣钵弟子，道号壶隐，劫后宗坛香火不绝。如线归安，孝子程抱云处士符，弃官寻亲，先寄居郡城天后宫。公重其为人，遂合诸同宗，延主梅观讲席以正谊表率后学。远近响慕宗风为之一振，含山泛詹千戎抢元严于治盗，侦得者十九就擒公，劝济以宽，遂指引入云山问道，师事公。其后詹君卒为盗年所报复。论者谓公有前知焉。又尝受正乙五雷法于章法师元敬师，常住郡城之玉皇殿，年老有足疾，殿为茅山道众所据，将逐章，公力为之争，遂分雷祖殿一区，俾收香火资以终老。先是有郡城东关外某庙住僧发心者一苦行头陀也，能结善信，缘他寺僧中以蜚语，愤而自宫，公闻之，飞舆往救，始复苏，并给侵药以善其后。得终主其庙者十余年。郡城武圣宫俗名大关帝庙，古刹也。遭兵久圮，发心既庆更生，沿街诵佛募资重新庙貌。安邑宰沈公宝清从公之请拨留茶，捐公款以成其志。古天医庙在郡南横塘，去公祖居不远，自经兵火废为桑园，代远年湮，几不可考，为他业所侵占，将于其地改建轩辕公所，公联合医林同志按图定界，至今赖以保存。公之扶翼正教，德及方外，远近名山福地，黄冠缁流，皆依为护法善神焉。应世余闲不废翰墨书法，米襄阳兼工篆隶，亦善绘事，写水墨鱼龙，尤饶生致然，皆为医名所掩。少解音律，通元人词曲，老而豪气不减，岁时逢吉，宾朋满座，兴至则引吭高唱：大江东去，一阕以为笑乐，余少时犹数闻之。至其善拳术，不自矜膂力，尝于燕齐道中为人捍卫则更无有知之者矣。教子弟以读书为乐，择名师课之，未常加以督责，而谢庭群彦卒皆学成名，立光大门闾。为善者后必兴，不其宜欤。公年五十一时创发，甚剧。长君初平刲股疗父，复延菱湖疡科世医先外祖杏林费公施以刀圭而愈。病中虑有不讳，伏枕手书遗训数千言，处分身后家事甚悉，无一字不从血性忠告，读之令人油然生孝友之心，天相吉人卒获大寿，于光绪癸巳四月八日浴佛节考终里第，春秋七十有二。元配李太夫人，余长姑母也。圣善宜家，四德纯备，天夺贤母，先公四十五年卒，生子二女一。长子绂曾即初平征君，诂经精舍高才，生少有文名并承家学，精医术。清光绪间两膺特召为醇贤亲王治疾，叠蒙两宫召见五次，独封二次，温语褒嘉有医学颇有根柢等论，历官粤鲁牧宰。体先世积德之训，所至多惠，政案无留，狱暇辄为民诊治，公庭出入无禁。活国活人，民爱之如慈母。并分鹤俸购求古籍，有鸿术堂，藏书二万余卷，中多宋明精刻。读书读律日手一编，时以经术润色，文治自署安静之吏，有两汉儒生临民气象。次汝，曾字颖士，以知县官闽省值台疆，多故迭著劳勋，亦以能吏闻于时。长女适同邑诸生沈家骏公高足弟子也，世居新市之西句城，新市为公旧游地，沈氏接踵而起，渊源有自，尤精妇人科，至今，子孙犹世其业。三子可曾字定孚附贡生。四子绥曾字爽泉，皆能医，得公真传，无时医习气，绥曾于侍诊时辑有公《临证医案》四卷。五步曾字颂武，六企曾字谦，七景曾字仰止，先后入邑庠，各能与时变通，不沾沾于章句。步曾先经桐庐袁忠节公招往芜湖，任以校刊志乘诗文之役后遂转入仕途。企曾叶书就贾历办营口苏沪茧丝实业，景曾与余共几席相契尤厚。次女适德清胡安澜，亦诸生。自可曾以下子女六人，徐太夫人出绥曾步曾，皆出嗣孙十三。绂曾生长孙祖寿，字铭之。以附生贡，成均奉讳后，侨寓沪滨娱亲养志，不乐仕进，续修支祠宗谱并独力捐立正记公堂，克成祖若父未竟之志。光绪甲辰捐助直隶善后赈款，奖给祖父母父母乐善好施字样，仍准自行建坊。又遵母命捐资兴学，同乡公推为湖州旅沪公学校长，兼南洋女子师范学校校长，乐育多才，成绩久著，得奖"励学功宏"匾额，如一等金质嘉祥章。又以故父遗书捐入，吴兴地方图书馆，以公众览。汝曾生人寿、之寿、昶寿。可曾生颐寿、恒寿、升寿绥曾生金寿、步寿。生南寿、磻寿、尧寿。企曾生曼寿。景曾生牟寿。孙女四人已嫁者三，皆适士族。曾孙八华，携华、俦华、仁华、伦华、偁华、佶华、侃华。伸曾孙女五，玄孙三，尚贤、齐贤、希贤。先以次子汝曾阶封公夫妇四品，继以长子绂曾山东潍县任内遇覃恩加级捐请二品封典。凌氏世有隐德，积久流光，生荣死哀，乡邻称羡。自公高曾祖父以至伯叔兄弟率登寿考。公以少时孱弱之躯，又更多难，蒙犯风雪，致成喘哮之疾，善自摄卫，中年气体转益疆固，食量兼人，处境亦渐亨，终其身无不如意事。捐馆迄今三十年，七子二女半尚生存，而冢妇沈夫人且已寿开八秩，贤孝特著，例得褒扬，一门礼教，无亏人才辈出，各以所学涉历政商学界，辙迹遍长江上下，远及东瀛。德泽之久长，枝叶之蕃衍，求诸并世亲知中，殆无伦比盖清门世胄，其所留贻者远矣。会今岁辛酉，距公与先长姑道光壬午始降之年，适同届百龄仙寿、将循世俗成例，先后举行追庆礼，藉申报本之忱。百世今名，表彰宜亟，中表诸昆季。以同时至戚后进，知公之详，与相关之切，未有如余者，属为文以状其事。余生也晚，幸免于洪杨之难，顾菑岁过庭，侧闻先大夫暨诸父老辈述乱离相依情况，历历在目，心识之不敢忘，长而与竹林诸阮驰骋名场，以学行相砥且衡门咫尺，朝夕趋陪杖履者十余年，又尝囊笔入初平表兄海阳县幕，于公一生学术、道德大节，与夫遗言往行访求有素，钦折亦最深，故不敢以不文辞，乃即今昔见知闻知所得，证以孝子贤孙之所陈述者，略本编年纪事之例，以次类叙，条系时地并参物论，以念来者事必征实，语不惮烦，庶备修志乘者采择焉。谨状。

中华民国纪元十年夏正辛酉五月内侄李毓璃顿首拜撰

序

今之论医者曰：中医善治内证，西医长于外科。询其何以知其然也。则曰：西医精解剖，断截剪洗目为常事耳，是言也。谓目下之中医则可谓可，昔之中医则不可。盖古之医师类多解此，扁鹊、华佗尤其著者。试读《山西医学杂志》（纂辑中西解剖病理）一通，当知吾言之非妄然，斯妙法神技何为不传？至今日而与西人颉颃耶。曰：守秘而已。

余谓中医之日渐陵替，西医之月异日新。其因虽有种种，而守秘与公开实为至大之原。盖学理以研究而愈明，方剂以试用而的知。设有新理良方惟知自秘不肯公布，微特不能更有发明，即此一端，亦必终归湮没。吾国医界不明乎此，以致古医麻醉刳剥之术失传于后世，反使西医后进矜炫其法。抚今思昔能毋慨欤！为今之计，亟宜开诚布公，相互研求，一扫向日守秘之恶习，则中华医学庶有豸乎。

凌师晓五有清吴郡之名医也。学问渊博，精验宏富，家藏医书，奚啻万卷。胥熟读精思，舍短取长，故为人治病，辄多奇效。惜冗于诊务，乏暇著述，所作仅数种耳。《医学薪传》《饲鹤亭集方》已由哲嗣合刊。流传尚有《方外奇方》《凌临灵方》《本草害利》等书未付剞劂。今岁裘公有《三三医书》之创刊，圭思中医外科之见拙于人，良由外科佳籍鲜于流通所致。爰将凌师《方外奇方》一书商诸裘公，编入印行，并缀数语以告世医。至本书所列各方实凌氏一生经验之所萃，用者自知其妙，无待不佞之喋喋也。

民国十三祀四月沈仲圭谨序

弁 言

　　溯此藥之蓝本，由一云游戒德僧雅慕我湖城南道场山碧浪湖天然，山青水绿钟灵毓秀。文笔峰高生成一幅好图画，爰驻锡于飯云禅院。此僧深知医理，外科尤精，出其技以济世活人，远近闻名求治者众，日无暇晷，道场浜以费姓为大族，即明末刺虎费宫娥之母旅也。子若弟从僧为师，襄事之僧，因佛家以慈悲为本，方便为门，经年不辞劳苦，遂致一病圆寂。弥留时将渠经验秘藏修炼升降膏丹方药抄本书传授费氏子弟继续施送，故名其书曰《方外奇方》。缘名医费大鳌先生同学彼此友爱莫逆得获此稿。照方修施合治，颇有效验，什袭珍藏。旋以避难新市之东新开河时，苏州伪忠王李湖州伪慕王杨闻名延治，枪林弹雨中尝以活鸡皮及桑根白皮缝补刀伤，脰颈用麻醉药剖挖中枪子弹，皆得此书膏丹之力。为多咏成童舞勺时，侍诊于傍亲眼目睹也。湖郡克复。归返里门，日夕应诊动劳我师致遘环跳痛、附骨疽，庐医不自医，呻吟床褥痛苦异常，乃央妻弟李蓉青、表母舅宗莲延请伊外舅菱湖镇外科名医费杏林先生至郡医治，伊知凌氏有费氏抄本《方外奇方》诸药齐备，故不携药箱而来，惟带有止痛仙丹两小粒，质黑外黏，金箔为衣。嘱即囫囵咽下，不可嚼碎，吞下一时许，抽痛顿除，家人喜出望外，何其技矣，神乎？学生等环求请益再三。方知此仙丹即鸦片烟泡，云：悉此间勿有，我故带来此物。本西医治痛症之要药，非我之神技耳。一笑置之，当将凌氏抄本《方外奇方》寓目一过为纠正之损益之。先有晓五公门下士我湖长超册奚家坂外科世医朱宝纶先生，长子朱皆春师兄授业时曾将此稿《方外奇方》与朱氏习用，外科方药膏丹，悉心研究，去芜存菁，增益除害，一派正宗。是以医林知之者，尤觉宝贵也。咏自离师门后曾经利薮名场，五十年中不弹此调者久矣。记有师承心得，习外科医学者应宜留心焉。盖开刀如劈柴，须看缕理宜直缕开刀，挤出脓血即合，若不辨明，误开横缕，截断缕丝，一时翻口。难合，收功不易。至于男子龟头，妇女，乳房头，面手指间，生疮毒勿得率尔奏刀，重待目溃，取脓敛口，幸勿妄用升降药品，戒之慎之！又凡摊膏手技，夏天摊膏宜薄，谓如铜锣边，菊花心者，有圈边胶黏易贴。冬天宜厚好贴，不致有犯破伤风病，亦应留意者焉，此书拔毒门中有名十面埋伏散者，其中所用全蝎，宜将滚开水泡，捏多次，尝之味淡勿咸，方能用有效力。又有蝉蜕，微焙研极细末，不嫌其劳。方中麝香切勿可嫌价贵，减用不生效力。有此二项经验，勿得勿表而出之，以竟全功也。此稿兹由同门四明王香严师兄之执经弟子沈君仲圭抄录，邮致古越裘君吉生社中，今于《三三医书》一集中排印行世，公诸同好不自秘藏，勿致湮没不彰，亦保存国粹之一端，先得我心同一阐扬先哲遗书，庶几知其内容之原旨缘起，屡经专科名医研究而成。此本得之者自能心领神会，不难明了。若将徐洄溪批陈实功《外科正宗》、窦汉卿《疮疡经验全书》及近刊华亭高文晋《外科图说》倂斯《方外奇方》简练揣摩，循途而进，不啻习外科医学之导师也。己酉诞生，两次重逢，甲子年岁朝春吴兴永言医岝凌咏识于上海寓居尚素轩内。

目　录

外科方外奇方　卷一

清浙湖凌晓五先生遗著

后学　杭州沈仲圭录存

绍兴裘吉生校刊

升降部

大红升

辰州大劈砂五钱　雄黄五钱　水银一两
火硝四两　白矾一两　皂矾六钱

先将二矾、火硝研碎入大铜杓内。加火酒一杯，炖化一干即起，研细。另将汞、朱、雄研细，至不见星为度。再入硝、矾末研匀，先将阳城罐用纸筋泥搪指厚阴干，常轻轻扑之，不使生裂纹。搪泥罐子泥亦可用。如有裂纹，以罐子泥补之，极干再晒无裂纹。方入前药在内罐口以铁油盏盖定，加铁梁盏上下用铁攀铁丝扎紧，用绵纸捻条护蜜周围塞罐口缝间，外用熟石膏细末，醋调封固盏上加炭火二块，使盏热罐口封固易干也。用大钉三根钉放地下，将罐下放钉上，罐底下置壑大炭火一块，外砌百眼炉升三炷香。第一炷香惟用底火如火大则汞先飞上；二炷香用大半罐火以笔蘸火擦尽；三炷香火平罐口用扇搧之，频用水擦尽弗令干，干则汞先飞。上三炷香完，去火冷定开看方气足盏上约六七钱，刮下研细，磁罐盛用。再预以盐卤汁调罐子稀泥，用笔蘸泥水塙罐口周图，勿令泄气。盖恐有绿烟起汞走也，绿烟一走，即无用矣。此丹治一切疮疡溃后。拔毒、去腐、生肌、长肉，疮口坚硬，肉暗紫黑，

用丹少许，上，鸡翎塌上，立刻红活。疡医若无红白二丹，决难立刻取效。

大白升

水银　枯皂矾　焰硝　食盐各一两

共研，至水银不见星为度。入阳城罐内口上一铁油盏盖之，铁丝扎紧，铁盏四围用白绵丝条箍紧，外用盐五两，光粉和泥捣匀擦罐入百眼炉内。初用文火一炷，香盏上常以微水润之。至三炷香，用武火完为度。俟冷定打开，取升在盏上色白者，刮下研细，盛用。此丹可服，可敷。如疮口有黄水用此，无水用红粉霜。一方加硼砂、黄丹、朱砂、胆矾、雄黄。

附封罐口神胶方

破砂罐末、草鞋灰、黄泥、倾银药末、烧盐粽子各一两，共研细末。用盐卤调和胶丹入乳钵擂细，用抿子桃封罐口。

小红升

真水银二两　净明矾二两　提净火硝二两

上三味捣和研匀，安铁耳锅内。盖以高深宫碗居中平稳，用煨石膏研细，揪满碗罕用图平锅口封好放于风炉上。以先文后武之火炼三炷香为度。过夜，待冷，以刀刮去封口石膏，轻轻扪抹碗深，将碗揭起，用小刀刮下升丹。或绿，或黄，或红，各自贮开，磁瓶盛之听用，颜色虽殊，功效则一。陈一年者出尽火气，愈陈愈佳。

此药治一切疮疡、疔肿、痔，各毒初起出脓时用此糁疮口，自能呼脓拔毒，外用膏药盖之。如脓腐去净者，另用生肌长肉粉霜，如男子肾囊、女子乳头及眼珠。

上下两角或生疮毒，切勿用此丹。恐受水银之气，受患莫测，慎之六仙升丹。

水银三两　火硝三两　明矾五两　东丹四两　轻粉六钱　皂矾一两五钱

如红升法。

白降丹（即夏冰封配丹）

水银　净火硝　白矾　皂矾　炒白盐各九钱

上五味共研，至不见水银星为度。盛于新大倾银罐内，以微火熔化，火急则水银上升走炉，须用炉炭为妙，熬至罐上无白烟起，再以竹木枝拨之无药屑，拨起为度，则药吸于罐底，谓之结胎。胎成用大木盆一个盛水，水内置净铁火盆，一个以水盆内水及铁盆之半腰为度，然后将前结就之胎连罐覆于铁盆内之居中，以盐卤和黄土封固罐口，勿令出气。出气即走炉，再用净灰铺于铁盆内灰及罐腰将灰按平，不可摇动药罐，恐伤封口即要走炉。铺灰毕，取烧红栗炭攒图罐底，用扇微扇炼一炷香谓之文火，再略重扇炼一炷香谓之武火，炭随少随添，勿令间断，而见罐底再炼一炷香即退火，待次日，盆炭冷定，用帚扫去盆灰，并将封口上去净，开管铁盆内所有白霜，即谓之丹。将磁瓶收贮待用，愈陈愈佳，其罐内原胎研掺癣疮神效。若恐胎结不老，罐覆盆内一过火炼胎落铁盆便无丹降，亦为走炉。法，一用铁丝法扎作三脚小架顶炉内撑住丹胎，最为稳妥。此丹如遇痈疽、发背毒，一切恶毒，用一厘许以津唾调点毒顶上，以膏药盖之，次日毒根尽拔于毒顶上，顶上结成黑肉一块，

三四日即脱落。再用升药敷此，即收功。此丹用蒸粉糕以水少润共和极匀为细条，晒干收竹筒内，各为锭子。凡毒成管即约量管之深浅插入锭子，上盖膏药。次日挤脓，如此一二次，其管即化为脓。管尽，再上升药数次即收功。此丹比升丹功速十倍，但性最烈。点毒甚痛，法用生半夏封搀再加冰片少许。一方加辰砂二钱，雄黄二钱，硼砂五钱，水银用一两，余四味各用一两五钱。

大白降

水银一两　青盐二两　皂矾二两　火硝二两五钱　硇砂三钱　雄黄三钱　辰砂三钱　白砒五分　明矾二两

上药共研匀，放阳城罐内。微火煨干后如前法，降三炷香，候冷取药，不可被生人鸡犬冲破此丹。凡肿毒未成，名件者用醋调点患处头上，看毒大小如桐子大，泡起，毒即消。若已成，不肯穿者，亦用此丸，将膏药贴头上，半日即穿。

小白降

水银　火硝　生矾各五分　食盐二分

上共研末，入倾银罐内，放炭火上，文火煎滚滚至边上起焦黄色候，至满面俱焦黄米色为度。将罐离火，候冷。再用圆正擂盆一个里面，须拣光细者，将银罐连药轻轻倒合在擂盆内罐口与擂盆缝间，须用绵纸条墨水润湿加盐泥封固，然后将擂盆坐于大水盆中罐底，先加文火，用扇扇之，先文后武，煅至五寸线香为度，退去炭火，候冷，先埽去罐口外盐泥，然后开罐取降于擂盆底内之药，药色以洁白如霜者为上。若青黄黑色不可用，或以银簪脚与磨亮刀头略沾微唾蘸药在上，即刻起肃者为佳。用时用新棉花蘸药敲些许于膏药上比升药更要少些，贴后两杯热茶时即发

痛，半日即止。毒重者，每日一换膏，毒轻者，贴两三日，亦不妨。若贴大肿毒上膏，先放些麝香、阿魏，然后上此药少许贴之。若要做咬头膏药代针丸，将面糊以竹片拌和，做成细条，切作芝麻粒大小，放膏心中对肿头贴之，此药不可沾在指头上，沾则要疼痛、发泡、退皮，此药陈久者少痛、性和缓，却要多用些。如第一次降完，药色不白，可将罐内之药刮净，此药无所用处，只将降于擂盆底内之药刮出，另将水银、火硝、生矾各五分，食盐二分，并将擂盆内降不透之药与四味一并研和众新，再入银罐照依前法。降之此药。若一次降不如法不妨两次、三次，连降、怒降至十数次，方能降好。计算已有水银五钱在内矣，每次只将银罐刷净，或另换新罐，每次只要用水银、火硝、生矾各五分，食盐二分，直降到好方止。初起煎时须要火候得法。若火候不及则罐中结胎尚嫩，水银尚活，倒合转来非连胎坠入擂盆底内，即活水银先流入擂盆底中；若火候太过，结胎太老，非水银先已飞去，即有降不下之病。总以结胎不嫩，不老为度。用㷱炭火最得法，凡疮毒已穿破，用水炼降药法新炼出白降丹研细，用元色缎五寸将降药节匀缎上卷紧，以麻钱捆扎极紧，放瓦铫内。清水煮约一伏时内，换水三次，将缎先取起，挂风处阴干，然后打开以鸡翎埽下，收贮磁瓶用之，并不痛楚。

一降

水银六钱　朱砂二钱　雄黄二钱　硼砂二钱　甘草水煮硝一两　绿豆煮白砒一钱　青盐三钱　制明矾一两　食盐一两

共研末，用阳城罐装药在内。用火熔化结硬，再将新茶杯合在罐口上，四围泥固，用铜杓一个边上书后天八卦图内，放水六七分，将茶杯放在水内，阳城罐底朝上，四面以瓦合好，上放梗炭，文武火炼，三炷香为度。去火候冷，开看茶杯内药有七八钱，重刮下，研末，同二降再炼。

二降

水银一钱　朱砂一钱　雄黄一钱五分　硼砂二钱五分　火硝一两二钱　明矾二两　皂矾二两　食盐一两二钱

同前炼过药共和为末，同前炼法，炼完再同后炼。

三降

硼砂二钱　青黛四钱　白砒一钱五分　水银六钱　明矾六钱

同前炼过丹药共研极细，同前丹炼三降灵丹俱已炼成，其色雪白，勿见铁器，研细。加冰片五厘，蟾酥五厘。共研极细，磁罐收贮，勿令出气。凡遇痔漏、病块，将成药线插在毒内。治一切肿毒及发背、痈疽、病块、痔漏等毒。以去腐生新，立刻见效。

五色灵药

食盐五钱　黑铅六钱　枯皂矾　枯白矾　水银　火硝各二两

先将盐、铅二味熔化入水银，结成砂子，再入二矾、火硝同炒干，研细入铅汞，再研以不见星为度。入罐内盐泥固济封口打三炷香不可太过。又及一宿，取出视之，其白如雪约有二两，为火候得中之灵药。如要色紫者，加硫黄五钱；要黄者，加明雄黄五钱；要红者，用黑铅九钱、水银一两、枯白矾二两、火硝三两、辰砂四钱、明雄黄三钱，升炼火候俱如前法。矾升打灵药硝要炒燥，矾要煅枯。一方用烧酒煮干炒燥方研入罐一法凡打出灵药倍加石膏和匀复入新罐内，打一炷香用之不痛，此五色灵药。治痈疽诸疮已溃，余腐不尽，新肉不生，撒之最妙。

升打灵药固罐法

用阳城罐将罐熇热，捣大蒜于罐外遍擦之，再熇再擦如是三四次。再以姜醋入罐内，汤之，煮之，以干为度。次用黄土二分、煤炭二分，以马毛与盐水合之固罐一指厚，阴干裂缝再固必要完固听用。升打灵药封口法。入药华盖铁盏，用铁丝毕，用石膏、无名异等份。食盐减半俱煅过，为极细末，醋调成膏，次加炭炎二三块于盏内，外热以笔蘸药，周搽之随干随围，搽以口平为率。一用石膏、生白矾、食盐等份为末，水调搽之，如前。

金蟾化管丸

水银三钱　明雄黄一两

以二斤火酒渐煮，添酒尽为度。共乳细，用纸包好。取大虾蟆将药包入于肚内，去肠只留肝肺，以线缝好。再用银硝一两、白矾一两，研匀入阳城罐内，加水半茶盅放火上熬，令枯干底取放地上，再纳虾蟆于内铁盏盖好。将盐泥固济，升文火二炷香，中火一炷香，武火一炷香，冷定开看，盏上灵药，刮下研细，用蟾酥乳化为丸，如芥子大阴干。凡一切诸漏有管者，虽弯曲之处用一丸放膏药上，对管口自入到底方回，嫩管自化，老管自退，七日见效。如未全退，再用一丸，无不除根。

围药部

离宫锭

真蟾酥三钱　血竭三钱　胆矾三钱　朱砂三钱　陈金墨一两　麝香一钱五分

各研为细末和匀，火酒化蟾酥糊成锭如箸粗寸长，晒干，清茶研敷，治一切无名肿毒。

坎宫锭

陈金墨三钱　熊胆三钱　胡连三钱　牛黄三钱　冰片一钱　麝香五分，或加木香少许　京墨一两　胡连二钱　牛黄五分　冰片七分　麝香五分

共研细末，用猪胆汁加生姜、大黄水浸取汁，酽醋水少许和成锭，冷水磨搽。治阳毒、红肿、赤游丹。

蟾酥锭

蟾酥二钱，火酒化　金脚蜈蚣一条　胆矾一钱　乳香一钱　雄黄二钱　麝香一钱　没药一钱　铜青一钱　冰片五分　寒水石二钱　血竭一钱　大蜗牛二十一个

共制末。蜗牛捣作锭。每用米醋磨搽，或用辰砂、金箔为衣，更妙。治阴证疔疮。

紫金锭

当门子三钱，一方五钱四分　川五倍一两，一方六钱　块辰砂四钱，一方六钱　红芽大戟一两五钱，一方六两　千金子霜一两，一方五两　山慈菇二两，一方六两　雄精三钱，一方一两

上药共为细末，糯米饮，捣成锭，每重一钱，用冷水腐化，内服、外敷。能治阴阳诸证无不见效。一方加草河车六两。

驱毒散

白及一两六钱　紫花地丁八钱　乌骨鸡骨一两，煅　朱砂一钱　雄黄末一钱　轻粉一钱　五倍子二钱，炒黄　大黄二钱　牙皂八分

上药共为末，以醋调敷。凡毒生于骨节之间能使移上移下，无残症之患。

银箍散

草乌　生南星　乳香　生半夏　五倍子　没药　陈绿豆粉

共为末，酒调搽，能治阴证。

金箍散

赤小豆一两　番木鳖二两　白及五钱　芙蓉叶二两　白蔹五钱　生大黄五钱　黄柏五钱

共为末，葱蜜调涂治阳证。

又方

凤仙花子　大黄　五倍子各十两　人中白一两五钱，如无用皮硝代　陈小粉十三两，炒黄

为末醋调。

铁箍散

干芙蓉叶五钱　姜黄五钱　白及五钱　五倍子五钱　白蔹五钱　生大黄一两　蟹壳五斤　陈小粉一两，炒黄

共为细末，米醋和成锭，临用醋磨搽。治一切毒未溃者。

白围药

天花粉三两　生南星四两　生半夏四两　一法又白蔹一两　白及一两　白芥子二两

为细末，用酸醋调涂。治一切痰毒，最效验。

抑阴散

川五倍五钱　肉桂三钱　麝香三分　川郁金一钱五分　生南星一钱五分

共为末，姜葱捣汁调敷，治阳毒。

如意金黄散

天花粉十两　川黄柏五两　姜黄五两　白芷五两　广陈皮二两　甘草二两　苍术二两　南星二两　厚朴二两　石菖蒲二两　川郁金二两　生半夏二两

共为细末，或醋、或蜜、或水、或葱汁，水调敷。治痈疽、发背诸般疔肿、跌打损伤、湿痰流注、大头时肿、漆疮、火丹、湿热天泡、肌肤赤肿、干湿脚气、妇女乳痈、小儿丹毒，外科一切顽恶肿毒无不应验。

一笔消

雄黄二两　麝香三两　真藤黄一两　人中白五钱　辰砂二钱　蟾酥一钱　白及二钱　白蔹二钱

共为细末。用广胶三钱，熟化和成锭。

治痈疽、发背、五疗、毒疮、对口搭手。诸般恶疮及一切无名肿毒。初起者，用醋磨搽患处，立消如神。

阴证痈疡围药

红药子四两，如无用黄药子代　白及一两五钱　黑狗下颏一个，煅存性　白蔹一两五钱　碗豆粉三钱　冰片三钱　乳香六钱，去油　朱砂三钱　雄黄三钱

各为细末和匀，醋蜜调敷四围，用极滚热醋蘸调并可服治外势平而不起，色黑暗，其痛在肉里者。

如意散

生南星　生大黄　生半夏　朴硝

共为末，姜汁调。治痰毒。

卤水围药

麝香一钱　没药　雄黄　血竭各三钱　蟾酥一钱　五倍子一两　麻黄五钱

上多用荞麦干灰淋浓汁七八碗，文武火煎至二三碗之数，以前药研极细末，候冷下之，复煎二三沸。磁罐藏之。若遇疮毒用新笔蘸汁周围涂之，则一切恶疮肿痛自消。

一笔消

大黄二两　藤黄一两　明矾五钱　蟾酥五钱，酒炒　麝香二钱　乳香　没药各二钱

上用蜗牛捣成锭，醋磨圈图。

又方

用雄黄一两，胆矾一两，月石一两，铜青一两，皮硝一两，草乌一两，去大黄、明矾、乳香、没药。

蝌蚪拔毒散

寒水石、净皮硝、川大黄等份研极细末，蝌蚪不拘多少装瓮内埋入地中，三月自化成水。每蝌蚪水一大碗入前药末各二两阴干，再研匀，收磁罐内。用时水调敷，治一切无名大毒火毒瘟毒神效。

一笔钩

天南星一两　生半夏一两　白及一两　生大黄四两　冰片一钱

共为末。用雄猪胆汁和成锭子。

北京盐水锭

马牙硝一斤，入铁锅内烈火烧成水，次下皂矾末一两、次下黄丹一两、朱砂七钱、雄黄一钱、共搅极匀，倾光平石上凝硬收用。

一切肿毒、疥癣、蛇、蝎、蜘蛛、蜈蚣咬伤，夏月毒蚊虱咬伤，肿疡疼痛。用醋磨或水磨。

一口舌生疮、乳蛾、喉风、咽痛，用一粒，口内噙化。

一九种心痛，点眼角三次即愈。牙痛含于患处。

一暴发风眼、火眼、及老年眼沿赤烂，以滚水化入杯内，洗之皆良。

一牛马有病以点眼角。

大铁箍散

生大黄二钱　苍术一钱　芙蓉叶二钱　姜黄二钱　天花粉　川柏各二钱　白芷二钱　川羌活二钱　毛慈菇二钱　川乌一钱　乳香一钱，去油　陈皮一钱　没药一钱，去油　南星一钱　雄黄一钱　厚朴一钱　冰片一分　麝香一分

共为极细末。凡遇皮无二色者，在是为阴毒，葱汁和蜜调敷，漫肿无头，用陈黄酒、米醋和敷；红赤肿痛，发热，用清茶调敷。

金不换仙方

枳壳三钱六分　白丑　黑丑各一两　甘遂三钱　麝香一钱　甘草五分

共为极细末，掺少许于膏药上，贴之。治百种无名肿毒。立刻止痛，未成即消，已成即溃。

立消散

雄黄一两五钱　炒甲片三两　生军五两

芙蓉叶五钱　炒五倍子五两

共为细末，醋调涂患处。

立马消

川斑蝥去翅足，米粉炒　全蝎尾各十个，漂淡　蜈蚣三条　乳香　没药各四分　蟾酥三分

火酒浸化再研成膏。用冰片二分、麝香二分为极细末，麻黄四钱熬膏为丸如桐子大，辰砂为衣，晒干密贮。治发背、痈疽、肿毒，每用一丸，势大者用二三丸，研细掺于膏药上贴上之。如疮未破，以热手摸百余下。次日，即消。如疮已破，先以薄绵纸盖上，再将膏药贴之，神效。

家秘金箍散

当门子一两　大梅片一两　飞黄丹一两　红银朱一两

共研极细极匀，收贮玻璃瓶中，切勿泄气。临用用净羊毛笔蘸洒膏上贴之。治一切结肿成饼成核即消散。

内消部

梅花点舌丹

西黄一钱　月石一钱　熊胆三分　血竭一钱，去油　乳香一钱五分，去油　没药一钱五分　珍珠四分　蟾酥一钱　葶苈一钱　麝香三分　冰片五分　沉香五分　雄黄一钱

上共为细末。以人乳将酥化开和丸，再加辰砂一钱、金箔为衣，每重三分或三四厘，晒三日，收贮磁瓶听用。每临卧时温酒送服一二丸，可消一切无名肿毒。疔疮初起。一方中加白花一钱二分。

飞龙夺命丹

真蟾酥一钱　去油乳香一钱　铜绿一钱　轻粉一钱　胆矾一钱　血竭一钱　辰砂一钱　明矾一钱　雄黄一钱　冰片三分　麝香三分

共研细末，同大蜗牛二十个，捣匀和丸如绿豆大。每服七丸，或九丸，或十一

丸。用葱白三五寸，病人自嚼吐于手心包药在内，用温酒和葱送下。如人行五里，汗出为度，无汗，再用葱，研烂裹药服之。治一切疗肿、恶疮、痈疽。初起时黑陷不痛，或麻木不仁，毒气内攻，呕吐昏愦之症。一方蟾酥丸加蜈蚣两条；一方前方加蜈蚣一钱，穿山甲一钱，寒水石三钱，僵蚕一钱，全蝎一钱，角刺三分，红信二分。

一粒珠

金穿山甲（一只重二十四两分。四足，一足用米醋炙，一足用松花汤炙，一足用麻油炙，一足用真苏合油炙黄用。）

真西黄三钱　镜劈砂四钱　真廉珠三钱水飞　麝香四钱　大梅片四钱　明雄黄四钱　杜蟾酥一钱二分，火酒化

上药择吉日法制。如研极细末，以蟾酥化入，再加苏合油拌捣千遍至光亮为度，为丸每重五分，晒干用腊壳护端。治一切无名肿毒、痈疽、发背等症。每服一丸，将人乳化开，陈黄酒冲服，暖卧避风，兼治小儿惊风，每丸均分二次，用纯钩橘红煎汤送下。

五香追毒丸

老君须　母丁香不见火　苦丁香即香瓜蒂去油乳香　去油没药　巴豆霜　广木香炒黑牛蒡子　上沉香　血竭　辰砂　蟾酥火酒另化

上各等份，共为细末。将所化蟾酥加陈蜜，和丸如芡实大，辰砂为衣，每服一丸或二丸，空心食前绍酒化服，泄二三次后，用冷粥补之，毒即消。治痈疽，一切无名肿毒。初起壮实者宜之，兼疔疮毒定痛如神。

寸金丹

麝香一分　乳香　乌金石即石炭　轻粉雄黄　狗宝　没药各一钱　蟾酥二钱　粉霜黄蜡各三钱　硼砂五钱　鲤鱼胆　狗胆各二个，阴干　金头蜈蚣七条，全用焙　用头生男儿乳一合

上为细末。以黄蜡乳汁熬膏和丸如绿豆大，小儿丸如芥子大，每服一丸，重加至三丸。以白丁香七粒，研烂新汲水调送，暖盖得汗为度，三次即愈。治极重肿毒、痈疽、疔疮、四肢壮热。沉重者即噤口不开，撬开化三丸，灌下神效。

皂矾丸

牙皂三钱，切碎，炒研细末　白矾三钱，生研　真干蟾酥一两切片，火酒化

和丸如绿豆大，麝香三分和人，每服一丸，以葱白里药黄酒送服。势重者，每日服二次，此药每次止可服一粒，如服二粒，恐致呕吐，慎之，慎之。治大毒，初起疔疮走黄，黑陷，昏愦呕要之症。

青龙丸

番木鳖四两六，泔浸三日，刮去皮毛，切片，晒燥，麻油炒透　炒甲片一两二钱　白僵蚕一两二钱，炒断丝

共为细末，黄米饭捣和为丸如桐子大。每服五分，量人虚实酌减。临卧时按部位用引经药煎汤送下，盖暖，睡勿冒风。如冒觉周身麻木、抽掣发抖，不必惊慌，过片刻即安。治一切疔疮肿毒，并跌仆闪胸伤筋挛痛。贴骨痈疽，男妇大小颈项瘰疬及乳串结核痰凝气滞硬块成毒，小儿痘后，痈疽初起者一二服即消，已成脓者服之自能出毒，不必咬头开刀，诚外科第一妙方也。头面用羌活五分，川芎五分，煎汤送下；肩背用角刺尖五分；两臂用桂枝五分；胸腹用枳壳五分；两肋用柴胡五分；腰间用杜仲五分；两足膝用牛膝五分；木瓜五分；咽颈用桔梗五分；甘草五分；跌仆挛筋用红花五分，当归五分。

黄酒煎汤送下。

紫霞丹

犀黄四分　雄黄二钱　大黄四钱　天竺黄四钱　藤黄二钱，九晒去酸味　冰片四分　儿茶二钱　参三七四钱　血竭二钱　乳香四钱，去油　没药四钱，去油　麝香四分　阿魏一钱

用蜜化夏布收去渣除乳香、没药、藤黄、阿魏外涂，皆忌火，秤准各末和匀，再研极细，以阿魏蒸好和蜜捣极匀为丸，每服重四分。专治痈疽、发背、破伤风、疔疮、无名肿毒、跌打损伤、小儿惊风等症。用绍酒调服。忌生冷，孕妇戒投。

七厘散

大赤练蛇一条，烧灰存性，研极细末，勿犯铁器。米糊为丸如芥子大。治一切无名肿毒，诸药不效者。每服七粒，重者加十四粒。若平陷不痛楚者，加姜黄、藤黄，研细，醋调搽之，即能奏效。孕妇忌投。

九龙丹

木香　乳香　没药　儿茶　血竭去油巴豆各等份。

共为极细末，生蜜调成一块，磁盒收贮，用时旋丸如碗豆大。治痈毒，鱼口便毒横痃。初起未成脓者，每服九丸，空心热酒送。泄四五次后，服薄粥一碗，其泄即止。如肿甚者，间日再送一服，其毒自消。

龟蜡丹

血龟甲一大个，用下半爿，烘热用白蜡渐渐掺上板自炙枯旋泥地上出火气，研细。黄酒调服，至醉，暖盖取汗即愈。治一切无名肿毒、对口、发背、流注、痈疽、疔疮等症。

八圣散

天虫二钱　蜈蚣八钱　斑蝥去翅足　穿山甲炒　巴豆霜各四钱　乳香一钱五分　没药一钱五分

共为末。凡鱼口便毒。重者，每服一钱，轻者，每服六分。酒下二服自效。

五虎下四川

炙鳖甲一两　蜈蚣二十条，瓦上焙　全蝎一两　土炒天虫一两　生军二两

共为末。凡无名肿毒痰症。每服一钱，小儿每服黄酒送下，无不应效。

内护部

护膜腊矾丸

白明矾四两，研细　黄蜡二两　辰砂六钱，水飞或加花四两更炒。

先将黄蜡熔化，待稍冷入胆末辰，不住手搅匀，加炼白蜜七八钱，和匀众手，化如梧子，如蜡凝不能丸，以滚水炖之。凡护膜防毒内攻。如未破即消，已破即合。每服三四十丸。白汤送，下或酒送亦可一日之中，服一百粒方有功。始终如一，服过半斤，必万全矣。病已愈，服之亦佳。

琥珀腊矾丸

黄蜡二两　明矾一两二钱　雄黄二钱二分　琥珀一钱　辰砂一钱　一方加白蜜

先将葡萄肉十枚同蜡打如泥加诸药末，捣和为丸，珀末、辰砂为衣。凡护膜化毒每服一钱，食后白汤下。

护心散

生绿豆衣一两五钱　甘草节一两　琥珀同灯心研　乳香　辰砂　雄黄各一钱

共为末。凡预防毒气内陷，每服一钱，心酒下。

《外科方外奇方》卷一终

外科方外奇方　卷二

清　浙胡凌晓五先生遗著

后学　杭州沈伸圭录存

绍兴裘吉生校刊

化毒部

无敌丹

桑柴灰汁　茄杆灰汁　矿灰汁各一斗

三汁熬调和匀，名三仙膏。亦可点痈疽之。稍轻者，再用碱水熬膏一两加入后开各药末则成全方。每三仙丹五两，配蟾酥三钱五分，酒化。

明矾　火硝各一钱　牛黄　麝香各三钱　冰片　珍珠　硼砂　雄黄　轻粉　乳香各一钱　人乳浸铜绿　朱砂各一钱五分

各研极细末。和匀再碾数千下，将前膏加入搅得极匀，收磁罐内罐，须小口以乌金纸塞口，封以黄蜡，勿令一毫泄气。遇毒取少许搽其顶，干则以米醋和蜜少许润之，其血黑色或毒水爆出，即时松解，切不可着好肉上，或用荞麦面调。若遇疔疮加铁锈一分，研如飞尘和入多搽其正顶，过宿其根烂出，内服紫金锭。若是痈疽，再服蜡矾丸及托里解毒之剂，此药痈疽、封口、疔疮、发背，一切无名肿毒有夺命之功，难以尽述。

恶疮锭子

白砒一钱　麝香五分　归尾五分　恶味五分　蟾酥一钱　草乌一钱　轻粉二钱　川乌一钱　月石五分　血竭一钱　全蝎二只　硼砂一钱　铜绿五分　银朱五分　雄黄五分

共为极细末。用人乳化蟾酥拌成锭子如大麦冬样一分锭作两，假治二人将疮用针刺破见血，纳入药粒，用纸贴上内成脓去药，洗净为度。

万应针头丸

麝香二钱　血竭三钱　轻粉三钱　蟾酥三钱　硼砂三钱　大梅片一钱　金头赤足蜈蚣一条

共为末，炼蜜丸。凡一切痈疽生于胸背，毒大欲死，向其头上用针撬破去血，以药一黍米大放疮口内，用纸花吐津周围湿之贴疮，罨定顷刻可愈。

化腐紫霞膏

轻粉三钱　蓖麻仁三钱，研　血竭二钱　巴豆霜五钱　金顶砒五钱　螺蛳肉水二钱　潮脑一钱

共研匀，罐贮。凡发背已成，瘀肉不腐及不作脓者，又诸疮内有脓外不穿者俱用此膏。不腐烂者，自腐，不溃者，自溃。其功甚于乌金膏及碧霞锭子。临用以麻油调搽顽硬肉上，以绵纸盖之，或以膏药贴之，亦可。

元珠膏

木鳖子肉十四个　斑蝥八十个　柳枝四十九寸　驴蹄甲片三钱　草乌一钱　麻油二两

上药浸油内七日，用文火炸枯去渣，入巴豆仁三个，煎至黑倾于钵内，研如泥

加麝香一分，搅匀入罐内。凡肿疡将溃，搽之脓从毛孔吸出，已开刀者，用指护送孔内，脓腐立刻能化。

隔皮取脓法

驴蹄皮一两，炒为末　砂炒荞麦面一两　草乌四钱，刮去皮，研末　食盐五钱

共研细，水糊作饼丸上炙微黄，再研细，以醋摊白纸上，贴患处其脓水从毛孔而出，盖以粗纸掺湿，再换水尽纸燥，肿即消。或患毒深远，刀难直取并患者惟开刀候脓熟时，用此法最宜。如不从毛窍出者，其擦药之处剩一洞，自为出脓。

点头部

代刀丸

白丁香一钱　蓖麻仁一钱　生白砒三分

共研，为丸如黍米大。凡一切肿毒内肿已成惧开刀者，用一粒放患顶外以膏封之，次日即能破头。

又方

斑蝥二十个　巴豆四十粒

共为末，和丸如胡椒大。每用一丸放患顶上膏封。

万应代针膏

硼砂一钱五分　血竭一钱五分　轻粉一钱五分　蟾酥五分　连头蜈蚣一条，炙　麝香一分　冰片少许　雄黄一钱

共为末，用好蜜和成膏。凡一切恶疽生于胸背毒大欲死者，用小针将头拨破，以药搽上一粒膏封，过夜次早即破脓。

咬头膏

铜青　松香　乳香　没药　杏仁　生木鳖粉　蓖麻仁各等份　巴豆不去油加倍

捣成膏，每两膏内加白砒一分。捣匀，临用取绿豆大一粒放患顶，用膏药盖之，溃后即揭下洗净换贴另药。凡胎前产后

忌用。

替针丸

川乌　草乌　五灵脂各二钱　轻粉一分　粉霜一分　斑蝥二十个，去翅足　巴豆二十个，去皮

上先将二乌、灵脂为末，研匀，次入轻粉、粉霜，研匀后，入巴豆、斑蝥，以水调和为锭子。

拔毒部

十面埋伏散

麝香一钱　蜈蚣十条　炙甲片五钱　乳香没药各六钱，去油　蝉衣六钱　银朱四钱　僵蚕八钱，炒断丝　全蝎五钱，漂淡　带子蜂房六钱，焙燥

一切痫毒用之，自能拔毒收功。

九龙丹

斑蝥五分，去头足，糯米炒黄　乳香　没药各三分，去油　雄黄二分　血竭一分　麝香一分五厘　冰片七厘　元胡五厘　元参五厘

共为极细末，掺之，拔毒生肌化腐。

附吊药

真蟾酥火酒化　雄黄　明矾　紫石英硫黄各等份

共为末，用好酒调一日，次日作条。

八仙丹

蜈蚣五条，全用　全蝎五只，全用，漂淡阿魏二钱　僵蚕二钱，炒断丝　炙甲片二钱血余炭二钱　乳香　没药各二钱，去油　血竭二钱　轻粉二钱　大梅片三分　儿茶二钱　麝香三分

浮肉不去，加巴豆霜一钱。如生肌拔毒则以原方用。

八将擒王散

蜈蚣去头足　炒甲片　漂全蝎　蝉衣去头足，各四钱　炒僵蚕　炒蛇蜕各二钱　生五倍

子一两，另研极细末　麝香一钱　雄黄五钱，水飞

共为细末。疗毒忌用。

太白九转还元丹

南星　白芷　半夏　花粉　川乌酒浸去皮　川贝母各三钱　草乌三钱去皮尖　麝香一钱　山慈菇五钱，去毛　真磁石五钱

上俱生晒为末，掺勿令出气。治一切痈毒，未成即消，已成即溃，已溃即收功。

八将丹

川文蛤一两六钱，去毛　乳香　没药各三钱，去油　雄黄三钱　蜈蚣七条，酒洗瓦上焙　全蝎七个，漂勿焙　炙蝉衣七只　炙甲片七钱

共研末掺。治一切痈疽。惟疗毒不宜用。

犀黄拔毒散

真正顶犀黄五分　明乳香一钱　净没药一钱　豆瓣斑蝥一钱　原麝五分

共制细末掺。治痈疽、发背、腐肉难化。势垂危者立刻见效，此包氏之家藏方也。

去腐部

黑灵丹

大巴豆十六两　蓖麻子五钱

俱不可去壳安石白内捶匀，候天晴之日，将风炉放露天上，用铁锅以抈炭火，用长柄铲刀炒焦黑无白油可末为度，研极细末。凡一切顽恶毒升丹所不能提出者，用比丹掺之神效。

黄灵丹

生白矾六钱　枯白矾三钱　腰黄一钱

共为极细末，罐贮，勿使有尘杂内。凡一切毒臭腐死肉不去掺之，自能生新肉。若新肉上掺之，要片刻一见脓水湿气，其痛即止。如肉腐作痛，先将金花散掺好肉

上，再用此丹掺腐上，自不疼痛，或用粉作条子亦可。

止痛部

醉仙丹

川乌　草乌　乳香　没药去油　木鳖子仁法用豆腐一块，将鳖入其中，瓦上煅至腐枯，取出去皮毛　白酒药　鸦片各一钱　木香五分

共为细末，火酒法丸如弹子大，每重七分。凡痈疽、疮毒值内托药化毒之时痛不可当，酒送一丸即能止痛。

动刀针外敷麻药

川乌　草乌　细辛　南星　半夏　蟾酥各等份

共为细末，用好酒炖熟，调搽，待麻木不知痛痒时方可下手。

内服大麻药

香白芷　川芎　制半夏　木鳖肉　紫金皮　大茴香　牙皂　台乌药　当归各二两　木香五分，不见火　生川乌　生草乌各一两

共为末。每服一钱好酒调下，待麻不知疼痛，方可下手。若人昏沉用盐水灌之。

生肌收口部

十宝散

白龙骨三钱　真象皮三钱　漂海螵蛸一钱五分　赤石脂五钱　乳香二钱五分，去油　没药二钱五分，去油　血竭三钱　儿茶一钱五分　麝香二分　冰片二分五厘

共研细末。用以收口生肌。

又方

赤石脂一两，煅　冰片三钱　煅龙骨三钱　血竭　儿茶各二钱　琥珀一钱，灯心同研　乳香　没药各一钱，去油　真象皮三钱　廉珠一钱

白云丹

轻白芦甘石一两，黄连汁煅淬七次　大梅片三钱　水飞辰砂八钱

又方

木香三钱，不见火　水飞黄丹五钱　枯矾五钱　轻粉二钱

共为细末，用猪胆汁拌匀晒干，再研细掺之，神效。

生肌散

辰砂二钱　血竭二钱　海螵蛸三钱　川贝三钱　轻粉二钱　冰片五分　龙骨三钱　寒水石五钱，煅

研细末，可代大昇。

又方

煅嫩石膏二两　飞滑石二两　白龙骨二两　枯矾五钱　海螵蛸二两　铅粉五钱　干胭脂五钱　密陀僧五钱

研细末用。如无脓水，掺之微作疼。

又方

赤石脂六两　轻白芦甘石三两（二味用防风、荆芥、黄芩、黄连、黄柏、连翘、银花、羌活、甘草等份煎浓汤，煅红淬汁内九次。）嫩石膏三两　冬煨夏生为末　甘草水飞浸　白龙骨二两煅，用童便淬七次　冰片一钱　粉口儿茶一两　轻粉三两　川连一钱五分

共为细末。

又方

川文蛤二钱，炒　乳香去油　没药各一钱　枯矾五分

又方

黄灵药四钱　乳香　没药　儿茶各二钱　珍珠一钱，同腐制

共为细末。

又方

煅龙骨　海螵蛸　乳香　没药　象皮锉末或炙　血竭　轻粉各一钱　赤石脂二钱　冰片三分　珍珠六分，同腐制研至无声　麝香少许，共为细末用。

又方

儿茶　白龙骨各一钱　轻粉　滑石各五分　冰片五厘

共为细末用，神效。

八宝丹

乳香　没药　血竭　轻粉各二钱　儿茶　白龙骨　铅粉各一钱　大梅片五分，或加白占二钱　赤石脂三钱　儿脂骨一钱，用之更妙

生肌五宝丹

制甘石一两　珍珠五钱　轻粉三钱　琥珀二钱　冰片二分

生肌七宝丹

没药　乳粉各五分　铅粉三钱　桃丹三钱　辰砂三分　六仙红升五分　川贝三钱，去心

用于乳疬最妙。

八宝丹

人参　犀黄各五钱　轻粉　白龙骨各一两　廉珠　真象皮各八钱，炙　上冰片二钱

又方

珍珠乳细　犀黄各五钱　象皮锉末　琥珀同灯心研　煅龙骨　轻粉各一两五钱　轻白芦甘石三两，用童便、米醋、黄连汁煅淬各三次　冰片三钱

生肌定痛散

生石膏一两，为末　甘草水飞　辰砂三钱，飞　冰片二分　月石五钱

一方

去辰砂入轻粉五钱，共研末。用以化腐生肌定痛。

神效生肌散

煨石膏四钱　赤石脂　乳香　没药　轻粉　煅龙骨各二钱　血竭一钱　儿茶一钱五分　冰片五分　红升丹五钱

神妙生肌散

乳香　没药各二钱，二味灯心同研　儿茶
血竭　海螵蛸　赤石脂各一钱　轻粉三分
龟甲　鳖甲各一钱，炒　月石二钱　水银一钱
黑铅一钱

先将铅、水银同煎化，另将前药研末
入铅汞于其中，再研极细末。凡痈疽、发
背诸般疮毒溃烂疼痛者掺之神效。初起者，
加黄桐一钱，作痒者，加白芷一钱。

九一丹

红升丹一钱，煅石膏九钱，研匀掺之，
能生肌收口，然须浮肉去净，方可用此。

珍珠散

又名奇效八宝丹。珍珠母即大蚌壳。
须露天之左顾者半斤，刮去背后黑衣，火
上煅，研细入后药研。

芦甘石三两　黄连二钱，煎汁煅淬七次用
血竭三钱　儿茶一两　煅石膏三两　赤石脂三
两，煅　陈年丝吐渣一两，煅成性

大梅片，临用时每五钱用一分。

珍珠十宝散

芦甘石　黄连　当归八两，煎浓汁，煅净
九次用净末　珍珠母一钱，煅净　琥珀七分，净
末　龙骨四分，煅水飞净　血竭二分　赤石脂四
分，煅水飞净　辰砂五分，水飞净　钟乳石六分，
甘草汤制一伏时，水飞净　象皮焙乳五分，为末
冰片每药一钱加入二分

研细掺，生肌长肉。

生肌红玉丹

炒黄丹二钱　煅龙骨二钱　煅石膏三钱
共研细掺。

鲫鱼散

一尾不落水去肠用之。羯羊粪顷满鱼
腹为度，将炭火烘焦存性。凡背疽大溃脏
腑仅隔一膜，候脓少欲收时，为细末，大
有神效。兼治一切溃疡生肌收功。

又方

川连二钱　陀僧五钱　胭脂二钱　绿豆粉
二钱　雄黄　轻粉各一钱

十宝丹

去油乳香粉一钱五分　去油没药一钱五分
箬竭一钱五分　辰砂一钱五分　粉口儿茶一钱五
分　制甘石二两　赤石脂二两　小梅片一分五
厘　煅石膏二两

共研极细末掺之。能生肌长肉，收功
神效。

去管部

上品锭子

红矾一两五钱　乳香　没药　辰砂飞各三
钱　牛黄五分五厘　硼砂一钱四分，生熟各半
白信一两，煅净黑烟为度

治漏管大症。

中品锭子

白矾一两八钱五分　没药　乳香各五钱五分
辰砂五钱　牛黄四分五厘　硼砂一钱，生熟封品
金信一两五钱，煅净黑烟为度

治翻花瘿瘤等症。

下品锭子

治疔疮发背等症。

红矾三两二钱　乳香六钱　没药五钱　辰
砂三钱，飞　牛黄四分五厘　硼砂一钱生熟各半
白信三两，煅净黑烟半月取起可用

上各依法制。用面糊和匀捻成锭子。
看痔漏大小、深浅，插入锭。如肉内黑色，
勿上生肌散，只待黑肉落尽方可上。若疮
无头，太乙膏一个，加用后各药黏一粒
贴之。

白矾二两　乳香三钱二分　没药三钱七分
辰砂四分　牛黄五分　姜黄二钱五分，须酌用
白丁香一钱五分　巴豆三钱二分，去净油

共为末，或吐沫调疮。一日三次，疮

破插上前锭子。

三品一条枪

明矾二两　白信一两五钱

共研极细，入小罐内。炭火煅红青烟已净，旋起白烟，片时待上下红彻，住火取罐，倾地上宿一夜，取出约其末一两配入：

雄黄二钱四分　乳香一钱二分

共研极细，厚糊调稠搓成线香式阴干。凡以上三品之症，遇有孔者插入孔内，无孔者先用针放孔窍，早晚插药二条，插至三日后孔大，每插十余条插至七日，患孔药条满足，住后所患四边，自尽裂开大缝，候至十四日前后疔核瘰疬痔漏诸管自然落下，随用汤洗膏贴用药。

拔管方

紫硇砂四分　蜣螂五分　红升丹四分　冰片四分

共研细末吹入。

消漏管方

大蜣螂一个，阴干　冰片三厘

共研细，以纸捻蘸末入孔内，渐渐生肌肉，药自退出即愈。并治多骨疽，多骨退出即愈。

去疮疽中多骨法

乌骨鸡脚胫骨一对，白砒研细实骨内，盐泥固济火煅通红，去泥研末掺之。或以泛丸如栗米大纳入。

蜣龙丸

韭菜地上地龙一斤，以酒洗去泥瓦上，炙干为末　蜣螂虫八个，炙干为末　刺猬皮连刺五钱，炙为末　真象牙屑一两，另为细末　穿山甲一两，麻油炒黄细末用

上共和匀，再研，炼蜜为丸如桐子大。凡一切远年疮毒成管脓水时流不收口者，大人每服八分，小儿每服五分，开水送下，

服药未完其管自能逐节推出，以剪去败管，药毕管自退尽，即可收功。忌口百日。

八将擒王丸

带子蜂房三钱　象牙屑五钱　僵蚕三钱
蝉蜕三钱　全蝎一对　木香三钱　乳香三钱
没药二钱

上共为细末。以黄占八两，滚化熬过入药末，搅匀倾水中取出为丸如枣仁大。凡一切痈疽、发背、疮痔成漏，每服一丸，空心滚酒送下，连服三日，待其药从满口透出。隔一日再服一丸，至第五日，再服一丸神效。

漏管内消丸

刺猬皮炙　真象皮各五钱　甘草节鳖血拌，炒燥，一两　小赤豆晒，二两　赤芍炒，一两　松花焙，一两　炙甲片二钱　象牙屑晒，二两　黄明胶蛤粉炒，二两　金银花炒，七钱

共为细末，以米仁磨粉水煎浆糊丸如桐子大每钱半，滚水送下。

退管神方

陈年废琉璃底库内者三钱，面炒透研细末　辰砂一钱，水飞另研　人指甲一钱，面炒研一　蝉衣一钱五分，炒研　去油乳香八分　去油没药八分　象牙末一钱，另研　枯矾八分，研末

共和匀，用黄占三钱滚化，入药搅匀，乘热为丸如绿豆大。无论远近成管，初服十粒，逐日渐加一粒，加至十六粒为止。以无灰酒送下，如患上身者加川芎六分，下身者加入牛膝六分。远年者一料必愈，近年者半服收功。忌葱百日。

拔管丸

炒生地四两　炒槐米二两　炙猬皮二张
象牙屑四两　酒归身二两　炒黄芪二两　广胶二两，土炒成胶　穿山甲一两二钱，土炒

共为末。沙糖烊为丸如梧子大，每服三钱，晨起灯心汤下，此方验过年久生数

管者，服两料必愈，服药时须善节养，愈后捡制好饮，火酒尤宜戒之。

化管万应条子

砂虱三分　大升吊七分

共研极细末，米糕捣匀搓条如线香式。

收篕黑龙丹

大熟地切片烘干炒枯研细，一两　乌梅肉三钱，炒炭为末

丹恶疮疽毒生于筋窠之间，挤脓太重，篕肉突出，久不收缩，此乃伤气脉使然。不可用降蚀腐化，用此药不过三五收功。

拔管神方

白信一两　鹅管石一两　生明白矾一两飞净明雄黄一两　薄荷水三钱

法先将雄黄一半，铺底，次将四味放中，再用雄黄盖顶炼如升丹法炼成后约六七钱，再加冰片三分，薄荷六分，没药三钱去油和匀。临用以猪棕黏白茹果成线晒干入纳患处。每日一次，三四次后自能拔出，再用收功神效。

膏药部

三妙膏

紫荆皮二两　独活二两　白芷二两　赤芍二两　石菖蒲二两　红花　羌活　乌梅　川黄柏　大黄　麻黄　真贝母　肉桂　细辛黄芪　片芩　当归　防风　半夏　连翘桃仁　续随子　荆芥　牙皂　柴胡　苦参全蝎　牛膝　汉防己　真川连　天虫　猥皮　大戟　天花粉　良姜　鳖甲　草乌牛蒡子各五钱　血余　甲片　白附子　海风藤各五钱　蛇蜕一条　蜈蚣三条

共药四十四味，咀切片，用香麻油二百两，入大锅内浸七日夜，再入桃柳槐叶枝各二两，每段一寸，慢火熬至药黑枯，滤去渣，将锅拭净，以密绢仍滤入锅，务要清洁为美。再用文火熬油至滴水成珠，拱起不散。大约净油一斤，配上好漂黄丹八两炒，以一手持柳木棍搅不住手一手下丹，待匀自然成膏，入预制研细末药。

乳香　没药八钱，各去油　血竭　雄黄各五钱

四味另研，先入搅匀，再入香珍十味。

木香　沉香　降香　枫香　藿香　麝香　母丁香　真珠　冰片各一钱

共研极细末，徐徐添入搅匀再入潮脑五钱，成膏收用。凡毒贴之。未成节消，已成即溃，已溃即敛，故名。

万应清凉膏

木鳖　蓖麻子　当归　生地　苦参苍耳子各二两　生大黄　黄芩　黄柏　赤芍元参　天花粉　桃仁　白芷　角刺各一两穿山甲　直僵蚕　全蝎　黄蜂房各五钱　甘草八钱　槐枝二两　虾蟆十四只

用麻油七斤入前药浸，春五、夏三、秋七、冬十日入锅熬药枯之，去渣滤净复入锅内。武火熬至滴水成珠为度。秤净油一斤，入，炒黄铅粉八两研细，徐徐搅入俟白烟起倾井水内七日出火气摊贴。治外科一切大小疮毒，能提毒生肌长肉，其效如神。

治一切无名肿毒膏药

川柏三两　白芷二两四钱　当归二两四钱蓖麻子一两二钱　去油乳香三两　去油没药三两　生地二两四钱　全蝎九十只　马钱子切片四十二个　蝉衣一两八钱　蛇蜕六条　男子发一大团

用赤芍四斤，另研细收膏，不老不嫩，浸水内出火气，摊贴。无论红肿已成，未成俱效。此方自京都得来。

神效千捻膏

土木鳖子五个，去壳　白嫩松香四两，拣

净铜绿一钱，研细　铜绿一钱，研细　明乳香二钱　没药二钱　蓖麻子肉七钱　巴豆肉五粒　白杏仁二钱

安石臼内捣三十余下即收膏，浸凉水中。临时随大小用手捻成薄片贴上疮，用绢盖之。治疮疡疔毒初起即消，并治瘰疬连根拔出，大人臁疮，小儿善贡头俱妙。

会通灵应膏

元参一两　马钱子二两　蓖麻子五钱去壳　五倍子五钱　杏仁二两　蛇蜕三钱　带子蜂房五钱　男子发一团　麻油一斤四两

如法熬膏。

千捶绿云膏

麻油三两以蓖麻子仁四十九粒，安麻油内炸枯，拣去渣用麻油　葱制松香八两　大猪胆汁三个　铜绿二两，研末

先将松脂放铜勺内，炉火上滚化，乃下麻油、铜绿、猪胆汁，熬匀捣千余下，再烘烊倾入水，用手扯拔百余，愈拔其色愈绿，贮瓦罐内，盖好听用。以油纸摊贴疮，能呼脓拔毒，消肿定痛。如遇善贡头，用细布摊贴一次，其脓自能拔净，不必再换。

生肌玉红膏

当归二两　白芷五钱　紫草二钱　甘草一两二钱　白占二两，研细　轻粉四钱，研细

用麻油一斤，将前药浸七日，煎至药枯沥去渣，将药再熬至滴水成珠，下白占搅匀，次下血竭，待冷再下轻粉，待成膏盖好。凡一切痈疽、发背、对口大毒，腐去孔深见膈膜者，此膏填塞疮口，自能生肌长肉收口，为外科圣药。

拔疔红膏

上血标水飞，一钱　蓖麻子仁二钱　松香五钱　黄丹一钱　轻粉五分

共捣成膏。凡一切无名肿毒，将疔头用银针挑破，用膏一小团安膏药上居中贴之，疔即拔出。或畏疼不挑破亦可。

拔疔黑膏

松香二两，先用桑柴灰汁入锅内同煮烂，取出纳冷水中，少时再同灰汤煮，煮后再纳水中至松香色如玉为度　白占一两，研末　乳香三钱，去油研末　黄占一两，研末　没药三钱，去油研　铜绿五钱，研　真百草霜五钱，研细，须要野山人家将锅底刮后，专烧茅草柴取烂煤灰　麻油六钱

择吉净室修合。忌妇人、鸡犬及孝服人见用桑柴火煎，先将麻油入锅滚，次下松香末，候稍滚三下白占末，候稍滚四下黄占末，候稍滚五下乳香末，候稍滚六下没药末，候稍滚七下铜绿末，候稍滚八下百草霜末，滚过数次于锅冷透搓成条子磁器内蜡封口。临用时以龙眼核大一粒呵软贴患处。如疔毒一贴即咬住不放，若非疔毒则屡贴屡落，此能立刻止疔毒痛，次日即愈。贴后忌腥辣沸汤、热食豆腐、生冷、煎炒、茄子、黄瓜、酒面、发物、葱蒜、饮酒，行房，又忌冷水洗及大麻花。已走黄者一服必愈，真妙方也。

又方

松香六两，以白布一方包浸童便中，每五六日一换，浸至一月取出，用葱汤于石罐内，将松香煮之极透而软，放冷水，如粉状，细细握捏仍令其硬，再还原汤中，煮软。煮后再捏如前，当令其色白如粉者用　蓖麻子肉二两，去油　千金霜二两，去油净　乳香　没药各去油，七钱　桃红一两五钱，去皮尖　铜青　灵磁石各一两五钱，火煅通红，醋淬七次

以上各拣道地多辨分两如法制好。秤准分两，先将蓖麻子肉、桃仁捣烂如泥，次将五味入捣成膏，后入松香等捣成团盛磁器内，上口封好放在地，每用不可见火，以津液润软摊蓝布上贴。先将银针挑破疔

头，患痛不挑亦可，以一丸可治二三人。

发背膏

去油乳香　去油没药　血竭　儿茶　铅粉　黄丹九炒九淘　红银　朱漂各四两　铜绿三钱

共研至无声为度。用时随症大小取夹油连史纸一块，以针多刺小孔。每张准秤药末五钱，真麻油调摊纸上，再用油纸一块，盖之周围，用线缝好贴患处，用软绢扎紧，过三日好膏揭开，浓煎葱汤，净软绢拭干将膏翻过，再用针如前刺小孔贴之，至重者用两张。

鲫鱼膏

大虾蟆七个　活乌背鲫鱼十二两

麻油二斤，文武火熬枯去药渣，再熬至滴成珠，离火再入轻粉四两，铅粉十二两。

搅成膏收藏。临用摊贴。

白膏药

净巴豆油十三两　净蓖麻肉十二两　香油三斤　虾蟆五只，口内各唧男子发一团　活鲫鱼十尾

先将巴豆、蓖麻肉浸油内三日，再入虾蟆浸一宿，临熬入鲫鱼，共炸。枯沥去渣再熬，至滴水成珠，离火，倾净锅内，加铅粉二斤半，炒黄研细。乳香五钱研末，搅成膏。凡诸疮肿毒溃破流脓摊贴。

京都硇砂膏

鲜桃柳槐枝各五尺　红山栀八十个　头发一两二钱　炙甲片六钱　象皮六钱

以麻油四斤炸枯，去渣再熬，至滴水成珠，加入飞黄丹一斤半，搅成膏再入真硇砂三钱，血竭一钱，儿茶二钱。

三味另研末，共搅极匀出火气。凡除疔疮外一切恶疮、痈疽发背，摊贴能去腐消坚并诸般疮疖、痰核硬块其势成者，亦能大化为小。

九香膏

白及一两　丁香五钱　白芷一两　乳香　没药各一两，去油　辰砂三钱　麝香五分　冰片一钱

为极细末，用前清凉膏油一斤四两，滚化和匀。凡一切痈疽、发背疮毒，量毒大小，以包柿漆银粉纸摊贴，未成即消，已成即溃，即拔毒收功。

巴鲫膏

巴豆肉五钱　闹羊花二两　番木鳖五钱，切碎　川乌五钱，切片　草乌五钱，切片　蓖麻肉三两　穿山甲二两　商陆一两，切　漏芦一两　苍耳子四两　全当归二两　元参二两　白及五钱　白蔹二两　大黄三两　黄牛爪一两　两头尖三两　猪甲爪一两　虾蟆干二两，挂死者大羊角三只　大鲫鱼一对

用麻油五斤，浸春五夏三、秋七、冬十日候日数毕入锅内，桑柴火熬至药枯，用绢滤净渣，将油再入锅内慢火熬沸渐入飞净血丹廿四两，以槐柳条不住手搅，待滴水成珠，将锅掇下取水盆相稳搅至烟净，再入上安桂四钱，乳香末四钱，没药末四钱，轻粉末，好芸香末各四钱，各渐入搅匀，倾入水内，以柳棍搂成块，再换冷水，将膏作数十团，用坛水浸埋地下，退火毒。凡小疖、大痈用细纸摊贴。

大土膏

大黄二两　香附七钱　生地一两　蓖麻子二两　木鳖子一两　五倍子七钱　大戟八钱　甘遂七钱　芫花七钱　肉桂八钱　川连五钱　麻黄八钱　三棱一两　杏仁七钱　蓬莪术八钱　槟榔　全蝎　穿山甲　草乌　独活　细辛　防风　厚朴　元参　天花粉　桃仁　皂角　川乌　巴豆　羌活　白芷各八钱　当归一两五钱　川柏八钱　枳实八钱　蛇蜕五钱　蜈蚣

五钱

用真香油六斤，浸五日，熬去渣至滴水成珠，加密陀僧四两，飞黄丹二斤四两，熬至不老不嫩，收贮埋地下三日，出火毒。凡一切外症并肝胃气随时摊贴，治法另有引单熬膏时须要虔诚，切忌污秽及妇人鸡犬之类。

白膏药

芦甘石一两，先用黄芩、黄连、黄柏以童便沪汁将甘石倾银罐内，煅通红，淬九次　水龙骨一两去油乳香　去油没药各五钱　川连五钱　煅龙骨五钱　宫粉一两　麝香五分　冰片一钱　真轻粉三钱　黄占三两　白占一两

共为细末，用公猪油四两，先熬去渣入二占滚化略冷，然后入药末搅成膏。若硬加香油些些。凡一切夏月疮毒不收口，并伤筋手疮臁疮，摊贴神效。

阳和解凝膏

香油十斤生用　入鲜大力子根叶梗全用三斤　活白凤仙梗四两

同煎枯去渣。次日入

当归　肉桂　附子　桂枝　大黄　官桂　川乌　地龙　僵蚕　赤芍　白芷　白蔹　白及各二两　川芎四钱　防风　荆芥　木香　陈皮　香橼　川断　五灵脂各一两

候煎枯滤去渣，隔一宿油冷后见过斤两每油一斤入炒透淘丹七两，搅匀，以文武火熬至滴水成珠不黏指为度离火取。

乳香末二两，去油　没药末二两，去油　苏合油四两　麝香一两，研细

入膏内搅匀，半月后即可摊贴。凡一切腐烂阴疽，陈疮贴一夜全消，溃者三张痊愈。如疟疾贴背亦妙。

乌龙膏

当归　白及　连翘　蝉衣　大红各二两　羌活　独活　川乌　草乌各一两　细生地

血余　大黄　净银花　番木鳖各四两　麻黄一两五钱　泽兰五钱　全蝎二两　炒甲片二两　虾蟆五十只　瞎地鳖蛇两条　大蜈蚣百条三毒俱要活　麻油五斤　桐油八两　桃柳桑枝各三十假每长三寸　姜八两　葱八两

法先将枝熬枯取出，令丐者将瞎地鳖蛇活放入锅，急将锅盖掣住至蛇不动时，再入虾蟆，后将前药穿山甲、蜈蚣、全蝎等熬至药枯黑，滤去渣将锅抹净，再以密绢滤油入锅，用文武火熬至滴水成珠，离火再入上好洋丹三斤，一手下丹一手扬硬木棍不住手搅匀成膏，再入乳香、没药各三钱去油，麝香、冰片各五钱，四味预另研和匀，徐徐掺入搅极匀成膏收贮，出火毒。凡痈疽、发背、对口搭手，一切无名肿毒恶疮贴之，未成即消，已成即溃，可以不假升丹之力而能去腐止痛拔毒收功。

不二膏

金石斛十六两，去根　乳香四两八钱，去油　川贝十六两，去心　没药四两八钱，去油　明天麻六两八钱　粉草六两四钱　巴豆肉五两四钱，去油

用大麻油十二斤，浸数日，煎时下以活雄鲫鱼两尾，煎枯去渣存油。另用铅粉炒黄研细二斤，节下收膏。

凡痰证、疬串、乳疬，一切无名肿毒贴之神效。如乳疬未溃者，少加潮脑于膏上。

仙授神效药纸

端午蕲艾四五斤煎浓汁去渣入粒子红花四两，煎一炷香再入去油乳香，去油没药各八两研细末，煎一炷香再入真象皮末四两，煎一炷香辊入牛皮胶二斤，煎至胶化汁黏为度。用羊毫排笔蘸药汁搽刷大红纸上阴干。凡狗咬、虫蠚、蛇伤，并跌打破皮及一切烂膀檐，用津唾润软贴之速能奏效，真神

方也。

巴豆油膏

巴豆三两，用麻油煎片时勿令枯，再用绵料纸滚尽外面油，以擂盆打自然油用夏布绞出加入轻粉三分，拌匀磁瓶收贮，勿令出气。凡发背痈疽疔疮等症。看患大小以油照样涂抹膏药上贴之，日换三次。

加味太乙膏

肉桂　白芷　当归　元参　赤芍　大黄各二两　土木鳖子二两　血余一两　真阿魏二钱,切片滚化　去油乳香末　没药末各五钱　槐枝　柳枝各百假　东丹四两　真麻油十斤

如法熬炼后，加轻粉四钱研细　收膏

凡痈疽、发背一切恶疮，湿痰流注筋骨，疼痛，跌仆损伤，遗精，白带等症，贴之神效。

简易玉红膏

真香油廿两，火上熬滚下净头发五钱，渣令净鸡子十个，打破黄白，搅匀徐入油内，熬枯去渣，下黄占五两，化开离火，再入飞丹五两，搅匀之用。能生肌收功止痛拔毒。

烂夹纸膏

梅片四分　煅甘石一两二钱　轻粉五钱　白占三两五钱　菜油一斤

夏天用，先将菜油煎滚，再入白占化开，再将药三味同煎。

《外科方外奇方》卷二终

外科方外奇方　卷三

清　浙湖凌晓五先生遗著

后学　　杭州沈仲圭录存

　　　　绍兴裘吉生校刊

疗疮部

立马回疗丹

金脚信五分　蟾酥　血竭　辰砂　没药各五分　轻粉　冰片　麝香各二分半

共为极细末，用草乌头煎汁和匀作细条。能治一切疗疮、疗毒走黄险症。

又方

去血竭、没药、冰片加硼砂、白丁香、蜈蚣、乳香末、雄黄末。

拔疗毒方

硇砂　白矾　朱砂　食盐各三钱

择丁日午时，先将矾盐二味放铁锈刀头上煅干，共研极细，罐贮听用。

散疗丸

蟾酥　明矾各三钱　僵蚕　辰砂各一钱半　牛黄　冰片各一钱　麝香七分

共为极细末，用炼白黄占滚化，稍冷定入前药末和丸如麻子大，每服七分，葱头白酒送下，取微汗为度。

拔疗丹

蜣螂一个，去头翅　硇砂五分　白信五分

共捣为丸如椒子大。先以三棱针刺疮约深几许，将此丸纳入以顶针捺下，须臾大痛，皆变黄水而出。然后以野菊花不拘根叶，捣汁一盏和酒取之，连进三服，尽醉为度。再以人中黄为丸，日日服用，好

酒送下痊愈。

疗疮走黄丸

雄黄　生军　巴豆肉去心皮，各等份

共如捣泥，以飞面、陈醋煮糊为丸如凤仙子大。重者每服二十三丸，轻者每服二十一丸，放舌上，热水服送下，服后打嚏为愈。如泻更妙，三五次后米汤水下止之。如不省人事，以二十三丸水化灌之。此方去雄黄、川郁金少许，治缠喉急痹并湿痰流注、杨梅初起。

疗毒秘丸

人指甲不拘多少，炒黄研细　麝香一分　便壶底一匙

共研匀，和丸如米大。

又方

加耳垢、齿垢、脚爪更妙。

保生锭子

巴豆肉四十九粒，连壳文武火，炒研　硼砂二钱　轻粉半大匣　金顶砒二钱　雄黄二钱　麝香一钱

共为极细末，用黄占五钱，熔开，将药和成锭子，冷水浸，少时取出，旋丸捏作饼子如钱眼大。将疮头拨开，安一饼于顶上膏。盖能治疗疮、背疽、瘰疬一切恶疮。

回疗散

土蜂巢带子一两　蛇蜕一条

泥固火煅存性，研极细末，能治走黄危症。白汤送服二钱，或酒送亦可。少刻大痛，痛则许救毒化黄水，痛止令活。

五香散

丁香四分　木香　乳香　沉香各四分　麝香五厘　腰黄六分

共研好醋调，须于端午日午时合之。或天德吉日，亦可用针挑破，疮头，将醋一点用药少许安膏药上贴之，能治疗疮赤黄，危急二三日即愈。

人龙散

蛔虫煤一钱，如无，用五谷虫代　白矾三分　蟾酥三分，火酒化

共调匀搽之。治翻唇、疗毒，少刻疗破流毒水即愈。

拔疔散

硇砂　白丁香　轻粉　蜈蚣各一钱　全蝎　麝香各二钱　金顶砒六分

共为极细末，取蟾酥一钱火酒化，同捣和丸如芥子大，带长以便插入疔孔。

又方

麝香　血竭　乳香　没药　灵磁石　冰片　苍耳子虫瓦上炙净油

各等份，研细末贴。

急治疗疮神效方

乳香　没药各六分　赤芍二钱　元参一钱　冰片　麝香各六分　龙虎门五钱，即青小蛇与壁虎门死者，如无，以斑蝥六钱

糯米同炒黄去米研，全蝎六个去头足，立马回疗丹代之共研极细末收贮，勿泄气。临用掺膏药上贴之，自能穿破，候挤出血根即愈，真神方也。

喉 证 部

金余散　此方凌府备用照分不可增减。

人指甲五分，煅　鹅管石三分，煅　真腰黄二分　硼砂三分，漂　大梅片一分　僵蚕二分，炒断丝

共研至无声为度，吹之能治烂喉痧及紧喉风。

冰硼散

龙脑薄荷一钱，烘燥为末　硼砂一钱，漂　人中白八分　川连生末八分　青黛五分　元明粉五分　九制陈胆星五分　山豆根八分　大梅片二分

共研极细末，吹之能治一切咽喉各症。

冰硼散金论匙方

火硝一钱五分　白月石五分　冰片三厘

研细吹之，能治咽喉诸症双单乳蛾。

又方

冰片五分　月石五钱　元明粉五钱　辰砂六分

七宝散

西牛黄五分　真廉珠三钱　大梅片二分　真象牙屑三钱，焙黄净　真青黛六钱　人指甲五分，男用女，女用男　壁喜巢四五个，多多益善，板上不用

共研无声为度，吹之能治喉痧一切喉风急症。

珠黄散

珍珠　犀牛黄各一分　青鱼胆一钱，真者阴干　大冰片　麝香各一分

共研无声不可泄气，吹之能治咽喉十八症。

吹喉散

青黛　龙脑薄荷各八分　飞净雄黄三分　粉口儿茶五分　大梅片一分　月石三分　珍珠三分　犀黄一分五厘

研极细末罐贮，勿泄气，吹之能治咽喉十八症。

吹喉散

珍珠末二钱　青黛三钱　犀黄一钱　月石

三钱　麝香二分五厘　儿茶二钱　梅片三钱　血竭三钱　熊胆三钱　山豆根八钱　去油乳香三钱　没药三钱

共为细末吹。

小清凉散

犀黄四分　粉口儿茶一钱　龙脑薄荷尖四分　青黛五钱　月石二钱　元明粉一钱　人中白三钱，煅　生珠一钱乳细　大梅片一钱

共为极细末，吹之能治咽喉十八症。

清凉散

宋半夏末一钱　龙脑薄荷尖末一钱　桔梗末一钱　生大黄末一钱　漂芒硝一钱　漂月石一钱　珠母粉二钱　青黛一钱　冰片三分　雄精　炒天虫末　射干末各一钱　山豆根末一钱　元参末一钱　粉草末一钱　枯矾一钱　青果核十个，煅存性　威灵仙末一钱　九制胆星一钱

共研匀，吹之能治咽喉十八症。

宝珠丹

白硼砂二钱　川连一钱二分　番木鳖去壳，麻油炸松　黄柏　青黛水飞　薄荷尖　水飞雄黄　人中白煅　儿茶　胆矾　血竭　冰片各五分　灯心灰三分

共为细末，收贮，勿泄气，吹之能治咽喉及口疳。

人中白散　此方凌府备用应验如神。

真青黛　月石各一钱　龙脑薄荷末五分　人中白一钱　梅片二分　粉口儿茶一钱　元明粉五分　马屁勃五分

研吹，能治咽喉口舌诸症，或加犀黄三分，珍珠五分，其效更速。

咽喉急症异功散

斑蝥去翅足，同米炒黄，去米取净末，四钱　血竭六分　没药六分　全蝎　元参各六分　麝香三分　冰片三分

共为细末，收贮，勿令出气。不论烂喉痧、喉风、喉痹、双单乳蛾，用膏药一张，取药如黄豆大贴项间，左贴左，右贴右，中贴中，至三四时即起疱，用针挑破即愈。险症起疱更速也。

玉论匙

月片五钱　牙硝一两五钱　炒天虫一钱　冰片三分

共为末，吹之能治风热喉痹及缠喉风症。

紫袍散

真石青　青黛　辰砂　月石各一两　胆矾煅　人中白　元明粉各五钱　山豆根二钱

共为末，能治咽喉十八症。

冰梅丸

南星生用二十五个切片子　鲜大半夏十五个切片　皂角去弦四两　白矾　食盐　防风　朴硝各四两　桔梗二两　大半熟青梅百个

先将硝盐水浸一周时，然后将各药研碎入水拌，再将梅子置水中，其水过梅子为度，浸七日取出晒干，再入水中浸透，再晒干，如是以水干为度，收贮磁器中，起霜为妙，每含口中咽其汁而痰自出。能治咽喉十八症，一梅可治三人，不可轻弃。

霹雳锭

牙皂一百四十个，火煨　延胡索二两，生晒研　飞青黛六分　麝香一钱

共为细末，水和成锭，每重二三分，日干收贮，勿令泄气。不论喉风、喉痹风、双单乳蛾、斑痧、小儿惊风诸险症，立即奏效。如遇牙关紧闭，即从鼻孔灌入，药下即开，每服一锭，重者加服小锭磨汁冲服，真神可也。

仙露梅

大青梅子三斤　青盐四两　食盐二两　活蜗牛四十个，杵烂

共拌匀，隔一夜以后，日晒夜收，盐

尽为度，磁器收贮，每取肉少许含咽。能治咽喉大症垂危者立愈。

喉风吊痰方

紫菀、牙硝等份为末含之。

又方

用七叶一枝梅阴干，研细吹。如新鲜捣干，用根磨汁涂能消无名肿毒。

喉癣吹药方

哺胎鸡蛋壳一钱，连衣烧灰存性 儿茶五分 橄榄核五分 犀牛黄五分 廉珠五分 人乳粉五分 银瓢制 明雄黄五分 真梅片三分 樟冰片不可误用，切嘱

共研极细末，吹患处。

诸疮部

一抹光

上白猪板油一斤，去膜 麻黄四两，去根节 木鳖肉四个 全斑蝥四只 明矾三钱 大枫子肉四十个

先将猪油放瓦罐内，文武火熔化。宜先入水半杯于罐中，恐罐烧破。以夏布作袋将麻黄袋于其中，以线扎口放油内，先要芦根数条放罐底，前半枝香为度取出，再将斑蝥、木鳖袋入原袋中，扎口，仍煎半枝香，取出沥干，将大枫子敲碎同明矾入油内，略煎掇放地上，一夜取油搽擦。

又方

麻黄三两去根 小麻油二两，同入铜锅内，熬黑捞去渣，将油沥清后入锅内，熬热投入白蜡二两研末 黄蜡二两切碎

搅匀离火，再入研细硫黄一两二钱，炒花椒六钱，生明矾六钱，枯白矾八钱，炒甘草四钱

调成膏，隔宿取出搽擦。

又方

热猪油一碗 麻油一两 川椒二钱，同熬

去渣再投研细之硫黄五钱 樟脑三钱 血竭三钱 轻粉一钱 明矾二钱

搅成膏擦。

脓巢痒疮方

枯矾一两 川椒三钱 硫黄三钱 猪毛灰二钱

共研细末，猪油调搽一方加丁香一钱。

又方

大枫肉五钱 油核桃肉五钱 信五分 水银一钱 柏油烛三文一枝

先将枫桃二肉捣如泥，次入水银烛研至不见星，再入信末和匀，分作六丸，每日卧时用一丸，将绢包裹在心窝，擂烊为度，手不可摸秽物，擂至五日，停一日，至第七日再擂药一次，次早胸前必发细癗，以手摩之微痛，当日即愈。甚者用一料，七日痊愈，永不再发。

又方

烟胶 蛇床子 血竭 黄丹 轻粉 大枫子 硫黄 樟脑 水银如脓窠疮不用 蜈蚣

一切疮疥方

樟脑一钱 蜈蚣两条 冰片五分 大枫肉二钱 猪板油一两 白矾二钱 雄黄二钱 白砒二钱

共捣匀擦。

陆定圃先生方

厨房倒挂灰尘三钱，煅伏地气 松香 茴香 花椒 枯矾 煅硫黄 癞虾蟆 苍术 白芷 朱砂各一钱

共研细末，用鸡子一个中挖小孔，灌药其中，纸封口置幽火中炖熟，轻去其壳存衣，再用生猪油和药捣烂，葛布包，时擦痒处，其效如神。

疥疮剪草散

蛇床子三钱 寒水石二钱 芜荑二钱 剪

草一钱　吴茱萸　枯矾　黄柏各一钱　苍术五分　厚朴五分　明雄黄五分　轻粉一钱

共为末，香油调敷，专治癣疥等症。

一扫光

轻粉五钱　樟脑五钱　大枫肉一钱三分　雄黄一钱三分　蛇床子二钱五分　苦参二钱五分　芜荑二钱五分　硫黄一钱三分　枯矾三钱　川椒一钱三分

共为细末，猪油调搽。

又方

胡椒一钱　雄黄二钱　枯矾二钱　生矾一钱　硫黄二钱　樟脑一钱

共为末，用大枫子油或猪板油调搽，能治痛痒脓窠肥疮。

又方

苦参一两六钱　雄黄末一两六钱　烟胶三两　枯矾　木鳖子　川椒　大枫子　蛇床子　樟脑　硫黄　明矾　水银　轻粉各二两　白信五钱

热猪油调搽，能治一切多痒少疼干湿诸疮。

又方

水银　轻粉　潮脑各一钱　大枫子肉十个　杏仁一粒，去皮尖　蛇床子一钱

共研末，用柏烛油调匀搽擦，干疥肿痒神效。

又方

白胡椒壳、枯矾、猪油同捣擦。

又方

大枫油、水银、明矾、烛油共捣匀搽名杀痒散。

又方

用白茅藤汁擦之。

又方

钟苋菜煎汤浴之。

又方

山芥菜煎汤浴之。

又方

用千里马更妙。

又方

杂子黄七个，人发一团，熬油调赤石脂末搽之。

三仙丹

雄黄一钱　胡椒八分　硫黄一钱

共研细末，香油调过，一夜取油调擦，能治脓窠疮疥。

又方

加升底名四仙丹治同。

疥疮搽药方

白薇三钱　白芷二钱　炒花椒二钱　细茶叶二钱　寒水石二钱　大黄五钱　明矾五钱　蛇床子一钱　雄黄一钱　百部二钱　潮脑一钱

共为细末，用生腊猪油和匀捣烂擦。

仙拈散

寒水石三两　飞滑石三两，二味同研　蛇床子四两　炙鳖甲五两　地肤子四两　东白薇四两　香白芷三两　大黄五两　白鲜皮三钱　百部三两　樟脑二两

研极细末，麻油调搽，能治男女远年风湿、皮疮、寒湿浸淫、流水发痒，搔之疼痛，两腿肌肤黑肿似溃，非溃时或烘热麻木等症。

脓窠疮方

黄柏片二钱　硫黄一钱五分　雄黄　煨石膏　海螵蛸各二钱　轻粉五分

共为细末，麻油调搽。

脓窠疮疥

蜈蚣　全蝎　雄黄　明矾　绿柳树根　真潮脑　白矾　花椒　猪油

共捣匀，以火纸卷成筒烧取油，搽之神效。

痒疮初起方

五倍子_{大者一斤，逐个钻一小孔} 绿矾_{不拘}多少，装倍子满为度

二味用粗纸包好，火灰中煨存性，研细每药二两，配入大枫子肉一两，小升底一两，共研极细，以猪板油捣擦，或用麻油亦可。

疮疥方

大枫子肉_{三钱} 蛇床子_{一钱} 花椒_{一钱} 雄黄_{三钱} 樟脑_{一文} 硫黄_{五钱} 明矾_{一钱} 水银_{四钱} 腌猪油_{七钱}

研和搽之。

卷疮散

松香_{一钱} 水银_{二钱} 硫黄_{二钱} 枯矾_{二钱} 樟脑_{一钱}

松香、水银先研，再同余三味，用麻油和成丸，每取此丸在脉上搽揩，凡一切痛痒，诸疮自能痊愈。

又方

大枫子油_{二两} 蛇床子_{二两} 淡底 川椒 雄黄 枯矾 樟脑_{各一两}

狗油捣成丸。

一切疮疥脓窠痛痒诸疮方

大赤练蛇头_{一个瓦上煨存性} 蜈蚣_{三条} 枯矾_{一钱五分} 砒_{一钱} 大枫子_{十个} 川椒_{一钱五分} 雄黄_{一钱五分} 白蜡_{一钱，以上先研细和匀} 腌猪油_{三两}

肚上全网油二张，烛油不拘多少，法用银封纸一张，将药末同腌猪油烛油共捣匀在内，再将猪网油包在外，如作筒式，铁箍夹好，火上烧着，下置磁瓶承其油，待凝取擦。

又方

蜈蚣_{二十条} 全蝎_{十个} 大枫子_{七个} 蛇床子_{五个} 轻粉_{一钱} 水银_{一钱} 斑蝥_{五个} 麻黄_{二钱} 雄黄_{三钱} 明矾_{二钱} 花椒_{一钱} 茶叶_{一撮}

共研极细末，生猪油调擦。

痒疮神墨

土硫黄_{一斤} 东丹 水银 白信 白矾_{各一两}

共为末，锅内同熔化匀，倾净青石上，结成罐片，香油磨搽。扬州妙积寺僧做成锭如鼠屎，计重一钱，每价纹银五分，即此方也。

一上散

蛇床子_{一两炒} 贯众_{一两} 白胶香_{一两} 寒水石_{一两} 枯矾_{五钱} 川黄连_{五钱} 雄黄_{三钱五分} 硫黄_{三钱} 吴茱萸_{三钱} 斑蝥_{十四个去足翅}

共为末，蜡猪油或香油调。先以苍耳煎汤洗去痂，掌中擦药令热，鼻中嗅二三次，擦之，能治疥癣痛痒疮。

赛金黄

硫黄_{四两五钱} 白砒_{一两} 火硝_{二两} 明矾_{五钱} 雄黄_{一钱五分} 樟脑_{一钱五分}

共研为细末，入铜杓内漫火熔化搅匀，以醋喷地，然后倾药于地如浇汤状结成一片收贮。脓窠痒痛疮用香油或猪油磨搽，癣疮先以土大黄打烂擦破，用火酒搽擦能效。

水银膏

大枫子肉_{一两} 杏仁_{一两，去尖皮} 轻粉_{二钱} 水银_{二钱} 枯矾_{五钱}

共为末，用柏油三两，调搽。凡疥癣烂风等疮，三日即愈。如加雄黄更妙。

一擦无踪

上血竭_{一钱} 硫黄_{五分} 腰黄_{五分} 明矾_{五分}

共为细末，用青布卷药作筒，浸真菜油内，令透箍火上烧着，磁盆盛油，待凝取擦。能治疥癣，肥疮。

合掌散

硫黄一两　铁锈一钱　红砒六分

共研极细如面，取葱汁调和之，搽入大碗内，勿使厚薄以碗覆瓦上为度。取艾置碗下熏药至干，敲碗内与碗同声为度。取药研细，能治癫疥阴囊痒药一钱，敷数次痊愈。

椒矾散

白占一钱　柏油烛一对　明矾一钱　川椒一钱　水银一钱

共研，搽擦能治诸疮。

扫尽曹家百万兵

大枫子肉二两　枯矾四两　樟脑三钱　蛇蜕五分，烧存性　蜂房五个，烧存性

共为末入柏油四两，水银五钱，同捣成膏。能治脓窠黄水痒痛疥癣诸疮。

疥灵丹

硫黄　水银各一钱　油核桃肉一两　生猪板油一两

共捣如泥，闻臭及擦患处能治疥疮。

二妙丹

吴茱萸焙　硫黄等份

研末，凡脓疥间杂者，人手心合掌摩擦，每日二次，三四日痊愈。

五虎下西川

大枫肉末　蛇床子末各五钱　枯矾末一钱　水银二钱　白锅一钱

先将锅化开，次入水银，再入三味，柏油或柏油捣极匀搽疮，宜干些，蜡猪油捣，亦可能治血风癣虫，生板疥癣诸疮。

不传妙方

绿柳树根皮　川椒四两，二味等份，炒爆取净末　枯矾一两　全蝎五只，焙

共为细末，猪板油调搽。

松黄散

专治腿上混疮。

雄黄六钱　川柏一两五钱　炒蛇床子一两　炒川椒　轻粉　水银各二钱，共末　密陀僧四两　硫黄三钱　明矾一钱二分　烟胶九钱　松香一两三钱

研末。法用葱三两，捣汁。拌，熬烊，入阴水内取起，再拌入水取起三次为度。

共研极细，专治腿上混疮红紫流水奇痒久不得愈，并治一切疥癣诸疮。混疮，用桐油调敷。诸疮用木鳖子煎菜油调搽。如脓窠疮，方中去水银。

又方

黄丹一两，水飞炒紫　铅粉一两　白龙骨一两，煅　松香一两二钱

如前法制，共为细末，麻油调敷，专治肥疮生发中，黄不疮生周身坐板疮生臀上等症。

二妙散

茅山苍术一斤　川黄柏一斤

共炒存性研末，麻油调，治混风烂疮。

清凉散

轻粉　杭粉　蛤粉各一钱　青黛五分　煅石膏三钱　六一散三钱

共研细末，天泡疮，用丝瓜汁调搽或叶亦可。发火丹，用火丹草捣汁调搽。余混火疮等俱用麻油调搽。

附慢惊吊心窝法

胡椒七粒　生栀子七个　葱白头七个　白散面一撮

上各研和匀，用鸡蛋白半个调摊青布上贴小孩心窝日夜取去有青布黑色即愈。如不愈，再照前法贴之。

《外科方外奇方》卷三终

外科方外奇方　卷四

清　浙湖凌晓五先生遗著

后学　杭州沈仲圭录存

绍兴裘吉生校刊

臁疮部

夹纸膏

冰片一分　麝香二分　铜绿五分　轻粉五分　水银二分

共研至不见水银星为度。再用黄占五钱，雄黄猪板油一两，共熬匀，入前药，捣成膏，隔纸摊贴，好多刺针孔贴之。

又方

龙骨四钱　铜青八钱　制甘石六钱黄连汁淬　黄柏六钱　制茅术六钱　左牡蛎二两，煅　铅粉八钱　黄丹八钱　冰片二分

生猪板油捣成膏。

又方

龙骨五钱　没药二钱，去油　明矾一钱　象皮河泥炒，如无可不用　冰片一钱　石膏五钱，男人不用　制甘石三钱

共为细末，用猪油熬热，捣成膏，隔纸摊贴，用布邦紧。

又方

去油乳香三钱　铜青八钱　冰片一分　黄占三钱　白占三钱

各为细末。先将菜油四两，鸡蛋四枚，同熬枯去渣，将二占熔入，次入乳青二味，后入冰片倾候冷，搅成膏，罐贮，勿令泄气，隔纸摊贴，膏药之，外须绵花裹脚布包好，亦不可泄气，两周时一换。如不收

口，用生肌散掺之。凡一切远年近时烂腿，十日之内包好，永不再发。

又方

鸡子黄二十个，同男子发熬，取油约半杯　麻油一杯，同发熬　白占　黄占各一两五钱　血余炭一钱为末　轻粉一钱为末

先将麻油熬清，投入黄白二占，离火搅不住手，加入鸡子油再搅，待稍冷下余三味，和成膏。

又方

桐油二两　白占四两　儿茶　轻粉　松香各二钱　铜青一钱　冰片三分

先将桐油，白占略熬，不可太老，再下余药，调成膏。旧伞纸做夹纸膏贴多刺针孔，三日一换，须先用当归、苍术煎汤洗净患处，然后贴所贴过之膏，不可弃露天。

又方

海螵蛸　头发灰　水龙骨即旧船底　石灰　轻粉等份

桐油调做夹纸膏贴之。

又方

儿茶　黄丹　胡粉　水龙骨　粉霜　龙骨　白蜡　黄柏　猪胆

汁炙，共为末，猪油捣成膏。

隔纸膏

明矾　胡椒　川椒　皮硝　淮盐砖用火

煅透　白占等份

共为细末，用青油烛调油纸上贴之，须令忍疼。

又方

先将麻油三两，炼穿山甲一钱煅末，再下白占五钱五分，化匀又煅陀僧末五分，飞黄丹一钱。

和匀取起。临用以油纸摊上夹纸一层，多刺针孔。先用楝树根煎汤洗净患处，然后贴上，外用绢薄一层扎紧，十日即愈。加烂脚亦可，将前法洗净，贴之数日即愈。

又方

龟甲炙研　醋煅芦甘石各三钱　轻粉二钱　冰片三分

共研细末用麻油半酒杯，铜杓内熬滚再入黄占二钱，熔化，离火侍凝，入前药末搅匀。先以葱椒甘草汤洗净患处，油纸做夹纸摊贴。

白玉膏

白龙骨　煨石膏　制甘石　铅粉等份

猪油成膏。

又方

人中白一钱五分　寒水石一钱　冰片五厘　枯矾八分　赤石脂一钱，白者更妙另煅　海螵蛸一钱　白占三分　麻油五钱

先将麻油熬清，次下占熔化，后下余药搅成膏。

又方

芦甘石一两，火煅猪胆汁淬七日　海螵蛸一钱　白占五钱　枯矾一钱或五六分，多则作痛

用猪板油捣成膏。

又方

乳香　没药各去油　象皮各五钱，为末　白占五钱　铅粉研细　黄占　密陀僧各二两，为末　轻粉四钱　上上真桐油一斤

入铜锅内熬至无沫澄清。先入陀僧末

搅匀取起，入二占浓化搅匀，俟油温放入五种药末搅匀，以大绵纸摊上阴干，随疮大小剪贴，远年定效。

金华散

煨石膏八两　生石膏八两　飞血丹一两

共为细末，干者香油调敷，淫者干掺。专治男女新久毁腿臁疮及一切痈檐疮毒，用之且能去腐生肌。

臁疮拔毒方

沥青四两　矾红二两

共为细末，香油调搽，须忍痛则疮内出，其毒可拔，毒水尽，再用收口药，并治坐板流脓疮。

臁疮收口方

冰片三分　石决明二钱，煅　川连一钱　血竭五分　琥珀末一钱　寒水石三钱，煅　乳香一钱，去油　黄柏末五钱

共为细末。如痒甚者加飞矾五分。凡毒尽后疮不起边肉有红色，先将温苦茶洗一次，敷药一次，不数日收口，并治诸毒疮不敛。

臁疮阡张膏

香油四饭碗　乱头发四两　杉木皮三两，烧灰研末　白占二两　麝香五分，研细

先将香油熬将熟，入发熬化，次下杉木灰、白占，熔化后将余药投入，滚化搅匀，以阡张纸入油内，收尽为度，贴三日翻一面，七日痊愈。无论远近，烂见骨者，半月收功。

臁疮收口方

象皮七钱　血竭二钱　龙骨五钱　冰片一钱　乳香二钱　没药二钱　海螵蛸一钱

共为细末掺。

烂腿臁疮方

象皮　八宝丹　冰片　芦甘石各等份

共研细，先以葱汤洗净患处，然后

掺药。

誓不传方

荆芥一两　防风一两　川柏一两　陀僧五钱　铜绿五钱

共为细末，先用水银三钱，蓖麻子十粒，同研至不见星为度，用桐油煎数沸，入前药。用油纸看疮大小摊膏折好，刺孔千下，用米泔洗净患处贴之，一日换一转，收膏擦净，不拘远近，烂腿数次即效。

独圣散

水龙骨炒干为末，麻油调敷，治臁疮并治妇人裙边疮恙。

癣疮部

秘制癣疮药灵丹

鲜白槿皮一两二钱　土槿皮六钱　白及四两　冬术六钱　斑虫一钱　槟榔四钱　大枫子油四钱　川椒三钱　番木鳖四钱

共为粗末，好滴花烧酒浸一月，取酒搽擦，专治风湿内郁阳分，变生癣癫、汗斑。并治脚缝湿痒，一切风温远年生板痒疮等症，其效如神。

又方

生大黄　皮硝　荔枝核

等份为末米醋调搽。牛皮顽癣加旧牛皮灰，铜钱癣加古钱灰，荷叶癣加荷叶灰。

又方

土槿皮二钱　雄黄　槟榔各一钱　斑蝥四只　轻粉一分五厘　樟冰一分

各研细，火酒浸搽。

偏身顽癣

川槿皮一两　牙皂五钱　大枫子肉三钱　米醋一碗

共煎至半碗，去渣澄清，入明矾五钱研细，皮硝五钱研细。又煎至一小杯和入土大黄根，自然汁一小杯，先以穿山甲刮微破，将笔蘸搽，数日即愈。

癣药酒

海风藤　土大黄根　白果肉各五钱　白芷　白及各三钱　槟榔五钱　斑蝥七只　鲜金钱松根皮一两　雄黄三钱　滴花烧酒半斤

浸药七日后，凡远年牛皮、蛇皮一切顽阴癣，以酒搽患处，五七遍自愈。

又方

槿树皮一钱　生南星五钱　槟榔一钱　樟脑五分　番木鳖五分　蟾酥三分　斑蝥三只

用火酒浸擦。

治癣神效方

硫黄五两　红矾四两　火酒四两

先将硫黄入铜杓内化开，用酒煮干，与红矾同研细末，米醋调搽，或先用穿山甲刮微破。

一杨梅癣前药加粉霜四分如前法擦，一狗疥癣前药加入木鳖三分。一牛皮癣前药加白砒四分。一顽癣前药加轻粉二钱。一乳癣前药加松香二钱。一荷叶癣前药加枯矾二钱。一鸡皮癣前药加轻粉二钱。同大黄捣烂以麻布包之蘸前药擦之。一白风癣前药加药皮硝二钱。

又方

白及　白蔹　槟榔　土槿皮各二钱　轻粉一钱

火酒浸擦。

又方

松树根皮四两　海桐皮　白鲜皮　白槟榔　雷丸各三两　斑蝥四十九只，下身加倍

共为末，醋水对调，隔一夜，用笔蘸搽，一日三次，七日痊愈。

又方

土大黄根三钱　蚯蚓粪三钱　雷公藤五分　大枫子肉一钱五分　防风一钱五分　山槿皮

三钱

共为末，陈醋调搽。

痔疮部

外痔搽药

顶大五倍子十个，钻孔去子　金头蜈蚣三条碎　儿茶一两五钱，研

将二味装入倍子内，用银封纸固瓦上，煅以青烟尽，取起研末，配熊胆一钱，冰片五分，再研极细，先用皮硝泡汤洗痔，后以猪汁调搽。

追管丸

姜汁炒胡黄连一两　炙刺猬皮一两　当门子二分

共为末，饭和丸如麻子大，每服一钱，食前酒下。专治痔漏，不拘远近，服后管内脓水反多，是药力到也，脓水追尽，服后消管丸，自能奏效，不必疑忌。

消管丸

胡黄连二两，炒　炒甲片一两　石决明一两，煅　炒槐米一两

各取净末秤准和匀，炼蜜丸如麻子大，每服一钱，早晚二次米汤下，至重者四十日痊愈。再服完善丸，如四边疮口有硬肉突出，可加蚕茧二十个炒研，和入药内。

闭管丸（即完善丸）

夏枯草十两　连翘壳五两　甘草节五钱金银花四两

共炒为末，净银花一斤，煎浓汁和丸如绿豆大，每服三钱，空心淡盐汤下。若起漏三五年，两服痊愈。一二年者，一料即愈。

外痔搽药

寒水石四两，研极细末　大蜓蚰百个

同捣极烂阴干，再捣千余下，如香灰样收贮。临用每末二钱，配冰片一分，和匀以蚌水调搽。或猪胆汁串入真麻油亦可。初起者半月愈，年久者一月断根。若痔内出血，配入蒲黄三四分，外洗用瓦花枳壳煎汤。

治痔神枣散

顶大南枣一枚去核　真铜绿须铜上刮下者，不拘多少　鳖头一个，煮取净骨打碎

将铜绿、鳖骨填满枣内，将枣合紧线，煅存性为末。先将秋海棠根叶煎汤洗疮，后用清水调敷。

洗痔极效方

葱白十个　瓦花一两　马牙苋五钱　破硝五钱　五倍子五钱　槐花五钱　茄根五个　花椒五钱

煎汤频洗。

又方

烂石榴三只　五倍子五钱　乌梅七个　槐米五钱　地骨皮五钱

煎汤。

痔漏插药

百草霜　黄连各二钱五分　冰片五分　射香五分　旱连草头炒　蜣螂虫各五钱　蚂蝗五条，瓦上炒焦

研细为末，丸如粟米大，纳入管内，三日后管即化出。用轻粉、乳香、麝香、韶粉、东丹、血竭末掺之收功。

痔疮化管方

田鸡皮炙灰　血余炭　黄明胶牡蛎拌炒

研末，每朝三钱，冲服。

痔漏插药

小茴香一两　白芷三两　白矾一两

研细，铜杓内熔成饼，再入炭火上煅令烟尽取出，出火毒，为细末，用麸糊成条，插入漏内，直透至痛处为止。每日三次，七日为止，十余日结痂而愈。如结只一孔，十日痊愈。

洗痔疮方

遍地香　过冬青　凤尾草各一种俱要鲜

煎汤熏洗二三次即好，如无鲜者，干者亦可。

痔漏心精方

乌梅肉半斤　韭菜地蚯蚓七条，瓦上焙燥　陈仓老米八合

研细饮和丸，夜露早收，每晨开水下每服三钱，不论久远一料除根。

枯痔散

明矾一两　白砒三钱

共研细，入阳城罐内，外转炭火炼至烟起，烟即砒毒，人不可闻。俟烟尽矾枯去炭，次日取研至无声为度。四围搽之，不可使药流入中孔，致令大痛。

神散元珍丹

明矾煅熟存性，不碎，如绿豆大。以桂圆肉包之，日服一粒，难重症服之，百日断根，治痔以手搓之。

又方

透明白矾一斤，捣如豆大

入罐内如前法，炼至矾笑罐外，而枯其顶，如痔形者即灵药成，出火毒研极细。或顶大雪梅片一二厘，取津吐调于手心，搽痔上，不可多搽。再取竹白衣作膏药式，糊痔上数次即愈。其灵药底，可合一切药。

又方

红砒不拘多少，瓦上煅至白烟尽为度　飞白矾各一钱　乌梅肉二钱，烧存性

共研极细，用时以津吐淫手指，蘸药于痔头、痔身，搓捻，一日二次。初敷不肿，五六日出臭，如出尽，其痔干枯，此药不用。一方加白灵丹五分。

灵秘丹药

片脑一分　朴硝五分　熊胆二分　蜗牛一两　螺肉一两　橄榄炭五钱

捣烂水浸一夜，取水并药敷痔上。

胎元七味丸

头胎男子脐带三个，瓦上焙存性　陈棕炭七钱　京牛黄三分　槐米二钱　刺猬皮三钱　象皮四钱　地榆三钱

共研，酥油糯米糊丸如蚕豆大，每服七丸，空心白滚汤下。专治痔漏，三日化管，七日平满，血清脓上，十日除根。

眼痔

用五倍子烧灰麻油调搽。

口牙部

牙疳方

川柏三钱　寒水石三钱　黄丹一钱　千层蚌壳一钱　人中白三钱　梅水片一分

共研细末。

牙疳回疳散

真人中白五分，煅　陈蚕茧二钱五分，煅存性　五倍子一钱，打碎去盅　制明矾法用整五倍子一钱，内装明矾一钱，煅枯研细末用　川连末五分　芦荟末五分　犀牛黄三分　青黛五分　冰片四分　蟢子窠十七个，煅存性

共为细末，先用河蚌煎汤漱口，用少许吹之。

砒枣散

红枣三枚，法每个去核，入红砒黄豆大一粒扎好，炭火上煅尽白烟为度，出火气。共为细末，再入之以，人中白煅五分，冰片五厘，芦荟三分。共为细末擦之，专治走牙疳。

人龙散

戍腹粮即狗屎中骨头，瓦上煅存性，为末，每一钱加冰片少许，敷之能治牙疳之疾。

又方

人龙瓦上焙

为研极细末，加青黛冰片少许，和搽治同。

龙虎止疳散

屋上白猫屎　煨石膏等份

研末，加入蛔虫一条，炙灰冰片少许，共研极细吹之。专治痘后牙疳极凶危者，及走马牙疳，吹之神效。再服清火解毒之剂。

又方

绿矾一钱,炒红　煨石膏三钱　儿茶一钱　月石一钱　人中白一钱　冰片二分　人中黄一钱

研细吹之，立效。

牙痛方

薄荷尖五分　荜茇五分　月石三分　黄丹五分　梅片三分　樟脑五分　青盐五分　骨碎补去毛皮晒干,五分　麝香一分

共为细末擦。

又方

生石膏一钱　细辛一钱　儿茶五分　川连一钱　冰片二分

共为极细末擦之，无论实火、虚火虫蛀疼痛俱可以治。如虚疼加人参末三分，虫蛀加樟脑五分。

牙痛方

蟾酥一钱,陈酒化透　五灵脂一钱　麝香一钱

研和为丸，均丸二百粒，新零绸包，丝线扎固，装磁缸内，每遇风火虫疼牙痛，取一丸咬于患处，丸化自愈。

牙痛方

荜茇一钱　川椒五分　石膏五分　青盐四分

共为细末，点于痛处立止。

一笑散

初平方去火硝加荜茇等份　青盐　火硝

硼砂　樟脑各等份

研细擦之，立止牙痛。

牙痛一笑散

火硝一钱　元明粉　生石膏　黄柏各五分　全蝎茶洗炙研　青盐　月石　雄黄各三分　真蟾酥五分　冰片二分,共研细末搽擦

玉带膏

煅白龙骨五钱　生栀子仁三钱　生川柏五钱　生黄芩五钱

铜锅内熬汁，煮干龙骨为度，取出为末。再用铅粉五钱，麝香三分，并煮好龙骨同研细入碗内，加黄占一两。

坐滚汤中熟化拌匀，用重连史纸铺火炉盖上，将药刷在纸上，剪成碎条，卧时贴在患处，次早起时取出，有黑色可验，专治牙痛。

哭来笑去方

潮脑　川椒去目,各五钱

用粗碗一只，椒铺碗底，樟脑盖面，上覆一碗，盐泥固，济火上升二炷香，取出为末，每用一二厘擦之。专治牙痛，至重者二次即效。

去牙痛方

雄活鲫鱼一尾约四五两重，破开去肠不落水，用白信六钱，为末填入鱼腹，待其肉烂去砒，不用肉，用净鱼骨晒干为末，每用些些，安于患牙龈上，膏盖一时许自落。

柳华散

川柏末　真青黛　人中白　薄黄等份

为细末掺之。此方能治口舌烂久不愈。如去人中白、蒲黄名华云散，加枯矾、五倍子炒等份治牙痛。

赴筵散

北细辛　黄芩　黄柏　黄连　干姜　山栀子等份

共研细末，或加冰片少许擦之，专治口疮。

牙痛方

濂珠一分　朱砂一分　斑蝥二钱，去羽头尾

上三味研细末，用少许放膏上，贴痛牙外面，切勿贴口内。

鼻耳部

鼻渊方（即脑漏）

蟾酥　龙骨　石首鱼脑煅

共为细末吹之，或加辛夷、冰片各少许。

又方

上血珀　真广藿香叶等份

研细吹之。

又方

白石脂一味研细吹之，内服补中益气汤或六味丸。

又方

搅朱漆绵兜一两　白鸽子翎去硬管卷入绵内，一两

同煅存性，每灰一钱　加片脑七厘，共研末吹之。

鼻衄方

真石青　藜芦　胆矾等份

共研细末，少许吹之。

赤鼻方

硫黄入布袋内，用豆腐汁制三次，净重一两　轻粉　陀僧　白芷各一钱　白矾五分

共研末唾搽，晚则搽，日则洗，自能奏功。

聤耳方

橘皮烧存性　血余炭　龙骨　江鱼牙等份

加冰片少许，研细吹之。

红绵散

煅龙骨　枯矾各三钱　海螵蛸　胭脂各一钱，烧灰　飞丹二钱　冰片三分

共为细末，先以绵纸搅去脓后吹之，专治聤耳出脓。

砍伤脑衣方

用南枣核仁焙燥，研末吹之。

脑漏臭涕方

用五股虫焙　赤石脂等份

研细臭之。

附混元一气丹方

荆芥穗一钱　鬼箭羽一钱　香白芷一钱　公丁香一钱　川郁金三钱　北细辛一钱五分　苏合香一钱　寒食面二钱　西香薷一钱五分　广藿香三钱　降真香三钱　红灵丹三分

上各研细，将寒食面煎汤，泛丸如粟米大，将红灵丹三分为衣，每服五分。

治牙虫风牙疼痛方

此方屡试神效。

大梅片五分　飞辰砂五分　马牙硝二钱　月石二钱

共研细末，擦痛甚效。

脚部

青螺散

真铜青　六一散等份

共为细末掺，专治脚痔脚疰。

阴湿脚疮久烂方

铜青　胆矾各五分　飞黄丹二钱　密陀僧　轻粉　煨石膏各一钱

共为末，临卧掺上，痛一即结痂，或有痒处毒水不干，又掺上，痒极掺之。

烂脚了方

月石　滑石各三钱　龙骨　川柏各二钱　百部二钱　陈茶叶六钱

共为末，临用加冰片一分，敷之。

又方

用陈茶叶、陈黄泥砖共末掺之。

烂腿方

轻粉一钱，漂净　铜绿一钱，漂净　海螵蛸四钱　赤石脂一两　滑石四钱　东丹一钱，漂

上药研细过筛，麻油敷患处。

补　遗

小儿肺风痰喘方

雪里青即过冬青草捣去汁，调天竺黄一二钱服之。

又方

用白茄子磨水服之。

小儿胎疮方

苦参一两，研细　用母发一团　鸡子黄十个

熬出油调入，候凝抹之。

小儿头上诸疮方（名一抹全）

藜芦　蛇床　飞黄丹各一钱六分　硫黄白矾　赤石脂　五倍子　川柏各一钱五分轻粉五分

共研末猪油调敷，或清油亦可。

小儿胎癞方

明矾五钱　松香五钱　葱头七枝

饭锅上同炖热，待冷研细，加入东丹三钱，冰片三分，用麻油敷调。

小儿白颓方

用炮长药油调，先以米泔腐泔洗，后敷一二次即愈。

又方

用鲫鱼煅研敷。

又方

用猪脚爪壳煅研，油调搽。

柏叶散

石柏末一钱五分　轻粉一钱　雄黄一钱　青黛二钱　滑石一钱　寒水石二钱，煅　银朱一钱五分　辰砂五分　铅粉二钱　侧柏叶末一钱

共为细末，丝瓜叶汁调搽，治天泡疮。

天泡疮方

明雄黄五分　川柏三分，研末　陀僧六分女人扑面粉五分　石膏八分

共为末，丝瓜汁，麻油调搽，二三次即愈。

炒灵丹

白芷四西，炒黑研末　圆眼核四两，炒黑存性研末

和匀，干者香油调搽，湿者干掺，专治混烂蛇疮。

一擦无踪

臭硫黄三钱　鸡子两个

用真香油一酒盅入锅内，将鸡放锅内同熬取油，以鸡子两面焦黄色为度。取出食之，将硫黄末放锅内，令熬数滚，随手搅匀候冷取起，调搽疮上，甚效。已经试过，三五日即痊愈，永无再发之理。

不二散

密陀僧三钱　硫黄一两　草乌三钱　红砒一钱

共为细末，米醋调搽，专治汗斑。

又方

硫黄　明矾　雄黄　白附子　海金沙密陀僧

共研末，姜汁调搽，或用醋亦可。一年者去皮一次，十年者去皮十交，擦后勿当风，勿行房扇。

汤火疮方

生大黄　川柏　当归等份

好酒炒炭研末，麻油调搽，或加之以地榆炭。

又方

赤石脂　寒水石　大黄　川柏各一两

蒲黄二两　红丹五钱

为末，麻油调敷。

又方

猪毛炭　轻粉少许　硼砂少许

研匀麻油调敷，且无疤痕。

又方

地榆炭研末，麻油调敷。

又方

无毛胎鼠，菜油浸之，愈久愈佳，取油搽之。

螵蛸散

海螵蛸五钱　五倍子炒焦　枯矾　儿茶　黄丹　赤石脂　密陀僧　铅粉各二钱

共为末，湿者干掺，干者柏油调搽，专治黄水流脓疮。陆定圃先生方，脓窠类屡久不瘥，此方甚效。

又方

麝香一厘半　硫黄二厘半　白蔹五分　白及五分　密陀僧一钱　腰黄二分半　白芷五分　生附子一钱五分

各生为末，和匀以生白附、生姜汁捣成饼擦之，专治白点风汗斑等症。

紫苏散

六一散四钱　紫苏叶一钱五分　儿茶一钱　赤石脂二钱

共为细末，先以紫苏、紫背浮萍煎汤重洗，然后敷之。专治阴囊烂，名绣球风。

又方

用铅粉研细，生桐油调搽。

珠毋散

陈蚌股煅　儿茶　轻粉　飞滑石　人中白各二钱，煅　煅龙骨　枯矾各一钱　冰片三分

共研末，专治妇人阴痒，甚者令人发热如劳。先以鸡肚或猪肝，切作长条，蒸熟插入阴户，过一夜，次早取出。如此二

三次，痒减虫净，然后用麻油调搽。

坐板疮

飞滑石　生大黄　人中白　密陀僧等份

分研细掺患处。

肺风疮

蜈蚣一条，焙　雄黄一钱　硫黄一钱

共为细末，夏月用白茄子捣汁调搽，冬月用柏油杵膏搽之，临卧搽上，次早洗去，半月痊愈。

缠腰火丹方

挑瞎蛇头上眼，用坑缸上旧箍炙炭为末，麻油调搽。

又方

蛇蜕烧存性，坑圳上浮泥同研，用童便调敷。

金甲散

穿山甲一只全者　生漆一斤

每日将山甲漆数次，漆完用瓦器将山甲炙灰。如病人要头身先好，即服穿山甲头身起一钱，足先好即服穿山甲足四只起，对陈酒服完即愈。如山甲有一不全，病人亦缺不一全，为专治大麻风仙方。

地耳散

地踏菜晒干为末，猪油调敷，治汤泡伤。

又方

泡过烂茶叶藏鬓内，取抹并治火伤。

又方

秋葵花手未捏过，浸麻油，如遇汤火伤者，取油搽之。

黄水秃疮方

嫩松黄葱二两，制过　黄丹一两　无名异一钱　炒铅粉一钱　轻粉三分

共研末，先以米泔洗净患处，用香油调敷。

善瘄头方，用化铜旧罐研细末，加轻

粉冰片少许，香油调搽神效。

手足鸡眼方

用大蜈蚣干一对炙，研细掺膏药上贴之，一周时即化黄水。

又方

蜈蚣一钱　硇砂一钱　白矾少许

用麻油浸埋地下一日，取出点之。

冻疮方

白及研末，用萝卜一个，挖空入柏油于内，蒸透取油调搽。

又方

旧泥盒浇灰研细，油调搽。

冻疮汤火疮方

用煅瓦楞子研极细末，加冰片少许，麻油调敷。

天蛇头方

用猪胆一枚，入全蜈蚣一条研末，雄黄少许，套上即瘥。

羊须疮方

旋覆花一钱，焙　旧绵絮胎一两，烧存性

共研末，麻油调搽。

损伤方

当归二钱　丁香五分　枳壳二钱　川芎二钱　辰砂五分　沉香一钱　乳香二钱　木香二钱　苏木二钱　川乌五分　桂枝二钱　牛膝二钱　血竭一钱五分　肉桂一钱　杜仲二钱　麝香三分　参三七一钱　草乌五分

共研细末和匀，用好酒冲服。

悬梁死急救法

吊死者，切不可剪断绳带。先用软泥将人粪门封好，若女子对好阴户粪门两处，将人慢慢放下。落地用细辛一分，牙皂一分，共研极细末，用葱管吹入鼻中，候其喉中有声，此药吹完，再用九死还魂草三钱，飞净真辰砂一钱，将水煎浓吹耳鼻，候其面红，再用生姜汁一杯饮下，盖被出

汗，再服米泔水一杯即愈。

九龙神咒丹

专治跌打疯气立效，神方累试累愈。

川乌三钱　草乌三钱　朱砂二钱　硼砂六分　梅片二分　原香二分　丁香二分　硫黄六分

以上八味各研极细末，用黄表纸，朱笔书九龙字符九张，用铜锅一只洗净，用新布三块干。又备新竹板一片，炒药用的。先将炉炭加好听用，将锅先焚龙字符一张，再烧龙字符一张，亦焚在锅内，将川乌放下，再烧龙字符一张，将草乌放下炒，余皆效此次第。龙字符药味均炒，至硫黄入锅熔化，即倒干磁盆内，薄薄摊开，均分作三四盆，候冷冰成片块，磁瓶收贮，切勿泄气。如遇患病，用筷一只频点，点至痛处，用老姜一片，姜上置药，一块，如黄豆大，用明火烧药，燃着忍痛，候药性烧尽为度。再点仍烧，以不痛为止，即愈。试念无算，用朱笔书龙字样，一口气书一张，不可二口气，为要为要。

附符式例下

龙　龙龙龙龙／龙龙龙龙　照此符式写九龙字，

及制药之日，务要斋戒沐浴，虔心静室。

至要至要！

桃花散即刀伤药

千年石灰二两　生大黄六钱

共炒黄，同研极细末，敷患处即效。

疯气药酒方

钻地风　宣木瓜　汉防己　秦艽　野桑梗　川羌活　粒红花　千年健　当归

以上九味各四钱，加南枣廿枚，冰糖二两，陈酒四斤，外用大瓦一瓶一只，将药连酒浸入瓶内封口，夹水煮滚，点一炷香，候香缓缓再滚，香尽药好。每日清晨

随量饮之，再滚二次，如不见效，再服一剂即愈。

下疳方

橄榄灰四钱　大梅片二分　红小升四钱

如自生用菜油调，数砍丧用麻油调，无论干湿，先须干撒一次，再调涂如法。

武定候府方

治杨梅结毒疮。

轻粉一钱　杏仁三十粒，去皮　雄黄一钱半　冰片少许

共为末，先以甘草汤洗净，用雄猪胆汁调药搽上，二三日即愈，百发百中。

赤白泻痢神方

干桑椹三两　雄精一两五钱　赤白沙糖各三两　砂仁三两

上药研细用囫囵荸荠三斤，原烧酒三斤，浸入大沙锅内，盖好不泄气。用菜油灯心，文火煎滚收贮，卧服荸荠一枚即愈。即此药渣、药酒服之亦无不愈，其效如神。

广疮方

轻粉三钱　大黑枣二十枚

法将大枣去核，轻粉研细，同河泥少许嵌入枣内，用厚面糊裹，勿可泄气，炭火炙成炭，每服两枣，分三日用，黄酒化送。

神验化毒五虎丹

炙牛角　炙羊角　炙甲片各二钱　角刺三钱　生大黄十二两

法以牛羊甲片三味混纸，湿纸包煨焦，取净末同角刺大黄净末研匀，每服五钱，弱者三钱，绍酒送下候泻。宜于空地上利完，将土掩之，恐恶气害人间。二日再一服，甚者不过三服，神效。后服珠黄十宝丹，以愈为度，结毒亦效。

珠黄十宝丹

滴乳石　人乳　煅真琥珀　乳香去油　没药去油　辰砂水飞　山慈菇各三钱　败龟甲炙　雄黄各四钱　犀角　珍珠各一钱　真正人中黄五钱　当门子五分

各取净末秤准，共为极细末，山药打糊为丸，如桐子大，辰砂为衣。专治一切广疮、杨梅结毒、下疳溃烂、小儿胎毒，分一月服完即愈。甚者再服一料必愈，功胜五宝丹。以上三方即治杨梅疮方。

玉枢丹方

毛慈菇二两，晒　红芽大戟一两五钱，炒　千金子霜一两　冰片三钱　文蛤二两，去垢晒　雄黄三钱　飞辰砂三钱　麝香三钱　草河车一两五钱，晒　山豆根一两，炒　丁香三两，晒　灯草炭一钱

以上药各研末和匀，糯米饭打成锭，晒干收贮重出。

绝痫丹

治颠仆眼直，口吐痰沫，或作羊鸣，不省人事，此因惊恐得之。

硝煅礞石五钱　天竺黄六钱　当门子二分　煨明天麻三钱　辰州朱砂三钱　蛇含石五钱，醋煅　陈胆星四钱　法半夏八钱

等份为末，以姜汁五钱，竹沥二两，和于蜜中炼熟，杵丸如龙眼大，童便磨服半丸，立此服三一丸痊愈。

蛇蜕四分，煅净　绿矾二分　犀黄四分　石膏三钱，煨　紫草二钱　川莲一钱　蜂窠一钱，煅净　紫荆皮一钱五分

上味同研细末，用马兰汁调药，涂于患处。

《外科方外奇方》卷四终

咳论经旨

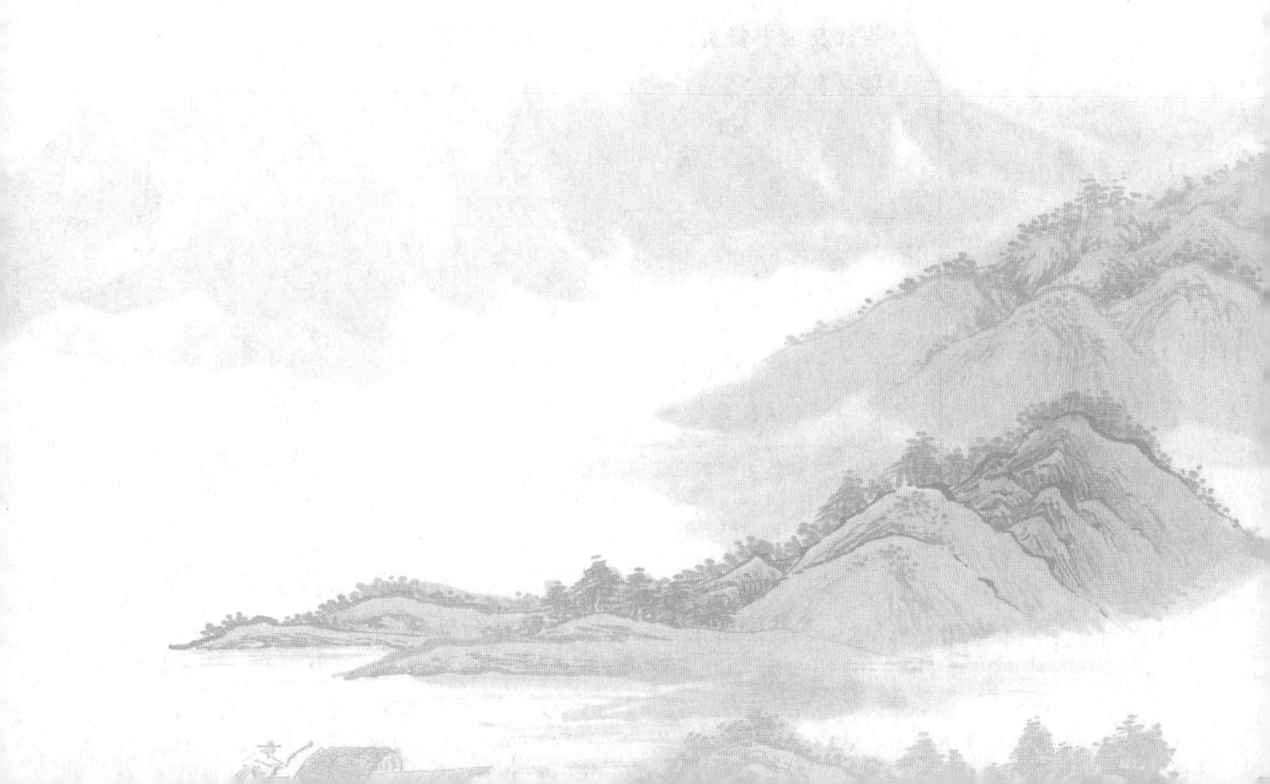

内容提要

  《咳论经旨》四卷，清湖州凌嘉六先生遗稿也，为其哲嗣永言社友惠寄。嘉六先生即晓五先生昆季行，著作等身，言医必本于经。本书所辑亦不越于《内》《难》《甲乙》《金匮》《伤寒》，故名经旨。想见先辈之崇古遵经，足砭后世之数典忘祖。嘉六先生遗著存社者尚有多种，因咸系原稿，未曾杀青，致稽搁未刊已有数年。屡荷永言社友驰书督责，深滋负疚。兹特次第刊行，以践吾言不妄。

目　录

咳论经旨　卷一

浙湖凌嘉六先生遗著

后学裘庆元刊

男咏永言录存

上古天真论篇曰：上古圣人之教下也，皆谓之，虚邪贼风，避之有时。（邪来虚入，是谓虚邪。窃害中和，谓之贼风。避之有时，谓八节之日及太一入从之于中宫朝入风之日也。《灵枢》经曰：邪气不得其虚，不能独伤人。明人虚乃邪胜之也。）（新校正云：按全元起注本云：上古圣人之教也，下皆为之。《太素》《千金》同。杨上善云：上古圣人使人行者，身先行之，为不言之教。不言之教胜有言之教，故下百姓仿行者众。故曰：下皆为之。太一入从于中宫朝入风义，具《天元玉册》中。）恬惔虚无，真气从之。精神内守，病安从来。（恬惔虚无，静也。法道清净，精气内持，故其气邪不能为害。）

四气调神大论篇曰：秋三月，此谓容平。（万物夏长，花华实已成容状，至秋平而定也。）天气以急，地气以明。（天气以急，风声切也。地气以明，物色变也。）早卧早起，与鸡俱兴。（惧中寒露，故早卧。欲使安宁，故早起。）使志安宁，以缓秋刑。（志气躁则不慎其动，不慎其动则助秋刑急，顺杀伐生。故使志安宁，缓秋刑也。）收敛神气，使秋气平。（神荡则欲炽，欲炽则伤和气。和气既伤，则秋气不平调也。故欲敛神气，使秋气平也。无外其志，使肺气清。）（亦顺秋气之收敛也。）此秋气之应养收之道也。（立秋之节初五日凉风至，次五日白露降，后五日寒蝉鸣。次处暑气初五日鹰乃祭鸟，次五日天地始肃，后五日禾乃登。次仲秋白露之节初五日盲风至，鸿雁来。次五日玄鸟归，后五日群鸟羞著。次秋分气初五日雷乃收声，次五日蛰虫坏户，景天华。后五日水始涸。次季寒露之节初五日鸿雁来宾，次五日雀入大水为蛤，后五日菊有黄华。次霜降气初五日豺乃祭兽，次五日草木黄落，后五日蛰虫咸俯。凡此六气一十八候，皆秋气，正收敛之令，故养生者必谨奉天时也。）逆之则伤肺，冬为飧泄，奉藏者少。（逆谓反行夏令也。肺象金，王于秋，故行夏令则气伤。冬水王而金废，故病发于冬。飧泄者，食不化而泄出也。逆秋伤肺，故少气以奉于冬藏之令也。）逆秋气，则太阴不收，肺气焦满。（收谓收敛。焦谓上焦也。太阴行气主化上焦，故肺气不收，上焦满也。）（《新校正》云：按焦满，全元起本作进满。《甲乙》《太素》作焦满。）

生气通天论篇曰：秋伤于湿，上逆而咳。（湿谓地湿气也。秋湿既胜，冬水复王，水来乘肺，故咳逆病生。）（《新校正》云：按阴阳应象大论云：秋伤于湿，冬生咳嗽。）发为痿厥。（湿气内攻于脏腑则咳逆，外散于筋脉则痿弱也。阴阳应象大论曰：地之湿气，感则害皮肉筋脉。故湿气之资发为痿厥。厥谓逆气也。）

金匮真言论曰：西风生于秋，病在肺俞，在肩背。（肺处上焦，背为胸府，肩背相次，故俞在焉。）西方白色，入通于肺，开窍于鼻，藏精于肺。（金精之气，其神魄。肺藏气，鼻通息，故开窍于鼻。）故病在背。（以肺在胸中，背为胸中之府也。）其味辛，其类金，（性音声而坚劲。）其畜马，（畜马者，取乾也。《易》曰：乾为马。）（《新校正》云：按五常政大论云：其畜鸡。）其谷稻。（稻坚白。）其应四时，上为太白星。（金之精气，上为太白星，三百六十五日一周天。）是以病之在皮毛也。（金之坚密，类皮毛也。）其音商。（商，金声也。孟秋之月，律中夷则大吕，所生三分减一，管率长五寸七分。仲秋之月，律中南吕太簇，所生三分减一，管率长五寸三分。秋季之月，律中无射夹钟，所生三分减一，管率长五寸。凡是三管，皆金气应之。）其数九。（金生数四，成数九。《尚书·洪范》曰：四曰金。）其臭腥。（凡气因金变，则为腥之气也。）

阴阳应象大论篇曰：秋伤于湿，冬生咳嗽。（秋湿既多，冬水复王，水湿相得，肺气交衰。故冬寒甚则为咳。）西方生燥，（天气急切故生燥。）燥生金，（金燥有声，则生金也。）金生辛，（凡物之味辛者，皆金气之所生也。《尚书·洪范》曰：从革作辛。）辛生肺，（凡味之辛者，皆先生长于肺。）肺生皮毛，（肺之精气，生养皮毛。）皮毛生肾，（《阴阳书》曰：金生水，然肺金之气养皮毛已，乃生肾水。）肺生鼻，（肺藏气，鼻通息，故主鼻。）其在天为燥，（轻急劲强，燥之用也。）在地为金，（坚劲从革，金之性也。）在体为皮毛，（包藏肤腠，捍其邪也。）在脏为肺，（其神魄也。《道经义》曰：魄在肺，魄安则德修寿延。）在色为白，（象金色。）在音为商，（商谓金声轻而劲也。《乐记》曰：商观则陂其官坏。）在声为哭，（哭，哀声也。）在变动为咳，（咳谓咳嗽，所以利咽喉也。）在窍为鼻，（鼻所以司臭呼吸。）在味为辛，（辛可用散润也。）在志为忧，（忧，深虑也。）忧伤肺，（虽志为忧，过则损也。）喜胜忧，（喜则心火并于肺金，故胜忧也。宣明五气篇曰：精气并于心则喜。）热伤皮毛，（热从火生，耗津液故。）寒胜热，（阴制阳也。）（《新校正》云：按《太素》作燥伤皮毛，热胜燥。又按：王注五运大论云：火有二别，故此再举热伤之形证。）辛伤皮毛，（过而招损。）苦胜辛。（苦，火味，故胜金辛。）天气通于肺。（居高故。）愚按：道家云鼻谓玄关之窍，呼吸天气。

阴阳别论篇曰：一阳发病，少气，善咳，善泄。（一阳谓少阳胆及三焦之脉也。胆气乘胃，故善泄。三焦内病，故少气。阳上熏肺，故善咳。何故？心火内应也。）其传为心掣，其传为膈。（膈气乘心，心热故阳气内掣，三焦内结，中热故膈塞不便。）三阴结谓之水。（三阴结，谓脾肺之脉俱寒结也。脾肺寒结，则气化为水。）

灵兰秘典论篇曰：肺者相傅之官，治节出焉。（位高非君，故官为相傅。主行荣卫，故治节由之。）

六节脏象论篇曰：肺者，气之本，魄之处也。其华在毛，其充在皮，为阳中之太阴，通于秋气。（肺藏气，其神魄，其养皮毛。故曰肺者气之本，魄之处，华在毛，充在皮也。肺脏为太阴之气，主王于秋，昼日为阳气所行位非阴处，以太阴居于阳分，故曰阳中之太阴。通于秋气也。金匮真言论曰：日中至黄昏，天中之阳，阳中之阴也。）（《新校正》按云：太阴，《甲乙经》并《太素》作少阴。当作少阴。肺在十二经虽为太阴，然在阳分之中当为少阴也。）

五脏生成篇曰：肺之合皮也。（金气坚定，皮象亦然。肺脏应金，故合皮也。）其荣毛也。（毛附皮革，故外荣。）其主心也。（金畏于火，火与为官，故主畏于心也。）诸气者皆属于肺。（肺脏主气故也。）咳嗽上气，厥在胸中，过在手阳明太阴。（手阳明，大肠脉。太阴，肺脉也。手阳明脉自肩髃前廉，上出于柱骨之会上，下入缺盆络肺，下膈属大肠。手太阴脉起于中焦，下络大肠，还循胃口，上膈属肺，从肺系横出腋下，故为咳嗽上气，厥在胸中也。）（《新校正》云：按《甲乙经》厥作病。）白脉之至也，喘而浮，上虚下实，惊有积气在胸中，喘而虚，名肺痹寒热。（喘为不足，浮者肺虚，肺不足，是谓心虚，上虚则下当满实矣。以其不足，故善惊而气积胸中矣。然喘而脉浮，是肺自不足。喘而虚者，是心气上乘，肺受热而气不得营，故名肺痹，而外为寒热也。）得之醉而使内也。（酒味苦燥，内益于心。醉甚入房，故心气上胜于肺矣。）

五脏别论篇曰：帝曰：气口何以独为五脏主？（气口，则寸口也，亦谓脉口。以寸口可候气之盛衰，故云气口。可以切脉之动静，故云脉口。皆同取于手鱼际之后同身寸之一寸，是则寸口也。）岐伯曰：胃者水谷之海，六腑之大源也。（人有四海，水谷之海，则其一也。受水谷已荣养四傍，以其当运化之源，故在六腑之大源也。）五味入口，藏于胃，以养五脏气。气口亦太阴也。（气口在手鱼际之后同身寸之一寸。

气口之所候脉动者，见手太阴脉气所行，故言气口亦太阴也。）是以五脏六腑之气味皆出于胃，变见于气口。（荣气之道，内谷为实。）（《新校正》云：详此注出《灵枢》，实作宝。谷入于胃，气传与肺，精专者循肺气行于气口，故云变见于气口也。）（《新校正》云：按全元起本出作入。）故五气入鼻，藏于心肺。心肺有病，而鼻为之不利也。

诊要经终论篇曰：春刺秋分，筋挛，逆气环为咳嗽。病不愈，令人时惊，又且哭。（木受气于秋，肝主筋，故刺秋分则筋挛也。若气逆环周，则为咳嗽。肝主惊，故时惊。肺主气，故气逆又且哭也。）（《新校正》云：按四时刺逆从论云：春刺肌肉，血气环逆，令人上气也。）凡刺胸腹者，必避五脏。（心肺在膈上，肾肝在膈下，脾象土而居中。故刺胸腹必避之。五脏者，所以藏精神魂魄意志，损之则五神去，神去则死至，故不可不慎也。）中肺者，五日死。（金生数四，金数毕，当至五日而死。云三日死，亦字误也。）（《新校正》云：按刺禁论云，中肺三日死。其动为咳。四时刺逆从论同。王注四时刺逆从论云：此三论皆岐伯之言而不同者，传之误也。）

脉要精微论篇曰：肺脉搏坚而长，当病唾血。（肺虚极则络逆，络逆则血泄，故唾血出也。）其软而散者，当病灌汗，至今不复散发也。（汗泄元腑津液奔凑，寒水灌洗，皮密汗藏，因灌汗藏，故言灌汗，至今不复散发也。灌谓灌洗，盛暑多为此也。）

平人气象论篇曰：秋胃微毛曰平。毛多胃少曰肺病。但毛无胃曰死。（谓如物之浮，如风吹毛也。）毛而有弦曰春病。（弦者，脉木气也。次其乘克，弦当为钩。金气逼肝，则脉弦来见，故不钩而反弦也。）弦甚曰今病。（木气逆来乘金，则今病。）藏真高于肺，以行荣卫阴阳也。（肺处上焦，故藏真高也。《灵枢经》曰：荣气之道，内谷为实。谷入于胃，气传与肺，流溢于中而散于外。精专者，行于经隧，以其自肺宣布，故云以行荣卫阴阳也。）（《新校正》云：按别本实作宝。）胃之大络，名曰虚里。贯膈络肺，出于左乳下，其动应衣，脉宗气也。（宗，尊也，主也，谓十二经脉之尊主也。贯膈络肺出于左乳下者，自膈而出于乳下，乃络肺也。）盛喘数绝者，则病在中。（绝谓斩断绝也。）结而横有积矣，绝不至曰死。（皆左乳下脉动状也。中谓腹中也。）颈脉动，喘疾咳曰水。（水气上溢则肺被热熏，阳气上逆，故颈脉盛鼓而咳喘也。颈脉谓耳下及结喉傍人迎脉者也。）目裹微肿，如卧蚕起之状曰水。（评热病论曰：水者，阴也。目下，亦阴也。腹者，至阴之所居也。故水在腹中者，必使目下肿也。）平肺脉来，厌厌聂聂，如落榆荚，曰肺平。（浮薄而虚者也。）（《新校正》云：详越人云：厌厌聂聂如循榆叶，曰春平脉。蔼蔼如车盖，按之益大，曰秋平脉。与《素问》之说不同。张仲景云：秋脉蔼蔼如车盖者，名曰阳结。春脉聂聂如吹榆荚者，名曰数。恐越人之说误也。）秋以胃气为本，（脉有胃气，则微似榆荚之轻虚也。）病肺脉来，不上不下，如循鸡羽，曰肺病。（谓中央坚而两傍虚。）死肺脉来，如物之浮，如风吹毛，曰肺死。（如物之浮瞥瞥然，如风吹毛纷纷然也。）（《新校正》云：详越人云，按之消索如风吹毛曰死。）

玉机真脏论篇曰：夏脉如钩，何如而钩？岐伯：夏脉者，心也，南方火也，万物之所以盛长也。故其气来盛去衰，故曰钩。（言其脉来盛去衰，如钩之曲也。）（《新校正》云：按越人云，夏脉钩者，南方火也。万物之所盛，垂枝布叶，皆下曲如钩。故其脉来疾去迟。吕广云：阳盛故来疾，阴虚故去迟。脉从下上至寸口疾，还尺中迟也。）反此者病。帝曰：何如而反？岐伯曰：其气来盛去亦盛，此谓太过，病在外。（其脉来盛去盛，是阳之盛也。心气有余，是为太过。）其气来不盛，去反盛，此谓不及，病在中。（《新校正》云：详越人肝心肺肾四脏脉，俱以强实为太过，虚微为不及。与《素问》不同。）帝曰：夏脉太过与不及，其病皆何如？岐伯曰：太过则令人身热而肤痛，为浸淫。其不及则令人烦心，上见咳唾，下为气泄。（心手少阴脉起于心中，出属心系，下膈，络小肠。又从心系，却上肺。故心太过则身热，肤痛而浸淫，流布于形分。不及则心烦，上见咳唾，下为气泄。）秋脉如浮，何如而浮？岐伯曰：秋脉者，肺也，西方金也，万物之所以收成也。故其气来，轻虚以浮，来急去散，故曰浮。（脉来轻虚，故名浮也。来急以阳未沉下，去散以阴气上升也。）（《新校正》云：按越人云，秋脉毛者，西金也，万物之所终。草木华叶，皆秋而落，其枝独在，若毫毛也。故其脉来轻虚以浮，故曰毛。）反此者病。帝曰：何如而反？岐伯曰：其气来，毛而中央坚，两傍虚，此谓太过，病在外。其气来，毛而微，此谓不及，病在中。帝曰：秋脉太过与不及，其病皆何如？岐伯曰：太过则令人逆气而背痛，愠愠然。其不及则令人喘，呼吸少气而咳，上气见血，下闻病音。（肺太阴脉，起于中焦，下络大肠，还循胃口，上膈属肺，从肺系横出腋下，复藏气为咳，主喘息，故气盛则肩背痛气逆，不及则喘息变易，呼吸少气而咳，上气见血也。下闻病音，谓喘息则肺中有声也。）肺受气于肾，传之于肝，气舍于脾，至心而死。是故风者百病之长也。（言先百病而有之。）（《新校正》云：按生气通天论云：风者百病之始。）今风寒客于人，使人毫毛毕直，皮肤闭而为热。（客谓客止于人形也。风击皮肤，寒胜腠理，故毫毛毕直，元府闭密而热生也。）当是之时，可汗而发也。（邪在皮毛，故可汗泄也。阴阳应象大论曰：善治者治皮毛，此之谓也。）或痹不仁肿痛，（病生而变改如是也。热中血气，则痛痹不仁，寒气伤形，故为肿痛。阴阳应象大论云：寒伤形，热伤气，气伤痛，形伤肿。）当是之时，可汤熨及火灸刺而去之。（皆谓释散寒邪，宣扬正气也。）弗治，病入舍于肺，名曰肺痹，发咳上气。（邪入诸阴，则病而为痹，故入于肺，名曰痹焉。宣明五气论曰：邪入于阳则狂，入于阴则痹。肺在变动为咳，故咳则气上，故上气也。）弗治，肺即传而行之肝，病名曰肝痹，一曰厥。

经脉别论篇曰：食气入胃，散精于肝，淫气于筋。（肝养筋，故胃散谷精之气入于肝，则浸淫滋养于筋络矣。）食气入胃，浊气归心，淫精于脉。（浊气，谷气也。心居胃上，故谷气归心，淫溢精微，入于脉也。何者？心主脉故。）脉气流经，经气归于肺，肺朝百脉，输精于皮毛。（言脉气流运，乃为大经，经气归宗，上朝于肺。肺为华盖，位复居高，治节由之，故受百脉之朝会也。平人气象论曰：藏真高于肺，以行荣卫阴阳，由此故肺朝百脉，然乃布化精气，输于皮毛矣。）毛脉合精，行气于府。（府谓气之所聚处也，是谓气海。在两乳间名曰膻中也。）府精神明，留于四脏，气归于权衡。（膻中之布气者，分为三隧，其下者走于气街，上者走于息道，宗气留于海，积于胸中，命曰气海也。如是分化，乃四脏安定，三焦平均，中外上下，各得其所也。）权衡以平，气口成寸，以决死生。（三世脉法，皆以二寸为寸关尺之分，故中外高下，气绪均平，则气口之脉而成寸也。夫气口者，脉之大要会也。百脉尽朝，故以其分决死生也。）饮入于胃，游溢精气，上输于脾。（水饮流下，至于中焦，水化精微，上为云雾，云雾散变，乃注于脾。《灵枢经》曰：上焦如雾，中焦如沤，此之谓也。）脾气散精，上归于肺，通调水道，下输膀胱。（水土合化，上滋肺金，金气通肾，故调水道，转注下焦，膀胱禀化，乃为溲矣。《灵枢经》曰：下焦如渎，此之谓也。）水精四布，五经并行，合于四时五脏，阴阳揆度，以为常也。（从是水精布，经气行，筋骨成，血气顺，配合四时寒暑，证符五脏阴阳，揆度盈虚，用为常道。度，量也，以用也。）（《新校正》云：按一本云：阴阳动静。）

脏气法时论篇曰：肺主秋，（以应金也。）手太阴阳明主治。（太阴，肺脉。阳明，大肠脉。肺与大肠合，故治同。）其日庚辛。（庚辛为金，西方干也。）肺苦气上逆，急食苦以泄之。（苦性宣泄，故肺用之。）（《新校正》云：按全元起云：肺气上逆，是其气有余。）病在肺，愈在冬。（注：子制其鬼也。）冬不愈，甚于夏。（注：子休鬼复王也。）夏不死，持于长夏。鬼休而母养，故气执持于父母之乡也，起于秋。（自得其位故复起。）禁寒饮食寒衣。（肺恶寒气，故衣食禁之。《灵枢经》曰：形寒寒饮则伤肺。饮尚伤肺，其食甚焉。肺不独恶寒，亦畏热也。）肺病者，愈在壬癸。（应冬水也。）壬癸不愈，加于丙丁。（应夏火也。）丙丁不死，持于戊己。（长夏土也。）起于庚辛。（应秋金也。）肺病者，下晡慧，日中甚，夜半静。（金王则慧，水王则静，火王则甚。）肺欲收，急食酸以收之。（以酸性收敛故也。）用酸补之，辛泻之。（酸收敛故补，辛发散故泻。）肺病者，喘咳逆气，肩背痛。（《新校正》云：按《千金方》作肩息背痛。）汗出尻阴股膝，（《新校正》云：按《甲乙经》《脉经》作膝挛。）髀腨胻足皆痛。（肺藏气而主喘息，在变动为咳，故病则喘咳逆气。背为胸中之府。肩接近之，故肩背痛也。肺养皮毛，邪盛则心液外泄，故汗出也。肾少阴之脉，从足下上循腨内，出腘内廉，上股内后廉，贯脊属肾，络膀胱。今肺病则肾脉受邪，故尻阴股膝髀腨胻足皆痛，故下取少阴也。）虚则少气不能报息，耳聋嗌干。（气虚少，故不足以报入息也。肺太阴之络，会于耳中，故聋也。肾少阴之脉，从肾上贯肝膈，入肺中，循喉咙，挟舌本。今肺虚则肾气不足以润于嗌，故嗌干也。是以下文兼取少阴也。）取其经，太阴足太阳之外厥阴内血者。（足太阳之外，厥阴内者，正谓腨内侧内踝后之直上，则少阴脉也。视左右足脉少阴部分有血满异于常者，即而取之。）肾病者，腹大胫肿。（新校正云：按《甲乙经》云：胫肿痛。）喘咳身重，寝汗出，憎风。（肾少阴脉起于足而上循腨，复从横骨中，侠脐循腹里上行，而入肺。故腹大胫肿而喘咳也。肾病则骨不能用，故身重也。肾邪攻肺，心气内微，心液为汗，故寝汗出也，胫既肿矣。汗出津泄，阴凝玄府，阳烁上焦，内热外寒，故憎风也。憎风谓深恶之也。）虚则胸中

痛，大腹小腹痛，清厥，意不乐。（肾少阴脉，从肺出络心，注胸中。然肾气既虚，心无所制，心气熏肺，故痛聚胸中也。足太阳脉，从项下行而至足。肾虚则太阳之气不能盛行于足，故足冷而气逆也。清谓气清冷，厥谓气逆也。以清冷气逆，故大腹小腹痛，志不足则神躁扰，故不乐也。）（《新校正》云：按《甲乙经》大腹小腹，作大肠小肠。）取其经，少阴太阳血者。（凡刺之道，虚则补之，实则泻之。不盛不虚，以经取之。是谓得道。经络有血，刺而去之，是谓守法。犹当揣形定气，先去血脉，而后乃平有余不足焉。三部九候论曰：必先度其形之肥瘦，以调其气之虚实，实则泻之，虚则补之。必先去其血脉，而后调之。此之谓也。）

宣明五气篇曰：五气所病，肺为咳。（象金坚劲，扣之有声，邪击于肺，故为咳也。）五脏所恶，肺恶寒。（寒则气留滞。）五味所禁，辛走气，气病无多食辛。（病谓力少，不自胜也。）咸走血，血病无多食咸。（《新校正》云：按皇甫士安云：咸先走肾。此云走血者，肾合三焦，血脉虽属肝心，而为中焦之道，故咸入而走血也。）五劳所伤，久卧伤气。（劳于肺也。）

血气形志篇曰：夫人之常数，太阳常多血少气，少阳常少血多气，阳明常多气多血。少阴常少血多气，厥阴常多血少气，太阴常多气少血。此天之常数。（血气多少，此天之常数，故用针之道，常泻其多也。）阳明与太阴为表里。

通评虚实论篇曰：黄帝问曰：何谓虚实？岐伯对曰：邪气盛则实，精气夺则虚。（夺谓精气减少如夺去也。）帝曰：虚实何如？（言五脏虚实之大体也。）岐伯曰：气虚者，肺虚也。气逆者，足寒也。非其时

则生，当其时则死。（非时谓年直之前后也。当时谓正直之年也。）余脏皆如此。（五脏同。）

刺热篇曰：肺热病者，先淅然厥起毫毛，恶风寒，舌上黄，身热。（肺主皮肤，外养于毛，故热中之，则先淅然恶风寒起毫毛也。肺之脉起于中焦，下络大肠，还循胃口。今肺热入胃，胃热上升，故舌上黄而身热。）热争则喘咳，痛走胸膺背，不得大息，头痛不堪，汗出而寒。（肺居膈上，气主胸膺，复在变动为咳。又藏气而主呼吸，背复为胸中之府，故喘咳痛走胸膺背，不得大息也。肺之络脉上会耳中，今热气上熏，故头痛不堪，汗出而寒。）丙丁甚，庚辛大汗，气逆则丙丁死。（肺主金，丙丁为火，火烁金，故甚。死于丙丁也。庚辛为金，故大汗于庚辛也。气逆之证，经阙未详。）刺手太阴阳明，出血如豆大，立已。（太阴，肺脉。阳明，大肠脉。当视其络脉盛者，乃刺而出之。）肺热病者，右颊先赤。（肺气合金，金气应秋，南面正理之，则其右颊也。）

评热病论篇曰：帝曰：劳风为病何如？岐伯曰：劳风法在肺下。（从劳风生，故曰劳风。劳谓肾劳也。肾脉者，从肾上贯肝膈，入肺中，故肾劳风生上居肺下也。）其为病也，使人强上冥视。（《新校正》云：按杨上善云：强上，瞑视也。瞑视谓合眼，视不明也。又《千金方》：瞑视作目眩。）唾出若涕，恶风而振寒，此为劳风之病。（膀胱脉起于目内眦，上额交巅，上入络脑，还出别下项，循肩髆内，侠脊抵腰中，入循膂，络肾。今肾精不足外吸膀胱，膀胱气不能上营，故使人头项强而视不明也。肺被风薄，劳气上熏，故令唾出若鼻涕状。肾气不足，阳气内攻，劳热相合，故恶风

而振寒。）帝曰：治之奈何？岐伯曰：以救俯仰。（救犹止也。俯仰谓屈伸也。于动作不使劳气滋蔓。）巨阳引精者三日，中年者五日，不精者七日（《新校正》云：按《甲乙经》作三日，中若五日。《千金方》作候之三日及五日不精者也。与此不同。）咳出青黄涕，其状如脓，大如弹丸，从口中若鼻中出。不出则伤肺，伤肺则死也。（巨阳者，膀胱之脉也。膀胱与肾为表里，故巨阳引精也。巨，大也。然太阳之脉，吸引精气。上攻于肺者三日，中年者五日，素不以精气用事者七日。当咳出稠涕，其色青黄如脓状。平调咳者，从咽而上出于口。暴卒咳者，气冲突于蓄门而出于鼻。夫如是者，皆肾气劳竭，肺气内虚，阳气奔迫之所为，故不出则伤肺也。肺伤则荣卫散解，魄不内治，故死。）（《新校正》云：按王氏云，卒暴咳者，气冲突于蓄门而出于鼻。按：《难经》七冲门无蓄门之名，疑是贲门。杨操云：贲者，膈也，胃气之所出。胃出谷气，以传于肺，肺在膈上，故胃为贲门。）帝曰：有病肾风者，面胕痝然壅，害于言，可刺不？（痝然，肿起貌。壅谓目下壅如卧蚕形也。肾之脉，从肾上贯肝膈，入肺中，循喉咙，侠舌本。故妨害于言语。）岐伯曰：虚不当刺。不当刺而刺，后五日，其气必至。（至谓病气来至也。然谓脏配一日，而五日至肾。夫肾已不足，风内薄之谓肿，为实，以针大泄，反伤脏气，真气不足，不可复，故刺后五日，其气必至也。）帝曰：其至何如？岐伯曰：至必少气时热，时热从胸背上至头，汗出，手热，口干苦，渴，小便黄，目下肿，腹中鸣，身重难以行，月事不来，烦而不能食，不能正偃则咳，病名曰风水。论在刺法中。（刺法，篇名。今经亡。）帝曰：愿闻其说。

岐伯曰：邪之所凑，其气必虚。阴虚者，阳必凑之，故少气时热而汗出也。小便黄者，少腹中有热也。不能正偃者，胃中不和也。正偃则咳甚，上迫肺也。诸有水者，微肿先见于目下也。帝曰：何以言？岐伯曰：水者阴也，目下亦阴也。腹者至阴之所居，故水在腹者，必使目下肿也。真气上逆，故口苦舌干，卧不得正偃，正偃则咳出清水也。诸水病者，故不得卧，卧则惊，惊则咳甚也。腹中鸣者，病本于胃也。薄脾则烦不能食。食不下者，胃脘隔也。身重难以行者，胃脉在足也。月事不来者，胞脉闭也。胞脉者，属心而络于胞中，今气上迫肺，心气不得下通，故月事不来也。（考上文所释之义，未解热从胸背上至头，汗出，手热，口干苦渴之义，应古论简脱，而此差谬之尔如是者何，肾少阴之脉，从肾上贯肝膈，入肺中，循喉咙侠舌本。又膀胱太阳之脉，从目内眦，上额，交巅上，其支者，从巅至耳上角。其直者，从巅入络脑，还出别下项，循肩髆内，侠脊，抵腰中，入循膂。今阴不足而阳有余，故热从胸背上至头而汗出，口干苦渴也。然心者，阳脏也。其脉行于臂手。肾者，阴脏也。其脉循于胸足。肾不足则心气有余，故手热矣。又以心肾之脉，俱是少阴脉也。）

逆调论篇曰：夫起居如故而息有音者，此肺之络脉逆也。络脉不得随经上下，故留经而不行。络脉之病人也微，故起居如故而息有音也。夫不得卧，卧则喘者，是水气之客也。夫水者，循津液而流也。肾者水脏，主津液，主卧与喘也。

气厥论篇曰：心移寒于肺，肺消。肺消者，饮一溲二，死不治。（心为阳脏，反受诸寒，寒气不消，乃移于肺，寒随心火，内铄金精，金受火邪，故中消也。然肺脏消铄，气无所持，故令饮一而溲二也。金火相贼，故死不能治。）肺移寒于肾为涌水。涌水者，按腹不坚，水气客于大肠，疾行则鸣，濯濯如囊裹浆水之病也。（肺藏气，肾主水。夫肺寒入肾，肾气有余。肾气有余，则上奔于肺。故云涌水也。大肠为肺之腑，然肺肾俱为寒薄，上下皆无所之，故水气客于大肠也。肾受凝寒，不能化液，大肠积水而不流通，故其疾行则肠鸣而濯濯有声，如囊裹浆而为水病也。）（《新校正》云：按《甲乙经》水之病也，作治主肺者。）心移热于肺，传为膈消。（心肺两间，中有斜膈膜。膈膜下际，内连于横膈膜。故心热入肺，久久传化，内为膈热消渴而多饮也。）肺移热于肾，传为柔痓。（柔谓筋柔而无力。痓谓骨痓而不随。气骨皆热，髓不内充，故骨髓强而不举，筋柔缓而无力也。）

咳论篇曰：黄帝问曰：肺之令人咳，何也？岐伯对曰：五脏六腑皆令人咳，非独肺也。帝曰：愿闻其状。岐伯曰：皮毛者，肺之合也。皮毛先受邪气，邪气以从其合也。（邪谓寒气。）其寒饮食入胃，从肺脉上至于肺，则肺寒。肺寒则外内合邪，因而客之，则为肺咳。（肺脉起于中焦，下络大肠，还循胃口，上膈属肺。故云从肺脉上至于肺也。）五脏各以其时受病，非其时，各传以与之。（时谓王月也。非王月则不受邪，故各传以与之。）人与天地相参，故五脏各以治时。感于寒则受病，微则为咳，甚者为泄为痛。（寒气微则外应皮毛，内通肺，故咳。寒气甚则入于内，内裂则痛，入于肠胃则泄利。）乘秋则肺先受邪，乘春则肝先受之，乘夏则心先受之，乘至阴则脾先受之，乘冬则肾先受之。（以当用之时，故先受邪气。）（《新校正》云：按全元起本及《太素》无乘秋则三字，疑此文误多。）帝曰：何以异之？（欲明其证也。）岐伯曰：肺咳之状，咳而喘息有音，甚则唾血。（肺藏气而应息，故咳则喘息，而喉中有声。甚则肺络逆，故唾血也。）心咳之状，咳则心痛，喉中介介如梗状。甚则咽肿喉痹。（手心主脉起于胸中，出属心包。少阴之脉起于心中，出属心系。其支别者，从心系上侠咽喉，故病如是。）（《新校正》云：按《甲乙经》介介如梗状，作喝喝。又少阴之脉上侠咽，不言侠喉。）肝咳之状，咳则两胁下痛。（别本《甲乙经》作咳则肢痛。）甚则不可以转，转则两肱（别本《甲乙经》肱作胁。）下满。（足厥阴脉上贯膈，布胁肋，循喉咙之后，故如是。肱亦胁也。）脾咳之状，咳则右胁（别本《甲乙经》胁作肱。）下痛阴阴，引肩背。甚则不可以动，（别本《甲乙经》作甚则咳涎，不可以动。）动则咳剧。（足太阴脉，上贯膈侠咽，其支别者，复从胃别上膈，故病如是也。脾气连肺，故痛引肩背也。脾气主右，故右肱下阴阴然深慢痛也。）肾咳之状，咳则腰背相引而痛。甚则咳涎。（足少阴脉，上股内后廉，贯脊属肾，络膀胱。其直行者，从肾上贯肝膈，入肺中，循喉咙，侠舌本。又膀胱从肩髆内别下，侠脊抵腰中，入循膂络肾。故病如是。）帝曰：六腑之咳奈何？安所受病。岐伯曰：五脏之久咳，乃移于六腑。脾咳不已，则胃受之。胃咳之状，咳而呕，呕则长虫出（脾与胃合，又胃之脉，循喉咙，入缺盆，下膈属胃，络脾，故脾咳不已，胃受之也。胃寒则呕，呕甚则肠气逆上，故蛔出也。）肝咳不已，则胆受之。胆咳之状，咳呕胆汁。（肝与胆合，又胆之脉，从缺盆以下胸中，贯膈络肝，故肝咳不已，胆受之也。胆气上逆，故呕温苦汁也）肺咳不已，则大肠受之。大肠咳状，咳而遗失。（肺与大肠合，又大肠脉，入缺盆络肺，故肺咳不已，大肠受之。大肠为传送之腑，故寒入则气不禁焉。）（《新校正》云：按《甲乙经》遗失作遗矢。）心咳不已，则小肠受之。小肠咳状，咳而失气，气与咳俱失。（心与小肠合，又小肠脉，入缺盆络心，故心咳不已，小肠受之。小肠寒盛，气入大肠，咳则小肠气下奔，故失气也。）肾咳不已，则膀胱受之。膀胱咳状，咳而遗溺。（肾与膀胱合。又膀胱脉，从肩髆内侠脊，抵腰中，入循膂，络肾，属膀胱，故肾咳不已，膀胱受之，膀胱为津腋之腑，是故遗溺。）久咳不已，则三焦受之。三焦咳状，咳而腹满，不欲食饮。此皆聚于胃，关于肺，使人多涕唾而面浮肿气逆也。（三焦者，非谓手少阳也，正谓上焦中焦耳。何者。上焦者，出于胃上口并咽，以上贯膈布胸中，走腋。中焦者，亦至于胃口，出上焦之后。此所受气者，泌糟粕，蒸津液，化其精微，上注于肺脉。内化而为血，故言皆聚于胃，关于肺也。两焦受病，则邪气熏肺，而肺气满，故使人多涕唾而面浮肿气逆也。腹满不欲食者，胃寒故也。胃脉者从缺盆下乳内廉，下循腹至气街。其支者，复从胃下口，循腹里，至气街中而合。今胃受邪，故病如是也。何以明其不谓下焦，然下焦者，别于回肠，注于膀胱，故水谷者，常并居于胃中，盛糟粕而俱下于大肠，泌别汁，循下焦而渗入膀胱。寻此行化乃与胃口悬远，故不谓此也。）（《新校正》云：按《甲乙经》胃脉下循腹，作下侠脐。）帝曰：治之奈何？岐伯曰：治脏者，治其俞。治腑者，治其合。浮肿者，治其经。（诸脏俞者，皆脉之所起第三穴。诸腑合者，皆脉之所起第六穴也。经者脏脉之所起第四穴，腑脉之所起第五穴。《灵枢经》曰：脉之所注为俞，所行为经，所入为合。此之谓也。）帝曰：善。

徐忠可曰：咳嗽一条，为虚损大关头。仲景不另立门而仅附于痰饮之后，又杂见之肺痿门，可知治咳嗽，当以清痰饮为主。但其中有挟寒挟气之不同耳。

风论篇曰：肺风之状，多汗恶风色䶌（音平。）然白，时咳短气，昼日则差，暮则甚。诊在眉上其色白。（凡内多风气则热，风薄于外，腠理开，故多汗也。风薄于内，故恶风焉。䶌谓薄白色也。肺色白，在变动为咳，主藏气。风内迫之，故色䶌然白。时咳短气也。昼则阳气在表，故差。暮则阳气入里，风内应之，故甚也。眉上谓两眉间之上关庭之部。所以外司肺候，故诊在焉。白，肺色也。）

痹论篇曰：凡痹之客五脏者，肺痹者，烦满喘而呕。（以藏气应息，又其脉还循胃口，故使烦满，喘而呕。）脾痹者，四肢解堕，发咳呕汁，上为大塞。（土王四季，外主四肢，故四肢解堕。又以其脉起于足，循腨骱于上膝股也。然脾脉入腹，属肾络胃，上膈侠咽，故发咳呕汁。脾气养肺，胃复连咽，故上为大塞也。）淫气喘息，痹聚在肺。（淫气谓气之妄行者，各随脏之所主而入为痹也。）

痿论篇曰：肺者，脏之长也，为心之盖也。（位高而布叶于胸中，是故为脏之长，心之盖。）有所失亡，所求不得，则发肺鸣。鸣则肺热叶焦。（志苦不畅，气郁故也。肺藏气，气郁不利，故喘息有声，而肺热叶焦也。）故曰：五脏因肺热叶焦，发为痿躄。此之谓也。（肺者所以行荣卫，治

阴阳，故引曰，五脏因肺热而发为痿躄也。）

厥论篇曰：阳明厥逆喘咳，身热善惊，衄呕血。（以其脉循喉咙，入缺盆，下膈属胃络脾，故如是。）手太阴厥逆，虚满而咳，善呕沫，治主病者。（手太阴脉，起于中焦，下络大肠，还循胃，上膈属肺，故如是。）

病能论篇曰：帝曰：人之不得偃卧者，何也？（谓不得仰卧也。）岐伯曰：肺者，脏之盖也。（居高布叶，四脏下之，故言肺者脏之盖也。）肺气盛则脉大，脉大则不得偃卧。（肺气盛满，偃卧则气促喘奔，故不得偃卧也。）

脉解篇曰：所谓呕咳上气喘者，阴气在下，阳气在上，诸阳气浮，无所依从，故呕咳上气喘也。（以其脉从肾上贯肝膈，入肺中，故病如是也。）所谓咳则有血者，阳脉伤也。阳气未盛于上而脉满，满则咳，故血见于鼻也。

刺禁论篇曰：刺中肺，三日死。其动为咳。（肺在气为咳。）刺缺盆中内陷，气泄，令人喘咳逆。（五脏者，肺为之盖，缺盆为之道。肺藏气而主息，又在气为咳。刺缺盆中内陷，则肺气外泄，故令喘咳逆也。）刺膺中陷中肺，为喘逆仰息。（肺气上泄逆所致也。）刺腋下胁间内陷，令人咳。（腋下，肺脉也。肺之脉从肺系横出腋下。真心脏脉直行者，从心系却上腋下。刺陷脉则心肺且动，故咳也。）

水热穴论篇曰：黄帝问曰：少阴何以主肾，肾何以主水？岐伯对曰：肾者，至阴也。至阴者，盛水也。肺者，太阴也。少阴者，冬脉也。故其本在肾，其末在肺，皆积水也。（阴者谓寒也。冬月至寒，肾气合应，故云肾者至阴也。水王于冬，故云

至阴者盛水也。肾少阴脉，从肾上贯肝膈，入肺中，故云其本在肾，其末在肺也。肾气上逆则水气客于肺中，故云皆积水也。）

帝曰：肾何以能聚水而生病？岐伯曰：肾者，胃之关也。关门不利，故聚水而从其类也。（关者，所以司出入也。肾主下焦，膀胱为腑，主其分注关窍二阴。故肾气化则二阴通，二阴闭则胃填满。故云肾者胃之关也。关闭则水积，水积则气停，气停则水生，水生积则气溢，气水同类，故云关门不利，聚水而从其类也。《灵枢经》曰：下焦溢为水，此之谓也。）上下溢于皮肤，故为胕肿。胕肿者，聚水而生病也。（上谓肺，下谓肾。肺肾俱溢，故聚水于腹中而生病也。）故水病，下为胕肿大腹，上为喘呼。（水下居于肾，则腹至足而胕肿。上入于肺，则喘息贲急而大呼也。）不得卧者，标本俱病。（标本者，肺为标，肾为本。如此者是肺肾俱水为病也。）故肺为喘呼，肾为水肿，肺为逆不得卧。（肺为喘呼气逆不得卧者，以其主呼吸故也。肾为水肿者，以其主水故也。）分为相输俱受者，水气之所留也。（分其居处以名之，则是气相输应，本其俱受病气，则皆是水所留也。）

调经论篇曰：气有余，则喘咳上气，不足则息利少气。（肺之藏也，肺藏气息不利则喘。《针经》曰：肺气虚则鼻息利少气，实则喘喝，胸凭仰息也。）

缪刺论篇曰：邪客于足少阳之络，令人胁痛，不得息，咳而汗出。（以其脉别支者，从目锐眦下大迎，合手少阳于颔下加颊车，下颈，合缺盆，以下胸中，贯膈络肝胆，循胁。故令人胁痛，咳而汗出。）刺足小指次指爪甲上与肉交者各一痏。（谓窍阴穴。少阳之井也。刺可入同身寸之一分，留一呼。若灸者，可灸三壮。）（《新校正》

云：按《甲乙经》窍阴在足小指次指端去爪甲角如韭叶。）不得息立已，汗出立止。咳者温衣饮食一日已。左刺右，右刺左，病立已。不已，复刺如法。

标本病传论篇曰：夫病传者，心病先心痛。（脏真通于心，故心先痛。）一日而咳。（心火胜金，传于肺也。肺在变动为咳，故尔。）三日胁支痛。（肺金胜木，传于肝也。以其脉循胁肋，故如是。）五日闭塞不通，身痛体重。（肝本胜土，传于脾也。脾性安镇，木气乘之，故闭塞不通，身痛体重。）三日不已死。（以胜相伐，唯弱是从。五脏四伤，岂其能久，故为即死。）冬夜半，夏中。（谓正子午之时也。或言冬夏有异，非也。昼夜之半，事甚昭然。）（《新校正》云：按《灵枢经》：大气入脏，病先发于心。一日而之肺，三日而之肝，五日而之脾。三日不已死。冬夜半，夏日中。《甲乙经》曰：病先发于心，心痛。一日之肺而咳，三日之肝，胁支痛。五日之脾，闭塞不通身痛体重。三日不已死。冬夜半，夏日中。详《素问》言其病，《灵枢》言其脏，《甲乙经》及并《素问》《灵枢》二经之文，而病与脏兼举之。）肺病喘咳，（脏真高于肺而主息，故喘咳也。）三日而胁支满痛，（肺传于肝。）一日身重体痛，（肝传之脾。）五日而胀，（自传于腑。）十日不已死。冬日人，夏日出。（孟冬之中，日入于申之八刻三分。仲冬之中，日入于申之七刻三分。季冬之中，日入于申，与孟月等。孟夏之中，日出于寅之八刻一分。仲夏之中，日出于寅十刻三分。季夏之中，日出于寅，与孟月等也。）

天元纪大论篇曰：太阴之上，湿气主之。阳明之上，燥气主之。

五运行大论篇曰：西方生燥，（阳气已

降，阴气复升，气爽风劲，故生燥也。夫岩谷青埃，川源苍翠，烟浮草木，远望氤氲，此金气所生，燥之化也。夜起白朦，轻如微雾，遐迩一色，星月皎如，此万物阴成，亦金气所生白露之气也。太虚埃昏，气郁黄黑，视不见远，无风自行，从阴之阳，如云如雾，此杀气也，亦金气所生霜之气也。山谷川泽，浊昏如雾，气郁蓬勃，惨然戚然，咫尺不分，此杀气将用，亦金气所生运之气也。大雨大霖，和气西起，云卷阳曜，太虚廓清，燥生西方，义可徵也。若西风大起，木偃云腾，是谓燥与湿争，气不胜也。故当复雨。然西风雨晴，天之常气。假有东风雨止，必有西风复雨，因雨而乃自晴。观是之为，则气有往复，动有燥湿，变化之象，不同其用矣。由此则天地之气，以和为胜。暴发奔骤，气所不胜，则多为复也。）燥生金，（气劲风切，金鸣声远，燥生之信，视听可知。此则燥化，能令万物坚定也。燥之施化于物如是。其为变，极则天地凄惨，肃杀气行，人悉畏之。草木凋落，运乘乙丑、乙卯、乙巳、乙未、乙酉、乙亥之岁，则燥化不足，乘庚子、庚寅、庚辰、庚午、庚申、庚戌之岁，则燥化有余。岁气不同，生化异也。）金生辛，（物之有辛味者，皆始自金化之所成也。）辛生肺，（辛物入胃，先入于肺。故诸乙岁，则辛少化。诸庚岁，则辛多化。）肺生皮毛，（辛味入肺，自肺脏布化，生养皮毛也。）皮毛生肾，（辛气自入皮毛，乃流化生气入肾脏也。）其在天为燥（神化也。雾露清劲，燥之化也。肃杀凋零，燥之用也。岁属阳明在上，则燥化于天。阳明在下，则燥行于地者也。）在地为金，（从革坚刚，金之体也。锋刃铦利，金之用也。）（《新校正》云：按别本铦作括。）在体为皮毛，（柔韧包裹，皮毛之体也。渗泄津液，皮毛之用也。）在气为成，（物乘金化则坚成。）在脏为肺，（肺之形似人肩一布叶，数小叶，中有二十四空行列，以分布诸脏清浊之气，主藏魄也。为相傅之官，治节出焉。乘乙岁，则肺与经络受邪而为病也。大肠腑亦然。）其性为凉，（凉，清也。肺之性也。）其德为清，（金以清凉为德化。）（《新校正》云：按气交变大论云：其德清洁。）其用为固，（固，坚定也。）其色为白，（物乘金化，则彩彰缟素之色。今西方之野，草木之上，色皆兼白。乘乙岁则白色之物兼赤及苍也。）其化为敛，（敛，收也。金化流行，则物体坚敛）（《新校正》云：按气交变大论云：其化紧敛。详金之化为敛，而木不及之气亦敛者，盖木不及而金胜之，故为敛也。）其虫介，（介，甲也。外被介甲，金坚之象也。）其政为劲，（劲，前锐也。）（《新校正》云：按气交变大论云：其政劲切。）其令雾露，（凉气化生。）其变肃杀，（天地惨凄，人所不喜，则其气也。）其眚苍落，（青干而凋落。）其味为辛，（夫物之化之变而有辛味者，皆金气之所离合也。今西方之野草木多辛。）其志为忧，（忧，虑也，思也。）（《新校正》云：详王注以忧为思，有害于义。按本论思为脾之志，忧为肺之志，是忧非思明。又《灵枢经》曰：愁忧则闭塞而不行。又云：愁忧而不解则伤意。若是则忧者，愁也，非思也。）忧伤肺，（愁忧则气闭塞而不行，肺藏气，故忧伤肺。）喜胜忧，（神悦则喜，故喜胜忧。）热伤皮毛，（火有二别，故此再举热伤之形证也。火气薄烁，则物焦干，故热气盛则皮毛伤也。）寒胜热，（以阴消阳，故寒胜热。）（《新校正》云：按《太素》作伤皮毛，热胜燥。）辛伤皮毛，（过节也，辛热又甚焉。）苦胜辛。（苦火味，故胜金之辛。）

六微旨大论篇曰：阳明之上，燥气治之，中见太阴。（阳明，西方金，故上燥气治之，与太阴合，故燥气治之下，中见太阴也。）太阴之上，湿气治之，中见阳明。（太阴，西南方土，故上湿气治之，与阳明合，故湿气之下，中见阳明也。）

气交变大论曰：岁火太过，炎暑流行，金肺受邪。（火不以德，则邪害于金。若以德行，则政和平也。）民病疟，少气咳喘，血溢血泄，注下，嗌燥耳聋，中热，肩背热，上应荧惑星。（少气谓气少不足以息也。血泄谓血利便血也。血溢谓血上出于七窍也。注下谓水利也。中热谓胸心之中也。背谓胸中之府，肩掇近之，故胸心中及肩背热也。火气太盛，则荧惑光芒，逆临宿属分，皆灾也。）（《新校正》云：详火盛而克金，寒热交争，故为疟。按脏气法时论云：肺病者咳喘，肺虚者少气不能报息，耳聋嗌干。）甚则胸中痛，胁支满，胁痛，膺背肩胛间痛，两臂内痛。（《新校正》云：按脏气法时论云：心病者，胸中痛，胁支满，胁下痛，膺背肩胛间两臂内痛。）身热骨痛，而为浸淫。（火无德令，纵热害金，水为复仇，故火自病也。）（《新校正》云：按玉机真脏论曰：心脉太过，则令人身热而肤痛，为浸淫。此云骨痛者，误也。）收气不行，长气独明，雨水霜寒，（水字当作冰。）上应辰星。（金气退避，火气独行，水气折之，故雨霖冰雹，及遍降霜寒而杀物也。水复于火，天象应之，辰星逆凌，乃降灾于物也。古辰星常在日之前后三十度，其灾发之，当至南方，在人之应，则内先伤肺，后反伤心。）（《新校正》云：按五常政大论雨水霜寒，作雨冰霜雹。）上临少阴少阳，火燔，水泉涸，物焦槁。（《新校正》云：按五常政大论云：赫曦之犯上徵而收气后。又六元纪大论云：戊午，戊子太徵上临少阴，戊寅、戊申，太徵上临少阳。临者太过不及，皆曰天符。）病反谵妄狂越，咳喘息鸣，下甚血溢，泄不已，太渊绝者，死不治。上应荧惑星（诸戊岁也，戊午戊子岁，少阴上临。戊寅戊申岁，少阳上临。是谓天符之岁也。太渊，肺脉也。火胜而金绝，故死。火既太过，又火热上临，两火相合，故形斯候。荧惑逆犯宿属皆危。）（《新校正》：详戊辰戊戌岁，上见太阳，是谓天刑运，故当盛而不得盛，则火化减半，非太过，又非不及也。）岁金太过，燥气流行，肝木受邪。（金暴虐乃尔。）民病两胁下少腹痛，目赤痛，眦疡，耳无所闻。（两胁谓两乳之下，胁之下也。少腹谓齐下两傍，髎骨内也。目赤谓白睛色赤也。痛谓渗痛也。眦谓四际睑睫之本也。）肃杀而甚，则体重烦冤，胸痛引背，两胁满，且痛引少腹。上应太白星。（金气已过，肃杀又甚，木气内畏，感而病生。金盛应天，太白明大，加临宿属，心受灾害。）（《新校正》云：按脏气法时论云：肝病者，两胁下痛引少腹。肝虚则目𥆉𥆉无所见，耳无所闻。又玉机真脏论云：肝脉不及，则令人胸痛引背，下则两胁胠满也。）甚则喘咳逆气，肩背痛，尻阴股膝髀腨胻足皆病。上应荧惑星。（火气复之，自生病也。天象示应在荧惑，逆加守宿属，则可忧也。）（《新校正》云：按脏气法时论云：肺病者，喘咳逆气，肩背痛，汗出，尻阴股膝髀腨胻足皆痛。）收气峻，生气下，草木敛，苍干凋陨，病反暴痛，胠胁不可反侧，（《新校正》云：详此云反暴痛，不言何所痛者，按至真要大论云：

两胁暴痛，不可反侧，则此乃心胁暴痛也。）咳逆甚而血溢，太冲绝者，死不治。上应太白星。（诸庚岁也，金气峻虐，木气被刑，火未来复，则如是也。敛谓已生枝叶，敛附其身也。太冲，肝脉也。金胜而木绝，故死。当是之候，太白应之，逆守至属，病皆危也。）（《新校正》云：按庚子、庚午、庚寅、庚申岁，上见少阴少阳司天，是谓天刑运。金化减半，故当盛而不得盛，非太过，又非不及也。）岁水太过，寒气流行，邪害心火。（水不务德，暴虐乃然。）民病身热烦心，躁悸，阴厥上下中寒，谵妄心痛，寒气早至，上应辰星。（悸，心跳动也。谵，乱语也。妄，妄耳闻也。天气水盛，辰星莹明，加其宿属，灾乃至。）（《新校正》云：按阴厥在后金不及复，则阴厥有注。）甚则腹大胫肿，喘咳，寝汗出憎风。（《新校正》云：按脏气法时论云：肾病者，腹大胫肿，喘咳，身重，浊汗出憎风。再详太过五化，木言化气不政，生气独治，火言化气不行，长气独明，土言藏气伏，长气独治。金言收气峻，生气下。水当言藏气乃盛，长气失政。今独亡者，阙文也。）大雨至，埃雾朦郁，上应镇星。（水盛不已，为土所乘，故彰斯候，埃雾朦郁，土之气。肾之脉从足下上行入腹，从肾上贯肝膈，入肺中，循喉咙，故生是病。是为阴，故寝则汗出而憎风也。卧寝汗出，即其病也。夫土气胜折水之强，故镇星明盛，昭其应也。）上临太阳，雨冰雪，露不时降，湿气变物。（《新校正》云：按五常政大论云：流衍之纪，上羽而长，冰不化。又六元正纪大论云：丙辰、丙戌、太羽上临，太羽临者，太过不及，皆曰天符。）病反腹满肠鸣，溏泄食不化，（《新校正》云：按脏气法时论云：脾虚则腹满肠

鸣，飧泄食不化。）渴而妄冒，神门绝者，死不治。上应荧惑辰星。（诸丙岁也。丙辰、丙戌岁，太阳上临。是谓天符之岁也。寒气太盛，故雨化为冰雪，雨冰则渴也。霜不时降，彰其寒也。土复其水，则大雨霖霆，湿气内深，故物皆湿变，神门绝也。水胜而火绝，故死。水盛太甚，则荧惑减曜，辰星莹加，以逆守宿属，则危壬也。）（《新校正》云：详太过五化，独纪火水之上临者，火临火，水临水，为天符故也。火临水为逆，水临木为顺，火临土为顺，水临土为运胜天，火临金为天刑运，水临金为逆，更不详出也。又此独言上应荧惑辰星，举此一例，余从而可知也。）岁木不及，燥乃大行。（清冷时至，加之薄寒，是谓燥气。燥，金气也。）生气失应，草木晚荣，（后时之谓失应也。）肃杀而甚，则刚木辟著，柔萎苍干，上应太白星。（天地凄沧，日见朦昧，谓雨非雨，谓晴非晴，人意惨然，气象凝敛，是为肃杀甚也。刚，劲硬也。辟著谓辟著枝茎干而不落也。柔，软也。苍，青也。柔木之叶，青色不变而干卷也。木气不及，金气乘之，太白之明，光芒而照其空也。）民病中清，胠胁痛，少腹痛，肠鸣溏泄，凉雨时至，上应太白星。（《新校正》云：按不及五化民病证中，土应之星，皆言运星失色，畏星加临，宿属为灾。此独言畏星，不言运星者，经文阙也。当云上应太白星岁星。）其谷苍。（金气乘木，肝之病也。乘此气者，肠中自鸣而溏泄者，即无胠胁少腹之痛疾也。微者善之，甚者止之。遇夏之气，亦自止也。遇秋之气，而复有之。凉雨时至，谓应时而至也。金土齐化，故凉雨俱行，火气来复，则夏雨少。金气胜木，太白临之，加其宿属分，皆灾也。金胜甲岁，火气不复，

则苍色之谷，不成实也。）（《新校正》云：详中清胠胁痛少腹痛，为金乘木，肝病之状。肠鸣溏泄，乃脾病之证，盖以木少，脾土无畏侮反受邪之故也。）上临阳明，生气失政，草木再荣，化气乃急，上应太白镇星，其主苍早。（诸丁岁也。丁卯、丁酉岁，阳明上临，是谓天刑之岁也。金气承天，下胜于木，故生气失政，草木再荣。生气失政，故木华晚。金气抑木，故秋夏始荣，结实成熟，以化气急速，故晚结成就也。金气胜木，天应同之，故太白之见光芒明盛，木气既少，土气无制，故化气生长急速，木少金胜，天气应之，故镇星太白润而明也。苍色之物，又早凋落，木少金乘故也。）（《新校正》云：按不及五化，独纪木上临阳明，土上临厥阴，水上临太阴，不纪木上临厥阴，土上临太阴，金上临阳明者，经之旨各记其甚者也。故于太过运中，只言火临火，水临水，此不及运中，只言木临金，土临木，水临土，故不言厥阴临木，太阴临土，阳明临金也。）复则炎暑流火，湿性燥，柔脆草木焦槁，下体再生，华实齐化，病寒热疮疡痱胗痈痤，上应荧惑太白，其谷白坚。（火气复金，夏生大热，故万物湿性，时变为燥。流火烁物，故柔脆草木及蔓延之类，皆上乾死而下体再生。若辛热之草，死不再生也。小热者死少，大热者死多。火大复已，土气间至，则凉雨降，其酸苦甘咸性寒之物，乃再发生。新开之与先结者齐承化而成熟。火复其金，太白减曜，荧惑上应，则益光芒，加其宿属，则皆灾也。以火反复，故曰坚白之谷，秀而不实。）白露早降，收杀气行，寒雨害物，虫食甘黄，脾土受邪，赤气后化，心气晚治，上胜肺金，白气乃屈，其谷不成，咳而衄，上应荧惑太白星。（阳明上临，金自用事，故白露早降，寒凉大至，则收杀气行。以太阳居土湿之位，寒湿相合，故寒雨害物，少于成实。金行伐木，假途于土，子居母内，虫之象也。故甘物黄物，虫蠹食之，清气先胜，热气后复，复已乃胜，故穴赤之气，后生化也。赤后化谓草木赤华及赤实者，皆后时而再荣秀也。其五脏则心气晚王胜于肺，心胜于肺，则金之白气乃屈退也。金谷，稻也。衄，鼻中水出也。金为火胜，天象应同，故太白芒减，荧惑益明。）西方生燥，燥生金，其德清洁，其化紧敛，其政劲切，其令燥，其变肃杀，其灾苍陨。（紧，缩也。敛，收也。劲，锐也。切，急也。燥，干也。肃杀谓风动草树声若干也。杀气太甚，则木青干而落也。）（《新校正》云：五运行大论云：其德为清，其化为敛，其政为劲，其令雾露，其变肃杀，其眚苍落。）

五常政大论篇曰：审平之纪，收而不争，杀而无犯，五化宣明。（犯谓刑犯于物也。收而不争，杀而无犯，匪审平之德，何以能为是哉。）其气洁，（金气以洁白莹明为事。）其性刚，（性刚故摧铁于物。）其用散落，（金用则万物散落。）其化坚敛，（收敛坚强，金之化也。）其类金，（审平之化金类同。）其政劲肃，（化急速而整肃也。劲，锐也。）其候清切，（清，大凉也。切，急也。风声也。）其令燥，（燥，干也。）其脏肺，（肺气之用，同金化也。）肺其畏热，（热，火令也。肺性凉，故畏火热。五运行大论曰：肺其性凉。）其主鼻，（肺藏气，鼻通息也。）其谷稻，（色白也。）（《新校正》云：按金匮真言论作稻。脏气法时论作黄黍。）其果桃，（味辛也。）其实壳，（外有坚壳者。）其应秋，（四时之化秋气同。）其虫介，（外被坚甲者。）其畜鸡，（性善斗伤，象金用也。）（《新校正》云：按金匮真言论云：其畜马。）其色白，（色同也。）其养皮毛，（坚同也。）其病咳，（有声之病，金之应也。）（《新校正》云：按金匮真言论云：病在背，是以知病之在皮毛也。）其味辛，（审平化治，则物辛味正。）其音商，（和利而扬。）其物外坚，（金化宣行，则物体外坚。）其数九，（成数也。）从革之纪，是谓折收。（火折金收之气也。谓乙丑、乙亥、乙酉、乙未、乙巳、乙卯之岁也。）收气乃后，生气乃扬。（后，不及时也。收气不能以时而行，则生气自应布扬而用之也。）长化合德，火政乃宣，庶类以蕃。（火土之气固生化也，宣行也。）其气扬，（顺火也。）其用躁切，（少虽后用，则切急随火躁也。）其动铿禁瞀厥，（铿，咳声也。禁谓二阴禁止也。瞀，闷也。厥谓气上逆也。）其发咳喘，（咳，金之有声。喘，肺藏气也。）其脏肺，（主脏病。）其果李杏，（李木杏火果也。）其实壳络，（外有壳，内有支络之实也。）其谷麻麦，（麻木麦火谷也。麦色赤也。）其味苦辛，（苦味胜辛，辛兼苦也。）其色白丹，（赤加白也。）其畜鸡羊，（金从火土之兼化。）（《新校正》云：详火畜马，土畜牛，今言羊，故王注云：从火土之兼化为羊也。或者当去注中之土字，甚非。）其虫介羽，（介从羽。）其主明曜炎烁，（火之胜也。）其声商徵，（商从徵。）其病嚏咳鼽衄，（金之病也。）从火化也，（火气来胜，故屈己以从之。）少商与少徵同，（金少，故半同火化也。）（《新校正》云：详少商运六年内，除乙卯、乙酉同正商，乙巳、乙亥同正角外，乙未、乙丑二年为少商同少徵，故不云判徵也。）上商与正商同，（上见阳

明，则与平金运生化同，乙卯、乙酉其岁上见也。）上角与正角同。（上见厥阴，则与平木运生化同，乙巳、乙亥其岁上见也。）（《新校正》云：详金土无相胜克，故经不言上宫与正宫同也。）邪伤肺也，（有邪之胜则归肺。）炎光赫烈，则冰雪霜雹。（炎光赫烈，火无德也。冰雪霜雹，水之复也。水复之作雹，形如半珠。）（《新校正》云：详注云雹形如半珠，半字疑误。）眚于七，（七，西方也。）（《新校正》云：按六元正纪大论云：灾七宫。）其主鳞伏彘鼠，（突戾潜伏，岁主纵之，以伤赤实及羽类也。）岁气早至，乃生大寒。（水之化也。）坚成之纪，是谓收引。（引，敛也。阳气收，阴气用，故万物收敛。谓庚午、庚辰、庚寅、庚子、庚戌、庚申之岁也。）天气洁，地气明，（秋气高洁，金气同。）阳气随，阴治化。（阳顺阴而生化。）燥行其政，物以司成，（燥气行化万物，专司其成熟无遗略也。）收气繁布，华洽不终。（收杀气早，土之化不得终其用也。）（《新校正》云：详繁字疑误。）其化成，其气削，（减削也。）其政肃，（肃，清也，静也。）其令锐切，（气用不屈劲而急。）其动暴折疡疰，（动以病生。）其德雾露萧瑟，（燥之化也。萧瑟，风声也。静为雾露，用则风生。）（《新校正》云：按六元正纪大论，德作化。）其变肃杀凋零。（陨坠于物。）其谷稻黍，（金火齐化也。）（《新校正》云：按本论上文麦为火之谷，当言其谷稻麦。）其畜鸡马，（齐孕育也。）其果桃杏，（金火齐实。）其色白青丹，（白加于青，丹自正也。）其味辛酸苦，（辛入酸苦齐化。）其象秋，（气爽清洁，如秋之化。）其经手太阴阳明，（太阴肺脉，阳明大肠脉。）其脏肺肝，（肺胜肝。）其虫介羽，（金气故介羽齐

育。）其物壳络，（壳金络火化也。）其病喘喝，凭仰息。（金气余故。）上徵与正商同，其生齐，其病咳，（二见少阴少阳，则天气见抑，故其生化与平金岁同。庚子、庚午岁，上见少阴。庚寅、庚申岁，上见少阳。上火制金，故生气与之齐化，火乘金肺，故病咳。）（《新校正》云：详此不言上羽者，水与金非相胜克故也。）政暴变，则名木不荣，柔脆焦首，长气斯救，大火流，炎烁且至，蔓将槁，邪伤肺也。（变谓太甚也。政太甚则生气抑，木不荣，草首焦死。政暴不已，则火气发怒，故火流炎烁，至柔条蔓草脆之类皆干死。火乘金气，故伤肺也。）少阳司天，火气下临，肺气上从，白起金用，草木眚，火见燔炳，革金且耗，大暑以行，咳嚏衄衊鼻窒，曰疡，寒热胕肿，（寅申之岁候也。临谓御于下，起谓价高于市，用谓用行刑罚也。临从起用同之。革谓皮革，亦谓革易也。金谓器属也。耗谓费用也。火气燔灼，故曰生疮。疮，身疮也。疡，头疮也。寒热谓先寒而后热，则疟疾也。肺为热害，水且救之，水守肺中，故为胕肿，谓肿满，按之不起，此天气之所坐也。）（《新校正》云：详注云故曰生疮，疮，身疮也。疡，头疡也。今经只言曰疡，疑经脱一疮字，别本曰字作口。）风行于地，尘沙飞扬，心痛胃脘痛，厥逆膈不通，其主暴速。（厥阴在泉，故风行于地。风淫所胜，故是病生焉。少阳厥阴，其化急速，故病气起发疾速而为，故云其主暴速。此地气不顺而生是也。）（《新校正》云：详厥阴与少阳在泉，言其主暴速，其发机速，故不言则某病也。）

六元正纪大论篇曰：阳明司天之政，气化运行后天，（六步之气，生长化成，庶务动静，皆后天时而应，余少岁同。）天气

急，地气明，阳专其令，炎暑大行，物燥以坚，淳风乃治，风燥横运，流于气交，多阳少阴，云趋雨府，湿化乃敷。（雨府，太阴之所在也。）燥极而泽，（燥气欲终，则化为雨泽，是谓三气之分也。）其谷白丹，（天地正气所化生也。）间谷命太者，（命太者谓前文太角商等气之化者。间气化生，故云间谷也。）（《新校正》云：按《玄珠》云岁谷与间谷者何，即在泉为岁谷，及在泉之在右间者，皆为岁谷。其司天及运间而化者，名间谷。又别有一名间谷者是也，化不及即反有所胜而生者，故名间谷，即邪气之化，又名并化之谷也。亦名间谷。与王注颇异。）其耗白甲品羽，（白色甲虫多品羽类，有羽翼者，耗散粢盛虫鸟甲兵岁为灾，以耗竭物类。）金火合德，上应太白荧惑。（见大而明。）其政切，其令暴，蛰虫乃见，流水不冰。民病咳嗌塞，寒热发，暴振栗癃闷，清先而劲，毛虫乃死，热后而暴，介虫乃殃，其发躁，胜复之作，扰而大乱。（金先胜木已承害，故毛虫死。火后胜金不胜，故介虫复殃。胜而行杀，羽者已亡，复者后来，强者又死，非大乱气，其何谓也。）少阳司天之政，气化运行先天。初之气，地气迁，风胜乃摇，寒乃去，候乃大温，草木早荣，寒来不杀，温病乃起。其病气怫于上，血溢目赤，咳逆头痛，血崩（今详崩字当作崩。）胁满，肤腠中疮。（少阴之化。）二之气，火反郁，（太阴分故尔。）白埃四起，云趋雨府，风不胜湿，雨乃零，民乃康，其病热郁于上，咳逆呕吐，疮发于中，胸嗌不利，头痛身热，昏愦脓疮。三之气，天政布，炎暑至，少阳临上，雨乃涯，民病热中，聋瞑血溢，脓疮咳呕，衄衊渴嚏，吹喉痹目赤，善暴死。终之气，地气正，风乃至，万物反生，

霜雾以行，其病关闭不禁，心痛，阳气不藏而咳。少阴司天之政，气化运行先天，地气肃，天气明，寒交暑，热加燥，（《新校正》云：详此云寒交暑者，谓前岁终之气少阳，今岁初之气太阳，太阳寒交前岁少阳之暑也。热加燥者，少阳在上，而阳明在下也。）云驰雨府，湿化乃行，时雨乃降，金火合德，上应荧惑太白。（见而明大。）其政明，其令切，其谷丹白。水火寒热，持于气交，而为病始也。热病生于上，清病生于卜，寒热凌犯而争于中，民病咳喘，血溢血泄，鼽嚏，目赤，眦疡，寒厥入胃，心痛，腰痛，腹大，嗌干肿上。三之气，天政布，大火行，庶类蕃鲜，寒气时至。民病气厥心痛，寒热更作，咳喘目赤。终之气，燥令行，余火内格，肿于上，咳喘，甚则血溢。寒气数举，则霜雾翳，病生皮腠，内舍于胁，下连少腹而作寒中，地将易也，（气终则迁，何可长也。）金郁之发，天洁地明，风清气切，大凉乃举，草树浮烟，燥气以行，霜雾数起，杀气来至，草木苍干，金乃有声。（大凉，次寒也。举，用事也。浮烟，燥气也。杀气，霜氛正杀气者，以丑时至长者，亦卯时度时也，其气之来，色黄赤黑杂而至也，物不一杀，故草木苍干。苍，薄青色也。）故民病咳逆，心胁满，引少腹，善暴痛，不可反侧，嗌干，面尘色恶，（金胜而木病也。）山泽焦枯，土凝霜卤，怫乃发也，其气五。（夏火炎亢，时雨既愆，故山泽焦枯，土上凝白盐卤状如霜也。丑气谓秋分后至立冬后十五日内也。）夜零白露，林莽声凄，怫之兆也。（夜濡白露，晓听风凄，有是乃为金发微也。）

至真要大论篇曰：诸气在泉，风淫于内，治以辛凉，佐以苦，以甘缓之，以辛散之。（风性喜温而恶清，故治之凉，是以胜气治之也。佐以苦，随其所利也。木苦急，则以甘缓之，苦抑则以辛散之。脏气法时论曰：肝苦急，急食甘以缓之。肝欲散，急食辛以散之，此之谓也。食亦音饲。已曰食，他曰饲也。大法正味如此，诸为方者，不必尽用之，但一佐二佐，病已则止，余气皆然。）热淫于内，治以咸寒，佐以甘苦，以酸收之，以苦发之。（热性恶寒，故冷以寒也。热之大盛，甚于表者，以苦发之，不尽，复寒制之，寒制不尽，复苦发之，以酸收之，甚者再方，微者一方，可使必已。时发时止，亦以酸收之。）湿淫于内，治以苦热，佐以酸淡，以苦燥之，以淡泄之。（湿与燥反，故治以苦热，佐以酸淡也。燥除湿，故以苦燥其湿也。淡利窍，故以淡渗泄也。脏气法时论曰：脾苦湿，急食苦以燥之。《灵枢经》曰：淡利窍也。生气通天论曰：味过于苦，脾气不濡，胃气乃厚。明苦燥也。）（《新校正》云：按天元正纪大论曰：下太阴其化下甘温。）火淫于内，治以咸冷，佐以苦辛，以酸收之，以苦发之。（火气大行，心腹心怒之所生也，咸性柔软，故以治之，以酸收之。大法候其须汗者，以辛佐之，不必要资苦味，令其汗也。欲柔软者，以咸治之。脏气法时论曰：心欲软，急食咸以软之。心苦缓，急食酸以收之。此之谓也。）燥淫于内，治以苦温，佐以甘辛，以苦下之。（温利凉性，故以苦治之。下谓利之，使不得也。）（《新校正》云：按脏气法时论曰：肺苦气上逆，急食苦以泄之，用辛泻之，酸补之。又按：下文司天燥淫所胜，佐以酸辛，此云甘辛者，甘字疑当作酸。天元正纪大论云：下酸热与苦温之治又异。又云以酸收之，而安其下，甚则以苦泄之也。）寒淫于内，治以甘热，佐以苦辛，以咸泻之，以辛润之，以苦坚之。（以热治寒，是为摧胜，折其气用，令不滋繁也。苦辛之佐，通事行之。）（《新校正》云：按脏气法时论曰：肾苦燥，急食辛以润之。肾欲坚，急食苦以坚之。用苦补之，咸泻之。旧注引此在湿淫于内之下，无义。今移于此。）少阴司天，热淫所胜，怫热至，火行其政。民病胸中烦热，嗌干，右胕满，皮肤痛，寒热咳喘，大雨且至，唾血血泄，鼽衄嚏呕，溺色变，甚则疮疡胕肿，肩背臂臑及缺盆中痛，心痛肺膜，腹大满，膨膨而喘咳，病本于肺。（谓甲子、丙子、戊子、庚子、壬子、甲午、丙午、戊午、庚午、壬午岁也。怫热至，是火行其政乃尔。是岁民病集于右，盖以小肠通心故也。病自肺生，故曰病本于肺也。）（《新校正》云：按《甲乙经》溺色变，肩背臂臑及缺盆中痛，肺胀满膨膨而喘咳，为肺病，鼽衄为大肠病。盖少阴司天之岁，火克金，故病如是。又王注民病集于右，以小肠通心故。按《甲乙经》小肠附脊左环，回肠附脊左环，所说不应，得非火胜克金而大肠病矣。）尺泽绝，死不治。（尺泽在肘内廉大文中，动脉应手，肺之气也。火燥于金，承天之命，金气内绝，故必危亡。尺泽不至，肺气已绝，荣卫之气，宣行无主，真气内竭，生之何有哉。）太阴司天，湿淫所胜，则沉阴且布，雨变枯槁，胕肿骨痛阴痹，阴痹者，按之不得，腰脊头项痛，时眩，大便难，阴气不用，饥不欲食，咳唾则有血，心如悬，病本于肾。（谓乙丑、丁丑、己丑、辛丑、癸丑、乙未、丁未、己未、辛未、癸未岁也。沉，久也。肾气受邪，水无能润，下焦枯涸，故大便难也。）（《新校正》云：按《甲乙经》饥不

用食，咳唾则有血，心悬如饥状，为肾病。又邪在肾则骨痛阴痹，阴痹者，按之而不得，腹胀腰痛，大便难，肩背头项强痛，时眩，盖太阴司天之岁，土克水，故病如是矣。）太溪绝，死不治。（太溪在足内踝后跟骨上，动脉应手，肾之气也。土邪胜水，而肾气内绝，邪甚正微，故方无所用矣。）少阳司天，火淫所胜，则温气流行，金政不平。民病头痛，发热恶寒而疟，热止皮肤痛，色变黄赤，传而为水，身面胕肿，腹满仰息，泄注赤白，疮疡咳唾血，烦心胸中热，甚则鼽衄，病本于肺。（谓甲寅、丙寅、戊寅、庚寅、壬寅、甲申、丙申、戊申、庚申、壬申岁也。火来用事，则金气受邪，故曰金政不平也。火灾于上，金肺受邪，客热内水无燔能救，故化生诸病也。制火之客则已矣。）（《新校正》云：按《甲乙经》邪在肺则皮肤痛，发寒热，盖少阳司天之岁，火克金，故病如是也。）天府绝，死不治。（天府在肘后内侧上腋下同身寸之三寸，动脉应手，肺之气也。火胜而金脉绝故死。）阳明司天，燥淫所胜，则木乃晚荣，草乃晚生，筋骨内变。民病左胠胁痛，寒清于中，感而疟，大凉革候，咳，腹中鸣，注泄鹜溏，名木敛，生菀于下，草焦上首，心胁暴痛，不可反侧，嗌干面尘，腰痛，丈夫㿗疝，妇人少腹痛，目昧眦疡，疮痤痈，蛰虫来见，病本于肝。（谓乙卯、丁卯、己卯、辛卯、癸卯、乙酉、丁酉、己酉、辛酉、癸酉岁也。金胜故草木晚生荣也。配于人身，则筋骨内应而不用也。大凉之气，变易时候，则人寒，清发于中，内感寒气，则为疼疟也。大肠居右，肺气通之，今肺气内淫，肝居于左，故左胠胁痛如刺割也。其岁民目注泄，则无淫胜之疾也。大凉，次寒也，大凉且甚，

阳气不行，故木容收敛，草荣悉晚，生气已升，阳不布令，故闭积生气而蓄于下也。在人之应，则少腹之内，痛气居之，发疾于仲夏，疮疡之疾，犹及秋中，疮痤之类生于上，痛肿之患生于下，疮色虽赤，中心正白物之当也。）（《新校正》云：按《甲乙经》腰痛不可以俯仰，丈夫㿉疝，妇人少腹肿，甚则嗌干面尘，为肝病。又胸满洞泄为肝病。又心胁痛不能反侧，目锐眦痛，缺盆中肿痛，腋下肿，马刀挟瘿，汗出振寒，疟，为胆病。盖阳明司天之岁，金克木，故病如是。又按：脉解云厥阴所谓㿉疝，妇人小腹肿者，厥阴者辰也，三月阳中之阴，邪在中，故曰㿉，亦少腹肿也。）太冲绝，死不治。（太冲在足大指本节后二寸，脉动应手，肝之气也。金来伐木，肝气内绝，真不胜邪，死其宜也。）司天之气，风淫所胜，平以辛凉，佐以苦甘，以甘缓之，以酸泻之。（厥阴之气，未为盛热，故曰凉药平之。夫气之用也，积凉为寒，积温为热，以热少之，其则温也。以寒少之，其则凉也。以温多之，其则热也。以凉多之，其则寒也。各当其分，则寒寒也，温温也，热热也，凉凉也。方书之用，可不务乎。故寒热温凉，商降多少，善为方者，意必精通。余气皆然，从其制也。）（《新校正》云：按本论上文云，上淫于下，所胜平之。外淫于内，所胜治之。故在泉曰治，司天曰平也。）热淫所胜，平以咸寒，佐以苦甘，以酸收之。（热气已退，时发动者，是谓心虚。气散不敛，以酸收之，既以酸收，亦兼寒助，乃能珍除其源本矣。热见太甚，则以苦发之，汗已便凉，是邪气尽，勿寒水之。汗已犹热，是邪气未尽，则以酸收之。而又热，则复汗之，已汗复热，是藏虚也，则补其心可矣。法则合尔，

诸治热者，亦不必得再，二发三治，况四夏而反覆者乎。）湿淫所胜，平以苦热，佐以酸辛，以苦燥之，以淡泄之。（湿气所淫，皆为肿满，但除其湿，肿满自衰。因湿生病，不肿不满者，亦尔治之。湿气在上，以苦吐之，湿气在下，以苦泄之，以淡渗之则皆燥也。泄谓渗泄，以利水道，下小便为法。然酸虽热，亦用利小便，去伏水也。治湿之病，不下小便，非其法也。）（《新校正》云：按湿淫于内，佐以酸淡，此云酸辛者，辛疑当作淡。）湿上甚而热，治以苦湿，佐以甘辛，以汗为故而止。（身半以上，湿气余，火气复郁，郁湿相薄，则以苦温甘辛之药，解表流汗而祛之，故云以汗为除病之故而已也。）火淫所胜，平以酸冷，佐以苦甘，以酸收之，以苦发之，以酸复之，热淫同。（同热淫义，热亦如此法，以酸复其木气也。不复其气，则淫气空虚，招其损。）燥淫所胜，平以苦湿，佐以酸辛，以苦下之。（制燥之胜，必以苦湿，是以火之气味也，宜下必以苦，宜必以酸，宜泻必以辛，清甚生寒，留而不去，则以苦湿下之。气有余则以辛泻之。诸气同。）（《新校正》云：按上文燥淫于内，治以苦湿。此云苦湿者，湿当为温，文注中湿字三，并当作温。又按六元正纪大论亦作苦下温。）寒淫所胜，平以辛热，佐以甘苦，以咸泻之。（注散止之，不可过也。）（《新校正》云：按上文寒淫于内，治以甘热，佐以苦辛。此云平以辛热，佐以甘苦者，此文为误。又按六元正纪大论云：太阳之政岁，宜苦以燥之也。）阳明之胜，清发于中，左胠胁痛，溏泄，内为嗌塞，外发㿉疝，大凉肃杀，华英改容，毛虫乃殃，胸中不便，嗌塞而咳。（五卯五酉岁也。大凉肃杀，金气胜木，故草木华英，

为杀气损削改易，聚而焦其上首也。毛虫木化，气不宜金，故金政大行，而毛虫死耗也。木化之气，下生于阴，故大凉行而癞疝发也。胸中不便，谓呼吸回转，或痛或缓急，而不利便也。气太盛，故嗌塞而咳也。嗌谓喉之下，接连胸中肺两叶之间者也。）厥阴之胜，治以甘清，佐以苦辛，以酸泻之。少阴之胜，治以辛寒，佐以苦咸，以甘泻之。太阴之胜，治以咸热，佐以辛甘，以苦泻之。少阳之胜，治以辛寒，佐以甘咸，以甘泻之。阳明之胜，治以酸温，佐以辛甘，以苦泄之。太阳之胜，治以甘热，佐以辛酸，以咸泻之。（六胜之至，皆先归其不胜已者之故，不胜者，当先泻之，以通其道，次泻所胜之气，令其退释也。治诸胜而不泻遣之，则胜气浸盛，而内生诸病也。）（新校正云：详此为治，皆先泻其不胜，而后泻其来胜。独太阳之胜，治以甘热为异。疑甘字，苦之误也。若云治以苦热，则六胜之治，皆一贯也。）少阴之复，燠热内作，烦躁鼽嚏，少腹绞痛，火见燔焫，嗌燥，分注时止，气动于左，上行于右，咳，皮肤痛，暴喑心痛，郁冒不知人，乃洒淅恶寒，振栗谵妄，寒已而热，渴而欲饮，少气骨痿，隔肠不便，外为浮肿，哕噫，赤气后化，流水不冰，热气大行，介虫不复，病痱胗疮疡，痈疽痤痔，甚则入肺，咳而鼻渊。（火热之气，自小肠，从齐下之左，入大肠，上行至左胁。甚则上行于右而入肺，故动于左，上行于右，皮肤痛也。分注谓大小俱下也。骨痿言骨弱而无力也。隔肠谓肠如隔绝而不便也，泻也。寒热甚则然，阳明先胜，故赤气后化，流水不冰。少阴之本司于地也，在人之应，则冬脉不疑，若高山穷谷，已是至高之处，水亦当冰。平下川流，则

如经矣。火气内蒸，金气外拒，阳热内郁，故为痱胗疮疡，胗甚亦为疮也。热少则外生痱胗，热多则内结痈痤。小肠有热则中外为痔，其复热热之变，皆病于身后及外侧也。疮疡痱胗生于上，痈疽痤痔生于下，反其处者，皆为逆也。）天府绝，死不治。（天府，肺脉气也。）（《新校正》云：按上文少阴司天，热淫所胜，尺泽绝，死不治。少阳司天，火淫所胜，天府绝，死不治。此云少阴之复，天府绝，死不治。下文少阳之复，尺泽绝，死不治。文如相反者，盖尺泽、天府，俱手太阴脉之所发动，故此互文也。）太阴之复，湿变乃举，体重中满，食饮不化，阴气上厥，胸中不便，饮发于中，咳喘有声，大雨时行，鳞见于陆，头顶痛重，而掉瘈尤甚，呕而密默，唾吐清液，甚则入肾，窍泻无度。（湿气内逆，寒气不行，太阳上流，故为是病。头顶痛重，则脑中掉瘈尤甚，肠胃寒湿，热无所行，重灼胸府，故胸中不便，食饮不化。呕而密默，欲静定也。喉中恶冷，故唾吐冷水也。寒气易位，上入肺喉，则息迫不利，故咳喘而喉中有声也。水居平泽，则鱼游于市，头顶胸痛久，人兼痛于眉间也。）（《新校正》云：按上文太阴在泉，头痛顶似按，又太阴司天，云头项痛，此云头顶痛，顶疑当作项。）太溪绝，死不治。（太溪，肾脉气也。）少阳之复，大热将至，枯燥燔焫，介虫乃耗，惊瘈咳衄，心热烦躁，便数憎风，厥气上行，面如浮埃，目乃眴瘈，火气内发，上为口糜，呕逆，血溢血泄，发而为疟，恶寒鼓栗，寒极反热，嗌络焦槁，渴引水浆，色变黄赤，少气脉萎，化而为水，传为胕肿，甚则入肺，咳而血泄。（火气专暴，枯燥草木，燔焰自生，故燔焫也。焫音焫。火内炽，故惊瘈咳

衄，心热烦躁，便数憎风也。火炎于上，则庶物失色，故如尘埃浮于面而目眴动也。火烁于内，则口舌糜乱，呕逆，及为血溢血泄。风火相薄，则为温疟。气蒸热化，则为水病。传为胕肿。胕谓皮，皮俱肿，按之陷下，泥而不起也。如是之证皆火气所生也。）尺泽绝，死不治。（尺泽，肺脉气也。）阳明之复，清气大举，森木苍干，毛虫乃厉。病生胠胁，气归于左，善太息，甚则心痛否满，腹胀而泄，呕苦咳哕，烦心，病在膈中头痛，甚则入肝，惊骇筋挛。（杀气大举，木不胜之，故苍清之叶，不及黄而干燥也。厉谓疵厉疾疫死也。清甚于内，热郁于外故也。）太冲绝，死不治。（太冲，肝脉气也。）厥阴之复，治以酸寒，佐以甘辛，以酸泻之，以甘缓之。（不大缓之，夏犹不已，复重于胜，故治以辛寒也。）（《新校正》云：按别本治以酸寒，作治以辛寒也。）少阴之复，治以咸寒，佐以苦辛，以甘泻之，以酸收之。辛苦发之，以咸软之。（不大发汗，以寒攻之，持至仲秋，热内伏结，而为心热，少气少力，而不能起矣。热伏不散，归于骨矣。）太阴之复，治以苦热，佐以酸辛，以苦泻之，燥之泻之。（不燥泄之，久而为身肿腹满，关节不利，肺及伏兔，怫满内作，膝腰胫内侧胕肿病。）少阳之复，治以咸冷，佐以苦辛，以咸软之，以酸收之。辛苦发之，发不远热，无犯温凉，少阴同法。（不发汗以夺盛阳，则热内淫四肢而为解㑊，不可名也，谓热不甚，谓寒不甚，谓强不甚，谓弱不甚，不可以名言，故谓之解㑊。粗医呼为鬼气恶病。久久不已，则骨热髓涸，齿干枯为骨热病也。发汗夺阳，故无留热，故发汗者，虽热生病夏月及差，亦用热药以强之。当春秋时，纵火热胜，亦不得以

热药发汗，汗不发而药热内甚，助病为疟，逆伐神灵，故曰无犯温凉。少阴气热，为疗则同，故云与少阴同法也。数夺其汗，则津竭涸，故以酸收，以咸润也。）（《新校正》云：按天元正纪大论云，发表不远热。）阳明之复，治以辛温，佐以苦甘，以苦泄之，以苦下之，以酸补之。（泄谓渗泄，汗及小便汤浴皆是也。秋分前后，则亦发之，春有胜，亦依胜法。或不已，亦汤渍和其中外也。怒复之后，其气皆虚，故补之，以安全其气，余复治同。）太阳之复，治以咸热，佐以甘辛，以苦坚之。（不坚则寒气内变，止而复发，发而复止，绵历年岁，生大寒疾。）治诸胜复，寒者热之，热者寒之，温者清之，清者温之，散者收之，抑者散之，燥者润之，急者缓之，坚者软之，脆者坚之，衰者补之，强者泻之，各安其气，必清必静，则病气衰去，归其所宗，此治之大体也。（太阳气寒，少阴少阳气热，厥阴气温，阳明气清，太阴气湿。有胜复，则各倍其气以调之，故可使平也。宗，属也。调不失理，则余之气自归其所属，少之气自安其所居，胜复衰已，则各在衰而平定之，必清必静，无妄挠之，则六气循环，五神安泰。若运气之寒热，治之平之，亦各归司天地气也。）厥阴司天，客胜则耳鸣掉眩，甚则咳。少阴司天，客胜则鼽嚏，颈项强，肩背瞀热，头痛少气，发热耳聋目瞑，甚则胕肿血溢，疮疡咳喘。太阴司天，客胜则首面胕肿，呼吸气喘。少阳司天，主胜则胸满咳仰息，甚而有血，手热。阳明司天，清复内余，则咳衄嗌塞，心膈中热，咳不止而白血出者死。（复谓复旧居也。白血谓咳出浅红色血，似肉似肺者。五卯五酉岁也。）（《新校正》云：详此不言客胜主胜者，以人居火

位，无客胜之理，故不言也。）太阳司天，客胜则胸中不利，出清涕，感寒则咳。木位之主，其泻以酸，其补以辛。（木位，春分前六十一日，初之气也。）火位之主，其泻以甘，其补以咸。（治火之位，春分之后六十一日，二之气也。相火之位，夏至前后各三十日，三之气也。二火之气则殊，然其气用则一矣。）土位之主，其泻以苦，其补以甘。（土之位，秋分前六十一日，四之气也。）金位之主，其泻以辛，其补以酸。（金之位，秋分后六十一日，五之气也。）水位之主，其泻以咸，其补以苦。（水之位，冬至前后各三十日，终之气也。）厥阴之客，以辛补之，以酸泻之，以甘缓之。少阴之客，以咸补之，以甘泻之，以咸收之。（《新校正》云：按脏气法时论云：心苦缓，急食酸以收之。心欲软，急食咸以软之。此云以咸收之者，误也。）太阴之客，以甘补之，以苦泻之，以甘缓之。少阳之客，以咸补之，以甘泻之，以咸软之。阳明之客，以酸补之，以辛泻之，以苦泄之。太阳之客，以苦补之，以咸泻之，以苦坚之，以辛润之。开发其理致津液通气也。（客之部主，各六十一日。居无常所，随岁适移。客胜则泻客而补主，主胜则泻主而补客，应随当缓当急而治之。）热气大来，火之胜也，金燥受邪，肺疾生焉。（流于回肠大肠。）诸气膹郁，皆属于肺。（高秋气凉，雾气烟集，凉至则气热复，甚则气殚，征其物象属可知也。膹谓满，郁谓奔迫也，气之为用，金气同之。）诸痿喘呕，皆属于上。（上谓上焦，心肺气也。炎热薄烁，心之气也。承热分化，肺之气也。热郁化上，故病属上焦。）（《新校正》云：详痿之病，似非上病。王注不解所以属上之由，使后人疑议。今按：痿论云，五脏

使人痿者，因肺热叶焦，发为痿躄。故云属于上也。痿又谓肺痿也。）诸逆冲上，皆属于火。（炎上之性用也。）诸胀腹大，皆属于热。（热郁于内。肺胀所生。）诸病有声，鼓之如鼓，皆有属于热。（谓有声也。）

示从容论篇曰：雷公曰：于此有人，头痛，筋挛骨重，怯然少气，哕噫腹满，时惊，不嗜卧，此何藏之发也？脉浮而弦，切之石坚，不知其解，复问所以三脏者，以知其此类也。（脉有浮弦石坚，故云问所以三脏者，以知其此类也。）帝曰：夫从容之谓也。（言此类也。）夫年长则求之于腑，年少则求之于经，年壮则求之于脏。（年之长者，甚于味。年之少者，劳于使。年之壮者，过于内。过于内则耗伤精气。劳于使则经中风邪。恣于求则伤于腑，故求之异也。）今子所言皆失。八风菀熟，五脏消烁，传邪相受。夫浮而弦者，是肾不足也。（脉浮为虚，弦为肝气，以肾气不足，故脉浮弦也。）沉而石者，是肾内著也。（石之言坚也，著谓肾气内薄，著而不行也。）怯然少气者，是水道不行，形气消索也。（肾气不足，故水道不行，肺脏被冲，故形气消散索尽也。）咳嗽烦冤者，是肾气之逆也。（肾气内著，上归于母也。）一人之气，病在一脏也，若言三脏俱行，不在法也。（经不然也。）雷公曰：于此有人，四肢解堕，喘咳血泄，而愚诊之，以为伤肺，切脉浮大而紧，愚不敢治，粗工下砭石，病愈多出血，血止身轻，此何物也？帝曰：子所能治，知亦众多，与此病失矣。（以为伤肺而不敢治，是乃任现法所失也。）譬以鸿飞，亦冲于天。（鸿飞冲天，偶然而得，岂其羽翮之所能哉。粗工下砭石，亦犹是矣。）夫圣人之治病，循法守度，援物此类，化之冥冥，循上及下，何必守经。（经

谓经脉，非经法也。）今夫脉浮大虚者，是脾气之外绝，去胃外归阳明也。（足太阴络，支别者，入络肠胃，是以脾气外绝，不至胃外归阳明也。）夫二火不胜三水，是以脉乱而无常也。（二火谓二阳脏。三水谓三阴脏。二阳脏者，心肺也。以在膈上故。三阴脏者，肝脾肾也，以在膈下故。然三阴之气，上胜二阳，阳不胜阴，故脉乱而无常也。）四肢解堕，此脾精之不行也。（土主四肢，故四肢懈堕，脾精不行，故使之然。）喘咳者，是水气并阳明也。（肾气逆入于胃，故水气并于阳明。）血泄者，脉急血无所行也。（泄谓泄出也，然脉气数急，血溢于中，血不入经，故为血泄，以脉奔急而血溢，故曰血无所行也。）若夫以为伤肺者，由失以狂也，不引比类，是知不明也。（言所识不明，不能比类，以为伤肺，犹失狂言耳。）夫伤肺者，脾气不守，胃气不清，经气不为使，真脏坏决，经脉傍绝，五脏漏泄，不衄则呕，此二者不相类也。（肺气伤则脾外救，故云脾气不守，肺脏损则气不行，不行则胃满，故云胃气不清。肺者主行营卫阴阳，故肺伤则经脉不能为之行使也。真脏谓肺脏也，若肺脏损坏，皮膜决破，经脉傍绝而不流行，五

脏之气上溢而漏泄者，不衄血则呕血也，何者？肺主鼻，胃应口也。然口鼻者，气之门户也。今肺脏已损，胃气不清，不上衄而血下流于胃中，故不衄出则呕出也。然伤肺伤脾，衄血泄血，标出且异，本归亦殊，故此二者，不相类也。）譬如天之无形，地之无理，白与黑相去远矣。（言伤肺伤脾，形证悬别，譬如天地之相远，如黑白之异象也。）

徐叔拱曰：咳嗽外感六淫，郁而成火，必六淫相合，内伤五藏，相胜必五邪相并，有此不同，而中间又有敛散二法。敛者谓收敛肺气也，散者谓解散寒邪也。宜散而敛，则肺之寒邪，一时敛住，为害非轻。宜敛而散，则肺气虚弱，一时发散，而走泄正气，害亦非小。且如感风咳嗽，已经解散之后，其表虚，复感寒邪，虚邪相乘，又为喘嗽。若欲散风则愈，重虚其肺，若收敛收愈，又滞其邪，当先轻解，渐次敛之，肺不致虚，邪不致滞，喘嗽自止矣。（见《医门法律》先哲格言。）

以上节《内经素问》

《咳论经旨》卷一终

咳论经旨　卷二

浙湖凌嘉六先生遗著

男咏永言录存

后学裘庆元刊

本输篇云：肺合大肠，大肠者，传道之府。少阳属肾，肾上连肺，故将两脏。三焦者，中渎之府也，水道出焉，属膀胱，是孤之府也。

邪气脏腑病形篇云：形寒寒饮则伤肺，以其两寒相感，中外皆伤，故气道而上行，肺脉急甚为癫（《脉经》作为瘖。）疾，微急为肺寒热，怠惰，咳唾血，引腰背胸，苦鼻息肉不通。缓甚为多汗，微缓为痿瘘，（《脉经》无瘘字。）偏风，头以下汗出不可止。大甚为胫肿，微大为肺痹，引胸背。起恶日光，小（《脉经》作腰内，无恶日光三字。）甚为泄，（《脉经》作为飧泄。）微小为消瘅。滑甚为息贲（《脉经》作息瘖。）上气，微滑为上下出血，涩甚为呕血，微涩为鼠瘘，（一作漏。）在颈支腋之间，下不胜其上，其应善痠矣。（《甲乙》作下不胜其上，其能善酸。）肝脉微大为肝痹，阴（《脉经》无阴字。）缩，咳引小腹。（《甲乙》作少腹。）

经脉篇云：肺太阴（《甲乙》作手太阴。）之脉，起于中焦，下络大肠，还循胃口，上膈属肺，从肺系横出腋下，下循臑内，行少阴心主之前，（《脉经》无腋下至之前下十四字。）下肘中，循臂内上骨下廉，入寸口，上鱼，循鱼际，出大指之端。其支者，从腕后直出（《脉经》无出字。）次指内廉，出其端。是动则病肺胀满，膨膨而喘咳，缺盆中痛，甚则交两手而瞀，此为臂厥。（《甲乙》作擘。）是主肺所生病者，咳，上气喘渴，烦心胸满，臑臂内前廉痛厥，（《脉经》无厥字。）掌中热。气盛有余，则肩背痛，风寒，（《脉经》无寒字。）汗出中风，（《脉经》无中风二字。）小便数而欠。气虚则肩背痛寒，少气不足以息，溺色变。（《脉经》色变下有卒遗失无度五字。）

又云：肾足少阴之脉，起于小指之下，邪走足心，出于然骨之下，循内踝之后。其直者，从肾上贯肝膈，入肺中，循喉咙，挟舌本。其支者，从肺出络心，注胸中。是动则病饥不欲食，面如漆柴，（《脉经》作面黑如炭色。）（《甲乙》作面黑如炭色。）咳唾则有血，喝喝而喘，（《脉经》作喉鸣而喘。）坐而欲起，目䀮䀮如（《甲乙》无如字。）无所见，心如悬若饥状，是谓骨厥。

五邪篇云：邪在肺，则病皮肤痛，寒热，上气喘。汗出，咳动肩背。取之膺中外腧，背三节五脏之旁，（《甲乙》作外俞背三椎之旁。）以手疾按之，快然，乃刺之，取之缺盆中以越之。

热病篇云：热病，咳而衄，汗不出，（《甲乙》作汗出。）出不至足者死。（《巢氏源候论》作七日咳血，衄血汗不出，出不至足者，死。）

胀论篇云：肺胀者，虚满而喘咳。

五癃津液篇云：五脏六腑之津液，尽上渗于目。心悲气并则心系急，心系急则肺举，肺举则（《甲乙》作肺叶举举则。）液上溢。夫心系与（《甲乙》与作急。）肺，不能常与，（《甲乙》作举。）乍上乍下，故咳而泣出矣。（《甲乙》泣作涎出矣。）

本脏篇云：肺小则少饮，不病喘喝，肺大则多饮，善病胸痹喉痹（《甲乙经》无喉痹二字。）逆气。肺高则上气，肩息，（《甲乙》肩作喘。）咳。（《甲乙》咳下有逆字。）肺下则居（《甲乙》作居逼。）贲迫肺，善胁下痛。肺坚则不病咳（《甲乙》咳下有逆字。）上气，肺脆则苦（《甲乙》苦作善。）病消瘅易伤，（《甲乙》伤下有也字。）肺端正则和利难伤，肺偏倾则胸偏痛也。（《甲乙》作则病胸胁偏痛。）白色小理者，肺小。粗理者，肺大。巨肩反膺陷喉者，肺高。合腋张胁者，肺下。好肩背厚者，肺坚。肩背薄者，肺脆。背膺厚者，肺端正。胁偏疏者，肺偏倾也。

水胀篇云：水始起也，目窠上微肿，如新卧起之状，其颈脉动，时咳，阴股间寒，足胫肿，腹乃大，其水已成矣。以手按其腹，随手而起，如裹水之状，此其候也。

玉版篇云：黄帝曰：诸病皆有逆顺，可得闻乎？岐伯曰：腹胀，身热，脉大，云云。咳且溲血脱形，其（《甲乙》无其字。）脉小劲，（《甲乙》作小而劲者。）是四逆也。咳，脱形身热，脉小以疾，（《甲乙》作小而疾也。）是谓五逆也。如是者，不过十五日而（《甲乙》无而字。）死矣。云云。咳，溲血形内（《甲乙》内作肉。）

脱，脉搏，（《甲乙》无脉搏二字，肉脱下有喘字。）是三逆也。云云。咳呕腹胀，且飧泄，其脉绝，是五逆也。如是者，不及一时而死矣。工不察此者而刺之，是谓逆治。

刺节真邪篇云：黄帝曰：其咳上气，穷诎胸痛者，取之奈何？岐伯曰：取之廉泉。

以上节《灵枢经》。

十六难曰：假令得肺脉，其外证面白，善嚏，其病喘咳，洒淅寒热，有是者，肺也。无是者，非也。（此肺色、肺病、肺脉也。右属肺，故动气在右，肺主皮毛，故寒热。）

四十九难曰：何以知伤寒得之，然当谵言妄语，何以言之？肺主声，入肝为呼，入心为言，入脾为歌，入肾为呻，自入为哭。故知肺邪入心，为谵言妄语也。其病身热，（心也。）洒洒恶寒，甚则喘咳。（肺也。）其脉浮大（心也。）而涩，（肺也。）（丁注：此言心病，因肺邪而入，肺主声，故专以声推其病与脉，皆兼肺心二经也。肺邪入肺谓之自入。）（此伤寒，非仲景伤寒，此谵妄，非阳明谵妄，玩读自明。）

五十六难曰：五脏之积，各有名乎？以何月何日得之？然肝之积，名曰肥气，在左胁下，如覆杯，有头足，久不愈。（《甲乙》头足下有如龟鳖状四字。又作久久不愈。）令人发咳逆，痎（《脉经》痎作疨。）（巢氏作令人发瘄疟，无咳逆二字。）疟，连岁不已。以季夏戊己得之，何以言之。（《甲乙》无此四字。脉经作何也。）（巢氏同，作何以言之。）肺病传肝，肝当传脾，脾以季夏适王，王者不受邪，肝复欲还肺，肺不肯受，故留结为积。故知肥气以季夏（巢氏作仲夏得之也。）戊己日得之。（丁注：此言肺病传肝，肝当传脾，脾土适旺于季夏之土令，故力能拒而不受，则邪当复返于肺，但脾土得令而旺，肺金亦得土之生气，而亦能拒邪，故曰不肯受也。邪因无道可行，故仍结于肝而成积矣。越人形容成积之理，可谓曲尽。乃见虚处受邪，旺处不容，今人治积，以攻为务，大失经旨，良可叹也。）

又曰：肺之积名曰息贲，在右胁下，覆大如杯。久不已，（《甲乙》久久不愈，病洒洒恶寒，逆喘咳，发肺痈。）（《脉经》作久之不愈，病洒洒寒热，气逆，喘咳，发肺痈。）令人洒淅寒热喘咳，发肺壅。以春甲乙日得之，何以言之。（《甲乙》无此四字。《脉经》作何也。）（巢氏同，作何以言之。）心病传肺，肺当传肝，肝以春适王，王者不受邪，肺复欲还心，心不肯受，故留结为积。故知息贲以春甲乙日得之。（巢氏作以春得之也。）（丁注：肝木旺于春木之令，而能拒邪，心火亦得木之生气而亦能拒也。）

六十八难曰：五脏六腑，各有井荥腧经合，皆何所主？然经言所出为井，所流为荥，所注为腧，所行为经，所入为合。井主心下满，荥主身热，腧主体重节痛，经主喘咳寒热，合主逆气而泄。此五脏六腑，井荥腧经合所主病也。（丁注：引纪氏大锡曰：井者，若水之源，水始出源，流之尚微，故谓之荥。水上而注下，下复承而流之，故谓之俞。水行经历而过，故谓之经。经过于此，乃入于脏腑，与众经相会，故谓之合。《素问》曰：六经为川，肠胃为海也。晞范曰：井法木，以应肝，脾之位，在心下，今邪在肝，肝侵脾，故心下满。今治之于井，不令木乘土也。荥法火，以应心，肺属金，外主皮毛，心火灼

于肺金故身热，谓邪在心也。故治之于荥，不使火来乘金，则身热自愈矣。俞法土，应脾。今邪在土，土必克水，水者肾也，肾主骨，故病则节痛。邪在土，土自病则体重，故治之于俞。经法金而应肺，今邪在肺，得寒则咳，得热则喘，金必克木，木者肝，肝在志为怒，怒则气逆而作喘，故治之于经。合应水而主肾，肾气不足，伤于冲脉，则气逆，肾开窍于二阴，气逆则不禁而下泄，故宜治合也。）

以上节《难经》。

精神五脏论篇曰：肺藏气，气舍魄，在气为咳，在液为涕，肺气虚则鼻息不利，少气，实则喘喝，胸凭（《九墟》作盈。）仰息。

经脉篇曰：夏脉心也，南方火也，万物之所盛长也。故其气来盛去衰，故曰钩。反此者病。其气来盛去亦盛，此谓太过，病在外。其气来不盛，去反盛，此谓不及，病在内。太过则令人身热而骨痛，（一作肤痛。）为浸淫。不及则令人烦心，上见咳唾，下为气泄。

又曰：秋脉肺也，西方金也，万物之所收成也。故其气来轻虚以浮，来急去散，故曰浮。反此者病。其来毛而中央坚，两旁虚，此谓太过，病在外。其气来毛而微，此谓不及，病在中。太过则令人逆气而背痛，愠愠然。不及则令人喘呼，少气而咳，上气见血，下闻病音。

又曰：阳明厥逆喘咳，身热善惊，衄血，呕血不可治。惊者死。

又曰：手太阴厥逆，虚满而咳，善呕，吐沫，治主病者。

以上节《甲乙经》。

《咳论经旨》卷二终

咳论经旨　卷三

浙湖凌嘉六先生遗著

男咏永言录存

后学裘庆元刊

师曰：息摇肩者心中坚，息引胸中上气者咳。息张口短气者，肺痿唾沫。

赵氏以德衍义曰：息者，呼气出粗，类微喘而有声也。呼出心与肺，今火乘肺，故呼气奔促而为息也。摇肩者，肩随息气摇动，以火主动故也。其心之经脉掣引也。因心中有坚实之邪，不得和于经脉，故经脉抽掣摇动，息引胸中，上气咳者，胸中脉所主也，宗气之所在。火炎于肺，则肺收降之令不行，反就燥而为固涩坚劲，气道不利，所以上气出于胸中者，则咳也。息张口短气，肺痿唾沫，此又火炎于肺之甚者，收降清肃之气亡，惟从火出，故张口不合也。宗气亦衰而息短矣。津液不布，从火而为沫唾矣。此仲景因呼息以为察病之法，与后条吸对言，以举端耳。然息病属于内外者，岂止此而已。动摇与息相应者，又宁独在肩而已，岂无阴虚以火动者焉。如《内经》谓乳子中风，热喘，鸣息肩者，脉实大也，缓则生，急则死。是又在脉别者也。

师曰：吸而微数，其病在中焦，实也，当下之即愈。虚者不治。在上焦者，其吸促，在下焦者，其吸远，此皆难治。呼吸动摇振振者，不治。

赵氏曰：谷之精气，乃分三队。清者化营，浊者化卫，其一为宗气，留胸中，以行呼吸焉。呼吸固资于宗气，然必自阴阳合辟而为主机，于是呼出者，心肺主之，吸入者，肾肝主之。心肺阳也，肾肝阴也，若中焦有邪实，则阻其升降，宗气因之不盛于上，吸气因之，不达于下，中道即还，宗气不盛则吸微，中道即还则往来速，速则数，故吸而微数。泻中焦实，则升降行而吸即平矣。不因中焦实，即是肾肝之阴虚，根本不固，其气轻浮上走，脱阴之阳，宗气亦衰。若此者死日有期，尚可治乎。然则，上焦固是主乎呼，下焦固是主乎吸。若阴阳之配合，则又未始有相离者。故上焦亦得而候其吸焉，而心肺之道近，其真阴之虚者，则从阳火而升，不入乎下，故吸促。肝肾之道远，其元阳之衰者，则因于阴邪所伏，卒难升上，故其吸远。此属真阴元阳之病，皆难以治。若夫人身之筋骨血肉脉络，皆藉阴气之所成，生气无所克，然后以镇静而为化生之宇。今阴气愈矣，生气索矣，器宇亦空矣，惟呼吸之气往来于其中，故振振动摇，不自禁也。若此者，即《内经》所谓出入废则神机化灭是也。故针药无及矣。

问曰：阳病十八，何谓也？师曰：头痛，项腰脊臂脚掣痛。阴病十八，何谓也？师曰：咳，上气，喘哕咽，肠鸣胀满，心痛拘急，五脏病各有十八，合为九十。病人又有六微，微有十八病冶为一百八病。五劳七伤六极，妇人三十六病，不在其中。清邪居上，浊邪居下，大邪中表，小邪中里，谷饪之邪，从口入者，宿食也。五邪中人，各有法度，风中于前，寒中于后，湿伤于下，雾伤于上，风令脉浮，寒令脉急，雾伤皮腠，湿流关节，食伤脾胃，极寒伤经，极热伤络。

周氏扬俊补注曰：此总《内经》所著之病，而为之分阴阳，悉表里，合上下内外以立言。庶几经络明，腑脏著，所因显，不致散而难稽也。如三阳在外，病头痛等六证，则各有所行之经，各显本经之证，三而六之，非十八乎。而三阴之在里者亦然，五脏各有十八，合计为九十病。其为病则于《灵枢》论心脉为瘛疭，班班可考矣，云云。邪之所凑，其气必虚也。

问曰：热在上焦者，因咳，为肺痿。肺痿之病，从何得之。师曰：或从汗出，或从呕吐，或从消渴，小便利数，或从便难。（《脉经》又作数。）又被快药下利，重亡津液，故得之。曰：寸口脉数，其人咳，口中反有浊有唾涎沫者，何也？师曰：此为肺痿之病。若口中辟辟咳燥，（《脉经》作燥咳。）即胸中隐隐痛，脉反滑数，此为肺痈。咳唾脓血。脉数虚者为肺痿，数实者为肺痈。

巢氏曰：肺痿候，肺主气，为五脏上盖，气主皮毛，故易伤于风邪。风邪伤于腑脏，而血气虚弱，又因劳役大汗之后，或经大下而亡津液，津液竭绝，肺气壅塞，不能宣通诸脏之气，因成肺痿也。其病咳唾而呕逆涎沫，小便数是也。咳唾咽燥欲饮者必愈，欲咳而不能咳，唾干沫而小便不利者，难治。诊其寸口，脉数肺痿也，甚则脉浮弱。

周氏曰：按嘉言云，人生之气，禀命于肺。肺气清肃，则周身之气莫不服从而顺行。肺气壅浊，则周身之气易致横逆而犯上。故肺痈者，肺气壅而不通也。肺痿者，肺气痿而不振也。才见久咳，先须防此两证。肺痈由五脏蕴崇之火，与胃中停蓄之热，上乘乎肺，肺受火热熏灼，血为之凝，痰为之裹，遂成小痈。所结之形渐长，则肺日胀而胁骨日昂，乃至咳声频并，痰浊如胶，发热畏寒，日晡尤甚，面红鼻燥，胸生甲错。始先即能辨其脉证，属表属里，极力开提攻下，无不愈者。迨至血化为脓，肺叶朽坏，倾囊吐出，始识其证，十死不救，嗟无及矣。间有痈小气壮，胃强善食，其脓不从口出，或顺趋肚门，或旁穿胁肋，仍可得生，然不过十中二三耳。仲景治法最精，用力开提于未成脓之先，今人施于既成脓之后，其有济乎。肺痿者，其积渐，已非一日，其寒热不止一端，总由胃中津液不输于肺，失其所养，转枯转燥，然后成之。盖肺金之生水，精华四布者，全藉胃土津液之富，上供罔缺，但胃中津液暗伤之窦最多，粗工不知爱护，或腠理素疏，无故而大发其汗，或中气养馁，频吐以倾倒其囊，或痹或消中，饮水而渴不解，泉竭自中，或肠枯便秘，强利以求其快，漏卮难继。只此上供之津液，坐耗歧途，于是肺火日炽，肺热日深，肺中小管日室，咳声以渐不扬，胸中脂膜日干，咳痰艰于上出，行动数武，气即喘鸣，冲击连声，痰始一应。《金匮》治法，贵得其精意，大要缓而图之，生胃津，润肺燥，下逆气，开积痰，止浊唾，补真气，以通肺之小管，散火热以复肺之清肃，如半身痿废及手足痿软，治之得法，亦能复起，而肺近在胸中，呼吸所关，可不置力乎。

肺痈属在有形之血，血结宜骤攻。肺痿属在无形之气，气伤宜徐理。故痈为实证，以肺痿治之，是为实实。痿为虚证，以肺痈治之，是为虚虚。此辨证用药之大略也。然两手寸口之脉，原为手太阴肺脉，此云寸口脉数，云滑数，云数实数虚，皆指左右三部总言，非如气口独主右关之上也。其人咳，口中反有浊唾涎沫，顷之遍地者，为肺痿。言咳而口中不干燥也。若咳而口中辟辟，则是肺已结痈，火热之毒，出现于口，咳声上下，触动其痈，胸中即而隐隐而痛，其脉必见滑数有力，正邪气方盛之征也。数虚数实之脉，以之分别肺痿肺痈，是则肺痿当补，肺痈当泻，明矣。

问曰：病咳逆，脉之何以知此为肺痈，当有脓血，吐之则死。其脉（《脉经》作吐之则死，后竟吐脓血，其脉何类。）何类。师曰：寸口脉微而数，微则为风，数则为热，微则汗出，数则恶寒，风中于卫，呼气（《脉经》气作吸。）不入，热过于营，吸而不出，风伤皮毛，热伤血脉，风舍于肺，其人则咳，口干喘满，咽燥不渴，多唾浊沫，时时振寒，热之所过，血为之凝滞，蓄结痈脓，吐如米粥，始萌可救，脓成则死。

巢氏曰：肺痈候，肺痈者，由风寒伤于肺，其气结聚所成也。肺主气，候皮毛，劳伤血气，腠理则开，而受风寒，其气虚者，寒乘虚伤肺，寒搏于血，蕴结成痈，热又加之，积热不散，血败为脓。肺处胸间，初肺伤于寒，则微嗽。肺痈之状，其人咳，胸内满，隐隐痛而战寒，诊其肺部脉紧为肺痈。又肺痈喘而脚满。又寸口脉数而实，咽干，口内辟辟燥不渴，时时出浊唾腥臭，久久吐脓如粳米粥者，难治也。又肺痈有脓而呕者，不须治其呕，脓止自

愈。又寸口脉微而数，微则为风，数则为热，微则汗出，数则恶寒，风中于卫，呼气不入，数过于荣，吸而不出，风伤皮毛，热伤血脉，舍于肺，其人则呕，口干，喘，有咽燥不渴，唾而浊沫，时时战寒，热之所过，血为凝滞，蓄结痈脓，吐如米粥，始萌可救，脓成则死。又欲有脓者，其脉紧数，脓为未成，其脉紧去但数，脓为已成。又肺病身当有热，咳嗽短气，唾出脓血，其脉当短涩，而反浮大，其色当白而反赤者，此是火之克金，大逆不治也。

周氏曰：按嘉言云肺痈之脉，既云滑数，此复云微数者，非脉之有不同也。滑数者，已成之脉。微数者，初起之因也。初起左右三部脉数，知为营吸其热而畏寒，然风初入卫，尚随呼气而出，不能深入，所伤者不过在于皮毛，皮毛者，肺之合也，风由所合以渐舍于肺俞，而咳唾振寒。兹时从外入者，从外出之易易者，若夫热过于营，即随吸气所入不出，而伤其血脉矣。卫中之风，得营中之热，留恋固结于肺叶之间，乃致血为凝滞，以渐结为痈脓。是则有形之败浊，必从泻法而下驱之，使其邪毒随驱下移，入胃入腹，入肠，再一驱，即尽去不留矣。安在始萌不救，听其脓成而腐败耶。

上气，面浮肿，肩息，其脉浮大，不治。又加利，尤甚。

周氏曰：肺为气之总司，主呼吸者也。今云上气，至于面浮肿，至为息肩，是其肺气壅逆，而肩为动摇矣。何也？肺之所畏者入也，设中焦邪实，阻其升降，而炎上之性，有加无已，则所呼之气，邪有以助之，而所吸之气不复下达，遂使出入息肩矣。加以脉浮大，火势方张，本体既衰，而邪削更甚，又何法可令其内还而下趋乎，

故不治也。然犹有可图者,庶几中土尚培,生气未绝耳。若加利,为尤甚也。

上气,喘而躁者,属肺胀。欲作风水,发汗则愈。

周氏曰:同一上气也,此则作喘而不息肩,正以皮毛乃肺之合,为邪所蔽,遂令肺气不得外达,故寒伤营者,亦作喘也。彼躁阴也,上气何以复燥,肺气既塞,遂令下流不化,水既不化,又令木气不化疏,此皆以母病而兼及于子也。一其发汗,则塞者得以外通矣,逆者得以下达矣,故曰愈也。

肺痿,吐涎沫,而不咳者,其人不渴,必遗尿,小便数。所以然者,以上虚不能制下故也。此为肺中冷,必眩,多涎唾,甘草干姜汤以温之。若服汤已,渴者属消渴。

甘草干姜汤方

甘草四两,炙　干姜二两,炮

上二味,以水三升,煮取一升五合,去滓,分温再服。

喻氏嘉言云:肺热则膀胱之气化亦热,小便必赤涩而不能多。若肺痿之候,但吐涎沫而不咳,复不渴,反遗尿而小便数者,何其与本病相反也。必其人上虚不能制下,以故小便无所收摄尔。此为肺中冷,阴气上巅,侮其阳气,故必眩。阴寒之气,凝滞津液,故多涎唾。若始先不渴,服温药即转渴者,明是消渴。饮一溲二之证,更当消息之矣。

周氏曰:按肺寒,上虚也。便数,下虚也。圣人只温其中,岂非以补其母则子自安,总司之地温,而膀胱亦温,下泉无洌彼之患乎。

咳而上气,喉中水鸡声,射干麻黄汤方主之。

射干麻黄汤

射干三两　麻黄四两　生姜四两　细辛三两　紫菀三两　款冬花三两　五味子半升　大枣七枚　半夏半升,洗

上九味,以水一斗二升,先煮麻黄二沸,去上沫,内诸药,煮取三升,分温三服。

喻氏云:上气,声如水鸡,明系痰阻其气尔,阻之务在去之,而仲景不专于去痰者,以肺受风寒,主气之司,已为邪困而不能自持,莫若主于发表,而佐以润燥,下气,开郁,四法聚于一方内,以分解其邪,不使之合,此因证定药大之法也。

咳逆上气,时时唾浊,但坐不得眠,皂荚丸主之。

皂荚丸方

皂荚八两,刮去皮,用酥灸

上一味,末之,蜜丸如梧子大,以枣膏和汤,服三丸,日三夜一服。

周氏曰:经谓上气者,阴气在下,阳气在上,诸阳气浮,无所依从也。今咳逆上气,是浊气上干,清虚之位,反为浊阴所据,故虽时时唾,而浊不为唾减也。皂荚性能驱浊,其刺又能攻坚,且得直达患处,用意神巧,诚不可思议者。嘉言云:大热之毒,聚结于肺,表之温之,曾不少应,坚而不可攻者,用此丸豆大三粒,朝三服,暮一服,吞适病所,如棘针遍刺,四面还攻,如是多日,庶几无坚不入,聿成荡涤功,不可以药之微贱而少之也。胸中手不可入,即谓为代针丸可矣。

咳而脉浮者,厚朴麻黄汤主之。

厚朴麻黄汤方

厚朴五两　麻黄四两　石膏如锥子大　干姜　细辛各二两　杏仁　半夏　五味子各半升　小麦一升

上九味，以水一斗二升，先煮小麦熟，去滓，内诸药，煮取三升，温服一升，日三服。

周氏曰：嘉言云，若但咳而脉浮，则外邪居多，全以散邪为主，用法即于小青龙汤中去桂枝、芍药、甘草，加厚朴、石膏、小麦。仍从肺病起见，所以桂枝之热，芍药之收，甘草之缓，概示不用。而加厚朴以下其气，石膏以清热，小麦引入胃中，助其升发之气，一举而表解脉和，于以置力于本病，然后破竹之势可成尔。一经裁酌，直使小青龙载肺病腾空而去，神哉。

咳而脉沉者，泽漆汤主之。（《脉经》云：咳家，其脉沉，不可发其汗。）

泽漆汤方

半夏半升　紫参五两，一作紫菀　泽漆三升，以东流水五斗，煮取一斗五升　生姜　白前各五两　甘草　黄芩　人参　桂枝各三两

上九味，㕮咀，内泽漆汁中，煮取五升，温服五合，至夜尽。

周氏曰：浮为在表，沉为在里，表里二字与伤寒之表里大殊。表者，邪在卫，即肺之表也。里者，邪在营，即肺之里也。热过于营，吸而不出，其血必结，血结则痰气必为外裹，故用泽漆之破血为君，加入开痰下气，清热和营诸药，俾坚叠一空，元气不损。制方之妙若此。

火逆，上气，咽喉不利，止逆下气者，麦门冬汤主之。

麦门冬汤方

麦冬七升　半夏一升　人参　甘草各二两　粳米三合　大枣十二枚

上六味，以水一斗二升，煮取六升，温服一升，日三夜一服。

周氏曰：嘉言云，胃中津液枯燥，虚火上炎之证，治本之良法也。夫用降火之

药而火反升，用寒凉之药而热转炽者，徒知与火热相争，未思及必不可得之数，不惟无益而反害之。凡肺病，有胃气则生，无胃气即死。胃气者，肺之母气也。本草有知母之名者，谓肺藉其清凉，知清凉为肺之母也。有贝母之名者，谓肺藉其豁痰，实豁痰为肺之母也。然屡施于火逆上气，咽喉不利之证，而屡不应，名不称矣。孰知仲景有此妙法，于麦冬、人参、甘草、粳米大补中气，大生津液队中，增入半夏之辛温一味，其利咽下气，非半夏之功，实善用半夏之功，擅古今未有之奇焉。

肺痈，喘不得卧，葶苈大枣泻肺汤主之。

葶苈熬令色黄，捣丸如弹子大　大枣十二枚

上先以水三升，煮枣，取二升，去枣，内葶苈煮取一升，顿服。

周氏曰：此治肺痈吃紧之方也。肺中生痈，不泻何待，恐日久痈脓已成，泻之无益。日久肺气已索，泻之转伤。惟血结而脓未成，当急以泻肺之法夺之。况喘不得卧，不云甚乎。

咳而胸满，振寒，脉数，咽干不渴，时浊吐（《脉经》作时时出振浊。）腥臭，久久吐脓如米粥者，为肺痈。桔梗汤主之。

桔梗汤方

桔梗一两　甘草二两

上二味，以水三升，煮取一升，分温再服。

又方（此方系宋人所增，并录之以备用。）

桔梗　贝母　当归　瓜蒌仁　枳壳　薏苡仁　桑白皮　百合各一钱五分　五味子　葶苈　地骨皮　甘草节　知母　防己　黄芪　杏仁各五分

用清水煎服。

周氏曰：肺痈由热结而成，其浊唾腥臭，因热瘀而致，故咳而胸满，是肺不利也。振寒，阳郁于里也。咽干不渴，阻滞津液也。彼邪热搏聚固结难散之势，用桔梗开之，以散其毒。甘草解之，以消其毒。庶几可图，无使滋蔓。即至久久吐脓之时，亦仍可用此汤者，一以桔梗可开之使下行，亦可托之俾吐出。一以甘草可以长血肉，可以益金母也。

咳而上气，此为肺胀。其人喘，目如脱状，脉浮大者，越婢加半夏汤主之。

越婢加半夏汤方

麻黄六两　石膏半斤　生姜三两　大枣十五枚　甘草二两　半夏半升

上六味，以水六升，先煮麻黄，去上沫，内诸药，煮取三升，分温三服。

周氏曰：咳而上气，则其气之有冲而不下可知矣。其咳之相连而不已可知矣。此皆属肺之胀使之也。邪入于肺则气壅，肺壅则欲不喘不可得，唯喘极，故目如脱，所以状胀与喘之至也。脉浮，邪也，兼火则邪实，而所以遗害于肺，正未有已。故必以辛热发之，亦兼以甘寒佐之，使久合之邪，涣然冰释，岂不快乎。然久蓄之饮，何由得泄，故特加半夏于越婢汤中，一定之法也。

肺胀，咳而上气，烦躁而喘，脉浮者，心下有水，小青龙加石膏汤主之。

小青龙加石膏汤方

麻黄　细辛　芍药　甘草　桂枝各三两　半夏　五味子各半升　石膏二两

上九味，以水一斗，先煮麻黄减二升，去上沫，内诸药，煮取三升，去滓，强人服一升，羸者减之，日三服，小儿服四合。

周氏曰：此条证与上条无异，所异者加躁，脉但浮尔。然前条躁者，欲作风水，

此条躁者，心下有水。可见躁为阴躁，而水为阴之至也。君主之地，水气上凌，岂细故也耶。故前方于麻黄以杏仁易石膏，加姜枣，发散之力微且缓。此于麻黄药中加石膏，其力转猛。然监以芍药、五味、干姜，其热下趋水道，不至过汗也。然后小青龙亦能翻江倒海，引水潜藏，不若大青龙之腾云致雨也。夫越婢汤有石膏，无半夏，小青龙汤有半夏，无石膏，观二方而加之意，全重此二物协力建功。石膏清热，藉辛温亦能豁痰。半夏豁痰，藉辛凉亦能清热。不然，石膏可无虑半夏不在所禁乎。仲景加减一味，已见因心化裁矣。

肺痈，胸满胀，一身面目浮肿，鼻塞，清涕出，不闻香臭酸辛，咳逆上气，喘鸣迫塞，葶苈大枣肺汤主之。

周氏曰：经云是动则病肺胀满，膨膨然而喘咳，胃气不升，大肠之气亦不降，湿则鼻塞不闻香臭，遂使周身浮肿，有种种之证也。然此表证尚多，岂可专泻。不知肺痈始因邪由外入，及其成痈，则证复自内显出，故论其常当升散开提者，且未可下夺。论其亟当下夺者，倘牵制于外，反味脓成则死之大戒，安得不审所轻重哉。

附方

《外台》炙甘草汤

治肺痿，涎唾多，心中温温液液者。（一作《千金翼》炙甘草汤，治虚劳不足，汗出而闷，脉结悸，行动如常，不出百日。危急者，十一日死。）

甘草四两，炙　桂枝　生姜各三两　麦冬　麻仁各半升　人参　阿胶各二两　大枣三十枚　生地一斤

上九味，以酒七升，水八升，先煮八味，取三升，去滓，内胶消尽，温服一升，日三服。

《千金》甘草汤

甘草—味

以水三升，煮减半，分温三服。

《千金》生姜甘草汤

治肺痿，咳唾涎沫不止，咽燥而渴。

生姜五两　人参三两　甘草四两　大枣十五枚

上四味，以水七升，煮取三升，分温三服。

《千金》桂枝去芍药加皂荚汤

肺痿吐涎。

桂枝　生姜各三两　甘草二两　大枣十枚　皂荚一枚，去皮子，炙焦

上五味，以水七升，微火煮取三升，分温三服。

周氏按：已上诸方，俱用辛甘温药，以肺既枯痿，非湿剂可滋者，必生气行气，以致其津。盖津生于气，气生则津亦至也。又方下俱云吐涎沫多不止，则非无津液也，乃有津液而不能收摄分布也。故非辛甘温药不可，加皂荚者，兼有浊痰也。

《外台》桔梗白散

治咳而胸满，振寒，脉数，咽干不渴，时出浊唾腥臭，久久吐脓如米粥者，为肺痈。

桔梗　贝母各三两　巴豆一分，去皮，熬研如脂

上三味为散。强人饮服半钱匕，羸者减之。病在膈上者吐脓，在膈下者泻出。若下多不止，饮凉水一杯则定。

《千金》苇茎汤

治咳有微满烦热，胸中甲错，是为肺痈。

苇茎二升　薏苡仁半升　桃仁五十粒　瓜瓣半斤

上四味，以水一斗，先煮苇茎得五升，去滓，内诸药，煮取二升，服一升，再服。当吐如脓。

周氏按：此方具下热散结通瘀之力，而重不伤竣，缓不懈，可以补桔梗汤、桔梗白散二方之偏，亦良法也。

又曰：葶苈大枣泻肺汤治肺痈，胸满胀，一身面目浮肿，鼻塞，清涕出不闻香臭酸辛，咳逆上气，喘鸣迫塞。按此方原治肺痈，喘不得卧，此兼面目浮，鼻塞清涕，则肺有表邪宜散，故先服小青龙一剂，乃进。

又按：肺痈诸方，其于治效，各有专长。如葶苈大枣用治痈之始萌而未成者，所谓乘其未集而击之也。其苇茎汤则因其乱而逐之者耳。桔梗汤剿抚兼行，而意在于抚，洵为王者之师。桔梗白散则捣坚之锐师也。比而观之，审而行之，庶几各当而无误矣。

周氏补论曰：嘉言云《金匮》于肺痿、肺痈二证，则彻土绸缪，治之于早，然先从脉辨其数虚数实，次从口辨其吐沫干燥，然更出一捷要之法，谓咳嗽之初，即见上气喘急者，乃外受风寒所致，其脉必浮，宜从越婢加半夏之法，乃小青龙加石膏之法，亟为表散。不尔，即是肺痈肺痿之始基，故以咳嗽上气病证，同叙于肺痈肺痿之下，而另立痰饮咳嗽本门，原有深意，见咳而至于上气，即是肺中壅塞，逼迫难安，尚可等待不急散邪下气，以清其肺乎。然亦分表里虚实为治，不当误施，转增其因矣。

再论：肺痈肺痿之病，皆燥病也。肺禀清肃之令，乃金寒水冷之藏，火热熏灼，久久失其清肃，而变为燥。肺中生痈，其津液全裹其痈，不溢于口，故口辟辟然干燥。肺热成痿，则津液之上供者，悉从燥

热，化为涎沫浊唾，证多不渴。较胃中津液尽伤，母病累子之瘘，又大不同，只是津液之上输者变为唾，肺不沾其惠泽尔。若夫瘘病，津液不能灭火，反从火化，累年积岁，肺叶之间，酿成一大火聚，以清凉投之，捍格不入矣。然虽悍格，固无害也。设以燥热投之，以火济火，其人有不坐毙者乎？半夏燥药也，投入肺中，转增其患，自不待言。但清凉既不能入，惟燥与燥相得，乃能入之。故用半夏之燥入清凉生津药中，则不但不燥，转足开躁，其浊沫随逆气下趋，久久津液之上输者，不结为涎沫，而肺得沾其渍润，瘘斯起矣。人但知半夏能燥津液，孰知善用之，即能驱所燥之津液乎，此精蕴也。

总按：肺为娇藏，肺气素为形寒饮冷而受伤，久久出汗过多而不差，气馁不振，即为肺瘘。其风伤皮毛，热伤血脉，风热相搏，气血稽留，遂为肺痈。肺瘘多涎沫，乃至便下浊沫。肺痈多脓血，乃至便下脓积。凡胃强能食而下传者，皆不死也。夫血热则肉败，营卫不行，必将为脓。是以《金匮》以通行营卫为第一义。欲治其子，先建其母，胃中津液，尤贵足以上供而无绝乏。后世诸方，错出不一，不明大意，今阅《金匮》十五方，固已用之不尽矣。

师曰：夫脉当取太过不及，阳微阴弦，即胸痹而痛。所以然者，责其极虚也。今阳虚，知在上焦，所以胸痹心痛者，以其阴弦故也。

周氏曰：痹者，痞闷而不通也。经云：通则不痛，故惟痛为痹。而所以为痹者，邪入之。其所以为邪入者，正先虚也。故曰：脉取太过不及，不及为阳微，太过即阴弦。阳虚故邪痹于胸，阴盛故心痛。仲景已自申说甚明，乃知此证，总因阳虚，

故阴得以乘之。设或不弦，则阳虽虚，而阴不上干可知也。然胸痹有微甚之不同，则为治因亦异。微者但通上焦不足之阳，甚者且驱其下焦厥逆之阴。通阳者，以薤白、白酒、半夏、桂枝、人参、杏仁之属，不但苦寒不入，即清凉尽屏。盖以阳通阳，阴分之药不得预也。甚者附子、乌头、蜀椒大辛热，以驱下焦之阴，惟阴退而阳可以渐复耳。可不留意乎。

平人无寒热，短气不足以息者，实也。

周氏曰：阳不足则阴上入而为寒，阴不足则阳下陷而为热。阴阳未尝偏胜，故无寒热如平人。然短气不足以息者，是邪痹于中，而滞其升降之气。不可信其中虚而辄补之，以蹈实实之戒也。

胸痹之病，喘息咳嗽，胸背痛，短气，寸口脉沉而迟，关上小紧数者，瓜蒌薤白白酒汤主之。

瓜蒌薤白白酒汤方

瓜蒌实一枚捣　薤白半升　白酒七升

上三味，同煮取二升，分温再服。

周氏曰：寒浊之邪，滞于上焦，则阻其上下往来之气，塞其前后阴阳之位，遂令为喘息，为咳嗽，为痛，为短气也。阴寒凝泣，阳气不复自舒，故沉迟见于寸口，理自然也。乃小紧数复显于关上者何耶？邪之所聚，自见小紧，而阴寒所积，正足以遏抑阳气，故反形数。然阳遏则从而通之，瓜蒌实最足开结豁痰，得薤白、白酒佐之，既辛散而复下达，则所痹之阳自通矣。

肺中风者，口燥而喘，身运而重冒而胫胀。

赵氏曰：肺者手太阴燥金，与足太阴同为湿化，内主音声，外合皮毛，属上焦阴部，行营卫，在五行生克，畏火克木。

今为风中之，夫风者内应肝木之气，得火反侮所不胜之金，然木之子火也，火必随木而至，风能胜湿，热能胜液，故为口燥。风火皆阳，二者合则摇动不宁，动于肺则燥其所液之湿，鼓其音声，有出难入，而作喘鸣。动于营卫，鼓其脉络肌肉，则身运作肿胀。虽然，此特风中于肺，失其运用之一证耳。若《内经》所论肺风者多汗恶风，色白，时咳，昼差暮剧，是又叙其邪在肺作病状如是，各立一义，以为例耳。然后人自此而推，皆可得之，其在脏在舍在经络，凡所见之病，不患其不备也，余脏皆然。

肺中寒，吐浊涕。

赵氏曰：肺者阴也，居阳部，故曰阴中之阳，谓之娇脏，恶热复恶寒。过热则伤所禀之阴，过寒则伤所部之阳，为相傅之官，布化气液，行诸内外，阳伤则气耗，阴伤则气衰，今寒中之，则气液蓄于胸而成浊饮，唾出于口。蓄于经脉，乃成浊涕，流出于鼻。以鼻是肺脏呼吸之门也。

肺死脏，浮之虚，按之弱，如葱叶下无根者，死。

赵氏曰：肺金主秋，当下四十五日后，阴气微上，阳气微下之时。《内经》论其平脉曰：气来轻虚以浮，来急去散。又曰：微毛而有胃气。又曰：厌厌聂聂，如落榆叶状。其阴阳微上下之象如此。又曰：死脉则为真肺脉至，大而虚，如毛羽中人肤。又曰：来如物之浮，如风吹毛。又曰：但毛无胃，则是阳气不下，阴气不上，盛阳当变阴而不变，既不收敛，又不和缓，唯欲浮，死。可知已因火克金而阴亡。《内经》谓其不过三日死，正与此同。盖阴者，阳之根。浮者有之，沉者亦有之，根壮而后枝叶茂。叙平脉性贵轻虚以浮，非金无

沉者，但浮沉皆止三菽之重耳。不欲其如石之沉也。今浮之虚，按之又弱如葱叶，于三菽其有几哉。越人曰：肝与肺有生熟浮沉之异，生浮则熟沉，生沉则熟浮，盖阳极生阴，阴极生阳，更始体用之气在二脏，故二脏之形亦如之。缘肺居阳部，故体轻浮，主气以象阳。阳极变阴，故用收敛以象阴。肝居阴部，故体重沉，藏血以象阴，阴极变阳，故用升发以象阳。浮沉正此耳。五脏阴阳，各具一体用，不可不察。

问曰，夫饮有四，何谓也？师曰：有痰饮，（《脉经》痰作淡，一作留饮。）有悬饮，有溢饮，有支饮。

巢氏曰：溢饮谓因大渴而暴饮水，水气溢于肠胃之外，在于皮肤之间，故言溢饮。令人身体疼重而多汗，是其候也。

巢氏曰：悬饮谓饮水过多，留注胁下，令胁间悬痛咳唾引胁痛，故云悬饮。治饮不治咳，当以温药通和之。病痰饮者，当以温药和之。

问曰：四饮何以为异？师曰：其人素盛今瘦，水走肠间，沥沥有声，谓之痰饮。饮后水流在胁下，咳唾引痛，谓之悬饮。饮水流行，归于四肢，当汗出而不汗出，身体疼重，谓之溢饮。咳逆倚息，气短不得卧，其形如肿。谓之支饮。

赵氏曰：水性走下，而高原之水流入于川，川入于海。塞其川则洪水泛溢，而人之饮水亦若是。《内经》曰：饮入于胃，游溢精气，上输于脾，脾气散精，上归于肺，通调水道，下输膀胱，水精四布，五经并行。今所饮之水，或因脾土壅塞而不行，或因肺气涩滞而不通，以致流溢，随处停积，水入肠间者，大肠属金主气，小肠属火，水与火气相搏，气火皆动，故水

入不得，流走肠间，沥沥有声，是名痰饮。然肠胃与肌肤为合，素受水谷之气长养而肥盛，今为水所病，故肌肉消瘦也。水入胁下者，属足少阳经脉从缺盆，下胸中，循胁里，过季胁之部分，其经多气，属相火，今为水所积，其气不利，从火上逆胸中，遂为咳吐，吊引胁下痛，是名悬饮。水泛溢于表，表，阳也，流入四肢者，四肢为诸阳之本，十二经脉之所起，水至其处，若不胜其表之阳，则水散，当为汗出。今不汗，是阳不胜水，反被阻碍经脉营卫之行，故身体痛重，是名溢饮。水流入肠间，宗气不利，阳不得升，阴不得降，呼吸之息与水迎逆于其间，遂作咳逆倚息，短气不得卧，营卫皆不利，故形如肿也。是名支饮。

水在肺，吐涎沫，欲饮水。

赵氏曰：仲景凡出病候，随其脏气变动而言之，不拘定于何邪也。如吐涎沫，属肺脏，在肺痿证中者，上焦有热者，肺虚冷者，皆吐涎沫。今水在肺亦然。盖肺主气，行营卫，布津液，诸邪伤之，皆足以闭塞气道，故营卫不行，津液不布，气伤液聚，变成涎沫而吐出之。若咳若渴者，亦肺候也。皆无冷热之分，但邪与气相击则咳，不击则不咳。津液充其元府则不渴，燥之则渴，随所变而出，其病亦不止于是也，而在他证方后，更立加减法，便见仲景之意。

夫心下有留饮，其人背寒冷如掌大。（《脉经》作冷大如手。）

巢氏曰：留饮者，由饮酒后饮水多，水气停留于胸膈之间而不宣散，乃令人胁下痛，短气而渴，皆其候也。

赵氏曰：心中俞出于背，背，阳也。心有留饮，则火气不行，唯是寒饮注其俞，出于背，寒冷如掌大，论其俞之处，明其背之非尽寒也。

留饮者，胁下痛，引缺盆，咳嗽则辄已。（一作转甚。）

赵氏曰：胁下为厥阴之支络循胸，出胁下，足厥阴脉布胁肋，而缺盆是三阳俱入，然独足少阳从缺盆，过季胁，便留胁下，阻碍厥阴少阳之经络不得疏通，肝苦急，气不通，故痛。少阳上引缺盆，故咳嗽则气攻冲，其所结者，通而痛辄已。一作转甚，如上条咳而痛同也。

胸中有留饮，其人短气而渴，四肢历节痛，脉沉者，有留饮。

赵氏曰：胸中者，肺部也。肺主气以朝百脉，治节出焉，饮留胸中，宗气呼吸难以布息，故短气。气不布则津液不化而膈燥，是以渴也。足厥阴肝脏之筋束骨而利关节，其经脉上贯于膈，而胆之经亦下胸中贯膈，夫饮者即湿也，其湿喜流关节，从经脉流而入之，作四肢历节痛。留饮，水类也，所以脉亦沉也。

膈上病，痰满喘，咳吐，发则寒热，背痛腰疼，目泣自出，其人振振身瞤剧，必有伏饮。

赵氏曰：膈上，表分也。病痰满喘咳，乃在表之三阳皆郁而不伸，极则化火，冲动膈上之痰吐发，然膈间之伏饮，则留而不出，因其不出，则三阳之气虽动，尚被伏饮所抑，足太阳经屈而不伸，乃作寒热，腰背疼痛，其经上至目内眦，故目泣自出。足少阳经气属风火之化，被抑不散，并于阳明，屈在肌肉之分，故振振身瞤而剧也。是条首以痰言，末以饮言，二者有阴阳水火之分，痰从火而上熬成而浊，故名曰痰。饮由水湿留积不散而清，故名曰饮。亦是五行水清火浊之义。

咳家，其脉弦，为有水，十枣汤主之。

十枣汤方

芫花熬　甘遂　大战各等份

上三味捣筛，以水一升五合，先煮肥大枣十枚，取八合，去滓，内药末，强人服一钱匕，羸人服半钱。平旦温服之。不下者，明日更加半钱，得快利后，糜粥自养。

赵氏曰：《脉经》以弦为水气，为厥逆，为寒为饮。风脉亦弦。若咳者，如水气，如厥逆，如寒如风，皆能致咳。欲于弦脉而分诸邪，不亦难乎。设谓水邪之弦稍异，果何象乎。前条悬饮者沉弦，别论支饮者急弦，二者有沉急之不同，而咳脉之弦，岂一字可尽。仲景尝论水蓄之脉曰沉潜，今谓为水，其弦将彷佛有沉潜之象乎，将有沉急之象乎。凡遇是证是脉，必察色闻声，问所苦灼然，合脉之水象，然后用是方下之。独据脉，恐难凭也。

夫有支饮家，咳，烦，胸中痛者，不卒死，至一百日或一岁，宜十枣汤。

巢氏曰：支饮谓饮水过多，停积于胸膈之间，支乘于心，故云支饮。其病令人咳逆喘息，身体如肿之状，谓之支饮也。

赵氏曰：心肺在上，主胸中阳也。支饮乃水类，属阴，今支饮上入于阳，动肺则咳，动心则烦，抟击膈气则痛。若阳虚不禁其阴之所逼者，则营卫绝而神亡，为之卒死矣。不卒死，犹延岁月，则其阳不甚虚，乃水入于肺，子乘于母所致也。

久咳数载，其脉弱，有可治。实大数者，死。其脉虚者，必苦冒。其人本有支饮在胸中故也。治属饮家。

赵氏曰：三脉固为支饮之咳，然而诸邪之病，皆不越此。《内经》曰：久病脉弱者生，实大者死。又脉大则病进，盖弱脉乃邪气衰，实大乃邪气盛，久病者，正气已虚，邪气亦衰，虽重可治。若邪盛加之脉数，火复刑金，岂不死乎。其脉虚苦冒者，盖胸中乃发越阳气之地，支饮停积，阻其阳气不得升于上，又不得充于下与阴接，惟从支饮浮泛，眩乱头清道，故苦冒也，治其阴则阳气行而可愈矣。

咳逆倚息不得卧，小青龙汤主之。

小青龙汤方

麻黄去节，三两　芍药三两　五味子半升干姜三两　甘草三两，炙　细辛三两　桂枝去皮，三两　半夏半升，汤洗

上八味，以水一斗，先煮麻黄减二升，去上沫，内诸药，煮取三升，去宰，温服一升。

青龙汤下已，多唾，口燥，寸脉沉，尺脉微，手足厥逆，气从小腹上冲胸咽，手足痹，其面翕热如酥状，因复下流阴股，小便难，时复冒者，与茯苓桂枝五味甘草汤，治其气冲。

桂苓五味甘草汤方

桂枝去皮　茯苓各四两　甘草三两，炙五味子半升

上四味，以水八升，煮取三升，去滓，分温三服。

冲气即低，而反更咳，胸满者，用桂苓五味甘草汤去桂，加干姜、细辛，以治其咳满。

苓甘五味姜辛汤方

茯苓四两　甘草　细辛　干姜各三两五味半升

上五味，以水八升，煮取三升，去滓，温服半升，日三服。

咳满即止而更复渴，冲气复气复发者，以细辛、干姜为热药故也。服之当遂渴，而渴反止者，为支饮也。支饮者，法当冒，

冒者必呕，呕者复内半夏，以去其水。

桂苓五味甘草去桂加干姜细辛半夏汤方

茯苓四两　甘草　细辛　干姜各二两　五味　半夏各半升

上六味，以水八升，煮取三升，去滓，温服半升，日三服。

水去呕止，其人形肿者，加杏仁主之。其证应内麻黄，以其人遂痹，故不内之。若逆而内之者必厥，所以然者，以其人血虚，麻黄发生其阳故也。

苓甘五味加姜辛半夏杏仁汤方

茯苓四两　五味子　杏仁去皮尖　半夏各半升　甘草　干姜　细辛各三两

上七味，以水七升，煮取三升，去滓，温服半升，日三服。

若面热如醉，此为胃热上冲熏其面，加大黄以利之。

苓甘五味加姜辛半杏大黄汤方

茯苓四两　甘草　干姜　细辛　大黄各三两　五味　半夏　杏仁各半升

上八味，以水一斗，煮取三升，去滓，温服半升，日三服。

赵氏曰：此首篇支饮之病也，以饮水，水性寒下，应于肾，肾气上逆入肺，肺为之不利，肺主行营卫，肺不利则营卫受病，犹外感风寒，心中有水证也。故亦用小青龙汤治。服后未已，为水停未散，故多唾，津液未行故口燥，水在膈上则阳气衰，寸口脉沉，麻黄发阳则阴血虚，故尺脉微，尺脉微则肾气不得固守于下，冲任二脉相挟，从小腹冲逆而起矣。夫冲任二脉与肾之大络同起肾下，出胞中，主血海。冲脉上行者至胸，下行者至足少阴，入阴股，下抵足跗。上不动则厥逆，任脉至咽喉，上颐循面，故气冲胸咽。营卫之行涩，经

络时疏不通，手足不仁而痹，其面翕然如醉状，因复下流阴股，小便难。水在膈间，因火冲逆，阳气不得输上，故时复冒也。《内经》曰：诸逆冲上，皆属于火。又曰：冲脉为病，气逆里急。故用桂苓五味甘草汤先治冲气与肾燥，桂味辛热，散水寒之逆，开腠理，致津液以润之。茯苓、甘草，行津液，渗蓄水，利小便，伐肾邪为臣。甘草味甘，温补中土，制肾气之逆，五味酸平以收肺气。《内经》曰：肺欲收，急食酸以收之。服此汤冲气即止，因水膈间不散，故再变而更咳，胸满，即用前方去桂，加干姜、细辛，散其未消之水寒，通行津液。服汤后，咳满即止，三变而更复渴，冲气复发，以细辛、干姜，乃热药，服之当反不渴。支饮之水，蓄积胸中故也。支饮在上，阻遏阳气，不布于头目，故冒。且冲气更逆，必从火炎而呕也。仍用前汤加半夏去水止呕，服汤后，水去呕止。四变水散行出表，表气不利，其人形肿，当用麻黄发汗散水，以其人遂痹且血虚，麻黄发其阳逆而内之必厥，故不内。但加杏仁。杏仁微苦，温肾气，上逆者得之则降下，在表卫气得之则利于行，故肿可消也。服汤后，五变因胃有热，循脉上冲于面，热如醉，加大黄以泄胃热。盖支饮证，其变始终不离小青龙之加减，足为万世法也。

寸口脉沉滑者，中有水气，面目肿大，有热，名曰风水。视人之目窠（《脉经》作目里。）上微拥，如蚕（《脉经》无蚕字。）新卧起状，其颈脉动，时时咳，按其足上，陷而不起者，风水。

赵氏曰：《内经》脉沉曰水，脉滑曰风。面肿曰风，目肿如新卧起之状曰水。颈脉动，喘咳曰水。又肾风者，面胕疣然少气，时热，其有胕肿者，亦曰本于肾，

名风水，皆出《内经》也。

太阳病，脉浮而紧，法当骨节疼痛，反不疼，身体反重而酸，其人不渴，汗出即愈，此为风水。恶寒者，此为极虚，发汗得之，渴而不恶寒者，此为皮水。身肿而冷，状如周痹，胸中窒不能食，反聚痛，暮躁不得眠，此为黄汗。骨节痛，咳而喘，不渴者，此为肺胀。其状如肿，发汗则愈。然诸病此者，渴而下利，小便数者，皆不可发汗。

赵氏曰：《伤寒论》脉浮而紧者为风寒，风伤卫，寒伤营，营卫俱病也。营卫者，胃之谷气所化，从手太阳所出，循行表里，在外则荣筋骨，温皮肉，在内则贯五脏，络六腑。故浮沉变脉，皆见于寸口。此条首言太阳病脉紧，为太阳属表，营卫所受风水，随在诸经四属，于太阳之表者，分出六等，于肝脏所合则骨节痛，若风水挟木克土，脾合肌肉，则肌肉不利，骨节反不痛，身体重而酸。《内经》曰：土不及则体重而筋肉瞤酸也。因不渴则可发汗，汗则邪散乃愈。此由风胜水也，亦名风水。其汗皆生于气，气生于精，精气若不足，辄发其汗，风水未散，而营卫之精先从汗散，遂致虚极，不能温腠理，故恶寒也。若发汗，辛热之味上冲于肺，亡其津液，则肺燥而渴。营卫不虚则不恶寒。风之邪从肺，风入并于所合之皮毛，遂为皮水。皮水久不解，营卫与邪并，外不得温分肉，至于身肿冷状如周身痹，内窒胸脾，胃气郁成热，故不能入。胃热复上，与外入之水寒相击，故痛聚胸中，暮躁不得眠也。脾土之色发于外，是谓黄汗。若骨节疼痛而胕肿者，是肾之候也。咳而喘者，是肺之候也。二病俱见，由肾脉上贯肝入肺，乃标本俱病。言脾胀，恐肺字之误。《灵枢》曰：肺是动病，则肺胀满，膨膨而喘咳是也。然病虽变更不一，尽属在表，故浮紧之脉，皆得汗之。但渴与下利，小便数，亡津液者，不可汗耳。

问曰：病者苦水，面目身体四肢皆肿，小便不利，脉之不言水，反言胸中痛，气上冲咽，状如炙肉，当微咳喘。审如师言，其脉何类？师曰：寸口脉沉而紧，沉为水，紧为寒，沉紧相搏，结在关元。始时尝（《脉经》作尚。）微，年盛不觉。阳衰之后，营卫相干，阳损阴盛，结寒微动，肾气上冲，咽喉塞噎，胁下急痛。医以为留饮而大下之，气系不去，其病不除，复重吐之，胃家虚烦，咽燥欲饮水，小便不利，水谷不化，面目手足浮肿，又与葶苈圆下水，当时如小差，食饮过度，肿复如前，胸胁苦痛，象若奔豚，其水扬溢则咳喘逆。（《脉经》作则浮咳喘逆。）当先攻击冲气令止，乃治咳。咳止其喘自差，先治新病，病当在后。（言当先治本病也。如治新病，则病难已。）

赵氏曰：此水病，脉之不言水，反言胸中痛等病，当时记其说者以为异，非异也。是从色脉言耳。脉沉为水，紧为寒为痛，水寒属于肾，足少阴脉自肾上贯肝膈，入肺中，循喉咙，其支者，从肺出心络，注胸中。凡肾气上逆，必冲脉与之并行，因作冲气。从其脉所过随处与正气相击而为病耳。要知其病始由关元，夫五脏六腑在内有强弱荣悴，尽见于面部，分五官五色以辨之。关元是下纪足三阴位脉所会，寒结关元，其肾部之色必微枯而黑，知是久痹之证，非一日也。及阳衰之后，营卫失常，阴阳反作，寒结之邪，冲肾气而上，故作此证。医不治其冲气，反吐下之，遂损其胃，致水谷不化，斯津液不行而渴欲饮水，小便不利也。由是扬溢于面目，四肢浮肿，并至冲气承虚愈击，更有象若奔豚喘咳之状，必先治其冲气之本，冲气止，肾气平，则诸证自差。未差者，当补阳泻阴，行水扶胃，疏通关元之久痹，次第施治焉耳。

病人面无血色，无寒热脉沉弦者，衄。脉浮弱，手按之绝者，下血。烦（《脉经》烦作频。）咳者，必吐血。

赵氏曰：面色者，血之华也。血充则华鲜，若有寒热，则损其血，致面无色也。今无寒热，则自上下去血而然矣。夫脉浮以候阳，沉以候阴，只见沉弦，浮之绝不见者，是无阳也。无阳知血之上脱。脉上见浮弱，按之绝无者，是无阴也，无阴知血之下脱。烦咳吐血者，心以血安其神，若火扰乱，则血涌。神烦上动于膈则咳，所涌之血，因咳而上越也。然则沉之无浮，浮之无沉，何便见脱血之证乎。以其面无色而脉弦弱也。衄血阳固脱矣，然阴亦损，所以浮之亦弱。经曰：弱者血虚，脉者血之府，宜其脱血之处则无脉，血损之处则脉弦弱也。

夫吐血，咳逆上气，其脉数，而有热不得卧者，死。

赵氏曰：此金水之脏不足故也。外不足则火浮焰，火浮焰则金伤，夫阴血之养于内者，肾水主之，水虚不能安静，被火逼逐而血溢出矣。血出则阳光益炽，有升无降，炎烁肺金，金受其害，因咳逆而上气，金水，子母也，子衰不能救母，母亦受害，不能生子，二者之阴有绝，而复脉动身热，阳独胜也不能卧，阴已绝也。阴绝阳岂独生乎。故曰死也。若得卧者，如《内经》于司天与阳明厥逆诸条，悉有喘咳，身热，呕吐血等证，未尝言死，盖阴未绝也。

夫酒客咳者，必致吐血。此因极饮过度所致也。

赵氏曰：酒性大热，客焉不散，则肝气不清，胃气不守，乱于胸中。中焦之血不布于经络，聚而汹汹，因热射肺为咳，从其咳逆之气溢出也。此伤胃致吐血者。

以上节《金匮》。

《咳论经旨》卷三终

咳论经旨　卷四

浙湖凌嘉六先生遗著

男咏永言录存

后学裘庆元刊

咳而小便利，若失小便者，不可发汗。发汗则四肢厥冷。

方氏中行曰：小便利，失小便，肺肾二经俱病也，不可发汗。二经少血也。四肢厥冷，金水而上，亦同败也。

《脉经》曰：咳而小便利，若失小便，不可攻其表。汗出则厥逆，冷汗出多坚，发其汗亦坚。

周氏曰：咳为阳邪上壅，肺金受热也。肺为气之总司，肺热而一身之气，焉有不热者乎。况膀胱气化，实裹清肃而行，今日利者，则是气壅于上，而下相应也。此其人原是下焦素常虚寒，遂至咳而失小便，复发其汗，则所存之阳外亡，而四肢必至厥冷矣。

伤寒，表不解，心下有水气，干呕，发热而咳，或渴，或利，或噎，或小便不利，少腹满，或喘者，小青龙汤主之。

方氏曰：水气谓饮也。咳与喘，皆肺逆也。盖肺属金，金性寒，水者，金之子。故水寒相搏则伤肺也。或谓多证者，水流行不一，无所不之也。夫风寒之表不解，桂枝、麻黄、甘草，所以解之。水寒之相搏，干姜、半夏、细辛，所以散之。然水寒欲散而肺欲收，芍药、五味子者，酸以收肺气之逆也。然则，是汤也，乃直易于散水寒也。其犹龙之不难于翻江倒海之谓软。夫龙一也，于其翻江倒海也，而小言之，以其兴云致雨也。乃大言之，能大能小，化物而不泥于物。龙固如是，夫白虎、真武，虽无大小之可言，其于主乎人身，而为四体之元神，则不偏殊。故在风寒之属病，皆有感而遂通之妙应。若谓在天之主四时者期如此，则去道远矣。

柯氏韵伯曰：发热是表未解，干呕而咳是水气为患，水气者，太阳寒水之气也。太阳之化，在天为寒，在地为水，其伤人也，浅者皮肉筋骨，重者害及五脏。心下有水气，是伤脏也。水气未入于胃，故干呕。咳者，水气射肺也。皮毛者，肺之合，表寒不解，寒水已留其合矣。心下之水气，又上至于肺，则肺寒。内外合邪故咳也。水性动，其变多，水气下而不上，则或渴或利。上而不下，则或噎或喘。留而不行，则小便不利而小腹因满也。制小青龙以两解表里之邪，复立加减法，以治或然之症，此为太阳枢机之剂。水气蓄于心下，尚未固结，故有或然之证。若误下则硬满而成结胸矣。

小青龙汤

麻黄三两，去节　桂枝三两　芍药三两，酒洗　甘草三两，灸　干姜二两，一作三两　细辛三两　半夏半升，洗　五味子半升，洗

上八味，以水一斗，先煮麻黄减二升，

去上沫，内诸药，煮取三升，去滓，温服一升。若渴去半夏，加栝楼根三两。若微利，去麻黄，加荛花如锥子大，熬令赤色。若噎者，去麻黄，加附子一枚，炮。若小便不利少腹满者，去麻黄，加茯苓四两。若喘者去麻黄，加杏仁半升，去皮尖。

喻氏曰：按仲景设小青龙汤，原为涤饮收阴，散结分邪之妙用也。故遇无形之感，有形之痰，互为胶漆，其当胸窟宅，适在太阳经位，惟于麻黄桂枝方中，倍加半夏、五味，以涤饮收阴。加干姜、细辛以散结分邪。合而用之，令药力适在痰邪绾结之处攻击，片时则无形之感从肌肤出，有形之痰从水道出，顷刻分解无余，而膺胸空旷矣。若泥麻黄甘温，减去不用，则不成其为龙矣，将恃何物以为翻波鼓浪之具乎。

周氏曰：小青龙汤，涤饮药也。人既风寒两受，乃以麻黄桂枝各半治之足矣。不知素常有饮之人，一感外邪，伤皮毛而蔽肺气，则便停于心下，而上下之气不利焉。于是喘满咳呕，相因而见。尔时竟一汗之，外邪未解，里证转增，何也？为水气所持，不能宣越故也。况水饮停蓄者，中州必不健运，才兼外感，遂令上逆，尚可徒以风药上升作患乎？于是以五味子收金，干姜散阴，半夏祛饮，此不易之良法也。而尤妙在用细辛一味，为少阴经表药，且能走水。人之水气，大抵发源于肾，故少腹满，小便不利，因而作喘，安知少阴不为遗害，乃以细辛披豁伏邪，走而不留而后已。上主散之药，皆灵动也，然则龙之大者，善驾云泼水荡天下郁蒸之气。龙之小者，不过赴江蹈海，收一时泛滥之波，使之潜消而弗扬也。不亦神乎。

柯氏曰：表虽未解，寒水之气已去营

卫，故于桂枝汤去姜、枣，加细辛、干姜、半夏、五味，辛以散水气而除呕，酸以收逆气而止咳。治理之剂，多于发汗焉。小青龙与小柴胡俱为枢机之剂，故皆设或然症，因各立加减法。盖表证既去其半，则病机偏于问里，故二方之症多属里。仲景多用里药，少用表药，未离于表，故为解表之小方。然小青龙主太阳之半表里，尚用麻黄、桂枝，还重视其表。小柴胡主少阳之半表里，只用柴胡、生姜，但微解其表而已，此缘太少之阳气不同，故用药之轻重亦异。小青龙设或然五症，加减法内即备五方。小柴胡设或为七症，即具加减七方。此仲景法中之法，方外之方，何可以三百九十七，一百一十三拘之。

伤寒，心下有水气，咳而微喘，发热不渴。服汤已渴者，（《脉经》作服汤已而渴者。）此寒去欲解（《脉经》作为欲解。）也，小青龙汤主之。

周氏曰：其人痰饮素积，一感风寒，挟之上逆，故水气伤于心下，肺金受邪，因而喘咳。外邪既盛，势必发热，然热未入府，且寒饮内溢，故为咳而不为渴也。正见邪一日未去，则一日不渴也。服汤已，即小青龙汤也。反渴者，寒饮与热邪未散，而津液未复故也。使不以小青龙为主治，岂遂至于欲解乎。小青龙汤主之句，是缴结上文之词。况服汤二字，明明指定。他书曾易经文，今仍古本读。

柯氏曰：水气在心下，则咳为必然之症，喘为或然之症，亦如柴胡汤症，但见一症即是，不必悉具。咳与喘皆水气射肺所致，水气上升，是以不渴。服汤已而反渴，水气内散，寒邪亦外散也。此条正欲明服汤后渴者是解候，恐人服止渴药，反滋水气，故先提不渴二字作眼，后提出渴者以明之。服汤即小青龙汤。若寒既欲解，而更服之，不惟不能止，且重亡津液，转属阳明，而成胃实矣。能化胸中之热气而为汗，故名大青龙。能化心下之水气而为汗，故名小青龙。盖大青龙表证多，只烦躁是里证。小青龙里证多，只发汗是表证。故有大小发汗之殊耳。发汗利水，是治太阳两大法门。发汗分形层之次第，利水定三焦之浅深，故发汗有五法：麻黄汤汗在皮肤，乃外感之寒气。桂枝汤汗在经络，乃血脉之精气。葛根汤汗在肌肤，乃津液之清气。大青龙汗在胸中，乃上扰之阳气。小青龙汗在心下，乃内蓄之水气。其治水有三法：干呕而咳，是水在上焦，在上者发之，小青龙是也。心下痞满，是水在中焦，中满者泻之，十枣汤是也。小便不利，是水在下焦，在下者引而竭之，五苓散是也。其他坏证变证虽多，而大法不外是矣。

阳明病，但头眩，不恶寒，故能食而咳，其人必咽痛。若不咳者，咽不痛。

方氏曰：眩，风旋而目运也。风故不恶寒能食，咳逆气。咽门，胃之系也。胃热而气逆攻咽，则咳痛咽伤也。

周氏曰：阳明病何以头眩，以风主眩运，且挟痰饮上逆也。不恶寒者，辨非寒邪而热势已衰，肺气受伤，故能食而咳。以能食为伤风本候，而咳因痰热乘金也。咳甚咽伤，故必作痛。不若少阴之不咳而咽先痛也。仲景恐人误疑少阴，特申之曰若不咳者，咽不痛。知不与阴火上炎，脉循喉咙者同年而语也。

柯氏曰：不恶寒，头不痛但眩，是阳明之表已罢，能食而不呕不厥但咳，乃是咳为病本也。咽痛因于咳，头眩亦因于咳，此邪结胸中而胃家未实也，当从小柴胡加减法。

小柴胡汤

柴胡半斤　半夏半升　人参　甘草　黄芩　生姜各三两　大枣十二枚

以水一斗二升，煮取六升，去滓，再煎取三升，温服一升，日三服。若胸中烦而不呕者，去半夏、人参，加瓜蒌实一枚。若渴者，去半夏，加人参合前成四两半，加栝楼根四两。若腹中痛者，去黄芩，加芍药三两。若胁下痞硬，去大枣，加牡蛎四两。若心下悸，小便不利者，去黄芩，加茯苓四两。若不渴，外有微热者，去人参，加桂枝三两，温服取微汗愈。若咳者，去人参、大枣、生姜，加五味子半升，干姜二两。

柯氏曰：柴胡感一阳之气而生，故能直入少阳，引清气上升而行春令。为治寒热往来之第一品药，少阳表邪不能解必需之。半夏感一阴之气而生，故能开结气，降逆气，除痰饮，为呕家第一品药。若不呕而胸烦口渴者去之，以其散水气也。黄芩外坚内空，故能内除烦热，利胸膈逆气。腹中痛者，是少阳相火为害，以其苦从火化，故易芍药之酸以泻之。心下悸，小便不利者，以苦能补肾，故易茯苓之淡以渗之。人参、甘草，补中气，和营卫，使正胜则邪却。内邪不留，外邪勿复入也。仲景于表证不用人参，此因有半里之无形证，故用之以扶元气，使内和而外邪不入也。身有微热，是表未解，不可补。心中烦与咳，是逆气有余，不可益气。故去之。如太阳汗后，身痛而脉沉迟，下后胁热利而心下硬，是太阳之半表半里证也。表虽不解，因汗下后，重在里，故参、桂兼用。先辈论此汤转旋在柴、芩二味，以柴胡清表热，黄芩清里热也。卢氏以柴胡、半夏得二至之气而生，为半表半里之主治，俱似有理。然本方七味中，半夏、黄芩俱在可去之例，惟不去柴胡、甘草，当知寒热往来，全赖柴胡解外，甘草和中，故大柴胡去甘草，便另名汤，不入加减法。

阳明病，反无汗而小便利，二三日呕而咳，手足厥者，必苦头痛。若不咳不呕，手足不厥者，头不痛。

喻氏曰：阳明证本不头痛，若无汗呕咳，手足厥者，得之寒因而邪热深也。然小便利则邪热不在内，而在外，不在下，而在上，故知必苦头痛也。若不咳不呕不厥而小便利者，邪热必顺水道而出，岂有逆攻巅顶之理哉。

柯氏曰：小便利则里无瘀热可知，二三日无身热汗出恶热之表，而即见呕咳之里，似乎热发乎阴，更手足厥冷，又似病在三阴矣。若头痛，又似太阳之阴证。然头痛必因咳呕厥逆，则头痛不属太阳，咳呕厥逆则必苦头痛，是厥逆不属三阴，断乎为阳明半表半里之虚证也。此胃阳不敷布于四肢故厥，不上升于额颅故痛。缘邪中于膺，结在胸中，致呕咳而伤阳也。当用瓜蒂散吐之，呕咳止，厥痛自除矣。两者字，作时字看更醒。

少阴病，下利六七日，咳而呕，渴，心烦不得眠者，猪苓汤主之。

方氏曰：下利固阴寒甚而水无制，六七日咳而呕渴，心烦不得眠者，水寒相搏，蓄积不行，内闭而不宁也。猪苓汤者，渗利以分清其水谷之二道也。二道清则利无有不止者，利止则呕渴心烦，不待治而自愈矣。

周氏曰：病下利而兼咳呕与渴，心烦不卧，何取于猪苓汤耶？不知证见下利，则小便必不利矣。证见渴，则已移热于膀胱矣。且咳呕者，必有水饮停积，其势并

趋大肠，漫无止期，不得不以猪苓分利前窍而下利可已。呕咳与渴亦可已矣。心烦不眠，以本汤亦用阿胶故也，况此汤独汗多便燥者宜禁，今下利无汗，岂非所宜乎。

柯氏曰：少阴病，但欲寐，心烦而反不得卧，是黄连阿胶证也。然二三日心烦是实热，六七日心烦是虚烦矣，且下利而热渴，是下焦虚，不能制水之故，非芩、连、芍药所宜。咳呕烦渴者，是肾水不升，下利不眠者，是心火不降也。凡利水之剂，必先上升而后下降，故用猪苓汤主之，以滋阴利水而升津液，断上焦如雾而渴，除中焦如沤而烦呕，静下焦如渎而利自止矣。

猪苓汤

猪苓去皮　茯苓　泽泻　滑石碎　阿胶各一两

上五味，以水四升，先煮四味，去渣，内阿胶烊消，温服七合，日三服。

周氏曰：下利而兼咳呕渴与心烦，明系热邪挟水饮停于心下也。水性下行，去则热消，邪从水道出矣。故取五苓散中之三以消热利水，乃复以阿胶易白术者，取其滋阴也。以滑石易桂者，以无太阳表证，专去膀胱蓄热也。水去而诸证悉除矣。

柯氏曰：五味皆润下之品，为少阴枢机之剂。猪苓、阿胶，黑色通肾，理少阴之本也。茯苓、滑石，白色通肺，滋少阴之源也。泽泻、阿胶先入肾，壮少阴之体，二苓、滑石淡渗膀胱，利少阴之用，故能升水降火，有治阴和阳，通理三焦之妙。

少阴病，咳而下利，谵语者，被火气劫故也。小便必难，以强责少阴汗也。

喻氏曰：少阴之脉，从足入腹，上循喉咙，萦绕舌根，故多咽痛之证。其支别出肺，故间有咳证。今以火气强劫其汗，则热邪挟火力上攻，必为咳，以肺金恶火

故也。下攻必为利，以火势逼迫而走空窍故也。内攻必谵语，以火势燔灼而乱神识故也。小便必难者见三证，皆妨小便，盖肺为火势所伤，则膀胱气化不行。大肠奔迫无度，则水谷并趋一路。心胞燔灼不已，小肠枯涸必至耳。少阴可强责其汗乎。

柯氏曰：上咳下利，津液丧亡而谵语，非转属阳明。肾主五液，入心为汗，少阴受病，液不上升，所以阴不得有汗也。少阴发热，不得已用麻黄发汗，即用附子以固里，岂可以火气劫之而强发汗也。少阴脉入肺，出络心，肺主声，心主言，火气迫心肺，故咳而谵语也。肾主二便，治下焦，济泌别汁，渗入膀胱，今少阴受邪，复受火侮，枢机无主，大肠清浊不分，膀胱水道不利，故下利而小便难也。小便利者，其人可治，此阴虚故小便难。

问曰：曾（曾，《脉经》作尝。）为人所难，紧脉从何而来？（《脉经》作何所从而来。）师曰：假令亡汗，若吐以肺里寒，（《脉经》作若吐肺中寒。）故令脉紧也。假令咳者，坐饮冷水，故令脉紧也。假令下利，（《脉经》作下利者。）以胃中虚冷，故令脉紧也。

方氏曰：此条一问三答，以揭紧之为寒，而有三因之不同。以见脉非一途而可取之意。

周氏曰：脉紧为寒，仲景引此三段，便可引伸无穷，即可知伤寒寒在表，必浮紧。其在里，为内伤之紧可知也。然外感与内伤虽不同，而脉之紧则总因于寒也。

寸口脉微而涩，微者卫气衰，涩者营气不足，卫气衰，面色黄，营气不足，面色青，营为根，卫为叶，营卫俱微，则根叶枯槁，而寒栗咳逆，唾腥，吐涎沫也。

方氏曰：气为卫，色本白，白属金。黄，土色也。金生于土，金无气，色不显，故土之色反见也。血为营，色本赤，赤属火。青，木色也。火生于木，火无气，色不明，故木色反见也。营为根者，言血营于人身之内，犹木之根本也。卫为叶者，言气卫于人身之外，犹木之枝叶也。寒栗，营不足以养，而卫亦不能外固也。咳逆唾腥吐涎沫者，气不利而血亦不调也。

周氏曰：卫气盛于中，故卫衰则土色见。营血藏于肝，故营微则木色显。行于脉中者为根，行于脉外者为叶。营卫俱微则根叶尽槁，阳气既衰，故寒栗，阴火上乘故咳吐腥沫也。

伤寒，咳逆上气，其脉散者，死。谓其形损故也。

周氏曰：患证既笃，而复见克贼之脉者，谓之形损。今既伤于表矣，又咳逆上气，则热邪内入而不外出，上乘而不下缓，已为危候，兼之脉散，则正气相离而元神随绝矣，欲无亡，得乎。

柯氏曰：外寒伤形，内热伤气，咳逆不止，气升而不下，脉散而不朝，心肺之气已绝矣。原其咳逆之故，因于寒伤形，形气不相保耳。

脉濡而弱，弱反在关，濡反在巅，弦反在上，微反在下，弦为阳运，微为阴寒，上实下虚，意欲得温，微弦为虚，虚者不可下也。

周氏曰：虚家下之，是谓虚虚。岂有意欲得温者，而反与寒下之药乎。

微则为逆，（《脉经》逆作咳。）咳则吐涎，（《脉经》作吐涎沫。）下之则咳止而利因不休，利不休则胸中如虫啮，粥入则出，小便不利，两胁拘急，喘息为难，颈背相引，（《脉经》作颈项相牵。）臂则不仁，极寒反汗出，身冷如冰，眼睛不慧，语言不休，而谷气多入，此为除中。(《脉经》作中满。) 口虽能言，舌不得前。

周氏曰：正虚即邪入，故上实而肺受伤，咳多痰饮，设不知治而下之，则上之实邪下陷，虽咳止而利应不休，下脱之势已成，中州之元尽削，必腹痛吐逆，膀胱化塞，肝木不荣，三焦之路已伤，筋节之间失养，甚则卫虚极而愈寒愈汗，阳尽去而体冷如冰，阴脱目盲，阳脱神乱，中气败极，不得已而求助于食，非能引也。及至除中，则前之言语无休者，今则欲言而舌已不前矣。嗟乎，误下之害，一至此欤。

脉微(《脉经》作濡。) 而弱，弱反在关，濡反在巅，弦反在上，微反在下，弦为阳运，微为阴寒，上实下虚，意欲得温。微弦为虚，不可发汗，发汗则寒栗，不能自还。

方氏曰：阳以风言，运，动也，故曰上实，谓邪气实也。阴以里言，寒，虚也，故曰下虚，谓里气虚也。微弦为虚，承上起下之词，寒栗不能自还，阳亡而阴独治也。

周氏曰：濡弱之脉，概言正虚也。弱在关则阳气虚于内，濡在巅则阳气虚于表。况可弦复上见于寸，微复下见于尺乎。弦，邪上运则为风寒表袭，以阴虚之人受之，未有不欲温者也。虽得温，庶正气稍助而邪可出，不知者，设复汗以止其阳，则势必寒栗而不自复已。

咳者则剧，数吐涎沫，咽中必干，小便不利，心中饥烦，晬时而发，其形似疟，有寒无热，虚而寒栗，咳而发汗，蜷而苦满，腹中复坚。

方氏曰：首句是承上而言咳为病加剧之词也。数吐以下言剧之状也。有寒无热二句，中似疟也。咳而发汗亦承上起下之词。蜷谓不伸，咳属肺，肺金寒，病则胀满，所以反坚也。

周氏曰：肺主气，亡阳则肺益寒而为咳，吐沫咽干，膀胱气阻，心若悬悬，皆显上实下虚之象。晬时而发，则有似寒热而不痉，皆见纯阴无阳之象。设因咳而更汗，是一误再误，必至蜷卧而胸中苦满，腹中坚硬，更有何阳以宣布其中下之液也哉。此始终误汗之所致也。

病不可发汗，证曰伤寒，头痛，翕翕发热，象中风，常微汗出，又自呕者，下之益烦，心懊憹如饥，发汗则致痉，身强难以屈伸，熏之则发黄，不得小便，久则发咳唾。

以上节《伤寒论》。

平三关阴阳二十四气脉篇曰：右手关前寸口阳绝者，无大肠脉也。苦少气，心下有水气，立秋节即咳，刺手太阴经，治阴在鱼际间。(即太渊穴也。)

右手关前寸口阴绝者，无肺脉也，苦短气咳逆，喉中塞噫，逆刺手阳明经，治阳。

平人迎神门气口前后脉篇曰：肾实，左手尺中神门以后脉阴实者，足少阴经也。病苦膀胱胀闭，少腹与腰脊相引痛，苦舌燥咽肿心烦嗌干，胸胁时痛，喘咳汗出，小腹胀满，腰背强急，体重骨热，小便赤黄，好怒好忌，足下热疼，四肢黑，耳聋。

大肠实，右手寸口气口以前脉阳实者，手阳明经也。病苦腹满，善喘咳，面赤身热，咽喉中如核状。

诊百病死生诀篇曰：咳嗽，脉沉紧者，死。浮直者，生。浮软者，生。小沉伏匿者，死。

咳嗽羸瘦，脉形坚大者，死。

咳嗽脱形，发热，脉小坚急者，死。肌瘦下脱，形热不去者，死。

咳而呕，腹胀且泄，其脉弦急欲绝者，死。

吐血衄血，脉滑小弱者，生。实大者，死。

唾血脉紧者死，滑者生。

吐血而咳上气，其脉数，有热不得卧者，死。

上气，脉数者，死。谓其形损故也。

扁鹊阴阳脉法篇曰：从二月至八月，阳脉在表。从八月至正月，阳脉在里。附阳脉强，附阴脉弱，至即惊，实则癥瘕，细而沉，不癥瘕，即泄。泄即烦，烦即渴，渴即腹满，满即扰，扰即肠澼。澼即脉代，乍至乍不至。大而沉，即咳，咳即上气，上气甚则肩息，肩息甚则口舌血出。血出甚即鼻血出。

扁鹊脉法曰：若羸长病，如脉浮溢寸口，复有微热，此痓气病也。如复咳，又多热。乍剧乍差，难治也。又疗无剧者，易差。不咳者，易治也。（疑有衍文。）

心手少阴经病证曰：心病，烦闷少气，大热，热上荡心，呕吐咳逆，狂语，汗出如珠，身体厥冷，其脉当浮。今反沉濡而滑，其色当赤而反黑者，此是水之克火，为大逆，十死不治。

肺手太阴经病证曰：形寒寒饮则伤肺，以其两寒相感，中外皆伤，故气逆而上行。肺伤者，其人劳倦，则咳唾血气。（《千金方》作其。）脉细紧浮数，皆吐血。此为燥扰嗔怒，得之肺伤气拥所伤。

又曰：肺胀者，虚而满喘咳逆，倚息，目如脱状，其脉浮。（《千金方》作浮大。）肺水者，其人身体重（《千金方》作肿。）而小便难，时时大便鸭溏。

又曰：肺病其色白，身体但寒无热，时时咳，其脉微迟，为可治，宜服五味子、大补肺汤、泻肺散。春当刺少商，夏刺鱼际，皆泻之。季夏刺大渊，秋刺经渠，冬刺尺泽，皆补之。又当灸膻中百壮，背第三椎二十五壮。

又曰：肺病者必喘咳，逆气肩息，背痛，汗出，尻阴股膝挛，髀腨胻足皆痛。虚则少气不能报息，耳聋嗌干。取其经手太阴、足太阳之外，厥阴内，少阴血者。

又曰：邪在肺则皮肤痛，寒热上气，气喘汗出，咳动肩背。取之膺中外轮，背第三椎之傍，以手痛按之快然，乃刺之，取之缺盆中以越之。

又曰：肺病身当热，咳嗽短气，唾出脓血，其脉当短涩。今反浮大，其色当白而反赤者，此是火之克金，为大逆，十死不治。

肾足少阴经病证曰：肾病者，大腹必胫肿痛，喘咳身重，寝汗出，憎风，虚即胸中痛，大腹小腹痛，清厥，意不乐。取其经足少阴太阳血者。

热病十逆死证曰：热病咳喘，悸眩，身热，脉小疾，夺形肉，五逆见死。

又曰：热病，身热甚，脉转小，咳而便血，目眶陷，妄言，手循衣缝，口干，躁扰不得卧，八逆见，一时死。

又曰：热病，呕血，喘咳，烦满，身黄，其腹臌胀，泄不止，脉绝，十逆见，一时死。

热病五脏气绝死日证曰：热病，肺气绝，喘逆，咳唾血，手足腹肿，面黄振栗，不能言语，死。魄与皮毛俱去，故肺先死，丙日笃，丁日死。

又曰：热病，心主气绝，烦满骨痛，（一作瘇。）嗌肿，不可咽，欲咳不能咳，歌哭而笑，死。神与荣脉俱去，故心先死。壬日笃，癸日死。

又曰：外见童子青小，爪甲枯，发堕，身涩，齿挺而垢，人皮面厚尘黑，咳而吐血，渴欲数饮，大满，此五脏绝表病也。

平肺痿肺痈咳逆上气淡饮脉证曰：寸口脉不出，反而发汗，阳脉早索，阴脉不涩，三焦踟蹰，入而不出，阴脉不涩，身体反冷，其内反烦，多吐，唇燥，小便反难，此为肺痿。伤于津液，便如烂瓜，亦如豚脑，但坐发汗故也。

又曰：肺痿，其人欲咳不得咳，咳则出干沫，久久小便不利，甚则脉浮弱。

又曰：师曰：肺痿咳唾，咽燥欲饮水者，自愈。自张口者，短气也。

又曰：咳而口中自有津液，舌上苔滑，此为浮寒，非肺痿也。

又曰：寸口脉数，跌阳脉紧，寒热相抟，振寒而咳。

又曰：跌阳脉浮缓，胃气如经，此为肺痈。

又曰：问曰：振寒发热，寸口脉滑而数，其人饮食起居如故，此为痈肿病。医反不知，而以伤寒治之，病不愈，因唾以知有脓，脓之所在，何以别知其处？师曰：假令痛在胸中者为肺痈。其人脉数，咳唾有脓血。设脓未成，其脉自紧数，紧去但数，脓已成也。

大病吐血，喘咳上气，其脉数，有热不得卧者，死。

咳而脉浮，其人不咳不食，如是四十日乃已。（一云：三十日。）

咳而时发热，脉卒弦者，非虚也，此为胸中寒实所致，当吐之。

咳家，其脉弦，行于吐药，当相人强弱而无热，乃可吐之。

膈上之病满，喘咳吐，发则寒热，背痛腰疼，目泣自出，其人振振身瞤剧，必有伏饮。

平妊娠始动血分水分吐下腹痛证曰：问曰：有一妇人，年二十许，其脉浮数，发热呕咳，时下利，不欲食，脉复浮，经水绝，何也？师曰：法当有娠，何以故。此虚家，法当微弱而反浮数，此为戴阳。阴阳和合，法当有娠，到立秋，热当自去。何以知然，数则为热，热者是火，火是木之子，死于未，未为六月，位土王，火休废，阴气生秋，节气至，火气当罢，热自除去，其病即愈。

问曰：妇人病苦气上冲胸，眩冒，吐涎沫，髀里气冲热。师脉之，不名带下，其脉何类，何以别之？师曰：寸口脉沉而微，沉则卫气伏，微则营气绝，阳伏则为疹，阴绝则亡血，病当小便不利，津液闭塞，今反小便通，微汗出，沉变为寒，咳逆呕沫，其肺成痿，津液竭少，亡血，损经络，因寒为血厥，手足苦痹，气从丹田起，上至胸胁，沉寒怫郁于上，胸中窒塞，气历阳部而翕如醉，形体似肥，此乃浮虚。医反下之，长针复重虚营卫，久发眩冒，故知为血厥也。

平阴中寒转绝阴吹阴生疮脱下证。

师曰：脉得浮紧，法当身躯疼痛，设不痛者，当射。云何因当射，言若肠中痛，腹中鸣咳者，因矢便。妇人得此脉者，法当阴吹。

手检图云：中央如内者，足太阴也。沉涩者，苦身重，四肢不动，食不化，烦满不能卧，足胫痛，苦寒，时咳血，泄利，黄针入六分，却至三分。

中央直复者，手太阴也。动苦咳逆，气不得息，浮为内风，紧涩者，胸中有积热，时咳血，也有沉热。

以上节王氏《脉经》。

《咳论经旨》卷四终

临症验舌法

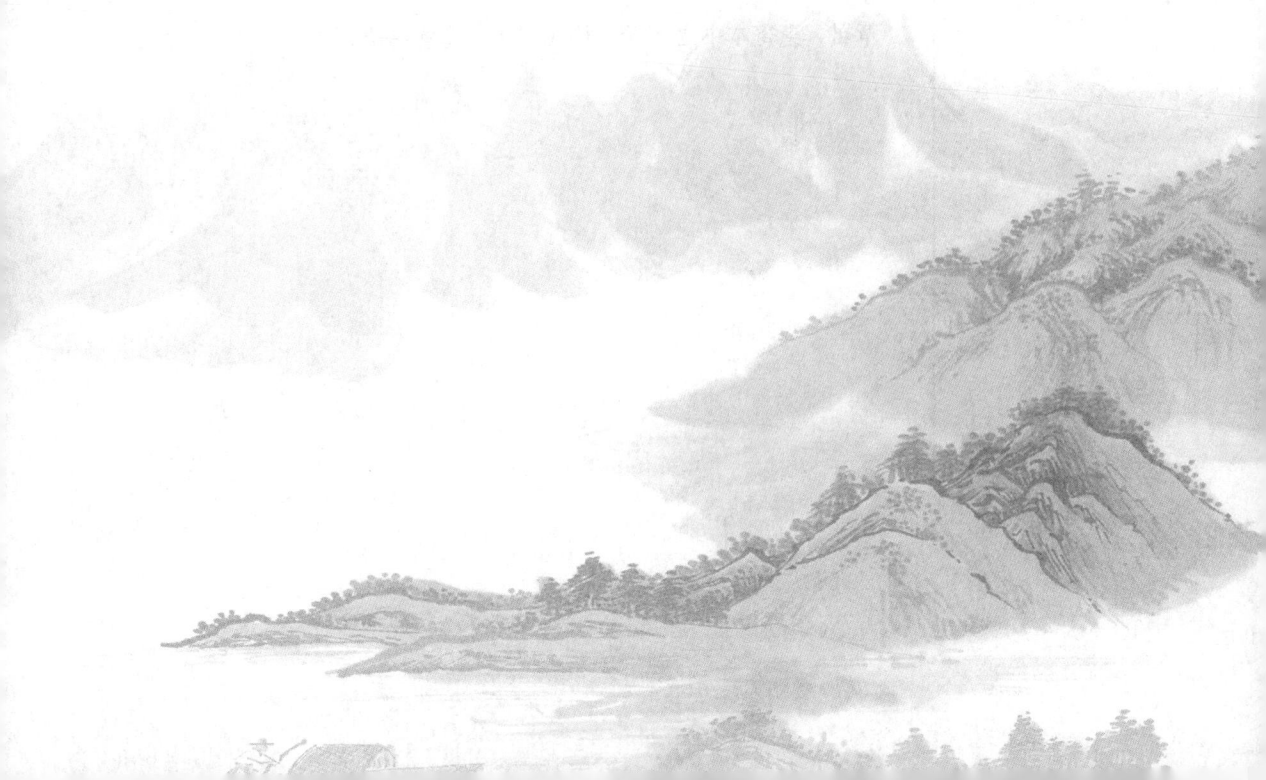

内容提要

《临症验舌法》二卷，题为西吴杨云峰先生所撰。上卷述其验舌之法，首列临证验舌为准统论一篇，提纲挈领。下列分虚实，分阴阳，配脏腑，决死生各篇，殿之临证以验舌为准结论一篇。头头是道，井井有条，虽其卷帙不多，然切要精当，于验舌之法已无余蕴。社友叶劲秋君录寄有年，久不印行，深滋抱歉，临刊之际，又荷社友曹炳章君，惠寄本书之下卷，得成完璧，尤感热忱。

目　录

临症验舌法　卷上

西吴杨云峰撰述

嘉善叶劲秋录存

绍兴裘吉生校刊

临症以验舌为准统论

舌者心之苗也，五脏六腑之大主，其气通于此，其窍开于此者也。查诸脏腑图，脾肺肝肾无不系根于心，核诸经络考手足阴阳，无脉不通于舌，则知经络脏腑之病，不独伤寒发热有苔可验，即凡内外杂症亦无一不呈其形，著其色，于其舌。是以验舌一法临症者不可不讲也。何从前以医名家者俱略焉，而仅于伤寒见诸《金镜》耶。余自弱冠敬承家学殚心医理间，尝从《金镜》三十六舌逐一体验，其法殊多未合，疑而质诸先君子。先君子曰：东庄不有云乎，《金镜》三十六舌当参其意而勿泥其法，更有三十六舌之所未及者，须以意通之。予领先君子训，退而绎其所以。其意当参，其法勿泥者，乃见东庄所云，真实获我心也。于是临症之下于舌必看其形，审其色，合诸脉症，而有心得其秘焉。据舌以分虚实而虚实不爽焉，据舌以分阴阳而阴阳不谬焉，据舌以分脏腑配主方而脏腑不差主方不误焉，危急疑难之顷往往症无可参，脉无可按，而惟以舌为凭，妇女幼稚之病往往闻之无息，问之无声，而惟有舌可验。是以阴阳虚实见之悉得其真，补泻寒暄投之辄神其应人。以见之无不真，投之无不应也。未有不称以为奇者。不知

余于四诊之中于舌更有独得之秘也。然独得之秘究何秘哉，不过同得之理耳，临症者诚潜心而有会焉则分之。而脏腑各一阴阳也，阴阳各一虚实也，理周而法到可以补《金镜》之所未及，而正不止三十六舌也。合之而脏腑同此阴阳也，阴阳同此虚实也，理圆而法活可以裁《金镜》之所未合而并不必三十六舌也。分而分之其法不出乎五行，合而合之其理总原于太极。准此以临症则诸病之变现纵使万叶千枝而一望之，神明自可搜根拔本。尚何无者生之，有者甚之，以干致邪失正，绝人长命之咎哉。兹将验舌诸法备述之左，惟识者参之。

验舌分虚实法

经云：邪气盛则实，正气夺则虚。又云：有余者泻之，不足者补之。窃谓虚实两字是揽病机之领；补泻两字是提治法之纲。盖以人之有病不出一虚一实，医之治病不过一补一泻。如虚实稍有疑心，则补泻无从下手。是参症切脉以审虚实，固临症第一要著也。乃有症似实而脉则虚，脉似实而症则虚者，如舍脉从症既难信以为真，而舍症从脉又惟恐其是假，则且奈之何哉。不知凡物之理实则其形坚敛，其色苍老，虚则其体浮胖，其色娇嫩，而病之现于舌也，其形与色亦然。故凡病属实者

其舌必坚敛而兼苍老；病属虚者其舌必浮胖而兼娇嫩。如此分别则为虚为实，是假是真，虽未参症切脉，而一目先了然矣。

验舌分阴阳法

虚实既分，补泻固有定见。然虚实各有阴阳，而阴阳迭为虚实，则于虚实分阴阳，临症者又不可混也。而分之不得其法，则有以阴盛为阳盛，阳虚为阴虚，而不能无误者。且有症本阳虚而经训曰阴虚，令人错解，贻害不浅者。如云阴虚出盗汗，阴言手太阴也，虚言肺气虚也。又云阴虚发夜热，阴言足太阴也，虚言脾气虚也。同曰阴虚而其中有手足太阴之分，名曰阴虚而其实是脾肺气虚之证，无如历代医师从未注明其义，误以脾肺气虚认为肾水不足而用滋阴降火之剂，朝夕重阴下逼，逼至土困金败便溏声嘶置之死地而不悟者，只此两个阴字。拘义牵文讹以传讹，自古迄今普天之大不知日杀凡几，良可痛也。况如此类者经中未易枚举，总缘阴阳混杂，虚实模糊，但凭脉症分晰难清耳。讵知阴虚阳盛者，其舌必干，阳虚阴盛者其舌必滑，阴虚阳盛而火旺者其舌必干而燥，阳虚阴盛而火衰者其舌必滑而湿。如此分别则为阴为阳谁实谁虚显然可见，更何似阴似阳之疑，致重阴重阳之误余人夭殃耶。

验舌分脏腑配主方法

虚实不爽而后补泻无不应，阴阳不谬而后寒暄无不投。然必脏腑不差而后补泻，寒暄悉对其病以拔其根，而主方无不谛，则就虚实阴阳以分夫脏腑而定以主方，临症者尤不可混也，而脏腑之分不越青黄黑白，主方之配须合酸苦辛甘。爰按《内经》分脏别腑并检成方酌定主治条列如下。

见舌青色肝胆病也。（紫色同）不拘所见何症，但看青而舌坚敛苍老，肝胆两经邪气盛也，泻火清肝饮。青而浮胖娇嫩者肝胆两经精气虚也，滋水生肝饮。青而干燥者非胆腑阴虚火郁，即肝脏血虚火旺也，（但干而不燥者专责阴虚，如干而且燥则阴虚而火旺矣，各脏腑仿此）胆腑阴虚者逍遥散，火郁加生地薄荷。肝脏血虚者逍遥散，火旺加丹皮山栀。

郁是气抑，抑则气不透，不透则热而为火也。第从来俱以郁火属之肝，而予独责之胆者，盖胆属少阳其气尚稚，胆为甲木其质尚嫩，所以最易被抑，一抑则其气闷而不舒矣。若肝则为厥阴于木属乙，其气已盛其质已坚，而其火易动而旺，一有所触则即发而不可遏，其而不可遏者怒也。非郁也，郁主凝滞于中，而怒则发扬于外者也。本方统治肝胆阴虚，而于胆腑火郁则加薄荷生地者，以木喜风摇，而郁火非生地不能凉也。于肝脏火旺则加丹皮山栀者，盖肝血既虚则肝火易旺则肝血益虚，自非泄其火，难以滋其阴，非藉屈曲下行以通之，无以泄其火也。惟是血为火迫变成燥症，则当重加熟地以润其燥，丹山两味固可不必而亦非宜矣。

青而滑润者非胆腑气怯即肝脏气虚也。胆腑气怯者，十味温胆汤去枳实加酒煎，服其应更捷，盖以酒入胆经而最壮胆气也。

肝脏气弱者当归建中汤去胶饴。

建中之所以异于桂枝者在加胶饴一味耳，今恐甘先入脾而去胶饴则仍与桂枝无别，故用当归建中则与肝脏气虚乃合。

如干燥而形色反见胖嫩者，肝胆阴阳两虚也，七味饮倍肉桂，滑润而形色又兼胖嫩者，肝胆木气虚寒也，养荣汤加枸杞。

凡左关脉细坚如刀口者，其舌不拘何色必胖而滑，其病不拘何症必虚而寒。予每投以养荣无不立应，临症者切勿畏之，重生者切勿疑之。

舌见黄色脾胃病也，不拘所见何症但看黄而坚敛苍老者，脾胃两经邪气盛也，泻黄散。

如有厚苔或焦黄或焦黑而糙刺燥裂，其症痞满燥实坚敛悉具者，实证也，须急下之以存津液，大承气汤主之。但此是真正阳明里证，北方伤寒间或有此。然舌若胖大即在北方亦非承气汤证，切不可妄用硝黄杀人于顷刻也。

黄而浮胖娇嫩者，脾胃两经精气虚也，益黄散。黄而干燥者，非胃腑阴亏火旺即脾脏血虚火盛也。胃腑阴亏者，左归饮去茯苓；火旺加花粉归地。脾脏血虚者归脾汤去木香；火盛加白芍丹山。

如干燥而有厚苔者，宿食滞于肠胃而燥结不出也，其脉必牢实，神思必昏沉，面必拥热通红，鼻必气粗，胸前按之必微痛，须逍遥散倍加熟地润而下之。

黄而滑润者非胃气虚弱即脾气亏损也，胃气虚弱者七味白术散加半夏；脾气亏损者五味异功散加白芍。

如其舌后半节滑腻而有微苔者，乃脾胃气虚下陷也，须补中益气汤。

如干燥而形色反见胖嫩者，脾胃气血两虚也，参芪八珍汤。滑润而形色又兼胖嫩者，脾胃中气虚寒也，姜桂养荣汤。

舌见赤色心与小肠病也，不拘所见何症，但看赤而坚敛苍老者，心与小肠邪气盛也，泻心汤。

按：《四明心法》凡舌见灰色指甲刮下无渣汁者方是火证，乃芩连之对证也。味其语意可见阳邪燔灼则其阴液未有不干枯者，然以予验之又必其形坚敛，其色苍老方是真正芩连对证。若一见胖嫩即使胎厚而焦干燥裂，非寒水侮土即肾气凌心，寒水侮土当用附子理中，肾气凌心当用人参八味，倘误用芩连，则舌上现出人字纹必死。予诊莘墅沈彝仲症，辞以不治者，因其得此舌也。有论验在医案中可参。又按：火色本红，火证而舌见灰色者，如炭火通红于内，而浮灰翳蔽于外也。顾据理论之则舌见灰色其症当更甚于舌黑如炭何也，盖火燃薪尽则是木成炭，是草成灰，故曰炭，曰灰，皆火极之变象也。而木本质坚，甫着火燃未即炭也，必火极似水乃变黑，而为炭然，其性犹甚烈也。至于久经火煅则热极必寒，乃返白而成灰，然其心犹未灰也。若草本则其体弱着火一过即灰矣，一灰即不可复燃矣，然则就物理以察病机，彼见舌灰色者无论一火即灰，与由炭而灰，不皆更甚于舌黑如炭者乎。

赤而浮胖娇嫩者心与小肠精气虚也，养心汤。赤而干燥者非小肠阴亏火旺即心脏血虚火盛也。小肠阴亏者，滋水清肝饮去柴胡，欲润其下不欲其就燥也。火旺加生地木通，合导赤散以泄其火气。心脏血虚者济生归脾汤去木香，恐其血燥反动肝火而燥血液。火盛加丹皮山栀。凡本经之阴血既亏，则本经之阳火必旺，一负则一胜也。加丹皮山栀者欲其引心火下行以直达于膀胱耳。

赤而滑润者，非小肠阳虚气坠即心脏阳虚气弱也。小肠阳虚气坠者，补中益气汤加山栀川乌。

气虚则滞，气滞则坠。方中参芪术草补其虚也，川乌陈皮破其滞也，升麻柴胡举其坠也，加山栀藉其屈曲下行以引至小肠耳。

心脏阳虚气弱者，嘘血归脾汤加丹皮肉桂。气有余便是火，气不足便是寒。本方加肉桂复加丹皮欲其引入心经，以补心气也。

如干燥而形色反见胖嫩者，心与小肠气血两虚也，枣仁养营汤。滑润而形色又见胖嫩者，心与小肠火气大亏也，附子养营汤。

舌见白色肺与大肠病也。不拘所见何症，但看白而坚敛苍老者，肺与大肠邪气盛也，泻白散。白而浮胖娇嫩者，肺与大肠精气虚也，补肺汤。白而干燥者非大肠血虚火盛即肺脏阴虚火盛也。大肠血虚者润肠滋水饮，火盛加生地当归。凡大便燥结努力责不出者本方神应，如兼气虚而推送无力者，间以补中，或竟用八珍汤加桃仁杏仁养气补阴亦无不应。

肺脏阴虚者，生金滋水饮，火燥加百合沙参。白而滑润者非大肠阳虚气陷即肺脏阳虚气弱也。大肠阳虚气陷者补中益气汤送固肠散。

大肠小肠俱属下焦之腑，何以亦配中脏之方，则以肠胃相连其气本一贯也。

肺脏阳虚气弱者补中益气汤合参附汤。如干燥而形色反见胖嫩者，肺与大肠气血两虚也，十全大补汤去肉桂加炮姜。滑润而形色又见兼胖嫩者，肺与大肠金气虚寒也，参附养荣汤去茯苓加炮姜。

舌见黑色肾与膀胱病也。（命门水火附左右两肾同治）不拘所见何症，但看黑而坚敛苍老者，肾与膀胱邪气盛也，清肝饮。黑而浮胖娇嫩者，肾与膀胱精气虚也，补元煎。黑而干燥者非膀胱阴虚火盛即左肾阴虚火旺也。膀胱阴虚者，六味饮，火盛合滋肾丸。左肾阴虚者六味饮，火旺合生脉散。黑而滑润者非膀胱阴盛火衰，即右

肾阳虚火亏也。膀胱阴盛火衰者，金匮肾气丸。

膀胱为州都之官，主藏津液，而其所以能出者由气化也。阴虚火旺则热逼膀胱而气不能化矣，阴盛火衰则寒逼膀胱而气不能化矣。膀胱不利为癃，除脾肺气虚不能通调水道外，大率不出此两者也。然同一三阳癃闭而一由火旺，一系火亏，病判天渊，治分冰炭，相反若此，可类推之。

右肾阳虚火亏者，八味地黄丸。如干燥而形色反见胖嫩者，肾与膀胱阴阳俱虚也。枸杞养荣汤主之，继用十全大补汤作丸。

更有由白而黄，由黄而焦，而枯黑燥裂，其舌边胖大，舌底滑润者，甚有舌底亦燥，而绝无津液，其糙刺如沙皮，敛束如荔子者，皆因劳伤脾肺，气虚发热，误用发散，益虚益热，复用寒凉，重阴内逼以致虚火上炎，所以白上加黄，黄上加焦，而枯黑燥裂也。不论其脉，不论其症，大剂参附养荣汤，不时灌服，多有得生者，余救乌程潘中建之弟、归安张学海、桐乡诸圣济等症皆此舌也。有治验在医案可参。

滑润而形色又兼胖嫩者，肾与膀胱元气大惫也。附子养荣汤主之，继用右归丸。

更有其舌同一黑色而一属寒水侮土者，宜用附子理中汤；一系肾气凌心者，宜用人参八味。其治有不相同何也。盖寒水侮土者系阴盛于内，逼阳于外，外假热而内真寒，格阳证也，其黑色止聚于舌中。肾气凌心者，系阴盛于下，逼阳于上，上假热而下真寒，戴阳证也，其黑色直底于舌尖。然未有不胖且嫩者，干燥滑润又在所不拘也。惟是实火两证则其形必坚敛，色必苍老而万无胖嫩者耳。

验舌决生死法

生死之决于脉症者，《内经》垂训甚明备矣，而佐以验舌则尤显而易见也。故并撮素所经验者附载于此，以为临症一助。

舌如去膜猪腰子者，危。

舌如镜面者，危。

舌糙刺如沙皮而干枯燥裂者，危。

舌敛束如荔子肉而绝无津液者，危。

舌如火柿者，危。

舌如烘糕者，危。

舌光无苔，胃气绝也，不治。

舌卷而囊缩者，不治。

舌本强直转动不活，而语言謇涩者，危。

舌起白苔如雪花片者，脾冷而闭也，不治。

舌因误服芩连而现出人字纹者，不治。

以上所列皆垂死危候。然有不必如此而死者，有即至如此而灼见脏腑阴阳虚实，竭力挽回则亦得生者。吾辈果操活人神技，须存寿世婆心，即有百不一活之症，当作万有一生之想。纵使修短有数，彭殇难齐，破格出奇，终于莫救，致招从旁浮议，同道中伤，病家归咎，然而反之吾心固无愧也。倘畏避嫌疑，而于此种危症再付之庸劣之手，则必无生理矣。讵不痛哉。

临症以验舌为准结语

上论临症以验舌为准，而验舌以浮胖坚敛分虚实，干燥滑润分阴阳，黑白青黄分脏腑，盖本至中至正之理，以立至简至易之法。轩岐复起当不易吾言也。至于阴阳虚实四柱所配补泻寒热诸方，虽是为临症者举其大略，然而无一症不从亲身经历，无一方不从亲手试验者，诚以医寄死生只字不容率笔，理原性命片语无可粗心也。惟是加减出入因病制宜神明以于规矩绳墨之中，得心应手变化于规矩绳墨之外。运斤成风则存乎其人耳，而究之神明变化仍不离夫规矩绳墨也。临症者若知赤子元无罪合有人间父母心，则余此一编也，虽只望诊中之一节乎，亦未始非切脉审症之证据，回生起死之范围也。倘出厥范围而不凭此为证据，则恐其所操以活人者反以杀人也已。

《临症验舌法》卷上终

临症舌验法　卷下

西吴杨云峰撰述

嘉善叶劲秋录存

绍兴裘元庆校刊

方　略

凡病皆标也，而必有其本，本者所以致病之根源也。盖惟人之病也，有一标必有一致标之本。是以医之治也，有一本必有一拔本之方。不获乎致标之本，处方必不能对其症也；不投以对症之方，治病必不能拔其本。临症者欲决群医莫决之疑，则内因外因致病须审其原，欲中各症必中之的，则正治从治拟方务求其谛用，辑主症诸方以列验舌之次。

凡舌见青色而坚敛苍老者，肝胆两经邪气盛也，泻火清肝饮主之。

泻火清肝饮

泻火清肝饮方

柴胡酒炒　黄芩酒炒　山栀酒炒，各一钱生地酒浸，三钱　当归酒洗，二钱　生甘草一钱

按：上方主治肝胆两经实邪，以致胁痛耳聋，胆溢口苦，筋痿阴汗，阴肿阴痛，白浊溲血等证。

凡见青色而浮胖娇嫩者，肝胆两经精气虚也，滋水生肝饮主之。

滋水生肝饮

滋水生肝饮方

熟地四钱　山药二钱　萸肉二钱　丹皮钱

半　茯苓钱半　泽泻钱半　五味一钱　归身钱半　柴胡一钱　甘草一钱　白术二钱半

按：上方主治小便淋漓不利，妇女月经不调，两胁胀闷，少腹作痛，寒热往来，胸乳作痛，左关弦洪，右关弦数，此郁怒伤肝脾，血虚气滞为患也。用六味双对减半分两，加柴胡白术甘草当归五味，合逍遥而去白芍加五味者合都气意也，以生肝故去白芍而留白术甘草以补脾，补脾者生金以制木也。以制为生，天地自然之理也。

凡舌见青色而干燥，属胆腑阴虚火郁者，用逍遥散加生地薄荷主之。

逍遥散加生地薄荷

逍遥散加生地薄荷方

柴胡酒炒，五分　白芍酒炒，一钱　归身酒洗，一钱半　白术一钱半　茯苓一钱　甘草五分生地二钱　薄荷五分

凡舌见青色而干燥，属肝脏血虚火旺者，逍遥散加丹皮山栀主之。

逍遥散加丹皮山栀

逍遥散加丹皮山栀方

柴胡一钱　白芍二钱　当归三钱　白术二钱半　茯苓一钱半　甘草一钱　丹皮一钱半山栀一钱半

按：上原方主治肝胆两经郁火，以致胁痛头眩，或胃脘当心而痛，或肩胛绊痛，或两目赤痛，连及太阳。（以上各症皆肝火上冲也）及六经感症凡见阳脉者，悉宜此方治之。妇女郁怒伤肝致血妄行，赤白淫闭，沙淋崩浊等症，（以上各症皆肝火下流也）俱宜此方加减。《易》曰：风以散之。此方是也。

凡舌见青色而滑润，属胆腑气怯，十味温胆汤去枳实主之。

十味温胆汤去枳实

十味温胆汤去枳实方

陈皮二钱，去白　半夏二钱，姜制　茯苓一钱半　枣仁钱半，炒研　远志五分，去心　人参五分　熟地二钱　竹茹一钱　甘草五分　生姜一钱　大枣三枚　酒煎

按：上方主治心虚胆怯，气郁生涎，涎与气搏，变生诸症。触事易惊，或梦寐不祥，或短气悸怖，或自汗虚烦，口苦呕涎，痰盛不眠及梦遗惊惕等症。

凡舌见青色而滑润，属肝脏气虚者，当归建中汤去胶饴主之。

当归建中汤去胶饴

当归建中汤去胶饴方

白芍三钱　当归二钱　肉桂一钱　甘草一钱

按：上方主治肝脏气虚不能生火，以致火不生土，白芍之酸，甘草之甘，此系甲乙化土也。肉桂补肝之子，益土之母，所以培生化之原也。凡脾胃不和，饮食不进，其外见症两胁寒痛，大便泄利，少腹坠痛，并宜此方治之。再按：此小建中汤原方主治也。《千金方》加当归名当归建中，治妇人产后虚羸不足，腹中痛引腰背，小腹拘急。今恐甜多入脾而去胶饴，则当归建中尤与肝脏气虚切合矣。

凡舌见青色干燥而形色反见胖嫩者，肝胆气血两虚也，七味饮倍肉桂主之。

七味饮倍肉桂

七味饮倍肉桂方

熟地八钱　山药四钱　净萸肉四钱　丹皮三钱　茯苓三钱　泽泻二钱　肉桂二钱

按：上方主治肝胆气虚，筋无所养，变为寒证，以致筋骨疼痛，脚软懒行。及伤寒服凉药过多，木中无火，手足牵引。肝经血虚以致火燥筋挛，变为结核瘰疬等症。经曰：辛以润之。此方是也。

凡舌见青色滑润而形色又兼胖嫩者，肝胆木气虚寒也，养荣汤倍肉桂主之。

养荣汤倍肉桂

养荣汤倍肉桂方

白芍三钱　当归二钱　远志一钱　五味钱半　肉桂一钱　熟地四钱　陈皮一钱半　白术三钱，米泔水浸蒸　黄芪三钱，蜜炙无参倍用　人参多少随宜　茯苓一钱半　炙草一钱半　煨姜一钱半　大枣五枚

按：上方主治凡属大虚证，勿论其脉与症，但服此方，诸症悉退。此十全大补汤对子也。但十全大补只分气血，此则五脏皆补，无虚不到。虚而寒甚者当加附子以治之，三阴虚更妙。后凡用本方加减者主治并同。

凡舌见黄色而坚敛苍老者，脾胃两经邪气盛也，泻黄散主之。

泻 黄 散

泻黄散方

防风四两　藿香七钱　山栀炒黑，一两

石膏五钱　甘草二两

微炒为末甜酒调服。

按：上方主治脾胃伏火，口燥唇干，口疮口臭，烦渴易饥，热在肌肉者。

凡舌见黄色而浮胖娇嫩者，脾胃两经精气虚也，益黄散主之。

益 黄 散

益黄散方

陈皮一两　青皮五钱　诃子五钱，泡去皮　丁香二钱　白术二两　甘草炙，五钱

按：上方主治脾胃虚寒，寒水反来侮土而呕吐不食，或肚腹疼痛，或大便不实，手足逆冷等症。炒磨为末，每服四钱，水煎服。

凡舌见黄色而干燥属胃腑阴亏火旺者，左归饮去茯苓加花粉归地主之。

左归饮去茯苓加花粉归地

左归饮去茯苓加花粉归地方

熟地八钱　枸杞六钱　山药四钱　萸肉四钱　甘草二钱　当归三钱　生地三钱　花粉一钱，火不甚者去之

按：上方主治肾水干枯，虚火上蒸脾胃，阴土受亏，以致饮食不进，大便燥结，甚至三阳癃闭，将成噎膈，及早服此无不愈也。伤寒舌黑唇焦，大渴引饮，此必服发散寒凉攻伐之药过多也。原方加归芍救之，燥证更妙。

凡舌见黄色而干燥，属脾脏血虚火盛者，归脾汤去木香加白芍丹皮山栀主之。

归脾汤去木香加丹皮山栀

归脾汤去木香加丹皮山栀方

枣仁一钱，炒研　茯神一钱，去木　远志一钱，去心　归身一钱　人参一钱半　炙芪三钱，无参倍之　白术二钱半，米泔净蒸　龙圆七枚，去壳　甘草一钱，炙　白芍二钱　丹皮钱半　山栀钱半，炒黑　煨姜一钱　大枣三枚

按：上方主治思虑伤心脾，郁怒伤肝胆，以致三经血少而燥，渐至心口有块如拳，或左肋下有块如手掌，或右肋下有块如镰刀，且时作痛，及健忘怔忡，惊悸不寐等症。《内经》所谓二阳之病发心脾，在男子则隐曲不利，在女子则月事不来，其传为风消，其传为息贲者，不治。正此症也。

凡舌见黄色而滑润，属胃气弱者，七味白术散加半夏主之。

七味白术散加半夏

七味白术散加半夏方

干葛二钱　木香五分　藿香一钱　人参钱半　白术二钱半　茯苓钱半　甘草一钱半　半夏一钱半　大枣三枚　煨姜一钱

按：上方主治脾虚肌热，泄泻，虚热作渴。如去干葛木香藿香加陈皮则治脾胃气虚，饮食不进，致成痰癖，不能咳唾，或胃气虚寒，动成呕恶。凡虚疟及诸病后皆可以此调之。

凡舌见黄色而滑润，属脾气亏损者，五味异功散加白芍主之。

五味异功散加白芍

五味异功散加白芍方

陈皮一钱　人参一钱　白术二钱半　茯苓一钱　炙草一钱　白芍一钱，酒炒　煨姜一钱　大枣三枚，去核

按：上方主治脾胃不和，饮食不进，泄利虚饱。

凡舌见黄色干燥而形质反见胖嫩者，

脾胃气血两虚也，参芪八珍汤主之。

参芪八珍汤

参芪八珍汤方

人参钱半　茯苓钱半　炙草钱半　白术二钱半，米泔洗蒸土炒　川芎一钱　当归三钱　白芍二钱，酒炒　熟地四钱　煨姜钱半　大枣五枚

按：上方主治心脾肺胃气血俱虚，以致恶寒发热，嘈杂，健忘，怔忡不寐，懒息不卧，四肢酸倦等症。

凡舌见黄色滑润而形质又兼半嫩者，脾胃中气虚寒也，姜桂养荣汤主之。

姜桂养荣汤

姜桂养荣汤方

白芍三钱，酒炒　远志一钱，去心　当归二钱，酒洗　五味钱半　熟地四钱　肉桂一钱　白术三钱　陈皮钱半　人参多少随宜　黄芪五钱，蜜炙　茯苓钱半　炙草钱半　炮姜钱半　大枣五枚

按：上方主治已悉肝胆病本方条下。

凡舌见红色而坚敛苍老者，心与小肠邪气盛也，泻心汤主之。

泻 心 汤

泻心汤方

川连一钱　黄芩一钱　生地三钱　山栀钱半　丹皮钱半　木通一钱　甘草一钱

按：上方主治心火炽炎，口苦舌疮，小肠郁结，不能通利等症。

凡舌见赤色而浮胖娇嫩者，心与小肠精气虚也，养心汤主之。

养 心 汤

养心汤方

茯神二钱　远志五分　枣仁五分，炒研　柏子仁五分，去油　五味五分　人参五分　黄芪二钱，炙　当归二钱　川芎二钱　半夏二钱　肉桂五分　甘草五分

按：上方主治心虚血少，神气不宁，怔忡惊悸等症。

凡舌见赤色而干燥，属小肠阴虚火旺者，滋水清肝饮去柴胡加生地木通主之。

滋水清肝饮去柴胡加生地木通

滋水清肝饮去柴胡加生地木通方

熟地四两　山药二钱　萸肉二钱　丹皮钱半　茯苓钱半　泽泻钱半　枣仁一钱　白芍二钱　山栀钱半　当归二钱　生地三钱　木通钱半

按：上原方主治肾水不足，肝火上炎，以致吞酸吐酸，胁痛头眩，口苦咽干，大便艰涩，小水短赤等症。盖取地黄丸之探原而不隔于中，取生地黄汤之降火而不犯于下，真从来所未及也。

凡舌见赤色而干燥，属心脏血虚火盛者，济生归脾汤去木香加丹皮麦冬主之。

济生归脾汤去木香加丹皮麦冬

济生归脾汤去木香加丹皮麦冬方

茯神一钱　远志一钱　枣仁一钱　当归钱半　煨姜一钱　人参一钱　黄芪二钱半　冬术钱半　龙圆五枚，去壳　丹皮钱半　麦冬一钱　甘草一钱　大枣五个

按：上原方主治心衰火盛不能生土，以致土困金败，外兼咳嗽吐痰，寒热往来，盗汗等症，悉以此方治之。凡见脾胃衰弱，饮食少思，大便泄泻，总属心气不旺所致，此补本法也。凡各种虚证补中益气汤所不效者，投以此方加五味白芍以敛其心气，奏效更神也。又按：补中阳药也，凡归脾

阴药也。凡因饥饱劳役伤其脾而气虚者宜用补中，补中者补中以益其气也。因思虑郁结伤其脾，而血虚者宜用归脾，归脾者嘘血以归于脾也。至于心力俱劳而气血俱伤者，则补中归脾单服固非对症，合用又不成方，惟有养荣一方可合补中归脾两症而统治之，不致拈一放一耳。

凡舌见赤色而滑润，属小肠阳气虚坠者，补中益气汤加山栀川乌主之。

补中益气汤加山栀川乌

补中益气汤加山栀川乌方

升麻五分　柴胡五分　当归二钱　陈皮一钱　人参一钱　白术钱半　炙草一钱　黄芪二钱半，炙　山栀一钱　川乌一钱　煨姜一钱　大枣三枚

按：上原方主治凡六经内伤外感。内伤外感者，言由内伤以致外感也。盖以邪之所凑其气必虚，东垣故立此方以补伤寒书之所未及，非补虚方也。今感症家多不敢用，而以为调理补虚服食之药则谬矣。调理补虚及通其意而转用者耳。及暑月劳倦发热，暑则气耗，劳则气伤，发热而在于暑月，且因劳倦自非甘温不能。彼肆用香薷滑石等为暑月发热必需之剂，只坐不明此义耳。或汗出不止，卫外之阳虚则腠理不固矣。俱用本方加白芍一钱，（须加五味乃合肺主皮毛之义）痢疾腹痛已除，泻犹未已，是胃气下陷也。必尚兼后重，第圊后随减耳，加酒炒白芍三钱。疟疾发久，形体尪羸，无论六经皆当加半夏一钱，（合六君也）即有外感不过加黄芩一钱。（则合小柴胡矣）凡妇女胎前气虚以致胎动不安，小产崩漏，皆因气虚不能升举故也。或产后血虚发热，凡血虚发热者其舌必干；气虚发热者其舌必滑。然既在产后则不但血

虚，即其气未有不虚者。盖当其临盆之际，为产妇者，若非全副精神浑身力气努力责以推送之，则胞胎如何下地；迨至胞胎下地，则所去之血固多，之后能不伤其气乎？况血虚则气无所附，宁不与之俱虚乎？兹以产后发热专责血虚殊有漏义，而症乃列于本方之下，是知有形之血不能速生，无形之气所当急固，阳旺阴生其意固自包举也。第不明言其意，则产后之血虚人习闻之，而产后之气虚人皆忽之，故特表而出之。俱加酒炒白芍二钱。（气味酸寒恐伐生气故用酒炒）此方凡属中宫虚损病后调摄无不相宜。倪氏曰：七情内伤，脾胃先病，治先补土，此方主之。然内伤脾胃须有分别，如饥饱劳役，饮食生冷，内伤脾胃而病者，自当主以此方。若由思虑郁怒七情内伤而脾胃先病者，则于本方尚隔一膜，不若归脾为的当也。

凡舌见赤色而滑润，属心脏阳虚气弱者，济生归脾汤加丹皮肉桂主之。

济生归脾汤加丹肉桂

济生归脾汤加丹皮肉桂方

茯神一钱　远志一钱，去心　枣仁一钱，炒研　当归钱半　人参钱半　黄芪三钱，炙　白术二钱，土炒　木香五分　炙草一钱　丹皮一钱　肉桂五分　龙圆五枚，去壳　大枣三枚　煨姜一钱　原方主治已见本脏血虚条下。

凡舌见赤色干燥而形质反见胖嫩者，心与小肠气血两虚也，枣仁养荣汤主之。

枣仁养荣汤

枣仁养荣汤方

枣仁一钱，炒研　远志一钱，去心　白芍钱半，酒炒　归身一钱　五味八分　熟地二钱

肉桂五分　陈皮八分　白术钱半，土炒　人参钱半　黄芪三钱，炙　茯神一钱　炙草一钱　煨姜一钱　红枣三枚　主治详前本方。

凡舌见赤色滑润而形质反见胖嫩者，心与小肠火气大亏也。附子养荣汤主之。

附子养荣汤

附子养荣汤方

附子一钱，制　白芍钱半　远志五分，去心　归身一钱　五味八分　熟地二钱　肉桂五分　陈皮八分　人参钱半　黄芪三钱，炙　白术二钱半，土炒　茯神一钱　甘草一钱，炙　煨姜一钱　红枣三枚

按：上方主治并详各脏腑病所列本方下，而其分两则独轻于各脏腑，而只与肺同者，盖心肺位近，宜制小其服，肝肾位远，宜制大其服也。

舌见白色而坚敛苍老者，肺与大肠邪气盛也，泻白散主之。

泻 白 散

泻白散方

桑白皮二钱，蜜炙　地骨皮二钱　甘草一钱

按：上原方主治凡属肺热咳嗽皆当加减用之。嗽加桔梗百合。痰加贝母。如面赤咳嗽属心火刑金者，加人参、茯苓、青皮、陈皮、五味、麦冬、知母为人参平肺散，以泻金中之贼邪。如咳嗽而鼻塞身重者，风寒伤肺也，参苏饮或金沸草散以散之。

凡舌见白色而浮胖娇嫩者，肺与大肠精气虚也，补肺汤主之。

补 肺 汤

补肺汤方

人参一钱　黄芪一钱，炙　五味一钱　熟

地二钱　紫菀一钱　桑皮一钱，蜜炙　水煎入蜜少许和服

按：上方主治肺金气虚不能生水，以致水不制火，虚阳上炎而生咳嗽等症。

凡舌见白色而干燥，属大肠血虚火盛者，润肠滋水饮加生地当归主之。

润肠滋水饮加生地当归

润肠滋水饮加生地当归方

熟地四钱或八钱　山药二钱　萸肉二钱　枸杞四钱　归身三钱　生地三钱　苁蓉三钱，酒洗　甘草一钱

按：上方主治大肠无血，大便燥结，其应甚捷。

凡舌见白色而干燥，属肺脏火旺者，生金滋水饮加柴胡黄芩主之。

生金滋水饮加柴芩

生金滋水饮加柴芩方

熟地四钱　白芍二钱　当归二钱　丹皮钱半　麦冬钱半，糯米拌炒　人参一钱半　白术二钱半，土炒　甘草一钱，炙　柴胡一钱　黄芩一钱

按：上原方主治凡伤寒热退后有难补之阴，有易动之阳，皆当养之以此。其见症或汗后烦躁未除，口干微热，大便艰涩，小水短赤即是。又有一种少阳阳明证，手足肿痛系火燥生风，风淫末疾，不必俟其汗后，当即以本方加柴芩与之无不效也。

凡舌见白色而滑润，属大肠阳虚气陷者，补中益气汤送固肠散。补中益气汤见前。

固 肠 散

固肠散方

陈米二两，炒熟　木香一钱　肉果二钱，生用

粟壳二钱，蜜炙　干姜二钱半，炒　炙草二钱半

按：上方主治脾胃虚弱，内寒注泄，水谷不分，下痢脓血，赤少白多，胀满腹痛连心，食少力乏等症。炒磨为末，每服二三钱，煎补中送下，切忌酒肉鱼腥油面生冷。

凡舌见白色而滑润，属肺脏阳虚气弱者，补中益气合参附汤主之。

补中益气合参附汤

补中益气合参附汤方

升麻五分　柴胡五分，酒炒　人参钱半　黄芪三钱，炙　白术二钱半，土炒　归身钱半　陈皮一钱　甘草一钱，炙　附子钱半，制　煨姜一钱　大枣三枚

按：上方主治肺脾气虚下陷而土冷金寒者，其原治见前本方。

凡舌见白色干燥而形色反见胖嫩者，肺与大肠气血两虚也，十全大补汤去肉桂加炮姜主之。

十全大补汤去肉桂加炮姜

十全大补汤去肉桂加炮姜方

川芎一钱　归身二钱　白芍三钱，酒炒　熟地四钱　人参钱半　黄芪三钱，炙　白术二钱半，土炒　茯苓钱半　炮姜一钱　炙草钱半　大枣三枚

上方主治已见前参芪八珍汤条下。

凡舌见白色滑润而形色又兼胖嫩者，肺与大肠精气虚寒也，参附养荣汤去茯苓加炮姜主之。

参附养荣汤去茯苓加炮姜

参附养荣汤去茯苓加炮姜方

白芍钱半，酒炒　远志五分，去心　归身一

钱，酒洗　五味八分　熟地二钱　肉桂五分　陈皮八分　人参一钱　白术一钱　炙草一钱　炮姜一钱　大枣三枚

上方主治并详各脏腑病所列本方下。

舌见黑色而坚敛苍老者，肾与膀胱邪气盛也，清肝饮主之。

清 肝 饮

清肝饮方

熟地八钱　山药二钱　萸肉二钱　丹皮钱半　茯苓钱半　泽泻钱半　柴胡一钱　枣仁一钱　归身钱半　白芍钱半　甘草一钱

上方主治见前，心与小肠病所列滋水清肝饮方下。

凡舌见黑色而浮胖娇嫩者，肾与膀胱精气虚也，补元煎主之。

补 元 煎

补元煎方

熟地六钱　枸杞四钱　山药二钱　萸肉二钱　杜仲二钱　人参二钱　甘草二钱

按：上方主治男妇气血俱虚，精神失守危剧等症，虚甚倍加芪术，寒者重加姜附。

凡舌见黑色而干燥，属膀胱阴虚火盛者，六味饮合滋肾丸主之。

六味饮合滋肾丸

六味饮合滋肾丸方

熟地四钱　山药二钱　萸肉二钱　茯苓钱半　泽泻钱半　丹皮钱半　黄柏二钱　知母二钱　肉桂五分

按：上方主治凡小便不利而茎中痛连小腹者，系火逼膀胱所致也，痛止便利，即止勿服。

凡舌见黑色而干燥，属肾阴虚火旺者，六味饮合生脉散。

六味饮合生脉散

六味饮合生脉散方

熟地四钱　山药二钱　萸肉二钱　丹皮钱半　茯苓钱半　泽泻钱半　五味钱半　人参钱半　麦冬钱半

按：上原方主治肾水不足，虚火上升，变为潮热咳嗽，消渴虚劳，及水沸为痰等症，《易》曰：雨以润之。此方是也。

凡舌见黑色而滑润，属膀胱阴盛火衰者，金匮肾气丸主之。

金匮肾气丸

金匮肾气丸方

牛膝一两　车前子一两　附子五钱　肉桂一两　熟地九两，酒拌　山药一两　萸肉一两　茯苓三两　泽泻一两　丹皮一两　炼蜜为丸

按：本方主治脾肾虚寒，腰重脚肿，湿饮留积，小便不利，（此则茎中痛而不连少腹者，乃寒逼膀胱而气不能化也）或肚腹肿胀，四肢浮肿，气喘痰盛，或已成水症，其效如神。

凡舌见黑色而滑润，属右肾阳虚火亏者，八味地黄丸主之。

八味地黄丸

八味地黄丸方

附子一两　肉桂一两　熟地八两　山药四两　萸肉四两　丹皮三两　茯苓三两　泽泻三两

按：上方主治命门火衰，元阳虚惫，变为泄泻腹胀，阳痿，精寒不育，两膝酸疼，腰软无力，两目昏花，不能远视，悉

以此方治之。《易》曰：日以煊之。此方是也。

凡舌见黑色干燥而形色反见胖嫩者，肾与膀胱阴阳俱虚也，枸杞养荣汤主之，继用十全补丸。

枸杞养荣汤

枸杞养荣汤方

枸杞四钱　远志一钱　归身二钱　五味钱半　白芍三钱　熟地六钱　人参钱半　白术三钱　炙草钱半　茯苓钱半　肉桂五分　陈皮钱半　炙芪三钱，无参倍用　煨姜钱半　大枣五枚

十补丸

十补丸方

熟地八两　山药四两　萸肉四两　丹皮三两　茯苓三两　泽泻三两　附子一两，制　肉桂一两　鹿茸二两，无则鹿胶代之　五味一两　蜜丸

按：上方主治肾脏虚冷，面黑足寒，耳聋膝软，小便不利等症。

凡舌见黑色滑润而形色又兼胖嫩者，肾与膀胱元气大惫也，附子养荣汤主之，继用右归丸。

附子养荣汤

附子养荣汤方

附子钱半　远志一钱　白芍三钱，酒炒　归身二钱　五味钱半　熟地六钱　肉桂五分　茯苓钱半　人参钱半或二三钱　炙芪五钱，无参倍用　白术三钱　陈皮钱半　炙草钱半　煨姜二钱　大枣五枚

上将熟地枣肉捣烂，其余炒磨为末，蜜为丸，即予家所制万应一粒丹者是也。凡中风伤寒痘疹胎产及血证喉痹等症，势

在危急刻不可缓者，每用一粒滚汤研化，不时灌服，其势自定。继予两粒三粒其病自退。如调治久病，则作细丸，每服五钱，早晚两时空心米饮送下。

按：上方主治劳役过度，饥饱失时，思虑太甚，郁结尤多，以致脾肺气虚，荣血不足，畏寒发热，食少无味，四肢无力，懒动怠惰，嗜卧身倦，饥瘦色枯，气短惊悸，怔忡健忘，少寐；或中风卒倒，张口直视，手撒遗尿；或伤寒重剧，谵忘昏沉，撮空见鬼；或身振脉摇；或筋惕肉瞤；或吐血衄血便血不止；或自汗盗汗，头汗不收；或呕吐泄泻；或水肿腹胀；或眩晕呃逆；或痰涌喘急；或筋骨疼痛；或手足痿痹；或心腹腰背肋胁诸痛难当；或九窍不利；或疟疾痢疾诸药不效；或脱肛痔漏积久不痊；或夜热咳嗽；或梦遗白浊；或妇女经闭血淋崩中带下胎前产后；或幼稚急惊慢脾、疳积吐泻、麻疹痘疮；或发背痈疽不能起发收功；或瘰疬流注不能消散溃敛，种种杂症不拘新久，但看其面色㿠白萎黄，病势日轻夜重，而其舌胖嫩滑润者，勿论其脉症，投以此方，无不立应。更有其舌由白而黄，由黄而异黑，甚至焦干燥裂，而其舌头浮大而胖壮者，属寒凉太过，五脏虚冷也，亦必此方救之。余家救活各科危症，凤号专门，三吴远近，两浙东西，活人无算，而起死回生之力，此方十居六七。盖其用之广而效之神，诚有不能殚述

者，姑陈其略以为重生者告。

右 归 丸

右归丸方

附子一两　肉桂一两　熟地八两　枸杞四两　山药四两　萸肉四两　杜仲三两　归身三两　菟丝三两　鹿胶三两　蜜丸

按：上方主治凡命门空虚等症，八味治之不愈者，此方神效，见症已详八味丸下。

验舌配方结语

方自仲景到今几充栋矣。而予所经验者，采而辑之不过三十有奇，不且嫌其太简乎。不知予于医也，半世工夫搜尽群书，主脑一生阅历，参遍各症根苗，就标求本，据本配方，所配止此，则其所辑亦惟此耳。然经络脏腑无病不统于其中，通塞正从无法不备于其内。则是方虽简而未始不该也。第天下之理则由一而分为万，吾辈之学须穷流以溯其源。临症者倘因有此而举目，则阴阳虚实瞭若日星，动手则补泻寒暄应如桴鼓。遂相率而趣于简易之途，而不复于赜处着力，繁处营心，则辟后学一直捷之径。适贻后学以疏陋之讥，亦非是编所以公世之心也。

《临症验舌法》卷下终

沈氏经验方

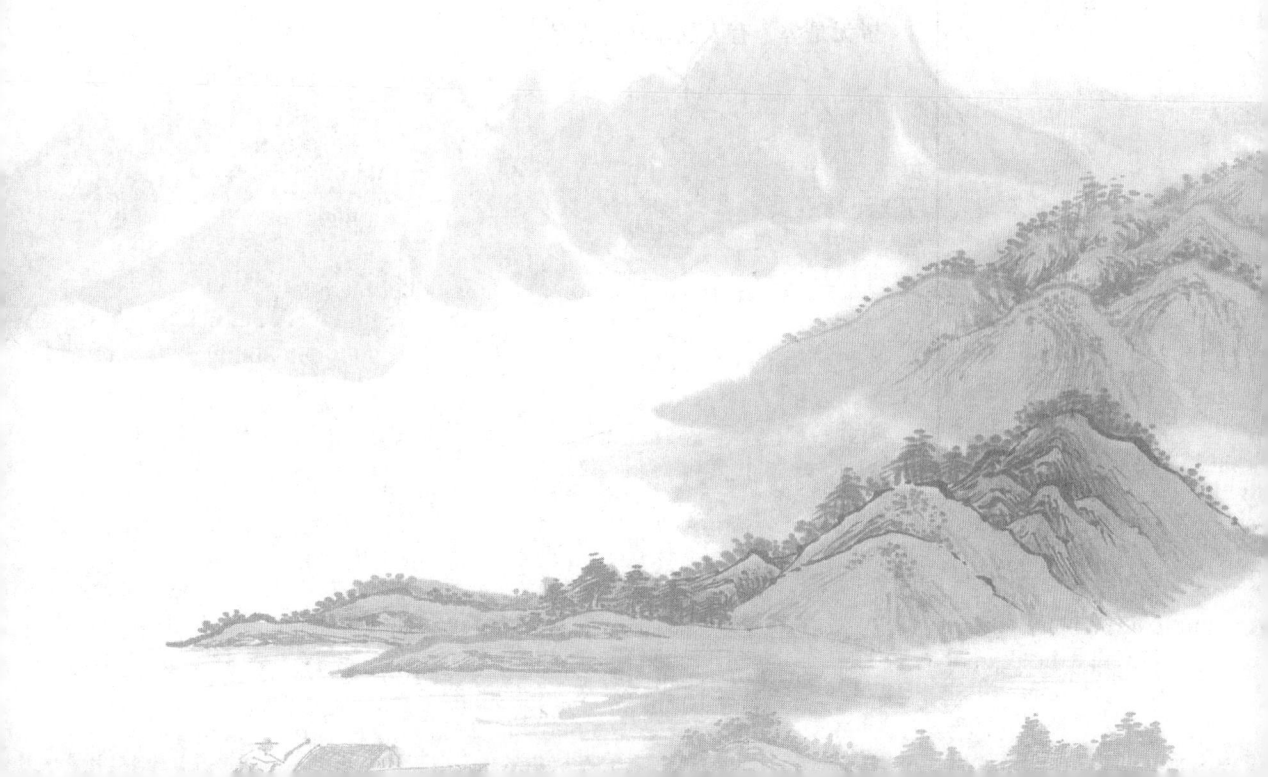

内容提要

　　《沈氏经验方》一卷，附胎产良方一卷。前清乾隆海昌沈心斋先生将平生施送经验之方所辑成，裘君吉生旧藏抄本也，中多外伤跌仆救急秘法，并亲身试用，而经验之案亦记之作实例，为各种验方所不及。因经验者所谓曾经试验也。然各种验方往往为慈善家所辑刊，以耳为目未加试用，故称之曰验方则可，称之曰经验方则不可，本书皆无是弊，有人翻印功德无量。

原　序

　　余于灵兰之书素未究心，尝患见人疾苦心窃隐痛，而卒无从解免之。当读书家食时，每于相知晤话间得一丹方，必叩其原委，而手录焉，试而效则识诸别页以为验。自通籍以后，历数州县，制丹药济人，屡著奇效。其见见闻闻，得经验良方如千页，大抵所治多急病，颇类稚川《肘后》四卷。窃思拯人疾苦施良药，不如垂良方之为功久且远。以一人独秘之方济人，不若以独秘者使人人洞晓，其所济为尤广也。爰集各丹方录袖珍一册登诸梨枣，俾克广布于世好善者，并可随缘普济矣，宁俟工明堂针灸之术，炫铁镜照人之奇，若古良医俞跗割皮解肌洗肠涤胃，始足以称神技而积阴功耶。是在仁人君子各发婆心，勿视是书为迂腐不急之谈，而随地随人留心拯济，厥功岂浅鲜者。孟子谓：乍见之心，人皆有之。恃天下人皆有是心，而为是言也。余亦恃天下人皆有是心而刊是书，岂徒好事者之所为欤。

　　乾隆三十二年岁在旃蒙大渊献小暑前三日知山东泰安府东平州事加三级纪录四次海昌沈维基心斋氏序

序

吾友屠于雨梅课读之暇，偶于敝庐中得小板《经验良方》一书，余阅之皆世所不经见，大约罗古人之方而择其尤简易者。屠子曰：往余在邑时，见农夫殴斗，鸦嘴破其脑者，余即以金疮铁扇散敷之，其应如神。子盍寿诸梨枣以公世乎。惟余虽善病，而于岐黄之术不暇深求，未能利已恐以害人，即有成方亦未敢必其决验与否。今年夏吾越多疟症，儿子枚病疟未愈复，出经验方中治疟之方，如法试之颇能奏效，余始欣然笑曰：屠子岂欺余哉。余于此道未能三折肱，而踵门求药者间或屡满焉。虽非按脉察证其于病之无损可知。余喜方之可以救人，故仍照原本付剞劂，氏亦未始非妙手回春之一助云。

时嘉庆六年岁在辛酉七月望日萧山轶门居士题于浮峰精舍

目　录

沈氏经验方

海昌沈心斋先生辑
绍兴裘庆元吉生校刊

金疮铁扇散药

象皮五钱，切薄片，用小锅焙黄色，以干为度，勿令焦　龙骨五钱，用上白者，生研　老材香一两，山陕等省无漆，民间棺殓俱用松香黄蜡涂于棺内。数十年后，有迁葬者棺朽，另移新棺，其朽棺内之香蜡，即谓之老材香。东南各省无老材香。即以数百年陈石灰一两代之，其效与老材香同　寸伯香一两，即松香中之黑色者　松香一两，与寸伯香一同熔化，搅匀，倾入冷水，取出晾干　飞凡一两，将白矾入锅内熬透便是

以上六味共为细末，贮磁瓶中，遇有刀石破伤者，用药敷伤口，以扇向伤处扇之立愈。忌卧热处。如伤处发肿，煎黄连水用翎毛蘸涂之即消。此方神效，幸勿轻视。

金疮铁扇散医案

乾隆二十二年五月间，沈雨苍至晋得金疮铁扇散。旋浙，适有仁和县民蒋姓，因角口用刀自刎，伤长二寸余，食嗓半断，伤口冒血，痛甚，在地滚跌不能敷药，因缚其手足，令卧凉地，用枕垫其首，使伤口渐合，即敷药，扇之少倾血凝，半日后汤饮如常，三日而愈。

又于六月间，有钱塘民因角口忿激，用刀自刎，食喉半断，喘气伤口俱有血泡，

盖喉间之气已通于伤口也。用药敷之扇少顷，血即凝，两日痊愈。

又于十月内，杭州城守营兵沈姓，因操演被藤牌兵用腰刀戳鼻梁，山根俱断，斜伤眼角，深入寸余，病晕卧地，敷药扇之血凝，两日而愈。

又于二十三年四月内，杭城义乌寺僧人以大斧砍柴误劈脚背，深入寸余，伤长三寸，足背几若两半分裂，其师夜半款门求药，敷之三日而愈。

又于五月间，有山西僧人孤身朝天台山，行至嵊县，中途有贼尾至山僻，持石击其脑后。僧人转身回拒，贼复击其额角面颊头颅等处，骨亦有损者，昏晕半日后渐醒，赴县喊禀。因距被伤之时已经一日，伤处冒风头面肿大如斗。雨苍趋往救之，先用黄连煎水洗去血迹，以药敷之，因不流血未曾用扇，两日而愈。

又于七月内，有绍协右营兵丁因操演马惊，被踢下颏，其齿牙半脱，并于颏下能见齿骨，晕绝卧地，见者以为必绝。雨苍将药敷后，扇之血凝，两日而愈。

又于十月内，有杭城凤山门门军计姓向雨苍求药。自言六月内堕城跌石上，划开左腿，已烂百余日。视其伤口长三寸余，深寸余，溃烂有脓血。即用黄连煎汤洗去血迹，用药敷之，因不流血，未曾用扇三日而愈。

又于二十四年九月内，杭城羊市街有孺妇，因角口用磁碗锋自割其面，伤十余条，长俱四五寸，流血发肿，因即以黄连煎水洗去血迹，用药敷之一日而愈。

又于二十五年七月内，绍协把总王九龄，因救火误踏橼木上长钉，穿过鞋底，从脚心透出脚背，伤甚重，其时雨苍同在救火，即用药敷之一日而愈。

又于二十六年五月内，杭城大街名石坊前有杨姓，锉马草误断左手食指，因甫经切下断指尚温，即令将断指接连，四面敷药扇之，少顷伤口血凝，两日而愈。

又于二十七年六月内，杭城有王姓者因争斗，被人将刀刺面，从左颊透出右颊，血流不止，敷药扇之，三日而愈。

又于二十八年正月内，路经大街，见有十三四岁幼孩从高阶失足堕地，将自佩烟筒误戳入左腹深五寸许，晕绝地下。雨苍一手按伤口，一手拔出烟筒，即以药敷之三日而愈。

又于二月内，杭城名世坊项姓，因修屋倒塌被压者十九人内，头面手足被伤者十二人，雨苍将有山右之行馨瓶与之，一日而愈。

以上虽治法略有不同，而其大旨则伤处喜凉恶热，夏日宜卧凉地，冬月忌卧热处。疮口不必用布包裹，恐过暖难于结痂，并忌饮酒，致使血暖妄行。设遇伤处发肿，总以鸡鹅翎毛蘸黄连水涂之立愈，至于敷药之时若血流，乃用扇扇之，倘不流血即不必扇矣。

治刀斧跌打损伤方

黄丹六两，水漂净　生半夏六两　生石膏三两　熟石膏三两　明松香六两

以上诸品共研细为末，敷之立愈。

治刀伤

凡杀伤不透膜者，乳香没药各一皂角子大，研烂，以小便半盏，好酒半盏，同煎半温服。然后用花蕊石散或乌贼鱼骨或龙骨为末，敷疮口上即止。昔推官宋璟定验两处杀伤，气偶未绝。亟令保甲取葱白热锅炒热，遍敷伤处，继而呻吟，再易葱白，伤者无痛矣。

金疮肠出者，用小麦五升，水九升，煮四升，绵沥净汁。待极冷，令病人卧席上，人含汁噀其背，则肠渐入。噀时勿令病人知之，及多人在旁言语，如未入抬席四角轻摇则自入。既入须用麻油润线缝紧，仍以润帛扎束，慎勿惊动，使疮口复迸。

救跌压伤

凡跌压伤重之人，口耳出血，一时昏晕，但视面色尚有生气，身体尚为绵软，则皆可救，切不可多人环绕嘈杂，惊慌致令惊魂不复。急令亲人呼而扶之坐于地上，先拳其两手两足，紧为抱定，少顷再轻移于相呼之人怀中，以膝抵其谷道不令泄气，若稍有知觉，即移于素所寝处，将室内窗棂遮闭令暗。仍拳手足紧抱不可令卧。急取童便乘热灌之，马溺更妙，如一时不可得，即人溺亦可，要去其头尾，但须未食葱蒜，而清利者。强灌一二杯，下得喉去便好。一面用四物汤照原方加三四倍，再入桃仁去皮尖及好红花各一两，全当归及南山楂捣碎各二两，生大黄二两，童便一大盅，如系夏月加黄连四五分，多用急流水，即在旁以急火煎热，倾入碗内，承于伤者鼻下，使药气透入腹内，则不致入口恶逆。乘热用小盅强令顿服，如其不受，

则姑缓，少刻又进，只要陆续灌尽，不可使卧。服药之后，其谷道尤须用力抵紧，不可令其泄气。如药已行动，非至紧不可即解，恐其气从下泄以致不救也。必俟腹中动而有声上下往来数遍，急不能待，方可翼之以解，所下尽属瘀紫。毒已解半方可令睡，至所下尽为粪，即停止前药，否则再用一二剂，亦不碍。然后次第调理，不可轻用补药。

四物汤

川芎七分　熟地黄三钱　炒白芍一钱　当归一钱

救服卤

服盐卤，将常用擦桌布，洗水灌之使吐，即解。

救中暍暍，伤暑也

暑月热倒急扶在阴凉处，切不可与冷水饮，当以布巾衣服等蘸热汤，覆脐下及气海间，续以汤淋布帛上，令彻脐腹，但暖则渐苏也。如仓卒无汤处，掬道上热土于脐端，以多为贵，冷则频换，后与解暑毒药。或道涂无汤处即掬热土于脐上，仍拨开作窝子，令众人旋溺于其中，以代热汤亦可取效。

凡中暑如已迷闷，嚼大蒜一大瓣，冷水送下。如不能嚼，即用水研，灌之立醒。路中仓卒无水，渴甚急嚼生葱二寸许，和津同咽可抵饮水二升。

救魇

魇死不可用灯火照，并不宜近前急唤。但痛咬其足跟及足大拇指，频频呼名，唾其面，再灌以姜汤自醒。如难醒者，移动些小卧处，徐徐唤之即醒。夜间魇者，原有灯即存灯，无灯者不可用灯照。

又方：皂角末如豆许，吹入鼻内，得嚏则气通，三四日尚可救。

救溺死

水溺一宿者尚可救，捣皂角以绵裹纳下部内，须臾出水即活。

或屈死人两足著人肩上，以死背贴生人背，担走不停，俾溺者吐出水尽亦活。又捞起时急急将口撬开，横衔筷一只使可出水，以竹管吹其两耳，喂生半夏末吹其鼻孔，皂角末置管中吹其谷道。如系夏月将溺人肚皮横覆牛背之上，两边使人扶住，牵牛缓缓行走，腹中之水自然从口中并大小便流出，再用生姜汤化苏合丸灌之，或生姜汁灌之。若无牛以活人覆卧躬腰，令溺人如前将肚腹横覆于活人身上，令活人微微动摇水亦可出。若一时无牛，兼活人不肯拯救，或锅一口溺人覆于锅上亦可。如系冬月急将湿衣解去为之更换，一面炒盐用布包熨脐，一面厚铺被褥，取灶内不着草灰多多铺于被褥之上，令溺人覆卧于上，脐下垫以绵枕一个，仍以草灰浑身厚盖之，灰上再加被褥不可使灰迷于眼内，其撬口衔筷、灌苏合丸、生姜汤、吹耳鼻、谷道等事俱照夏天法。冬天苏醒后宜少饮温酒，夏天宜少饮粥汤。按灰性暖而能拔水，凡蝇溺水死者，以灰埋之，少顷即活，此明验也。

又初救起之时尚有微气，或胸前尚暖，速令生人脱贴身裹衣为之更换。抱担身上将尸微微倒侧之，令其腹内水流出，若水往外流即有生机。一面用粗纸燎灼取烟熏其鼻窍，稍熏片时即用皂角研细吹入鼻窍，但得微有一嚏喷，即可得生。

救 冻 死

冻死四肢直，口噤有微气者，用大锅炒灰令暖，袋盛熨心上，冷即换之。候目开以温酒及清粥稍稍与之，若不先温其心，便以火炙，则冷气与火争必死。

冬月溺水之人及被冻极之人，虽纤毫人事不知，但胸前有微温皆可救，倘或微笑必为急掩其口鼻，如不掩，致笑而不止，不可救矣。切不可骤令近火，恐一见火则必大笑不可救药。

救 惊 毙

惊怖死者以温酒一两杯，灌之即活。

救扑打猝死

五绝及扑打猝死等，但须心头温暖，虽经日亦可救。先将死人盘屈在地上，如僧打坐状，令一人将死人头发控放低，用生半夏末以笔管吹在鼻内，如活，即以生姜自然汁灌之，可解半夏毒。

治蛇虫伤

蛇伤虫咬仓卒无药，以大蓝汁一碗，雄黄末二钱，调匀点在所伤处，并令细细服其汁，如无蓝以靛花青黛代之。

虺蝮伤人其毒内攻即死，立将伤处用绳绢扎定，勿使毒入心腹，人口含米醋或烧酒吮伤处，以急吸拔其毒，随吮随吐，随换酒醋再吮。俟红淡肿消为度，吮者不可误咽中毒。又急饮麻油一二盏护心解毒，以姜末敷之。

被蝮啮死用香白芷一味，以麦冬汤调服，急则以水代之，饮之即活。

救癫狗伤

乘毒未发用斑蝥七个，去头足翅净，用鸡蛋二枚同蒸，去斑蝥淡食鸡蛋，于小便内取下血块，痛胀不解则血块未净，仍再食，块尽乃止。

又法：受咬后立至溪河，将伤处洗挤血净尽，多饮生姜汁则毒可解，仍封扎疮口，勿使受风。

救 缢 死

凡缢从早至夜虽冷亦可救，从夜至早稍难。若心下温一日以上犹可救。不得截绳，但缓缓抱解放卧。令一人踏其两肩，以手提其发，常令紧不可使头垂下。一人微微捻整喉咙，以手擦胸上散动之。一人磨擦肩足屈伸之。若已僵但渐渐强屈之。又按其腹，如此一饭久，即气从口出得呼吸，眼开苏醒后，又以官桂汤及粥饮与之，令润咽喉，更令二人以笔管吹其耳内，若依此救无不活者。

官桂汤

广陈皮八分　厚朴一钱　肉桂五分　制半夏一钱　干姜五分　甘草三分

又法：用皂角细辛等份为末，如大豆许吹两鼻孔。

又法：凡男女缢死身虽僵定，尚可救活，不可割断绳索，抱起解下安放平坦处所。仰面朝天，头要扶正，先将手足慢慢曲弯，然后将大小便用绵软之物裹紧，不令泄气。用一人坐于头前，两脚踏其肩，揪住头发将缢人之手拉直，令喉项顺，再用二人将细笔筒，或苇筒，入耳内不住口吹气，不住手抚摸其胸前。用活鸡冠血滴入喉鼻之中，男左女右，男用公鸡女用母鸡，刻下即能苏活。如气绝时久，照前救法，务要多吹多摸。勿谓已冷，忽略不救。

救汤火伤

凡被汤火伤，切勿以冷水冷物及井泥尿泥激之。其热气遇冷则入之愈深。轻者挛缩，重则直逼火毒攻心速之死矣。

一方用好杭粉为细末，同妇女所用好头油调涂之，如无或柏子油亦可。

又：用生大黄以米醋调敷二日即愈。

救 中 恶

凡中恶客忤猝死者，或先病及睡卧间忽然而绝，皆是中恶也。用韭黄于男左女右鼻内刺入六七寸，令目开血出即活。又用皂角或生半夏末如大豆许吹入两鼻。

解 砒 毒

砒霜服下未久者，取鸡蛋一二十个打入碗内搅匀，入明矾末三钱，灌之，吐则再灌，吐尽便愈。但服久，砒已入腹则不能吐出，急用黑铅四两重一块，用井水于石上磨出黑汁，旋磨旋灌，尽则愈。即先吐出之后亦宜再用铅水服之，以尽余毒方无后患，又用甘草汁同蓝汁饮之即愈。又用熟豆腐浆灌之亦效。

解巴豆毒

中巴豆毒，痢不止，以大豆一升煮汁饮之。

解苦杏仁毒

用杏树皮煎汤饮之，虽迷乱将死者，亦可救。

解煤熏毒

饮冷水可解，或萝卜捣汁灌，口鼻移向风吹便能醒。

治蛊毒及金蚕蛊

泉州一僧能治金蚕毒，如中毒者先以白矾末，令尝不涩觉味甘，次食黑豆不腥，乃中毒也。即浓煎石榴皮根饮之令吐，出蛊皆活，无不愈者。李晦之云凡中毒以白矾芽茶捣为末，冷水饮之即愈。

治疟方

朱砂一两　胡椒一两

二味各研极细末，以无声为度，配合均匀，贮磁瓶或锡盒不使出气。用时取暖脐膏一张，挑末药一茶匙，安放膏药中间，勿令四眼见，对脐紧贴，虽疟止不轻揭，听其自落，靡不神效。三阴疟十日一换，用至三膏，亦能奏功，然疟必三四遭后方用，否则截之太早，风寒未出，恐生别症。孕妇忌用。

昔余外氏德清徐宅，每岁以此方济人，夏秋求药者其门如市。嗣余宰永兴、护彬州、署宜章、调长沙，因湖南潮湿，病疟者多，每岁煎膏一料，配药交宅门，施送颇多神效。

催 生 方

净归身二钱，酒洗　白芍二钱，酒炒　川芎一钱，酒洗　黄芩一钱五分，酒炒　绵黄芪二钱，蜜炙　陈皮八分　大腹皮一钱，去毛　加酒半杯充服

此方产二三月时服一剂，常服更妙。

临 产 方

当归四钱　川芎五钱　王不留行三钱　黄芪三钱, 蜜炙

此方予备药味临产时服, 如胎犹不下, 再服, 一剂即生。

乾隆三十一年冬, 邹县范寅兄名朝纲邮寄此方。并叙及乙酉春范公子妇王氏分娩艰难, 举家惶惑, 公适假寐于邹署之看山书屋。有羽衣蓝巾者飘然而来, 貌类平时所奉吕祖像, 授以方云：服此临盆易易也。寤而异之, 急照方煎服, 不逾顷刻, 产一女, 母子俱获平善, 因宝录之。又邑妇黄李氏逆产数日, 服此方若有人掌挤之立下, 亦无恙, 自是屡试屡验, 其应若响, 余故并录付梓, 以志此方所由来也。

三黄宝蜡丸

藤黄四两, 研　轻粉三两, 研细以无星为度　天竺黄三两, 研　乳香三钱, 瓦上纸烘去油研　雄黄三两, 研　水银三钱, 用朴硝同研则死　血竭三两, 研　朴硝一两, 同水银研无声为度　儿茶二两, 研　麝三钱, 研筛去皮毛净　琥珀三钱, 先打碎后用白净灯草同研极细, 无声为度　刘寄奴三两, 炒　当归尾一两五钱, 晒　红芽大戟三两, 炒晒三味同研极细, 筛末

以上拣料称准分量研极细末, 重罗筛净, 留水银朴硝两味不必筛, 如无真天竺黄以九转胆星三两, 又加醋炙瓦楞子一两代之, 再用好黄蜡二十四两铜锅熔化去渣滓炼净, 用滚汤坐定将药不住手搅匀, 加入麝香再搓和极匀, 取起为丸, 每丸重五分, 逐丸纸裹收贮磁罐塞口勿令泄气。此药专治跌打损伤, 蛇虫咬, 破伤风, 伤力成劳, 妇人产后恶露不净, 致生怪病, 瘀

血奔心, 痰迷心窍欲死者, 口有微气, 服此即可回生；或被枪炮打伤铅子入肉, 服此铅子从伤处退出；或中药箭, 见血封喉危在顷刻, 服此药多饮酒暖睡取汗便有生机。凡病轻者服药五分, 重者一钱, 最重者勿过二钱。受伤日久止须三四服, 能令周身瘀血尽化。用无灰酒顿滚冲化送下, 忌三日生冷菜果凉水, 更忌鸡肉鸡子鸡汁, 犯之为害不小。孕妇勿服, 如伤久溃烂, 服药后, 另将药切薄片敷患处。

乾隆三十二年正月间, 余因公赴济南接到招远县刘寅兄名朝宗邮封承示前方, 并药三丸。札开此方系任聊城时, 得之前任王令, 名天庆, 为晋阳蒋牧所授, 照方虔制历奏奇功。三月廿三日东平州署二堂左砖墙忽倒, 梁柱椽瓦一齐崩陷, 压倒四人, 急去砖土出之幸未死, 余先令照前救跌压伤法治之, 饮以童便马溺, 复用四物汤煎服, 继出刘寅兄所惠药三丸, 不敷分给, 用酒兑化, 匀作四分, 各饮迄, 次日俱能拄杖而行。

治黄疸方

（按丹与疸字不通系是抄本之误）

明矾三钱　滑石一两

用黄米饭研末为丸如桐子大, 每服三钱, 茵陈汤下之, 忌辛辣一切发物。

治咽喉急症针少商穴法

少商穴在人两手大拇指指甲外, 两半边各离甲一分许, 用衣针刺入分许, 先用粗线扎指上, 如放痧法, 出血便松。

喉 闭 方

用鲜艾叶捣汁咽之, 如不能得, 或用

蛇床子研末，放新烟筒内，同吃烟法，到口即松。

破管散

青盐　白矾　硇砂各等份，三分不过，钱许足矣

上为细末，不论长幼，咽喉肿痛，乳蛾闭塞，缠喉等一切急症，内服甘桔汤，外针少商穴，再将前药用鹅翎管或小竹管吹入喉内，如牙紧不能进，于鼻中吹之，吹后出痰涎渐瘳。

甘桔汤

甘草一钱五分　防风一钱　荆芥一钱　黄芩一钱　元参一钱　桔梗三钱　山豆根一钱

上治咽喉十八种病症，水二盅，煎一盅，频频噙咽，如气旺火甚，大便不通加石膏三钱或二钱，竹叶十片，便通立愈，年老力弱者石膏少用。

乾隆三十二年丁亥三月望前一日，余因公赴府，适候补县尹同乡顾名人凤，过寓茶话问，见余所集诸方汇录一册置案头，君因道及本年二月初四日，一婢陡作寒热，先呼头痛，次早见其两腮红肿，渐及颈脖，停午牙关已合，咽喉闭塞，势甚危殆。探箧得旧录前方试之，先用针刺两手少商穴，出血少许，略能呼吸。春初乏鲜艾，即用蛇床子研末装燃新烟筒进唇内能呼一二口，然肿痛不可忍，急用破管散装入鹅翎管从牙缝中抻入吹之，遂出涎沫，渐有浓痰，牙关少开，用手指抠之，痰涎牵连不断，次煎甘桔汤以茶匙喂之，渐能饮，肿痛少瘥。因大便不通者数日，复照方加竹叶石膏晚服一剂即解。夜半思饮食，肿痛全消，次日霍然如旧，余即索方藏之行笥。旋由府赴省奉委赴肥城县审案，内有要犯李兴义急需质讯，忽喉关肿闭，不食不言，卧

床已四日矣。二十日晚余抵肥即出所得之方，令肥邑原差觅医生照治，乃肥役怠玩竟置罔闻。翌晨余命亲随书役，赴该犯卧所，如法治之，先针少商穴出黑血少许，便有声息，继用蛇床子末吹入口内即能言，但声音不亮，须以耳就口，始得聆悉，且不食已数日，一息奄奄，未能带讯，时将午余复命用破管散及甘桔汤，少顷吐出涎痰，语言清朗，饮粥两盏，傍晚便能起坐。遂令人扶掖至公馆与众犯质供，渠因感激，直吐不讳，案遂以定讯毕复，叩首谢赐方活命之恩。计得方甫六日辄一试而效，且令要犯得生，疑案冰释，又孰非是方之功欤。

保婴稀痘神验丹

麝香五厘　朱砂一钱　大蓖麻子三十六粒，去壳取肉拣肥白者用

先将朱砂研细为末，次入麝香研匀，后将蓖麻子肉加入一处，研成细末，须要端阳午时洁诚合制。用手指蘸药搽小儿头顶心、前心后心、两手心、两脚心、两肘弯、两膝弯、两胳肘窝、共十三处，量药均搽，约如钱大，俱要搽到，勿使药有余剩，如小儿头发长者，将顶心头发剃去一块，务使药贴皮肤，其力方到。搽后听其自落不可洗去。每药一料止搽一儿，男女一样治法，搽一次出痘数粒；次年端阳午时再搽一次，止出一二粒；又次年至端午再搽一次，其痘永不出矣。总之未出痘之儿女，每年端午即搽一次，不可间断。如过岁小儿，再于七月七日，九月九日，须用午时依前法搽之尤妙。

凡小儿出痘关系最大，世人有种痘之法，恐损小儿不肯轻用，至出痘时举家失措，多方疗治，其收功者亦必迟延数十日，

况有难保者乎。此方顾君人凤得自安徽徐观察家，试之屡验。渠幕游江右时，曾刊以布送，并云传方之家已十数世不出痘矣。且涂在皮肤之外有益无损，真保幼灵丹也。

治慢惊风

制半夏三分　当归三分，酒炒　甘草一分　陈皮三分　僵蚕一岁者一条，二岁二条，按岁递增

上药煎半酒杯，服后吐出痰涎立愈，如不效再服一二剂。

此方系余婿庄让仪得之友人。丁亥三月甥女惊风百药不效，服此立瘳。戊子春严子禹梅之爱子慢惊濒危，照方服之渐愈。

接 骨 方

土鳖用新瓦焙干　巴豆半分，去壳　乳香半分　没药半分

共为细末。大人一分，小人五厘，黄酒送下，不可多用。

治异症方

乌鸦鸡狗二翻同治，其形头疼头沉，眼黑恶心，咋心，两膊发虚，急用竹箸分开口卷舌验之，如有红青黑紫泡者即此病也。用针刺破，或雄黄末，如无，或炮药点之。用白滚汤和药服之，即用绵被盖身，出汗即愈。又兔子翻，其形直走不停，用炮药和水走直即灌，灌过歪倒，用湿土埋头闻土气即愈。

又长虫翻，其形肚腹胀疼，就地打滚，先挑肚脐三针，顶门一针，足心二针，即愈。又缠丝翻，其形肚胀头疼；心翻，前后心如有黑紫黄眼者，用针挑，以醋擦之；周身麻木，无此眼者，即心生痧子，治法将手腕足腕各挑一针，炒盐和滚汤灌之

即愈。

又哑叭翻，其形不能言语，用鞋底沾水打顶门；女人有孕者，将顶发分开，使手沾凉水轻打顶门即愈。

又母猪翻，其形拱地，先挑舌根、二大指，不挑余八指，指甲盖两旁边各挑一针，然后将滚白水入猪食盆内，和水灌之即愈。

又蛤蟆翻，其形在肚脐围圆，用针挑肚脐七针，小肚挑七针即愈。

治反胃呕酸二神丸

益智仁一两，炒　焦白术一两，土炒　干姜三钱　核桃肉一两　补骨脂一两，盐水炒　炙草五钱　制半夏四钱　砂仁五钱，炒

共研细末，枣肉为丸，每服一钱，大米汤送下，忌松萝茶，可用陈皮炙草当茶吃。

治心胃疼

香附一钱　良姜一钱　胡椒一钱　玄胡索一钱　白豆蔻一钱

共为细末，每服一钱，黄酒送下，如疼甚加烧酒于黄酒内，服之立愈。

上接骨方、治异症方并反胃、心疼方，为东平城守胡君士焕秘之，特索刊以公诸世。

治风狂病

照原人年岁，用牛虱若干研汁，连皮加无灰酒服立效。如年未及三十者，用虱亦须以三十枚为度，恐太少则力薄也。

治疔疮

用人指甲五钱，先尽病人指甲剪下，

如分量不足，以他人指甲凑足，在瓦上焙干存性，研末调无灰酒敷其患处，隔夜出头用镊子缓缓拔出脓线，愈拔愈长，渐至七八寸，拔尽可保无恙，否则过七日毒气攻心便不治矣。

治偏正头风

蓖麻子　乳香。

二味各等份研，涂患处立愈。

乾隆三十二年六月上浣，余于何于迎送闽广兵差，得晤泰安府经历章寅兄名文基。出示三方谓余曰：去年解饷赴甘肃晋谒臬台，适臬署一戚忽患疯疾癫狂，莫治，锁禁空房后，得牛风方，照法医治疯病即愈，其治疔疮及偏正头风，亦皆屡试屡验之丹方也。余受而录之，并刻以广其传。

治绞肠痧

垂危将死者尿屎已出，用生芋艿一片，放在病人口中，嚼汁咽下，即醒，醒后再吃数片即愈。

又盐少许，置刀头烧红，淬入水中，乘热灌下，即死者亦醒。

治鼓胀

雄猪胆一具，入大蒜四两，在内煮烂连食五七个，忌盐醋酱，百日即愈。

治鼻红症

新鲜鳖头将湿泥包裹，火煨存性，连泥土埋入土内七日，取出去泥研末贮瓶，出鼻红时用麦柴管吹末入鼻即愈。

余幼年有鼻红病，月必二三次。至十七岁，壬子乡试毕，鼻红间日一放，初尚少，逐日递增，至九放榜日，自早至晚鼻红不止。举家惊皇遍求良法，如烧酒浸足，蒜裹脚心，人乳挤鼻，金墨磨饮，宝珠山茶煎服，无方不治，总无效验。迨后用至鳖头，急需不埋土，仅用湿泥裹煨，去土研末摊地略去火气，待凉，吹鼻内红即遽止。嗣按法制，偶备，见鼻红即用吹治，二十外竟除根不发矣。

治疬方

萆薢用酒醋煮三日，以酥为度

上味研细末，用麻油调敷患处，不拘已破未破皆治。

治烂腿方

飞丹五钱　白芷三钱，焙研细末

上二味用麻油调匀摊油纸上，双摺，将针密扎细孔贴于患处，两头只用带拴住，不可包裹，使得透气，一日一换，无不神效。

按：二方余族弟刑部郎中讳世焘者，幼有腿疾，无法不治，后得此方而愈。弟妇及两侄均患疬串，甚至溃烂，依前方治之立效。嗣将二方传入屡试屡验。

治汤火伤

生大黄切片晒，研细末，不近火

上药用嫩桐油调敷自效。

治胸膈饱闷并久痢方

生大黄切片，无灰酒浸透，用扁柏叶摊蒸，俟柏叶黄色取出，乘热抖去柏叶，晒干再浸再蒸，以九制为度，用饭汤为小丸，每服二钱，孕妇忌服。

治眼赤痒痛

黑枣二枚去核，纳入白矾一块，用竹箸夹住，在油灯上烧之，下承凉水一杯，枣焦矾沸滴入水杯，俟滴完连枣放酒杯内，露一宿，次日将杯放开水内，顿温频洗，自愈。

此方先大夫癸丑和都会试，临场病眼不能视，同寓友授此方立愈。后家中人凡有病眼者用之皆效。

又方，每早洗脸时用净白盐擦牙百遍，将盐沫含口中，用指捞取，擦眼亦百遍，擦完将水漱口，吐在两手中，洗两目毕，然后洗脸。每日如是，历久无间，不但病眼能愈，且终身不染时眼。余幼年每月必患眼疾，凡见人眼痛眼红，便即作痒，顷刻红痛。迨后凡有人说起时，眼不必见而即染之。至三十余岁，每至夏间，眼痛竟不能开视，每日闭目静坐，内治外治，医药总不见效。三十三岁两月不痊，黑白珠俱起星，而红障由白珠移向黑珠，目亦渐小，深以为忧。忽一友道及伊幼时谒见其父同年友，年已八十外，眼能红纸上作小楷，口能咬开胡桃，因问何修得之。答以用盐擦牙擦眼，历久无间。余闻而试之，初时擦牙百遍固觉牙根醃痛，乃再擦眼百遍眼亦未免稍涩微疼，久之渐亦不觉，未几红消障退。自三十三岁至今二十余年，每早洗脸必先如此，虽忙不辍，而眼痛眼红竟不相染，即有时见人眼痛甚重，偶或作痒，次早盐沫擦后仍无恙也。

附胎产良方

怀孕五十日，四肢软倦，背恶寒，眩晕恶心，呕吐痰涎，思食酸物为恶阻之症，宜用竹茹汤五六剂。

熟半夏　陈皮　苏梗　广藿　条芩焙　枳壳麸炒　白芍酒炒，各一钱　白苓一钱五分　青竹茹三分，河水煎

如火旺吐甚者加酒炒川连五分，黑山栀一钱，麦冬二钱；胃虚者加白术一钱，土炒，金石斛二钱；气滞者加香附三钱，酒炒。

怀孕六七十日，大便燥结，腹满努力难解，无故悲泣谓之脏躁，宜用清燥汤六七剂。

归身　白芍酒炒　瓜蒌仁各一钱五分，炒研　生地　麦冬去心　麻仁各二钱，炒　甘草四分　枳壳麸炒　条芩各一钱　松子仁三钱河水煎调白蜜十匙服

怀孕三四月，内热体倦，腰腿酸痛，白带淋漓，小便频数，饮食少思，谓之子淋，宜服固真饮。

白术土炒　条芩　续断盐水炒　白莲须芡实　广皮各一钱　杜仲盐水炒　山药各一钱五分　麦冬去心，二钱　建莲五枚不去心打碎天泉煎服

怀孕四五月，咳嗽，五心烦热，胎动不安，或痰血，或鼻衄，皆因火旺上冲肺经，谓之子嗽，宜用安胎饮六七剂。

生地三钱　归身　麦冬各一钱五分，去心白芍二钱，酒炒　真阿胶　杜仲盐水炒　续断盐水炒　条芩焙　枳壳各一钱，炒　炒砂仁末三分　河水煎

怀孕三月，恶心懒倦已退，脏躁已润，宜服四五六七八逐月安胎丸一料，和中保胎，养血调气，健脾进食，功效无比。

生地四两　砂仁末一两，水酒煮烂榨　归身酒洗蒸　白芍酒炒　於术各三两，米泔浸切片饭上蒸晒五次，土拌炒焦　陈皮　条芩酒炒　川断盐水炒　杜仲盐水炒断丝　麦冬各二两，去心水浸捣

共捣烘干磨末，炼蜜为丸，每朝砂仁汤送下四钱。

如脾虚多泻者加山药，菟丝饼各三两，如元气大虚者加人参二两，如血虚加真阿胶二两。

犀角散（治子烦）

犀角五分，镑　地骨皮　麦冬各二钱，去心　赤茯神一钱五分　条芩一钱　甘草五分

子烦者，怀妊而烦闷也，此方主之。烦闷者因心肺有热也，用犀角凉心，骨皮退热，条芩泻火，麦冬清金，茯神导赤，甘草和中。

四物加芩连姜夏汤（治小痫）

当归二钱　川芎六分　熟地三钱　白芍酒炒　黄芩各一钱五分　黄连五分，酒炒　半夏一钱　生姜一片

子痫者怀孕而痫仆也。由阴虚火亢，痰气厥逆故令晕倒，作羊犬声，方用四物以养血，芩连以降火，姜夏以破逆。

紫苏饮（治子悬）

苏梗　人参　陈皮各一钱　大腹皮豆汁浸水洗四次净　当归各二钱　川芎八分　甘草五分　白芍一钱五分，酒炒

子悬者胎气不和，凑上心腹，腹满闭闷，气塞欲死，此因下焦气实，大气举胎，上通于心。故以苏梗腹皮陈皮川芎流其气，当归芍药利其血，气流血利则胎自安矣。又用人参甘草者，邪之所凑其气必虚，流气之药推其陈，补气之药致其新耳。

胶艾汤（治胎漏）

熟地二钱　艾叶　当归各一钱　川芎五分　甘草炙，五分　阿胶五分，蛤粉炒成珠　黄芪三分

胎漏者怀胎而点滴下血也。此系阴虚不足以济火，气虚不足以固血，故有此症。方用阿胶熟地当归川芎益血药也，黄芪甘草艾叶固气药也，血以养之，气以固之，止漏安胎之道毕矣。

冬葵子汤（治子淋）

冬葵子二钱，略炒　柴胡五分，炒　桑白皮炒　白茯神　归身各一钱五分　白芍一钱，酒炒

子淋本于湿热。此方滑以去著，故用冬葵子；清升则浊自降，故用柴胡；气化则便自出，故用桑皮；辛利则能润窍，故用当归茯神芍药，取其入血而利丙丁也。又方：单用地肤子四两水煎分作三次服，能祛湿热，此亦良方也。

三合汤探吐法

人参一钱　白术土炒　白芍各一钱五分，酒炒　茯苓　生地　当归各二钱　川芎八分　半夏　陈皮各一钱　甘草五分

妊娠转胞不得小便者，此方主之。用二陈四物四君子三方合煎，服而探吐之，所以升提其气，上窍通而下窍自利也。

束胎饮

白术二两，炒　茯神七钱五分　陈皮　黄芩各一两

妊娠七八月服此，胎气敛束，令人易产。

达生散

大腹皮三钱，豆汁浸水洗四次净晒干　人参　陈皮　紫苏　归身　白芍酒炒　白术各一钱　甘草五分，炙　葱一根　黄杨树头七枚　春加川芎，夏加黄芩，秋冬加砂仁枳壳

孕妇临月服之易产。达，小羊也，羊子易生故名达生。难产之故，因气血虚弱，营卫涩滞，此方人参白术甘草益其气，当归白芍益其血，紫苏大腹陈皮流其滞，气血不虚不滞则其效神矣。

黑神散

熟地　当归　白芍各二两，酒炒　蒲黄一

两，炒　干姜炒黑　桂心各五钱　甘草三钱，炙　黑豆二合半，炒去皮

共为末，每服二钱，童便和酒调下。

胎死腹中此方主之。胎死者，难产多日而胎死也。视产妇舌色青黑为验。方用蒲黄逐败血，熟地芍药当归养新血，干姜肉桂引新血去败血，甘草黑豆调正气除戾气，并治胞衣不下，产难血晕，余血奔心，儿枕疼痛，乍见鬼神等症，此皆瘀血为患，故并治之。

加味芎归汤

当归一两　川芎三钱　龟甲手大一片，醋炙打碎，自败者尤妙　妇人头发如鸡子大一团，洗净烧灰存性

此方治一应难产，及交骨不开，服之即生，如死胎亦下。盖用龟甲滋阴以益肾，发灰补血而消瘀，更加芎归以调和营卫，行而不窜，补而不壅，能令气血充足而无阻滞之患，保产第一方也。

神柞饮

生柞枝洗净，锉　益母草各一两　川芎当归各五钱　人参三分

水煎一碗温服。

治少妇交骨不开，或因临盆太早，用力催逼，儿横腹中，诸药无效，此方主之。盖柞枝取其滑泽，益母动血活血，芎归养血调气，人参接养母力，自必脱然而生矣。服药后产妇须仰卧片时，待药力通达，交骨自开，儿身顺正，然后扶起临盆，则产母全不费力也。

生化汤

当归五钱　川芎一钱　桃仁七粒，去皮尖双仁者研　炮姜三分　甘草炙，五分

水煎温服。

此方治产后儿枕痛，及恶露不行腹痛等症。产后本属血虚，然阴亡则阳孤，气亦受病。如太补则气血易滞，若失调则诸邪易袭，方乃去瘀生新，扶阳益血，行中有补，化中有生。初产后服一二剂，可免后患。

牛膝汤

牛膝　瞿麦各三钱　当归五钱　通草滑石各一钱五分，研　葵子一钱

此方治胞衣不出，脐腹坚胀急痛，危在旦夕。服此胞即烂下。（又：朴硝三钱，童便、酒煎服，胞衣即下）

增损四物汤

当归三钱　川芎　白芍酒炒　人参各一钱，冲　炮姜三分　甘草五分，炙

水煎，冲入童便一小杯，温服。

此方治产后下血过多，血晕，服之立效。

华陀愈风散

荆芥穗去梗焙干为末，每服三钱，童便调下。口噤则挑牙灌之，或将荆芥以童便煎汤，灌入鼻中亦可。

此方治产后中风，口噤，手足抽掣及角弓反张，或血晕不省人事，四肢强直，或心头倒筑，吐泄欲死，急投此方无不神效。

补中益气汤

黄芪一钱五分，蜜炙　人参另煎冲　甘草各一钱，炙　白术土炒　陈皮　归身各五分　升麻　柴胡各三分

加姜枣煎，表虚者多汗，升麻用蜜水炒。

此方治子宫下脱。

补脬饮

黄丝绢天生黄者三尺，用炭灰淋汁煮烂，以清水漂极净　黄蜡五钱　白蜜一两　马庇勃茅根各二钱

此方治妇人临产损破脬胞，小便不禁，

急将此剂用水二盏煎至一盏，空心服。但服时须敛气不得作声，如作声无效。

通脉汤

生黄芪一两　当归五钱　白芷一钱　通草二钱

用七孔猪蹄一对煮汤，吹去浮油代水，煎一大碗服。

此方治乳少或无乳者，服药后须以厚被覆面而睡，使药力运行通体即有乳，或未效再一服无不通矣。新产无乳者不用猪蹄，只用水酒各半煎服，体壮者加好红花三五分以消恶露。

黄芪汤

黄芪蜜炙　熟地各三钱　白术土炒　茯苓各一钱五分　牡蛎粉一钱　防风七分　麦冬二钱，去心　红枣二枚

水煎温服。

此方治产后阴虚，又遇风邪，以致虚汗不止者，服此自愈。

产后疟疾方

柴胡五分　当归　白芍酒炒　白术各二钱，土炒　茯苓一钱五分　甘草三分　川芎青皮各一钱，炒　加姜一片　水煎服

产后痢疾方

当归二钱　白术土炒　陈皮　川芎各一钱　白芍酒炒　查炭各一钱五分　香附三钱，炒　甘草三分　砂仁炒，去衣研　木香　干姜各五分　水煎服

以上共附载二十六方皆百发百效载籍可稽，并非秘方也。业斯术者其谁不知，子何必赘哉？第念灵兰之书人每忽视兹，特荟萃其至要者，附秘方之后以便人省览。且念贫贱之家或无力延医，抑更有僻处乡曲一时仓皇不及者，得此可对症用药，转危而为安，是未必无小补也。惟望世之君子弗以我为迂，而斟酌以善其用，则天下无产危矣。

头痛奇方

生姜一片破开，入雄黄于内，湿纸包煨，乘热贴太阳穴。

吐血不止

扁柏叶捣碎焙干为末，每服三钱，米汤下，一月除根；开水对童便服亦止。

夜梦遗精

公鸡肫皮七个，焙干为末，每服一钱，空心酒下。

痢疾脏腑搅痛及噤口里急后重

干姜炒焦，二钱　婴粟壳蜜炙，四钱　地榆　甘草　白芍炒，各一钱五分　黑豆炒去皮，五钱　水三盅，煎一盅，食远服。

暑天痢疾

干葛乌梅甘草三味，浓煎一碗，服之。

竹刺梗喉

用老丝瓜灰三钱，酒送下。

霍乱绞肠痧

以针刺其手指近甲处一分半许出血，仍先自两臂捋下，令恶血归聚指头，方刺之。又凡男女心腹绞痛不得吐泄者，名干霍乱，俗名绞肠痧，须臾杀人。用滚汤半茶盅，井水半茶盅，名阴阳水，调白矾末二钱探吐，去其暑毒。或用热童便，将盐熬调饮亦可。更刺委中穴及十指近甲处，刺出血更妙。勿与谷食，即米饮汤下咽亦死。

误吞铜钱

多食荸荠自化。

误吞铁针

黄豆同韭菜煮食自下。又方，取田鸡眼珠一对，冷水囫囵吞下，少顷针穿两珠而出。

咽喉肿痛

雄黄、燕子泥为末，烧酒和饼敷之。

飞丝入目

雄鸡冠血滴目中，亦治沙尘入目。

耳痛难忍

铁刀磨水滴耳中即安。又方，用芭蕉根捣汁，滴之尤妙。

右亦为急救之验方，特附录于末。

《沈氏经验方》终

重订痧疫指迷

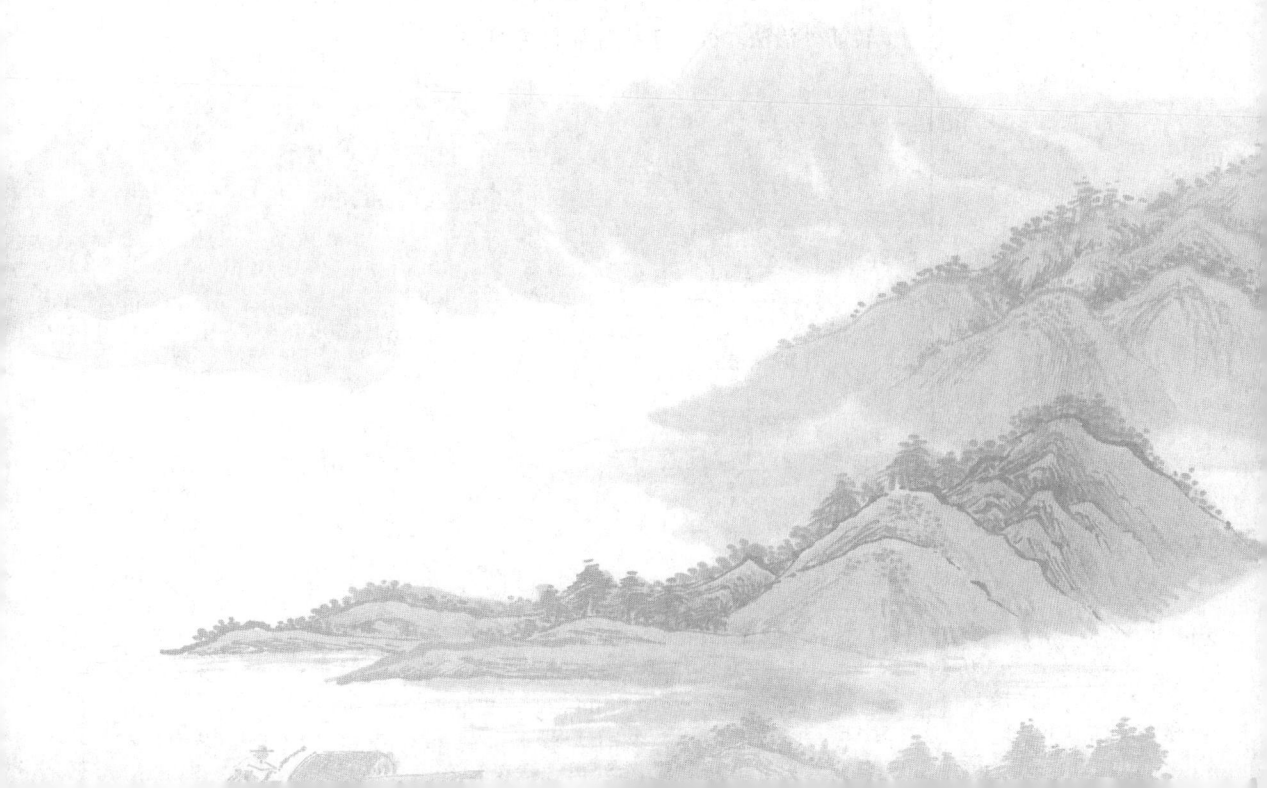

内容提要

《重订痧疫指迷》一卷，为云间费养庄先生选辑，如皋顾晓兰先生重加评订。费顾二氏俱为有清名医，痧疫各方收采极精，对于霍乱各症尤为推究精详。已故社友徐石生君手录，价让于裘君吉生。第一为急救溯源，第二为辨证要诀，第三为急救闭证方，第四为治时行霍乱简便章程，第五为摘录《霍乱论》守险预防要法，第六为霍乱转筋外治法。读之于痧疫症自易明辨。

目　录

重订痧疫指迷

云间费养庄选辑

雉皋顾晓澜评订

鸳湖徐石生重录

绍兴裘吉生校刊

急救溯源

时行霍乱及痧胀温疫诸病其最关紧急。判死生于顷刻之间者莫如闭痧，而救闭之药非仓卒所可办。故欲制丸散以济世急者，莫如先备开闭之药。但闭证有寒热二种，势同冰炭，倘以热治热，以寒治寒，则是助邪为虐，害必更烈。读近日外间所送痧药丸药诸方，虽皆属有验之陈方，而药味则率多燥烈，施之风餐露宿受寒湿为病者固颇合宜，若施于感暑燥热而成者则大相悖谬。而今年夏暑太酷，加以亢旱不雨，秋燥又甚，其为病也寒湿当少，燥暑必多。苟寒热不分但以一种燥烈之药混同概治，恐非徒无益而又害之矣。惟是患病之家既不能识寒热之情形，而送药者又不能深谙医药，况博施济众之事又焉能尽人人而问之，诚恐功不补过矣，岂送药之本心哉。鄙人之意不若制寒热通用之药以济世急，惟太乙紫金丹一方，薛一瓢称其比苏合丸而不热，较至宝丹而不凉，兼玉枢丹之解毒，备二方之开闭，洵济生之仙品，立八百功之上药，足可内服。又有飞龙夺命丹一方，王梦隐称其芳香辟秽，化毒祛邪，宣气通营，尤妙在人中白一味驾轻就熟为使，迅扫浊邪下趋浊道，有马到成功之捷，

其全体大用有斩关夺隘之功，而具起死回生之力，足可外吹。二方药味不热不寒，寒证热证均可通用，实为两便，急宜修合以济急需，博爱好善之士能选料预制而广传之，其利溥矣。

按：市售痧药者莫若拣选道地药品，依法预制四方丹药以备应急，固可济世又能销售，岂非双方并进有利无害之善举哉。然较之痧气丸功用大相迳庭。痧气丸中茅术、雄黄、冰、麝、蟾酥等仅治寒湿受病，而暑热证用之是抱薪救火，往往误事。以上四方寒热皆宜，今特揭出以广其传播云尔。

辨证要诀

尝稽寒闭热闭二证以紫金飞龙二丹相通应用可无贻害。惟更有虑者闭证与脱证每每相似，苟系脱证而与以闭证之药则又速其死矣。医者临证务要确切辨明形症，然后用之。若遇索药之人尤当问明病原与之，庶不致误。兹列形状于下。

闭证形象：手指麻木，神迷似昏，爪色或板或青，心胸或烦或痞，其剧者，四肢如冰，两手无脉，神情躁乱，口噤难言，面色或紫涨或灰垢而呆，腹中或胀或痛，颠倒不安而闷，或唇口爪甲皆青，手面皆

黑，甚则神昏不省。其脱证形象：亦往往大略相同，但脱证汗多，闭证汗少，闭证神识多于迷蒙，脱证神识多于清爽，闭证小便短涩赤黄，脱证小便清长不热，脱证舌苔多于宣润而和，闭证舌苔不拘或黄或白必黏腻浑浊，闭证之脉忽然便无，脱证之脉渐次而绝。以此数款辨之，似可无所逃情。

按：此篇是辨证，绝大之关键，死生之出入也。要在细心体认，庶免贻误之憾。至于闭证与脱证与寻常霍乱有间，又不可不知也。然辨别之诀宜研究于初候自无惑焉。若初起才觉吐泻，但见手脚作麻，胸口满闷，头目昏蒙，面色或灰垢或紫涨，两眼白睛泛红，更问其先觉神气如蒙，浑浑然如处云雾者，便是时行霍乱，盖感受秽浊时气也。如无自觉神气如蒙，若云若雾，面色紫涨，手足心如烙等症，便是寻常霍乱也。

急救闭证方

（寒闭热闭均可通用，此下三方用以救急）

太乙紫金丹

治霍乱痧胀时气温疫岚障中恶暑湿温疫之邪，弥漫熏蒸，神明昏乱诸症。

山慈菇二两　川文蛤二两　红芽大戟一两五钱　安息香一两五钱　苏合油一两五钱　千金霜一两　血琥珀五钱　上梅片三钱　当门子三钱　白檀香一两五钱　明雄黄飞净，五钱

十一味共研极细末，研匀，浓糯米饮杵丸如绿豆大，外以飞真金为衣。每服钱许，凉开水下。孕妇忌服。

此方药料甚贵，有力者能合全料更妙，否则合半料或合十分之一，均量力而可也。盖此种闭证不多，俟送完，接续再合亦无不可。

飞龙夺命丹

治感受温暑障疫秽恶阴晦诸邪，霍乱转筋，痧胀绞痛，（腹中急痛也）心腹闷塞，烦躁，颠倒不安，手面遍身青黑，四肢冰冷，两手无脉，瞀乱昏狂，神昏危急，及时症逆传，神迷狂谵，机窍闭塞诸症。

朱砂飞，二钱　西牛黄二分　当门子三分　真珠三分　人中白漂煅，八分　明雄黄飞，一分　杜蟾酥一分五厘　蓬砂三分　梅冰四分　明矾五分　灯心炭一钱　火硝一分五厘　蓬砂三分　梅水四分　明矾五分　牙皂三分　麻黄去节四分　青黛飞，五分　飞真金三十页

十六味各研极细末，合研匀，瓷瓶紧收，毋令泄气。以少许吹鼻取嚏，重者再用凉开水调服一分。小儿减半，孕妇忌服。

凡遇神昏不省，或虽省而自觉如蒙如雾，浑浑不清，两手忽然无脉，肢冷无汗，小便短涩赤黄，舌苔不拘何色必黏腻浑浊，再兼见上条方下所注症候者，均宜急与此丹。

如遇神气清爽，自汗甚多，小便清长不热，舌苔宣润而和，两手脉逐渐细小，非忽然便无者，便是脱证，切不可再与此丹。切嘱。

速效丹

治诸痧手足麻木，牙关紧急，目闭不语，胸背有红点，或咽肿心痛，及风餐露宿，寒暑杂感危急之症。

北细辛三钱五分　枯矾一钱五分　贯众二钱　制半夏二钱　白芷一钱　牙皂三钱五分　陈皮二钱　薄荷叶二钱　防风二钱　广木香二钱　朱砂二钱五分　甘草二钱　桔梗二钱

十三味共研细末，瓷瓶紧装毋令泄气，每用三分吹入鼻孔，寒湿内盛而病重者，开水调服一钱。

孕妇有忌服紫金丹、夺命丹者，则以此速效丹代之。

按此方即道光元年治麻脚瘟之方，载在《瘟疫汇编》。其药计十五味，照此方多降香、藿香、雄黄三味，少广木香一味。今世施送，改名雷击散。如合此方，即将明雄等三味补入亦无不可。

此方价值甚廉功效亦著，施之风餐露宿之人，感秽浊恶气而为痧胀霍乱诸病，气机闭塞者，亦颇合宜。不妨多为修合以补四乡广送也。

定乱丸（此方用以祛病）

治伏暑霍乱、及时行温热疫疠诸般霍乱。起初才觉手脚作麻，胸口满闷，头目昏眩，神气如蒙，若云若雾，随即吐泻交作，便宜服之。

并治感冒秽浊邪气寒热痧胀（痧症胀症俱有寒热二种）及寒暑杂感伏暑化疫等症。

香薷一钱　泽泻二钱　真广木香四分，磨入　广陈皮一钱　小川连五分　白檀香四分，磨入　紫苏梗八分，磨入　生香附二钱　白茯苓三钱　上朴五分　炒山栀二钱　江西香豉四钱　甜白术一钱五分　白扁豆一钱　生甘草二钱五分　生香附二钱　真广藿香二钱

照方配十剂或五剂，研细末水法为丸。每服三钱，用真广藿香二钱，真陈皮一钱五分煎汤送下。

如舌黄心烦者加益元散三钱、晚蚕沙四五钱同煎；如胸闷气塞者加苦桔梗二钱、枇杷叶（去毛）三钱、蝉蜕二钱同煎；如腹痛者加石菖蒲八分、白蔻仁五分、省头草二钱同煎；腹胀者加水炒川厚朴五分、大腹皮二钱同煎；夹受水毒者加贯众三钱同煎。

以上数方闭证可用，脱证切不可用。而闭证与脱证形象往往相似，不可不慎思而明辨之。

治时行霍乱简便章程

痧症有寒热二种，霍乱有风寒暑湿温热疫疠数种，至于吐利腹痛，似霍乱而非真霍乱者则其种类尤多。令人一见吐泻先事惊慌，针刺乱施，痧药乱服，不但无济，恐反误事。故特将是否此症形状开明，遇此病者照单对证，用法开列于后。

才觉吐泻，但见手脚作麻，胸口满闷，头目昏蒙，面色或灰垢或紫涨，两眼白睛泛红，更问其自觉神气如蒙，若云若雾者，便是感受秽浊时气，或成痧症，或成霍乱，急宜内外两治。再解散病人头发细看，如有赤色者即拔去之，再脱其衣细看，胸背如有长毛数茎必尽拔之，此热毒深入营分也。

外用皂角末或通关散或痧药吹鼻取嚏。（即红灵丹、塘西丸）

取嚏不问有无随继以刮。凡肩颈脊背胸前胁肋两肘弯两膝弯等处，皆宜用磁碗口或厚边青铜钱蘸菜油自上向下刮之，以红紫色绽方止。景岳云：凡毒深病急者非刮背不可，以五脏之系咸附于背也。（按五脏六腑皆系于背，刮法诚解毒散邪之捷法，前哲用之屡效）

刮后继之以刺。今世针法失传，凡须放痧者往往取材于修发匠，多不知穴道在何地方，但孟浪下针以多为贵，实属有损无益。不若用刮法为妙，惟少商、尺泽、曲池、委中四处自家人亦可会。谨开部位于下。

少商（在手大指头内侧去爪甲角如韭叶）尺泽（在两肘弯约文中）曲池（在肘外辅骨屈肘曲骨之中）委中（在两膝弯）。

按此四穴乃痧疫转危为安之捷径。

刮后凡见有红筋紫梗起，或露出红点，

即用银针轻轻刺破，挤出恶血。

于吹鼻后用刮法，一面用天水半碗煎百沸，（如无天水，河水亦可）新汲井水半碗和匀，令病人服下，或少刻再服一碗，稍停又连进一碗。（此名生熟水）

服生熟水后看其情形，如病势缓者即用定乱丸一付或连服二三付，用广陈皮、广藿香煎汤送下。一二日内忌食米粥汤，如饥用冬瓜苡仁煮汤代之。（一周时内忌食米粥）

病势重急者毒邪犯脏，脏气闭塞，经腧不通，死亡顷刻，是为闭证。外用痧药吹鼻内，急服太乙紫金丹或磨玉枢丹灌之。（玉枢丹即紫金锭丸，药店有现成者）孕妇忌服。（另以速效丹代之）其证四肢如冰，两手无脉。（忽然便无，非逐渐细小而绝者）神情躁乱，目陷声嘶，唇口爪甲皆青，手面皆黑，甚至神昏不省者，其转筋腹痛，则或兼或否，但验其吐出酸秽，泻下臭恶如火，小便点滴黄赤热短，面色紫，眼睛红，舌苔黄腻或白厚黏浊者，为感受热毒。泻水不臭，小水清白，舌苔灰白潮薄，口中生水，虽渴而不欲多饮者，为感受阴毒。热闭宜用八宝红灵丹、紫雪丹；阴闭宜用霹雳散、蟾酥丸、回阳膏之类。但病家茫昧者多，况仓猝之际恐难辨别，不若用玉枢丹、太乙紫金丹，不问寒热均可无碍。

吐泻太多元气耗散，肢体如冰，冷汗频出，脉微欲脱者，是为脱证。急宜大剂参附理中四逆回阳等法救之，外用回阳膏贴脐中。（即时下施送之硫黄散，又名感应灵丹，孕妇忌贴）

霍乱转筋，吐下已多，脉无气短，大汗欲绝者，置好醋二三斤于病人面前，将铁器烧红，频淬醋内，使闻其气即可转危为安。足冷者另捣生附子二两贴涌泉穴。

（其穴在两足心）再按症用药以挽回元气。不论寒热二种，凡元气欲脱者，皆当亟用此法，并治产后昏晕。

心烦，腹中绞痛，吐泻不出者，名干霍乱。用食盐一撮放刀头上，用火炙透，以新汲水百沸汤各半碗和服，取吐。或用刀头烧盐和热童便服之。

此上诸法专为危急之际，仓皇失措而设，俾人略知定向，免得因惊致乱，因乱致误也。至于病之变化无穷一面，当延医辨证用药，又非徒此所可专恃耳。

以上辨证救急诸方系壬子岁霍乱盛行费养庄先生选订。近年岁气虽与壬子不同，然其邪亦寒热错杂之邪。盖近数年清明以后雷既发声，雪犹叠降，谷雨以后，亢旱月余，芒种以后，大雨兼旬，与纯乎寒湿者亦不同。近年所治多以寒热互用获效，燥烈之药亦非所宜，仍须制寒热通用之药以济斯厄，共登仁寿之宇。晓澜识。（其余未尽之旨各方药列入后篇者，系余录验选集，以补费氏所未备，晓澜再志）

时咸丰辛酉中秋后十日记于崇川雅竹斋中

摘录《霍乱论》守险预防要法

食井中每交夏令，宜入白矾雄黄之整块者，解水毒而辟蛇虺也。水缸内宜浸石菖蒲根，降香。

天时潮蒸，室中宜焚大黄茵陈之类，亦可以解秽气，或以艾搓为绳点之亦佳。

用川椒为末，时涂鼻孔，则秽气不吸入矣。如觉稍吸秽恶即服玉枢丹数分，（即药店之紫金锭）且宜稍忍饥，俾其即时解散，切勿遽食，尤忌补物，恐其助桀为虐，奸细来而得内应也。

无论老少强弱之人，虚实寒热之体，

常以枇杷叶煎汤代茗，可杜一切外感时邪，此叶天士先生法也。见《医案存真》。然必慎起居，节饮食，勿谓有叶先生法在，诸可废驰也。

无论贫富，夏月宜供馔者，冬腌干菜、芦菔、芹、笋、冬瓜、瓠及绿豆、黄豆所造诸物，人人可食，且无流弊。肉食者鄙，焉知此味。呜呼，苟能常咬菜根则百事可做，岂但性灵不为泊没，足以御挥霍撩乱之灾乎。再酒性纯阳，大冷不冰，造酒之屋，木尚渐腐，生物酒浸，皆能渐熟，不但能腐人肠也。然严寒之令略饮可御风寒，卒犯飞尸温服可祛阴气，若纵饮无节未有不致病者。又惟夏月为尤甚，盖疫疠皆是热浊秽毒之气所酿，同气相求感受甚易。且酒之湿热久蓄于内，一旦因邪气入之而为一家，其势必剧，其治较难，其愈不易。纵性耽曲柏甘，醉死而不辞者，夏令必须戒饮，或不屈死于挥霍撩乱之中也。又鳗鳝性热助阳，鳖性寒滋阴，然或有毒者，夏令更有蛇变者，尤勿轻尝；即无毒者，其质味浓厚，腻滞难消，如吸外邪而误食之，皆难救治。市脯尤觉秽浊，咸宜杜绝。

选方十九首。

暑热霍乱主治方

白虎汤（《伤寒论》）

治暑热炽盛而为霍乱者。

石膏一斤　知母六两　甘草炙，二两　粳米六合

水一斗，煮米熟汤成，去滓温服一升，日三服。按：治霍乱粳米须用陈仓者最妙，以苡仁代之既可利湿，且能舒筋，又不犯米饮守中留邪之虞。

白虎加人参汤（《伤寒论》）

治证如前而元气已虚者。

原方加人参三两。

王梦隐谓：白虎汤神于解热妙用无穷，加人参则补气以生津，加桂枝则和营而化疟，加苍术则清湿而治痿。变而为竹叶石膏汤则为热病后之补剂。余因推广其义，凡暑热霍乱之兼表邪者，加香薷苏叶之类；转筋之热极似寒，非反佐莫能深入者，少加细辛威灵仙之类；痰湿阻滞者，加厚朴半夏之类；血虚内热者，加生地丁之类；中虚气弱者，加白木苡仁之类；病衰而气短精乏者，加大枣枸杞之类；无不奏效如神也。

竹叶石膏汤（《伤寒论》）

治中虚暑热霍乱，及霍乱已定而余热未清，虚羸少气者。

竹叶二握　生石膏一斤　半夏半升，洗　人参三两　麦门冬一升　粳米半升　甘草炙，二两

水一斗，先煮六味，取六升，去滓，内粳米，煮米熟汤成，去米，温服一升，日三服。

按集验云：此方加生姜治呕最良。王孟英谓：治霍乱宜用地浆煎更妙。

桂苓甘露饮（河间）

治暑热夹湿之霍乱。

桂去皮　白术　猪苓各五钱　茯苓去皮　泽泻各一两　寒水石　石膏　甘草炙，各二两，一方甘草一两五钱　滑石四两

九味为末，每用三钱，温水或新汲水或生姜汤量证调下，小儿每服一钱。按此方一名桂苓白术散。一方不用猪苓，或云去猪苓，加人参名桂苓白术散。

六一散（河间）（即益元散一名天水散）

桂府腻白滑石六两　甘草一两，炙

二味为末，每三钱温水或新汲水调下，日三服。挟表邪者以葱白五寸，豆豉五十

粒煎汤调下。按：益元散内有朱砂。

左金丸

川连六两　吴茱萸取陈而开口者，一两

二味同煮干，为细末，米饮糊丸绿豆大，每三钱，陈木瓜五钱煎汤下。吐酸者，竹茹生苡仁各三钱煎汤下。

黄芩定乱汤（梦隐）

治温病转为霍乱，腹不痛而肢冷，脉伏或肢不冷而口渴，苔黄，小水不行，神情烦躁。

黄芩酒炒　焦栀子　香豉炒，各一钱五分　原蚕沙三钱　制半夏　橘红盐水炒，各一钱　蒲公英四钱　川连六分，姜汁炒　鲜竹茹二钱　陈吴萸一分，泡淡

阴阳水二盏煎一盏，候温徐服。转筋者加生苡仁八钱，丝瓜络三钱；溺行者，用木瓜三钱；湿盛者，加连翘茵陈各三钱。

蚕矢汤（《霍乱论》）

治霍乱转筋，肢冷腹痛，口渴烦躁，目陷脉伏，时行急证。

晚蚕沙五钱　生苡仁　大豆黄卷各四钱　陈木瓜三钱　川连二钱，姜汁炒　制半夏　黄芩酒炒　通草各一钱　焦栀一钱五分　陈吴萸三分，泡淡

用地浆或阴阳水煎，稍凉徐服。

解毒活血汤（梦隐）

治温暑痧邪，深入营分，转筋吐下，肢厥汗多，脉伏溺无，口渴腹痛，面黑目陷，势极可危之证。

连翘　丝瓜络　淡紫菜各三钱　石菖蒲一钱　川连吴萸水炒，二钱　地丁　原蚕沙益母草各五钱　生苡仁八钱　银花四钱

地浆或阴阳水煮生绿豆四两，取清汤煎药，和入生藕汁，或白茅根汁、童便一杯，稍凉徐徐服。

昌阳泻心汤（梦隐）

治霍乱后，胸前痞塞，汤水碍下，或渴或呃。

石菖蒲　黄芩酒炒　制半夏各一钱　川连姜汁炒，五六分　苏叶三四分　制厚朴八分　鲜竹茹　枇杷叶刷去毛，各二钱　芦根一两

天雨水，急火煎，徐徐温服。小溲秘涩者加紫菀（按：汪谢城谓此方甚妙）地浆（《千金》）掘黄土地作坎深三尺，以新汲井水沃入搅之，少顷取清者饮三五杯。

寒湿霍乱主治方

四苓散（《温疫论》）

治湿盛霍乱，胸闷溺涩而渴者。

茯苓　猪苓　泽泻　橘皮

水煎服。王梦隐谓：吴氏五苓去桂而治胃中湿热最为有见，且以橘皮易术则无实中之弊，而有利气之功。当变而变，斯为善用古法，欲平霍乱者，宜知所趋向矣。按此方变化加减可应无穷之用，诚良医之济世苦心也。

理中汤（《伤寒论》）

治寒霍乱口不渴者。

人参　甘草　白术　干姜各三两

四味捣筛为末，蜜和丸，鸡黄大，以沸汤数合，和一丸研碎，温服之，日三夜二。服中未热，益至三四丸，然不及汤。汤法以味依两数切用，水八升煮中三升，去滓，温服一升，日三服。加减法详载《伤寒论》集中。

四逆汤（《伤寒论》）

治阴寒霍乱，汗出而四肢拘急，小便复利，脉微欲绝，而无头痛口渴等症。

生附子一枚　干姜一两五钱　甘草炙，二两

水三升，煮取一升二合，去滓，分温再服。强人可用大附子一枚，干姜三两。

通脉四逆加猪胆汁汤（《伤寒论》）

治阴寒霍乱愈后，四肢拘急，脉微欲绝者。

前方加猪胆汁半合和服。无猪胆以羊胆代之。

按：羊胆代猪胆，若非冬令羊胆更难于猪胆。况羊性热，猪性凉，不能相代。或编集者未及三复而载之。今特订正。

附子粳米汤（《金匮》）

治中寒霍乱，肢冷腹痛，吐少呕多者。

附子姜汁炮切　半夏姜汁炒　甘草炙，各三钱　大枣十枚，擘　粳米半升

水五升，煮米熟汤成，去滓，温服一升。

冷香饮子

治阴寒霍乱，腹痛，脉沉细或弦紧，无汗恶寒，面色如土，四肢厥逆，阳气大虚之证。

甘草　附子　草果仁　橘红各一钱　生姜五片

水煎冷服。

平胃散（《局方》）

治湿盛于中，霍乱吐泻。

茅术去粗皮米泔浸，五两　紫厚朴去皮姜汁炒　陈皮去白，各三两二钱　甘草炙，二两

四味为末，每服二钱，水一盏姜一片，煎七分服。转筋者加木瓜。本方加霍香半夏名金不换正气散。

霍香正气散

治湿蕴于中，寒袭其外而为霍乱吐泻者。

厚朴　陈皮　桔梗　白术　半夏各二两　霍香三两　大腹皮一本作苍术或用槟榔亦可　白芷　茯苓　苏叶各三两　甘草一两，炙

十一味为粗末，每三钱姜三片枣一枚煎服。（按：《兰台轨范》此方无白术，若易茅术尤佳）

王梦隐谓：上二方皆治风寒外感，食滞内停，或兼湿邪，或吸秽气，或伤生冷，或不服水土等证，的是良方。若湿暑热证不兼寒湿者，在所切禁。今人谓其统治四时感证，不审病情一概滥用，殊可笑也。用治霍乱，姜枣宜裁。

痧疫回春散

治寒湿霍乱吐泻脉沉，肢冷目陷，肌肉渐次消铄等症。（俗名鬼偷肉）

川厚朴姜制，一两　广藿梗　白檀香制茅术各一两　制半夏一两五钱　新会皮一两　宣木瓜一两　淡吴萸五钱　川椒种八钱　制附片八钱　高良姜八钱　乌梅肉八钱　广木香五钱　台乌片五钱

共研极细末，每服三钱，重者加倍。开水煎调服。原方载于武林项君尔康所刊《同寿录》中，屡试屡验之良方。惟寒湿证尤捷，若挟暑热者切勿沾唇。

霍乱转筋外治法

凡霍乱转筋者亟以手蘸盐卤扑之久久自定。如无盐卤即用新汲井水和食盐亦效。又法用灯心一撮搓成团，用真高梁酒燉温，摩擦转筋处亦良方也。

按：治霍乱往往误投燥热者多，未将寒热分别施治。惟近医王孟隐学超前哲，立法选方专为补偏救弊而设。亦因世俗专执桂附一方，统治一切霍乱，缘立病情治法医案药方四种，分门别类，痛切直言以济世人之厄。惜其书不易得，尚无刊本也。盖霍乱一证其来太骤，旋治稍迟，辨证稍忽，挽救为难。特其编帙繁多，阅者或难细审，今特择其明晰简要治法，寒热平稳药方，参以临证心得实验方法汇集一编，俾可一览了然，分别施治庶不致以药误人。若编首所载四方药味和平，寒热兼治，然

非仓卒可办，况药料贵重，惟冀仁人君子
量力制备，刊明药味证治，广为传播，洵
造福无涯矣。晓澜又识。

《重订痧疫指迷》终

重订灵兰要览

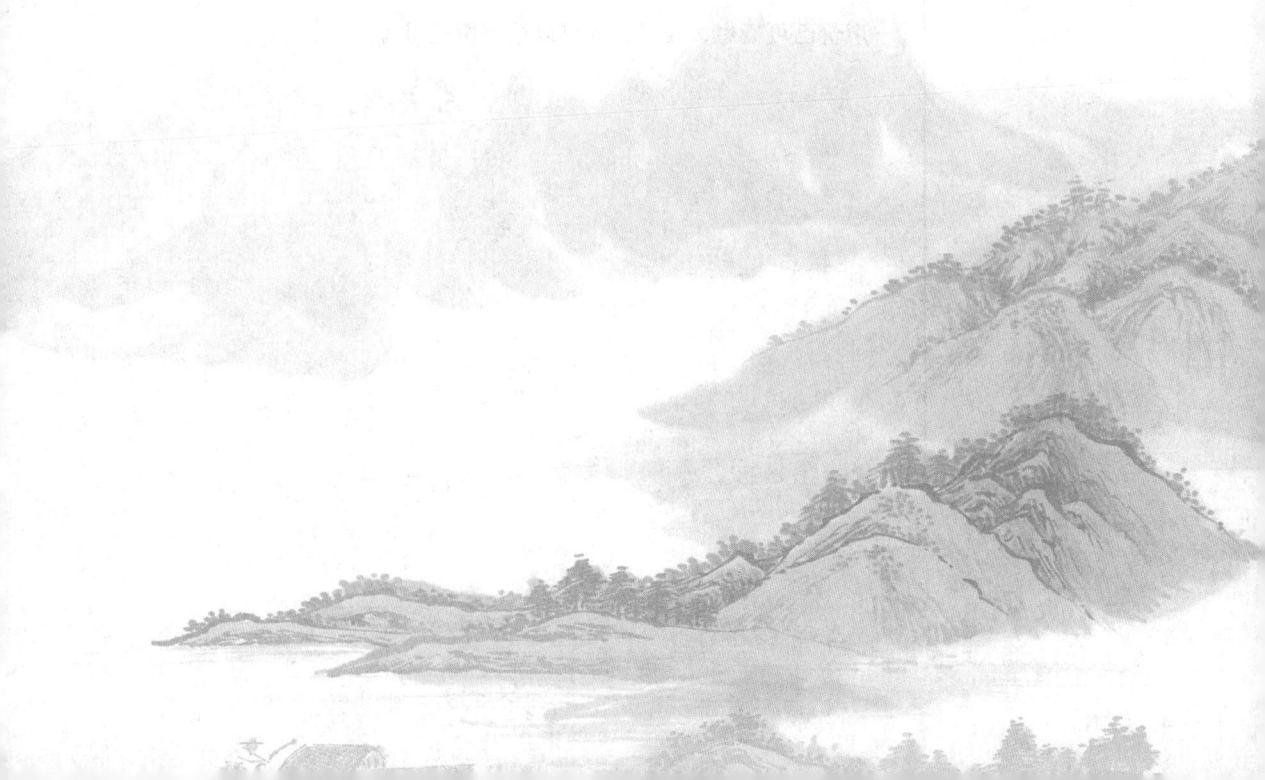

内容提要

　　《重订录兰要览》二卷，为明金坛王肯堂先生著，清顾晓澜先生重加评订也。王氏所刻之书，如《医统正脉》四十四种，《六科准绳》一百二十卷流行市上，人所共仰。然皆是王氏编辑之书，述而不作，非自行著撰。本书为王氏一生读书所得者，发而为议论。其间奥旨微言是与王氏所刊各书互有发明也。传本极少，又经顾氏评订，其声价已可概想，裘君吉生亦以重值所觅得者。

原　序

医自轩歧，重民生。谆谆问答，通天地之化，洞阴阳之理，比之典谟更为穷赜，其慎重若此。故明于此道者，自周历汉晋唐宋金元，著述可法者不过数十家，亦各有所长，此道之难又若此。然禀上资不得原委，师承终亦卤莽，昔扁鹊得禁方于长桑，太仓授诊奇于阳庆，葛洪承秘术于郑隐，思邈得仙法于龙宫，元素之梦授李明之正传，朱丹溪之埽门于罗太无，王光庵之启钥于戴元礼，故吴中医派得其正脉。宇泰先生飞声翰苑，博综经史，少好方书。自《素》《难》《金匮》《甲乙》诸经，下逮诸子莫不清探渊奥。其自叙云：余发始燥，慕范文正公存心济物，立志甚切。槜李孝廉谦所先生与先生同年惟契。谦所先生蜃川简肃公仲子，英华伟量，敦好奇书，得先生医论欲广济宇内，不秘帐中，每命诸英辈刊布未遑。宇泰先生尝云：吴中自王光庵得元礼之秘，再传启东诸贤，医道大振。又云：《丹溪纂要》诸书，非丹溪手笔，谬于选择。爰命高生访求朱氏原本重订，斫轮游刃莫不臻妙。此书若江海之波澜，山岳岭峰，舟楫之驭樯，壁垒之标帜，其为证治诸书之选锋安可忽诸。又览先生发热论云：《灵素》《甲乙》诸书发热针法大妙，世医罕知，所取其五脏补泻之经络用药可代。余欲一一立方，但恐印定后人眼目。则知先生圆神又出竿头矣。

槜李殷仲春顿首叙

重订绪言

欲济世而习医则是，欲谋利而习医则非。我若有疾望医之救我者何如，我之父母子孙有疾，望医之相救者何如，易地以观则利心自淡矣。利心淡则仁心现，仁心现斯畏心生。余专攻举业，暇读医书，必且研以小心也，奈非专务于医，临证不多，不敢掉以轻心，盖慎之也。夫自息影后侨寓吴门，锐志医林，研究方书，上溯黄歧，下采诸子，不下二百余家，其不足以为法者无论矣。择其名贤精粹随阅随评，更喜与名医辨难质疑，取人之见长以证己之不及，虚时崖然自悟矣。曩年应京兆试，偶遇同年高君系果斋先生后裔，携有丛钞十册，乃乞序于当道。余窥其内容为《重订医镜》《启东秘旨》《医林广治》《肯堂笔尘》《灵兰要览》《王氏医论》《卢氏医种》《果哉杂证》《医林广见》等，为金坛生平得意之集，世无传本，嘱高君重订较勘以付梨枣也。余向假阅渠有难色，言之再四勉允假《秘旨》二册。于是昼夜录竣，适秋闱报罢，各自返里。余集未能如愿憾甚。嗣以偶步金闾过旧书肆间，览见有丛钞副本意欲购之，肆人答云，此系王九峰之戚出重赏抄成存此装订耳。又逾一载，应丹阳太守之召，晤契友蒋椿田兄，快慰平生，托其向九峰缓颊。越二日椿兄复云：九峰询知，君有《秘旨》，伊欲借览，如首肯彼亦唯命。于是得录副本。间有心得处随笔记录以免遗忘，非敢妄作眉评。藏诸笥匣，待付手民以免日久沉沦之憾也。

时在道光庚辰荷月上浣雒皋逸叟晓澜记

按：椿田与余最称莫逆，若应吴门之招，必下榻敝庐，朝夕讨论，获益良多。偶见治验稿本辄加辨正，改窜多条以解门人之惑。彼此有道同契合之妙，深加佩慰。询其九峰之学若何，椿兄哂而答曰：以薛氏医案为皈依，用六八味丸补中益气汤为范围，妙在临证化裁亦有心得处，著有《医案》十二卷，余恒讥其腻于温补，其名赫赫者逢迎总商，交结缙绅，得以致之者。予深鄙之。然则椿兄学有根柢，惜其性介，其名反在九峰之次，余深不平。其著《医话》十卷，阐发前人所未发，惜未刊行，附记数言于斯也。

目　录

重订灵兰要览　卷上

明史氏金坛宇泰王肯堂著
清姥皋晓澜顾金寿重评订
携李方叔殷仲春校勘
鸳湖石生徐树荣重录
绍兴吉生裘庆元刊行

中　风

《素问·风论》黄帝问曰：风之伤人也，或为寒热，或为热中，或为寒中，或为历风，或为偏枯（滑云：枯当作风）或（当作均）为风也。其病各异，其名不同，或内至五脏六腑，不知其解，原闻其说。岐伯曰：风气藏于皮肤之间，内不得通，外不得泄。风者善行而数变，腠理开则洒然寒，闭热则而闷，其寒也则衰食饮，其热也则消肌肉，故使人怢栗而不能食，名曰寒热。（怢音突，忽忘也，又音退；栗寒战也）风气与阳明入胃，循脉而上，至目内眦。其人肥则风气不得外泄，则为热中而目黄；人瘦则外泄而寒，则为寒中为泣出。风气与太阳俱入，行诸脉俞，散于分肉之间，与卫气相干，其道不利，故使肉膹䐜（音忿真）而有疡，卫气有所碍而不行，故其肉即不仁也。疠者有（疑当作因）荣卫热胕，（腐同）其气不清，故使鼻柱坏而色败，皮肤疡溃，风寒客于脉而不去，名曰疠风，（滑云：此当在上段疡者上）或曰名寒热。（五字疑衍）以春甲乙伤于风者为肝风，以夏丙丁伤于风者为心风，以季夏戊已伤于风者为脾风，以秋庚辛中于邪者为肺风，以冬壬癸中于邪者为肾风。风中五脏六腑之俞，亦为脏腑之风，各入其门户所中则为偏风。风气循风府而上则为脑风。风入系头则为目风眼痛。饮酒中风则为漏风，入房汗出中风，（书云：中右为真气已绝，较中左更深，余常治右偏类中，数人皆用养血祛风佐以化痰利湿而愈。已于《治验录》详言之，参观即知）则为内风。新沐中风则为首风。久风入中则肠风飧泄。外在腠理则为泄风。故风者百病之长也。至其变化乃为他病也，无常方，然致有（当作皆）风气也。帝曰：五脏六腑形状不同者何，愿闻其诊及其病能。岐伯曰：肺风之状多汗恶风，色䬟然白，时咳短气，昼日则瘥，暮日则甚，诊在眉上，其色白。（仲景云：肺中风者口燥而唾，身晕而重，冒而肿胀）心风之状多汗恶风，焦色，善怒吓，赤色病甚，则言不可快，诊在口，其色赤。（仲景云：心中风者，翕翕发热不能起，心中饥，食则呕）肝风之状多汗恶风，善悲，色微苍，嗌干，善怒，憎女子，诊在目下，其色青。（仲景云：肝中风者，头目眴，反胁痛，常呕，令人嗜甘）脾风之状多汗恶风，身体怠惰，四肢不欲动，色薄微黄，不嗜食，诊在鼻上，其色黄。（仲景云：脾中风者，翕翕发热，形如醉人，肢中烦重，皮目眴眴而短气）肾风之状多汗恶风，面痝然浮肿，背痛不能立，其色炲，隐曲不利，诊在肌上，其色黑。（《奇病论》云：有痝然如水状，切其脉大紧，身无痛处，形不瘦，不能食，食少，名为何病？岐伯对曰：病生在肾名为肾风，不能食善惊而心气痿者死）胃风之状颈多汗恶风，饮食不下，膈食不通，腹善满，失衣则䐜胀，食寒则泄，诊形瘦而腹大。首风之状头面多汗恶风，当无风一日则病甚，头痛不可以出内，至风日则痛少愈。漏风之状或多汗，常不可单衣，食则汗出，甚则身汗喘息，恶风，衣常濡，口干善渴，不能劳事。泄风之状多汗，汗出泄衣上，口中干，上渍，其风不能劳事，身体尽痛外寒。

中风最宜辨闭脱二证，闭证宜开，脱证宜固，惟当辨其脉虚大以为别。至于闭证气塞亦有六脉俱绝者，不得以其无脉而误认为脱证也。

中风将发预防之方

黄芪蜜炙，五钱　防风一钱五分　人参一钱五分　橘红一钱　归身酒洗，二钱五分　木通二钱五分　山栀一钱　甘草五分　红花三分

脾胃虚弱语言无力再加人参二钱，干山药一钱五分，薏仁二钱，白术一钱；内热加山栀至二钱，仍多啖雪梨妙；渴加麦门冬二钱五分，五味子五分；眩晕加明天麻一钱；痰多而晕更加旋覆花五分；脚膝麻痹无力加杜仲姜汁炒去丝，牛膝酒浸，石斛酒浸各一钱五分；夜卧不安或多惊恐，心神不宁加炒酸枣仁，茯神各一钱五分。右用水二盅，煎至一盅，入竹沥一杯，梨汁一匙，温服无时。

方书每以六经形证为定法，用小续命汤加减。岂不知《内经》云：风为百病之长，善行而数变，必审十二经见证，庶无实实虚虚之诮矣。

中风将发之前，未有不内热者。热极生风能令母实，故先辈谓以火为本，以风为标，治法先以降心火为主，心火既降肝木自平矣。此实则泄其子之法也。若作风治而以辛热之药疏之者，固贻害不小，而调气一法亦百无一验，明者更精思之。

《太平广记》载唐梁新见一朝士，诊之曰风疾已深，请速归去。其朝士复见郪州马医赵鄂乃复诊之言疾危与梁说同矣。曰：只有一法请官人试吃消梨，不限多少，咀龁不及，绞汁而饮，到家旬日，惟吃消梨首爽矣。此亦降火除热之验也。

本草云：有士人病危，诸治不应，遂就诊杨吉老，令服雪梨担余而瘳，与此朝士相仿佛。

卒中之初有决不可吐者，有决不可进辛剂，即姜汤亦禁用者，不可不知。

今人治五脏气绝，口开手撒，眼合遗尿，鼻声如鼾，昔人所不治者，以大剂参芪浓汤灌之多有得生者，可见世无不可医之证。而昔人徒认此证为有余，不知其不足，见投之以顺气疏风之药往往长逝，（顺风疏气而妄损元真，岂可不明辨以悟人哉）遂目为气绝不治之候也。则其他之为虚证而为医所误，或幸而获痊，或不幸而毙者可胜计哉？！

每见时师初用八味顺气散多不得效，（八味顺气散为治痰多实证之方，涉虚者是抱薪救火，今人不辨虚实以为治风主剂，则遗误非浅，今特正之）已而用二陈四物加胆星天麻之类自谓稳当之极，可以久而奏功，而亦竟无一效，何也？盖妄以南星半夏为化痰之药，当归川芎为生血之剂，而泥于成方，变通无法故也。正不知通血

脉助真元非大剂人参不可，而有痰者惟宜竹沥少加姜汁佐之，不宜轻用燥剂。至于归地甘黏能滞脾气，使脾精不运何以能愈瘫缓，岂若人参出阳入阴，少则留而多则宜无所不达哉。其能通血脉虽明载本草人谁信之。

里中一老医右手足废不起于床者二年矣，人传其不起。过数月遇诸途，讯之。曰：吾之病几危矣，始服顺气行痰之药了无应验，薄暮神志辄昏瞀不可支，令家人煎进十全大补汤即觉清明。遂日服之。浃数月能扶策而起，无何又能拾策而步矣。经云：邪之所凑，其气必虚。吾治其虚不理其邪而邪自去，吾所以获全也。余曰：有是哉，使进顺气疏风之药不辍者，墓木拱矣。然此犹拘成方不能因病而变通，随时而消息，故奏功稍迟，吾早为之，当不止是也。姑书之以俟明者采焉。

此老始亦服顺气疏风病延载余，继因病久年老气虚试服补剂而有效，遂日进一帖沉疴若失，遂保其身，然亦不幸之幸。执方治病病必殆是也。

卒 中

凡卒中之时，不可惊惶搬搅，只掐其人中，徐徐以药灌之。

《儒门事亲》记一老人患头痛吐下，灸火后出门，见日而仆，家人欲揉扑之，戴人立止曰：大不可搅。盖病人衰老涌泄，血脉易乱，身体内有灸火，外有太阳，是以跌仆，若又搅之便不救矣。惟安神思待之以静，静便属水，自然无事。古人治病先审其用，次辨体质强弱，然后治之如射之的，而市井庸工何能梦见。

按：卒中大症也，聊聊数语毋乃太简乎。世称卒中者，初中风时如口眼㖞斜，半身不遂者，《内经》为偏枯。其左瘫右痪，及腿腿风，皆卒倒后邪浅之见证。其舌强不言，唇吻不收，经称为痱病，即《千金》风懿之候，乃卒倒后邪深之见证。而东垣以中腑邪浅易治，中脏邪深难治。今考楼英、孙一奎二家立法分晰最善，乃明乎冒、伤、中三者权轻重而用药，其重者即太阳病、头项痛、腰脊强，治以桂枝汤，谓之伤风；其轻者四时皆有，为感冒即冒风也，治以九味羌活汤加柴胡，为各经活套法也；极重者即三阴中寒证及六经卒中症，治以辛热温中法也。

疟

凡病多能为寒热，但发作有期者，疟也，无定期者诸病也。疟之为病若邪浅则一日一发，邪深则间一日或二三日而一发。邪在阴阳之分则日与夜各发，邪在阳分上半日发，邪在阴分则下半日发。有先寒后热者，先伤寒后伤风，名曰寒疟。有先热后寒者，先伤风而后伤寒，名曰温疟。有但热不寒者，阴虚不能制阳，而阳气独发，名曰瘅疟。有但寒不热者，阳虚不能制阴，而阴气独胜，名曰牝疟。至疟脉自弦，弦数者多热，弦迟者多寒。弦小紧者下之，弦迟者温之，弦紧数清之，浮大吐之，浮弦数者风发也，以饮食消息止之，虚微无力为久病，洪数无力与微皆虚也。（脉无力虚微，重按几无，皆正虚邪盛之候）暑但热不寒，或热多寒少，面垢口渴，虽热退后而身常有汗，心热而烦，脉洪而虚。风则恶寒自汗，烦躁头疼，转而为疟，风阳气也，故先热而后寒。寒则恶寒，而无汗，挛痛面惨，转而为疟，寒阴气也，故先寒而后热。二症初发之际风寒在表，虽寒热过后，而身体常自疼痛，常自畏风，宜以发散为主。湿则身体重，骨节痛，呕逆胀满，因冒袭雨湿汗出澡浴得之。食则若饥而不能食，食则中满，呕逆腹痛，因饮食无节饥饱有伤得之。痰则发时痰涎上壅，兀兀欲吐，或时眩晕，兼平时有痰之人一得疟，即当以豁痰为主，古人云无痰不成疟，故也。虚则久疟之后表里俱虚，真元未复，疟虽暂止，小劳复来，名曰劳疟，大抵间作者多，日作者少。积则久疟不止，邪气伏脏胁间，结为癥癖，谓之疟母。大抵感暑邪为多，卫气与邪相并则病作，与邪相离则病休，并于阴则寒已，离于阳则热止。至次日又集而并合，则复病也。其间日者由邪气内薄五脏，连募原。其道远，其气深，其行迟，不能与卫气俱行，不得皆出故间日乃作也。寒多者宜升其阳，使不并于阴则寒自已；热多者宜降其阴，使不并于阳则热自已；寒热交作者一升一降，而以渗利之药从中分之，使不交并，此秘诀也。暑热则清之，风寒则散之，湿则燥之，有食消食，有痰行痰，虚者补之，有癥癖者以缓消之，不可急攻也。

辨证精详，分六气感伤而加减，启迪后进，非浅师其法者，细心研究则致病之源亦获矣。

主方

柴胡一钱五分　升麻　葛根　羌活　防风各五分

以上五味俱甘辛气清，能升阳气，使离于阴而寒自已；知母一钱，石膏三钱，黄芩枯飘者，五分 已上三味母芩味苦，石膏体重，俱性寒而下行，故能引阴气下降，使离于阳而热自已；猪苓一钱五分，分利阴阳，令不交并；穿山甲一钱（此物能水能陆，故借其气引诸药出阴入阳，穿走经络，无不利道）甘草五分（调和诸药。尝闻一方士

言，疟忌甘草，能助脾经湿热耳）此余五六年前自制方也。寻常治人只一服便止不复发，盖表里趋逐其邪，令无停留之处，故寒热立已。而他人得此方者，尚为方所泥不能尽操纵变通之妙，时或不效。缘伏暑郁蒸，滞而为气，郁而为痰，皆为寒热之根，而此无利气行痰之药故也，今议加姜制厚朴一钱以利气，三和曲一钱五分以行痰，更立加减法于后，治疟之法尽于此矣。暑疟热多寒少者，减柴胡以下五味三分之二，母芩石膏倍原数用之；但热不寒者去柴胡以下五味及三甲猪苓，（即非寒热交并，只宜退热为主，故去此七味）仍加粳米一勺，人参一钱五分，（石膏善泻胃气，故用粳米佐之，使胃气不受伤，人参亦此意，且热伤气，故用补气之药为主）此即白虎汤加人参也。煎药外仍宜进消暑丹一二百粒，以疏伏暑而行积痰。（见伤暑门）暑病必自汗，其无汗者，乃当风取凉，闭汗不泄而致，宜芎苏散发之，（见伤寒门）不可与白虎汤。风疟宜芎苏散，不必覆盖衣服，待其自然微微汗出，却以本方视寒热多少，发作早晏，消息与之。盖为已自汗，不可更大发汗，故但微微取汗，去其寒邪而已。寒疟宜芎苏散取汗，汗不出加麻黄一二钱以发之，发后不除，以本方消息与之。湿疟用除湿汤一剂服，（见伤湿门）却以本方消息与之。食疟宜于伤食门中消导之法，兼陈平饮、局方双饮子、清脾饮俱可服。陈平饮乃二陈汤合平胃散也。凡虚人久疟，脉弱不能食者，慎勿用疟药，每发五更，以人参一两，生姜一两，同煎连进二服立止。

治疟之法详于《内经》，今但言夏秋病疟而不详明脉症。仅取升散之药五种，苦寒之药三种，虽王金坛得意之作窃有异议，

诚恐后进误会，不审病原辄用其方，未必尽效。盖病有万变未可执一也，谚云：执方治病病必殆是也。假如正气不能胜邪，若再升散殆矣。此方用在初期固能逐邪外出，有升降阴阳之妙，若正虚久疟，用必增剧。余每用白蔻仁一钱，易穿山甲，取其辛香宣逐膈膜之壅蔽，流行荣卫，较原方尤效。用古方妙在化裁，未可拘执则敏捷矣。余治久疟，审其所因，每以六八味加减，何人休疟为佐，详治验中，但师其法不泥其方。

痰

人身无痰，痰者津液所聚也。五谷入于胃，其糟粕津液宗气分为三隧。故宗气积于胸中，出于喉咙，以贯心肺而行呼吸焉。荣气者泌其津液，注之于脉，化以为血，以荣四末，内注五脏六腑以应刻数焉。卫气者出其悍气之慓疾，而先行于四末分肉皮肤之间，而不休者也。昼行于阳，夜行于阴，常从足少阴之分间行于五脏六腑。实则行，虚则聚，聚则为痰，散则还为津液气血，初非经络脏腑之中，别有邪秽物号称曰痰，（盖论痰者当详痰之原，痰即水也。水即气之所化。故无病不关于气，无病而不有痰，痰之清者又为饮，乃火不化水者也）以为身害必先去之而后已者也。余幼喜唾痰，愈唾愈多，已而戒之，每喉间梗梗不可耐，辄呷白汤数口，略出口中，用舌搅研令碎，因而咽之。百余津液满口，即随鼻中吸气咽下，以意送至丹田，默存少顷，咽间清泰矣。如未清即再漱再咽以化尽为度。方咯出时其味甚咸，漱久则甘，世人乃谓瘀浊之物，无澄而复清之理何其谬哉。吾尝渡河矣，见舟人掬浊流而入之瓮，掺入矾末数分，即时澄清，此可以悟

治痰之法也。故上焦宗气不足，则痰聚胸膈，喉间梗梗，鼻息喘短；中焦荣气不足，则血液为痰，或壅脉道，变幻不常；下焦卫气不足，则势不悍疾，液随而滞，四末分肉之间，麻木壅肿。治其本则补之宜先，治其标则化之有法。略露端倪，以须颖者之自悟云。

痰由津液所凝，聚上中下三焦，荣气不足，壅塞脉道，变幻不测。王隐君有曰：怪症奇病皆属于痰，善治者调其荣卫，诸恙自瘳矣。

如稠而不清宜用澄之之法：散而不收宜用摄之之法，下虚上溢宜用复之之法，上壅下塞宜用坠之之法。何谓澄之之法：如白矾有却水之性，既能澄浊流岂不足以清痰乎，然犹不可多用；至于杏仁亦能澄清，而济水之性，清劲能冗地伏流，煮而为胶，（济水虽清劲，惟近世之阿胶伪者日多奈何）最能引痰下膈，体此用之所谓澄之之法也。何谓摄之之法：如大肠暴泄脱气及小便频数者，益智仁一味（益智仁善调气摄涎，又能固脱，功效至捷）最能收功，盖有安三焦调诸气摄涎唾而固脱滑之妙。故医方每以治多唾者，专取其辛而能摄，非但温胃寒而已。此所谓摄之之法也。何谓复之之法：肾间真气不能上升则水火不交，水火不交则气不通，而津液不注于肾，败浊而为痰，宜用八味丸。地黄、山药、山茱萸以补肾精，茯苓、泽泻以利水道，肉桂、附子以润肾燥，肉桂、附子热燥之药何以能润，曰：经不云乎，肾恶燥，急食辛以润之。开腠理致津液通气也，所谓复之之法也。（此治肾虚寒痰之良法）何谓坠之之法：如痰液聚于咽膈之间，为嗽、为喘、为膈、为噎、为眩、为晕，大便或时闭而不通，宜用养正丹、灵砂丹重剂以

引之使不并，所谓坠之之法也。至于寒者热之，热者寒之，微者逆之，甚者从之，坚者削之，客者除之，劳者温之，结者散之，留者行之，湿者燥之，燥者濡之，急者缓之，损者益之，逸者行之，惊者平之，薄者劫之，开者发之，见于《素问·至真》，应变不穷，尤为治痰之要法，在圆机之士熟察而妙用之，不可一途而取也。若乃虚证有痰，勿理其痰，但治其虚虚者既复，则气血健畅，津液流通，何痰之有。今人乃谓补药能滞气而生痰，此聋聩之言，流害无穷矣。

痰乃津液所结固，未可尽化，但使津液流通何痰之有，惟在调血和气之要。丹阳贺鲁庵年七十余膈间有痰不快，饮食少思，初无大害，就医京口，投以越鞠丸，清气化痰丸，胸次稍宽，日日吞之，遂不辍口。年余困顿不堪，僦舟来访，问脉于余。则大肉已脱，两手脉如游丝，太溪绝不至矣。见余有难色，因曰：吾亦自分必死，但膈间胀满太甚，大便秘结不通，殊以为苦，但得稍宽，即瞑目无憾也。固强余疏方，以至亲难辞，教用人参白术之类大剂进之，少顷如厕，下积痰升许，胸膈宽舒，更数日而殁。夫二丸乃时师常用之药，本欲舒郁适增其痞，本欲清痰，反速其毙，岂不悖哉。明效若是而病家乃无悔悟惩创之心，岂宿业已深大命垂绝，故天塞其衷而使之决不可返耶。不然何不论于理，而甘就屠戮者之众也。

过服辛散，正气暗受其戕，久则涸津液之源，气道塞其输机，遂致痰结日盛，胸腹愈胀，大便久秘，遂至大命垂绝，呜呼身无大病，而喜服药者之殷鉴欤。

喘

经云：秋脉者肺也，秋脉不及则喘。呼吸少气而咳，上气见血，下闻病音。其治法则生脉散之类是也。李明之云：肢胀彭彭而喘，胸膈满壅盛而上奔者，于症用药方中多加五味子人参，次之麦门冬，又次之黄连少许。如甚则交两手而瞀，其真气太虚也。若气短加黄芪、五味子、人参。气甚去五味子、人参加黄芩、荆芥穗。冬月去荆芥穗加草豆蔻仁。仲景治火逆上气，咽喉不利，止逆下气，以麦门冬汤主之。用麦门冬七升，半夏一升，人参四两，甘草二两，粳米三合，大枣十二枚，水一斗二升，煮取六升，温服一升，日三夜一。经云：岁火太过，炎暑流行，肺金受邪，民病火气咳喘。又热淫所胜，病寒热喘咳，宜以人参麦冬五味子救肺，（喘有虚实之分，须细辨之，生脉散乃热伤气虚而设）童便炒黄柏降火。《本事方》治咳嗽上喘，急以人参一味为末，鸡子清投新水调下一钱。昔有二人同走，一含人参，一不含俱走三五里许，其不含者大喘，含者气息自如，乃人参之力也。楼全善治一妇人五十余素有痰嗽，忽一日大喘，痰如泉，身汗出如油，脉浮而洪，似命绝之状，速用麦门冬四钱，人参二钱，五味子一钱五分，煎服一贴，喘定汗止，三贴后痰亦渐少，更瓜蒌仁、白术、当归、芍药、黄芩各一钱服十贴而安。

喘而无汗，烦躁，脉浮大者，汗之。喘而有汗，腹满脉沉实者，下之。（喘有内外感伤之别，外感烦躁无汗而喘者，宜汗。腹满有汗而喘，脉沉实者宜下）仲景云：上气喘而躁者，属肺胀，欲作风水，发汗则愈。又云：咳而上气此为肺胀，其人喘，目如脱状，脉浮大者，越婢加半夏汤主之。麻黄六两，石膏半斤，生姜三两，大枣十五枚，甘草一两，半夏八两，以水六升，先煮麻黄去上沫，入诸药，煮取三升，分三服。又云：肺胀咳而上气，烦躁而喘，脉浮者，心下有水，小青龙加石膏主之（肺胀咳而上气者水寒之标邪也，治以小青龙汤平其冲气。况方中安内攘外各尽其妙，余仿其法以治寒嗽，莫不有桴应鼓之叹也）。麻黄、芍药、桂枝、细辛、甘草、干姜各三钱，五味子半夏各半升，石膏二两，用水一斗，先煮麻黄去上沫，内诸药，煎服取三升，强人服一升，羸者减之，日三服，小儿服四合。喘而自汗，腹满便秘，气口脉大于人迎，下之无疑。外此则不宜轻下也，罗谦甫平气散可用。仲景云：膈间支饮，其人喘满，心下痞坚，面色黧黑，其脉沉紧，得之数十日，医吐之不愈，木防己汤主之。木防己三两，石膏如鸡子大，十二枚，桂枝二两，人参四两以水六升，煮取二升，温分二服。虚者即愈，实者三日复发，复与不愈者，宜木防己汤去石膏加茯苓芒硝汤主之，微利即愈。痰多者亦气短而喘，须察其平昔非因劳倦气脱之症而发，脉浮滑而大，咽喉不利，四七汤甚效。（气郁痰凝俗名梅核气是也）仲景治妇人胸中如有炙脔，用半夏厚朴汤即此是也。如是风痰可用千缗汤，半夏（七个煨制四片破之）皂角去皮尖二枚、甘草炙，一寸、生姜如指大，水一碗，煎去半，顿服。又治因伤风而痰作喘逆，兀兀欲吐，恶心欲倒，如夏月有此症为大热也。盖此症随四时为寒热温凉，宜以酒黄连、酒黄柏、酒知母各等份为细末，熟汤丸桐子大，每服二百丸，白汤送下，空心服之，仍多饮汤，服毕少时，便以美膳压之，使不得停留胃中，直至下元，以泻冲脉之逆也。（冲脉上干逆气不降之故）平居则气平和，动则气促而喘者，亦冲脉之火，宜用酒黄柏、酒知母之属。凡泻气下痰定喘之药，施之形实痰多者为妙。（降气行痰之药，损人真元，正虚者宜审）若一切虚证及脉浮大，按之而涩者，下之必死，须谨之。阴虚而喘，脉弱而涩，四肢寒者，去死不远，慎勿下之。宜用人参、麦门冬、五味、当归、生地、童便、竹沥之属。《素问·逆调论》云：夫不得卧则喘者，是水气之客也。夫水者循津液而流也。肾者水脏，主津液，主卧与喘也，汉防己茯苓之属主之。又云：不得卧而息有音者，是阳明之逆也，足三阳者下行，今逆而上行，故息有音也。阳明者胃脉也，胃者六腑之海，气亦下行，阳明逆不得从其道，故不得卧也。（阳明经道壅塞，则其气不能从道，故不卧矣）《下经》曰：胃不和则卧不安，此之谓也。熟半夏、橘红之属主之。

泻

泄泻之病，水谷或化或不化，但大便泄水，并无努责后重者是也。脉细皮寒少气泻利不食为五虚，死。（泄泻而犯五虚，中土已竭危候也，参附汤尤不能挽，必加七味白术汤可以追其既失之脾阳，而固其元气，试之效捷）（用人参附子之类救之亦有得生者）脉缓，时小结，或微下留连者皆可治。浮大洪数或紧或弦急皆难治。脉数疾为热，沉细为寒，虚豁为气脱，涩实为积滞，弦而迟者为气泄，心脉止者为惊泄。湿则泻水腹不痛。风则米谷不化而完出。火则腹痛泻水肠鸣，痛一阵，泻一阵。痰则或泻或不泻，或多或少。食则腹痛甚而泻，泻后痛减。肾虚则五更时便泻，常时则否。寒则腹中冷痛，洞下清水，腹内雷鸣，米饮不化。湿者燥之，虚者补之，热者清之，寒者温之，有痰者行痰，有积者消积，气陷则升之，气脱则涩之。

主方　白术炒，二钱燥湿补脾，白茯苓去粗皮、分水，白芍炒，各一钱五分止腹痛又能补脾而伐肝，陈皮去白，一钱行气，甘草五分，炙和中，如的系伤湿者，去白术以苍术代之，盖白主收敛，不若苍能发散也，仍加羌活一钱，风能胜湿。猪苓泽泻各五分治湿，不利小便非其治也。脾虚者加人参一钱，补脾气之要药，木香砂仁各五分，脾虚则气不运，故以药之辛温行气而温中以腐水谷也。仍服（戊癸丸）方见脾门，或将前方加莲肉五钱，陈糯米一合炒熟俱为末，加白砂糖，每朝空腹，以白汤调服，其功尤捷。肾虚者加破故纸一钱五分益肾气，肉豆蔻一钱止虚泄，二药气味相合能使脾肾之气交相通而化水谷，仍多服戊癸丸。热泻粪色赤黄，弹响作痛，肛门焦痛，粪出谷道如汤之热，烦渴，小便不利，宜以赤茯苓代白茯苓用为君，盖赤火色，取其相入也。热既并入于大肠而作泻，今欲引归前阴以分其势，故用为君，仍加猪苓泽泻渗利之药各五分以佐之，又加茵陈山栀仁各五分，（二味俱苦寒，俱能解邪热而利小便）兼进如金丸。（方见后）痰泻加半夏曲一钱五分，（行痰）用陈皮白茯苓各二钱。（治痰以行气为先，而茯苓能利水行津液故也）虚者加人参一钱，盖痰气多由脾虚不能运化也，用竹沥姜汁一盏加入服之。如体实能食者不若用元明粉一钱，就其势从大便去之，却服收涩之剂。食积泻多，噫气如败卵臭，宜去白芍药加枳实木香另磨，俱理气之药一钱，砂仁五分；仍看所伤之物而用药，如伤肉食者加山楂，伤米食者加神曲，伤面食者加萝葡子，伤酒者加干葛各一钱，

伤蟹者加丁香五分，仍进保和丸。（方见伤食）酒积每晨起必泻，本方内加人参、干葛各一钱，白豆蔻仁，吴茱萸各五分。寒泻加人参一钱，熟附子、干姜各五分，（阳气不足则寒，故用人参补气，姜附散寒）不能食者进八味丸。元是寒泻，因泻而寒燥引饮，转饮转泻者，去白芍药加干姜黄连人参各一钱，（干姜治初得之寒，黄连解新增之热，寒何由动热，泻久而虚，故有虚热也，须用人参补之）此理中汤加黄连也，名连理汤，多有奇效。有一等盛暑又复内伤生冷及热泻暑泻诸药不效者，疑似之间尤宜用此。风泻完谷不化，丹溪以为脾虚，前已列脾虚一条，若用补脾药不效，便当治风。《素问》云：久风入中为飧泄。又云：春伤于风，夏生飧泄。而《史记·仓公传》又名之为回风，足知完谷不化（完谷不化乃回风之候，连理汤必佐羌防以升之，关窍通而伏风自去）乃风症也，宜本方内以苍术代白术，加羌活防风各一钱（辛温通关窍而去风）升麻柴胡各加五分（又经云：清气在下，则生飧泄。故以二药助甘辛之味引清气而上升）仍绝不与食，一二日泄当自止。暑月泄与热泻同，仍宜服六和汤，（方见暑门）并啖浸冷西瓜数片。又有一种气泻肠鸣，气走胸膈，痞闷腹急而痛，泻则腹下宽，须臾又急气塞而不通者，此由中脘停滞，气不流转，水谷不分所致，宜于本方内以苍术代白术去白芍药，（以其酸收故去之）加姜制厚朴（散结气）大腹皮（主气攻心腹）各一钱，白蔻仁五分（辛温能下气理中）仍磨入木香汁服之。（木香治腹中气不转运，又火煨之能实大肠）如小便不利加猪苓泽泻各五分并调进车前子散。如口渴引饮加人参麦冬各一钱（二药何为，能生津而止渴，盖脾气上升于肺，肺气下

降乃生津液，而二药能补脾肺故也）升麻五分（引清气上朝于口）乌梅肉五个。（酸能止渴）如久泻气脱加人参一钱罂粟壳五个（酸能止渴）诃子皮（二药俱酸涩，故能敛脱气而止泻）肉豆蔻各一钱，木香（煨另磨）砂仁各五分。（肉蔻止泄之要药，涩以固脱，煨木香实大肠，砂仁理气）泻久气必下陷，须用升举之药，加升麻柴胡各一钱，羌活防风各五分（风药能鼓舞元气上升）有久泻不止及泻已愈，而隔年及后期复泻者，有积故也，宜本方内加三棱（醋煮）蓬术（醋煮焙干，二药消积）各一钱，木香砂仁各五分（理气）兼进保和丸。凡大便泄服理中汤，小便不利大便反泄，不知气化之过本肺不传化，以纯热之药治之，是以转泄，少服则不泻，多服则愈热，所以不分。若以陈皮青皮之类治之则可。经曰：膀胱者，津液之府，气化则能出矣。

《儒门事亲》云：昔闻山东杨先生者治府主洞泄不已，杨初未对病人与众人，日月星辰缠度及风云雷雨之变，自辰至未而病者听之而忘其圊。杨尝曰：治洞泄不已之人，先问其所好之事。（良医治法变通化裁，出奇制胜而愈，其病非拘执药饵一法，其用心智慧非庸工所可揣度）好棋者与之棋，好乐者与之笛笙不辍。按：兹法匪直可以治泄，即七情虚劳之类亦宜然，是故枚生《七发》楚太子闻吴客之辩，涩然汗出霍然病已。虽是寓言，实有此理也。第晓日风云之变者世已难其人，而况可求之庸医中乎，可叹可叹。白云集序：黄子厚者，江西人也，精医术，邻郡一富翁病泄泻弥年，礼致子厚诊疗浃旬莫效。子厚曰：予未得其说，求归一月，读《易》至乾卦天行健。朱子有曰：天之运旋不息，故阁得地在中间，如人弄碗只运动不住，故空

中不坠，少有息则坠矣。因悟向者，富翁之病乃气不能举，为下脱也。又时持水滴吸水，初以大指按滴上窍，则水满筒，放其按则水下溜无余，乃豁然悟曰：吾可以治翁证矣。即治装，往翁家，惊喜至，即为治，艾灸百会穴未三四十壮，泄泻止矣。

一人服内托药，大便大泄，小便秘，或用五苓散则全秘，与陈皮茯苓气化则效。

一人病虚，服附子热药小便闭，诸药不效，惟得黄连黄芩则效。

水　肿

《既效方》云：有人阴肿，医以赤玉涂之，令服八味丸而愈。若久病而阴肿，病已不可救，宜速灸水分穴，盖水分能分水谷，水谷不分故阴肿。不特阴肿，他处亦肿，尤宜急服禹余粮丸。

《资生经》云：水肿惟得针水沟，若针余穴，水尽即死，然灸水分则有效，（灸水分穴为治水肿至捷良法）乃为要穴也。有里医为李生治水肿，以药饮之不效。一日忽为灸水分与气海穴，翌早视其如削矣，信乎水分之能治水肿也。

《儒门事亲》云：一男子目下肿如卧蚕状。戴人曰：目之下阴也，水亦阴也，臀以为水之主，其肿至于目下固也。此由房室交接之时，劳汗遇风，风入皮腠，皮腠得寒则闭，风不能出与水俱行，（经云：面肿曰风，足胫肿曰水。仲景名之曰：风水）故病如是，不禁房室则死。

赵以德云：嘉定沈氏年十八，患胸腹身面俱肿，医治半月余，不效。余诊其脉六部俱不出，用紫苏桔梗之类煎服一盏，胸有微汗，再服则身尽汗，其六部和平之脉皆出，一二日其脉悉平。

鼓 胀

《九灵山房集》云：钟女病腹胀如鼓，四肢骨立。医或以为孕，为虫，为瘵也。项彦章诊其脉告曰：此气薄血室。钟曰：服芎归辈积岁月，非血药乎？彦章曰：失于顺气也，夫气道也血水也，气有一息之不运，则血有一息之不行矣。经曰：气血同出而异名，故治血必先顺其气，俾经遂得通而后血可行。（气为血帅，气行而血亦行，专治其血无益矣）乃以苏合香丸投之，三日而腰作痛。彦章曰：血欲行矣。急治芒硝大黄峻逐之，下污血累累如瓜者可数十枚，应手而愈。彦章所以知钟女之病者，以脉弦滑而且数，弦者气结，滑者血聚，实邪也。故气行而大下之，瘳。

䐜 胀

赵以德云：松江一男子，年三十余，胸腹胀，大发烦躁，渴，面赤不得卧而足冷。余以其人素饮酒，必酒后入内，夺于所用，精气溢下，邪气因从之上逆，逆则阴气在上，是生䐜胀。（浊气在上，清气在下，则生䐜胀）其上焦之阳因下逆之邪所迫，壅塞于上，故发烦躁，此因邪从下上而盛于上者也。于是用吴茱萸附子人参辈以退阴逆水邪，冷饮之以解上焦之浮热。入咽觉胸中顿爽，少时腹中气转如牛吼，泄气七次，明日其证愈矣。范氏方云：凡腹胀经久忽泻数升，昼夜不止，服药不效，乃为气脱，宜用益智仁煎浓汤服之立愈。

脾 胃

今人只知脾胃虚则当补，补之不应则补其母，如是足矣。而不知更有妙处，补肾是也。（赵养葵云：补脾不若补肾，果肾虚命火微弱，用八味丸为要方，许叔微之二神丸法亦妙）脾土克肾水，不相为用，如何反补其所胜，以滋肝木。曰：不然，此其妙正在相克处也。五行以相克为用，所以《尚书·大禹谟》说个水火金木土谷惟修此，圣人立言之妙，其说长甚。今且以水与土言之，水不得土何处发出，何处安着，土不得水却是一个燥垒物事，如何生出万物来，水土相滋动植化生，此造化相克之妙。而医家所以谓脾为太阴湿土，湿之一字分明土全赖水为用也。故曰：补脾必先补肾，至于肾精不足则又须补之以味，故古人又谓：补肾不若补脾，二言各有妙理，不可偏废也。

《本事方》云：有人全不进食，服补脾药皆不效。余授二神丸方服之顿能进食，此病不可全作脾气治。盖肾气怯弱，真元衰削是以不能消化饮食，譬之鼎釜之中置诸米谷，下无火力，终日米不能熟其何化。黄鲁直尝记：服菟丝子淘净酒浸曝干，日挑数匙，以酒下之，十日外饮啖如汤沃雪，亦知此理也。

严氏《济生方》云：人之有生不善摄养，房劳过度，真阳衰虚，坎火不温，不能上蒸脾土，冲和失布，中州不运，是以饮食不进，胸膈痞塞，或不食而胀满，或食不消，大便溏泄。古人云补肾不如补脾，余谓补脾不如补肾，肾气若壮，丹田火盛，（益火之原以消阴翳）上蒸脾土，脾土温和中焦自治，膈开能食矣。

按：许严之说皆与余说冥合，然却不知水土相滋之妙，故犹谆谆以火为言，是混水火为一途也。薛氏云：余尝病脾胃，服补药及针灸脾俞等穴不应几殆。吾乡卢丹谷先生令余服八味丸，饮食果进三料而平。余兄年踰四十貌丰气弱，遇风则眩，劳则口苦生疮，胸尝有痰，目尝赤涩；又一人脾虚发肿，皆以八味丸服之而愈。此皆补肾之明验也。杨仁斋医学恐当在丹溪之右，有云：脾肾之气交通，则水谷自然克化，其见亦及此。

伤食

《肘后》辨脾胃所伤，变易形法。凡诸脾脉：微洪，伤苦涩物，经云：咸胜苦；微涩，伤辣辛物，经云：苦胜辛；微滑，伤腥咸物，经云：甘胜咸；洪缓，伤甜烂物，经云：酸胜甘；弦紧，伤酸硬物，经云：辛胜酸；微弦，伤冷硬物，经云：温以克之；微迟，伤冷痰积恶物，经云：温胃化痰。饮食过多胀痞不下，寻常率以破气之药投之，（伤食恶食必有噫腐吞酸之候）是食物既伤之前，药剂又攻之于后，脾气安得而健畅也。必须以平补之药为主，佐以他药一升一降，使脾肾交通而水火既济，自然腐化矣。

积　聚

治积之法，理气为先，气既升降，津液流畅，积何由而生。丹溪乃谓：气无形而不能作块成聚，只一消痰破血为主，误矣。天地间有形之物每自无中生，何止积聚也。戴复庵以一味大七气汤（调气和血使其升降自如，津液周流，灌溉脏腑，无滞窒则积聚不攻而自化矣）治一切积聚，其知此道欤。肝积肥气用前汤煎熟待冷，却以铁器烧通红以药淋之乘热服。肺积息贲用前汤加桑白皮半夏杏仁各五分。心积伏梁用前汤加石菖蒲半夏各五分。脾之积痞气用前汤下红丸子。肾之积奔豚用前汤倍桂加茴香炒楝子肉各五分。

诸　气

今人治一切气疾止知求之脾肺，而不知求之肾，所以鲜效。夫肾间动气为五脏六腑之本，十二经脉之根，呼吸之门，三焦之原。房劳过度或禀受素弱，肾经不足，气无管束，遂多郁滞，是生诸疾。（诸气膹郁皆属于肺，气主煦之。若郁结不舒气机凝滞，血亦因之痹塞，则诸病生矣。故百病皆生于郁是其明证）医者以为是当理气，壳朴香附乌药之类，杂然而前陈，而气愈不可理矣。宣之泄之，以快药下之，而人之死者过半矣。于是医之中见稍高者，以为脾虚不能运化精微之故，而从事于补脾，然仅可以苟延岁月，而多至于因循蹉跌而不救。此不知补肾之过也，宜以破故纸、茴香子、胡芦巴之类主之。气药内须兼用和血之药佐之，盖未有气滞而血能和者，血不和则气益滞矣。

诸　血　证

撄宁生《厄言》云：古人言诸见血非寒证，皆以血为热迫，遂至妄行。然皆复有所挟也，或挟风，或挟湿，或挟气。又有因药石而发者，其本皆热。上中下治各有所宜，在上则栀子、黄芩、黄连、芍药、犀角、蒲黄，而济以牡丹皮、生地黄之类。古人云：有冒风寒，正以阳明火邪为风所扇，而血为之动，中间有桂取其能伐木也，若苍术、地榆、白芍药之类而济以火剂；大肠血以手阳明火邪，为风为湿也，治以火剂风剂，风能胜湿也，如黄连、黄芩、芍药、柏皮、荆芥、防风、羌活之类，兼用鸡冠花则又述类之义也。血溢血泄诸蓄妄症其始也，余率以桃仁大黄行血破瘀之剂，以折其锐气，（凡初期骤然吐血，亟宜快药下之，折其锐气，若日久正气已虚法当调摄。仲景云：亡血虚家不可下是也）而后区别治之。虽往往获中，然犹不得其所以然也。后来四明遇故人苏伊举曰：吾乡有善医者忘其姓字，每治失血蓄妄必先以快药下之，或问失血复下，虚何以当？则曰：血既妄行，迷失故道，不去蓄积，则以妄为常，曷以洁之。且去者自去，生者自生，何虚之有。余闻之愕然曰：名言也。昔之疑今而后释之矣。又云：妇人之于血也，经水蓄则为胞胎，蓄者自蓄，生者自生。及其产育为恶露，则去者自去，生者自生。其蕴而为乳则无腹下漏而为月矣。失血为血家妄逆，产乳为妇人常事，其去其生则一同也。失血家须用下剂破血，盖施之于蓄妄之初；亡血虚家不可下，盖戒之于亡失之后。又云：惊而动血者属心，怒而动血者属肝，忧而动血者属肺，思而动血者属脾，劳而动血者属肾。又云：吐血则足阳明随经上行渗溢胃脘而为之也，小便血足太阳随经入膀胱也。又云：大便前后下血，便前由手阳明随经下行渗入大肠传于广肠而下者也；便后由足阳明随经入胃（阴络伤血内溢）淫溢而下者也，古人所谓近血远血是也。又云：咯血为病最重，（咯血乃虚劳之渐，其症最危）且难治者，以肺手太阴之经气多血少，又肺者金象为清肃之脏，今为火所制，迫而上行，以为咯血，逆之甚矣。上气见血，下病闻音，谓喘而咯血且痰咳嗽也。又云：从高坠下，惊仆击搏，流滞恶血，皆从中风论，终归于厥阴，此海藏之说。盖厥阴多血，其化风木是以然也，有形当从血诊，无形当从常治。夏仲庸因蹈海惊悸，心为不宁，

是为无形，从风家治之而愈。又云唾血责在下焦阳火煎迫而为之也。（唾血属肾虚火炎）肾主唾，为足少阴，少血多气，故其症亦为难治。又有所谓肠风脏毒者，肠风则足阳明积热，久而为风，风有所以动之也；脏毒则足太阴积热，久面生湿，从而下流也。风则阳受之，湿则阴受之。曹氏《必用方》云：吐血须用干姜甘草作汤与服，或四物理中汤亦可，如此无不愈者，若服生地黄、竹茹、藕汁，去生便远。

出血不止

《九灵山房集》云：湖心寺僧履者，一日偶搔腘（音国，曲脚也）中疥，忽自血出汩汩如涌泉，（肌衄者《内经》名之血汗是也，《集验方》用黄芩渍水擦之，屡试良方也）竟日不止。疡医治疗勿效，邀吕元膺往视，履时已困极，无气可语。及持其脉惟尺部如蛛丝，他部皆无，即告之曰：夫脉，气血之先也，今血妄溢，故荣气暴衰，然两尺尚可按，惟当益营以泻其阴火，乃作四神汤加荆芥穗防风不间晨夜并进，明日脉渐出，更服十全大补汤一剂遂痊。

呕　血

宜降气不宜降火。水曰润下，火曰炎上。引其气而使之下，即以水克火之理，是降气即所以降火也。若用苦寒之药以降火，火万无降理。盖炎上作苦，苦先入心，故芩连之苦本助火入心经之药，而名为降火者徒以其寒耳，寒能凝血，苦能伤胃，是非但不能抑上升之气而使之平行，横溢之血而使之归源，害且有不可胜言也，可不戒哉。宜行血不宜止血。凡呕血之症其始也，未有不病胸胁痛者，盖由平日起居

失节，致血停瘀之，久不能归源而溢焉，遂发为呕，殆非一日之积矣。使其流行宣畅，散行百脉，又何呕之有。故凡治呕血之症必须用行血之药，宣其余滞而推陈以致新焉。血既流行，胃脘清楚，自不出矣，是行之乃所以止之也。医往往拘泥犀角地黄汤等过于凉血，虽间或止之，其后常患胸胁大痛肿满等症，以致不起，盖血得凉则陈者不行，新者不生，瘀物愈积而真元愈削故也。况血不可止而强欲止之奚得乎。

恙由郁久化火，外袭暑热，故倾盆呕出危殆已极，诸药不受。余曾治一妇危在倾刻，因思诸药皆苦寒，是以投之即呕，借用八汁饮，冀其甘寒可以入胃清上，血止再商投之，果应。方载《治验录》，参观可也。

宜补肝不宜伐肝。肝藏血，血阴物也。阳难成而易亏，又肝为东方木，于时为春，为发生之脏，宜滋养而不宜克伐，先医谓肝无补法大谬论也。失血之后肝脏空虚汲汲焉，实之不暇，而敢以纤毫平肝之药伐之哉。往往见有治疝胀诸症谓为肝火有余，而用平肝之药，以致爪青囊缩而不起者，则肝之不可伐也亦明矣。余外兄虞检庵病呕血，医欲用降火平肝止血之药，而余贻尺牍止之。奈虽用余言从于事补，而时止时作，大率吐后新血既生，四五日还复吐出，迁延岁月忽得散脉，知决不可为矣，更数日卒。盖自得病以来，未尝瞑目而卧也，肝为藏血之脏，故人卧则血归肝。今肝脏虚极不足以摄血，而荣卫之气亦不复行于阴分，故不复瞑目而卧，则血无所归矣，血无所归故积久而复吐出，自然之理也。余一时思不及此，心常缺然。岁己卯秋始晤缪仲淳于白下，相得甚欢，忽谓余曰：补血须用酸枣仁，余洒然有省。嗟乎！

一人之心思有限，而病态无穷。非博览而约取，舍己而从人，即精如卢扁，不能无失也，而况资庸智暗学俭识寡者乎，既用自箴，因书之以诏来者。

庸俗每言伐肝贻害匪浅往往延成痼疾，殒身者有之。第未明肝为藏血之脏，人卧血归于肝，若肝虚不足以摄血，故目不瞑。若用补血养肝，血有所归，如茯神、龙眼肉、酸枣仁等随症择用，所以医贵博览约取虚心研究取匡其不逮。

眩 晕

《北梦琐言》云：有少年苦眩晕眼花，常见一镜子，赵卿诊之曰：来晨以鱼鲙奉候。及期延于内，从容久饥，候客退方得交接，俄而台上施一瓯芥醋，更无他味，少年饥甚，闻芥醋香，迭啜之，逡巡再啜，遂觉胸中豁然，眼花得见。卿云：君吃鱼鲙太多，故权诳而愈其疾。

右：名医治病必详其原，随病化裁出奇制胜，以冀必效。近世稍有微名，一切书籍置之高阁，自以为得轩歧真传，若是者误人匪浅，五夜扪心能无愧乎？余虽昏耄，仍不敢掉以轻心，若应一诊归，必记病源，参稽古籍，所以慎之也。

头 痛

东垣云：高巅之上惟风可到，故味之薄者，阴中之阳，自地升天者也。所以头痛皆用风药治之，总其大体而言之也。然患痛人血必不活，而风药最能燥血，故有愈治而愈甚者，此其要尤在养血，不可不审也。一人寒月往返燕京，感受风寒，遂得头痛数月不愈，一切头风药无所不服，厥痛愈甚，肢体瘦削，扶策踵门求余方药。

余思此症明是外邪缘何解散不效。语不云乎，治风先治血，血活风自灭。本因血虚而风寒入之，今又疏泄不已，乌乎能愈也。又闻之痛则不通，通则不痛。用当归生血活血，用木通通利关窍血脉，以行当归之力。问渠能酒乎？曰：能而且多，近为医戒之不敢饮。因令用斗酒入二药其中，浸三昼夜，重汤煮熟乘热饮之至醉，则去枕而卧，卧起其痛如失。所以用酒者，欲二药之性上升于头也；至醉乃卧者，醉则浃肌肤沦骨髓药力方到，卧则血有所归，其神安也。有志活人者，推此用之思过半矣。火郁于上而痛者，经云：火淫所胜，民病头痛。治以寒剂，宜酒芩石膏之类治之，又不可泥于此法也。又一方用当归二钱，川芎二钱，连翘二钱，熟膏二钱，水煎六分，去渣，以龙脑薄荷二钱，置碗底将药乘滚冲下，鼻吸其气，俟温即服，服即安卧，其效甚速，然此亦为血虚者设耳。

头痛六经各有见证。如太阳头痛上至巅顶，项强，腰脊必痛。阳明痛在额前，必目珠亦痛，便秘口渴。少阳痛在头角，口苦咽干目眩是也。太少两阴若有痰气壅塞，清阳不升头亦为之痛，挟六淫之所干，气血之盛衰皆能致痛也。

脑 痛

脑者髓之海也，髓不足则脑为之痛，宜茸珠丹之类治之。若用风药久之必死。

脑为元神之府，稍受微邪，即现不支之态，《内经》谓之真头痛，且发夕死，虽进茸珠丹，恐亦无济于事矣。

牙 疼

牙疼以平胃散入梅花片脑少许，研匀擦之立效。（有胃热肾虚之因，分辨明晰庶免遣误，平胃加片脑仅散湿热而已）

心 痛

《难经》云：阴维为病，苦心痛，阴维行诸阴而主荣，荣为血，血属心，故苦心痛也。

洁古云：其治在足少阳二阴交。仲景太阴证则理中汤，少阴证则四逆汤，厥阴证则当归四逆吴茱萸汤。阴维为病苦心痛，若手足厥逆危候也。

《重订灵兰要览》卷上终

重订灵兰要览　卷下

明　史氏金坛宇泰王肯堂著

清　雉皋晓澜顾金寿重评订

　　携李方叔殷仲春校勘

　　鸳湖石生徐树荣重录

　　绍兴吉生裘庆元校刊

目　痛

目赤肿痛人知降火而不知活血，所以不得力，只用四物汤内地黄用，生芍药用赤，加酒蒸大黄赤茯苓薄荷叶治之甚妙，此戴复庵法。又云：早晨盐汤下养正丹二三十粒。又云：若眼赤久而不愈，用诸眼药不效，早用苏子降气汤下黑铅丹，临卧则以消风散下三黄丸，日中则以酒调黑神散，此数药不独治久赤眼，诸眼皆治之。

降火必兼活血，发前人所未发，若不活血寒仍凝涩，火何由而降，气血流通火亦随之而降矣。

口　糜

经云：膀胱移热于小肠，膈肠不便，上为口糜，宜以清凉之剂，利小便用五苓导赤散，却合服之神效。又云：少阳之火气内发，热上为口糜，则又当用苦寒之剂也。如二法不效则宜炮姜之类反佐之。

身　重

身重之症，时师止知燥湿，而不知补虚。《素问·示从容论》篇厉言肝虚肾虚脾虚皆令人体重烦冤，足知身重乃虚证也，宜补中益气汤，加减八味丸消息与之。

正气虚则邪易侵感，治标不治本非法也。

胁　痛

《九灵山房集》云：昔钟姓者一男子病胁痛，众医以为痛也，投诸香姜桂之属益甚。项彦章诊其脉告曰：此肾邪病，法当先温利而后补之。投神保丸下黑溲痛止，即令更服神芎丸。或疑其太过，彦章曰：向用神保丸以肾邪透膜非全蝎不能导引，然巴豆性热非得芒硝大黄荡涤之后遇热必再作，乃大泄数次病已。项彦章所以知男子之病以阳脉弦，阴脉微涩，弦者痛也，涩者肾邪有余也。肾邪上薄于胁不能下，且肾恶燥热方发之，非得利不愈。经曰：痛随利减，殆谓此也。房劳过度肾虚羸怯之人，胸胁之间每有隐隐微痛，此肾虚不能约气虚不能生血之故。气与血犹水也，盛则流畅，少则壅滞，故气血不虚则不滞，既虚则鲜有不滞者，所以作痛。宜用破故纸之类补肾，芎归之类和血，若作寻常胁痛治则殆矣。

当辨左右气血而施治。痛在左，肝火

挟气也，痛在右，脾火挟痰食也。治从润肺柔肝而得捷效，乃肝移邪于肺之明证也。

腰 痛

腰者肾之所附，肾气虚而邪客之，则能作痛。邪者风热湿燥寒也，大抵寒湿多而风热少。有风有湿有寒有热有挫闪有瘀血有滞气有痰积。风伤肾而痛，其脉必带浮，或左或右痛无常处，牵引两足，宜五积散，每服加防风五分或加全蝎三个尤好，小续命汤、独活寄生汤皆可选用，仍合三仙丹。杜仲姜汁炒研末每一钱空心温酒调服名杜仲酒，治肾气腰痛兼治风冷为患。伤湿而痛如坐水中，盖肾属水，久坐水湿处，或为雨露所着，湿流入足太阳经以致腰痛，其脉必带缓，遇天阴或久坐必发，身体必带迟重，宜渗湿汤主之，不效宜肾着汤或生附汤。感寒而痛者腰间如水其脉必紧，见热则减，见寒则增，宜五积散去桔梗加吴茱萸五分或姜附汤加辣桂杜仲主之。伤热而痛者脉必洪数而滑，发渴便闭，宜甘豆汤加续断天麻，间服败毒散。若因挫闪或擤扑伤损而痛者，宜乳香趁痛散及黑神散和复元通气散酒调下，不效则必有恶血停滞，宜先用酒调服苏合香丸，以五积散加大黄五分苏木五分当归倍元散。若因劳役负重而痛，宜用和气散或普贤正气散，杨仁斋云：劳力而痛宜十补汤下青娥丸。瘀血为瘀其脉必涩，转侧若锥刀之刺，大便黑小便赤或黑，日轻夜重，名沥血腰痛，宜苏沉麝丸及桃仁酒调黑神散或四物汤加桃仁红花枳壳乌药之属。丹溪用补阴丸中加桃仁红花主之。气滞而痛其脉必沉，若郁闷而不伸，宜人参顺气散，乌药顺气散，加五加皮木香甘草少许煎汤调下。痰注而痛其脉必滑或伏，宜二陈汤加南星香

附枳壳主之。

大抵诸腰痛皆起于肾虚，既挟邪气则须除其邪，如无外邪积滞而自痛，则惟补肾而已，腰肢痿弱，身体疲倦，脚膝酸软，脉或洪或细，而皆无力（脉细便清为阳虚，重按必沉而无力）是其候也，亦分寒热二症。

脉细而无力，怯怯短气，小便清利，是为阳虚，宜肾气丸茴香丸并戴复庵法，以大建中汤加川椒十粒下腰肾丸及生料鹿茸丸之类，仍以猪腰切作薄片，勿令断，层层掺炒茴香末，湿纸裹煨熟细嚼酒下，此所以补阳之不足也。脉洪大而无力（脉洪大无力为阴虚，其小便必黄赤）小便黄赤虚火时炎是为阴虚，东垣所谓膏粱之人，久服汤药，醉以入房，损其真气，则肾气热，肾气热则腰脊痛不能举，久则髓减骨枯，发为骨痿，宜六味地黄丸，滋肾丸，封髓丹之类治阴之不足也。杨仁斋云：经曰腰者肾之府，转摇不能，肾将惫矣。审如是则病在少阴，必究其受病之源，而处之为得。虽然宗筋聚于阴器，肝者肾之同系也。五脏皆取气于谷，脾者肾之仓廪也。郁怒伤肝，则诸经纵弛。忧思伤脾，则胃气不行。二者皆能为腰痛之寇故并及之。郁怒伤肝发为腰痛宜调肝散主之。忧思伤脾发为腰痛宜沉香降气汤和调气散姜枣煎主之。又有沮锉失志伤肾而痛者和剂七气汤多加白茯苓少加沉香乳香主之，《保命集》云：煨肾丸治肝肾损及脾损谷不化腰痛不起者神效。疟痢后腰痛及妇人月经行后腰痛俱属虚，宜补之于气血药加杜仲侧柏叶主之。丹溪云：久腰痛必用官桂开之方止，腹胁痛亦然。橘香丸治腰痛经久不瘥，用官桂亦开之意也。

腰为肾府，若肾气虚，随六淫之邪为

转移，则痛作。调其荣卫损有余补不足，究其致痛之由，而治之为得也。

虚损

补精之药固忌温热，然以天道验之，时非温热则地气不能升而为雨，人身之道何莫不由斯。然则肾气虽寒补实资乎温助，故昔人苁蓉、巴戟、故纸、茴香之类发扬肾气，使阴阳交蒸而生精知此理也。自丹溪出而以黄柏知母为补肾之药误人多矣。夫黄柏知母（知母黄柏仅可用于火炽体盛者初期暂服，久则反从火化）虽北方寒水之气而生，然其性降而不升，杀而不生，暂用其寒可以益水，久服其苦反能助火。经不云乎，久而增气，物化之常也，气增而久，天之由也，可不慎欤。加减四柱饮治虚劳短气乏力，语言无力，饮食少思者。人参，黄芪，干山药，白茯苓，热附子五分，去皮脐童便换浸三昼，以纸裹煨三次，咀片，川椒红二十四粒，去目及闭口者。

上生姜三片枣一枚煎服。

痨瘵

《琐碎录》云：男子劳伤而得瘵疾，渐见瘦瘁，用童便二盏，无灰酒一盏，以新瓷瓶贮之，入全猪腰一对（取血肉有情之品以类相从，故收效速，是损其肾者，益其精，补之于味也）泥封。日晚慢火养熟，至中夜止，五更初更以火温之，饮酒食腰子，病笃者只一月效。平日瘦怯者亦宜服此，盖以血养血胜一金石草木之药也。秘方：治虚证有火，服参芪则作喘嗽，服归地则少饮食，服降火滋阴药则反削元气，而火又不降宜用此方。甘枸杞，石斛酒蒸多用，麦门冬去心多用，天门冬，干山药，

已上五味皆补虚药（而滞凉者又不滞脾气，以虚证有火者绝妙），山茱萸，酸枣仁炒研多用，薏苡仁，白茯苓若咳嗽宜用五味子十余粒，干姜二三分　薄荷四五分　忌桑皮杏仁苏子降气等药，若发躁宜倍用收敛之药，摄火归源忌用知母黄柏，苦寒之药犯之则躁愈甚矣。

梦遗

王海藏云：余尝治脱精不止者以涩剂止之不能，不若泻心火，泻心火不能止之，不若用升阳之剂，如风药之类止之，（风药善升，使阳气上举而不下降也）非能止之也，举其气上而不下也。《药要或问》云：郑叔鲁年二十余，攻举业，夜读书至四鼓犹未已，忽发病，卧间但阴着物便梦交接，脱精悬空则无梦，饮食日减，倦怠少气，盖以用心太过二火俱起，夜不得眠，血不归经，肾水不足，火乘阴虚（阴虚火炎，鼓灼精房，失于退藏而外泄也），入客下焦，鼓其精房，则精不得聚藏而欲走，因阴着物，由厥气客之，故作接内之梦。于是上补心安神，中调脾胃升举其阳，下用益精生阴固阳之剂，不三月而病安矣。《医学集成》记江单医云：遗泄一症寻常只治心肾，未有别治。以《素问》仲景考之当治服此屡效。丸方，厚朴姜制二两，羊胫三两炭火煅通红，窨杀别研细如粉。上二味陈黄米糊丸桐子大，每服百丸至三百丸米汤下。

不得卧

《九灵山房集》云：浙江省平章左答纳失理在帅阃时病无睡，睡则心悸神慑，如处孤垒，而四面受敌达旦，目眵眵无所见，

耳瞆瞆无所闻，虽坚卧密室睫未尝交也，即选医之良者处剂累月勿瘳。后召元膺翁诊视，翁切其脉，左关之阳浮而虚，察其色少阳之支溢于目眦，即告之曰：此得之胆虚而风上，独治其心而不祛其胆之风，非法也。因投药方乌梅汤抱胆丸日再服遂熟睡。一方治多疑，不得眠，如狂，用温胆汤加酸枣仁一两炒研煎。

从来不寐之证，前人皆以心肾不交治之，投剂无效。窃思阴阳违和，二气亦不交。椿田每用制半夏夏枯草各五钱取阴阳相配之义，浓煎长流水，竟覆杯而卧。治病切勿执着拘泥古方，妙在随症用药，变通化裁，精思过人，是为良工。

妄见

《道山清话》云：张子颜少卿晚年尝目前见白光闪闪，中有白衣人如佛相者，子颜信之弥谨，乃不食肉不饮酒，然体瘠而多病矣。时泰宁不豫汪寿卿自蜀入京诊御脉，寿卿医道盛行，其门如市。子颜一日从寿卿求脉，寿卿一见大惊不复言，但投以大丸数十，小丸千余粒。嘱曰：十日中服之当尽，却以示报。既数日视所见白衣人，衣变黄而光无所见矣，乃欲得肉食思饮酒，又明俱无所见，觉气体异他日矣，乃诣寿卿以告。卿曰：吾固知矣，公脾初受病，为肺所乘，心，脾之母也。公既多疑，心气一不固，自然有所睹，吾以大丸实其脾，小丸补其心，肺为脾之子，既不能胜其母，其病自愈矣。子颜人神之，因密问所诊御脉何如，卿曰：得春气当绝，虽司命无如之何。时元符改元八月矣，至三年正月泰宁宴驾。寿卿后入华山年已八十。

汪君诊法可谓神而明之，辨证用药精

蕴毕呈，他人难测者皆有所指归。

发热

杨仁斋云：凡壮热烦躁，用柴胡黄芩解利之，其热乍轻而小退去，用黄芩川芎甘草乌梅作剂，或用黄连生地黄赤苓同煎，临熟入灯心一捻主之，其效亦速。

盖川芎生地皆能调血，心血一调其热自退。（心者君主之官焉，心清热自退，善治热者先调血，血调气疏，自无蒸灼之外热也）《心法附余》云：退热之法全在清心，必用麦门冬灯心草白术茯苓。盖心者一身之主宰，而万事之根本，万令从心，心不清则妄动而热不退，然热又能伤血，血滞则气郁而热愈不退，退热之法所以又在调血，法用川芎当归。若夫阳浮于外则当敛而降之，法用参苓白术散姜枣煎服。

渴

治渴必须益血。盖血即津液所化，津液既少其血必虚，故须益血丸。吐血之后，多能发渴，益知渴病生于血虚也。

血虚津液不能上承则口渴也。

盗汗

问：人之盗汗何气使然？曰：阳气不足而阴气有余也。卫气昼行阳二十五度则目张而寤，夜行阴亦二十五度则目瞑而卧。卧而气不荣于阳分，则腠理开，腠理开则津液泄矣。阳者卫外而为固者也，寤而目张则阳气复反于阳分，故倏然而止也。止汗以黄芪为君固其阳也。其于五脏有所属乎？曰：心主五液而肾主水也，人之一身子时一阳生，心中有赤液下入于肾；午时一阴生，肾中有白气上入于心，心肾交水火济而无病也。心肾俱耗则水火不交，故至阴之下有僭阳焉，骨为之热矣。诸阳之会有纯阴焉，额为之汗矣。额亦心之分也，有但见于额与心他处无之者，此由心肾俱虚，水液枯涸，势不足以周身之汗，故但见于心之分也。余尝病怔忡盗汗补心肾尚无功，加猪心数片引之遄已。药贵向导，不可不审也。

白　浊

赤白浊总属肾虚，无寒热之别。玄兔丹，小菟丝子丸，八味丸，山药丸皆可斟酌用之。不宜妄用利水清痰燥热温凉之药，慎之慎之。有因内伤以补中益气汤主之，经曰：中气不足则溲便为之变，是也。（《内经》谓中气不足则溲便力之变。夫中气者脾土也，脾虚湿热下注，当升清以降浊而浊自愈也）有思想不遂，意淫于外者，宜清其心如远志茯苓龙骨石莲菟丝子之类。有入房过度，伤精而致者，宜补其精如鹿角胶、肉苁蓉、桑螵蛸之类。经曰：思想无穷，所愿不得，意淫于外，入房太甚，宗筋弛纵，发为筋痿。又为白浊是也。有精竭而赤浊，虚之极也。宜峻补其精，若妄用凉药，必至不起。又《药要或问》曰：白浊多因湿热下流膀胱而来，赤白浊即《灵枢》所谓中气不足溲便为之变是也，先须补中气使升举之，而后分其脏腑气血赤白虚实以治之。其他邪热所伤者，固在泻热补虚，设肾气虚甚或火热亢极者，则不宜峻用寒凉之药，必以反佐之，要在权衡轻重而已。

淋

外兄贺晋卿因有不如意事，又当劳役之后，忽小腹急痛欲溺，溺中有白物，如脓并血而下，茎中急痛不可忍，正如滞下后重之状，日数十行。更数医不效，问方于余。余作瘀血治，下以牛膝四两去芦，酒浸一宿，长流水十二碗，煎至八碗，再入桃仁一两，去皮尖炒红花二钱五分，当归稍一两，酒浸，赤芍药一两五钱木通一两，生甘草二钱五分，苎麻根二茎，同煎至二碗，去渣入琥珀末二钱，麝香少许，分作四服，一日夜饮尽，势减大半。按《素问·奇病论》云：病有癃者，一日数十溲，此不足也。今瘀血虽散，宜用地黄丸加菟丝子杜仲益智仁牛膝之属，补肾阴之不足以杜复至，因循未及修治遂不得痊愈，或闭，或一夜数十起，溺讫痛甚。迳服前丸及以补肾之药入煎剂调理而安。从兄淳甫得淋疾日数十溲，略带黄，服五苓散顿减，因腹中未快，多服利药三五日，复忽见血星。医以八正散治之不应，索方于余。询知其便后时有物如脓，小劳即发，诊得六脉俱沉细尤甚，此中气不足也，便后浓血，精内败也。经云：中气不足则溲便为之变。宜补中益气汤加顺气之药，以滋其阳，六味地黄丸疏内败之精以补其阴，更加五味子敛耗散，牛膝通血脉，终剂而安。此余初学医时所录，以用药颇中肯綮故存之。小便黄赤有寒热虚实之别，《素问》曰：诸病水液浑浊皆属于热。宜黄柏知母之类治之，此热证也。《脉经》云：尺涩足胫逆冷，小便赤，宜服附子四逆汤，此寒证也。《素问》云：胃足阳明之脉盛则身已前皆其有余，胃则消谷善饥，溺色黄，宜降胃火。又云：肝热病者，小便先黄，宜降肝火，皆实证也。又云：肺手太阴之脉，气虚则肩背痛而寒，少气不足以息，溺色变，宜补中益气汤之类。又补肺气。又云：冬脉者，肾脉也。

冬脉不及，则令人眇中清，脊痛，小便变，宜地黄丸之类，以助肾脉。此虚证也。小便遗失责在肺，不在肾。盖肺者，肾之上源，又其母也。上源治，则下流约矣。《甲乙经》云：肺脉不及，则少气不足以息，卒遗失无度。故东垣云：宜安卧养气，禁劳役，以黄芪人参之类补之，不愈当责有热，加黄柏生苄。

淋有五种气血砂膏劳。今茎中疼痛乃血瘀为患，用血药获效是治其源也。若点滴涩痛为津液涸；茎中挟脓者，乃中气不足；且肺为水之上源，若肺虚气不上承亦为淋也。《治验录》辨之晰矣。

小便不通

膀胱者州都之官，津液藏焉，气化则能出矣。何谓气化，津液乃气所化也。（小便不通是气化不行也，经谓：膀胱者，津液之府，气化则能出矣）经脉别论云：饮入于胃，游溢精气，上输于脾，脾气散精，上归于肺。通调水道，下输膀胱，水精四布，五经并行。盖譬之蒸物然汤气上熏，釜甑遂有液而下滴，此脾气熏蒸肺叶所以遂能调水道而输膀胱也。故小便不通之症，审系气虚而水涸者，利之益甚，须以大补人参，少佐升麻煎汤饮之，则阳升阴降，是地气上为云，天气下为雨也，自然通利矣。丹溪尝治一人，伤寒得汗热退后脉尚洪，（伤寒得汗，脉必洪而无力）此洪脉作虚脉论，与人参、黄芪、白术、炙甘草、当归、芍药、陈皮。数日其脉仍大，又小便不通，小腹下妨闷颇为所苦，但仰卧则点滴而出，日以补药服之未至，于前药内倍加黄芪人参，大剂与服两日，而小便方利。强力入房过忍小便而不通者小菟丝子丸、六味丸治之，多服取效。下焦有热者，

凤髓丹滋肾丸之属。杨仁斋云：大凡水道不行，其本在肾，其末在肺，合用牵牛泽泻便自通。虚人老人又不在此例。王海藏云：年老人虚秘是下亡津液也，以升麻汤举之，阳升阴降是地气上为云，天气下为雨也，所以通利。又云：小便不通非小肠膀胱厥阴也，强力房劳、过忍小便之过也。一男子病小便不通，他医治以利药益甚，丹溪诊之，右寸颇弦滑，曰：此积痰也。积痰在脉，脉为上焦，而膀胱为下焦，上焦闭则下焦塞，譬如滴水之器必上窍通而后下窍之水出，乃以法大吐，吐已病如失。经云：膀胱者津液之府气化则能出矣。又云：肺气通调水道下泄膀胱。《脉诀》云：肝胆同归津液府，所以太阳厥阴同为一治。又云：膀胱肾合为精府，此肾主大小二便难也。

着眼在肺气通调，水津四布二语。

大便不通

金匮真言论云：北方黑色入通于肾，开窍于二阴，故肾阴虚则大小便难，宜以地黄、苁蓉、车前、茯苓之属，补真阴利水道，少佐辛药开腠理致津液而润其燥，施之于老人尤宜。若大小便燥结之甚，求通不得，登厕用力太过，便仍不通而气被挣脱，下注肛门，有时泄清水而里急后重，不可忍者，胸膈间梗梗作恶，干呕有声，渴而索水，饮食不通，呻吟不绝，欲利之则气已下脱，合用葶苈桑白皮，二者得兼必然中病，其间更以木通滑石佐之尤能透达。虽然大便小便脉络相贯也，人有多日小便不通，但用神保丸（血燥津液涸皆致便难，神保丸等治实证固妙，而年老液涸者不可不审）作葶丸大泻数行小便自利。按：此法实者可用不可不审。二便俱闭只

利大便小便须臾自下。若气已脱，下之即绝，固之则溺与燥矢膨满腹肠间，恐反增剧；升之使气自举，而秽物不为气所结，自然通利，则呕恶不堪宜何处之。家姑八十余尝得此患，余惟欲调气，利小便之药虽仅获效而不收全功，尝慰之令勿性急，后因不能忍，遽索末药，利下数行不以告余，自谓稍快矣。而脉忽数动一止气息奄奄，颓然床褥。余知真气已泄，若不收摄恐遂不救，急以生脉药投之数剂后结脉始退。因合益血润肠丸与服，劝以勿服他药，久之自有奇效。如言调理两月余而二便通调四肢康胜如平时矣。向使图目前之快，蔑探本之明，宁免于悔哉。便秘是老人常事，盖气固而不泄故能寿考。而一时难堪，辄躁扰而致疾，若求通润之方非益血而滋肾，乌乎可也。丸方虽为家姑设而可以通行天下，故表而出之，以为孝子养亲仁人安老之一助云。

益血润肠丸

熟地黄六两　杏仁炒，去皮尖　枳壳麸皮，炒黄　麻仁拣去壳令净，壳反涩大肠也各，三两，已上三味各杵膏　橘红三两五钱　阿胶炒　肉苁蓉酥煮透烘干，各一两五钱　苏子炒研　琐阳酥煮　荆芥各一钱

上末之，以前三味膏同杵千余下，仍加炼蜜丸桐子大，每服五六十丸空心白汤下。大法云：大便秘服神芎丸，大便不通，小便反利，不知燥湿之过，本大肠少津液以寒燥之药治之，是以转燥，少服则不济，多服则亡血，所以不通，若用四物麻子杏仁之类则可。经云：燥则为枯，湿剂所以润之，肾燥便难也。

益血润肠丸乃王道之师，非神芎丸之瞑眩。若津涸液少当用四物润燥，间服益血润肠丸。

疝

朱丹溪于此道中甚有发明，而其临症处方又多以扶植元气为主。孰虑人遭厄运其手书皆不传，而传于世者皆为盲夫俗子裁剪增续疵谬实多，《纂要》一书其舛尤甚，凡丹溪长处皆为删去甚可恨也。即如疝症一门首载云：专主肝经与肾虚而致者甚多。肝乃肾之子而前阴肾之窍也，欲补其肝能无顾其母乎。而世俗执肝无补法之论。逢一疝症辄为肝实，过用克伐死者多矣，今《纂要》中全不载一补法，时师既无自悟之明，又无他书足考，焉得而不误也。按：丹溪云疝有挟虚而发者，其脉不甚沉紧而豁大无力者是也，当以参术为君疏导药佐之，何尝无补法哉。张仲景治寒疝腹中痛，又胁痛里急者当归生姜羊肉汤主之。《本草衍义》称其无不应验，岂非补肝之效乎。余每治病甚气上冲心危急者，以八味丸投之立应。又补肾之一验也。又大便不通者当利大便，如许叔微罗谦甫皆用芫花是已。今如《纂要》云：不干肾经则五苓不当用，又言疝不可下，则芫花不当用，而所列者惟数种破血之药，苦辛杂收，寒热无别，既不能补肝肾之真阴，又不能通利二窍，使邪有所泄，而耗其气于冥冥之中，且日趋于危而不自觉也。岂不悖哉。

疝有七种，治当分别虚实寒热，未可泥于温补，亦不可过用破气之品，景岳言之详矣。

痔　论

《内经·生气通天论》云：风客淫气精乃亡，邪伤肝也。因而饱食，筋脉横解，

肠澼为痔。盖风气通于肝，而淫气者阴阳之乱气也，因其相乱而风客之，则伤精，伤精则邪入于肝矣。而又饮食自倍，肠胃乃伤，阴阳不和，关膈壅滞，热毒下注，血渗大肠，肠澼痔漏，安得而免。

气虚湿热下注大肠。

附骨疽

一人生附骨疽，脓熟不得泄，溃而入腹，精神昏愦，粥药不食，医皆措手。延余治之，诊其脉细如蛛丝，气息奄奄欲绝。余曰：无伤也，可以铍针刺其腹，脓大泄然，皆清稀，时若蟹吐沫，在法为透膜不治，或讥余，余曰：无伤也，可治。参芪附子加厥阴行经之药大剂饮之，为制八味丸，丸成服之，食大进，日啖饭升余，约数旬而平。余所以知可治者，溃疡之脉洪实者死，微细者生。今脉微细，形病相合，知其受补，故云可治也。所以刺其腹者，脓不泄必有内攻之患，且按之而知其深，即刺之无苦也。所以信其不透膜，即透膜无损者，无恶候也。所以服八味者，八味丸补肾，肾气壮而上升，则胃口开而纳食，故大进也。泄浓既多，刀圭之药其何得济，迁延迟久且有他患，故进开胃之药，使多食粱肉以补之，肌乃速生，此治溃疡之要法也。

古疡医必审经络，明虚实，别脏腑，脉候荣卫气血之源，非今之疡医仅知敷贴，不明经络脏腑是庸工也。

乳痈

庚午余自秋闱归则亡妹已病。盖自七月乳肿痛不散，八月火针取脓，医以十全大补汤与之，外敷针箍散不效，反加喘闷。

九月产一女，溃势益大，两乳房烂尽，延及胸腋，脓水稠黏，出脓几六七升，略无敛势。十一月始归就医，医改用解毒和中平剂，外掺生肌散，龙骨寒水石等剂，脓出不止，流溅所及，即肿泡溃脓，两旁紫黑疮口十数，胸前腋下皆肿溃不可动，侧其势可畏。余谓：产后毒气乘虚而炽，宜多服黄芪解毒补血益气生肌。而医鉴前弊不敢用。十二月中旬后益甚，疮口廿余，诸药尽试不效。始改用余药。时脓秽黏滞，煎楮叶猪蹄汤沃之顿爽，乃制一方名黄芪托里汤，黄芪甘温以排脓益气生肌为君，甘草补胃气解毒，当归身和血生血为臣，升麻葛根漏芦为足阳明本经药及连翘防风皆散结疏经，瓜蒌仁鼠黏子解毒去肿，皂角刺引至溃处，白芷入阳明败脓生肌，又用川芎三分及肉桂炒柏为引用，每剂入酒一盏煎送白玉霜丸疏脓解毒。时脓水稠黏方盛未已，不可遽用龙骨等药，理宜追之，乃制青霞散外掺，明日脓水顿稀痛定秽解，始有向安之势。至辛未新正患处皆生新肉，有紫肿处，俱用葱熨法随手消散，但近腋足少阳分尚未敛，乃加柴胡一钱，青皮三分及倍用川芎，脓水已尽者即用戴糁散掺之。至元宵后遂全安。凡治痈疽须审经络部分，今所患正在足阳明之分，少侵足少阳经分。俗医不复审别一概用药，药无向导终归罔功，甚可叹也。近有患之剧甚如亡妹所苦者，一庠友就余求方，余以冗未及，应诸疡医，卒拱手以待毙，余甚伤之，议布其方，不忍自秘也。隆庆辛未九月九日记。

古名医见病知源，况必先审经络部分，然后制方用之咸宜。惟世风不古，庸工藉以需索，而病家亦甘受其欺诈，若稍剧之患，每束手无策。金坛心存济世疾苦，特将秘方刊布以凌临灵方广流传也。

青霞散

治痈疽溃烂，脓多不敛，先用楮叶猪蹄汤洗过，以此敷之。

飞青黛二钱　乳香一钱五分　没药一钱五分　韶粉一钱　海螵蛸一钱　枯矾一钱　白敛一钱　寒水石一钱　冰片三分　红粉霜另研极细，和匀后再研　入一钱杏仁去皮尖廿四个　有死肉加白丁香五分，大痈疽烂甚腐多加铜绿一钱五分。

此方专治溃疡因血热肉腐化而为脓，故用青黛凉血解毒，而使肉无腐为君，乳香没药活血止痛而消肿为臣，寒水石之寒佐青黛以凉血肉使不腐，枯矾之收涩，排肿而追毒，韶粉海螵蛸之收湿止脓汁之多而不燥，霜粉之拔毒，白敛之敛创，水片之透肌，以为佐使。诸药多燥又假杏仁之油以润之。此制方之旨也。

子　嗣

严冬之后必有阳春，是知天地之间不收敛则不能发生，不中和则不能发生自然之理也。今人既昧收藏之理，纵欲竭精以耗散真气，縻所不至及其，无子既云血冷，又谓精寒，燥热之剂投而真阴益耗矣，安得有子。大抵无子之故，不独在女亦多由男子。男子房劳过度，施泄过多，精清如水，或冷如冰，及思虑无穷，谋望高远，皆难有子。盖心主神有所施，则心驰于外，致君火伤而不能降。肾主智有所劳，则智乱于中。俾肾亏而不能升，上下不交，水火不构，而能生育者未之有也。（求嗣者广积阴功然后节欲保精，自获天赐佳儿，非徒恃药饵无益而有损，慎之。余《治验录》中已缕晰言之矣）又有天禀男子阴痿，女子瘕疝，及体肥脂实者皆无子之端，不可执一而治，治之之法，若系房劳过度，精

清如水，冷如水者，六神丸主之。精竭者五味补精丸主之。精方衰微不能远射者六子丸主之。禀赋元弱气血虚损者肾气丸加鹿茸主之。思虑多与心火太盛不能节欲者大风髓丹主之。仍以六神丸间服上下午服，临卧服定志丸，或安神丸之类。若审系虚寒者固真丸亦可服，其阴痿痹等症仍当于本症门求之。

女人无子当调其经，于月事门求之。（调经首在治肝滋水，肝气为患，妇女尤甚，往往左胁下痞积胀满，呕逆皆先天肝血不足，治从滋养则平，若误投疏伐则殆，若血亏肝旺上犯胃脘，下侵两足，纳食则吐，两足挛痛，遂发痉厥，乃肝病入络，因血少不能流通，慎勿执肝无补法，妄用克伐，宜滋水生肝乙癸同源之治）若体中有热者，增损地黄丸艾附当归丸主之，仍间服逍遥散。若禀赋素弱及脾胃气虚不能荣养冲任者补中丸主之。肢体本实但多郁怒遂致月事失期，不能成孕者，香附丸或香附散主之。体肥脂实不能成孕者，《良方》荡胞之法并坐导之法亦可采用，亦当常服经验育胎丸。若的系禀受素弱起居失节恣啖生冷致子宫虚寒不能成孕者，宜以育胎丸为主，壬子丸之类亦可间服。

以上服药之时俱宜谨戒房室方能奏功，即念虑之间亦不可轻动。盖心火一动真精即从而走失，前功尽弃矣。戒之戒之。

按种子之道有四：一曰择地，二曰养种，三曰乘时，四曰投虚。何谓地，母血是也。何谓种，父精是也。何谓时，精血交感之会是也。何谓投虚，去旧生新之初是也。古法以月经行后三十时辰为准，过此子宫闭虽交而不孕，即乘时之理也。总以清心寡欲为最上乘妙法也。余治胎产三十余年过大险大危之候，竟得十全八九，

皆用补得法，不随流俗，以治标逐瘀为先
务，余《治验录》中择载甚多，参阅可增
智识也。

《重订灵兰要览》卷下终

凌临灵方

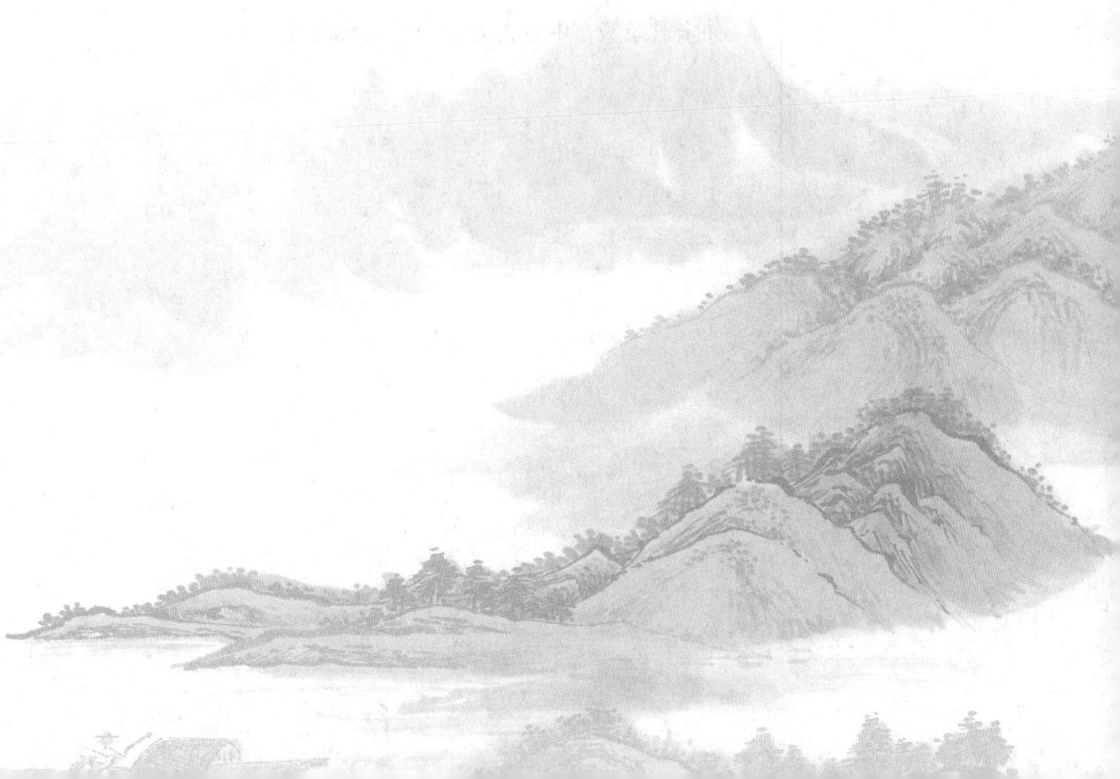

内容提要

　　《凌临灵方》一卷，为前清浙湖凌晓五先生遗著，治验案也。先生医学盛行，一时门下士百数十辈，皆近世医学名家。如四明王香岩君，现在杭州盛行其道者亦先生之高足也。沪上某书局出版之《丸散膏丹自制法》一书销售颇广，亦即先生所著之。《饲鹤亭集方》为他人略加出入改名剽窃者。其医案世未见刊行，此本为裘君吉生托沈仲圭君录藏，中皆古方今用，别具化裁。

序

　　吾友沈君仲圭博雅士也，精究岐黄，富有颖悟。复从武林名医王香岩先生游，尽得其传，造诣乃益深。先生为我湖已故名医凌公晓五之高足，凌公固儒而医者也。当时求诊之繁，及门之盛，首屈一指。而尤能博济贫病始终罔懈，是以乡中故老至今犹称道之，活人术深，济世心厚，可以为公咏矣。公晚年自号折肱老人，年七十二归道山，惜乎。公之著作绝少流传，今沈君慨然以表扬先哲启迪后来为己任，特将凌公遗著次第付梓，并承邮视《凌临灵方》一册嘱为序言，尧虽不文，然聆斯举，弥觉抚掌称快，漱诵之余乃益叹沈君师承有由来也。是书选案不多而皆精肯，吉光片羽珍贵奚如，愧余笔乏生花未能为公表扬万一，仅于公之行略及沈君刊传之热忱，用志数言为读者告。

时维黄帝纪元四六三七年岁次第七十八甲子孟夏之上浣后学费泽尧拜撰于山右旅次

目　录

凌临灵方

凌晓五先生遗著

泉唐沈仲圭录存

绍兴裘庆元校刊

风温夹食

某左　风温外袭，肺气不宣，加以食滞壅遏府气，酿痰化热，体热头痛，咳嗽呕恶，眠食欠安，脉弦滑而数，苔中白尖红。防发风疹，先宜疏肺。

羚角片　嫩薄荷　纯钩　鲜竹茹　焦楂肉　连翘　金蝉衣　白杏仁　银花露　牛蒡　橘红　象贝　川郁金

时痦

吴官（十一月）　时痦未得宣达，此由风温束肺为患，脉滑而数，治宜辛凉宣解。

羚角片　薄荷　纯嫩钩　麦芽　银花露　连翘　蝉衣　通草　芦根　牛蒡　丹皮　象贝　竹茹

湿温

程（四月）　湿温邪扰于阳明，头痛晕眩，身热烦渴，筋骨酸楚，暮夜神昏谵语，大便挟热溏泄，小便短赤，脉弦滑数，治宜清解。

羚角片　薄荷梗　丹皮　益元散　牛黄清心丸一颗　连翘　川郁金　象贝　银花露　牛蒡　鲜斛　竹茹　车前子

暑风兼疹

长兄（六月）感受暑风，扰于肺胃，吐泻交作，脘闷烦渴，身热无休，肌肤已现风疹，未得宣达，神烦不寐，全无汗出，脉弦滑数，苔黄糙。治宜辛凉宣解。

羚角片　嫩薄荷　青蒿子　鲜竹茹　万氏清心丸　连翘川　郁金　纯钩　车前草　牛蒡　鲜斛　象贝　银花露

暑湿

姑奶奶　暑风秽湿互扰阳明，升降不和，寒热如潮，脘闷络酸，口干溺少，脉弦滑数，苔黄腻。惟恐汗出不彻，转受白痦之弊，治宜清解一法。

连翘　川斛　赤苓　川郁金　银花露　佩兰叶　青蒿子　益元散　纯钩　牛蒡　地骨皮　杏仁　竹茹

白痦

伏暑蒸化白痦未得宣达，（照前方）或可加：

羚角片　绿豆衣　车前草　象贝　通草；头痛甚者中薄荷数分；无汗加橘红、淡豆豉；脘闷加川朴、广皮白。

沈老潮（三十二岁大胖子，七月十六

日）暑湿热邪扰于阳明，体禀多湿多痰，痰热阻郁气机，升降不宣，神烦脘闷，骨络烦疼，头眩支倦，红疹已透，未得宣达，脉弦数，右寸关兼浮滑，治宜清解。

局方紫雪丹　连翘　鲜扁斛　真川连　车前草　牛黄清心丸　牛蒡　丹皮　益元散　芦根　羚角片　佩兰叶　纯钩　鲜石菖蒲根一钱五分，捣汁和冲鲜竹沥

按：痧疹已透，尚未宣达，如无刺平塌者，俗为疹子透勿出，若冒风即隐，属内陷者危，俗为疹子回肚是也。

又按：痧疹有刺者佳，无刺勿起者，危。

又十七日再诊原方一帖。

又十八十九日去紫雪丹加川郁金。

又二十日红疹已得透解，肺胃痰热未清，肝胃气滞不和，时有潮热，脘闷支倦，神疲嗜卧，口苦溺赤，脉小弦数，苔黄腻，治宜清肃上中，佐以平肝。

元参　佩兰叶　杏仁　黑栀　车前草　连翘　鲜斛　真川贝　银花露　牛蒡　丹皮　全瓜蒌　益元散

又二十二日，阳明遗湿未清，心脾尚有余热，肝胃不和，口干呕酸，头眩支倦，便解下矢坚黑，小溲短赤而涩且痛，脉弦小数，苔光红，治宜清解为法。

元参　青蒿　生谷芽　宋半夏象贝同拌　车前草一两煎汤代水　连翘　鲜斛　新会皮　佩兰叶　童木通　益元散真西珀三分同灯心研同拌　丹皮　姜汁　焦栀

红　疹

褚阿大（木行水手，七月）　红疹由潮透达，肺胃痰火有余，壮热脘闷，神烦口渴，脉弦滑数，治宜清解阳明，附方请正。

牛黄清心丸　连翘　丹皮　竹沥　鲜细石菖蒲根一钱五分，捣汁和冲　芦根　紫雪丹　牛蒡　纯嫩钩　贝母　羚角片　青蒿　鲜斛　车前草

按：犀角能透少阴阳明之邪，疹痦当为要药。牛黄清心丸清心包之痰火，与热证相宜，若疹痦家非其长也。

紫　斑

万（左八月）　阳明血热遍身致发紫斑，牙龈衄血不已，大便不爽，小便赤，身疲内热，脉弦洪数。治宜清解阳明，以搜伏邪为法。

元参　大青　人中黄　川郁金　大竹叶　犀角尖　丹皮　连翘　黑荆芥　鲜生地　赤芍　净银花　天虫

按：青腿牙疳亦宜从此方，加马勃薄脑饮之即愈。此症详《外科金鉴》《吴医汇讲》参看。

春温逆入心包

曹（十七岁，二月二十四日）　春温化斑，隐约不达，痰火自肺胃逆入心营，热伤津液，神昏谵语，手指掣搐，唇齿燥裂出血，苔焦燥边红，脉弦滑数兼见，以脉参证，慎防痰升内闭之忧，拟清解为法以俟。高明酌夺。

台参须　牛蒡　丹皮　石决明　青黛五分，拌打　竹沥　鲜石菖蒲汁一茶匙和冲　乌犀角　川郁金　纯钩　人中黄　银花露　翘心　鲜地　赤芍　珠黄散　西珀三分研同冲入

伏　暑

游左蒋杏泉诊（八月）　伏暑内发，

新凉外束，自肺胃干及少阳，先起寒热作潮，继则壮热神蒙，烦渴引饮，胸脘懊恼，脉来弦数而滑，两尺偏大，两关短数，苔黄腻，四肢厥逆，两目闷瞀，便溏溲少，以脉参证，惟恐邪郁不达，致上厥下脱之变，拟升提阳明，宣解一法是否如斯，附方即请高明酌正。

羚羊片　葛根　川郁金　紫雪丹三分，冲　竹茹　连翘　制川朴　通草　银花露　薄荷梗　新会皮　益元散　车前草

服一剂白痦红疹即透，紫雪丹易金斛。

伏暑内闭

金松依（看菜园为业，年五十六岁，八月）　伏暑内闭治之非易。（先以乌梅擦牙，待牙关一开即进至宝丹一颗，菖蒲汤下）

羚角片　川郁金　竹沥　鲜石菖根和冲　益元散　连翘　丹皮　石决明　车前草　牛蒡　纯嫩钩　陈胆星　小至宝丹一颗

又次日灌药后而内闭即开，神色时有不清，仍宗前法，照原方去至宝丹竹沥，加牛黄清心丸竹茹。

热入营分

钱（十一岁）　烦出于心，躁出于肾，热邪深入营分，津液被夺，壮热口渴，烦躁不安，惟恐热邪从营分逆于心主，宫城激动肝风，致有痉厥之变，脉弦滑数，治宜清解为法，冀其转机，附方候正。

元参　薄荷　纯钩　鲜竹沥　石菖汁同冲　牛黄清心丸　连翘　川郁金　石决明　车前草　羚角片　丹皮　京胆星　紫雪丹

热入厥阴

喻（年十五岁，七月十日）　病经旬余，热伤营阴，暑湿热邪，深入厥阴，内热烦渴，体力疲惫，眩晕昏黑，四肢厥逆，时有潮热，肌腠曾有白痦，未得宣达，风动痉厥，慎防厥脱之变，脉弦滑数，按之均少神韵。治宜清心涤痰兼平肝宣窍，附方请正。

台参须玫瑰花三朵，同燉冲　纯嫩钩　青蒿子　竹沥　牛黄清心丸　真滁菊　石决明　真川连三分，拌　川郁金　胆星　丹皮　朱茯神　薄荷

益元散（方中有胆星牛黄川连可勿用也）

又次日厥逆已平，喘汗已止，而肺津胃液已被热邪劫耗，潮热未退，大便挟热旁流，左胁痞痛拒按，神疲支倦，不饥不纳，脉虚数近弦，苔黄糙。治宜滋清以撤余邪，还须节食避风，勿使反复，另纸录方请正。

台参须玫瑰花三朵，同燉冲　东白芍　青蒿子　车前草　小青皮　连心麦冬　左牡蛎　丹皮　生谷芽　金扁石斛　淡鳖甲　纯嫩钩　朱茯神

如舌苔黄糙，遗邪尚未清净，参麦滞腻用宜斟量，见症不饥不纳，腻补更宜加意审辨为重。

按：上方及此方即复脉之变方也。

热邪消烁津液

某（七月）　体禀阴虚，感受酷暑热邪蕴留阳明，加以风食扰动，始起头疼恶寒，烦渴呕恶，继则身热脘闷，热甚神昏，肌腠曾现红疹白痦，渐次透达，病经一月之久，肺津与胃液已被热邪消烁，前治一派蛮法，遂致阴分日耗一日，所谓夺汗则无血也，今诊脉象弦滑虚数，按之均少神韵，唇焦口燥，以脉参证再延恐有喘脱之

虞，姑拟扶正化邪，冀其转机附方请高明酌正。

台参须玫瑰花三朵，同炖冲　天花粉　石决明　真川贝　珠黄散　大连心麦冬　鲜金斛　朱茯神　竹沥菖蒲汁一茶匙同冲　鲜生地　丹皮　连翘　益元散真西珀三分，研同冲

迭因前治进滋腻收涩之品，拟用花露以涤肠胃。

银花露　青蒿露　佛手露　玫瑰露　鲜谷子露　杷叶露

按：此即甘露饮法。

阴虚阳浮

叶左（七月十三日，灯下）　二年前曾经咯血，火升咳嗽由来日久，阴虚阳浮不喻可知。入夏以来感受暑湿热邪，自阳明扰动肝阳，潮热来时于火妄动遗精走泄，小便短赤，口渴津烦。前医竟作温热论治，甚至服二角二鲜紫雪至宝之类，津液从此暴脱，唇灰燥裂舌起白屑，大便泄痢不止，内热而饮不解渴，脉细如丝，将有喘脱之虞。勉拟壮水之主以制阳光法，然鞭长莫及矣。附方请高明酌夺。

台参须玫瑰三朵，同炖冲　女贞子　鳖甲童便炙　炒秫米　车前草　麦冬米炒　东白芍　青蒿童便炙　鲜莲子　霍石斛　左牡蛎　生熟谷芽各四钱　半贝丸

又（十四日次诊）　大便已结，内热亦减，精神渐旺，而腰脊痛楚，脘窒少纳，眩晕体疲，此阴虚也，脉尚濡小而数，两关近弦，舌边微红，中后白屑已退而微黄，治从前法略为损益，附方请政。

台参须　左牡蛎　地骨皮　生谷芽　车前草　金霍斛　淡鳖甲　朱茯神　生米仁　东白芍　陈青蒿　真川贝　鲜莲子

阴斑

某（初平诊）　春分节后肝木犯中乘脾则泻，犯胃则呕，病起夜半，肢厥脉伏，喘汗发斑，慎防闭脱之变，勉拟附子理中为法或可挽回万一，另请高明酌政。

高丽别直参玫瑰花五朵，炖冲　左牡蛎熟附五分，同煮去附入煎　宣木瓜　生仙居术　淡干姜　新会皮　清炙甘草　东白芍　左金丸三分拌入　煎朱茯神

复诊昨拟进人参附子回阳法今吐泻已止，知饥能纳，微有呕恶眩晕，正气虽得克复，而肝胃气尚未和也，脉形缓弱右寸两关重按见弦，治拟两和厥阴阳明法，还须节食避风，勿使反复，附方候政。

高丽别直参　东白芍左金丸三分拌炒　纯钩　泽泻　米炒大麦冬　广皮　石决明　生熟谷芽另煎代水　原株金斛　半夏曲　朱茯神

伏暑夹食

龚左（十九岁，九月四日）　伏暑内发，新凉外束，加以食滞壅遏，腑气升降不和，吐泻交作，脘闷口渴，甚且厥逆不省人事，肢厥脉伏，喘汗不止，舌苔白腻，以脉参症，慎防厥脱之虞，勉拟参附桂枝甘草龙骨牡蛎出入为法，然恐鞭长莫及矣，附方请高明酌夺

台参须　龙骨　东白芍　左金丸二分，同拌　天生术五分　左牡蛎　熟附片五分，煮去附入煎　嫩桂枝五分　炙草　朱茯神　戈制半夏五分　来复丹五分　新会皮

霍乱夹食

郑（六月二十六日）　暑寒湿食阻郁

阳明三焦，气滞不和，脘闷支倦，症起腹中绞痛呕吐泄泻，名曰霍乱，继则身热憎寒，口苦溺少，转防疟痢两端，脉弦滑数，舌苔黄腻，治以正气法加减。

生米仁　新会皮　丹皮　赤苓　车前草　广藿香　半夏曲　纯嫩钩　木猪苓　制川朴　青蒿　建神曲　泽泻

霍　乱

施左（五月）　寒暑秽湿互扰阳明，清浊升降混淆，霍然吐泻交作，脉形沉弦而滑。治宜和中为先。

生米仁　老木香左金丸三分，同拌　查炭　木猪苓　青荷梗　广藿香　半夏曲　六神曲　泽泻　制川朴　新会皮　赤苓　车前草

徐，霍乱转筋治之非易。（照施氏方加木瓜钩藤）

遗　湿

颜（八月）　疟后遗湿未清，脾胃不和，脉象弦数，治宜调理。

生米仁　新会皮　绵杜仲　川斛　车前草　佩兰叶　宋半夏　川草薢　生谷芽　赤苓　川断肉　泽泻　鲜佛手

风　斑

凌（五月）　脾欠健运，湿热留着阳明，现值太阴湿土司气，又加风邪扰动，风湿客于皮肤，汗出不彻致成风斑，搔痒无定。经谓：汗出见湿，乃生痤痱，痱即风斑也，脉弦数。治宜调理佐祛风湿。

豨莶草　新会皮　丹皮　连翘　带皮苓　生葛根　宋半夏　川草薢　净银花　蝉衣　东白芍　晚蚕沙　绿豆衣

寒水袭肺

某（七月三十日初，平诊）　夏秋阳气发泄，皮毛疏豁，偶逢暴雨寒水之气内袭太阴，咳逆痰稠，迁延日久，邪郁化火。酿痰，痰青咽痛是其候也，脉右郁滑近弦，病本在肺，何瞆瞆乎竟从肝肾主治耶，拟从麻杏甘石汤法加味度中肯綮。

水煮麻黄　炒兜铃　炙紫菀　白茯苓　白杏仁　清炙草　薄橘红　冬瓜子　冰糖水　炒石膏　旋覆花　丝瓜络

内　燥

高右（八月十五日）　体禀阴虚，水不涵木，肝胆气火偏旺，木火凌金，肺失清肃，时在燥金司气，加以秋燥，风邪乘虚袭入，风燥相搏，金受火刑，咳嗽见红，咯痰色青，胸胁引痛，午寒午热，内热为甚，今但燥咳烘热汗溢，明是阴虚阳浮之徵，脉濡小数右寸关独大于诸部，舌苔光红中后微有黄苔。以脉参证恐其阳络血溢，现近霜降节候，慎防加剧，谨拟喻氏清燥救肺出入为法，冀其退机，附方请政。

西洋参　杷叶　炙甘草　冰糖水炒石膏　玫瑰花　连心麦冬　真川贝　陈阿胶　鸭血炒丝瓜络　北杏仁　火麻仁　东白芍　经霜桑叶

冬温痰火

笑山兄（十一月）　冬温燥邪自肺胃扰动肝阳，痰饮加以食滞，壅遏腑气，升降不和，始起寒热如潮，头胀眩晕，骨络烦疼，口干呕恶，继则身热无休，咳唾浊痰，神疲嗜卧，气逆脘闷，时有谵语。良由痰热自肺胃垫于心主宫城，心经受其客

热，清明主气为邪浊所蒙也。按脉弦滑数兼见左小弦数，舌苔黄糙，上腭滞腻浊痰非白屑也，现届冬至大节，平素操劳，心营自虚，以脉参症如能痰气顺利，邪热减退，即是转机，否则慎防喘脱之虞，姑拟清心涤痰平肝降气，一则附方请政。

西洋参　炒牛蒡　竹沥菖蒲汁和匀同冲　羚角片　川郁金　炒白蒺藜　连翘　旋覆花　牛黄清心丸

按此方本有杏仁川贝丹皮青黛石决明霍斛丝通草以其繁杂，故不录也。

暑风化疟

庆侄　暑风化疟，寒热交作，头胀脘闷，气络不舒，脉弦滑数，治宜疏解。

连翘　川郁金　建神曲　益元散　广藿香　青蒿子　新会皮　青荷梗　白杏仁　地骨皮　半贝丸　鲜佛手

吾师云：寒湿疟，日日作，藿香正气散为主。

无汗加苏梗，豆豉，杏仁；

寒多加草蔻，生姜；

热多加青蒿，地骨皮；

腹胀加枳实，大腹绒。

又云：不可用扁豆，用之必复发也。

愚见如正疟者宜当详考《金匮》论诸条，柴胡汤等法，又不可废也，亦不可拘处暑之前柴胡不可用。

阴疟

阮左（九月八日）　夏秋暑湿留伏阳明，近加新凉扰动，邪自肺胃干及少阳，寒热间日而作，咳嗽痰稠，四肢酸倦，便闭溺赤，口苦脘闷，皆由此致，脉弦滑数，舌苔黄腻，阴虚体质，治宜清解。

鳖血炒柴胡　知母　金斛　炒竹茹　淡鳖甲（防柴胡无鳖血拌故用此）　地骨皮　杏仁　路路通　青蒿子　淡条芩　半贝丸　车前草

又潮有余波，胃纳欠醒，眩晕肢倦，口苦溺赤，此阴虚留湿未清，脉小弦数，治宜清理。

元参　新会皮　鲜佛手　车前草　佩兰叶　宋半夏　地骨皮　生谷芽　金斛　青蒿子　泽泻　鲜糯稻苗叶

肝胃

沈太太（五十九岁，六月二十九日）肝升太过，胃降不及，平素操劳，肝胃两虚，肝胆气火偏旺，气滞不和，又加感受暑风，自肺胃扰动肝阳，肝胃气失通调，脘痛胁胀，身热烦渴，口干呕吐，骨络烦疼，眠食欠安，《内经》谓：阴气先伤，阳气独发，疟自阴来者，谓之瘅疟。又云：厥阴之为病苦寒热是也。脉弦滑数兼见尺部濡数，舌苔黄糙少润，脉症互参切忌恼怒，怒则气逆阳升，防有肝厥之虞，治宜清解暑热，两和肝胃法，冀其退机。另纸录方请正。

连翘　青蒿　东白芍　川郁金　车前草　银花露　地骨皮　朱茯神　玫瑰花　鲜金斛　淡鳖甲　纯嫩钩　薄橘红

陈少云（五十二岁，南浔，三月二日）肝阴素本不足，肝胆气火偏旺，操劳动肝，肝木与心火相为煽动，肝与胃脏腑相对，一胜一负，肝善升而胃少降，激动肝中湿浊，痰饮加以食滞壅遏，府气始起，寒热脘闷，继则左胁引痛，咳嗽身热，骨络烦疼，大便秘结，此病本在肝胃，而标在肺经，所谓厥阴之为病苦寒热是也。脉气六阳，按左弦数而濡，右寸关弦滑数，兼见舌苔黄腻尖边红。治宜清热豁痰平肝降气。附方请高明政之。

西秦艽　青蒿子　赤苓　玫瑰花二分，挫末再研极细分冲　淡鳖甲　地骨皮　方通草　东白芍　半贝丸　银胡　金霍斛　丝瓜络　枷楠香

瘅疟

孟右（六月）　阴气先伤，阳气独发，疟自阴来，但热无寒者谓之瘅疟，脉弦数，治宜银胡清骨饮。

北沙参　知母　粉丹皮　朱茯神　银胡　青蒿子　纯嫩钩　青荷梗　淡鳖甲　地骨皮　玫瑰花

气虚下陷

某　劳倦内伤，久疟不已，脉弦数而濡，治宜补中益气。

真防党　鳖血炒柴胡　东白芍　白云苓　炙冬术　炙黑升麻　淡鳖甲　清炙甘草　嫩绵芪　新会陈皮　何首乌　生姜汁炒奎红

暑湿泄泻

陈（六月）　暑湿互扰阳明，又加瓜果伤脾，脾胃不和，肠鸣泄泻，次数甚多，脘闷腹胀，口苦溺赤，脉右弦滑，治宜和中导滞。

生米仁　扁豆衣　半夏曲　白蔻仁　车前草　制川朴　煨木香左金丸五分拌　赤苓　焦六曲　广藿香　新会皮　木猪苓　泽泻

或用胃苓汤原方亦可。

脾虚泄泻

施　大便溏泄已稀，神色清润肌肉渐

生，脾胃元气未复之徵，脉形弦缓，治宜调中。

参苓白术原方。

景岳五阴煎，四神丸皆可用之。

白　积

程左（六月）　寒暑湿食互扰阳明，寒热似渐渐无，汗泄邪陷成痢，痢下白积，更衣腹痛后重，脉弦滑而濡，舌苔黄腻，治宜和中导滞。

生米仁　煨木香左金丸五分拌　车前草　泽泻　广藿香　陈皮　木猪苓　赤苓　制川朴　楂炭　半夏曲

或可用枳壳大腹皮以疏泄之。

或加白蔻煨姜以温之。

按：赤白痢初起亦从此法，即胃苓合香连之变方也，以米仁代术，车前代桂通阳，余三味合之即五苓散也。

暑湿内陷

葛（鱼巷口）　疟痢交作，此由邪陷少阳阳明，失于提解所致，脉象弦数，治宜疏解。

细柴胡　香连丸　车前草　鲜苏叶　查楂　葛根　制川朴　青蒿子　赤苓　淡条芩　新会皮　炒银花　半夏曲

湿火红积

卓顺兄（长桥头，七月）　暑湿侵脾，下痢红积，更衣腹痛后重，乍寒乍热，脉弦滑数，宜清解阳明。

煨葛根　煨木香　青蒿子　木猪苓　炒条芩　枳壳　炒丹皮　青荷梗　炒川连　楂炭　银花或用白槿花

或用白头翁汤。

或用淡芩元明粉约三五分拌之。

赤白积烟漏

叶左（五十岁，七月二十五日）　暑湿侵脾下痢，赤白相杂，昼夜无度，更衣腹痛后重，脉小弦数，治宜泄木和肝。

生白术　东白芍　半夏曲　炒丹皮　青荷蒂　炒枳实　煨木香　楂炭　赤白苓　炒条芩　新会皮　青蒿子　白槿花

幼群兄（七月）　吸烟之体，胃气与荣气并虚，夏秋暑湿蕴留阳明，太阴脾经失运化之权，加以食滞壅遏。腑气转化败浊，下痢灰色，更衣里急后重，昼夜登圊数十次之多。古谓痢积称滞下是也，前医谓其烟体，进药一味辛燥而气火之势益剧，是以里急更甚，今诊脉象左右三部弦数，兼见舌苔光红根后黄腻，以脉参症，正虚邪实难治奚疑，拙拟宣气导滞利湿清热，一则附方可否，请高明酌政。

生米仁　广木香　紫厚朴　泽泻　焦锅巴五钱，连蒂青荷叶包　佩兰叶　炒枳壳　半夏曲　车前草　金斛　大腹绒　赤白苓　架楠香二分，挫末再研极细分冲

噤口痢脱肛

陈（五岁，七月）　痢经一月，赤白相杂，检阅前医数方一派攻伐，遂致肝脾营阴受伤，肠胃脂膏殆尽，气虚下陷，圊时后重脱肛，眼眶内陷，神烦，全不思食，延成噤口重症，慎防汗喘虚脱之变，脉虚数近弦，舌苔光红，姑拟人参石莲饮为法，冀其转机，附方请正。

台参须　鲜佛手露　青蒿露各一两，代水炖冲　江枳壳　地榆炭　泽泻　红白扁豆花各十朵焙研分冲　石莲肉　东白芍东壁土炒

煨木香真川连拌　车前草　真野术陈壁土炒　真陈不臭阿胶藕粉炒成珠　抱木神辰砂拌　陈年糕片绵包入煎

休息痢

罗左　脾肾双虚已成休息痢之候，由来半载之久，吸烟之体迁延非宜，所幸胃气尚苏不致受困，脉双弦而濡，拟宗缪仲淳法，缪氏脾肾双补丸四两，每日清晨、午后空心青盐汤送下三钱。

如酒积者，葛花解醒汤主之。

飧　泄

费三和　酒客，中虚飧泄不已，补中益气汤主之。

胃苓汤法亦主之。

脱　肛

潘左（二月）　久痢脱肛，当宗东垣补中益气法。

肠　红

某　肠红三载，纠缠不已，肝脾营分受伤，从归脾汤法。

痔

倪（二月）　阴虚湿火下注，肛门血痔，更衣见红，由来日久，即《内经》所谓阴络伤则血内溢是也。脉象弦数，拟宗丹溪槐角法。

炒槐米　黑荆芥　丹皮炒黑　赤苓　地榆炭　女贞子　净银花炒焦　泽泻　炒枳壳　东白芍　米仁　车前草

血不止加柿饼炭。

内外痔俱同法，漏管者，加象牙屑。

痔漏脱肛

陈　气虚湿热下注，痔漏脱肛，脉象弦数，治宜调理。

水泛补中益气丸四两　加味槐角丸四两（二丸和匀每日清晨午后空心开水送下五钱）

血痢

何左（正月）　脾欠健运，湿热留着阳明，加以操劳动肝，肝木乘脾，脾失统血，血痢纠缠，更衣腹痛后重，脉弦缓。治宜两和肝脾为先。

真防党　焦当归　远志肉　东白芍　樗白皮　嫩绵芪　清炙草　炒枣仁　陈阿胶　真於术东壁土炒　云茯神　广木香　桂圆肉

桂圆肉一枚，苦参子五粒包吞。

水肿

陈小孩（二月）　寒水侮脾，水肿胀满，脉双弦而濡，治之非易易耳。

米仁　制香附　法半夏　广陈皮　车前子　绵茵陈　大腹绒　椒目　飞滑石　带皮苓　制川朴　地骷髅　冬瓜皮

此症小儿谓之瓠白，大人谓之水肿，同一病也。

下身肿胀

许左（年三十一岁，八月三日）　伤于湿者下先受之，诸湿肿满皆属于脾，脾失运化之权，湿热曾着阳明，太阴阳明之脉皆从足经而起，湿热下注其经气络不和，肿自足跗而起，膀胱气化失司，肿及阴囊，

小溲不利，脉象弦缓，治宜分利，方照陈孩水肿之方去香附大腹绒，加汉防己、晚蚕沙。

脚气

如湿热脚气亦从此方，加草薢、汉防己、晚蚕沙。（按原稿无正方）

肿胀

张（七月）　脾肺气虚，中焦失运化之权，湿热蕴留阳明，三焦气滞不和，肿自足跗而起，延及四肢头面，腹胀少纳，四肢酸倦，小溲不利，脉右弦滑，治宜清利。

生於术　大腹绒　椒目　晚蚕沙酒炒绢包　车前草　炒枳实　新会皮　飞滑石　带皮苓　制香附　法半夏　汉防己　地骷髅

水肿

汪鸿桥（年四十六岁，七月）　寒水侮脾，水肿胀满，前以分利不应，今已喘矣，脉形濡缓，拟宗满生加减肾气汤法。

大熟地　缩砂仁四分，拌　丹皮　怀牛膝　怀山药　带皮苓　车前子　陈萸肉　泽泻　地骷髅　上摇桂　熟附片各五分二味泛丸分吞

按：菁山某亦用此方数十剂痊愈，灵效非常。

寒湿气滞

左（八月）　寒湿气滞，肝脾不和，腹胀脘闷，四肢酸倦，气逆痰稠，眠食欠安，脉右弦滑，治宜泄木和中。

米仁　大腹绒　炒枳壳　焦麦芽　连穗　车前草　广藿香　新会皮　莱菔子

杏仁　制香附　法半夏　赤苓　姜汁炒竹茹。

湿食

僧（六月）　湿食郁遏，腹胀不和，治宜疏化。

藿香正气丸、保和丸各二两，二味和匀，每服三钱，开水送下。

单臌胀

刑云窑　湿热侵脾，脾虚作胀，土不生金，肺失清肃，咳嗽便溏，单腹臌胀，青筋外露，（或腹筲臌胀，青筋外露，势成单臌之候）脉双弦而濡，治之非易易耳。

生於术　大腹绒　陈香橼　鸡内金　小温中丸　炒枳实　新会皮　沉香曲　楂炭便结易莱菔子　制香附　法半夏　赤苓　车前子

李　单腹臌胀希冀万一。

生仙居术一钱　陈新会皮一钱五分　二味煎汤，送丹溪小温中丸三钱。

黄疸

王右　瘀滞黄疸，脾胃不和，脉象弦数，治在阳明。

绵茵陈　新会皮　赤苓　制川朴　车前草　连翘　宋半夏　木猪苓　地骷髅　赤小豆　米仁　泽泻　范志曲

风淫末疾

陆（钮店桥）　血不荣筋，加以风湿阻络，阳明虚不能束筋骨以利机关，手指麻木不仁，风淫末疾是也，脉小弦数，治宜和营，以祛风湿。

米仁　西秦艽　带皮苓　嫩桂枝　川

草薢　全当归　晚蚕沙　片姜黄　宣木瓜　粒红花或易鸡血藤　野桑枝

行痹

某　风湿为痹，游走无定，即前方加（乳香七分陈酒半杯）入煎。

着痹

邱　风寒湿三气杂至合而为痹，风胜为行痹，寒胜为痛痹，湿胜为着痹，足筋痹由血不荣筋，寒湿下注阳明经络而成，脉弦数，苔薄白，治宜疏解。

米仁　西秦艽　带皮苓　怀牛膝　川草薢　全当归　晚蚕沙　虎胫骨　宣木瓜　粒红花　垂下野桑枝　小活络丹一颗，剖开用开水化服

痛痹

康左（七月）　寒湿下注，足三里筋络肿痛，不能任地。《内经》云：伸而不能屈，病在骨是也，脉弦缓，治宜和营，以逐风湿。

照邱方加熟附片、威灵仙。

半身不遂

李左（二十六岁，馆前，初十）　半身不遂良由筋骨失于荣养，寒湿乘隙入于筋络所致。前拟进温通筋络法已得小动，脉弦缓，仍步前法出入。

全当归　败龟甲　米仁　晚蚕沙　东白芍　琐阳　川草薢　制香附　虎胫骨　怀牛膝　宣木瓜　小活络丹一颗

又半身不遂拟进河间虎潜法已得活动，而胫骨无力，大筋软短，犹是血不荣筋使然，脉弦，仍踵前法。

全当归　虎胫骨　怀牛膝　制香附
东白芍　败龟甲　米仁　小活络丹　生地
根　琐阳　晚蚕沙

瘰 疬

钦局票　瘰疬成痈，治之非易。

丹溪虎潜丸

每服三钱青盐汤送下

风 寒

风寒袭肺，杏苏散主之

杏仁　桔梗　法半夏　生姜　紫苏梗或
用叶用子皆可　枳壳麸炒或用蜜炙　赤苓　红枣
前胡　陈皮　炙甘草

风 温

风温袭肺，即从徐姓秋燥方，同见后。

暑 风

陈（七月）　感受暑风，扰于肺胃，
咳嗽潮热，脘闷口渴，脉象数，治宜清解。

老苏梗　薄橘红　竹茹　冬瓜子　薄
荷梗　白杏仁　通草　焦麦芽　连翘　象
贝　益元散　青荷梗

湿 气

王　湿郁气滞，肝肺不和，咳呛气逆，
宜用清泄。

米仁　旋覆花　路路通　丝瓜络　冬
瓜仁　生蛤壳　赤苓　车前草　白杏仁
炒白蒺　通草

兼肺热合泻白散。

如面黄加茵陈。

如胀加莱菔子。

风 燥

徐　秋燥风温，治宜清肃。

元参　橘红　丹皮　竹茹　萝卜汁
薄荷　炒牛蒡　象贝　通草　连翘　瓜蒌
皮　纯嫩钩　赤苓

此方余在蒋永生家得来，不知是何人
手笔，因屡试有验故录之。

生米仁　全瓜蒌　竹沥一两　淡姜汁三
滴和冲　冬瓜仁　海石粉　黑山栀　芦根
白杏仁　青黛　炒兜铃

如痰火阻肺络，声嗄者亦效。

傅左　寒水侮脾，土无堤防，水气泛
滥，始起咳嗽，继则遍体浮肿，腹胀气逆，
脉象沉细，治宜温中利水，症虞喘促之变，
附方请正。

生米仁三钱　姜半夏二钱　生姜皮六分
白杏仁二钱　熟附块六分　广皮一钱　椒目一
钱　炒苏子一钱五分　带皮苓四钱　杭白芍一
钱五分　冬瓜子皮各三钱

（此方系余诊因有验故附此）

傅左次诊，肿已渐消，惟脚肿未已，
脉弦滑而缓，照前方去苏子加米泔制茅术
汉防己旋覆花。

湿疥疮悬拟方，余拟疥疮有湿燥之分，
属湿者应用此加减。

豨莶草　广皮　黑山栀　绵茵陈　带
皮苓　蒺藜　忍冬藤

有热疼痛，加连翘、大腹绒、晚蚕沙、
黄芩。

胃 咳

李官官（三岁，三月）　胃咳则虫动，
虫动则呕，非比痰阻肺气为咳，读《内经·
咳论》自知也，脉右弦滑而浮，治宜降气

平肝理胃。

炙桑皮　新会皮　旋覆花　乌梅肉
姜汁炒竹茹　地骨皮　宋半夏　紫石英
焦麦芽　杏仁　赤苓　炒苏子　左金丸

胆咳之状，咳呕苦汁，亦从此方。

三　焦　咳

许左（八月）　脾虚留湿，湿痰阻肺，久咳不已，则三焦受之，三焦咳状，咳而浮肿，脉象弦数，治宜降气豁痰。

炙桑皮　带皮茯苓　薄橘红　瓜瓣四两
代水　地骨皮　葶苈子　象贝　冬瓜皮　莱菔子　路路通

如水饮者或用小青龙汤原方。

木火刑金

邱左（鸿桥，八月）　木火刑金，肺失清肃，咳逆痰稠，脘闷肢倦，脉弦数右浮，治宜清肃上中。

南沙参　真川贝　地骨皮　炒白薇
梨汁一杯冲　炒苏子　旋覆花　赤苓　玫瑰花　杏仁　生蛤壳五钱　青黛五分，拌打　通草　鲜竹茹

金水双亏

史左（四月）　金水双亏，肝阳浮越，不潜木火，上刑肺金，肺失清肃下行，潮热咳嗽，咽干目眩，脉象弦数，治宜清肃。

雪梨膏　西洋参　真川贝　炙冬花
朱茯神　百合须白花者佳，黄花不堪入药　或用天冬　杏仁　生蛤壳　枇杷叶　官燕根
炒苏子　丹皮　玫瑰花

肝气痰饮

王（八月）　脾肺气虚，中焦留伏痰饮，加以操劳动肝，肝气横逆，挟痰饮上犯于肺，气逆脘闷，咳嗽痰稠，脉左弦右滑，治宜降气豁痰。

粉沙参　新会皮　紫石英　赤苓　炒苏子　宋半夏　炒白薇　八月札　杏仁
旋覆花　玫瑰花　姜汁炒竹茹

肝气扰动痰饮

朱左（年五十余，菱湖）　吸烟之体，脾肺自虚，中焦留伏痰饮，加以肝气扰动，痰阻肺气，咳逆痰稠，潮热腹胀，纠缠不已，脉右滑左小数而弦，治宜调理。

东洋参　麸枳壳　赤苓　戈半夏五分
生於术　真紫沉水香三分，刮片另炖分冲　新会皮　旋复花　炒白薇　玫瑰花　紫石英
东白芍　姜汁炒竹茹

痰阻气络

刘（太和坊，正月）　《巢氏病源》云：胁痛左属蓄血，右属痰饮，见症右胁引痛，气逆痰稠，明是痰阻其气络，不主宜使然，脉右弦左小弦数，治宜泄木和中。

旋覆花　全瓜蒌　宋半夏　赤苓　新绛　川郁金　炒白薇　玫瑰花　青葱管
新会橘络　丝瓜络　姜汁纱竹茹

某，悬饮内在胁间，按之辘辘有声，宜三子养亲汤。

风热致衄

沈右（年二十五岁，二月）　感受风温，扰于阳明，头胀身热，脘闷咯痰，血自鼻孔中流出，《伤寒论》所谓红汗而解也，脉弦数而浮，治宜清解。

元参　黑山栀　丹皮　鲜竹茹　银花露　薄荷尖　橘红　象贝　方通草　连翘

川郁金　怀牛膝　白茅根

暑风鼻红宜从此方，多捣荷叶汁、生地汁、茅根汁为妙。

衄　血

沈（二月）　《内经》谓春善病鼽衄，良由气火偏旺，风热外袭，风火相煽，阳络多伤使然也。治宜黑参犀角汤法。

元参　东白芍　焦山栀　荆芥炭　犀角盘　丹皮　连翘　白茅根　生地　怀牛膝　净银花　薄荷梗　鲜竹叶

胃血上吐下利

某（三月）　酒客多湿，湿热内扰，酒性慓悍，致伤胃络，络血上溢下注遂致吐血便血，脉右芤大，治宜清解。

犀角盘　茜根炭　丹皮　玫瑰花　鲜地　淡芩　怀牛膝　藕汁　黑栀　东白芍　丝瓜络　车前草

胃　血

费（东街，年三十一岁，三月）　肝火冲激胃络，络血不时上溢，脉弦数，治宜清络。

小蓟炭　鲜地　怀牛膝　麋衔草　藕节　蒲黄炭　东白芍　丝瓜络　仙鹤草　茜根炭　丹皮　玫瑰花　白茅根

甘心服童便终身无恙；

常服藕粉大佳；

心肺火甚加连翘，黑栀，犀角；

阳明胃火加淡芩，制军；

肝火甚加青黛，石决明；

肾火甚加女贞，旱莲草；

血虚加阿胶，生地。

牙衄不止

高（新市西河头，年三十一岁，巧月二十四）　少阴不足为病之本，阳明有余为病之标，血不足气有余，有余便是火。齿是肾之余，牙龈又属阳明经脉所注，火犯阳经，血热妄行，血自齿缝中流出，甚且牙衄不止，去血过多而营阴受伤，内热神疲，四肢酸倦，脉左小弦数，右寸关弦数而芤，舌苔光红甚且起有火沟，治宜壮水之主，以制阳光法。

米炒西洋参　东白芍　怀牛膝　鲜佛手黄衣　米炒大麦冬　左牡蛎　连翘壳　玫瑰花　大生地　粉丹皮　银花露　鲜谷芽　带心竹叶

离经之血未净

臧左（环域，三月）　努力伤络，络血上溢盈碗，离经之血未净，咯痰见红，兼有咳嗽，五内烦热，良由操劳动肝，肝火激动胃络所致，脉弦数，治宜清解。

照东街费姓血溢之方加苏子川贝。

瘀血滞于肺络

许（五月）　努力伤络，络血不时上溢，血止而瘀滞肺络，肺失清肃，咳逆痰稠，脘闷胁痛，脉象弦数，治宜疏解佐以理络。

丹参　川郁金　旋覆花　麋衔草　童便　参三七　新绛　炒白葵　白茅根　泽兰　丝瓜络　炒苏子　藕节

瘀血滞肺

徐左（合溪）　努力伤络，瘀血内蓄，咳吐紫瘀，体疲内热，脉象郁数，治宜疏化。

丹参　川郁金　泽兰　怀牛膝　参三七末　元胡　粉丹皮　茜根炭　桃仁　归尾　新绛　丝通草

蓄血瘀滞，咳吐不止，用治蓄血之法甚妥。

痰中夹血

莫左　火盛刑金，肺失清肃，咳嗽伤络，痰中夹血，胸胁引痛，脘闷肢倦，脉形郁数，治宜清络。

炒苏子　旋覆花　玫瑰花　川郁金白杏仁　新绛　藕节　银花露　真川贝丝瓜络　丝通草　青芦根

劳嗽见红

郦翁　掺用神机，肝胆气火偏旺，上刑肺金，肺失肃化之权，咳嗽震动，肺络交节见红，木叩金鸣，阳络伤则血外溢是也，脉小弦数，右寸关弦滑数兼见。治宜清金平木，兼以理络。

南沙参　真川贝　丹皮　枇杷叶　麋衔草　炒苏子　旋覆花　怀牛膝　玫瑰花藕节　白杏仁　生蛤壳　丝瓜络　仙鹤草青芦根

或用丹参、参三七、陈阿胶亦可。

如洋参、麦冬、燕窝、冬花、白芍、阿胶、女贞子、旱莲草之类随加，蓄血类伤寒，宜从《指掌》。

跌伤者亦从蓄血法。

活蝌蚪治吐血大灵，带活吞半碗许即愈。

白麋衔治吐血大效，浸陈好酒佳。

活曲蟮治伤血大效，浸陈酒佳。

风痰扰肺

沈左（二月）　风痰扰肺，肺气不宣，肺为声音门户，咳嗽声嘎不扬，脉象弦数，治宜清肃上中。

元参　杏仁　通草　金蝉衣　炒兜铃旋覆花　象贝　活水芦根　炒牛蒡　生蛤壳　鲜竹茹。

寒郁于肺

某　暴嗽失音，且有气逆，肺为寒郁故也。

三拗汤加桔梗白前。

金实无声

宋（二月）　去夏暑风袭肺，失于清解，肺热蒸痰，痰阻肺气，咳嗽迄今，声音重浊不扬，所谓金实则无声也，脉弦滑而濡，治宜清肃上中。

方见咳嗽门中，埭头王姓湿气郁肺之方，加兜铃蝉衣芦根。

木火刑金声嘎

殷左（三十三岁，十一月）　久嗽曾失血，肺失清肃，声嘎不扬，良由水不涵木，木火刑金使然也。脉象弦数，治宜清金平木。

方见咳嗽门史姓之方，去燕根、旋覆花，加冬花、凤凰衣等份。

金破无声

杨左（五月）　金水双亏，喉痹声嘎，所谓金破则无声也，脉形弦数，治宜滋阴降火。

方见咳嗽门史姓方，去苏子、梨膏，加射干、金果榄、猪肺露、青芦根。

肺痈已溃

吴　肺痈已成，咳吐脓血，气逆痰稠，右胁引痛，脉右弦滑兼数，治宜清肃上中。

生米仁　真川贝　连翘　青芦梗　甜瓜仁如无以冬瓜子代　炙紫菀　经霜桑叶　陈年芥菜卤　白杏仁　炙冬花　银花露　冬瓜煎汤代水

如初起去川贝、紫菀、款冬、芦梗、芥菜卤，加桃仁、苦桔梗、川郁金、全瓜蒌、芦根。

肺痿宜从金水双亏法。

久嗽吐白血

陈左（递浦，五十二岁）　久嗽伤阴已成肺痿，咳嗽曾失血，但吐白沫，咽痛喉痹，妨纳饮食，五内烦热，便燥，溺水眩晕，体疲，形内羸瘦，积劳成之候。脉虚数近弦，姑拟滋清一则，兼其转机，附方请正。

台参须五分入煎　陈清阿胶一钱五分，藕粉炒成珠　北杏仁三钱，去皮尖　雪梨膏一两，分冲　冰糖水炒　石膏三钱　连心麦冬一钱五分　炙冬花一钱五分　川贝去心，二钱　酒炒丹皮一钱五分　生蛤壳五钱，青黛五分拌打　霜桑叶二钱五分　冬虫夏草一钱五分，蜜炙　枇杷叶三张　炒马兜铃二钱　玫瑰花八分，后入

哮　喘

老夫自服风哮有年，遇寒劳秋而发，咳逆痰稠，甚且不能平卧，脉弦滑浮，治宜降气豁痰。

方见肝气痰饮，同王姓之方。

肺风痰喘宜从《指掌》。肺伤痰喘之法加羚角犀黄竹沥，或用小青龙汤，麻杏甘石汤，射干麻黄汤。

喘　逆

严左（七十二岁，八月）　喘逆未平，咯痰欠顺，丹溪谓：上升之气，自肝而出。操劳动肝，肝气横逆扰动痰饮为患，年高病者是非宜也，脉濡滑近弦，舌苔黄腻。治拟平肝降逆理气豁痰，附方是否，以候高明酌政。

姜制西洋参一钱五分　真川贝二钱　覆花一钱五分　真紫沉水香三分　蛤蚧尾一对，酒洗去鳞，焙研极细分冲　化陈皮一钱五分，盐水炒软　紫石英三钱，生打　丝瓜络三钱　白杏仁三钱　戈制半夏一钱五分　炒白葵三钱　竹沥一两，淡姜汁一滴和匀分冲

半爿头痛目翳

王（潞村，年五十六岁，十一月二十六日）　血虚生风，半爿头痛，痛甚损目，目起翳障，潮热口苦，心悸眩晕，眠食欠安，脉小弦数，治宜育阴潜阳。

西洋参　甘菊蕊　丹皮　玫瑰花　制首乌　归身　石决明　冬桑叶炒　蔓荆　东白芍　朱茯神

外风宜从后川芎茶调散法。

诸风掉眩，痰多宜痫，厥方治之。

风痰痫厥

章　痰病已成痫厥，火风自肝而至。

元参　丹皮　宋半夏　化陈皮　鲜竹沥　鲜细叶石菖蒲汁一匙同冲　羚角片　纯嫩钩　川郁金　陈胆星　明天麻　朱茯神　石决明青黛五分拌打　木蝴蝶

痰 厥

朱右（市陌路，年十六岁，六月）暑湿风邪酿痰化热，自肺胃扰动肝阳，痰随气升，徒然厥逆，不省人事，牙关紧急，手指搐搦，脉弦滑数，蒲清心涤痰平肝宣窍。

元参　连翘心　纯钩　陈胆星　鲜竹沥　鲜细叶石菖蒲汁同冲　羚角片　川郁金　石决明青黛拌打　牛黄清心丸　薄荷梗　丹皮　朱茯苓　青荷梗

肝 厥

又（二里诸姓，年三十一岁，右）感受湿邪，动扰肝阳，陡然厥逆。

方照前去薄荷、郁金、胆星、竹沥，加沉香、二陈、姜竹茹。

心悸怔忡

某　心体不足，心用有余，肝为心母，操用神机，肝木与心火相为煽动，肝阳浮越不潜，彻夜不寐，心悸怔忡，有不能支持之候，脉弦滑数，左寸关长直，治宜清心和胃，佐以平肝。

紫丹参猪心血拌炒　广陈皮　朱茯神　川郁金　卷心竹叶　元参　宋半夏　苍龙齿　石菖蒲　猪胆汁　炒枣仁　石决明玳瑁边如无以元武板　鲜竹茹。

痰迷心窍

费（菱湖，三月）因惊外触，激动肝阳，木火生痰，痰火二者阻蔽肝胆胞络之间，清明之气为邪浊所蒙，心绪纷纭，识神时清时糊，俗为吓痴之候，治宜清心涤痰，安魂益志法。

紫丹参猪心血拌炒　丹皮　苍龙齿　陈胆星　真西琥珀　元参　石决明真川连三分拌打　元武版　鲜竹沥鲜菖蒲一钱五分，同捣　川郁金　净枣仁　朱茯神　远志肉　卷心竹叶

重阳则狂

汪左（十一月）天时温燥，阳明受之，酿痰化火，上扰肺胃，加以肝阳浮越，不潜阳气，皆并于上，夜无眠，歌哭声怒，袭成癫狂之候，经谓：重阳则狂是也，治宜清心豁痰，平肝宣窍为法。

犀角盘　九孔石决明　真川连三分，同拌生打　陈胆星　鲜橄榄明矾五分同拌　丹皮　鲜生地汁　抱木茯神辰砂拌透　竹沥鲜菖蒲一钱五分，捣汁和冲　生铁落四两，煎汤代水　苍龙齿　川郁金

王左（二月）酒客多痰，无非湿热，蒸窨而致痰病，延久每多袭成痫厥之虞，盖痰以阳明为窟宅，加以肝胆阳升，痰郁为病，其变百出，诚如王隐君所云，今诊脉象禀质六阴，重按弦滑，舌边微绛，中后黄腻，拟以黄连温胆汤，大意未知妥否。

元参　化陈皮　全瓜蒌　鲜石菖蒲　真川连　宋半夏　海石粉　川郁金　炒枳实　朱茯神　焦山栀　鲜竹茹

又舌绛脉滑数，陡然神识不清，妄言妄动，心无主张，目赤颧红，不饥不便，此痰火风也。昨拟黄连温胆法未能获效，此证治法总不离乎清火豁痰息风安神之剂，仍仿昨法，略大其制，以折其标，未识当否，附方候政。

元参　化陈皮　海石粉　陈胆星　礞石滚痰丸　真川连　仙半夏　石决明青黛五分拌打　川郁金明矾五分拌打　枳实汁　全瓜蒌　黑栀辰砂一分拌打　竹沥　鲜石菖蒲二钱，

捣汁和冲

耳钝不聪

钱（局前巷，年十五岁，六月）　阳明湿火熏蒸，耳为宗脉之所，清窍不利，耳钝不聪，休作无定，脉象弦数，治宜清降。

元参　土贝　石决明　绵茵陈　翘壳黑栀　炒白蒺　赤苓　夏枯草　丹皮　玫瑰花　石菖蒲

或用紫雪丹亦可。

肾虚用左磁丸方。

天行赤眼

徐（八月）　天行赤眼，赤涩羞明，脉弦数而滑，治宜傅氏羚羊角散法。

羚角片　夏枯草　地骨皮　白甘菊薄荷尖　连翘　净银花　童木通　元参桑白皮　谷精珠　清宁丸

外用龙胆乙分和乳点之。

风热鼻渊宜从陈无择苍耳散为主。

偏正头风

此方不知从何处得来，治偏正头痛新起，体气壮实者，治之无不应手，故录之。

川芎八分　藁本一钱　香附五分　红枣七枚　香白芷　明天麻各一钱五分　贝母一钱白鳌头半个，左痛用左，右痛用右，满头痛全用川芎一钱五分　西秦艽一钱五分　马料豆四十九粒

或用川芎茶调散。

如血虚头痛，宜从潞村王姓头痛之方。

烂喉丹痧

右　烂喉丹痧，身热脘闷，痰随气升，咽喉肿痛，糜腐肌膜，已现风疹，未得宣达，适值经转之时，热入血室，热盛神蒙，烦渴引饮，脉弦滑数，右寸关浮洪，姑拟辛凉透解，以犀角地黄汤为法，冀其转机，否恐痰升内闭之忧，附方请专家酌政。

元参　连翘　犀角盘　怀牛膝　象贝射干　炒牛蒡　鲜生地　赤芍　珠黄散分二次，白滚汤冲服五厘　山豆根　川郁金　丹皮炒天蚕　碧玉散　鲜竹沥鲜细叶石菖蒲连根捣汁三匙和冲　活水芦根

喉痹

某　经云：一阴一阳结；谓之喉痹。古无喉科专门，故不分症，通称之喉痹。夫一阴者厥阴也，一阳者少阳也。二经上循咽嗌，君相火炽，结为喉痹。良由荣阴内亏，水不涵木，木火上炎，先患目疾，继发喉痹，同是一源之恙所谓阴虚喉为之患也。脉形弦数，舌苔边红中黄。治拟滋阴降火。《内经》又云：壮水之主，以制阳光法也。附方请明眼裁之。

元参　肥知母　丹皮　朱茯神　枇杷叶　射干　鲜石斛　怀牛膝　象贝　鲜竹茹　山豆根　鲜生地　石决明　金果榄

头项结核

潘右（螺蛳庄）　痰凝气滞，颈项结核，久延恐成乳疬，脉弦滑数，拟逍遥合疏解法。

鳖血炒柴胡　白茯苓　制香附　忍冬藤　地栗　全当归　丹皮　子青皮　土贝东白芍　左牡蛎　真橘核　陈海蜇　又六味丸半斤　消疬丸四两，二味和匀，每日清晨午后空心淡盐汤送下三钱。

459

噎膈

吴左（八月） 痰气交阻，病成噎膈，脉右弦滑，治宜降气豁痰，即老夫自吃风哮之方加川郁金全瓜蒌。

反胃

张左（十一月） 嗜饮伤胃，郁怒伤肝，木为土贼，生化之源大伤，以致胃不受纳，经云：食入反出者属上膈也，脉来弦细而数，病延半载，非易调治。

真川连　全瓜蒌　新会皮　妙竹茹　牛蒡草　淡干姜　旋覆花　制半夏　青皮　蔗汁　炒枳实　代赭石　八月札　赤苓

或可加牛乳、韭汁、枇杷叶之类。

肝气胃寒

叶　中虚留饮，肝胃不和，乍寒乍热，呕吐酸饮，头胀眩晕，脉右弦滑而浮，治宜疏解。

老苏梗　新会皮　制香附　白蔻仁　广藿香左金丸三分，拌炒　赤苓　泽泻　淡姜渣　制川朴　宋半夏　六神曲

胃火冲逆

阳明热病，舌苔黄，燥渴呕恶，脉来洪滑，米饮入口即吐，惟凉水可纳者，宜《千金》芦根汤主之，姜汁炒竹茹亦主之。

肝火乘胃

伤寒甚热之时，自觉气从左升，呕吐，勺水不纳，脉滑数，舌燥刺，或呕苦黄水，此肝火上乘于胃也，宜降之泄之。

川连　吴萸肉　姜汁炒竹茹　青陈皮

赤白苓　半夏　姜汁沙山栀　八月札之类

上呃

陈左（七月） 风痰阻郁肺气，肺不主宣，呃逆频频，由来旬余，脉右弦滑按欠达，治宜疏风豁痰。

粉沙参　化陈皮　炒白蒺　赤苓　炒苏子　宋半夏　玫瑰花　八月札　白杏仁　旋覆花　川贝　紫石英

潘，中虚呃逆。

东洋参　柿蒂　旋覆花　建莲肉　公丁香　生姜　紫石英　大红枣

每日晨服胡桃同杏仁雪冰糖研冲服。

下呃

沈（新市六塔里左，年五十岁） 真阴不足，肝肾阴火挟同冲脉上逆，呃逆频频，无休息时，觉气自少腹而上，谓之下呃，久延恐成呃忒之变，脉小弦数，治拟都气饮，佐以摄纳法。

东洋参　怀山药　朱茯神　紫石英　真紫沉水香　大熟地缩砂末四分，拌　丹皮　北五味　刀豆子　核桃肉　陈萸肉　泽泻　旋覆花　紫油安桂心

瘕气

沈右（三月） 肝阴不足，气郁成瘕，攻逆脘闷，左脊瘕痛，痛甚欲呕，脉右弦滑，治宜疏化。

金铃子　东白芍　左金丸　焦麦芽　延胡索　制香附　沉香曲　朱茯神　全当归　宣木瓜　小青皮　车前草

陆左　寒湿成疝，治宜疏解。

金铃子　制香附　全当归　椒目　元胡　小青皮　赤苓　真橘核　东白芍　荔

枝核 泽泻 车前草

或加小茴香、木香、胡芦巴；热加飞滑石。

疟 母

周左（小溪口，二月） 三疟缠久，荣阴自虚，脾失统运之权，寒湿疟痰留滞成癥，左胁痞胀有形，三疟仍来，腹胀少纳，四肢酸倦，暮夜盗汗，脉象弦数，治拟泄木和中。

鳖血炒柴胡 淡鳖甲 大腹绒 全当归 东白芍如桂枝、左金、沉香等俱可拌 焙鼠妇 小青皮 焦麦芽 制香附 半贝丸奎红生姜捣汁炒，或加青蒿子 地骨皮

或用鳖甲煎丸，阿魏消痞丸等类。

胃寒痛

牛（左，年廿六，上兴桥） 寒湿气滞，肝胃不和，胃脘当心而痛，痛甚欲呕，脉右弦缓，治拟泄木和中。

生米仁 宣木瓜 东白芍桂枝三分，拌炒 赤苓 缩砂仁或用阳春砂仁 广藿香左金丸三分，拌 新会皮 延胡索 小青皮 制香附 法半夏 瓦楞子 焦麦芽

如干姜、吴萸、刺猬皮、九香虫、肉桂、沉香之类，随意用之，常服香砂养胃丸大佳。

南皋桥七家田沈商尧，年五十余，胃寒痛不止，脉弦迟舌白胖，清乌镇沈馨斋治之，用归芪建中汤一剂即止，方附后。

桂枝一钱 煨姜三片 全当归二钱 东白芍三钱 红枣三枚 大棉芪一钱五分 炙甘草七分 饴糖三钱 胡芦巴一钱

朱（北街，年三十，六月专请） 饥饱失常，劳倦内伤，厥阴肝气横逆，扰动胃中留伏痰饮，痰气交阻，肝胃气失通调，胃脘当心而痛，痛甚欲呕，两胁支满，甚且厥逆，拘挛不仁，屡经更医，拟进辛温香燥之品，肝胃血液益受其耗，而脘痛胁胀不除，病经旬余，食不沾唇，形肉羸瘦，尝读《内经》有云：肝苦急，急食甘以缓之。治肝之体宜酸宜甘，治肝之用宜酸宜苦，酸甘能敛肝阴。肝与胃脏腑相对，一胜则一负，肝善升而胃少降，所以见证如是也。今诊脉象虚数近弦，右关弦滑而浮，舌苔黄糙边红。拟宗经旨主治，附方请明眼酌夺。

台参须玫瑰花三朵同炖冲 东白芍 新会皮 吉梅炭 筧麦冬 左金丸 宋制夏 绿梅蕊 清炙甘草 宣木瓜 朱茯神 陈冬米

腹 痛

钱左（三月） 寒湿气滞，肝胃不和，绕脐腹痛，纠缠不已，脉右弦滑，治宜泄木和中。

金铃子 荔枝核 新会皮 小茴香 淡干姜 元胡索 宣木瓜 法夏 焦麦芽 制香附 左金丸 小青皮 广木香

石 瘕

陈右（三月） 血虚气滞，已成石瘕，少腹痛胀，经停五月，脉弦涩数，治宜疏散。

紫丹参 粉赤芍 地鳖虫 小青皮 制香附 延胡索 怀牛膝 焦麦芽 全当归 五灵脂 红通草

轻者可用疝气法。

重者可用内疝法。

内 痛

郑（包家弄） 瘀滞小肠，少腹痛胀，有形有质，势成内痛，乍热乍寒，眠食欠安，脉象弦数，治宜疏散。

金铃子 粉赤芍 桃仁 怀牛膝 红通草 延胡索 制香附 制军 小青皮 归尾 真橘核 紫油安桂三分，去皮泛丸，分吞 焦麦芽

腰 痛

老宸兄 劳伤蓄血，阻住腰膂筋络，症起腰腧，抽掣作痛，交阴分时为甚，皮色不变，眠食欠安，脉弦涩数，治宜疏散。

金毛狗脊 赤白芍 鸡血藤 西秦艽 全当归 川断肉 明乳香七分 麻皮 绵杜仲 粒红花 炒甲片

肾虚腰痛青蛾丸主之。

癃 闭

沈（局票） 小便秘。

蟋蟀三只，酒洗焙燥，如无以蝼蛄代之，用腐衣包吞之 元参 焦栀 萹蓄 粉青黛 翘壳 童木通 瞿麦 益元散真西珀三分，同灯心研极细末拌 真川连 海金沙 丹皮 车前子

或用龙荟通关丸等类。

外治以麝香，用蛤壳合脐中。

血 淋

钦（左，望丹桥，三月） 阴虚阴火下注，小便淋浊，溺管塞痛，脉小弦数，治宜清理。

冯左（六月） 胞移热于膀胱则癃溺血，又云膀胱不利为癃，小便癃闭溺血，此由阴虚火炽，心火妄动使然，脉象弦数，治宜清降。

血余炭 童木通 西琥珀 仙鹤草 旱莲草 甘草稍 赤苓 麋衔草 丹皮 海金沙 泽泻 车前子

如气淋者宜萆薢分清饮。

遗 精

陈左（六月） 肾开窍于于阴，精窍开则溺窍闭，溺窍开则精窍闭。时乃湿土司令，湿郁热蒸，水道不利，土愈不燥，是以体疲内热，精滑自遗，小便赤涩，大便闭结，有时跗肿面浮，口苦胃钝，脉左弦数右濡数，切勿以阴虚火炽治之。

元参 童木便 真川柏 川萆薢 翘壳 鲜生地 益元散真西珀二分研极细末拌 车前草 焦山栀 肥知母 淡竹叶

梦 遗

左（二月） 操用神机，肝木与心火相为煽动，肝胆内寄相火，心火妄动，则相火随之，精滑不固，五内烦热，体疲胕酸，皆属阴分不足之恙，脉弦小数，治宜滋清一法，拟方请政。

台参须 细生地 丹皮 莲子心 大麦冬 东白芍 朱茯苓 车前子 怀山药 左牡蛎 泽泻

或用聚精丸、小滋肾丸等类。

聚精丸方

潼蒺藜 线鱼膘胶蛤粉炒珠

小滋肾丸方

真川柏三钱 猪脊髓一条

为丸分吞。

附喉科金银散治烂喉痧紧喉风（凡因火喉痛、喉肿、喉间糜烂吹之足，佐汤剂

初起尤灵）。

人指甲五分煅　鹅管石三分煅　真腰黄二分　硼砂三分,漂　大梅片一分　僵蚕二分,炒断丝（照方修合不可增减）

上六味除指甲梅片外，各研细末，置研器内再研，然后入指甲梅片，研至无声为度，装内紧塞其口，以防泄气，用时以自来风打入。

《凌临灵方》终

推篷寤语

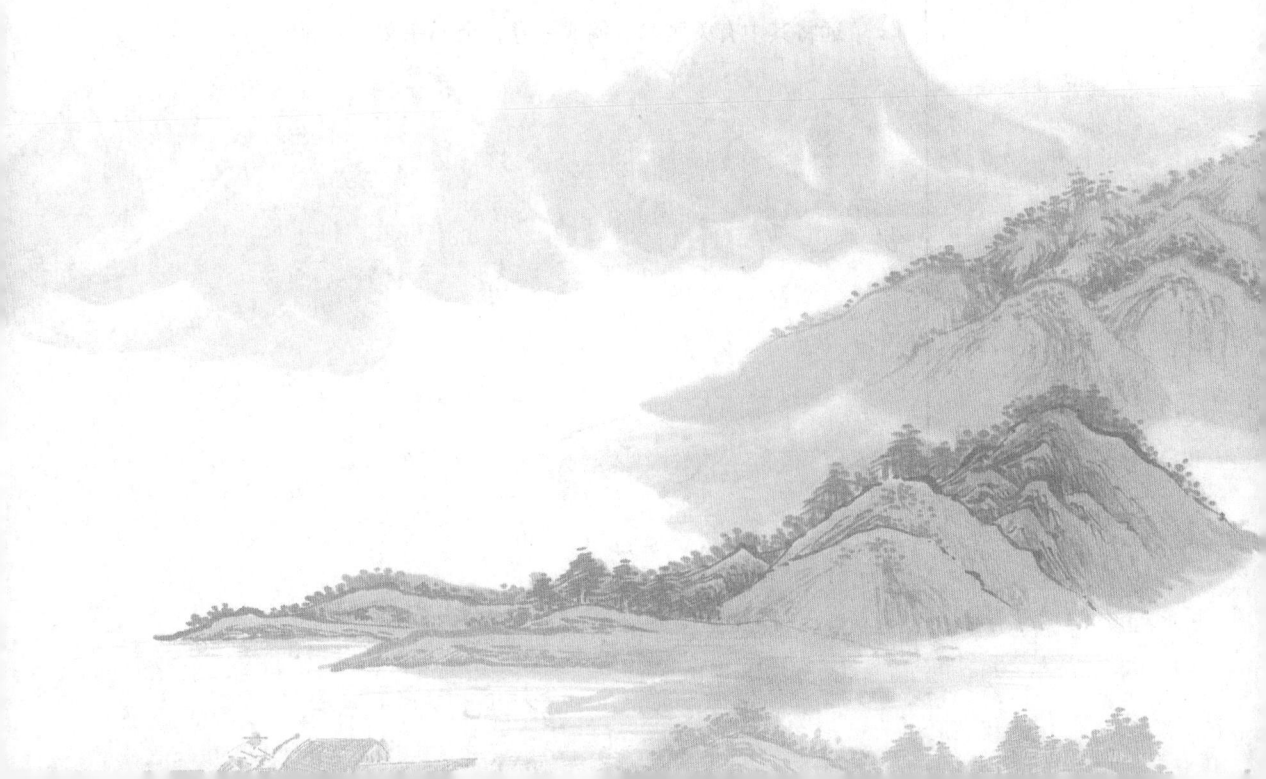

内容提要

　　《推篷寤语》一卷，明松江李元荐著，社友王兰远君节录寄社间。多哲学家言，颇关卫生养性，而于医药上论列尤为未经他人所道破者。盖先生学甚博，尝搜辑玄家梵荚数百种，更及于医卜星相。乾隆庚午以鸿胪谒选，自苏赴京，舟行多暇，抒夙昔所知能表见者汇为本书，计九卷，内分测微、原教、本术、远真、订疑、毗政等篇。王君兰远将其中有关医术者摘成一卷，余详序文。

序

医不三世，不服其药。又曰：九折肱方能为活人之术。医学自前清季年，由不工商者厕身其间，荒落益不堪言。华洋交通，东西医输入，文秀之士始留心科学，本格致而旁及医术。搜古籍，研新术，虽他族有一日千里之势，我岐黄家学亦群竞发明，以与相抗衡。往往内症经他族告绝不理者，经我医对症进方，立起沉疴。同社裘君吉生有搜刊医书之举，不佞于无锡孙君文修处见《推篷寤语》一书，系前明松江李豫亨，字元荐所著，此书原版已毁。先生自幼性耽博览，始从师好诗，辄学诗，见祈祷有验，辄学祈祷。嘉靖丙申从其父海楼宪副，收大沴寇，多集兵书，辄喜谈兵，兼习韬钤星遁射弩诸法。自楚归吴，即捐凤好，专习举业，游胶庠间有声。时文衡山诸公以书画鸣，辄学书，旁及古迹名绘，善鉴赏。继而有以养生说进者，辄喜谈养生，搜辑玄家梵荚数百种，更及于医卜星相，莫不窥其奥妙。顾数奇迄不如志，隆庆庚午始捐举业，以鸿胪谒选，自苏赴京，舟行多暇，摅凤昔所知能表见者，汇为《推篷寤语》计九卷，内分测微、原教、本术、还真、订疑、毗政诸篇。该洽古今，贯穿百家，蔼蔼焉足起人意。末附以往来论学函牍一卷，共十卷，隆庆辛未秋梓行。不佞因原教、本术二篇有关医术摘抄以贡同仁，可见先生当日谈医之一斑。何今之以医名世者墨守一家言，《灵素》诸书既少涉猎，欲其旁通格致，学究天人，不益戛戛乎其难之哉。讵知百凡学术，不进即退，势无中立。将来地轴迁移，空气变换，寒温带冷热长缩，有违旧序，万汇在交气之中呼吸酝酿，病日出而日多，则术亦宜日进而日精。现在西医霉菌血清电气疗治诸法，较之古人已上一层，再经数十年精益求精后之视今，亦犹今之视昔，此亦进化之公理也。先生不以医名世，而能博学周知若此，吾侪在医界适当学术竞争潮流，而不融洽中外之书，以拯斯人疾苦，读先生遗篇当亦废然自返矣。是为序。

中华民国七年十月下浣新安古黟王寿芝兰远序于江村游六轩

自　叙

　　舟之亡所见者，篷蔽之；人之懵所知者，寐障之。舟匪篷，则丹崖碧流在望矣；人匪寐，则开户发牖昭如矣。非心目不及也，物翳之也。物翳去，则心光目色朗然畅矣。余夙慕古人奇节轶行，操铅椠以干有司之知恒欲，稍稍施用于世顾，性拙命奇，迄不如志，驰逐而不知止久矣，夫余之寐也。岁庚午始捐举子业，谒天曹选，将从游缙绅先生，以求通余寐焉。挂帆北征时，适春暮，每推篷坐舟次，纵观淮徐齐鲁之风物，仰瞻泰山之磅礴，北顾黄河之奔流，盖天下之大观几得其半矣。乃喟然叹曰：伟哉山川，天其假此以通余之瞆瞆耶。夫六艺之囿至广，道德之渊至深，其高达于无上，其卑入于无下，藏若江海，达若康庄，学者旷然而通，爽然而明，则内外之分弗淆，荣辱之情靡忒，即锺彝竹帛犹且与吾性不相涉入也，况乎挈量进退于咫尺间哉。余自少迄兹，钻研故纸，泛滥诸家，穷昼夜之力不废，且濡染先公遗训，咨诹先达名言，孜孜惟恐不逮者，历念余年矣。兹游也，乃因舟中之暇，撼夙昔所知解表见，古今嘉闻懿行可垂世则者，间附己意，形之楮素，累数百条，总若干卷庶几哉。启昔之寐而为今之觉乎。虽然昔人有言梦中说梦自以为寤矣，匆匆然与人言之不知其尚寐也。余之寤也，毋乃类此。其方梦也，不自知也。梦之真醒也，不自知也。同余梦者，亦不知也。惟先觉者知之。今学士大夫高明俊爽，晖映先后，其于道德闻奥，固有神悟而心解矣。余也幸观泰山之崇高与黄河之萦带，且仰观天子宫阙之宏丽矣。而非求如欧阳子之文章与韩文公之才抱，若苏子所称者以尽余之大观，则又乌能自已也。因名曰《推篷寤语》，以俟当世之先觉君子。

时隆庆庚午四月既望云间李豫亨元荐甫

目 录

推篷寤语

云间李豫亨元荐著

黟县王兰远节录

绍兴裘吉生校刊

原养生之教

圣人以天地为法象，明人身之安危。天地之气一岁十二卦，一卦六爻，共七十二爻。半阴半阳，总候三百六十日，阴消阳长，暑往寒来。故十一月复卦，坤下阳生，井泉即温。至于正月三阳，阳气平地，故云内阳而外阴。及乎四月，六阳将尽，阴气下生，则井底寒泉。至于七月，三阴平地，故曰外阴而内阳也。天地之气相去八万四千里，日月周天，动经一岁。人于天地，具体而微。心肾之气相去仅八寸四分，元气周流止于百刻，故以子为一阳生，午为一阴生，七十二爻半阴半阳，盈亏消息比之天地之气特倏忽耳。善摄生者，吾之天地阴阳无愆，则荣卫周密而六淫无自入矣。

夫人应世之术非必尽废诸事而后谓之摄养也。特消息否泰而行之藏之，量其才能而负之荷之。若才不逮而强思，力不胜而强，沉忧重患，悲哀憔悴，喜乐过度，汲汲所欲，戚戚所患，谈笑不节，兴寝失时，挽弓引弩，沉醉呕吐，饱食即卧，跳走喘乏，欢呼哭泣，皆为过伤。此古人所戒之，节也。况风前月下，竹径花边，俯仰伤怀，杯余疏散，或进退维谷而干禄，或冲烟冒瘴以求荣，呼吸杂邪，停留宠辱，

饮食异味，荏苒暴患，尤不可不知戒焉。

外获其身如惜干霄之茂树，勿纵一斧之刃伐伤；内获其行如惜渡海之浮囊，勿容一针之锋穿破。妙道之士当知二护之法有味哉，其言之也，君子修身慎行必须常存此意始得。

善理家者忘其身，善理国者忘其家，何也？为富不仁则忘其身矣，为天下不顾家则忘其家矣。圣人以肢体为国，以精气为民，治其身而家无不齐，治其家而国无不理。

因马念车，因车念盖，越趄嗫嚅而未决，寤寐惊悸而不安。夫二五之精妙，合而凝两肾中间白膜。膜内一点动气，大如筋头，鼓舞变化，开阖周身，熏蒸三焦，消化水谷，外御六淫，内当万虑，昼夜无停，八面受敌。由是神随物化，气逐神消，荣卫告衰，七窍反常矣。噫，业识茫茫，安有止极，是在人知足知止耳。

人之始生，其气日向上升，故齿毁复出，发剃更生，志虑聪明日长。及真精既溢之后，其气日渐下降。初则便溺处毫毛，次则两胁下毫毛，精神已亏于体矣。又次则两颊生髭髯，又次则两颔生髭髯，而精神已亏于首矣。然犹有精血充满，髭髯毫毛尚黑；迨至中年则精血不能充满，而颐颊皓素，霜雪满颠，齿落不生，发落不出

矣。君子见其徵，则知其内，验其符，则省其中，而颐体养精，惜气存神，虽若逐亡犹恐不及，况纵欲以戕生损身以促命乎！

人之胚胎赖父母精血凝结而成，及至十月胎完，则父母精血一点也用不著，止做得一个胞胎。其中得父母一点神气，日渐长大，其精血恶浊之物，日逐翻出。至十月满足，翻天覆地，应地一声脱胎出世。其父母恶浊之气还不能尽，又去口血，剃胎发，每月变蒸，轮年疹痘。至七八岁又毁齿更生，然后体气渐清，知虑渐长，别立乾坤，自成造化。渐至十五六岁，再为父母矣。岂非天地一团至真之气所成乎！人不自爱惜，沦于夭折，不能延年立命，实为可惜。

人之有身乃天地一点真阳之气也。是气也，生于无形无象之先，聚于无极太极之内。父母未生，二五之精妙合而凝，未有此身，即有此气。此气运行周流六虚，形以之而成，心以之而灵，耳目以之而聪明，元神以之而运行，五行以之而化生。散之则混融无间，聚之则凝结成形，圣人知此摄动心、止欲念、聚神光、结正气，天下泰然将正而定矣。

天下之群实，心莫若虚，应天下之群动，心莫若静。惟虚不为物之所凝，惟静不为物之所惑。故必窒欲以空其性，惩忿以虚其心。以之修身则无自不得，以之治性则无往不可，寂然太空与道为一。

天地之气不升则不降，不出则不入。虚管溉满捻上悬之水固不泄，为无升气而不能降也；空瓶小口顿溉不入，为气不出而不能入也。善养生者能存其神，则气自裕，神之所至，气亦随之而往焉。盈天地间皆气。气不为天地之所盗，则为吾人之所盗，长生久视之术其要在此。人顾损

精以耗其气，何哉。

坎素之书以心为身中君主之官，神明出焉，以此养生则寿，没齿不殆。主不明则道闭塞而不通，形乃大伤，以此养生则殃。圣人以身为国，以心为君，以精气为民，抱一守中，心不妄用，故精充气住，战退百邪，丹田有宝，四大轻安，修之不已，随功外行，乃证真仙。

长生之道，庄子一段亦自好看。如云：黄帝问广成子治身奈何，而可以长久。广成子曰：善哉问。至道之精，窈窈冥冥；至道之极，昏昏默默。无视无听，抱神以静，形将自正，必静必清。无劳尔形，无摇尔精，乃可长生，慎内闭外，多知为败，我守其一，以处其和，故千二百岁而形未尝衰。人果能无劳尔形，无摇尔精，长生之道可以无俟外觅。

金来归性初，乃得称还丹，朱子以为忝，同吐露还丹。要诀在此，恰不知无者以奉上，上有神德，居此两孔窍。法金气，亦相胥等语，亦是此意，均照人以形相求之，故交互其辞。金不对木，却以对性，无不对有，却以对上，神以对德，不以道对，金以对气，不以木对，恐人泥性情、金木、上下、神气、道德而求。要之只是铅汞二字，铅不下沉，汞不上飞，只是交结。在吾儒之道，只是惩忿窒欲，铅汞自结也。

形以道全，命以术延，此二语道尽金丹骨髓。以道全者，只是修性工夫；以术延者，只是修命工夫。仙歌云：若还修性不修命，总是神仙第一病；若还修命不修丹，万劫英灵难入圣。如此则修性修命修丹工夫俱不可少，修性之法与二乘坐禅颇同；修命之法只是顷刻结丹之妙；修丹之法则有天元地元人元之分。然总不过是收

拾身心，敛藏神气二语耳。道虽分三，理致只一。

古诗云：超凡一句绝商量，说破教君笑断肠，一切顺违生死事，莫令厌恋作心王。大抵桑榆之景劳逸不同，劳心者甚于劳力。善为心王者，劳亦如是，逸亦如是，如鱼饮水，冷暖自知。弗以有涯之身，供彼无涯之事。

物生于天而养于天，然人为嗜欲所胜，声色之蛊，势利之徇，燠寒之触，情炎于中，形索于外，天始不能司其养矣。圣人作《内经》数万言，或防于未然，或救于已然，无非补天养也。呜呼！知养生之在我，则知圣人之言当鉴。如迷欲不返，则天且不能如之，何况古人之陈言乎。

血肉之躯未尝无病，鸟兽亦血肉也，巢居穴处，饱而后已，何以无病。马牛鹰鹞亦鸟兽也，乃亦有病何也？以鸟兽未尝受人羁靮，而马牛鹰鹞则辔絷在人故耳。夫人劳心劳力，为治人事人之所役使，安得不为诸疾之所侵。觊君子见其始即知其终，善为心王，不为形役，病安从生。

饮食有节，脾土不泄；调息寡言，肺金自全；恬然无欲，肾水自足；动静宜敬，心火自定；宠辱不惊，肝木以宁。此得之杨景明先生之传，云养生家日用之不可废者，余谓岂独养生，即跻贤圣亦不过是语矣。

身有毛发处俱是精之走漏处，头之有发，精随上越也；眼之有毛，精随之视出也；鼻之有毫，精随气行也；颐颊之有髭须，精随口发也；便溺之有毫毛，精随液动也。盖精发于窍，气亦从之。其不及随窍出者，横溢于旁遂为毛发耳。此最为一身精神之征，皓素枯槁而不之惜，何哉。

身中六贼，惟眼最紧，身中提防六贼，亦惟眼为最难。故目中一见可欲，则君心为之奔逸，驰骤不可复制。善提防者就于此处着力，似有根柄。《阴符经》云：机在目。吾儒序克复，首曰：非礼勿视。《心经》序：眼、耳、鼻、舌、身、意，亦惟以眼为先。盖三教圣人俱以此为至要。

注列子者曰：色盛者骄，力盛者奋，是少壮之时也。少壮则血气飘溢，欲虑充起，安可能语道。至于斑白则血气既衰，欲虑柔而体将休矣，故可与语道而行之也。然有循大化而不与化俱者，常不失赤子之心，虽壮而不骄，虽耄而不耗，其于语道无往而不暇矣。今之君子功成名遂，霜雪盈颠，而方且不暇闻道焉，抑又何哉。

眼者神之牖，鼻者气之户，尾闾者精之路。人多视则神耗，多息则气虚，频好内则精竭。务须时时闭目以养神，日逐调息以养气，紧闭下元以养精。精充则气裕，气裕则神完，道家谓之三宝，又谓之大药，此非惑于异端之教，实吾儒养生之常理耳。

精存于目则其视明，精存于耳则其听聪，精留于口则其言当，精集于心则其虑通，故闭四关则终身无患。又曰中欲不出谓之扃，外邪不入谓之闭，中扃外闭何事不节，外闭中扃何事不成。合文子之二语观之，人何可不爱精而远欲耶。

孔子曰：及其壮也，血气方刚戒之在斗。夫斗者非特斗狠，才有胜心即自伤和。学未明而傲，养未成而骄，志不行则郁而病矣。自暴自弃，言不及义而狂矣。大抵血气盛旺之时难以制抑。凡事当先知心是吾之灵明主人。一切好欲欺侮凌夺肆恣者，是血气所使。倘犯刑名灾害，则是灵明主人自受苦辱也，尝作此想者自然渐成调伏。

男子八岁而阳精生，十六岁而阳精泄，八八六十四而阳精竭。女子七岁而癸水生，十四岁而癸水降，七七四十九而癸水竭。余尝验之，男子之寿多阻于六十四岁之外，稍有不谨多生肿胀风痹诸疾，多损寿元，故曰人生七十古来稀。女子之寿多阻于四十九岁之外，稍有不谨则多生崩淋中脘诸疾，亦多损寿元。男子能过六十八九，女子能过五十三四，则可跻上寿无难。故知命者于此耗竭之时尤宜加谨，此真人鬼关捩也。

人大怒破阴，大喜坠阳，薄气发暗，惊怖为狂，忧悲焦心，疾乃成积。人能除此五者即合于神明，五脏宁，思虑平，耳目聪明，筋骨劲强，疏达而不悖，坚强而不匮。

人生类以眠卧为宴息，饮食为颐养，不知睡卧最不可嗜，禅家以为六欲之首，嗜卧则损神气。饮食亦不可过多，饮食最能抑塞，阳气不能上升，将以养生，实以残生也。君子夙兴夜寐，常使清明在躬，淡餐少食，常使肠胃清虚，则神气周流，阴阳得位，此最养生之大要。若肆志绸缪，恣啖浓鲜，殊非调护之宜矣。

张南轩《摄生四要》云：少思以养神，少欲以养精，少劳以养力，少言以养气。窃谓此四少人不能久持耳，若久久行之则精气神自充，虽不炼养而炼养在其中。若自少而至无，至于无思、无欲、无劳、无言，此又向上一著，久久不已可证天仙，天何思何欲何劳何言。

九华真妃曰：眼者身之镜，耳者体之牖，视多则镜昏，听众则牖闭；面者神之庭，发者脑之华，心悲则面焦，脑减则发素；精者体之神，明者身之宝，劳多则精散，营竟则明消。彼其所言，磨镜之石，决牖之术，童面之经，还白之法，益精之道，不过是宝精裕气耳。故曰上品上药，

神与气精。

邢和叔言：吾曹常须爱养精力，精力不稍足则倦，倦所临事皆勉强而无诚意，接宾客言语尚可见，况临大事乎。大抵能慎保始终者，却疾延年，老当益壮，虽有贫富之异，而荣卫冲融，四时若春，比之抱病而富且贵，已为霄壤之隔矣。况能进之不已，则非常人所可知也。

《青州录事》参军麻希宪，年九十余致仕。唐太宗问摄生术，对曰：臣无他术，惟是少情寡欲节声色薄滋味而已。唐柳公度年八十有强力，人问其术，对曰：平生未尝以脾胃熟生物暖冷物，以元气佐喜怒。宋吕许公为相，问服食之法于任恭惠公，公曰：不晓养生之术，但中年因读《文选》有悟耳，谓石蕴玉而山辉，水含珠而川媚，许公深以为然。观此三说则养生之道可以悬解，若夫炼服食以冀长生，此则方士之妄谈，高明之士慎弗惑焉。

唐同州刺史孟诜致仕归伊阳，年虽晚暮志力如壮，尝谓所亲曰：若能保身养性者，常须善言莫离口，良药莫离手。窃谓善言不离口，则德崇而德厚；良药不离手，则病去而身康，固长久之术也。然口有善言，又当身行善事，物疗身病，又当法疗心病，不尤为愈哉。

国朝道林蒋先生，偶抱羸疾。岁乙亥病益甚咯血，几不起，先生乃谢医药，借寓道林寺一室。只以一力自随闭目，跌足默坐，澄心常达，昼夜不就枕席。一日忽香津满颊，一片虚白，炯炯见前，冷然有省之间而沉疴已溰然去体矣。先生尝曰：某读关洛诸书，见得万物一体，未敢自信。直到三十二三岁，因病去寺中静坐，将怕死与恋老母念头一齐断却，如此半年余，一旦忽觉此心洞然，宇宙浑属一身，呼吸

痛痒毫无间隔。

宋晁文元公名迥,字明远。天资纯至,年过四十登第始娶。得炼气服形之法,谢事燕居,独处道院,不治他务。戒家人无辄有请,惟二膳有时而进,既毕即撤,若祭享然。其言曰:辩不如讷,语不如默,动不如静,忙不如闲。又云:清胜于浊,静胜于动,忘胜于思,默胜于语,性胜于情,五胜习熟乃入道之渐门也。晚年耳中闻声,自言如乐中簧,以为学道灵应之验。享年八十四而卒。

宣和中,一兵偶为车轹蹙,不能行。遇一道人传以少药,步履如初。兵大感激,遍游天下,访求其人,少致谢忱。一日复遇于途,哭泣拜谢。道人曰:吾施恩于人多矣,谁如子者,授以秘诀,兵遂得道。文中闻之,诣兵问道。兵曰:清静是道,简易为上。文中顿若有省。噫,知清静之为道,与简易之为道,何俟他求。

王邦叔侍紫阳,为弟子,凡九年。因至罗浮,语及丹诀。紫阳曰:自太极既分之后,一点灵光,人人有分,贤不加多,愚不加少。盍去静室中,思我此语,有所觉,即急来。邦叔静思至夜,紫阳诣其室,叩门。邦叔趋而出迎,紫阳笑曰:吾一寻汝便见尔,两日寻他不得。遂灭所执之烛而退。邦叔大窘,坐至五更大悟,通体汗流。待旦,以颂呈紫阳:月照长江风浪息,鱼龙遁迹水天平。个中谁唱真仙子,声满虚空万籁清。紫阳问曰:谁唱谁听。邦叔遂答一诗:莫问谁,莫问谁,一声高了一声低,阿谁唱,阿谁听,横竖大千说不尽。先生有意度迷徒,急撞灵台安宝镜;镜明澄静万缘空,百万丝条处处通;斗转星移人睡定,觉来红日正当中。紫阳遂出金丹图传之邦叔,止罗浮,二十年坐化。

附 胎 育

男三十而娶,女二十而嫁,古之制也。今人以病男赢女为不及而毕姻,或男女病患新瘥以吉日之迫而结婚。病蛾无能茧之蚕,破蕊无结实之果。少年子女,三关情逸,五神志荡,房中分外,业种成胎,或侏儒不振,或巨首瞠目,虽具人形,实无聪慧。其次学道行淫,执法无戒,咤鬼驱神,产男生女,望望不似,余实见之,每为怜悯。

受娠之后,始终无犯,则胎气真纯。忽有灵光入梦,或有瑞气相凭,而生圣贤君子,是以古今史传分明。五祖山诚禅师慕苏老泉,而为东坡学士;武夷丹士投真漆匠之家,而产西山先生;嵩道者受史卫王之供,而出嵩之丞相。凡投胎夺舍之灵,常有神童茂异之士。故胎教之法使孕妇常观良金美玉瑚琏之器,山川名画之祥;又听讲诵经史传集,而使秀气入胎。欲其生而知之是乃仁术也。投胎夺舍之说吾儒所无,胎教之法自不可少。

本医药之术

形不足者补之以味,精不足者补之以气,二语乃《医门要旨》所谓。补之以味,如甘温补脾,咸寒补肾之类,人皆知之。若补之以气,人多不解。药物有味有气,如气清则入首,气浊则入足,气阳则上升,气阴则下降,气香则窜入腠理,气重则渗入血脉之类是已。虽然医者天下之神术也,必与药品轻重深浅浓淡厚薄冥会默契,然后投之所向,无不如意。若即按方处治未有不误者也。

医之用药犹将之用兵,热之攻寒,寒

之攻热，此正治也。因寒攻寒，因热攻热，此因治也。子虚者补其母，母虚者益其子，培东耗西，增水抑火，或治标以救急，或治本以湔缓，譬如兵法声东击西，奔左备右，攻其所不守，守其所不攻，冲其虚，避其实，击其惰，远其锐，兵无常势，医无常形。能因敌变化而取胜者谓之神，将能因病变化而取效者谓之神医。

医者，意也。其术不尽于药石，故古人有泥丸蓑草可以济人之语。苏耽橘井食叶饮泉即愈，岂专药石也。此在医者有恒能，真心济世，不逐声利之间，则虽祝由可以已病。以我正气，却彼邪气，德行所积，随施随验，固非常理可测。若只专计刀锥之利，己心不正，安能却邪。虽已试之方珍异之药或未必验，此盖有神明助手其间，非可摈之为妄语也。

士大夫小小疾患不可轻用艾火针熨，此二法虽古人有之，但士夫有疾不能静养，多接见宾客，酬应世务。心火不宁，嗜欲多炽，不能已病，反致增疾。止须倍加颐养，不以外物萦心，止声色以清耳目，戒淫佚以养性情。苟非深痼之病，未有不已者也。

病有五：一曰禀受之病，与生均生者是也；二曰果报之病，伯牛之癞袁盎之疮是也；三曰六淫之病，风寒暑湿燥火，外邪所侵者是也；四曰七情之病，喜怒哀乐忧恐思者是也；五曰金疮攧扑，外伤者是也。外伤等证显而易晓，七情者责当在谁？六淫则亦以此而召之耳。果报之病前生今世所作，亦莫非我，若觉之，早释冤解结，庶几全生。其与生俱生之病，抑亦父母之源流，其可尽除，务在以时消息之而已。

后汉郭玉谓疗贵人有四难：自用意而不任医，一难也；将身不谨，二难也；骨节安闲不能使药，三难也；好逸恶劳，四难也。余以为此四病贵人果有之。然贵人之遇医亦有四难：远地相召，素不曾试，一难也；稍涉毒味，不敢轻用，二难也，尊高临之，医不能尽意，三难也；专任仆妾烹煮失宜，四难也。以此言之，贵人不可轻易于致病，尤须慎于服药。如夫子所谓某未达，不敢尝焉，然后可。

医家乘人之危，古经比之杀人。古经云：不恤缓急，妄索事分，杀人也；不问有无，必欲多得，杀人也；懒惰睡眠，轻视人命，杀人也；辨察不明，用药差误，杀人也；见不即治，俄至增剧，杀人也。有此五失，挟术杀人甚于挺刃。昔陈景仁妻张氏有微疾，医误投血膈之药，遂致不起，既死，魂神荡越。一日因景仁出郊，遂合为一，恍忽如狂，独歌独笑，终其身。观此，临人病患可不慎夫。

火食之人未有一生无病者，少壮之人病犹未觉，年高之人病乘其所甚而现，精神不能支而衰，病及之矣，此其积非一日之故也。每见年华既迈，不任其病患之苦，必欲决去以为快。不知病根，有生一病之所现，即一脏之受损，乃汲汲焉求以医药草木之末疗治之。不知脏腑已不如昔，病患自不全祛，况寒凉温热之味，解表下里之药乱攻妄投，真精愈耗。何如养气存神宝精，病以渐除，反有过于服饵之效，知命之士味之。

古今名医惟东垣为圣，其处方治病药品极多，譬如韩信用兵多多益善。他如张子和之汗吐下三法多宜于北，近日朱丹溪补阴诸方多宜于南，自有医以来名士不数数也。近医书充栋，多被庸工剽掠前书，妄著论辨；类集诸方，玉石并载。一遇病患，盲不能辨，宜用何药何方，人命至重，非以供庸工之尝试也。嗟乎，三代以还岂独圣学不能复明，即如小道亦未有可观者焉。

人生病患乃得于父母禀受之初者，其终当有何疾，亦是定数。家有一仆，其母五旬余患膈咽而终，其仆五旬余亦患膈咽而终，如其母之疾。其母受胎后二十年而有是病，其子经五十年而后有是病，则其母未病之先，而其子之病源已受是气于结胎之时矣，岂非一定之数乎。今人得末疾而汲汲求疗于草木之粗，祈祷之末，其亦不知受病之源者矣。

草木滋味原与人身精神本非同类，止是藉其寒温甘苦性气救偏补敝耳，然又视其人物质禀，乃可奏功。假如牛马有病气质顽钝，止取药滓杂煮啖之其病可疗。村夫野氓生平不曾服药，气质粗蠢，苟遇病患，止须庸医稍稍品剂其病亦已。至城市中之人病已难瘥，及贵室宦家气禀既已清淑，药品卒不易应，虽用上医处剂，称量分铢，犹不易冀其全效也。若稍遇沉疴卧榻之病，则岌岌乎殆矣。

人之脉气不同，不可一类而推。长人脉长，短人脉短，瘦人脉露，肥人脉深，性褊急者脉弦浮，性明快者脉流利，凶狠者脉劲实，慈祥者脉和缓，不摄之人病轻脉重，有养之士病重脉轻，忠厚之脉往来调畅，诡谲之脉乍浮乍沉，其余素禀暴变之不同，又有不可尽举者，要在指外盈虚消息之耳。

蜀人通真子注叔和《脉经》已行于世，而其道未行，遂历湖汉江浙亦未有目之者，及至淮之邵伯镇，旅于僧舍，亦无闻于人，又将转而之他。主僧闻之曰：子若不设肆，谁则知之。市有寺屋，吾给子具，请试为之。既而医道大行，家产丰足。一日主僧将化，召其前来密语曰：子前生在此铺街凿井，今享此报，更宜积德。言讫而化。

神农氏遍尝百草，尽知草木甘苦寒温，立法攻治百病。后世医家相沿为衣食计，承袭差误，杀人之害多于生人之功。余见粗工不识身中升降之理，腠理启闭之度，妄施针药，致失人命，殊为可惜。士君子须知病前自防之戒，兢兢调适，苟罹小患必须颐神养气，静心固精，俟其自复可以万全。若轻用药饵，纵得小效，所伤必多。药无补法，不可轻信。惟有汗吐下三法推陈致新，差为得理，尤须慎而用之。

远在千万里之外，可以数测，近在一身之内，不可以理推，何以故？天地之远，中国之外，按历象据图藉可尽知。若一身之中，心肝脾肺肾之五脏，膀胱小肠胆大肠三焦之五腑位置则可知矣。若其中所以运行，所以溉注，以生吾人者今之医流虽度量揣摩万端，终不知也。昔列子称工人偃师所造倡者，歌舞合节，千变万化，惟意所适，皆传会革木胶膝白黑丹青之属。所为内则肝胆心肺脾肾肠胃，外则筋骨支节皮毛齿发无不毕具。试废其心，则口不能言，废其肝则目不能见，废其肾则足不能步。若偃师者非知造化之所为乎。呜呼，惟如是，然后知吾身中之所以运行，而惜乎偃师之不再生也。

名医用硝黄冷水治痘疮毒气太过者，不可见其用药，相背而惑之。有一种毒痘证，头面遍身浑如朱砂，始出即成一片，不分个数，闷乱烦躁，大便鲜血日夜无度。又见一种毒痘，出至十二三日，口鼻闭塞，气无出路，耳眼亦然，渐次口鼻清血暗水迸然而出。此二者固为死症，如敢以硝黄下之，则或可回生，倘一疑虑则祸不旋踵矣。余有慧女出痘患如前症，顿至不救，至今惜之，因见此论殊有理，笔记以惠来者。

万病解毒丹药品具载方书，余尝见藩府所制，药味真正，构藏箧笥中，每遇奇疾莫不应手而瘥。尝谓仕宦遇美药，如猪腰子、三七、血竭、阿胶、花蕊石、蚺、蟾诸品，必谨藏之，伺一用著处，转死回生，一壶千金也。闭门著方书虽非大臣盛业，然知医岂非人子之有事哉。

养生主论云：予尝从士大夫游洛间，每闻诸公称一人善治背疮者，叹其不遇，其说神异。忽日有一人同一方士来投予之别墅，托宿数日。云：善治背疮，询之即其人也。问其方唯唯然，自言某师遇仙得传此草，虽六月间，以手探之亦如冰雪。一日至墅外，忽自咄咄而报曰，门前幸有此仙草，遂郑重付祝于余。余叹而诺之，曰：此即射干也。方士曰：某昔货药淮西，适值官司拿医出征，远窜入八百里山场内，遇一老姥，年一二百岁。自谓金亡避兵来此，元完颜氏医姥也。传以此草并寿星散专治恶疮，救人无数。并著其方地扁竹散，射干为末。射干即俗名地扁竹也，原花园中之物，叶如良姜，根如竹鞭，其色初开，如金之状。又：一味，每用小钱抄末三字许，温酒调服。病在上即微吐，在下即微泻。予用济人其功如神。仍用膏药收口。

寿星散专治恶疮痛不可当者，掺之不痛，不痛掺之即知痛。大南星一味为末。上一味，如背疮大痛者，遍掺于上即得安卧；不知痛者，掺之至于知痛即可治也。

疡医公孙知叔，赋性慈慧，记闻详博，深明百药之性味，创造丹砂、雄黄、矾石、磁石、石胆为五毒之剂。其说盖取丹砂养血而益心，雄黄长肉而补脾，矾石理脂膏而助肺，磁石通骨液而壮肾，石胆治筋而滋肝，外疗疮疡之五证，内应五脏。拘之以黄垄，熟之以火候，药成敷疡，无不神效。一人须有疽生，一夕决溃，势甚危殆，以前药敷之，应手而瘥。此方今医书未知载否，世亦罕用，予谨识之，以俟深知医理者取焉。

医方之用有验于一方，而不验于他方；有效于一用，而不效于再用；有应于一人，而不应于他人；有行于一年而不行于他年，为南北异气，深浅异病，贵贱异位，司天异宜也。善医者明于天地之机，阴阳之变，尊卑之位，脏腑之因，其庶乎，其得之矣。虽然医一也，用于彼则验，用于我则不验，用于前则验，用于后则不验，何故？由人之德行，由人之福量，救人之真诚与不真诚耳。

《推篷寤语》终

跋《寤语》后

　　昔华胥子既梦寤，而以其言质之天倪生也。天倪生曰：若今梦耶，宁向者之非寤乎。华胥子惘然失，疑其为呓语也。此昔人蕉鹿之辨，喻真于至道者，梦与觉两忘之也。予读李子中条所著《寤语》，该洽古今，罔罗前闻，贯穿百家，篷篷焉足起人意者，信李子寤矣。因假其言以寤世耶，予思夫世之难寤也。彼懵于见闻为华胥之徒者，安知不以李子为呓语耶。虽然启蒙发瞆在李子则既寤矣，乃若真于至道而梦觉两忘得之言，诠之外者，世亦安得天倪生而质之。

云东病叟陆声树跋

旧德堂医案

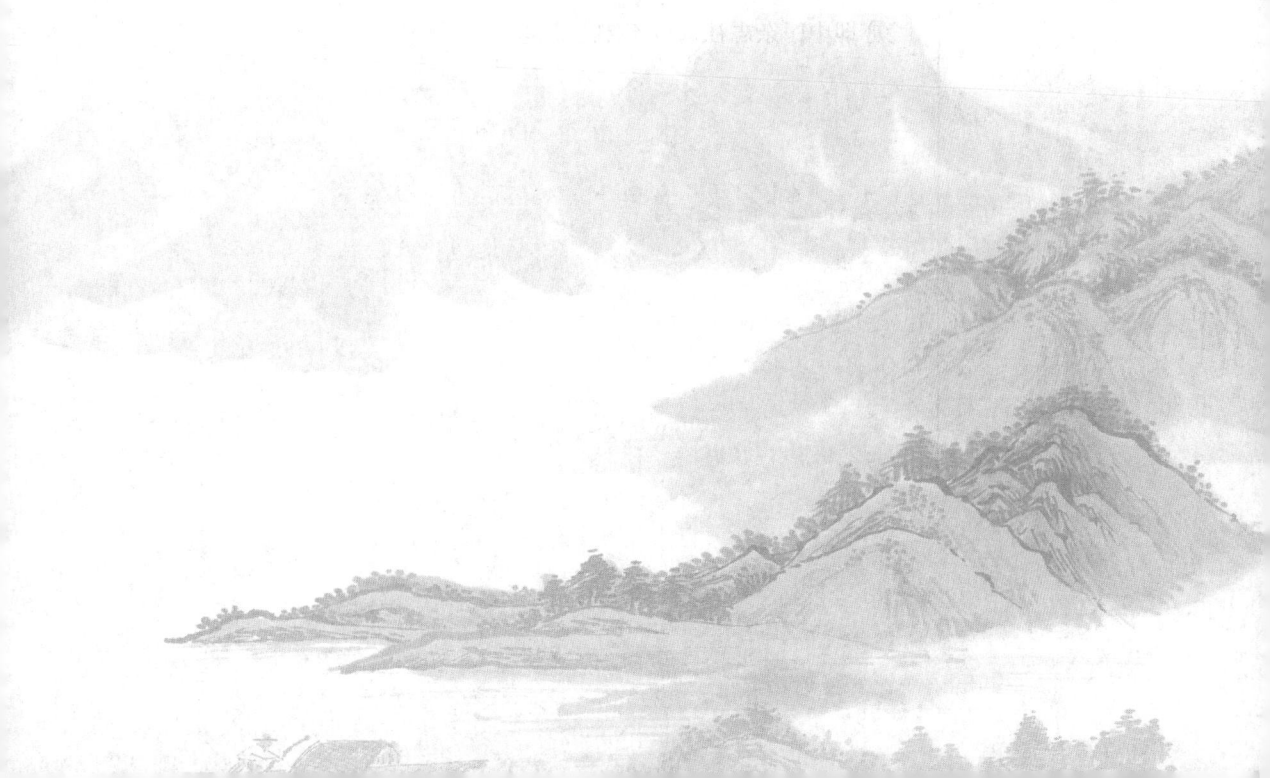

内容提要

　　《旧德堂医案》一卷，清云间李修之先生遗著也。其书中所记之案，上自公卿，下逮贩贾，所载多怪异之病，所用皆奇特之法，其及门诸子早己付刊，西秦田华臣先生序文亦云已有刻本。惟乃时家刻书籍印送新友，未易普及。海上中医杂志按期选载，阅者多以不得急窥全豹为憾。裘君吉生特将旧藏抄本刊行，以副同道先睹为快之望，亦即中医杂志社选载流传之意也。

序

　　尝闻炎帝之泽，寿世而资生；尧舜之政，仁民而及物。利济天下，其揆一也。然爱民者以亲亲为先，寿世者以老老为务。元晏先生云：人受先人之体，有八尺之躯，不知医事，此游魂耳。虽有忠孝之心，慈惠之念，君父危困，赤子涂地，何以济之。圣贤所以精思极论，而尽其理耳。余尝有志于斯，奈周旋皇路，劳瘁簿书，每叹元晏高风，有惭苏仙奇行也。及承乏云门观风海邑有修之李君者，年富而学博，养邃而识纯。其决病也，如洞垣之照；其投剂也，若大还之丹。无论沉疴怪病，卒能返本回真，仁风翔洽迤声称久矣。余之所不能去于心者，辛丑季秋余将入觐彤廷。会家君患泄，神疲形瘁，已成痼疾，恐不起。其如会同大典，已任北山之后，报政长征，曷纾南顾之忧。自度此身不忠不孝，何自立于天地间也。幸李君以补天之功，斡旋造化，展指上阳春而沉寒忽散，泼壶中甘露而元气顿光；起家君于万死一生之危，依然堂上；俾不肖于燕山楚水之遥，还瞻膝下。微李君德泽不及此，余衔恩有素，铭德无涯，聊仿古人式庐下车之敬旌其堂曰：今日东垣以著培杏弘林步武乎易水师弟也。继而视膳失节，泄泻复作，病入膏盲，痛难身代，虽先子尽其天年，而李君德意之厚与道望之隆，深足追述也。孰谓和缓才名有逊秦晋两君哉！余故爱载始末附诸简端，以志感云。若夫活人功用，自有笔舌可纪。是刻，特其一斑耳。

　　　　　　　　　　　　　　　　　西秦田元恺华臣氏书于云间署中

自　叙

　　纪古称湔浣肠胃，漱涤脏腑，割皮解肌，抉脉结筋，此炼精药形之术，超伦希世之神，其法不可考矣。三代以降汤液初兴，方论始备，十剂以准规矩，七方以明绳墨。补泻因乎虚实，寒热合乎时宜。证有真假，凭脉而施治；治分从逆，临证而审机。变化生克，若易道之无方；虚实奇正，如兵家之有纪。故一证有一定之论，一方有万变之能。未可寒热两歧，攻补互似也。非审脉验症辨明定治，何能斡旋造化之意耶。东坡云：脉症虽明，古今所患，至虚有盛候，大实有羸状，疑似之间，生死反掌。佩服斯言，战兢自惧，犹恐遗训在耳，贻羞地下。乃奋然鼓志，研求《灵》《素》，考据百家，受知当世十有余年。虽无回生起死之功，稍有吹枯振槁之用。或舍症而取脉，或舍脉而取症，或对证以定方，或因方以立论。楮陈墨迹累案盈几矣，及门二三子请付剞劂，用广闻见。于是不揣愚鄙聊录一二，自知雕虫小技，不合大道。然而他山之石可以攻玉，狂夫之言圣人择也。则此刻或有道之所取裁乎。敢以就正。

云间李修之甫识

小　叙

　　余读《史记》仓公治案，凡十有余人，历疏病状，备陈方论，未尝不叹功多也。盖人禀天地之大德，参精神之化机，有生必有病者，六淫与九气相干；有病必有治者，七方与十剂相济。故针灸砭石创制于千古，汤液醴酾垂训于万年，司命重权由来尚矣。第病有所因，人人自殊；症有传变，种种不一。始末变迁之异，寒热虚实之分，阴阳消长愈幻而愈化，攻补从逆愈出而愈奇。三指之下安危反掌，一匕之中生死攸关。必酝酿丹书，研精《灵》《素》，乃能入室升堂耳。惟吾师修之李夫子，天资颖悟，家学渊源，饮上池之水，洞隔垣之照；刀圭施而沉疴顿起，丹丸投而僵仆回生，九峰三泖咸化为寿城春台矣。翊也，企仰仪型，亲炙道范，幸大冶炉锤启小子聋瞆，书绅明教盖已有年。二三同志虑照示之不广也，属余立案以记之。用是敢竭班见，敬陈片言。虽学海泓深，难以蠡测，龙门多士，何藉管窥。然山高在望，安敢怠荒，及论在兹，顾叨笔舌。即见闻所及，记述大概，上自名公巨卿，下逮贾夫牧竖，其间怪异之病，奇特之方，或还生起死，或养气守真。时而培补阳和；如阴霜见日；时而调元滋水，若甘露澍霖。圆融活泼，总不外回春之泽；临机应变，尽皆成利济之仁。庶天下后世，知吾师活人功用，上接乎仓公也。至若著述藏于金匮，编刻秘于玉函，上撷万卷之书，下振千秋之铎，此吾师入神之妙用。余未有知，安敢窥其万一耶。

　　　　　　　　　　　　　　　　　　　　　　　　　申江唐廷翊百拜书

旧德堂医案

云间李用粹修之著
门人唐玉书翰文记录
绍兴裘庆元吉生校刊

申江邹邑侯子舍，仲夏患泻，精神疲惫，面目青黄，因素不服药，迁延季秋。忽眩晕仆地，四肢抽搦，口斜唇动，遍体冰冷，面黑肚缩，六脉全无。署中幕宾通晓医理，各言己见。或曰：诸风掉眩，法宜平肝。或曰：诸寒收引，理应发散。议论纷纭，不敢投剂。延予决之，曰：脾为升阳之职，胃为行气之府。坤土旺则清阳四布，乾健乖则浊阴蔽塞，此自然之理也。今泄泻既久，冲和耗散，所以脾元下脱，胃气上浮，阴阳阻绝，而成天地之否。故卒然仆倒，所谓土空则溃也。况肝脾二经为相胜之脏，脾虚则木旺，旺则风生，故体冷面青歪斜搐搦相因而致也。若误认风寒的候而用发表之方，恐已往之阳追之不返矣。宜急煎大剂参附庶为治本。合署惊讶见予议论严确，乃用人参一两，熟附二钱，生姜五片煎就灌下。一二时手指稍温，至夜半而身暖神苏，能进米饮，后以理中补中调理而安。

文学陆元振，经年伏枕，足膝枯细，耳轮焦薄，形容憔悴。历访名医俱用四物地黄汤，反觉胸膈凝滞，饮食减少，自谓此身永废而心犹未慊。延予商治，诊两寸关俱见沉滞，独尺部洪大，重按若绝，此肾虚精耗髓空骨痿之证也。盖肾者作强之官也，居下而主阴气，藏精而充骨髓者也。

故肾旺则精盈，而肢节坚强；肾虚则髓竭，而膝膑软弱。王太仆云：滋苗者必固其根，伐下者必枯其上。今坎水不能灌溉经络，滋养百骸，宜乎耳轮焦薄，足膝枯细也。《内经》所谓肾气热则腰脊不举，足不任身，骨枯髓减，发为骨痿，端合此证。若徒事滋阴，恐用草木不能骤补精血，反壅滞阳气，以致中脘不舒。痿躄艰难耳，必用气血之属同类相求，兼以报使之品直抵下焦，譬之天雨沟渠盈溢滂沛河泽。奚虑隧道不行足膝难步耳。疏方：用人参、白术、当归、地黄、茯苓、肉桂、鹿茸、龟甲、葳蕤、牛膝等，重剂，数帖而稍能转舒，百帖而愈。

嘉定孝廉陆佑公长子，童年发热，遍尝凉药，热势更炽，昼夜不减，复认阳明热证，投大剂白虎，禁绝谷食，致肌肉消瘦，渐致危困。迎予往治。见面色枯而不泽，脉现细数，力断大虚之证，速用甘温之药，庶可挽回。佑老骇曰：皆言外感寒热无间，内伤寒热不齐，今发热昼夜不已，而反言内虚者，必有确见，愿聆其详。予曰：阳虚昼剧，阴虚夜剧，此阴阳偏胜，因有界限之分。今脾胃并虚，阴阳俱病，元气衰残，阴火攻冲，独浮肌肤，表虽身热如焚，而寒必中伏。况肌肉消铄，脾元困惫也。彻夜无卧，胃气不和也。面无色泽，气血不荣也。脉象无神，天真衰弱也。此皆不足之明验。若禁用五味则胃气益孤，专服寒凉则生气绝灭。宜晨服补中益气汤加麦冬五味，以培资生之本，暮服逍遥散以疏乙木之郁，兼佐浓鲜之品苏胃养阴，庶元神充而虚阳内敛也。令先饮猪肺汤一碗，当即安睡，热即稍减，遂相信用药。服十剂而精神爽快，调理经年，服参数斤，乃获痊愈。

常镇道尊陈公，久患下血，甲辰春召予调治。诊得六脉安静，右尺重按稍虚，此命门火衰不能生土，土虚荣弱精微下陷而成便血之候。盖土为生化之母，堤防下气者，经曰：营出中焦，又曰：气因于中。中者脾胃也，为生气生血之乡，升清降浊之职。故胃盛则循经之血洒陈于外，脾强则守荣之血滋养于中，皆赖少火生气耳。若元阳既亏，离虚无以生坤，坎满无以养艮，使脾胃衰残而清阳不升，转输失化而阴血不统。宜乎精华之气不能上奉辛金，反下渗庚大肠也。当用甘温之剂培中宫之虚，升阳之品提下陷之气，庶生长令行而阴血归藏。方以补中益气加阿胶醋炒荆芥，数剂而安。

保定文选张鲁彦，少年登第，纵恣酒色，患便血四年，午晨各去一次。诸药杂投，剂多功少。延予调治，诊其脉象两手浮洪，断为肾虚火动之候。盖血乃精化，精充而血始盛；阴随阳动，阳密而阴乃固。房劳太过，则真水亏而虚火独发；元气不足，则闭藏弛而阴不固也。遂以熟地、山萸、山药、石斛、归身、白芍、秦艽、阿胶等，煎成，调棉花子灰二钱，空心温服。数帖乃愈。

庠生陆符九夫人系董文敏公之孙女也。怀孕三月，忽崩涌如泉，胎坠而胞息，胀闷昏沉，发热谵语，上视见鬼，面黑流涎，已三日矣。此皆瘀血灌满胞中，上掩心肺，故恶证毕现。治法须分先后，用肉桂、归尾、泽兰、香附、红花、牛膝、元胡索，煎成调失笑散去其胞中垢秽，使不上升。继以参芪芎归肉桂助其传送，庶或有救。如方修服神思稍清，觉痛阵连腰，恍恍如下坠，将鹅翎探入喉中，一呕而胞下胀闷诸苦若失。

协镇王公生长蓟北，腠理闭密。癸卯秋谒提台梁公于茸城，乘凉蚤归中途浓睡，觉恶寒发热。缘素无病患，不谨调养，过食腥荤，日增喘促，气息声粗，不能安枕，更汗出津津，语言断落，不能发声。延予商治，六脉洪滑，右寸关尤汩汩动摇。以脉合证知为痰火内郁，风寒外束，正欲出而邪遏之，邪欲上而气逆之，邪正相搏，气凑于肺。俾橐龠之司失其治节，清肃之气变为扰动。是以呼吸升降不得宣通，气道奔迫发为肺鸣。一切见证咸为风邪有余，肺气壅塞之徵。若能散寒驱痰，诸病自愈。乃用三拗汤（三拗汤麻黄不去根节，杏仁不去皮尖，甘草生用。按此方治感冒风寒，咳嗽鼻塞。麻黄留节发中有收，杏仁留尖取其能发，留皮取其能涩，甘草生用补中有发，故名三拗）加橘红、半夏、前胡，一剂而吐痰喘缓，二剂而胸爽卧安。夫以王公之多欲，误认丹田气短，用温补之品则胶固肤腠，客邪焉能宣越，顽痰何以涣解。故临症之时须贵乎谛审也。

歙商吴维宗年将耳顺，忽然染吐血嗽痰，昼夜不安。医见年迈多劳，误投参芪。遂觉一线秽气直冲清道，如烟似雾，胸间隐隐而疼，喘急不卧。阖户悲泣，特遣伊侄远顾蓬门，具陈病概，并言伊子幼龄，倘成沉疴，何人抚育，深为惨恻。予悯其恳切，细为审度。知水干龙奋，焦灼娇脏，将见腐肺成痈，所以咳咯不止。盖金水一气，水火同原，乾金既可生水，坎水又能养金。惟源流相济则离焰无辉，如真水涸流则相火飞越。俾清虚廓然之质，成扰攘溷浊之气。况乎甘温助阳愈伤肺液，宜壮水之主以镇阳光，使子来救母而邪火顿息也。方以生熟地黄各二钱，天冬麦冬各一钱五分，茯苓、紫菀、川贝、枯芩、瓜蒌霜、甘草节各一钱，二剂而烟消雾散，喘息卧安以后，加减不旬日而嗽痰俱止。

相国文湛持在左春坊时，患左足下有一线之火直冲会厌，燔灼咽嗌，必得抬肩数次，火气稍退，顷之复来，或用补中益气加肉桂服之更甚。求治于家君。脉两尺虚软，知非实火奔迫，乃虚炎泛上。然虚证之中又有脾肾之分，脾虚者气常下陷，法当升举，肾虚者气常上僭，又当补敛。今真阴衰耗，孤阳无依，须滋坎之阴，以抑离之亢，乃为正治。方以熟地四钱，丹皮山萸各二钱，麦冬钱半，五味三分，黄柏七分，牛膝一钱，煎成加童便一杯，服四帖而虚火乃退，左足遂凉。

参戎王丽堂夫佅佛长斋，性躁多怒，腹胀累年，历用汤丸全无奏效。延予治时，腹大脐突，青筋环现，两胁更甚。喘满难卧。此系怒气伤肝，坤宫受制之证。前医但知平肝之法，未知补肝之用，所以甲胆气衰，冲和暗捐，清阳不升，浊气不降，壅滞中州，胀势更增。殊不知肝木自甚则肝亦自伤，不但中土虚衰已也。法当调脾之中兼以疏肝之品，使肝木调达则土自发育耳。拟方用苍术白术各钱半，白芍、广皮、香附、茯苓各一钱，肉桂、木香、生姜皮各五分，服后顿觉腹响胀宽，喘平卧安，后加人参调理而全瘳。

休宁汪振先夫人，受孕八月，胎前痨瘵，肉削肌瘦，环口黧黑，舌色红润，饮食如常，六脉滑利，状若无病。予曰：九候虽调，形肉已脱，法在不治，所赖者胎元活泼，真阴未散；线息孤阳，依附丹田。譬之枯杨生花，根本已拔，胎前尚有生机，恐五十日后虽有神丹总难回挽。盖分娩之时，荣卫俱离，百节开张，况处久病之躯，当此痛苦之境，恐元神无依，阴阳决绝，仅陈躯壳，而生气杳然，岂能再延耶。越二月，果子存母殁。

青溪何伊祥之内，患吞酸已二十余载矣。因病随年长，复加恚怒，胸膈否塞，状若两截，食入即反肢体浮肿。治者非破气消导，即清痰降火，投剂累百，未获稍安。邀予治之。左三部弦大空虚，右寸关沉而带涩，乃苦寒伤胃清阳下陷之征也。盖胃司纳受，脾主运动，胃虚则三阳不行，脾弱则三阴不化，致仓廪闭塞，贲门阻滞，奚能化导糟粕转输出入乎况。气者升于脾而降于胃，运用不息流行上下者。今胸膈气噎乃气虚而滞，非气实而满。如误认有余之象，妄施攻伐之方，不特无补于脾而反损于胃，所以投剂愈多而病势愈剧也。立方用六君子加炮姜官桂。先将代赭石一两捶末和入，清泉取水煎药。才服入口，觉胸宇不宁；忽然有声，隔绝隧道，食亦不吐。或云胃虚而用六君子，此千古正治，毋庸议论。如代赭石治法今人未闻，愿领其详。予曰：医者意也，代赭系代郡之土，禀南离之色，能生养中州，脾胃属土，土虚即以土补，乃同气相求之义也。

居君显子舍，青年患痫，因睡中惊醒，即口眼歪斜，嚼舌流血，四肢搐搦，举家惊异，邀医用治痰不效，干予诊视。因其抽掣不常，难以候脉。但望面色，黄中现青，搐搦之势，左甚于右。经曰：东方属青，入通于肝，其病为惊骇。况乎久患瘰疬，则肝胆之气尝亢于外，而阴血不荣于内。偶因梦中惊骇触动肝火，火旺而风生，风生而摇动，此自然之理也。且四肢为胃土之末，口目乃胃脉所过，木气摇土，所以歪斜瘛疭。夫舌属心脾，齿属阳明，阳明气盛则口噤，心脾气盛则舌挺，一挺一噤故令嚼舌，宜用平肝之品佐以驱风清火。遂用二陈汤加山栀、枳壳、钩藤、羌活、防风，一剂而诸苦若失。

江右李太宰讳曰宣，有如夫人，自耳至胁忽结核成块。遍延疡科均以瘰疬治之，反增发热，体瘦，口燥唇干，饮食少进。迎家君往诊，脉左关芤而无力，此肝血枯竭不能荣养诸筋，故筋脉挛缩有似瘰疬，而实非也。若以败毒清火消痰化坚之剂投之，则胃气转伤变症百出矣。当滋养肝血以濡润筋脉为要。方用四物汤加丹皮、玉竹、秦艽、麦冬等，剂不数服而瘥。

内卿令乔殿史次君，自幼腹痛，诸医作火治、气治、积治，数年不愈。后以理中、建中相间而服亦不见效，特延予治。六脉微弦，面色青黄。予曰：切脉望色咸属肝旺凌脾，故用建中，以建中焦之气。俾脾胃治而肝木自和，诚为合法，宜多服为佳。复用数帖，益增胀痛。殿史再延商治，予细思无策，曰：贤郎之痛发必有时，或重于昼，或甚于夜，或饥饿而发，或饱逸而止，治皆不同。殿史曰：方饮食下咽，便作疼痛，得大便后，气觉稍快；若过饥则痛；交阴分则贴然。予曰：我得之矣。向者所用小建中亦是治本之方，但药酸寒甘饴发满，所以无效。贤郎尊恙缘过饥而食，食必太饱，致伤脾胃失运用之职，故得肝旺凌脾之候，所谓源同而流异者也。

今以六君子汤加山楂麦芽助其建运之机，令无壅滞之患，则痛自愈也。服二剂而痛果止，所以医贵精详不可草草。

庠生范啸凡令正，向患头眩症，六脉浮滑，服消痰顺气之药略无效验。予曰：无痰不眩，此虽古语，然痰之标在脾，而其本属肾。《素问》曰：头痛巅疾，下虚上实，此之谓也。夫肝为乙木之本，肾为癸水之源，肾阴不充，肝火便发，上动于巅而眩作也。治法以扶脾为主，脾安则木自和，而肺金有养，金为水母，而子亦不虚，何眩晕之有。早用六君子汤加山萸天麻，卧时服肾气丸加人参天麻鹿茸，服之而瘥。

周浦顾公鼎，暮夜遭劫，左半身自头至足计伤三十七刀，流血几干，筋骨断折，百日以来，浓血淋沥，肉腐皮黑，痛苦不堪，不能转侧。专科俱用滋阴养血止痛生肌，反凝滞胃口，妨碍贲门，致饮食厌恶，疮口开张，乞予救疗。左寸关部位刀伤沥沥，脓水迸流，大都虚微不堪寻按耳。盖虚为阴伤，微为阳弱，阴阳失职，荣卫空虚，气血衰残，肌肉溃烂。《灵枢》云：卫气者，所以温分肉而充皮毛，肥腠理而司开阖。故疮口不收，皆由卫气散失不能收敛耳。即有流脓宿血，内藏其穴，能使阳和生动，火气周流，自然脓收疮敛，长肉生肌，旬月之间可许步履如初。观者咸骇予言为迂，为此危重，不过苟延时日，安得无恙。如果回春，则先生非李乃吕先生也。遂力担承，用养营汤大剂服二十帖，疮口尽敛，饮食亦进，至百帖即能起坐。复用药酒及还少丹出入加减，四五月后可以倚杖行步，越明年便能却杖，迄今荣壮胜常，此亦偶然不可多得。

大场张公享内正，年逾四旬，伤子悲，崩涌如泉。用四物胶艾或增棕榈棉灰毫不可遏。医颇明义理，谓阳生阴长，无阳则阴不能生。用补中益气以调脾培本，势虽稍缓，然半载以来仍数日一崩，大如拳块，彻夜不卧，胸膈胀满，势甚危殆。邀予诊视，面色青黄，唇爪失泽，四肢麻木，遍体酸疼，六脉芤虚，时或见涩，此病久生郁，大虚挟寒之象。夫脾喜歌乐而恶忧思，喜温燥而恶寒湿。若投胶艾止涩之剂，则隧道壅塞而郁结作矣。若专用升柴提举之法，则元气衰耗而生发无由也。乃以归脾汤加益智炮姜，大剂，与服四帖而势缓，便能夜寐，胸膈顿宽，饮食增进。调理两月天癸始正，记前后服人参十六斤，贫者奈何。

槜李孝廉沈天生夫人，血崩不止，势如涌泉。医谓血热则行，血寒则止。四物加芩柏等剂，两昼夜不减。延家君往治。诊其脉息安静，全无病象，肌体清癯，原非壮实。知为脾胃气虚不能摄血，苦寒杂进反以潜消阳气，须用甘温之品以回生长之令。乃以补中益气汤加阿胶炮姜大补脾元，升举阳气。二剂而崩止，以后调理渐安。

河间司李朱思皇长公令方夫人，坐孕七月，胎肿异常，喘急不能言，并不能卧者月余，举家彷徨，投药甚乱。一医用人参白术以实脾，一医改用商陆葶苈以润肺，相去天渊，益增疑思，邀予决言。予曰：此症似危，脉幸洪滑，产前可保无虑，即应分娩之后颇费周旋耳。舍前两治，余不过一二剂便获安枕矣。座中讶出言之易，各言辨驳，予据理析之曰：胃为清阳之海，肺为元气之龠，故呼吸升于丹田，清浊输化赖于中土。若平素膏粱太过则中州积热。况胎孕内结，则相火有余，至六七月以来，肺胃用事胎渐成大，故胎气愈逼而火愈旺，

凑逆于上，喘呼不卧，名曰子悬者是也。兹用参术温补则肺气壅塞，若用葶苈苦寒则胃气孤危，均致变症蜂起，岂非实实虚虚之患乎。疏方用苏梗、枳壳、腹皮各三钱，茯苓、陈皮、半夏各钱半，甘草五分，生姜三片。一帖便能言，再剂则安卧。合门信为神丹，余曰：无欢也，胎前喘急药石易疗，恐临盆在迩其喘复生，虽灵丹在握不能为也。须预备奇策，调护真元，不致临产涣散，乃可万全。不数日产一子，甚觉强健，越两日喘果复作，惊呆无措，进食亦减常时。此胃土虚而不能生金之象，以大剂参术苓草五味肉桂数剂乃安。

歙人方李生儒人，向患左胁疼痛，服行气逐血之剂反加呕逆，甚至勺水难容。脉左沉右洪，明属怒动肝火来侮脾阴，过投峻药转伤胃气，俾三阴失职仓廪无由而化，五阳衰惫传道无由而行，所以中脘不通食反上涌，斯理之自然毋容议也。方以异功散加白芷肉桂，于土中泻水，并禁与饮食。用党参五钱，陈仓米百余粒，陈皮一钱，生姜三钱，加伏龙肝水三碗，煎耗一半，饥时略饮数口，二三日后方进稀粥，庶胃气和而食不自呕，依法而行果获奇效。

柯霭宁，患吐血后，咳嗽连声，气喘吐沫，日晡潮热。服四物知柏后，兼服苏子贝母百部丹皮之属，病势转剧，乞予治之。六脉芤软，两足浮数，知为阴枯精竭而孤阳气浮，俾肺金之气不能归纳丹田，壮火之势得以游行清道，所以娇脏受伤，喘嗽乃发。理应六味丸加五味沉香导火归源，但脾气不实。乃先以人参、白术、黄芪、山萸、山药各一钱五分，石斛丹皮各一钱，五味子廿一粒，肉桂五分。服数十帖大便始实，改用前方调养月余，咳嗽亦瘥。后三年前病复发，信用苦寒遂至不起。

云间田二府封翁，久泻肉脱，少腹疼痛，欲食下咽，汩汩有声，才入贲门，而魄门已渗出矣。或以汤药厚脾，或以丸散实肠，毫不见效，几濒于危，召予力救。望其色印堂年寿夭而不泽，切其脉气口六部细弱无神，则知清阳不升，原阴下陷，非但转输失职，将见闭藏倾败矣。盖肾者胃之关也，脾之母也。后天之气土能制，先天之气肾可生。脾良由坤土，是离火所生，而艮木又属坎水所生耳。故饮食入胃如水谷在釜，虽由脾土以腐熟，亦必藉少火以生气。犹之万物，虽始于土，皆从阳气而生长，彼生生化化之气，悉属于一点元阳。所谓四大一身皆属金，不知何物是阳精也。惟命门火衰，丹田气冷，使脾脏不能运行精微，肠胃不能传化水谷，三焦无出纳之权，五阳乏敷布之导，升腾精华反趋下陷，故曰泻久亡阴，下多亡阳，阴阳根本，悉归肾中。若徒知补脾而不能补肾，是未明隔二之治也。宜用辛热之品暖补下焦，甘温之剂资培中土，譬之炉中加火而丹易盛，灯内添油而燃不息，真有水中火发，雪里花开之妙，何虑寒谷之不回春耶。遂用人参、白术、炮姜、炙甘草、熟附子，煎成调赤石子末三钱与服，渐觉平安，十剂而痛止泄减，面色润泽，饮食增进，不一月而痊愈，乃蒙赐顾，缱绻竟日而去。越明年春田公觐还，父子重逢，喜出望外，不意过食瓜果，前症复发竟难挽回，卒于仲夏庚寅日，可见木旺凌脾之验，毫发不爽也。

庠生奚易思令正，发热腹痛，呕恶不食，六脉沉郁，面黑如熏，用解郁调中之剂前症渐愈，若感怒气，应必复发。半载以来，形神憔悴，小便涩痛，小腹重坠，延予治之。予曰：瘕痞块多属中脘，发则形象可求，痃癖两症贴在脐旁，发则攻冲而痛，数症皆水道通利者也。今小水涩滞，少腹重坠，必身皮甲错，绕脐生疮，此系下焦肝火久郁不舒，已成小腹痈也。非予专门，应疡科调治，庶可奏效。延医治之，果如予言，越数日而痈溃，脓色稠紫，服托里养荣等剂，月余而康。

徐敬山，伤寒郁热，过经不解，愈后食复，谵语神昏，刺高胎黑，耳聋如愚，六脉洪大，此阳明胃热血化为斑之状，乃燃灯照其胸腹，果紫斑如绿豆大者，朗如列星，但未全透于肌表。宜清胃解毒，使斑点透露，则神清热减矣。用竹叶石膏汤二剂，壮热顿退，斑势焮发，但昏呆愈甚，厉声呼之亦不醒觉，将身掀动全无活意，惟气尚未绝，俱云死矣。予复诊，其脉两手皆在，不过虚微耳。盖此症始因胃热将腐，先用寒凉解其客邪，今邪火虽退，正气独孤，故两目紧闭，僵如死状，急用补胃之剂以醒胃脘真阳，生机自回也。即以生脉散合四君子汤一剂，至夜半而两目能视，乃索米粥，以后调理渐安。

妻祖黄含美，庚辰会试，患伤寒。剧甚时，家君薄游都门乃与诊视。舌黑刺高，壮热妄语，神思昏沉，奄奄一息，此为邪热内甚，亢阳外焚，脏腑燔灼，血随沸腾，斑将出矣。遂用生地、丹皮、元参、麦冬、黄连、知母、甘草，一剂而斑现，再剂而神清，三剂而舌刺如洗矣。

燕京礼垣房之麟，患伤寒五日，病势困殆，伊亲在太医院者七人，莫能措手，延家君治之。脉人迎紧盛，右关洪大，神思若狂，舌苔微黑。此邪热拂郁神思昏愦而如狂，亢阳煽炽火极似水而舌黑，炎炎蕴隆将成燎原，若非凉血火将焚矣。视其胸腹果有红斑，遂用化斑清火一服顿愈。

分镇符公祖恭人，形体壮盛，五旬手指麻木，已历三载。甲辰秋偶感恚怒，忽失声仆地，痰潮如锯，眼合遗尿，六脉洪大。适予往茸城，飞骑促归。缘符公素谙医理，自谓无救，议用小续命汤，俟予决之。予曰：是方乃辛温群聚，利于祛邪，妨于养正。其故有三：盖北人气实，南人气虚，虽今古通论，然北人居南日久，服于水土，卑禀更移，肤腠亦疏，故卑下之乡，柔脆之气，每乘虚来犯，致阴阳颠倒，荣卫解散，而气虚卒中。此南北之辨者一。况中风要旨又在剖别闭脱。夫闭者，邪塞道路，正气壅塞，闭拒不通；脱者，邪胜五内，心气飞越，脱绝不续。二证攸分，相悬霄壤。故小续命汤原为角弓反张牙关紧急闭证而设，若用于眼合遗尿之脱证，是既伤其阴。复耗其阳。此闭脱之辨者二。又风为阳中阴气，内应于肝；肝为阴中阳脏，外合于风。恚怒太过，大起肝胆，内火外风，猖狂扰乱，必然挟势而乘脾土，故痰涎汹涌。责脾勿统摄，肾不归经，滋根固蒂尚恐不及，若徒事发散是为虚虚。此真似之辨者三。《灵枢》所谓虚邪偏客于身半，其入者内居荣卫。荣卫稍衰，则正气去，邪气独留，发为偏枯。端合此症，当法河间东垣用药，保全脾肾两脏庶可回春。亦以六君子加黄芪、白芍、桂枝、钩藤、竹沥、姜汁，服二剂恶症俱减，脉亦收敛，但声哑如故，此肾水衰心苗枯槁。至更余后火气下行，肾精上朝方能出音。遂用地黄饮子，服至十五剂大便始通，坚黑如铁。虽有声出，状似燕语，乃朝用补中益气汤加五味麦冬以培脾，夕用地黄汤加肉苁蓉当归以滋肾。调理百日，语言如旧，步履如初，但右手稍逊于前耳。

疡科君略曹先生长君大美内正，日晡潮热，经候不至。治者皆云血枯经闭，用通经之品，寒热愈甚，呕吐恶心。予诊两手滑利为结胎之兆，非经闭也，寒热者乃气血护养胎元，不能滋荣肌肤耳，至五六月后胎元已充，气血自盛则寒热自止。时以予言为谬，延原医调理，仍加破血之剂。忽夜半崩如泉，痛势频逼，下一肉块而形已成矣。此时尚未得子，悔恨不逮，染成产蓐，逾年而卒。

茂才虞葛来，少年多欲，醉饱无惮。初患胁痛，继而嘈杂，渐成反胃，医久无效，邀家君往视。见面色如土，面上两颧稍带赤色，六脉细数，食饮即吐。历览前方颇不相胶，但四君理中频服不瘳，知病不独在中州也，信为无阴则吐耳。况诸呕吐皆属于火，而季胁又属肝肾之乡，即以地黄汤加石斛沉香。愈后一载，秋前旧症复发，适家君有携李之行，干予诊治。左关弦长知怒气伤肝，故现独大之象，用加味逍遥散而安。又两月因劳忍肌，恣酒感怒，前症蜂起，较前尤甚。六脉虚软，胁痛胀闷，卧则气塞欲绝，此大虚而得盛候，为脉证相反，法在不治。伊父强请立方，仍用逍遥散。更医用小建中汤二十余剂，胁胀稍宽，痛则仍在，咯血稠痰，腥秽难近，复干余治。往者虚软之脉变成蛛丝之细，两眸露白，气促声嘶，脾元大坏，肺气孤危，此肺痿之恶候也。时冬水将弱，春木方强，延于冬者得肾水之相助也。记初十立春，木气临官，肺受其侮，脾受其乘，岂能再延耶，果殁于初十之寅时。

素君，素多劳动，因乘暑远行，遂胸臆不宽，呃忒连发，八日以来声彻邻里，自汗津津，语言断落，汤药遍尝毫无效果，举家惶恐，特干余治。现症虽脉尚有根，况准头年寿温润，不晦法令，人中光泽不枯，若论色脉生机犹存，但徒藉汤丸恐泄越之阳不返，潜伏之阴难消。当先用艾火灸期门三壮并关元气海诸穴，再煎大剂四君子汤，加炮姜肉桂为佐，丁香柿蒂为使，内外夹攻。譬之釜底加薪，则蒸气上腾，而中焦自暖，四大皆春，何虑阴翳之不散，真阳之不复耶。果一艾而呃止，再进而痊愈。共骇为神奇。

云间司李王公，伤风鼻塞，周身刺痛，欲用表剂，邀余商治。六脉浮虚，予曰：风为阳邪，卫为阳气，阳与阳合则伤表分，病虽属标而治则求其本。盖肺主皮毛司开阖充元气主清肃者也。清阳不发，腠理空疏，外来风邪，内舍肺分，经曰：邪之所凑，其气必虚，正谓此也。法宜东垣先生补中益汤，补中兼发，乃谓至当。王公曰可服一剂，而诸病捐除。

徽商朱圣修内人，呕逆吐食，出多入少，皆利痰白沫，眩晕气急，半月有余，大肉尽消。治者咸谓反胃，谓吐沫脾败，已无救矣。干余调治。手少阴脉动甚，两尺滑利，为结胎之兆，而恶阻之候非反胃也。用人参、橘红、白术、半夏、苏梗、桔梗、赤苓、砂仁、枇杷叶、伏龙肝水，煎服，三剂而吐减，数剂而全瘥，后产一女。

义与莨臣鲁学师夫人，胎前滞下，胸腹胀痛，饮食艰难，大便赤浓，小便短少。莨翁曰：内子素患胸痛已历多年，在敝地举发或用枳朴槟黄方能奏效，若投轻剂徒增困苦耳。余聆其言而妄为之辨曰：胸为肺室，赖母气以升腾，始能清肃运行灌溉四脏。一有失调则天气闭塞，地气冒明，冲和之气郁而成否，水谷之滞搏而成痛，皆缘胃脘弱不能行气于三阴三阳也。若不培其元以固仓廪之虚，泛用苦寒降一沉之品，转伤上焦虚无之气，虽暂时爽快，殊不知潜损胃阳暗增其病，所以多年不瘥，而日就萎黄也。况带下尤为所禁，即宜安胎之中杂以顺气和血之品，庶便脓愈而后重除，正气复而邪自解。用当归白芍各二钱，白术茯苓各钱半，陈皮神曲各一钱，升麻葛根各七分，煨木香炙草各五分，姜枣煎服，数贴而愈。后产一子，复用建中理中二汤出入加减，胸痛亦瘥。

娄江祭酒吴梅村夫人，产后患痢，昼夜百余次，不能安枕，用滞下通导而后重转增。延家君治之，断为阴虚阳陷。用六味汤加肉桂以保衰败之阴，以补中汤加木香以提下陷之气。盖新产之后营卫空虚，阴阳残弱，咸赖孤脏之力生血生气，庶可复后天资生之本。既患下痢则知元阳已虚，又投峻剂必使真阴愈竭，惟舍通法而用塞法，易寒剂而用温剂，俾胃关泽而魄门通畅，仓廪实而传道运化自然，精微变化清浊调和矣。可见胎前产后所恃者脾元也，所赖者阳气也，坤厚既旺，乾健自复。丹溪云：产后以大补气血为主，虽有杂症以末治之。诚者是言也。

龚姓妇，产后发痉，口歪不语，角弓反张，时或稍愈，顷之复作，诸医皆用风治。予曰：肝为藏血之乡，风水之司也。肝气为风，肝血为水，流则风息而筋脉自舒。古人云治风先治血，信有言矣。况产后气衰于表，血衰于里，气衰则腠理疏而外风易袭，血耗则肝木枯而内风煽动。故血不养筋则角弓反张，风淫胃脉则唇口引动，当用滋润之品内养肝血直补其虚，少佐驱风之剂使同气相求得以易入。用四物去芍药，加羌活、防风、独活、钩勾、酒炒荆芥，两剂而愈。若用辛散则风能燥血，辛走阳气，适滋其困矣。

遂安令曹绿岩长君安初，少年嗜欲，真元素虚。己亥秋，丁内艰，悲恸太过，内火燔灼，肾水干涸，肌肉顿消，咳咯脓血，腥秽异常。延予商治。六脉洪大，重按虚豁，右寸独数，此上盛下虚之候。夫上盛者赫曦过极，肺中之假阳旺也；下虚者涸流衰竭，肾家真阴虚也。阴虚则火独发坎宫，津液上腾救母，浸浸炽灼反成稠痰。浊阴胶结于清虚之脏，久而肺热叶焦，腐化为痈。若不求本而治，则肾阴愈虚，邪火更旺，痈将溃也。法当先清上焦痰火，保定肺气。以麦冬、沙参、紫菀、贝母、橘红、茯苓、甘草、桔梗、瓜蒌霜等五更时服，复用六味汤加麦冬五味大剂临卧服以滋化源。数帖而痰清嗽减，一月而精充神复。越三载因感于邪术，广图婢妾以自娱，前症复发，卒至不救。

晋中商人高鸣轩，年六旬外，久历鞍马，餐风冒雾，六淫之邪袭其经络，染成痿废已三年矣。遍访名医咸以解表为治，两足愈觉无力，顽麻不仁，辛丑夏初，适回海邑告余，服药累百不获少瘥，自信此身永废矣。予曰：风寒湿气乘虚而入，不思养正以补其本，一误也；屡解表而风邪已去，犹然发散，愈损真元，二误也。且气虚则麻，血虚则木，人有恒言，是症必为中风先兆。乃以神效黄芪汤加肉桂服之，才四帖麻顿去，便能却杖而行，后以还少丹调理月余，倍常矍铄。

德州都谏王介清，丁内艰，患左胁顽痹，足腿麻木，按摩片时，少堪步履，服清火消痰补气活血病势不减，后服阕入京，邀家君诊视。见伊肾肝脉虚，断为肾虚不能生肝，肝虚不能荣血，水亏血耗经隧枯涩之症。先以四物汤加秦艽、石斛、牛膝、葳蕤。不数剂而胁痹顿除，后服肾气丸一

杯，永不复发。

秦商张玉环，感寒咳嗽，变成哮喘，口张不闭，语言不续，呀呷有声，外闻邻里，投以二陈枳桔毫不见减，延予救之。诊六脉右手寸关俱见浮紧，重取带滑，断为新寒外束，旧痰内搏，闭结清道，鼓动肺金。当以三拗汤宣发外邪涌吐痰涎为要，若畏首畏尾漫投肤浅之剂，则风寒闭固顽痰何由解释。况经曰：辛甘发散为阳，麻黄者辛甘之物也，禀天地轻清之气，轻可去实，清可利肺，肺道通而痰行，痰气行而哮愈矣。乃以前药服之，果一剂而汗出津津，一日夜约吐痰斗许，哮喘遂平。越二年因不忌口，复起前证而殁。

茸城朱公亮令媛，血枯经闭已年余矣。大肉去半，饮食减少，日晡寒热，至夜半微汗而解。予诊其脉，两手细数，证属难疗。《素问》曰：二阳之病发心脾，有不得隐曲，女子不月。夫心统各经之血，脾为诸阴之首。二经乃子母之脏，其气恒相通也。病则二脏之气乘涩荣血，无以资生。故地道之不行，由心脾之气不充也。张洁古师弟首重《内经》，一以调荣培土为主，而薛新甫将逍遥归脾二方为用，使气血旺而经自通。若不培补其源，反以消坚破硬苦寒伤胃通道癸水为捷径，殊不知愈攻则虚而愈闭，其生生之源从此剥削殆尽，直至风消贲闭，虽有神丹难为治矣。不信予言，专行通道，至不起。

嘉定庠生沈来壅，食后感寒，头疼发热，胸膈胀满，医用表散消导，虽胸次稍舒，寒热愈剧，反增神昏不寐，已三传经矣。一医因病久症虚议用温补，一医颇明医理复尔消导，议论多端，邀予决之。六脉弦数不和，与寒热往来，大便溏而小便赤，此少阳经症。不可汗下与渗利，转犯

他经，只宜和解，其邪易散，纵有食停，俾邪气解而食自消，此仲景先生之秘旨也。竟以小柴胡汤去人参加丹皮炒山栀花粉麦冬，一剂而神清气爽，寒热亦定。

上洋王邑尊幕宾张姓，盛暑发热，至六七日昏沉不语，面赤苔焦，与水则咽，大便不通，身艰转侧，医者束手，投柬招治。予诊毕谓王公曰：病虽危候，脉象和顺，况身体软缓，唇吻红润，气息调匀，俱为吉兆。只因邪热传入手少阴经，郁而不舒，所以面赤昏呆，口噤不语。乃以导赤散加黄连麦冬，佐犀角少许，加灯心竹叶。煎成，用刷脚抉开口，徐徐灌下，片时觉面色稍退，再剂而目开能视，三剂而语言如旧，后调理乃安。

李元吉妻，半产后血崩如注，头晕眼暗，饮食少进，面色青黄，六脉虚大无力，甚至昏晕不苏，一日数次延予治之。予曰：血脱益气，阳生阴长，《灵枢》之旨也。况阳为阴之使，阴为阳之守，今久患崩中，宜乎几微之时而欲绝，奚能固其内守之阴。所以经流不竭，皆阳气不能卫外故也。若徒事养阴止涩，是人已入井而又投之以石耳。用补中益气汤加五味艾叶服之，势不稍衰。予思古语云大虚必挟寒。再以人参一两熟附一钱煎成，呷下乃熟睡片时，醒来晕减神清，后以养荣汤去肉桂加附子，调理而安。

雷廉道潘畏庵乃郎，自幼腹痛，向以内伤调治，时或见愈，不能杜根。庚子春过龙华扫墓归，由巨浦而前适，风雨骤至，银浪排山，泊舟小港，因而受饥忍寒，痛遂大作，邀予往治。左手脉皆弦迟，右寸关虚大无力。盖此症因饮食过饱，伤其中州，嗣后食虽消而太阴分野犹然损伤，故一有不调，痛即随至。况历有岁时。中脘

之阳不布，蓄积痰涎，结成窠臼，即《内经》云：末传寒中之谓也。若不用温补辛散之品，其沉郁久凝之疾，焉能转否为泰乎。用异功散加桂枝半夏炮姜木香为粗末，姜煎服，痛即止，后照前方加益智仁白芍神曲，姜汤和丸，后不复发。

大学士徐元扈夫人，胃脘痛，初以气治，次以食治，继以火治，总不见效，痛至昏瞆，良久复苏。延家君治之曰：夫人尊恙非气非食亦非火也。由劳碌太甚，中气受伤，脾阴弱而不化，胃阳衰而不布。阴阳并虚，仓廪壅滞，转输既弱，隧道失运，所以浊清相干，气血相搏而作痛者。若用消导则至高之气愈耗，误投寒剂则胃脘之阳益伤，为今之计非补不可。虽云痛无补法，此指邪气方锐者言也。今病势虽甚而手按略止，脉气虽大而重按稍松，则脉症俱虚不补而何。用六君子汤加香附砂仁，一剂而眩定痛止。

嵺城王五松子舍，大肉削去，虚气攻冲，症情恍惚，手足麻木，不能自主，夜寤不宁。咸谓心脾之气涣散，所以脉络胀胀如不束之状，所谓解㑊者也。盖阳明为气血俱多之乡，主束骨而利机关者也。阳明戊土一虚必盗母气自养，而心亦虚。以《灵枢》云：心怵惕思虑则伤神，神伤则恐惧自失，破䐃肉脱矣。治宜补心脾之气，以充元神之用，可指日而奏功。乃与归脾汤服数帖而始止。

分镇符公祖令媛，久泻肉脱，肢体浮肿，大腹胀痛，便内赤虫，形如柳叶，有口无目，更兼咳嗽烦躁，夜卧不寐，召予调治。公曰：小女之疾起于夏间，因饮食不节，淹缠半载。服利水药身肿不减，用参芪等剂胀闷益增。予细为审察，盖中央脾土喜燥而恶湿，脏腑为根本生化源头，

虽云至阴之地，实操升阳之权。盛暑之际六阳外发，阴寒潜伏，加以浮瓜沉李饮冷吞寒，使乾阳之气郁坤土之中。所以气滞而湿化，湿化而热生，湿热壅滞转输不行，仓廪之精华下陷而为泄泻。久则清阳愈虚，浊阴愈盛，留于中州则为腹胀，散于肌肉则为浮肿，上乘肺分则为咳嗽。况脾为诸阴之首，肝为风木之司，湿热盛则阴虚而烦躁夜争，肝风旺则遇湿而虫形生化，头绪虽多不越木旺土衰之征。治当调脾抑肝，佐以升清降浊，使湿去土燥，病当渐去。用白术、茯苓、半夏、芍药、黄连、肉桂、干葛、柴胡、厚朴、乌梅、花椒等剂调理而安。

燕山中丞刘汉儒，泄泻数日，医见肝脉弦急，认为火热，用苦寒平肝反洞泄不已，筋挛少气，招家君往治。曰：此因寒气入腹，清阳不能上腾，即《素问》清气在下，则生飧泄之意也。前医以肝脉高为火，予以肝脉盛为寒，盖寒束之脉每多见弦，先哲明训班班可考，何得以寒为热耶。方以苍术白术各二钱，羌活防风各一钱，干葛炮姜各八分，升麻柴胡各五分，一剂而减。

上洋秦斋之，劳欲过度，每阴雨左足麻木，有无可形容之苦。历访名医，非养血即补气，时作时止，终未奏效。戊戌春病势大作，足不转舒，背心一片，麻木不已。延予治之。左脉沉紧，右脉沉涩，此风湿寒三气杂至，合而为痹。其风气胜者为行痹，寒气胜者为痛痹，湿气胜者为着痹。着痹者即麻木之谓也。明系湿者邪，内着痰气凝结，郁而不畅，发为着痹。须宣发燥湿之剂，加以报使之药，直至足膝，庶湿痰消而大气周流也。方以黄芪、苍术、桂枝、半夏、羌活、独活、防己、威灵仙

数帖而瘥。若以斋之多劳多欲而日服参芪，壅瘀隧道，外邪焉能发，而病安能去乎。

海宁相国陈素庵，病足肿痛，用补血药则肿愈甚，用补气药则痛益增。延家君往治。诊其脉软而气滑，属湿痰流注下焦，为有余之症，定非不足也。若滋阴则壅沉滞阳气，若补阳则胶固经络，此病之所以增进也。用陈皮、茯苓、半夏、独活、苍术、厚朴、桔梗、灵仙两服痛减肿消。故虚虚之祸世所共戒，实实之殃人每蹈之。若徒执补养之法是未明标本缓急邪正虚实之机也，乌足以与议道哉。所以戴人立法专主驱邪，诚虑夫补实之祸，以救末流时弊耳。

皖城玉山王学师子舍，产后早服参芪致恶露不尽，兼因过于恚怒变为臌胀，青筋环腹，神阙穴出。延予商治。左手脉皆弦劲，重按则涩，右手洪滑。此下焦积瘀，怒气伤肝以致是症。夫蓄血之候，小腹必硬而手按畏痛，且水道清长，脾虚之症，大腹柔软而重按之不痛，必水道涩滞，以此辨之则属虚属实判然明矣。王翁曰：是症为积瘀不行无疑矣。前治皆模糊脉理，溷投药石，所以益增胀痛。今聆详辨，洞如观火，请疏方为感。遂用归梢、赤芍、香附、青皮、泽兰、厚朴、枳实、肉桂、元胡等加生姜，间投花椒仁丸三服，数日后胀痛悉愈。

张侍川，脾泄经年，汤药遍尝，大肉尽削，小便枯竭，势已危殆，余往诊之。左脉弦细，右脉虚微，此系乾阳不运，坤阴无权，所以脾伤而破䐛肉脱。肺虚而气化失调，俾浊阴不降，内滞肠胃，清阳不发，下乘肾肝，由是三阴受伤而成久泄之症。况当四十年之升阳之气与浊阴之令自此相半，今侍川已逾五旬，不思举其下陷

之阳，反以渗利为用，则失治本之旨矣。且下久亡阴，未有久泄而肾不虚者。若单补其脾则力缓不能建功，须得温暖下焦之品辅佐其脾间，丹田火旺则脾土自温暖，中州健运则冲和自布，精微之气上奉乾金，下输膀胱，分别清浊，则二便自和，可以指日收功矣。方用人参、白术、黄芪、炙草、广皮、木香、升麻、柴胡、肉果、补骨脂数剂，而小便亦实，后以四神丸加煨木香调理乃安。

家君治江右太师傅继庵夫人，久泄不已，脉象迟微，微为阳衰，迟为阴胜，此脾土虚而真阳衰也。盖脾虚必补中而后土旺，阳衰必温中然后寒释。乃以四君子加姜桂，服二剂而畏寒如故，泄亦不减。知非土中之阳不旺，乃水中火不升也。须助少火之气上蒸于脾，方能障土之湿。遂用人参三钱白术五钱，肉桂一钱，附子一钱，数帖渐瘥，后八味丸调理乃安。

春元唐次仲，小腹脐傍刺痛，连胁及胸，坐卧不安。余诊六脉弦滑，重取则涩。此食后感怒，填寒太阴，致肝气郁而不舒，胸困作痛。经曰：木郁达之，解其郁而痛自止。用二陈汤合平胃散加枳壳木香，一服而愈。

秣陵罗明求，奉藩摧饷，适感风寒，发热恶寒，头疼而体痛，至七日后变成温疟，发时惊骇异常，日晡见鬼，如二岁童子大者数十缠绕腰间，悚惧不堪，至晚方散，已五六发矣。治者皆为鬼疟，议用截法，然犹未决，邀余诊视。六脉洪滑，余曰：此系痰涎内积，非真邪祟外干也。古语有云：无痰不成疟，又曰：怪病多属痰。盖痰乃液所化，液乃肾所主。必平日肾水素弱，虚火独旺，煎熬精液成痰，攻冲经络而为疟之根本。况腰原属肾，其液化痰

更无疑矣。惟先驱其痰，俟痰去而疟鬼自除，然后培补本原至为切当。遂用小柴胡汤加茯苓枳壳槟榔，临服调元明粉三钱，顷刻便润下积痰甚快，至明日而疟鬼俱绝。

句容孔太师，随朝使者。每至午余，无端见鬼，恐惧昏沉，夜半发热，黎明始苏。诸医用安神养血之药，继投导痰顺风之剂，均无效验。邀家君诊视。两手脉现滑数，此因沉湎于酒，酒能生湿，湿能助火，火湿相合而成痰，痰迷心窍则见鬼。即以橘红、贝母、天花粉、干菖蒲、黄芩、麦冬、山栀、竹茹、苦丁茶，二服而神清鬼没，四剂而平复如初。

胡文宰子舍，向患怯弱。乙巳季夏方饮食后，忽腹中绞痛，自谓着暑，调天水散一服不愈，又疑停食，进山楂麦芽汤，其痛更增，发厥昏晕，无有停歇，中脘硬痛，手不可近，两眼露白，舌缩谵语，状若神灵。延医调治，或曰大便实而用枳朴，或云积暑而用芩连，诸药杂投病势益增，当事者咸疑惧无措，余独谓虚证，力主大补之剂。盖平昔脉弦洪兼数，且右手更旺，今也转数成迟，左手更觉无本根，此至虚有盛候，凭脉合症之良法。急煎理中汤加陈皮半夏与服。庶胃气充肺，元阳流动，总有蓄积盘踞方隅，定然向风自化。果一剂而稍安，数剂而痊愈。

慈溪天生杨先生，馆江湾镇，时值盛暑，壮热头痛，神昏发斑，狂乱不畏水火，数人守望，犹难禁止，甚至舌黑刺高，环口青暗，气促眼红，谵语直视，迎余往治。余见众人环绕，蒸汗如雨，病狂躁无有休息，寻衣摸床，正在危候。强按诊脉，幸尚未散，急取箸头缠绵，用新汲水抉开口，凿去芒刺，即以西瓜与之犹能下咽。乃用大桶置凉水，并洒湿中间空地，设席于地，

扶患者卧上，再用青布丈许，摺作数层，浸湿搭在心间，便能云顿入清凉世界六字，语虽模糊，亦为吉兆。遂用大剂白虎汤与服，加黄芩山栀元参。半日之间狂奔乱走，目无交睫，此药入口，熟睡如泥。乡人尽曰休矣。余曰此胃和而睡着也，不可惊觉。自日中至半夜方苏，其病遂愈。

吴明初，平素体弱，因年来忧郁，忽然呕血，自早至暮百余碗，两目紧闭，四肢畏寒，冷汗如注，汤药入口，随即吐出，举族惊狂，迎余视之。幸病虽为急，脉尚未散，喘促犹缓，一线生机，尚可挽回，若以血药投治则不及矣。盖初则血随气上，今则气随血脱。语云：有形之血不能速生，几微之气在所急固。此阳生阴长之道，寓诸《灵素》扶阳抑阴之权，具于羲易。诚以阳者生之本，阴者死之基，故充塞四大，温润肌肉，皆赖此阳气耳。今脉气虚微，天真衰败也；汗雨不收，卫气散失也；四肢畏冷，虚阳不能旁达也；两目紧闭，元神不能上注也；药入即吐，继之以血者，乃呕伤胃脘，守荣之血不藏也。为再用汤药，恐激动其吐，宜设计以取之。遂用人参一两，白及四钱，均为细末，米饮调丸如樱桃大，含化。自黄昏至一更，约用一半，汤饮方通，血亦不吐。至明日神思稍清，脉气未静，似芤似革，参互不调，全无胃气，尽属阴亡于中，阳散于外之象。乃速煎参附进之，以追散失之元阳。八日内记服人参二斤，附子五枚，而元气顿充，脉始收敛，至今强健倍常。倘此时稍有疑虑，徒任浅剂，焉能挽回其真气耶。

上海邑尊陈虞门慕宾，吐血不已，或用犀角地黄汤降火，或以加味四物汤滋阴，绝谷数日，气喘随毙，延家君诊治。六脉虚弱，精神怠倦，明属思虑过度，脾元亏损。所以气衰则火旺，火旺则血沸而上溢也；血脱则气孤，气孤则胃闭而绝谷也。法当甘以悦脾，温以启胃，甘温相济，脾胃调和。庶元阳得以扶持，气血有所生长耳。遂用四物汤加米仁、石斛、麦冬、五味、广皮、桔梗，数剂而愈。

吴淞一女，在闺时患左眼上胞内生疙瘩，日渐长大，下垂遮目，红肿重坠，痛楚异常。专科者始以驱风治标，继以养血治本，迁延岁月未获稍减。余诊其脉，左关弦强搏指，右关艰涩。予曰：目廓应肝，内轮应脾，肝脾二脏性喜疏利，故忧思伤脾则气结而血瘀，恚怒伤肝则气郁而热生。由是火炎血沸，上腾空窍，目廓积闭，火旺赤肿也，治宜疏中宫之滞，泻东方之实，则郁开火降，瘀化肿消耳。用龙胆泻肝汤数帖，疙瘩渐消，复以六味丸料加龙胆草、白蒺藜、决明子、牡蛎，与滋阴之中兼以清火之品，逾日而平复。

周文伯，乡居课农，偶发寒热，解表一剂，转觉神思恍惚，日增倦怠，目呆如愚，语言错乱，昼夜呻吟，六脉微弱，不堪重按。余曰：是症之因，必有大惊，损伤神气，故现神鬼飞越之象。盖神藏于心，心主镇静；魂藏于肝，肝主惊骇。故惊则气乱，心失镇静之常，神气孤浮，邪入神明之窟。由是魂无安宅，飘荡于外。若能安神益气固守飞扬之真，自然魂随神摄可复清明之职。丹书所谓神是性兮气是命，神不外驰气自定者也。遂服归脾汤数帖灵动如初。自述病概缘溪头失足，从高坠下，遂觉神气越出，精采不定，作见游魂，须眉状貌，酷肖己身，约长尺许，或从空行走，或相依同寝，所谓魂离吾体断不诬矣。自后稍有震怒惊呆复作，屡用前方获效。后迁于城，道逢形人，因而受惊，至晚忽大呼杀人，举家骇异，议用前药。值余适至，复诊其脉弦强搏指较前大异，此正虚祟乘之病，非从前神脱魂离者比也。治当清痰降火，祟是不作。若用参芪胶固邪气，将成痼疾矣。乃以温胆汤加苏子黄芩山栀瓜蒌，服即熟睡，醒来诸病如失，但觉倦怠。乃淡粥调养数日后，仍服归脾汤而痊愈，则知鬼岂真鬼耶。

娄江金公采谋，秋患痢昼夜百余次，赤脓腥秽，呕恶不食，口渴发热，向用滞下法竟难奏效。忽冷汗不止，四肢如冰，气促神昏，延余往治。外证虽逆，六脉尚存，乃煎附子理中汤。服二剂，四肢渐温，自汗渐收。又服数帖，精神充旺，痢下顿除。若抱痢之赤白，口渴身热，再投凉药，气将脱矣。故曰泻虚补实，神失其室，此之谓也。

淮右章公克，壬寅春客游海邑，患温病发热，邪气再传，壮热神昏，溅溅自汗，眼红面赤，口渴舌黑，胸膈满闷，势甚危殆。医者泛用清热轻剂以冀幸免，余曰：春温之温邪，伏藏于冬，触发于春，随天气化，寒郁为热，此时令之热也。脉来洪大，舌黑口干，灼热汗流，神思昏瞆，此脉症之热也。当速煎甘寒大剂清彻里邪，庶不使胃热腐化。若徒任芩连诸药，恐一杯之水难救车薪之火，热必自焚矣。立方用石膏五钱，麦冬二钱，知母花粉各一钱五分，山栀一钱，甘草五分，加竹叶粳米灯心为引，二剂而神爽热除。

大名司理陈玉山，素患胸膈胀闷，四肢顽麻，六脉坚劲，似扎类革，咸属冲和虚损清阳散耗之症。用六君子汤加益智肉桂以培脾，并进金匮肾气丸一料，已获稍安。至丙午春偶遭奇讼，恚怒不舒，胸膈否塞，右胁胀痛，下便瘀血，上增呕恶，粒米不进者二十余日，六脉顿退，重按豁然。予曰：脉为神机，神为气立，全赖胃气充沛者也。今脉息无神则知郁结伤脾，脾病传胃，俾磅礴浩大之气停留郁滞于中，所以胃脘否满者，脾土中州也。右胁胀痛者坤出西南也。况木虽条达依土为生，土既硗薄木无生长，此物理中之常耳。故郁怒太过，不但重损脾阴，而肝亦自病，所以不能藏血而血瘀，血去而阴伤，阴伤则阳无以自主，将有飞越之虞也。速宜培养元神，不使涣散，乃可万全。遂用附子理中汤数帖，食能渐进，后用六君子汤兼八味丸而安。

文学包曰：余因食蟹腹痛，发则厥逆，逾月不已，延余商治。述前服平胃二陈，继服姜桂理中，不但无效反增胀痛。余曰：痛非一端，治亦各异。感寒者绵绵无间，因热者作止不常，二者判若霄壤。尊恙痛势有时，脉带沉数，其为火郁无疑。虽因食蟹，然寒久成热，火郁于中，热郁似寒，厥冷于外。此始末传变之道，明训可考。奈何执泥虚寒，漫投刚剂，是以火济火，求愈岂不难哉。以四逆散加酒炒黄连一剂而愈。

《旧德堂医案》终

内经辨言

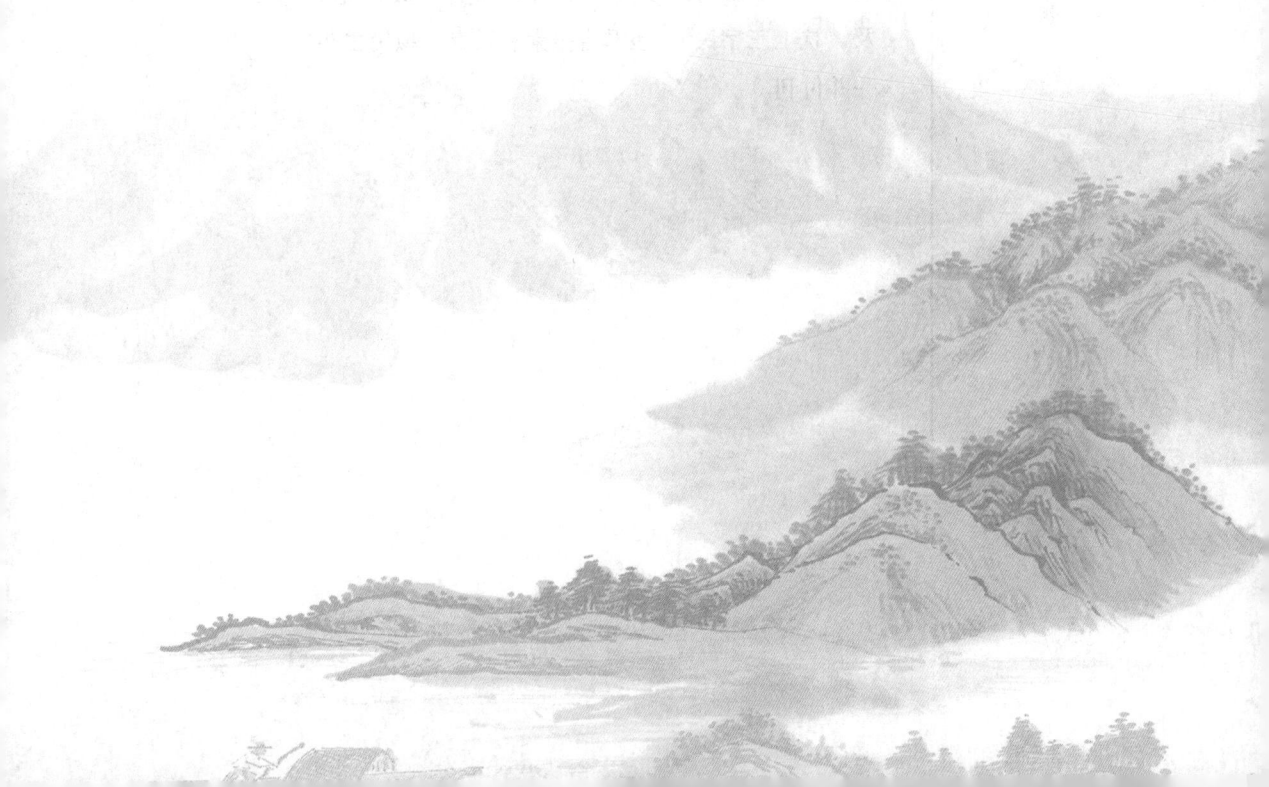

内容提要

　　《内经辨言》一卷，书为前清俞曲园先生所著，《读书余录》之一，即第一楼丛书之第七种，共四十八条。社友上虞俞鉴泉君改定今名，录寄付刊。盖以考据精详，引证确切。关于《内经》之一字一句，无不探赜索隐，辩讹正误，良足助吾医之研经考古者。俞氏文名震烁寰宇，著作甚富。凡关于医药卫生者计三种，尚有《废医论》及《枕上三字诀》。裘君吉生素有录存，拟第二集一并付刊。

序

欧学东渐，见西医形迹。手术上之治疗，醉心者几欲弃旧谋新，舍近图远，甚至将轩岐之言逐节指摘，冷潮热骂。此其故半由于古书难读，半由于未经亲验，此中得失耳有心人知之。故恽氏铁樵有《群经见知录》之辑，将以大发明黄帝之学说，其愿至宏。惟其中如何精详丰富，愧予尚未购读也。近观名医张氏山雷致恽氏铁樵，论宋本《素问》并及经文异同注家得失书，深佩服其考辨之精，可知为医必须博学通才。平素涉猎诸书，见有与医界关切之书，在于儒家著集中者，曲园老人《内经·素问》按语四十八条亦其一焉。信夫其淹通百家，好古敏求，其亦《内经》之羽翼，医界之明星。故持此篇商之于裘吉生先生，请其即刊于三三医书，庶不将此篇佚处于巨集中。医者读其书更触类引伸之，将数千年之古学愈阐愈显，不且为抱残守缺者之幸甚耶。此篇原名《读书余录》，在其全集第一楼丛书之七。今颜之曰俞曲园《内经辨言》。非敢遽改其名称，盖一以钦其慎思明辨之功，一以便医家顾名购阅。俟另印专书广为流通，使曲园老人而在想亦所许可也。

中华民国十二年癸亥夏历孟秋乞巧日后学上虞俞浚鉴泉氏谨识

内经辨言

德清俞樾曲园先生著

上虞俞鉴泉录寄

绍兴裘吉生校刊

上古天真论：昔在黄帝，生而神灵，弱而能言，幼而徇齐，长而敦敏，成而登天。樾谨按：成而登天，谓登天位也。《易》明夷传曰：初登于天，照四国也。可证此经登天之义。故下文即云：乃问于天师。乃者，承上之词。见黄帝即登为帝，乃发此问也。王冰注白日升天之说初非经意。

食饮有节，起居有常。宋高保衡林亿等新校正本引全元起注云：饮食有常节，起居有常度。樾谨按：经文本作食饮有节，起居有度。故释之曰：有常节，有常度。若如今本则与全氏注不合矣。且上文云：法于阴阳，和於术数，此文度字，本与数字为韵，今作有常则失其韵矣。盖即因全氏注文有常字，而误入正文，遂夺去度字。

以欲竭其精，以耗散其真。新校正之《甲乙经》耗作好。樾谨按：作好者是也。好与欲义相近，《孟子·离娄篇》所欲有甚于生者，《申论·夭寿篇》作所好。《荀子·不苟篇》欲利而不为所非，《韩诗外传》作好利。是好即欲也。以欲竭其精，以好散其真，两句文异而义同。今作以耗散其真，则语意不伦矣。王注曰：乐色曰欲，轻用曰耗，是其所据本已误也。

太冲脉盛。《新校正》云全元起注，及《太素》《甲乙经》俱作伏冲。下，太冲同。

樾谨按：汉人书太字或作伏，汉太尉公墓中画象有伏尉公字。隶续云：字书有伏字与大同音。此碑所云伏尉公，盖是用伏为大，即大慰公也。然则全本及《太素》《甲乙经》当作伏冲，即太冲也。后人不识伏字，加点作伏，遂成异字。恐学者疑惑，故具论之。

四气调神大论：使气亟夺，樾谨按：夺，即今脱字。王注以迫夺说之，非是。

不施则名木多死：樾谨按：名木犹大木也。《礼记·礼器篇》：因名山升中于天。郑注曰：名，犹大也。王注以名果珍木说之，未得名字之义。

逆秋气则太阴不收，肺气焦满。王注曰：焦，谓上焦也。太阴行气，主化上焦。故肺气不收，上焦满也。樾谨按：此注非也。经言焦，不言上，安得臆决为上焦乎。焦，即焦灼之焦。《礼记·问丧篇》干肝焦肺是其义也。

逆冬气则少阴不藏，肾气独沉。樾谨按：独，当为浊字之误也。肾气言浊，犹上文肺气言焦矣，《新校正》云：独沉，《太素》作沉浊，其文虽倒，而字正作浊，可据以订正今本独字之误。

道者，圣人行之，愚者佩之。王注曰：愚者性守于迷，故佩服而已。樾谨按：王注非也。佩，当为倍。《释名·释衣服》

曰：佩，倍也。《荀子·大略篇》：一佩易之。杨倞注曰：佩或为倍。是佩与倍声近义通，倍犹背也。昭二十六年《左传》倍奸齐盟，《孟子·滕文公篇》：即死而遂倍之。倍并与背同。圣人行之，愚者倍之。谓圣人行道而愚民倍道也。下文云：从阴阳则生，逆之则死；从之则治，逆之则乱。曰从曰逆，正分承圣人愚者而言。行之故从，倍之故逆也。王注泥本字为说，未达假借之旨。

生气通天论：其气九州、九窍、五脏、十二节皆通乎天气。王注曰：外布九州而内应九窍，故云九州九窍也。樾谨按：九窍与九州初不相应，如王氏说将耳目口鼻各应一州，能晰言之乎。今按九窍二字实为衍文，九州即九窍也。《尔雅·释兽篇》：白州驠。郭注曰：州窍北山经伦山有如兽麋，其川在尾上。郭注曰：川，窍也。川即州字之误，是古谓窍为州。此云九州，不必更言九窍。九窍二字疑即古注之误入正文者。味王注云云，似旧有九州九窍也之说，而王氏申说之如此，此即可推其致误之由矣。六节脏象论与此同误。

故圣人传精神。王注曰：夫精神可传，惟圣人得道者乃能尔。樾谨按：王注非也。传，读为抟，聚也。抟，聚其精神，即上古天真论所谓精神不散也。《管子·内业篇》：抟气如神，万物备存。尹知章注：抟谓结聚也。与此文语意相近。作传者，古字通用。

阳气者烦劳则张，精绝。樾谨按：张字之上夺筋字，筋张精绝两文相对。今夺筋字则义不明，王注曰：筋脉胀张，精气竭绝，是其所据本未夺也。

高梁之变，足生大丁。王注曰：所以丁生于足者，四肢为诸阳之本也。樾谨按：王注非也。如其说则手亦可生，何必足乎。《新校正》云：丁生之处不常于足，盖谓膏粱之变饶生大丁，非偏著足也。是以足为饶足之足，义亦迂曲。足疑是字之误。上云乃生痤痱，此云是生大丁，语意一律，是误为足。于是语词而释以实义，遂滋曲说矣。

故阳气者一日而主外。樾谨按：上文云是故阳因而上，卫外者也；下文云：阳者卫外而为固也，是阳气固主外。然云一日而主外，则义不可通。主外疑生死二字之误。下文云：平旦人气生，日中而阳气隆，日西而阳气已虚，气门乃闭。虽言生不言死，然既有生即有死，阳气生于平旦，则是日西气虚之后已为死气也。故云阳气者一日而生死。生与主，死与外，并形似而误。

味过于辛，筋脉沮弛，精神乃央。王注曰：央，久也。辛性润泽，散养于筋。故令筋缓脉润，精神长久。何者，辛补肝也。《新校正》云：按此论味过所伤，难作精神长久之解。央乃殃也。古文通用。樾谨按：王注固非，校正谓是殃字义亦未安。央者，尽也。《楚辞·离骚》：时亦犹其未央兮。王逸注曰：央，尽也。九歌：烂昭昭兮未央。注曰：央，已也。已与尽同义。精神乃央，言精神乃尽也。

阴阳应象大论：天有八纪，地有五里。樾谨按：里当为理。《诗·朴樕篇》，郑笺云：理之为纪。《白虎通·三纲六纪篇》：纪者，理也。是纪与理同义。天言纪，言理，其实一也。《礼记·月令篇》：无绝地之理，无乱人之纪。亦以理与纪对言。下文云：故治不法天之纪，不用地之理，则灾害至矣。以后证前，知此文本作地有五理也。王注曰：五行为生育之井里，以井里说里字，迂曲甚矣。

阴阳离合论：则出地者，命曰阴中之阳。樾谨按：则当为财。《荀子·劝学篇》：口耳之间则四寸耳。杨倞注曰：则当为财，与才同。是其例也。财出地者，犹才出地者，言始出地也。与上文未出地者相对。盖既出地则纯乎阳矣，惟财出地者，乃命之曰阴中之阳也。

厥阴根起于大敦，阴之绝阳，名曰阴之绝阴。樾谨按：既曰阴之绝阳，又曰阴之绝阴，义不可通。据上文太阳阳明并曰阴中之阳，则太阴厥阴应并言阴中之阴。疑此文本作：厥阴根起大敦，阴之绝阳，名曰阴中之阴。盖以其两阴相合，有阴无阳，故为阴之绝阳，而名之曰阴中之阴也。两文相涉因而致误。

阴阳别论：别于阳者知病忌时，别于阴者知死生之期。樾谨按：忌当作起字之误也。上文云：别于阳者知病处也，别于阴者知死生之期。玉枢真脏论作：别于阳者知病从来，别于阴者知死生之期。来字与期字为韵则处也，二字似误。此云知病起时，犹彼云知病从来也。盖别于阳则能知所原起，别于阴则能知所终极，故云尔。忌与起隶体相似，因而致误。

曰二阳之病发心脾，有不得隐曲，女子不月。王注曰：隐曲谓隐蔽委曲之事也。夫肠胃发病，心脾受之。心受之则血不流，脾受之则味不化。血不流故女子不月；味不化则男子少精。是以隐蔽委曲之事不能为也。樾谨按：王氏此注有四失焉。本文但言女子不月，不言男子少精，增益其文，其失一也；本文先言不得隐曲，后言女子不月，乃增出男子少精，而以不得隐曲，总承男女而言，使经文到置，其失二也；女子不月既著其文，又申以不得隐曲之言，

而男子少精必待注家补出，使经文详略失宜，其失三也；上古天真论曰：丈夫八岁肾气实，发长齿更，二八肾气盛，天癸至，精气溢。为是男子之精与女子月事并由肾气，少精与不月应是同病。乃以女子不月属之心，而以男子少精属之脾，其失四也，今按下文云：三阴三阳俱搏，心腹满发，尽不得隐曲，五日死。注云：隐曲为便泻也。然则不得隐曲，谓不得便泻。王注前后不照，当以后注为长。便为泻谓之隐曲盖古语如此。襄十五年左传：师慧过宋朝私焉。杜注曰：私，小便便泻谓之隐曲，犹小便谓之私矣。不得隐曲为一病，女子不月为一病，二者不得并为一谈。不得隐曲从下注，训为不得便泻，正与脾病相应矣。

死阴之属不过三日而死，生阳之属不过四日而死。樾谨按：下文云肝之心谓之生阳，心之肺谓之死阴。故王注于死阴之属曰火乘金也，于生阳之属曰木乘火也。是死阴生阳名虽有生死之分，而实则皆死征也。故一曰不过三日而死，一曰不过四日而死。《新校正》云：别本作四日而生，全元起注本作四日而已，俱通。详上下文义作死者非此新校之谬说。盖全本作四日而已者，已乃亡字之误。别本作生者，浅人不察文义，以为死阴言死，生阳宜言生，故臆改之也。新校以死字为非，必以生字为是，大失厥旨矣。

灵兰秘典论：消者瞿瞿，孰知其要。《新校正》云：《太素》作肖者濯濯。樾谨按：《太素》是也。濯与要为韵，今作瞿失其韵矣。气交变大论亦有此文，濯亦误作瞿，而消字正作肖，足证古本与《太素》同也。

六节脏象论：心者生之本，神之变也。

《新校正》云：全元起本并《太素》作神之处。樾谨按：处字是也，下文云魄之处，精之处，又云魂之居，营之居，并以居处言，故知变字误矣。

此为阳中之少阳，通于春气。《新校正》云：全元起本并《甲乙经》《太素》作阴中之少阳。樾谨按：此言肝脏也。据金匮真言论曰：阴中之阳肝也，则此文自宜作阴中之少阳于义方合。王氏据误本作注，而以少阳居阳位说之非是。

五脏生成论：凝于脉者为泣。王注曰：泣为血行不利。樾谨按：字书泣字并无此义。泣疑洰字之误。《玉篇·水部》：洰，胡故切，闭塞也。洰字右旁之互，误而为立，因改为立而成泣字矣。上文云：是故多食盐则脉凝泣而变色。泣亦洰字之误，王氏不注于前而注于后，或其作注时此文洰字犹未误，故以血行不利说之，正洰字之义也。汤液醪醴论：荣泣卫除。八正神明论：人血凝泣。泣字并当作洰。

徇蒙招尤。王注曰：徇，疾也。蒙，不明也。言目暴疾而不明。招，谓掉也，摇掉不定。尤，甚也。目疾不明，首掉尤甚，谓暴疾也。樾谨按：王氏说招尤之义甚为迂曲，殆失其旨，今亦未详其说。徇蒙之义则固不然，《新校正》云：盖谓目睑眴动疾数而暗蒙也，此仍无以易乎王注之说。今按徇者眴之假字。蒙者矇之。段字《说文·目部》旬：目摇也，或作眴矇童蒙也。一曰不明也是眴矇，并为目疾，于义甚显。注家泥徇之本义而训为疾，斯多曲说矣。

异法方宜论：南方者天地所长养，阳之所盛处也。樾谨按：阳之所盛处也，当作盛阳之所处也，传写错之。

其民嗜酸而食胕。樾谨按：胕即腐字。

故王注曰：言其所食不芳香。《新校正》曰：全元起云食鱼也。食鱼不得谓之食胕，全说非。

移精变气论：故可移精祝由而已。樾谨按：《说文·示部》福，祝福也。是字本作福。《玉篇》曰：袖，雷耻切。古文福，是字又作袖。此作由者，即袖之省也。王注曰：无假毒药，祝说病由，此固望文生训。《新校正》引全注云：祝由，南方神。则以由为融之假字，由融双声。证以《昭五年·左传》：蹶由，韩子《说林》作蹶融，则古字本通。然祝融而已，文不成义，若然，则以本草治病即谓之神农乎，全说亦非。

汤液醪醴论：岐伯曰：当今之世，必齐毒药攻其中，镵石针艾治其外也。樾谨按，齐当读为资。资，用也。言必用毒药及镵石针艾以攻治其内外也。《考工记》：或四通方之珍异以资之。注曰：故书资作齐，是资齐古字通。

精神不进，志意不治，故病不可愈。《新校正》云：全元起本云精神进，志意定，故病可愈。《太素》云：精神越，志气散，故病不可愈。樾谨按：此当以全本为长。试连上文读之：帝曰何谓神不使？岐伯曰针石道也。精神进，志气定，故病可愈。盖精神进，志意定，即针石之道所谓神也。若如今本则针石之道尚未申说，，而即言病不可愈之故失之不伦矣。又试连下文读之：精神进，志意定，故病可愈。今精坏神去，营卫不可复收，何者？嗜欲无穷而忧患不止，精气施坏，营泣卫除，故神去之而病不愈也。病不愈句正与病可愈句反复相明。若如今本，则上已言不可愈，又言不愈，文义复矣，且中间何必以今字作转乎。此可知王氏所据本之误，《太素》本失与王同。

去宛陈莝。《新校正》云:《太素》莝作茎。樾谨按:王注云去宛陈莝,谓去积久之水物,犹如草茎之不可久留于身中也。全本作草莝,然则王所据本亦是茎字,故以草茎释之,而又引全本之作莝者以见异字也,今作莝则与注不合矣,高保衡等失于校正。

玉版论要:著之玉版,命曰合玉机。樾谨按:合字即命字之误而衍者。玉机真脏论曰:著之玉版,藏之脏腑,每旦读之,名曰玉机。正无合字,王氏不据以订正,而曲为之说失之。

容色见上下左右,各在其要。《新校正》云:全元起本容作客。樾谨按:王注曰容色者他气也。如肝木部内见赤黄白黑,皆为他气也。然则王所据本亦是客字,故以他气释之。他气谓非本部之气,所谓客也。今作容误,高保衡等失于校正。

脉要精微论:浑浑革如涌泉,病进而色弊,绵绵其去如弦绝,死。《新校正》云:《甲乙经》及《脉经》作浑浑革革,至如涌泉,病进而色,弊弊绰绰,其去如弦,绝者死。樾谨按:王本有夺误,当依《甲乙经》及《脉经》订正。惟病进而色,义不可通,色乃绝之坏字,言待其病进而后绝也。至如涌泉者,一时未即死,病进而后绝,去如绝弦,则即死矣。两者不同,故分别言之。

夫精明五色者,气之华也。王注曰:五气之精华上见为五色,变化于精明之间也。樾谨按:王注殊误。精明五色本是二事,精明以目言,五色以颜色言。盖人之目与颜色皆如以决人之生死。下文曰:赤欲如白裹朱,不欲如赭;白欲如鹅羽,不欲如盐;青欲如苍璧之泽,不欲如蓝;黄欲如罗裹雄黄,不欲如黄土;黑欲如重漆色,不欲如地苍。五色精微象见矣,其寿不久也。此承五色言之以人之颜色决生死也。又曰:夫精明者所以视万物,别白黑,审短长。以长为短,以白为黑,如是则精衰矣。此承精明言之,以人之目决生死也。王氏不解此节之义,故注下文精明一节,云诚其误也。不知此文是示人决生死之法,非诚庸工之误也。失经旨甚矣。

反四时者,有余为精,不足为消。王注曰:诸有余皆为邪气胜精也。樾谨按:邪气胜精岂得但谓之精,王注非也。精之言甚也,《吕氏春秋·勿躬篇》:自蔽之精者也,至忠篇:乃自伐之精者。高诱注并训精为甚。有余为精,言诸有余者皆为过甚耳,王注未达古语。

生之有庆四时为宜。《新校正》云:《太素》宜作数。樾谨按:作数者是也。度与数为韵。

溢饮者,渴暴多饮而易入肌皮肠胃之外也。《新校正》云:《甲乙经》易作溢。樾谨按:王本亦当作溢。其注云:以水饮满溢,故渗溢易而入肌皮肠胃之外也。此易字无义,盖正文误溢为易。故后人于注中妄增易字耳,非王本之旧。

推而上之,上而不下,腰足清也;推而下之,下而不上,头项痛也。《新校正》云:《甲乙经》上而不下,作下而不上;下而不上,作上而不下。樾谨按:《甲乙经》是也。上文云:推而外之,内而不外,有心腹积也;推而内之,外而不内,身有热也。是外之而不外,内之而不内,皆为有病,然则此文亦当言上之而不上,下之而不下,方与上文一例。若如今本推而上之,上而不下,推而下之,下而不上,则固其所耳,又何病焉?且阳升阴降,推而上之而不上,则阴气太过,故腰足为之清,推而下之而不下，则阳气太过，故头项为之痛。王氏据误本作注，曲为之说，殆失之矣。又按：清当为凊，《说文·冫部》凊，寒也。故王注云腰足冷。

平人气象论：死心脉来，前曲后居。樾谨按：居者，直也。言前曲而后直也。《释名·释衣股》曰：裾，倨也。倨倨然直。居与倨通。王注曰：居，不动也，失之。

玉机真象论：冬脉如营。王注曰：脉沉而深，如营动也。樾谨按：深沉与营动义不相应。据下文：其气来，沉以抟。王注以沉而抟击于手，释之营动之义，或取于此。然《新校正》云：《甲乙经》抟字为濡，濡古软字，乃冬脉之平调。若沉而抟于手，则冬脉之太过脉也。当从《甲乙经》濡字。然则经文抟字本是误文，不得据以为说。今注：营之言回绕也。《诗·齐谱》正义曰：水所营绕故曰营丘。《汉书·吴王濞传刘向传》注并曰：营谓回绕之也。字亦通作萦。《诗·樛木篇》传曰：萦，旋也。旋亦回绕之义。冬脉深沉，状若回绕，故如营。

五脏受气于所生，传之于其所胜，气舍于其所生，死于其所不胜。樾谨按：两言其所生则无别矣，疑下句衍其字。所生者其子也，所生者其母也。脏气法时论：夫邪气之客于身也，以胜相加。至其所生而愈，至其所不胜而甚，至于所生而持。王注解其所生曰：谓至己所生也。解所生曰：谓至生己之气也。一曰其所生，一曰所生。分别言之，此亦当同矣。

宝命全形论：岐伯对曰，夫盐之味咸者，其气令器津泄；弦绝者，其音嘶败；木敷者，其叶发。病深者，其声哕。人有此三者，是为坏府。毒药无治，短针无取，

此皆绝皮伤肉，血气争黑。《新校正》云：按《太素》云夫盐之味咸者，其气令器津泄；弦绝者，其音嘶败；木陈者，其叶落。病深者，其声哕。人有此三者，是为坏府。毒药无治，短针无取，此皆绝皮伤肉，血气争黑。三字与此经不同，而注意大异。杨上善云：言欲知病微者，须知其候。盐之在于器中，津液泄于外，见津液而知盐之有咸也。声嘶知琴瑟之弦将绝。叶落知陈木之已尽。举此三物衰坏之微，以比声哕识病深之候。人有声哕，同三譬者，是为府坏之候。中府坏者病之深也，其病既深，故针药不能取，以其皮肉血气各不相得故也。再详上善作此等注义，方与黄帝上下问答义相贯穿。王氏解盐器津，义总渊微，至于注弦绝音嘶，木敷叶发，殊不与帝问相协，考之不若杨义之得多也。樾谨按：杨上善注以上三句譬下一句，义殊切当。木敷叶发亦当从彼作木陈叶落，本是喻其衰坏，自以陈落为宜也。惟人有此三者句尚未得解，经云有此三者，不云同此三者，何得以同三譬说之。疑此皆绝皮伤肉，血气争黑十字，当在人有此三者之上。绝皮一也，伤肉二也，血气争黑三也，所谓三者也。病深而至于声哕，此皆绝皮伤肉，血气争黑。人有此三者，是谓坏府。毒药无治，短针无取。文义甚明，传写颠倒，遂失其义。又按：《太素》与此经止陈落二字不同，而《新校正》云三字者，盖其音嘶败王本作其音嘶嘎。故注云：阴囊津泄而脉弦绝者，诊当言音嘶嘎，败易旧声尔。又曰肺主音声，故言音嘶嘎，皆以嘶嘎连文，是其所据经文必作嘶嘎，不作嘶败。与《太素》不同，故得有三字之异也。

八正神明论：故日月生而写，是为脏

虚。樾谨按：上云月始生则血气始精，卫气始行。又云月生无写，并言月不言日，且日亦不当言生也。日，疑曰字之误。

四时者，所以分春秋夏冬之气所在，以时调之也。八正之虚邪而避之，勿犯也。樾谨按：调下衍之也二字。本作：四时者所以分春秋夏冬之气所在，以时调八正之虚邪而避之勿犯也。今衍之也二字，文字义隔绝。

慧然在前，按之不得，不知其情，故曰形。樾谨按：慧然在前，本作卒然在前。据注云慧然在前，按之不得，言三部九候之中，卒然逢之，不可为之期准也。离合真邪论曰：在阴与阳，不可为度，从而察之；三部九候，卒然逢之，早遏其路，此其义也。注中两卒然字正释经文。卒然在前之义，因经文误作慧然，遂改注。经文亦作慧然在前，非王氏之旧也。寻经文所

以致误者，盖涉下文：慧然独悟，口弗能言而误。王于下文注曰：慧然谓清爽也。则知此文之不作慧然矣，不然何不注于前，而注于后乎。

离合真邪论：不可挂以发者，待邪之至时而发针写矣。樾谨按：不可挂以发者六字衍文，写字乃焉字之误。本作：待邪之至时而发针焉矣。盖总承上文而结之。上文一则曰：其来不可逢此之谓也，一则曰：其往不可追此之谓也。此则总结之，曰待邪之至时而发针焉矣，正对黄帝候气奈何之问。今衍此六字盖涉下文而误。下文云：故曰知机道者不可挂以发，不知机者扣之不发。今误入此文，义不可通。又据上文总是言写，然发针写矣，殊苦不词。盖写与焉形似而误耳。

《内经辨言》终

新刊诊脉三十二辨

内容提要

　　《新刊诊脉三十二辨》三卷，管玉衡先生手辑，社友祝怀萱君录寄。祝君以其言简意赅，有裨医学，流传未广，寝将湮没，爰急付社，以公同好。考其第一辨大略也。第二辨至第七辨，宗伯仁之六脉，著其所统，共得二十九脉，每脉各注其阴阳，肖其形象。第八辨至十三辨则详叙十二经源流，不特尽脉，所经行之处与诊脉之法。第十四辨至三十二辨究极脉中变化，脉学尽是矣。

自　　序

　　脉虽四诊之一，其精微玄妙，非粗工庸术所能推测。晋王叔和之言曰：心中易了，指下难明。谓沉为伏，方治永乖，以缓作迟，危殆立至；况有数候俱见，异病同脉者乎，若是乎，辨之不易也。予何人斯，敢为脉辨。然理虽难辨，自上古神圣以及历代名宿，虽兼望闻问，未有舍切而能施其巧者。予又不得不为之辨。辨之云者亦敢于古人未发之旨，妄增一说也。古人之言，简质平淡，意多含蓄，未易通晓，予则辨之，使显俾隐深之妙洞若观火；及至后儒各殚所学，博求众本，人持一说，莫所适从，予则辨之使其据经分剖，不致混乱。一辨大略也；自二辨至七辨，宗伯仁之六脉而著其所统，共得二十九脉，每脉各注其阴阳，肖其形象，如芤动牢革之最难明者，皆有确义可寻；自八辨，至十二辨则详叙十二经源流，不特尽脉，所经行之处与诊脉之法，如辨肺经则肺之体，肺之用，肺之性情，肺所受六淫七情之伤，以及肺之积，肺之败，不独知肺之脉，兼尽肺之义，心脾肝肾莫不皆然，而于胞络三焦向所愦愦者，尤极开晰；自十四辨至三十二辨，则究极脉中变化之奥，有全取诸书者则标其目，虽粗工庸术阅是编，当亦有会然。不敢自谓无漏也，聊以此请正天下有知，予盖留心于此道者，或肯惠然赐教尔。

序

　　管侗人先生不知何许人，此书为其手著。言简意赅，了如指掌，洵有裨初学之书也。予于今春得于吴市之旧书肆中，虽为抄本，而简端有新刊二字，似当时已付梓行，大约流传未广，寖致湮没。惜哉！爰将原本邮寄吉生仁丈，即烦校正付印，以公同好云。

癸亥鞠秋下浣海昌后学祝绍钧识于吴门客次

目　　录

新刊诊脉三十二辨　卷上

侗人管玉衡辨辑

海昌祝怀萱绍钧录存

绍兴裘吉生庆元校刊

一辨诊脉大法

脉者血气之先也。血气盛，则脉盛，血气衰，则脉衰。王叔和分七表八里九道。七表者，浮芤滑实弦紧洪也；八里者，微沉缓涩迟伏濡弱也；九道者，长短虚促结代牢动细也。滑伯仁括之以浮沉迟数滑涩之六脉。浮沉之脉，轻手重手而取之也，芤洪散大长濡弦皆统于浮，伏短细牢实皆统于沉。迟数之脉，以己之呼吸而取之也，缓结微弱皆迟之类，疾促皆数之类。滑涩之脉，则察夫往来之形也，滑类乎数，涩类乎迟，然脉虽似而理则殊。数为热，迟为寒，滑为血多气少，涩为气多血少。究而论之叔和表里之说不可不知，伯仁之论尤捷而便。诊时男左女右，人臂长则疏下指，臂短则密下指。掌后高骨为关，先以中指定关位，徐下前后二指。要得举按寻三法，轻手循之曰举，重手取之曰按，不轻不重委曲求之曰寻。下指时轻按以消息之，次重按以消息之，然后自寸至关逐部寻究。须均呼吸以定至数，一呼一吸要以脉四至为率。呼出心与肺，吸入肾与肝，间以脾脉在中，一息五至，是平脉也。其有太过不及则为病脉。又须识时脉胃脉与脏腑平脉，然后及于病脉。时脉谓春弦夏洪秋毛冬石也；胃脉谓三部中每部各有浮中沉，浮主皮肤候表及腑，沉主筋骨候里及脏，胃脉在中按之和缓，无胃则真脏脉见矣，平脉如心脉洪大而散之类。既推病在何部，更分在气在血，又须识三部所主，寸为阳，为上部，主头以下至心胸之分；关为阴阳之中，为中部，主脐腹肚胁之分；尺为阴，为下部，主腰足胫股之分。病脉见时在上为上病，在下为下病，左曰左病，右曰右病，左脉不和病在表，右脉不和病在里。脉法之要不外乎此。

二辨浮脉所统有十

（芤洪大散虚长弦濡紧革皆统于浮）

浮，阳金也。指下按之不足，轻举有余，如风吹毛，如水漂木曰浮。是阴不足，阳有余，其病在表主风，有力表实风邪盛，无力表虚阴血亏。浮迟表冷，浮数风热，浮滑痰热，浮芤失血，浮洪虚热，浮大鼻塞，浮散劳极，浮虚伤暑，浮濡阴虚，浮弦风痰，浮紧风寒，浮缓风湿。又寸浮主伤风头疼发热。关浮左主膜胀，右主中满，腹痛飧泄；浮而大，风在胃中，张口息肩。尺浮客阳在下焦，虚喘耳鸣溲便闭。若浮而无力，按之如捻葱叶曰芤。芤，草中空状如葱管，浮沉二候易见，故曰有边，独中候豁然难见。正如以指着葱，浮取得上面之葱皮，中取正在空处，沉按又得下面之葱皮。无中非绝无，但比之浮沉则无力，若泥为绝无是无胃气矣。旧以前后为两边，与葱义不合。芤为阳火，是阴去阳存之脉候，主失血。大抵气有余，血不足，血不统气，故虚而大，若芤之状也。经曰：常病得之生，卒病得之死，血虚故也。寸芤主血妄行，为吐为衄；关芤左血海空，右胃虚，主腹多积瘀；尺芤下焦虚，主血淋血崩。若满指腾上，来盛去长，如江河之大波涛涌起曰洪。洪即实脉之无力者也，为气血大热之候，属火。寸洪胸满烦热，关洪胃热口干，尺洪二便闭塞下血。若脉形加于常脉一倍曰大，阳也。经云：大则病进，然平人三部皆大，往来上下自如，为禀质之厚。一部独大，斯可占病。若按之满指，来去不明，漫无根底，如杨花散漫之象，曰散。阳也，火也。散脉独见，有表无里，是血亡而气欲去，主身危。又产妇得之生，孕妇得之坠。若形大力薄，举按豁豁然不能自固，曰虚，阴也。经曰：久病脉虚者死。若过于本位，不大不小，迢迢自若，曰长，阳也，木也。主气血有余，若长而软滑曰气治，长而坚搏曰气病。实牢弦紧皆兼长脉，邪气盛则见之。又女人左关长曰多淫欲，男子两尺长曰多春秋。若按之浮软，如水面浮绵，随手而没，曰濡。濡主气血虚乏，又为伤湿，阴也。寸濡上焦寒，阳虚自汗，关濡脾虚冷；尺濡恶寒。若按之端直以长，状若筝弦，挺然指下者曰弦。为阳中伏阴，属木。弦贵轻虚以滑，劲急如新张弓弦者病危。凡经络间为寒所滞，气血不舒则弦脉见，故脉弦必作痛。阳弦头痛，阴弦腹痛，尺弦少腹痛。又木旺者，脉必弦，木旺必来侮土，土虚不能制湿，而痰饮之症生，故疟脉自弦。其单弦，或寒，或痛，或饮癖，或拘

急。又有双弦，脉来如引二线，为肝实，为寒痼。弦甚为紧，状如转索，乃热为寒束，阴阳相搏之脉，属阳病则为痛，为毒。其芤弦相合，形如鼓皮者，曰革。阳也。芤虚弦寒，虚寒相搏，是精血遗亡而气独守，女子半产漏下，男子亡血失精。

三辨沉脉所统有五

（伏短细实牢皆统于沉）

沉，阴水也。重手按下至筋骨乃得，如绵裹砂，内刚外柔，如石投水，必极于底，曰沉。是气满三焦而不运于脏腑，为阴逆阳郁之候。其病在里，为寒，为水蓄，为气。有力里实，必痰食有形之物凝滞于内；无力里虚，乃无形之气郁结于中。沉迟痼冷，沉数伏热，沉滑痰食，沉涩气郁，沉伏霍乱，沉牢冷积，沉弦饮痛，沉紧冷痛，沉弱阴痛，沉缓寒湿。寸沉左为寒邪在心，右为寒痰停蓄，伤寒两寸沉曰难治，平人两寸沉曰无阳，多艰于寿。关沉伏寒在经，左主两胁刺痛，右主中满吞酸。尺沉肾寒，主腰背冷痛，男子精冷，女子血结。沉细为阴痒。伏类于沉，然沉行筋骨间，伏行骨上，重按着骨，指下裁动，曰伏。阴水也。积阴冷毒之气滞于三焦，为关格闭塞之候。伏而数曰热厥亢极而兼水化也，伏而迟曰寒厥阴极而气将绝也。惟伤寒脉伏主大汗而解。寻之两头，无中间有，不及本位，状如米粒，曰短。阴金也。是气不足以导其血，为不及之病。涩微动结皆兼短脉。过于悲哀之人其脉多短，短而滑数为酒伤。寸短头痛，关短宿食，尺短胫冷。又关不诊短，短见于关上，是上不通寸为阳绝；下不通尺为阴绝。若应指沉沉，不绝如丝，曰细。阴也。为吐衄，为忧劳过度，为湿，凡血衰气少则顺，否

则逆。若中取之沉取之，脉皆幅幅有力，曰实。属土。是伏阳在内，寒锢于外。实而静为气血有余，实而躁为里有邪，妇人尺实为有孕。实统牢革。牢革之脉，古人多混淆莫辨，不知革浮牢沉，革虚牢实，形证各异，故革脉见浮部。其按之坚固有力，动而不移，曰牢。阴中有阳，里实表虚，病主胸中气促，骨间疼痛，大抵其脉近于无胃气，故诸家皆谓危殆之脉。

四辨迟脉所统有五

（缓结代微弱皆统于迟）

迟，阴土也。一呼一吸脉不及五至，曰迟。乃阴盛阳亏之候，主脏寒。审其迟之微甚，知寒之浅深。有力冷痛，无力虚寒，浮迟表寒，沉迟里寒，乍迟乍数为虚火。又有不浮不沉，不疾不徐，不微不弱，如微风轻扬柳稍之状，曰缓。缓属阴土，有和缓之义，冲和之气，洋溢于脉，血满肌肉故不嫌迟，乃脾之正脉。若浮而缓曰卫气伤，沉而缓曰荣气弱，诸部见缓脉皆主气血不敛，为不足之症。缓大风虚，缓细湿痹，缓涩血虚，缓弱气虚。寸缓皮肤不仁，关缓不欲饮食，尺缓脚弱下肿。若脉来迟缓，时一止而复来者曰结。结者，阴脉之极。阴独盛而阳不能入，为七情所郁，寒邪滞经，气血痰饮食五者，一留于其间，则见为结脉。浮结气滞，沉结积聚，结促皆危症。结促之脉无常数，或二动，或三动一止即来，有动而中止不能自还，因而复动，由是复止，寻之良久，乃复强起，曰代。若暴损气血，元气不续者可治。痛脉时见代，娠妇亦有代脉，必在三月余，不则一脏绝，他脏代至，故曰代必死。若轻诊即见，重按如欲绝，有而若无者曰微。阴也。是劳极诸虚之候，浮微阳不足，沉微阴不足，曾经汗吐下后见之，为阴阳将自和，欲愈之脉。软极曰弱。痿弱不振，类濡而沉，阴也。气虚则脉弱，阳陷入阴之象。寸弱阳虚，尺弱阴虚，关弱胃虚。病后老人见之顺，平人少年见之逆。

五辨数脉所统有二

（疾促统于数）

数，阳火也。一呼一吸脉逾五至，曰数，是阳热太过之脉。有力实火，无力虚火。浮数表热，沉数里热。寸口数实肺痈，数虚肺痿，数而坚如银钗之股曰蛊毒。数之甚为疾。脉来数，时一止而复来者，曰促。促者，阳脉之极盛，阳盛而阴不能和，气血痰饮食五者一有留滞，则脉必见止而为促。促非恶脉，然渐退则生，进则死。

六辨滑脉所统有一

（动统于滑）

滑，阳水也。然非独阳，乃纯阳正阴和合交结，不能独散而成滑。阴随阳化曰热化，故其症为热实。形则往来流利，如珠走盘。而中有力。大抵血盛则脉滑，故肾脉宜于滑而收敛。脉形清者，为血有余。三五不调，脉形浊者为血滞，为痰。浮滑风痰，沉滑食痰兼气，滑数痰火，滑短宿食。寸滑阳实胸中，塞满吐逆；关滑气满，食即吐；尺滑蓄血，妇人尺滑有断绝，为经闭，和滑为孕。举之无，寻之有，无头无尾，状如大豆，厥厥动摇，不离其处者，曰动。动随虚见，阳也。阴虚阳战于内，动脉即现。多于关部，见之主痛主泄痢，见于寸为阳，阳动为惊为汗；见于尺为阴，阴动则发热形冷。

七辨涩脉

涩，阴金也。如雨沾沙，如刀刮竹，往来极难，曰涩。涩为气有余，气盈则血少，荣卫不相随，故脉来蹇滞。肺则宜此病之所主复中。气结内则血痹痛，外则中雾露毒。浮涩表恶寒，沉涩里燥涸。寸涩液不足，关涩血不足，尺涩精不足，必艰于嗣。又女人有孕为胎痛不安，或胎漏，无胎为败血。

《新刊诊脉三十二辨》卷上终

新刊诊脉三十二辨　卷中

侗人管玉衡辨辑
海昌祝怀萱绍钧录存
绍兴裘吉生庆元校刊

八辨肺大肠脉

手太阴肺经为一身之华盖，统十二经十五络，五脏六腑之死生吉凶皆于此决。盖肺居脏腑最上，脏腑之气无不上熏乎肺也。以其位高，非君主行荣卫，故曰相傅之官，治节出焉。居右手寸口，与手阳明大肠为表里，肺脏大肠腑。言其体属西方辛金，言其用肺主气，多言则伤气，咳嗽由此而作。肺又藏魄，并精出入谓之魄，精气之臣佐也。其窍通于鼻，肺和则鼻知香臭。言其性情之杂著。肺主声，自入为哭，其传于五脏者，亦各自有声。其为各脏所传者，心主臭入肺为腥，脾主味入肺为辛，肝主色入肺为白，肾主液入肺为涕。其为六淫所中，肺宜温润，燥则病，寒亦病。其为七情亦害，忧或悲则魄户不闭，金气郁塞，心火乘之，其有不内外因而病者，叫呼损气，则伤肺也。脉起于中焦，中焦者中脘也，在脐上四寸，下络大肠，还循胃口，上膈。胃口有上下，上口在脐上五寸，上脘穴分；下口在脐上四寸，下脘穴分。膈，膈也。人心下有膈膜，前齐鸠尾，后齐十一椎，周围着脊，所以遮隔浊气，不使上熏心肺。肺脉贯膈布胸中，故病为咳、为上气、为喘、为渴、为烦心、为胸满，从膈属肺。从肺系横出腋下，下

循臑内，下肘中，循臂内，上骨下廉，入寸口，上鱼，循鱼际，出大指之端。肺系喉咙也，故肺病缺盆痛甚。臂下胁上曰腋，膊下对腋处曰臑，臑尽处为肘，肘以下为臂，臂以下为腕廉隅也。鱼谓掌骨之前，大指本节之后，肥肉隆起处，统为之鱼，故肺病为臑臂内前廉痛，为掌中热。其支者从腕后直出，次指内廉出其端。诊脉如三菽重，浮于三菽者大肠脉也。按之于皮毛相得曰浮，稍稍加力脉道不利为涩，又稍加力不及本位曰短，此其平脉。若鼓急病太过，萧索病不及。洪大则金受火克，谓之贼邪。主中风气壅，鼻燥痫疾。芤亦属火，主积血在胸，气伤而血凝也。弦则金不足而妻乘之，是为微邪，主大肠结气，急膈中疼痛。紧则头痛缓漫，乃脾邪所致，为虚邪，主风湿。沉濡而滑则肾邪相干，为实邪，有寒有风有痰。加细，病在骨，主骨蒸。单沉主气胀，又胸中留滞化为痰。单滑痰塞气壅作呕逆。单濡主气乏冷胀。又有正邪，浮本肺脉，然是浮，浮而实，谓之阳结，肺络循咽，大肠为腑，咽门燥，大肠结，皆坐此。浮甚，或三部俱浮，恶寒壮热，热能伤气，气伤不能卫，金反亏而木反盛，咳嗽气促，痰唾稠浓，双目流泪皆坐此。肺之积名曰息奔，在右胁下大如覆杯，以春甲乙日得之。盖心邪传肺，

肺当传肝，肝旺不受邪，肺欲复还心，心不受故留结为积。肺气实梦兵戈相竞，虚则梦涉水田。若肺绝而真脏脉见，大而虚如风吹毛，又如以毛羽中人肤。其见于外者，气出不还，绝汗如珠，转出不流。又气喘两肩动曰肩息，或发直如麻，丙日笃，丁日死，死于巳午时。肺之大略如此。

大肠脉

手阳明大肠传导不洁之物，变化物之形，故曰传导之官，变化出焉。大肠上口即小肠下口，大肠下接直肠，直肠下为肛门。谷道传送不洁之物，必待肺气下行，故与肺为表里。属西方庚金，体用性情等皆不外乎肺。其脉即受肺交，肺脉出次指。大肠脉遂起于食指之端，循指上掌出合谷两骨间，合谷，虎口也，上循臂入肘外廉，上臑外前廉，上肩，出肩端两骨，名髃骨之前廉，上出于肩胛上际，名天柱骨，会于大椎。大椎肩上高骨也，下入缺盆，络肺下膈属大肠。其支者从缺盆上颈贯颊入下齿缝中，返出两吻，各挟口交人中，左之右，右之左，上挟鼻孔。其邪气有余而实，则脉所经过之处皆热肿而痛；其正气不足而虚，则为寒慄。大肠之大略如此。

九辨心小肠脉

手少阴心经为一身之君主，神明出焉。居左手寸口，与手太阳小肠为表里，心脏小肠腑。言其体属南方丁火，言其用心主血，其窍荣于舌，故舌为心苗，心和则舌音嘹亮。心又藏神，血气两全谓之神，精气之化成也，心平则神明不测。言其性情之杂著，心主臭，心属火，火化物，五味出焉，火炎盛则生焦苦，故自入为焦，其传五脏者亦各自有臭，其为各脏所得传者，

肺主声入心为言，脾主味入心为苦，肝主色入心为赤，肾主液入心为汗。其为六淫所中，伤暑之病必心先得。其为七情所害，喜则神庭融泄，火气赫曦，肾水乘之。其有不内外因而病者，养心莫善于寡欲荣神，役虑则神疲而心受伤。心脉受足太阴脾脉之交，脾脉终于心，故心脉起于心中，心附脊第五椎，出属心系。心系有二，一则上与肺通，入肺两大叶间；一则由肺系而下，曲折向后并脊里，细络相连，贯通五脏，系从心系下膈络小肠。其支者从心系上挟咽，故心病嗌干；系目，故心病目黄。其直者复从心系上肺出腋下，循臑内后廉，下肘，循臂内后廉，抵掌后锐骨之端，入掌内后廉，循小指出其端。故心病臑臂痛，掌中热。诊脉如六菽之重，浮于六菽者，小肠脉也。按之与血脉相得曰洪，稍稍加力脉道觉粗曰大，又稍加力脉道阔软曰散，此平脉也。若飞急病太过，如水中浮萍动病不及，沉濡而滑水来克火，是为贼邪，然汗通则肾水平，火不受水贼矣。单沉主中寒，心气刺痛；单濡烦躁冷汗；单滑主心热，上焦满，痰壅吐逆渴；浮短涩乃肺脉，为微邪，火金相合，火来克金，金虚则木盛，主风热。又心浮头旋目暗，心涩精血俱败，胸痹心痛；弦则病因肝木而致，为病虚邪。火中有木，木能御土，无土则水至，又木挟火而欲侮金，金木交战于胸中，能致胸中急痛。若脉紧亦自作痛，缓大乃脾之本形，为实邪。火中有土，水不能制火，是谓子能制鬼。然火邪愈甚，热极生风，能令舌不活动，心中惊惕。又有正邪，曰芤曰数，皆属火。芤主血凝不流，心脉芤积血在胸中，气上则吐衄，气陷则痢。数为邪热太过，数甚能令舌生风而唇破裂，狂言目见鬼神。心上之积名曰伏梁，

起脐上，大如臂，上至心下，以秋庚辛日得之，盖肾邪传心，心当传肺，肺旺不受邪，心复欲返肾，肾不受故留结为积。心脏有余梦见忧惊怪异之事，心脏不足梦烟火光明，若心绝而真脏脉见，坚而搏，如循薏苡子，累累然如转豆。脉又前曲后踞，如操带钩，前曲者轻取则坚强不柔，后踞者重取则牢实不动，全失冲和之气。其见于外者，发必焦枯，面黧黑，掌肿无文。壬日笃，癸日死，死于亥子时。心之大略如此。

小肠脉

手太阳小肠为受盛之官，承奉胃司，受糟粕化物而传入大肠，故化物出焉。与心为表里，属南方丙火，用与性情等皆不外乎心，脉受心交，心脉终于小指。小肠脉即起于小指之端，循手外侧上脘出踝中，腕下兑骨为踝，直上循臂骨下廉，出肘内侧两筋之间，上循臑外后廉，故臑肘臂痛，属小肠。出肩解脊上两角为绕肩解，肩解下成片骨为肩解，交肩上，入缺盆，故小肠病，肩似拔而痛，络心循咽为嗌痛，下膈抵胃属小肠。其支者从缺盆循颈上颊为颈肿，不可以顾，又为颊肿，至目锐眦入耳中，故为目黄，为耳聋。其支者别颊上颐，目下曰颐，抵鼻至目内眦出，目内角曰内眦，外角为曰锐眦。小肠之大略如此。

十辨脾胃脉

足太阴脾经仓廪之官，五味出焉。居右手关上，与足阳明胃经为表里，脾脏胃腑。言其体属中央己土，言其用己化物为水谷之海。胃戊化火，火热土湿，其气相通，推磨万物，变化糟粕，其华在唇四白，其窍通于口，故脾和则口知五味。又上朝肺金，下按命门，心主血，肝藏血，脾则裹血，藉胃气运入命门，男子化而为精，女子盈而为月事。由是播敷各脏，长养骨髓，荣于一身肌肉肥泽，故又曰脾主肌肉。脾藏意智，能思记曰意智，血气之主持也，故又曰谏议出焉。言其性情之杂著，脾主味，自入为甘，其传于五脏者亦各自有味。其为各脏所传者：肺主声入脾为歌，心主臭入脾为香，肝主色入脾为黄，肾主液入脾为涎。其为六淫所中：湿病必起于脾，如五泄皆湿也。其为七情所害：思虑则意舍不宁土气凝结，肝木乘之。其有不内外因而病者，饮食劳倦则伤脾也。大抵土爱暖，热则伤胃，寒则伤脾，不寒不热，则脾胃和平。脾脉受胃之交，胃脉终于足大指，脾脉即起于足大指之端，故脾病为足大指不能举用。循指内侧白肉际，过核骨后即孤拐骨也，上内踝前廉，循胫骨上膝股内前廉入腹，属脾络胃。故强立，膝股内肿，腹胀呕食溏泄，胃脘痛，客寒于胃为善噫，皆脾病。从胃上膈挟咽，连舌本，散舌下，为舌本强。其支者，复从胃别上膈注心中。诊脉如九菽之重，浮于九菽者胃脉也。按至肌肉，阿阿缓漫，如微风轻展柳稍之状曰缓。次稍加力，脉道敦实曰大，此平脉也。弦则肝脉见于脾部，木来克土为贼邪，主疼痛；然土衰则木失培养，亦主筋拘急而作呕逆。若沉濡而滑，为微邪，沉主积冷，气块忧结，中满吞酸；濡则中脘冷痛；滑则脾家热，主风寒久停，渐成霍乱。实而洪，心火相乘，为虚邪，土中有火，火能化物，消中而脾胃皆虚，或口干，或反胃；太实主心痛。芤则血在中焦，主大肠成痈。浮涩属金为实邪，浮主风热，热则金不能克木，木来克土，金乃有病之子，不能顾母，主胃中空虚，肢体胀满；涩则损食，气瘕上逆。又有正邪，缓者脾脉，缓甚则病痿厥。若三部皆缓，土能制水，水衰则火必独炎，亦主脾胃热，口臭反胃，齿肉浮肿，心力损少。脾之积曰痞，气在胃脘，覆大如盘，以冬壬癸日得之。盖肝邪传脾，脾当传肾，肾旺不受邪，脾复欲还肝，肝不受故留结为积。脾气实梦歌欢乐，虚则梦争饮食，若脾绝而真脏脉见，如雀之啄，筋肉间连三五下，且坚且锐，忽来顿去，良久复来。如屋之漏，筋肉间良久一滴，溅起无力。如釜之沸，皮肤间有出无入，涌涌如羹之上沸。其见于形者，鱼口涩不收，唇青，反人中满。甲日笃，乙日死，死于寅卯时。脾之大略如此。

胃 脉

足阳明胃经与脾为表里，上通咽喉，胃下口即小肠上口，属中央戊土，戊化火，故土性爱暖，热则伤胃，但忌寒耳。主行气，故谷入胃，脉道乃行。其用与性情等俱不外乎脾脉。受手阳明大肠之交，大肠脉终于鼻孔，胃脉即起于鼻之两旁，上行左右相交頞，颊即山根也，故鼽衄皆胃病。下循鼻外，上入齿中，还出挟口环唇，下交承浆，唇下陷中曰承浆，循颐后下廉上耳前，循发际至颊颅，故齿痛口喎唇胗额颅痛皆胃病。其支者从耳后下颈，循喉咙，入缺盆，下膈属胃络脾，故胃病主颈肿喉痹。其直者从缺盆下乳内廉，下挟脐，入气街中。其支者起胃口下循腹里至气街，与前之入气街者合，故胃邪盛，身以前皆热，又主大腹水肿膺乳气街俱痛。由气街下髀关抵伏兔，股外为髀，髀前膝上起肉处为伏兔，后为髀关，即股内也，下膝膑中，循胫外廉，下足跗入，足中指内，间挟膝解中为膑，足面为跗，股膝足胫痛皆

胃病。其支者别跗上，入大指间出其端。胃实则热，热则恶火，四肢者诸阳之本，阳盛则四肢实，实则能登高而歌，弃衣而走。又火盛与水相激，为奔响腹胀。胃虚则寒栗鼓颔，善呻恶人，喜闭户处，闻木音则惊，颜则黑，且数数而欠。胃之大略如此。

十一辨肝胆脉

足厥阴肝经名曰将军，居左手关上，与足少阳胆经为表里，肝脏胆腑。言其体属东方乙木，言其用心主血肝藏之，故肝为血海，其候在目，肝和则目辨五色，其华在爪，其充在筋，爪与筋皆血所养也。肝又藏魂，从神往来谓之魂，精气之辅弼也，谋虑于是乎出。言其性情之杂著，肝主色自入为青，其传于五脏者亦各自有色，其为各脏所传者：肺主声入肝为呼，心主臭入肝为臊，脾主味入肝为酸，肾主液入肝为泪。其为六淫所中：诸风病皆始于肝，故肝所发病必头目眩、胁痛、肢满、手足青。其为七情所害：肝气虚则恐，实则怒，怒则魂门驰张，木气奋激，肺金乘之，故曰怒气伤肝。其有不内外因而病者：疲剧筋痛肝气不调也。肝脉受胆脉之交，胆脉终于足大指三毛，肝脉即起足大指丛毛之际，上循足跗去内踝一寸，即螺蛳骨，上踝八寸，上腘内廉，即曲膝腕中，循股入阴毛中，过阴器，抵小腹，故肝病为癀疝狐疝，少腹痛，遗溺，闭癃诸病。从小腹挟胃属肝络胆，上贯膈，布胁肋，故肝病胁肋腰痛不可俯仰。从胁肋循喉咙之后，上入颃颡，颃，胫也；颡，额也；连目系，目内廉深处为目系，上出额与督脉会于巅。其支者从目系下颊里，环唇内。其支者复从肝别贯膈上注肺，故肺脉从中焦起。诊

脉如十二菽之重。浮于十二菽者胆脉也。重按至筋脉如筝弦相似曰弦，次稍加力脉道迢递为长，此其平脉也。少见筋急，其脉必紧。若见肺脉，金来克木为贼邪。然二者皆阳，阳之性热，金畏热，金反虚而木反盛，木来乘金则为空虚。浮而数，风热入肝经，目昏眼泪筋痿。浮而促，心腹胀满。涩则肝虚不能藏血，肋胀身痛目昏。缓大则微邪，不治自退。沉濡而滑，肾邪相干是为虚邪，沉则引寒入胃，主血冷痞满，沉而坚实致痃癖之疾；沉而虚弱，肝家虚乏；濡至受湿冷雾露之气，精枯筋痿；滑则肝家有热，头旋目暗筋急。洪大属火，为实邪，风热侵胃中焦，烦闷目赤左瘫盗汗呕吐。芤则血不归宗，主吐血，血不养筋主瘫缓，不能含血养目，主眼暗。又木火相合，木挟火而侮金，主肠痈。又有正邪，弦为本脉，亦不可过，如新上弓弦而急者，为大过，病为在外，令人常怒，忽忽眩冒，癫疾。如筝弦解落为不及，胸胁痛引背下，则两胁胠满。弦脉见于三部乃肝气有余，主目痛，又主恚逆满胸。若溢关上，涌出寸口，乃木盛生风，主目眩头重筋疼。肝之积名曰肥气，状如覆杯，在左胁下，突出如肉肥盛之状，以季夏戊已日得之。盖肺邪传肝，肝当传脾，脾旺不受传，肝复欲还肺，肺不受故留结为积。肝气实梦山林树木，虚则梦细草。若肝绝而真脏脉见，中外急如循刀刃，责责然见于外者，睹物而不能转睛曰直视，又手足爪甲皆青黑，卵筋缩，舌卷，盖筋聚于阴器，而脉络于舌本故也。庚日笃，辛日死，死申酉时。肝之大略如此。

胆　脉

足少阳胆经为清净之府，官中正，主决断，与肝为表里，属东方甲木，用与性

情等皆不外乎肝，而惊则伤。胆脉受三焦之交，三焦脉终于目锐眦，胆脉即起于目锐眦，病则目锐眦痛。上抵头角主头角痛。下耳后循颈至肩，上入缺盆。其支者从耳后，入耳中，出耳前，至目锐眦后。其支者别锐眦，抵于颐，下颈合缺盆，故颊颔耳后痛，颈缺盆肿痛，皆属胆。从是下胸中，贯膈，络肝属胆，循胁里，出气街，绕毛际，横入髀枢中。其直者从缺盆下腋，循胸过季胁，下合髀枢中，故心胁肋髀痛，不能转侧，颈项腋胁生疮，为马刀侠瘿皆属胆。下循髀阳，出膝外廉，下外辅骨之前，直下抵外踝以上，绝骨之端，下出外踝之前，循足跗上，入小指次指之间。其支者别足跗上，循大指本节之后，岐骨内出其端，还贯爪甲，出爪甲后三毛，故胆病胫膝至外踝及大指诸节皆痛。又胆汁味苦，为口苦。胆气不舒为善太息。少阳气郁为面有尘气，体无膏泽。少阳有火为汗出。胆之大略如此。

十二辨肾膀胱脉

足少阴肾经居左手尺部，与足太阳膀胱为表里，肾脏膀胱腑。言其体属北方癸水，盖人之有肾如树之有根，枝叶虽枯槁，本立将自生，故上部无脉，下部有脉，虽困无能为害。言其用肾纳气又藏志，存神守精谓之志，专一而不移，故曰作强之官，伎巧于是乎出。其窍通于耳，肾和则耳辨五音。言其性情之杂著，肾主液自入为唾，故肾损唾中有血。其传于五脏者亦各自有液。其为各脏所传者：肺主声入肾为呻，心主臭入肾为腐，脾主味入肾为咸，肝主色入肾为黑。其为六淫所中：寒疾皆依于肾而兼恶湿，如久坐湿地，或带汗入水，肾受伤矣。其为七情所害：恐则志室不遂，

水气旋怯，脾土乘之。其有不内外因而病者：劳役阴阳每伤肾也。脉受足太阳之交，膀胱终于足小指，肾脉即起于足小指之下，斜趋足心，故肾病为足下热而痛。循内踝之后，别入跟中，上踹内，出腘内廉，上股内后廉，贯脊属肾络膀胱，故病先发于肾者，必腰脊痛痉酸。其直者从肾上贯肝膈，入肺中，故肾病主咳。循喉咙挟舌本，故为舌干嗌干咽肿。其支者从肺出，络心注胸中，故为烦心为心痛。诊脉如十五菽之重，浮于十五菽者膀胱脉也。按之与骨相得曰沉，故伤肾骨瘦如柴。次重按之，脉道无力为濡，举止流利为滑，此平脉也。若缓漫则土来克水为贼邪，腰间凝滞，膀胱壅塞，阴痿脚胫重。洪则属火，为微邪，盗汗发渴，小便赤涩，脚作酸疼，此乃肾虚，小便血，女人血淋血崩为患。浮属金，为虚邪，金水相合，母令子虚，子虚则水衰，水衰则火盛而侮金，金无所恃，致风入肺，虚喘耳鸣，膀胱热涩则主伤精。弦从肝，为实邪，风寒在下焦，头旋腰痛筋疼。浮紧应耳聋。又有正邪，滑者，肾脉滑而实，如土丸之坠而急甚，茎中痛，小便闭，如小豆在潮而无力，主肾虚。沉者，阴脉，沉见三部，肾脏寒，皮燥，毛干，津液少而喜饮，或水溢于上而多唾。肾之积名曰奔豚，发于小腹上至心下，如豚状，上下无时，以夏丙丁日得之。盖脾邪传肾，肾当传心，心旺不受邪，肾复欲还脾，脾不受故留结为积。肾实则梦腰有所系，虚则梦溺水或梦鬼神，若肾绝而真脏脉见，按之如乱丸，如弹石，如解索。其见于外者，肾邪浸淫，各脏黑色，见于耳目口鼻，至舌黑必死，或项筋舒展，瞳人反背，遗尿不禁。戊日笃，已日死，死于辰戌丑未时。肾之大略如此。

膀胱脉

足太阳膀胱在肾之下，大肠之侧，上系小肠，下连前阴，为州都之官，精液藏焉，气化则能出，与肾为表里，属北方壬水，用与性情等俱不外乎肾。脉受手太阳小肠之交，故小肠脉终目内眦，膀胱即起目内眦，病为目似脱，或目黄泪出。上额交巅，其支者从巅至耳上角。其直者从巅入络脑，故病为邪气冲头而痛。还出别下项，故项似拔。循肩膊，内挟脊，抵腰中，入循膂，络肾属膀胱，故病腰似拔。其支者从腰下贯臀，入腘中，故病痔，腘结。其支者从膊内，在右别下贯胛，挟脊内，过髀枢，循髀外，从后廉下合腘中，贯踹内，出外踝之后，循京骨至小指外侧，故病髀不可以曲，腘似裂，足小指不能举用。又凡病背脊筋痛小便闭，即知其发于膀胱。膀胱之大略如此。

十三辨心胞络三焦脉

手厥阴心胞络名手心主，手心主者手少阴心经之主也。心者五脏六腑之大主，精神所舍，其脏坚固，邪勿能客，客之则心伤，心伤则神去，神去则死。故诸邪之在心者，皆在于络胞。有裹心之膜包于心外，相君用事，为心主之。脉居右手尺部，与手少阳三焦为表里，胞络脏三焦腑，此《内经》之说，断断不诬，即灵兰秘典：问十二经相使贵贱，有曰膻中者，臣使之官，而不及心胞，则似膻中与三焦为腑脏。至其所云喜怒出焉者与心主之性相合，则意主宣教膻中奉令，言膻中即言心胞也。其命门一说，穴在两肾之中，即彼太极图中之白圈是也。水火两蕴，为真阴真阳所自出，初未尝有左右之分，越人始分之，亦不言其为相火之脏。叔和立说方以三焦命门为表里，然亦不可谓无深意。且以五行之理言之，如在地有木火土金水之五行，在天则有风热湿燥寒火之六气，人肖天地，其脏腑之具于身者，与天地造化生成之理若合符节。是故在天为风，在地为木，在人脏腑为肝，为胆；在天为热，在地为火，在人脏腑为心，为小肠；在天为湿，在地为土，在人脏腑为脾，为胃；在天为燥，在地为金，在人脏腑为肺，为大肠；在天为寒，在地为水，在人脏腑为肾，为膀胱；五者之外，又有相火游行于天地上下气交之中，故合为五运六气。人为之相火亦游行腔子之内，上下盲膜之间。丹溪云天非此火不能生物，人非此火不能有生。肾属阴，主乎静，静则阳寓乎其中。阳既孕矣，其能纯乎静而无生气之动欤。若经所谓肾主水，受五脏六腑之精而藏之，是阳归之阴而成孕者也。又谓肾为作强之官，伎巧出焉，是阳出之阴而化生者也。是故肾为一脏，配五行而言则属之水，以其两肾之中左右各有一小窍，右为阳为火为气，乃三焦所禀；左为阴为水为血，乃真阴所禀。于是左肾之阴水生肝木，肝木生心火；右肾之阳火生脾土，脾土生肺金。其四脏之于肾，犹枝叶之出于根也。由是言之命门虽为水脏，实为相火所寓之地，相火无定体，在上则寄于肝胆胞络之间，发则如龙火飞跃于霄汉，而为雷霆也。在下则寓于两肾之内，发则如龙火鼓舞于湖海，而为波涛也。命门静而阖，涵养乎一阴之真水；动而开，鼓舞乎龙雷之相火。水者常也，火者变也，为阴中养阳之候。故男子以藏精，女子以系胞胎。而其不即于左尺见，而必于右尺见者，盖右尺、胞络、三焦、俱属相火，譬如造物用者，作处不如

聚处，右尺乃相火聚处，故命门火专于右尺候之。其体即属相火，相火盛衰于此决。言其用心胞为血之母，窍则通于喉，性情则不外乎肾。其为六淫所中：暑则伤胞。其为七情所害：悲则伤胞。其有不内外因而病者：房帏任意，伤胞络也。脉受足少阴之交，故肾脉终于胸中，胞络脉即起于胸中，出属心胞络，下膈历络三焦，故病为心中憺憺动，为烦心，为心痛，心赤色为面赤。其支者循胸中出胁，上抵腋下，循臑内，入肘下臂，入掌中，循中指出其端。故病为胸胁支满，为腋肿，为臂肘挛急。其支者别掌中，循无名指出其端。诊法同肾。若命门败，水浸淫而贼火之气，金克木而伐火之源。真脏脉见，为鱼翔在皮肤间，本不动，末强摇；如鱼在水中，身首帖然，尾独悠飏之状；又为虾游在皮肤间，始则冉冉不动，少焉瞥然而去，久之倏尔复来；又为虾戏，一呼一吸，动之击指。其见于外者，面黑目白。心胞绝，掌内无文。胞络之大略如此。

三焦脉

手少阳三焦有上中下之名，或欲以上焦附寸，中焦附关，下焦附尺。依经言上者上之，下者下之之说，果执是说则如伯仁所言，大小肠宜见于尺，不宜见于寸，揆之经脉授受之次有是理哉。大概心胞在膈上，命门在膈下，三焦俱不相失而相应。上焦寄位两乳之间，名曰膻中；中焦在胃中脘，即脐之右旁；下焦在脐下膀胱上口。故自膻中以迄脐下三寸皆为气海，有脂膜在腔子内包罗乎。五脏六腑之外，合之胞络共成六脏六腑，为十二经。而或言腑止有五者，以三焦有名无状，不名正腑，腑属膀胱也。而或言脏亦止五者，以命门与肾二而一不及心胞也。然或言五腑六脏，

或言五脏六腑，则六脏六腑之名不能灭，又何疑于手少阳之为三焦，手厥阴之为胞络也哉。其体亦属相火，言其用三焦为气之父，盖肾间气动，人之生命，十二经之根本。三焦者，原气之别使也。主通行三气，经历于五脏十二经。故曰禀肾间动气以资始，藉胃中谷气以资生，为决渎之官，水道出焉，合胞络为用，宣流气血，分别清浊，运导营卫，上升下降，各得其所。脉受胞络之交，故胞络脉终于第四指，三焦脉即起于无名指之端，循手腕，出臂外两骨之间，上贯肘，循臑外，上肩，故肩肘臑臂痛皆三焦病。入缺盆，布膻中，散络心胞，下膈属三焦，故病为嗌干，为喉痹。其支者从膻中入缺盆，上项，繁耳后，直上出耳上角，下颊至项。其支者从耳后，入耳中耳前，出走耳前交颊至目锐眦，故三焦病耳后痛耳聋颊肿目锐眦痛。三焦之大略如此。

《新刊诊脉三十二辨》卷中终

新刊诊脉三十二辨　卷下

侗人管玉衡辨辑
海昌祝怀萱绍钧录存
绍兴裘吉生庆元校刊

十四辨人迎气口脉

医宗曰：关前一分，人命之主，左为人迎，右为气口。关前一分者，寸关尺各有三部，共得九分。今曰关前一分，仍在关上，但在前之一分耳。故左为人迎辨外因之风，以左关乃肝胆脉，肝为威脏，故曰人迎紧盛伤于风。右为气口辨内因之食，以右关乃脾胃脉，胃为水谷之海，脾为仓廪之官，故曰气口紧盛伤于食。勿以外因兼求六气，勿以内因兼求七情也。或以前一分为寸上，岂有左寸之心可以辨风，右寸之肺可以辨食乎。

十五辨男女脉异

男子寸脉常盛，尺脉常弱，弱者少肾虚，火旺反多盛也。女子寸脉常弱，尺脉常盛，盛者少阳盛，阴虚反多弱也。又男子之脉左大为顺，女子之脉右大为顺。

十六辨老少脉异

老弱之人脉宜缓弱，过旺者病；少壮之人脉宜充实，过弱者病。山甫以为犹有说焉，老者脉旺而非躁，此天禀之厚，引年之叟也，名曰寿脉。若脉躁疾，有表无里，其死近矣。壮者脉细而和缓，三部平等，此天禀之静，清逸之士也，名曰阴脉。若脉来细而劲直，前后不等，可与决死期矣。

十七辨肥瘦脉异

瘦人脉健，肥人脉沉。瘦人多火，故脉健；肥人多湿，故脉沉。若瘦人火盛极则脉亦沉，治难见效。

十八辨方宜脉

中原之地，四时异气，居民之脉，亦因时异。春弦夏洪，秋毛冬石，脉与时违，皆名曰病。东夷之地，四时皆春，其气暄和，民脉多缓；南夷之地，四时皆夏，其气蒸炎，民脉多大；西夷之地，四时皆秋，其气清肃，民脉多劲；北夷之地，四时皆冬，其气凛冽，民脉多石；东南卑湿，其脉软缓；居于南巅，亦西北也，西北高燥，其脉刚劲；居于污泽，亦东南也，南人北脉，所禀必刚；北人南脉，所禀必柔。东西不同，可以类剖。

十九辨候胃气脉法

胃为水谷之海，资生之本也。故曰有胃气则生，无胃气则死。胃脉六部皆有，盖六部皆有浮中沉，中即胃脉也。此处分别甚难，即于足阳明候之，使其脉中和，无过不及。急疾则为无胃气。丹溪更有候胃气法，谓男子以气成胎，则气为之主；女子挟血成胎，则血为之主。男人久病右脉克于左者，有胃气也，病虽重可治。女人久病左脉克于右者有胃气也，病虽重可治。反此者，虚之甚也。更有趺阳亦胃气脉，在足跗上五寸，骨间动脉冲阳者是。病重切其旺衰，以决死生。

二十辨虚实子母

看脉先辨虚实，滑利力薄无神则为虚，涩滞力厚有神则为实。实则损之，一定之法，又必损其子；若母令有余之势，易杀虚者益之，必然之理，又必益其子；若母令不足之势，易培子，母亦有虚实。如某脉病，母脉虚，急补母，庶本脉可得母养，亦必兼补本脉之子，令彼无所泄。某脉病，子脉虚，急补子，庶本脉不为子累，又宜兼补本脉之母，令彼有所资。又贼脉不宜盛，贼盛必乘邪淫来胜本脉，法当培本脉，伐贼脉，又急益贼之鬼，令其制贼，损贼之母，俾其无靠，贼之母即本脉之妻也。此皆生克之理之最微者，不识此不能治病。

二十一辨有脉无脉

经云：上部有脉，下部无脉，其人当吐，不吐则死。观当吐二字，便知胸中有物，填塞至阴，抑遏肝气，而绝升生之化也。故吐之则愈，不吐则暴死。若使其人胸中无物可吐，此阴绝于下也。非死症，而何经又云：下部有脉，上部无脉，虽困无能为害。此虽至理，亦不可执。上不至关为阳绝，况无脉乎，明者可以悟矣。若覆病人之手而脉出者，此运气不应之脉，

非无脉也。论在运气脉中。

二十二辨脉不见

凡诊三部浮沉，脉不见，即当以神气形色相参，委曲求之。如形色神气不衰，脉则若有若无而未脱，此为邪气伏藏；若形色神气已衰，此乃天真绝矣。

二十三辨脉无根

经云：诸浮脉无根者皆死，是有表无里谓之孤阳。造化所以亘古不息者，一阴一阳互为其根。阴既绝矣，阳岂独存乎？人身之气血亦然。

二十四辨内外宜细分

外入之病，左脉大于右，寸脉盛于尺，常也。然风寒暑湿则然，如劳役饮食跌扑，虽为外入，亦属内伤，故右手气口大于人迎。劳役伤者两寸俱虚，饮食伤者右关微盛，跌扑伤者气血皆滞，脉弦涩滑，伤左左不和，伤右右不和。内出之病，如喜怒忧思悲恐惊，则右脉大于左。营气病脉弦小而数，卫气病脉滑大而数，荣病尺盛于寸，卫病寸盛于尺。又外入之病见阳脉为易治，内出之病见阴脉为可治，反者，不救。

二十五辨表里不可执

脉浮病在表，脉沉病在里，此表里之纲领。亦有见表证，其脉不浮，见于肌肉之间，按之不足，轻举有余，如波汹之状，泛上而急，亦表也。有见里证，其脉不沉，见于肌肉之间，举之不足，按之有余，如漫流之水，沉静不急，亦里也。又寸盛亦主表，尺盛亦主里，如此方尽表里之义。

二十六辨寒热有真假

辨寒热以迟数二脉为本，此一定之法。如热证见数脉，按之不鼓，觉滑利而虚，乃虚火游行于外，非真热，乃假热，当作元气不足治，若诊而实，方为真热。寒证见迟脉，诊之鼓击涩滞而实，是实火伏匿于内，非真寒，乃假寒，当作邪气有余治，若诊而寒方为真寒。真假不差，投药方效。

二十七辨脉有亢制

经云：亢则害，承乃制，此言太过之害也。亢者过于上而不能下，承者受也。亢极则反受制也。如火本克金，克之太过，则为亢。金之子为水，可以制火，乘火之虚，来复母仇，而火反受其制矣。在脉有之，阳实者脉必洪大，至其极也，脉反匿伏，阳极似阴也。阴虚者脉必细微，至其极也，脉反躁疾，阴极似阳也。凡过极者反兼胜已之化，是皆阴阳亢制之理，惟明者知之。

二十八辨风食气脉

伤寒中风虚损疟痢等病，人不常有。其朝夕失调，动辄得之，无过风食气。三者最宜辨晰：男女左关洪为感风，肝脉沉伏亦感风，以风邪外束，故沉伏也。亦有中气不清，肝脉如不动者，血少也。男女右关短为伤食，脾脉沉伏亦伤食，以脾虚食压不能动也，亦有脾家湿而脉伏者；又脉沉食轻，脉短食重，此风与食之辨也。如肝脉浮洪甚，脾脉略浮短，谓肝脉盛于脾，先得风而后得食也。脾脉洪短甚，肝脉略浮洪，谓脾脉盛于肝，先得食而后得风也。若肝脉如不动，脾脉或短，或洪盛，

或二关俱洪，皆风食。惟肝脉伏，脾脉亦伏，余脉又无力，是为中气不清，胸中如云雾。然中气不清，由脾胃不好致之，须清中气兼补脾。或余脉有力，咬牙作难过之声，又是风食症。如肺脉洪，脾脉伏与短，必气食相感，主大便不通，肺伏亦然。肝脉洪亦有感气者，然肺感轻，肝感重。凡病肝脉洪者多感风也。惟肝脉细而不续，胸中有时迷闷，有时清爽，此气郁也。

二十九辨关格脉

凡阴气太盛，阳气不得相营曰关；阳气太盛，阴气不得相营曰格。阳气不能营于阴，阴脉上出而溢于鱼际，为外关内格。外关内格者乃阴脉乘阳，阳外闭而不下，阴内出以格拒之也。其为病外热，液汗不通，内寒，胸满吐食。阴气不能营于阳，阳脉下陷，而覆于尺部，为内关外格。内关外格者乃阳脉乘阴，阴内闭而不上，阳从外入以格拒之也。其为病内热，大小便闭，外寒，手足厥冷。其脉有阴阳相乘，有复有溢，皆于此会。

三十辨从脉不从症

《脉语》曰：表证汗之常也。病发热，头痛，脉反沉，仲景急救其里，用四逆汤，此从脉之沉也。里证下之常也。日晡发热，属阳明，脉浮虚宜发汗，此从脉之浮也。结胸证具，常以大小陷胸汤下之矣。脉若浮大，不可下，下之即死，是宜从脉而治其表也。身疼痛常以桂枝麻黄汗之矣，尺中迟不可汗，以荣气不足血少故也。是宜从脉，而调其荣矣。此皆从脉不从症也。世有问症而忽脉者，得非仲景之罪人乎。

三十一辨从症不从脉

《脉语》曰：脉浮为表，汗之常也，亦有宜下者，脉浮大心下硬也。脉沉为里，下之常也，亦有宜汗者，少阴病始得之反发热麻黄附子细辛汤微汗之是也。脉促阳盛常用葛根芩连清之矣，若脉促厥冷为虚脱，非灸非温不可，此又非促为阳盛之脉也。脉迟阴寒常用干姜附子温之矣，若阳明脉迟不恶寒身体体濈濈汗出，则用大承气，此又非诸迟为寒之脉矣。是皆从症不从脉也。世有切脉而不问症者，其失可胜言哉。

三十二辨形气宜合脉

脉为人之本，形乃人之标，标本宜相应，故形盛脉大为顺，脉小为逆；形瘦脉小为顺，脉大为逆。暴病有余，形盛脉洪实为顺，脉微而虚为逆；久病不足形瘦迟缓为顺，脉数而实为逆。经云：形盛脉细，少气不足息者危；形瘦脉大，胸中多气者死。信然。

《新刊诊脉三十二辨》卷下终

专治麻痧初编

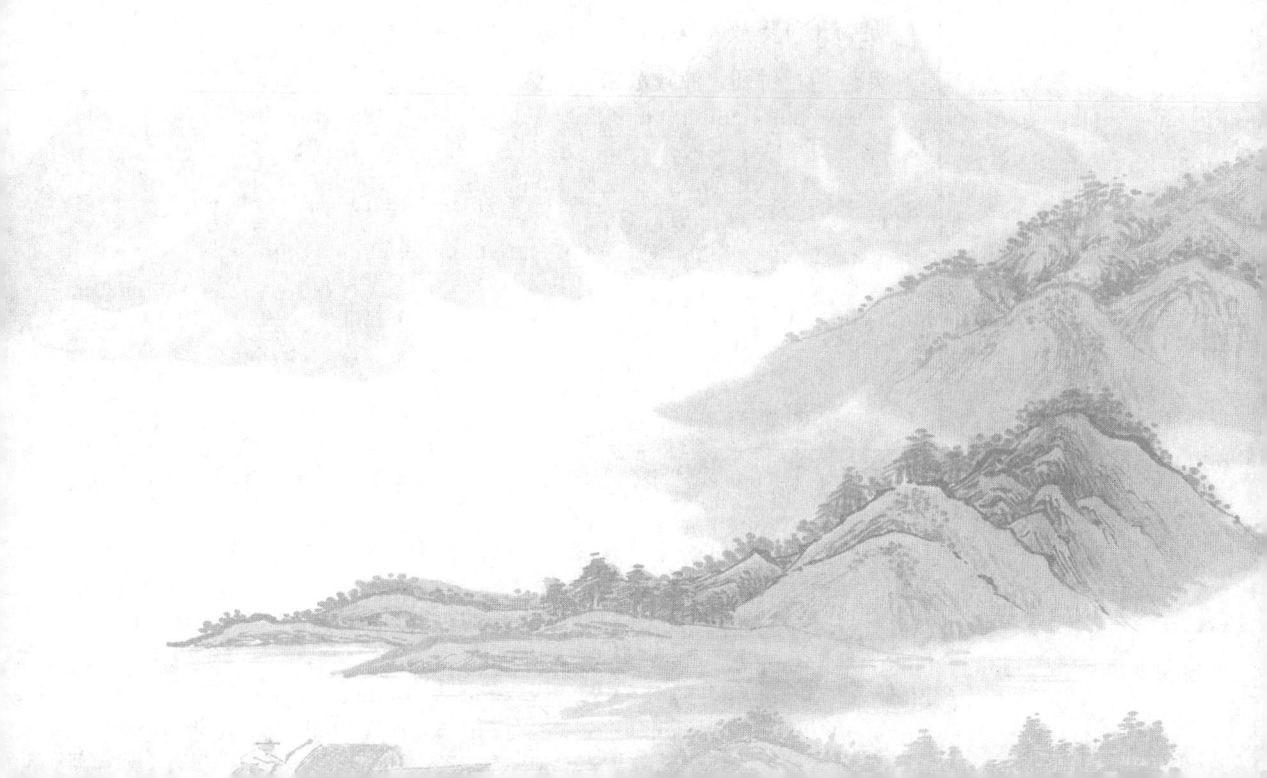

内容提要

　　《专治麻痧初编》六卷，清归安凌嘉六先生遗著，分述古编，徵今编，方论编，参考各书七十余家。间如程凤雏之《慈幼筏》，高梅孤之《痘症管见》，吴志中之《儿科方要》，汤衡元之《婴孩妙诀》，董大英之《活幼悟神集》，张涣之《小儿医方妙选》，娄居中之《恤幼集》，皆世罕见者。夫麻痧为小儿之危证，近少研究之人。此书足为儿科界放一曙光。惟哲嗣永言社友，寄社多年，始行付刊，深致歉罪。

目　录

引　言

　　痘疹麻痧类皆象形而名之也。惟麻痧证变幻莫测，向无专书，古人名言半多散见于痘科书中。且患家视为泛常，以谓风痧轻证，每多忽略，避忌漫不经心，迨至凶陷告危，无从挽救，追悔何及。纵使天数，当然究由人事之未尽耳。伏读御纂《医宗金鉴》曰：麻疹须留神调治，始终不可一毫疏忽，较之于痘虽稍轻，而变化之速则在顷刻也。至哉训言，谆谆垂诫。爰不自揣谫陋，谨将古今麻痧证治汇录成编，厘为四编。曰崇正，曰述古，曰徵今，附以成方曰方论，计六卷。后之学者果能寻原讨究，行远自迩，拯斯民于衽席，医岂小道云乎哉。

　　　　　　　　　　时光绪十六年龙集庚寅正月十五日丙辰立春归安凌德蛰庵手自写本

专治麻疹初编 卷一

归安凌　德嘉六辑编　男咏　永言　校字
归安吴炳旸秋陶参阅　孙男　文寿　校字
胞兄凌　奂晓五参阅　绍兴裘庆元吉生刊行

御纂《医宗金鉴》
疹门心法要诀

疹　原

麻为正疹亦胎毒，毒伏六腑感而出，初发之状有类痘，形尖渐密不浆殊，始终调护须留意，较痘虽轻变化速。

注：疹非一类，有瘙疹、瘾疹、温疹，盖痘疹皆非正疹也。惟麻疹则为正疹，亦胎元之毒伏于六腑，感天地邪阳火旺之气，自肺脾而出，故多咳嗽，喷嚏，鼻流清涕，眼泪汪汪，两胞浮肿，身热二三日，或四五日始见点于皮肤之上，形如麻粒，色若桃花，间有类于痘大者，此麻疹初发之状也。形尖疏稀，渐次稠密，有颗粒而无根晕，微起泛而不生浆，此麻疹见形之后大异于痘也。须留神调治，始终不可一毫疏忽，较之于痘虽稍轻，而变化之速则在顷刻也。

麻疹轻重

麻疹出时非一端，其中轻重要详参。气血和平轻而易，表里交杂重则难。

注：麻疹出时有轻重之分，临时须要

详察。若气血和平，素无他病者，虽感时气而正能制邪，故发热和缓，微微汗出，神气清爽，二便调匀。见点则透彻散没，不疾不徐，为轻而易治者也。若素有风寒食滞，表里交杂，一触邪阳火旺之气，内外合发，而正不能制邪，必大热无汗，烦躁口渴，神气不清，便闭尿涩。见点不能透彻，收散或太紧速，则为重而难治者也。

麻疹主治大法

疹宜发表透为先，最忌寒凉毒内含，已出清利无余热，没后伤阴养血痊。

注：凡麻疹出贵透彻，宜先用表发，使毒尽达于肌表。若过用寒凉冰伏毒热，则必不能出透，多致毒气内攻，喘闷而毙至。若已出透者，又当用清利之品，使内无余热，以免疹后诸证。且麻疹属阳热，甚则阴分受伤，血为所耗，故没后须以养血为主，可保万全。此首尾治疹之大法，至于临时权变，惟神而明之而已。

麻疹未出证治

欲出麻疹身微热，表里无邪毒气松。若兼风寒食滞热，隐伏不出变丛生。宣毒发表为主剂，随证加减莫乱从。

注：麻疹一证非热不出，故欲出时身

先热也。表里无邪者热必和缓，毒气松动则易出而易透。若兼风寒食热诸证，其热必壮盛，毒气郁闭则难出而难透。治以宣毒发表汤，其间或有交杂之证，亦照本方随证加减治之。

宣毒发表汤

升麻　葛根　前胡　桔梗　枳壳麸炒　荆芥　防风　薄荷叶　木通　连翘去心　牛蒡子炒研　淡竹叶即鲜竹叶　生甘草

引加芫荽水煎服。凡服荆芥忌食鱼腥。

感寒邪者加麻黄，夏月勿用。

食滞加南山楂。

内热加黄芩。

方歌：疹伏宣毒发表汤，升葛前桔枳荆防，薄通翘蒡淡竹草，引加芫荽水煎尝。

麻疹见形证治

麻疹已出贵透彻，细密红润始为良。若不透彻须分晰，风寒毒热气虚详，风寒升葛汤加味，毒热三黄石膏汤，气虚人参败毒散，托里透疹效非常。

注：麻疹见形贵乎透彻，出后细密红润则为佳美。有不透彻得须察所因，如风寒闭塞必有身热，无汗，头疼，呕恶，疹色淡红而暗之证，宜用升麻葛根汤加苏叶川芎牛蒡子；因毒热壅滞者，必面赤，身热，谵语，烦渴，疹色赤紫滞暗，宜用三黄石膏汤；又有正气虚弱不能送毒外出者，必面色㿠白，身微热，精神倦怠，疹色白而不红，以人参败毒散主之。

升麻葛根汤

升麻　葛根　赤芍药　生甘草

引加芫荽水煎服。

方歌：发热升麻葛根汤，表邪痘疹两得方；升麻葛根赤芍草，随证宜加法最良。

三黄石膏汤

麻黄　石膏　淡豆豉　黄柏　黄连　栀子　黄芩

水煎服。

方歌：疹出不透因毒热，三黄石膏汤急寻，麻黄石膏淡豆豉，黄柏黄连栀子芩。

人参败毒散

人参　川芎　羌活　独活　前胡　枳壳麸炒　桔梗　柴胡　生甘草　赤苓

引用生姜水煎服。

方歌：疹因气虚出难透，人参败毒有奇功，参芎羌独前枳桔，柴胡甘草赤茯苓。

麻疹收没证治

疹出三日当收没，不疾不徐始无虞。收没太速毒攻内，当散不散虚热医。毒盛荆防解毒治，外用胡荽酒法宜；虚热柴胡四物剂，应证而施病渐离。

注：麻疹见形三日之后当渐次没落，不疾不徐始为无病。若一二日疹即收没，此为太速，因调摄不谨，或为风寒所袭，或为邪秽所触，以致毒反内攻，轻则烦渴谵狂，重则神昏闷乱。急宜内服荆防解毒汤，外用胡荽酒熏其衣被，使疹透出方保无虞。当散不散者，内有虚热留滞于肌表也，其证潮热烦渴口燥咽干，切不可纯用寒凉之剂，以柴胡四物汤治之，使血分和畅，余热悉除，疹即没矣。

荆防解毒汤

薄荷叶　连翘去心　荆芥穗　防风　黄芩　黄连　牛蒡子炒研　大青叶　犀角　人中黄

引用灯心芦根水煎服。

方歌：收没太速毒内攻，荆防解毒治最灵，薄翘荆防芩连蒡，大青犀角共人中。

胡荽酒

胡荽四两，切碎　黄酒半斤

同煎勿令泄气。

柴胡四物汤

白芍炒　当归　川芎　生地　人参　柴
胡　淡竹叶　地骨皮　知母炒　黄芩　麦冬
去心

引加生姜红枣水煎服。

方歌：当散不散因虚热，柴胡四物芍
归芎，生地人参柴竹叶，地骨知母芩麦冬。

身热不退

麻疹已发身犹热，毒热壅遏使之然，
出用化毒清表剂，没后柴胡清热煎。

注：麻疹非热不出，若既出透，其热
当减。倘仍大热者，此毒盛壅遏也，宜用
化毒清表汤治之。疹已没落而身热者，此
余热留于肌表也，宜柴胡清热饮治之。

化毒清表汤

葛根　薄荷叶　地骨皮　牛蒡子炒研
连翘去心　防风　黄芩　黄连　元参　生知
母　木通　生甘草　桔梗

引用生姜灯心水煎服。

方歌：疹已出透身壮热，化毒清表为
妙诀，葛薄地骨蒡翘防，芩连元知通甘桔。

柴胡清热饮

柴胡　黄芩　赤芍　生地　麦冬去心
地骨皮　生知母　生甘草

引用生姜灯心水煎服。

方歌：疹已没落热不减，柴胡清热效
通仙，柴胡黄芩芍生地，麦冬地骨知母甘。

烦　渴

毒热内盛火上炎，心胃扰乱烦渴添。
未出升葛汤加味，已出白虎汤为先，没落

竹叶石膏用，因时医治莫迟延。

注：凡出麻疹烦渴者，乃毒热壅盛也。
盖心为热扰则烦，胃为热郁则渴。当未出
时宜升麻葛根汤加麦冬天花粉，已出者宜
白虎汤，没后烦渴者用竹叶石膏汤。

升麻葛根汤（方见前）

白虎汤

石膏煅　生知母　生甘草

引用粳米水煎服。

方歌：麻疹已发多烦渴，白虎清热自
能安，石膏知母生甘草，引加粳米用水煎。

竹叶石膏汤

人参　麦冬去心　石膏煅　生知母　竹
叶　生甘草

水煎服。

方歌：疹已没落当安静，若加烦渴热
未清，竹叶石膏汤参麦，石膏知母竹甘从。

谵　妄

疹发最怕毒火盛，热昏心神谵妄生。
未出三黄石膏治，已出黄连解毒灵。

注：谵妄一证乃毒火太盛，热昏心神
而然也。疹未出而谵妄者，三黄石膏汤主
之；疹已出而谵妄者，黄连解毒汤主之。

三黄石膏汤（方见前）

黄连解毒汤

黄连　黄芩　栀子　黄柏

加味：丹皮、生地黄、生甘草、金银
花、连翘去心。

引加灯心水煎服。

方歌：麻疹已出谵妄烧，毒郁热结未
曾消，黄连解毒芩栀柏，加丹生地草银翘。

喘　急

疹初无汗作喘急，宣发麻杏石甘宜；

毒热内攻金受克，保肺清气化毒医。

注：喘为恶候，麻疹尤忌之。如初出未透无汗喘急者，此表实拂郁其毒也，宜用麻杏石甘汤发之。疹已出胸满喘急，此毒气内攻，肺金受克，宜用清气化毒饮清之。若迟延失治，以致肺叶焦举，则难救矣。

麻杏石甘汤

石膏煅　麻黄蜜炒　杏仁去皮尖，炒　生甘草

引用生姜水煎服。

方歌：喘用麻杏石甘汤，石膏火煅合麻黄，杏仁去尖须微炒，甘草相配引生姜。

清气化毒饮

前胡　桔梗　瓜蒌仁　连翘去心　桑皮炙　杏仁炒去皮尖　黄芩　黄连　元参　生甘草　麦冬去心

引用芦根水煎服。

方歌：毒热内攻肺喘满，清气化毒饮最灵，前桔瓜蒌翘桑杏，芩连元参草麦冬。

咳　嗽

疹初咳嗽风邪郁，加味升麻葛根良，毒热熏蒸金受制，清金宁嗽自堪尝。

注：麻疹发自脾肺，故多咳嗽。若咳嗽太甚者，当分初没治之。初起咳嗽此为风邪所郁，以升麻葛根汤加前胡桔梗苏叶杏仁治之；已出咳嗽乃肺为火灼，以清金宁嗽汤主之。

升麻葛根汤（方见前）

清金宁嗽汤

橘红　前胡　生甘草　杏仁去皮尖炒　桑皮蜜炙　川连　瓜蒌仁　桔梗　浙贝母去心

引用生姜红枣水煎服。

方歌：嗽用清金宁嗽汤，橘红前草杏仁桑，川连瓜蒌桔贝母，引用红枣共生姜。

喉　痛

疹毒热甚上攻喉，肿痛难堪实可扰，表邪元参升麻用，里热凉膈消毒求。

注：疹毒热盛上攻咽喉，轻则肿痛，甚则汤水难下，最为可虑。表邪郁遏，疹毒不能发舒于外，致咽喉作痛者，元参升麻汤主之。里热壅盛，或疹已发于外而咽喉作痛者，以凉膈消毒饮主之。

元参升麻汤

荆芥穗　防风　升麻　牛蒡子炒研　元参　生甘草

水煎服。

方歌：表郁疹毒喉肿痛，急服元参升麻汤，荆芥防风升麻蒡，元参甘草水煎尝。

凉膈消毒饮

荆芥穗　防风　连翘去心　薄荷叶　黄芩　生栀子　生甘草　牛蒡子炒研　芒硝　生大黄

引用灯心水煎服。

方歌：里热喉痛苦难当，凉膈消毒饮最良，荆防翘薄芩栀草，牛蒡芒硝生大黄。

失　音

疹毒声哑肺热壅，元参升麻有奇功，已发加减凉膈散，没后儿茶音即清。

注：失音者，乃热毒闭塞肺窍而然也。疹初失音者，元参升麻汤主之；疹已发而失音者，加减凉膈散主之；疹没后声哑者，儿茶散主之。

元参升麻汤（方见前）

加减凉膈散

薄荷叶　生栀子　元参　连翘去心　生甘草　苦桔梗　麦冬去心　牛蒡子炒研　黄芩

水煎服。

方歌：加减凉膈治失音，薄荷栀子共元参，连翘甘草苦桔梗，麦冬牛蒡与黄芩。

儿茶散

硼砂二钱　孩儿茶五钱

共为细末，凉水一盏，调药一匙，服之。

呕吐

疹发缘何呕吐逆，火邪扰胃使之然，竹茹石膏为主治，和中清热吐能安。

注：麻疹呕吐者，由于火邪内迫，胃气冲逆也，须以竹茹石膏汤和中清热，其吐自止。

竹茹石膏汤

半夏姜制　赤苓　陈皮　竹茹　生甘草
石膏煅

引用生姜水煎服。

方歌：竹茹石膏汤治吐，半夏姜制配茯苓，陈皮竹茹生甘草，石膏火煅共合成。

泻泄

毒热移入大肠经，传化失常泻泄成，初起升葛汤加味，已发黄连解毒清。

注：麻疹泻泄乃毒热移入肠胃，使传化失常也，治者切不可用温热诸剂。疹初作泻者，以升麻葛根汤加赤苓猪苓泽泻主之；疹已出作泻者，以黄连解毒汤加赤苓木通主之。

升麻葛根汤（见前）

黄连解毒汤（见前）

痢疾

夹疹之痢最难当，毒热凝结移大肠，腹痛下痢赤白色，悉用清热导滞良。

注：麻疹作痢谓之夹疹痢，因毒热未解，移于大肠所致也。有腹痛欲解，或赤或白，与赤白相兼者，悉用清热导滞汤主之，不可轻投涩剂。

清热导滞汤

山楂　厚朴姜制　生甘草　枳壳麸炒
槟榔　当归　白芍酒炒　条苓酒炒　连翘去心
牛蒡子炒研　青皮炙　黄连吴茱萸炒

引用生姜水煎服。

方歌：痢用清热导滞汤，山楂朴草枳槟榔，归芍条苓翘牛蒡，青皮黄连引生姜。

腹痛

小儿发疹腹中疼，毒郁肠胃食滞凝，曲腰啼叫眉频蹙，加味平胃散堪行。

注：麻疹腹痛者，由食滞凝结，毒气不得宣发于外。故不时曲腰啼叫，两眉频蹙，须以加味平胃散治之，滞消毒解，而痛自除矣。

加味平胃散

防风　升麻　枳壳麸炒　葛根　苍术炒
陈皮　厚朴姜炒　南山楂　麦芽炒　生
甘草

引用生姜灯心水煎服。

方歌：加味平胃散如神，防风升麻枳葛根，苍陈厚朴楂芽草，生姜灯心水煎匀。

衄血

疹家衄血莫仓惶，毒从衄解妙非常，衄甚吹鼻发灰散，内服犀角地黄汤。

注：肺开窍于鼻，毒热上冲，肺气载血妄行，则衄作矣。然衄中有发散之义，以毒从衄解不须止之。但不可太过，过则血脱而阴亡也。如衄甚者，宜外用发灰散吹入鼻中，内服犀角地黄汤，其血可止。

发灰散

取壮实人头发洗净，阴阳瓦煅成灰，放地上去火性，研细末，吹入鼻中，血衄自止。

犀角地黄汤

粉丹皮　白芍药　犀角　生地黄

便硬者加川大黄。

水煎服。

方歌：犀角地黄汤，治衄效非常，丹皮芍犀地，便秘加大黄。

瘖疹

儿在母腹血热蒸，生后不免遇凉风，遍体发出如粟米，此名瘖疹何须评。

注：瘖疹者，儿在胎中受母血热之气所蒸已久，及生后外遇凉风，以致遍身红点，如粟米之状。满月内见者名为烂衣疮，百日内见者又名百日疮，未出痘疮之先见者即名瘖疹，调摄谨慎不治自愈。

盖痘疹

痘后出疹盖痘传，余毒未尽夹食寒，遍身作痒如云片，加味消毒服即安。

注：盖痘疹者，谓痘方愈而疹随发也。因痘后余毒未尽，更兼恣意饮食，外感风寒，以致遍身出疹，色赤作痒，始如粟米，渐成云片。宜加味消毒饮疏风清热，疹即愈矣。

加味消毒饮

荆芥穗　防风　牛蒡子炒　升麻　生甘草　赤芍药　南山楂　连翘去心

引用生姜水煎服。

方歌：盖痘疹因风热成，加味消毒饮最灵，荆防牛蒡升麻草，赤芍山楂连翘从。

瘾疹

心火灼肺风湿毒，隐隐疹点发皮肤，疏风散湿羌活散，继用消毒热尽除。

注：瘾疹者乃心火灼于肺金，又兼外受风湿而成也。发必多痒，色则红赤，隐隐于皮肤之中，故名曰瘾疹。先用加减羌活散疏风散湿，继以加味消毒饮清热解毒，表里清而疹愈矣。

加味羌活散

羌活　前胡　薄荷叶　防风　川芎　枳壳麸炒　桔梗　蝉蜕　连翘去心　生甘草　赤苓

引用生姜水煎服。

方歌：瘾疹羌活散相当，羌活前胡薄荷防，川芎枳桔净蝉蜕，连翘甘草赤苓姜。

加味消毒饮（见前）

上编曰崇正。

附司天掌诀歌

子午少阴君火天　　阳明燥金应在泉
丑未太阴湿土合　　太阳寒水两缠绵
寅申少阳相火王　　厥阴风木地中连
卯酉却与子午倒　　辰戌巳亥亦皆然

《专治麻疹初编》卷一终

《专治麻疹》述古编叙

　　小儿医谓之哑科，诚如古谚曰：宁治十男子，莫治一妇人；宁治十妇人，莫治一小儿。小儿痘疹惊疳，最难一时分辨。要在医家博览群书，多识险证，尤须临诊虚心，时加体察。深恐病重药轻，因循误事；慎勿偏执己见，毒药杀人。夫如是始可称之曰能事。徐洄溪云：痘疮无人可免。自种痘之法起，而小儿方有避险之路。此天意好生，有神人出焉，造良法以救人也。夷考治痘治疹之书，不下百数十家，莫不切近和平，各出心裁，垂方立法。经余曾所见闻者，胪陈其目，俾后之学小儿医者，知有正路可由焉。

　　周巫妨《颅囟经》　　　钱仲阳《小儿药证直诀》

　　董汲之《小儿斑疹方论》　　阎孝忠《小儿直诀附方》

　　刘方明《幼幼新书》　　　郑端友《全婴方论》

　　宋人《小儿卫生总微方》　　陈文仲《小儿痘疹方论》

　　杨仁斋《直指小儿方论》　　刘守真《保童秘要》

　　曾省翁演山口议《活幼心书》　　朱丹溪《治痘心法》

　　王宾湖《幼科类萃》　　　徐用宣《袖珍小儿方》

　　钱大用《活幼全书》　　　高梅孤《痘疹管见》

　　汪石山《痘疹理辨》　　　寇美《全幼心鉴》

　　缪仲淳《广笔记幼科》　　聂久吾《活幼心法》

　　翟良《痘科类编释意》　　万密斋《痘疹心法》

　　徐东皋《痘疹卮言》　　　张景岳《痘疹诠》

　　吴志中《儿科方要》　　　李言闻《痘疹要诀》

　　李实《痘疹溯源》　　　　蔡维藩《小儿痘疹方》

　　闻人规《痘疹疹论》　　　张清川《痘疹便览》

　　汤衡《婴孩妙诀》　　　　娄居中《恤幼集》

　　董大英《活幼悟神集》　　谢天锡《疮疹证治》

　　黄良佐《麻痘秘法》　　　吴洪《痘疹汇编》

　　崔岳《痘诊详辨》　　　　张涣《小儿医方妙选》

　　鲁伯嗣《婴童百问》　　　姚和众《童子秘诀》

　　王日新《小儿方》　　　　魏桂岩《博爱心鉴》

　　窦梦麟《痘疮形证论治》　费建中《救偏琐言》

　　徐杏泉《痘疹玉髓》　　　翁仲仁《痘疹金镜录》

　　陆道元《金镜录补遗》　　许宣治《橡村痘诀》

　　朱济川《痘疹传心录》　　王损庵《痘疹证治准绳》

薛良武《保婴撮要》　黄五芝《痘疹正传》

孙一奎《痘疹心印》　秦景明《痘疹折衷》

冯楚瞻《痘疹锦囊全集》　徐仲光《痘疹仁端录》

沈惠民《活幼心书》　李柽《小儿保生方》

喜泰顺《疹痘秘书》　许培元《痘疹笔议》

左忠《痘疹方》　许学文《痘科约言》

邵慈庵《痘科秘法》　夏卓溪《幼科铁镜》

郭铁崖《天花精言》　陈奇生《痘科扼要》

程凤雏《慈幼筏》　朱玉堂《痘疹定论》

叶天士《幼科要略》　陈飞霞《幼幼集成》

醉玄子《痘疹方》　王海旸《痘书》

曹畸庵《豆医蠡酌录》　强健《痘证宝筏》

上曾见者七十余家，其叶氏《幼科要略》所引未知名字，伍氏袁氏无从求考，他如管柽《保赤全书》，叶大椿《痘学真传》以及《痘科正宗》之类，乃痘科中之杨墨也，姑无论矣。第思近时，治痧治疹，率多取法陈静岩《疫痧草》，金保三《喉科枕秘》，张筱衫《痧喉正义》等书之数家者，其于痘疹麻痧似是而非，首鼠两端，惑人主见。然竟有认麻痧为臭毒之痧，别喉痧为喉科之证，便用紫金锭、红灵丹、冰硼散等药，野狐谭禅，真堪捧腹，不容不表而斥之。

时光绪庚寅冬十月赤霆子凌德识

专治麻疹初编　卷二

归安凌　德嘉六辑编　男咏　永言　校字

归安吴炳旸秋陶参阅　孙男　文寿　校字

胞兄凌　奂晓五参阅　绍兴裘庆元吉生刊行

钱氏《小儿药证直诀》

小儿脉法

气不和脉弦急，伤食脉沉缓，虚惊脉促急，（一作促结）风脉浮，寒脉沉细，脉乱不治。

寇氏《全幼心鉴》云：小儿一岁以前，看虎口食指寅卯辰三关，以验其病。（寅卯辰即风气命三关也）脉纹从寅关起不至卯关者易治，若连卯关者难治，若寅侵卯，卯侵过辰者，十不救一。其脉纹见有五色，如因惊必青，泻痢必紫，当以类而推之。一岁后则可用一指转侧辨其三部脉弦急浮沉。四五岁后脉七八至而细数者为平，九至者伤，十至者困，六至五至者为虚，为寒，弦紧为风痫，弦急为客忤。

面 部 证

左腮为肝，右腮为肺，额上为心，鼻为脾，颏为肾，若色赤者热也，随证治之。

目 部 证

目内色赤者心实热，淡红者心虚热；青者肝实热，淡青者肝虚热；黄者脾实热，微黄者脾虚热；白而混者肺实热；目无精光者肾虚也。

五脏虚实寒热

心主惊，实则叫哭，发热饮水而搐；虚则卧而悸动不安。视其睡，口中气温，或合面睡，及上窜咬牙，皆心热也。心气实则喜仰卧。

肝主风，实则目直，大叫，呵欠，项急，烦闷。（一作顿）虚则咬牙多欠。肝热则手寻衣领，及乱捻物，壮热，饮水，喘闷，目赤，发搐。肝有风则目连札，（一作眨目动也）得心热则发搐，或筋脉牵系而直视。风甚则身反张，强直不搐，心不受热也，当补肾治肝。

脾主困，实则困睡，身热饮水；虚则吐泻生风，面白腹痛，口中气冷，不思饮食，或吐清水。呵欠多睡者，脾气虚而欲发惊也。

肺主喘，实则闷乱喘促，有饮水者，有不饮水者；虚则哽气长出气。肺热则手捣眉目鼻面。肺盛复感风寒，则胸满气急，喘嗽上气。肺脏怯则唇白闷乱，气粗喘促。哽气者难治，肺虚甚也。

肾主虚，无实也。惟疮疹肾实则变黑陷。若胎禀虚怯，神气不足，目无精光，面白颅解，此皆难育，虽育不寿，或更加色欲，变证百出，愈难救疗。或目畏明下窜者，盖骨重而身缩者，咬牙者，肾水虚而不能制心火也。

五脏疮疹证治

小儿在胎，食五脏血秽，伏于命门。若遇天行时热，或乳食所伤，或惊恐所触，则其毒当出。初起之候，面燥腮赤，目胞亦赤，呵欠顿闷，乍凉乍热，咳嗽嚏喷，手足梢冷，惊悸多睡。宜究其何脏所发，察其何因所起。令乳母亦须节饮食，慎风寒。五脏各有一证，肝脏水疱青色而小，肺脏脓疱色白而大，心脏斑色赤而小，脾脏疹小次斑，故色赤黄浅也。先发脓疱后发疹子者顺，先疹子后斑者顺，反此为逆。惟肾无候，但见䠠冷耳冷是也。若寒水来侮，故黑陷而耳䠠反热，为逆也。（疱同皰音泡）

如发潮热三日以上，出不甚多，而热不止者，未尽也。潮热随出，如早食潮热不已，为水疱之类也，一发便出尽者重，疮夹疹者半轻半重也。出稀者轻，里外微红者轻，外黑里赤者微重，外白里黑者大重也，疮端里黑点如针孔者势最剧也。青干紫陷，昏睡汗出，烦躁热渴，腹胀啼喘，二便不通者困也。有大热，利小便解热毒。若紫黑干陷，或寒战咬牙，或身黄肿紫者，急下之。复寒热不已，身冷出汗，耳䠠反热者，死证也，此肾气大旺，脾虚不能制故也。下后身热气温饮水者可治，以脾土胜，肾寒去，而温热也。不黑者不可下，下则内虚归肾。大抵疮疹属阳，在春夏为顺，秋冬为逆，冬月肾旺盛，寒病多归肾，变黑。又当辨春脓疱，夏黑陷，秋斑子、冬疹子者，十活四五，黑者十难救一。

身热烦渴腹满而喘，便涩面赤闷乱大

吐，此当利小便，不瘥者，下之。若能食而痂头焦起，或未焦而喘实者，亦可下之。若五七日痂不焦是内热也，宜导之，生犀汁解之。

斑疹作搐为脾虚而肝旺乘之，心火妄动，风热相搏也，当泻心肝补脾土。

疮黑而忽便脓血并痂皮者乃脾气实，肾邪退而病安也。泄泻而乳食不化者，脾虚不能制肾，故难治。

徐洄溪曰：此即近世痘疮之证，其病与斑疹同列，并无起胀成浆收靥等说。大抵宋时之疮形治法不过如此。近日愈变愈重，与斑疹绝不相类，治亦回别。因知天下之病，随时随地变化无穷，所以《内经》有五运六气、异法方宜等论，为医者苟不能知天运之转移，及五方之体性，终有偏执之处，不可以称上工也。

泻青圆方

治肝经实热，急惊搐搦，脉洪实。

当归焙　草龙胆焙　川芎　山栀子仁
川大黄　羌活　防风焙

上等份为末，炼蜜和圆，如芡实大，每服半圆或壹圆，煎竹叶汤同沙糖化下。

导赤散

治小儿心热，上窜咬牙，小肠实热，小便秘赤。

生地黄　生甘草　木通各等份

上为末，每服三钱，水一盏，入竹叶同煎至五分，食后温服。一本不用甘草用黄芩。

泻心汤

治小儿心气实，气涩不得通，喜仰卧。
黄连

上为末，每服五分，临卧温水化下。

泻黄散　（又名泻脾散）

治脾胃实热弄舌。

藿香叶七钱五分　山栀子仁一两　石膏五钱　甘草七钱五分　防风三两，焙

上锉，用蜜酒微炒香，为细末，每服一二钱，水一盏至五分，温服清汁。

异功散

治脾胃虚弱，吐泻不思乳食。

人参　茯苓去皮　白术　陈皮　甘草各等份

上为细末，每服二三钱，水一盏，生姜大枣同煎至七分，食前温服。

附《颅囟经》和平饮子

治小儿初生日，与：

人参　茯苓　甘草　升麻各一分

上水煎，时时与之，临时冷加白术，热加芒硝。

益黄散（又名补脾散）

治脾胃虚寒，呕吐泄泻，及治脾疳腹大身瘦。

陈皮一两，去皮　丁香二钱，一方用木香诃子炮，去核　青皮去白　炙甘草各五钱

上为末，三岁儿一钱半，水半盏，煎三分，食前服。

白术散

治脾胃久虚，呕吐泄泻，但欲饮水，乳食不进。

人参二钱五分　白茯苓　白术炒　藿香叶葛根各五钱　木香二钱　甘草一钱

上㕮咀，每服三钱，水煎，热甚烦渴去木香，《本事方》白术散治小儿呕吐，脉迟细有寒，白术人参各二钱五分，半夏曲二钱，茯苓干姜甘草各一钱。

上为细末，每服二钱，水一盏，姜三片，枣一枚擘去核，煎至七分，去渣温服，日二三服。

泻白散

治肺实热盛，咳嗽气急痰喘。

地骨皮　桑白皮炒，各一两　炙甘草一钱

上锉散，入粳米一撮，水二小盏，煎七分，食前服。

阿胶散（又名补肺散）

治肺虚咳嗽，气粗喘促口渴。

阿胶一两五钱，麸炒　鼠黏子炒香　甘草炙，各二钱五分　马兜铃五钱，焙　杏仁七个，去皮尖炒　糯米一两，炒

上为末，每服一二钱，水一盏，煎至六分，食后温服。

曾氏《活幼心书》补肺散去鼠黏子，加茯苓。

地黄圆（又名六味圆）

治肾怯失音，囟开不合，神不足，目中白睛多，面色㿠白等虚证。

熟地黄八钱，酒洗　山萸肉　山薯蓣各四钱　泽泻　牡丹皮　白茯苓各三钱，去皮

上为末，炼蜜圆如梧子大，空心，温水化下二十圆。

寇氏《全幼心鉴》去泽泻加人参鹿茸名参茸地黄圆，治禀赋不足，肾气虚弱，骨髓枯竭，解颅语迟，齿生缓，行步多艰。

生犀角汁

治疮疹不快，吐血衄血。

生乌犀角（磨汁）

玉露散（又名甘露散）

治伤热吐泻，汗出口渴，脉浮洪大。

寒水石　石膏各半两　生甘草一钱

上为细末，每服一匙，或半钱一钱，食后温汤调下。

甘桔汤

治小儿肺热。

桔梗二两　甘草一两

上为粗末，每服二钱，水一盏煎至七分，去滓，食后温服，加荆芥防风名如圣汤。

董氏《斑诊备急方》加恶实麦门冬，亦名如圣汤。

阎氏孝忠附方

小儿耳冷骩冷，手足乍冷乍热，面赤，时嗽嚏惊悸，此疮疹欲发也。未能辨认，间服升麻葛根汤，消毒散，已发未发皆宜服；仍用胡荽酒，黄柏膏；暑月烦躁，食后与白虎汤，玉露散；热盛与紫雪；咽痛或生疮与甘桔汤，甘露饮子。余依钱氏说。

大人同。

升麻葛根汤

治伤寒温疫风热，壮热头痛肢体痛，疮疹已发未发并宜服之。

升麻　干葛　芍药　甘草各半两，炙

上为粗末，每服四钱，水一盏半，煎至一盏，量大小与之，温服无时。

《千金方》无甘草有黄芩，名四物解肌汤，治少小伤寒。

消毒散

治疮疹未出；或已出，未能匀遍，又治一切疮。凉膈去痰治咽痛。

牛蒡子二两，炒　甘草半两　荆芥穗一两

上为粗末，每服三钱，水一盏半，煎至一盏，温服不拘时。

《活人书》鼠黏子汤有防风，治证同。

黄柏膏

治疮疹已出，用此涂面，用胡荽酒。

黄柏一两，去皮　甘草四两　新绿豆一两半

上为细末，生油调，从耳前至眼轮，并厚涂之，日三两次。如早用疮不上面，纵有亦少。

胡荽酒

胡荽（细切四两，以好酒二盏，煎一二沸，入胡荽，再煎少时，用物合定放冷）上每吸一二口，微喷从顶至足匀遍，勿喷

头面。病人左右常令有胡荽，即能辟去汗气，疮疹出快。

疮疹忌外人及秽触之物，虽不可受风冷，然亦不可拥遏，常令衣服得中，并虚凉处坐卧。

甘露饮子

治心胃热，咽痛口舌生疮，并疮疹已发未发并可服。又治热上攻牙龈肿，牙齿动摇。

生地黄焙　熟地黄焙　天门冬去心焙　麦门冬去心焙　枇杷叶去毛　黄芩去心　石斛去苗　枳壳去穰麸炒　甘草炙　山茵陈叶

上各等份，为粗末，每服二钱，水一盏，煎八分，食后温服。牙齿动摇，牙龈肿热，含漱渫并服。《活人书》曰：胃中客热，口臭不思饮食，或饥烦不欲食，齿龈肿疼，脓血，舌口咽中有疮，赤眼，目睑重不欲开，疮疹已发未发并宜服此。《本事方》无麦冬犀角尖，治胃热口臭牙宣，赤眼口疮，一切疮疼。

白虎汤

解暑毒烦躁，身热，痰盛，头痛，口燥，大渴。

知母一两半，焙　甘草半两，炒　石膏四两　白粳米八钱

上为粗末，每服三钱，水一盏，煎至八分。食后温冷随意服，气虚人加人参同煎。

紫雪

治惊痫百病，烦热涎厥，及伤寒胃热发斑，一切热毒喉痹肿痛，又治疮疹毒气上攻咽喉，水浆不下。

黄金十两　寒水石　磁石　滑石　石膏各四两八钱，并捣碎

已上用水五升，煮至四升，去滓入下项药：

玄参一两六钱，捣碎　木香捣碎　羚羊角屑　犀角屑　沉香各半两，捣碎　升麻一两六钱，捣碎　丁香一钱，捣碎　甘草八钱，炙锉

已上八味入前药汁中，再煮取一升五合，去滓入下项药：

硝石三两一钱　芒硝亦得　朴硝一斤，精者

已上二味入前汁中，微火上煎，柳木篦搅不住手，候有七合，投在木盆中半日，欲凝入下项药：

朱砂三钱，研飞　麝香当门子一钱一字，研

已上二味入前药中搅匀，寒之二日。

上件成紫色霜雪，每服一字至五分，冷水调下，大小以意加减。咽喉危急病，捻少许，干咽立效。又治大人脚气，毒遍内外，烦热不解，口中生疮，狂易叫走，瘴疫毒疠，卒死，温疟，五尸，五疰，大能解诸药毒。每服一钱至二钱，冷水调下，并食后服。

董氏《小儿斑疹备急方论》

东平董汲及之论次

序

世之人有得一奇方，可以十痊愈疾者，恐恐然惟虑藏之不密，人或知之，而使其药之不神也，其亦陋矣。夫药之能愈病，如得人人而告之，使无夭横，各尽其天年以终，此亦仁术也。志友董及之，少举进士不第，急于养亲，一日尽弃其学而从事于医。然医亦非鄙术矣，古之人未尝不能之，如张仲景、葛洪、陶隐居、孙思邈，皆名于后世。但昧者为之，至于异贵贱，别贫富，自鄙其学，君子不贵也。及之则不然，凡人之疾苦如己有之，其往来病者

之家，虽祁寒大暑未尝少惮，至于贫者或昏夜，自惠薪粲以周其乏者多矣。他日携《小儿斑疹方》一秩见过，求序于余。因为引其略，亦使见及之之所存，知世之有奇方，可以疗疾者，不足贵也。如此，东平十柳居士孙准平甫序。

自序

夫上古之世，事质民淳，禀气全粹，邪不能干，纵有疾病，祝由而已，虽大人方论，尚或未备。下逮中古，始有巫妨氏者，著《小儿颅囟经》以卜寿夭，别死生，历世相援，于是小儿方论兴焉。然在襁褓之时，脏腑嫩弱，脉促未辨，痒不知处，痛亦难言，只能啼叫；至于变蒸惊风，客忤解颅，近世巢氏一一明之。然于斑疹欲出证候与伤风相类，而略无辨说，致多谬误。而复医者不致详慎，或乃虚者下之，实者益之，疹者汗之，风者温之，转生诸疾，遂致夭殁，嘘可叹也。今采摭经效秘方，详明证候，通为一卷，目之曰《斑疹备急方》，非敢谓有补于后世，意欲传诸好事者，庶几鞠育之义存焉。东平董汲及之序。

总论

论曰：夫生民之道，自微而著，由小而大，此物理灼然，不待经史，证据可知。然小儿气禀微弱，故《小品方》云：人生六岁已上为小，六岁已下，经不全载，所以乳下婴儿有疾难治者，皆为无所依据。至如小儿斑疹一候，不惟脉理难辨，而治疗最比他病尤重。觉证与伤寒阴痼相近，通都辅郡，名医辈出，则犹能辨其一二。远地左邑，执病不精，失于详审，投药暴

妄。加之小儿脏腑娇嫩，易为伤动，斑疹未出，往往疑为伤风，即以麻黄等药重发其汗，遂使表虚里实。若为阴痫治之，便用温惊药品，则热势愈盛。直至三四日证候已定，方得以斑疹药治之，则所失多矣。大率世俗医者，斑疹欲出，多以热药发之，遂使胃中热极。其初作时即斑疹见于皮下，其已出者变黑色而内陷，既见不快，尤用热药，熏蒸其疾，斑疹得热则出愈难。转生热证，大小便不通，更以巴豆取积药下之，则使儿脏腑内虚，热又不除，邪气益深，变为喘满便血，或为疱痈，身体裂破，遂使百年之寿一旦为俗医所误者，可不痛哉。大抵斑疹之候，始觉多咳嗽，身体温壮，面色与四肢俱赤，头痛腰疼，眼睛黄色，多睡中瘛疭，手足厥，耳尖及尻冷，小便赤，大便秘，三部脉洪数绝大不定是其候也。其乳下儿可兼令乳母服药。其证候未全或未明者，但可与升麻散解之。其已明者即可用大黄青黛等凉药下之，次即与白虎汤。如秋冬及春寒未用白虎汤之时，但加枣煎服，不必拘于常法。仲景云：四月后天气大热，即可服白虎汤，特言其梗概耳。大率疹疱未出即可下。已出即不可下。出足即宜利大小便。其已出未快者可与紫草散，救生散，玳瑁散之类，其重者以牛李膏散之。或毒攻咽喉者，可少与紫雪及如圣汤，无不效也。其余热不解，身热烦渴及病疹儿母俱可与甘露饮。或便血者以牛黄散治之兼宜常平肝藏，解其败热，虑热毒攻肝，即冲于目，内生障翳，不遇医治，瞳人遂损，尤宜慎之。然已出未平，切忌见杂人，恐劳力之人，及狐熏触故也。未愈不可当风，即成疮痂。如脓疱出可烧黑丑粪灰，随疮贴之，则速愈而无瘢也。及左右不可阙胡荽，盖能御汗气辟恶气故

也。如儿能食物，可时与少葡萄，盖能利小便，及取如穗出快之义也。小儿斑疹本以胎中积热，及将养温厚，偶胃中热，故乘时而作。《外台方》云：胃烂即发斑。微者赤斑出，极者黑斑出。赤出五死一生，黑斑出十死一生。其腑热即为疹，盖热浅也。脏热即为疱，盖热深也。故《证色论》云：大者属阴，小者属阳。汲总角而来，以多病之故，因而业医。近年累出诸处治病。当壬申岁冬无大雪，天气盛温，逮春初，见小儿多病斑疹。医者颇如前说，如投以白虎汤之类，即窃笑云白虎汤本治大人。盖不知孙真人所论大人小儿为治不殊，但用药剂有多少为异耳。则是未知用药之法，故多失误。今博选诸家及亲经用有效者方，备录为书。

药 方

升麻散

治疹疱未出，疑贰之间，身热与伤寒温疫相似，及疱子已出发热，并可服之方。

升麻　芍药　葛根锉炒　甘草炙，各一两

上为细末，每二岁儿，服二钱，水一盏，煎至五分，去滓，温服不以时，日三夜一服。

白虎汤

治痘疱麸疹斑疮赤黑出不快，及疹毒余热，并温热病，中暑气，烦躁热渴方。

石膏四两　知母一两半，锉　甘草炙，三两　人参半两

上为细末，每服二钱，水一盏，入粳米二十粒，同煎至七分，去滓，温服，不以时，小儿减半服。春冬秋寒有证亦服，但加枣煎，并乳母亦令服之。

紫草散　（阎氏名四圣散）

治伏热在胃经，暴发痘疱疮疹，一切

恶候，出不快，小便赤涩，心腹胀满方。

紫草去苗，一两　甘草生用　木通去根节锉　枳壳去穰麸炒　黄芪炙锉，各半两

上为细末，每服二钱，水一盏，煎至八分，去滓，温服无时。阎氏治疮疹出不快，及倒靥，四圣散即此方也。然既名四圣散，何以有五味，疑黄芪当注云虚者加入。

附钱氏紫草散

发斑疹。

钓藤钩子　紫草茸各等份

上为细末，每服一匙，或五分、一钱，温酒调下，无时。

又附阎氏方蓝根散

治疮疹出不快及倒靥。

板蓝根一两　甘草三钱，锉

上为细末，每服半钱或一钱，取雄鸡冠血三两点，同温酒少许，食后同调下，二方无证勿服。

抱龙圆

治一切风热，中暑，惊悸，疮疹欲出，多睡，咳嗽，涎盛，面赤，手足冷，发温壮，睡中惊，搐搦不宁，脉洪数，头痛呕吐，小便赤黄方。

天南星锉开，里白者生为末，腊月内取黄牛胆汁和为剂，却人胆内阴干，再为末，半斤　天竺黄二两，别研　朱砂二钱，研水飞　雄黄半两，研水飞　麝香当门子一钱，别研　牛黄一字，别研

上同研极细末，甘草水和圆，芡实大，窨干，竹叶或薄荷汤化下一圆，不拘时候。一方不用牛黄。

救生散

治疮疹脓疱、恶候危困、陷下黑色方。

獖猪血（腊月内以新瓦罐子盛，挂于屋栋上，阴干取末一两）马牙硝一两，研　硼砂研　朱砂研水飞　牛黄研　龙脑研　麝香一钱，别研

上研极细，每二岁儿取一钱，新汲水调下，大便下恶物，疮疱红色为度，不过再服，神验无比。

牛李膏（钱氏云：一名必胜膏）

治疮疹痘疱恶候见于皮肤下不出，或出而不长，及黑紫内陷，服之即顺。救危急候。愚小年病此，危恶殆极，父母已不忍视，遇今太医丞钱公乙下此药得安，因恳求真法。然此方得于世甚久，惟于收时不知早晚，故无全效。今并收时载之，学者宜依此方。

牛李子（一名乌罡子，一名楮李子，一名牛诮子，一名鼠李子，一名禾镰子）

好生道旁田畔，过秋结实成穗，垂叶间，味甘可食，色黑多汁。九月后采取，研细，绢滤汁不以多少，于银石器中熬成膏，可圆。每膏二两，好麝香半钱，细研和人。

上每二岁儿服一圆，如桐子大，浆水煎杏胶汤化下。如疮疱紫黑内陷者不过再服，当下恶血及鱼子相似；其已黑陷于皮下者，即红大而出，神验。

玳瑁散

治疮疹热毒内攻，紫黑色，出不快方。

生玳瑁甲（水磨浓汁一合，獖猪心一圆，从中取血一皂子大，同研），左以紫草嫩茸，浓汁煎汤调，都作一服。

利毒圆

治疮疹欲出前，胃热发温壮，气粗腹满，大小便赤涩，睡中烦渴，口舌干，手足微冷，多睡，时嗽涎实，脉沉大滑数，便宜服之方。

大黄半两　黄芩去心　青黛各一钱　腻粉炒，一钱　槟榔　生牵牛取末，各一钱五分　大青一钱　龙脑研　朱砂研飞，各五分

上杵研为细末，面糊为圆，如黄米大，每二岁儿服八圆，生姜蜜水下，不动再服，量儿大小、虚实加减。

如圣汤

治咽喉一切疼痛，及疮疹毒攻咽喉，肿痛有疮，不能下乳食方。

桔梗锉　甘草生用　恶实微炒，各一两　麦门冬去心，半两

上为细末，每二岁儿，服一钱，沸汤点，时时呷服，不以时。

甘露饮

解胃热及疮疹已发，余热温壮，龈齿宣肿牙痛，不能嚼物，饥而不欲食，烦热，身面黄，及病疮疱，乳母俱可服之方。

生干地黄切焙　熟干地黄切焙　天门冬去心　麦门冬去心　枇杷叶去毛　黄芩去心　石斛去根苗锉　甘草炙锉　枳壳去穰麸炒　山茵陈叶去土，各一两

上为散，每服二钱，水一盏，煎至七分，去滓，温服不以时候，量力与服。

苏恭紫雪

治大人小儿一切热毒，胃热发斑，消痘疱麸疹，及伤寒热入胃发斑，并小儿惊痫涎厥，走马急疳，热疳，疳黄，疳瘦，喉痹肿痛，及疮疹毒攻咽喉，水浆不下方。

黄金百两　寒水石三斤　石膏三斤　磁石三斤　滑石三斤　犀角屑五两　羚羊角屑五两　玄参一斤　沉香五两　青木香五两　丁子香一两　甘草八两　升麻一升，皆㕮咀

上以水五斗，煮金至三斗，去金不用，入诸药，再煎至一斗，滤去滓，投硝石四升，芒硝亦可用，朴硝精者十斤，投汁中，微火煎，以柳木篦搅勿停手，候欲凝入木盆中，更下研朱砂真麝香各三两，急搅匀，候冷贮于密器中，勿令见风。每服一钱，温水化下，小儿半钱一字，咽喉危急病，

捻少许，干咽之立效。

附：药味分两悉照《外台秘要》苏恭紫雪方更正。

徐洄溪曰：方中黄金百两，以飞金一万页代之尤炒。邪火毒火穿经入藏无药可治，此能消解，其效如神。

调肝散

败肝脏邪热，解散斑疹余毒，服之疮疹不入眼目方。

犀角屑一分　草龙胆半钱　黄芪半两，锉炙　大黄一分，炒过　桑白皮一分，炙　钓藤钩子一分　麻黄一分，去根节　石膏别研　瓜蒌实各半两，去穰皮　甘草一分，炙

上为散，每服二钱，水一盏，煎至五分，去滓，温服，量儿大小加减，不以时候。

护目膏

治疹痘出后，即须爱护面目，勿令沾染。欲用胡荽酒喷时，先以此药涂面上，然后方可以胡荽酒喷四肢。大人小儿有此，悉宜用之方。

黄柏一两，去皮锉　绿豆一两半，拣净　甘草四两，生锉

上为细末，以生油调为膏，从耳前眼眶并厚涂目三五遍。上涂面后，可用胡荽酒微喷，勿喷面也。早用此方涂面即面上不生疹痘，如用此方涂迟，纵出亦少。

胡荽酒

治斑痘麻疹，欲令速出，宜用此方。

胡荽四两

上细切，以酒二大盏煎令沸，沃胡荽，便以物合定，不令气出，候冷去滓，微微从顶已下喷背及两脚胸腹，令遍，勿喷头面。（仍将滓焙干，红绢袋子盛，缝合令乳母及儿佩带，余酒与乳母饮之）

牛黄散

治疮疹阳毒入胃，便血日夜无节度，腹痛啼哭方。

川郁金一两　西牛黄一钱

上研为末，每二岁儿服半钱，以浆水半盏，煎至三分，和滓温服，大小以此增减之。

蛇蜕散

治斑疹入眼，翳膜侵睛，成珠子方。

马屁勃一两　皂荚子二十七个　蛇蜕皮全者一条

上入小罐子内，盐泥固济，烧不得出烟，存性研为细末，温水（阎氏用温酒）调下一钱，食后服。

真珠散

治斑疱疮疹入眼疼痛，翳膜眼赤羞明方。

栝楼根一两　蛇蜕皮四钱一条，全炙

右为末，用羊子肝一枚，批开去筋膜，掺入药二钱，用麻缕缠定，以米泔内煮熟，任意与吃。如少小未能吃羊肝，以熟羊肝研和为圆，如黄米大，以生米泔下十圆，乳头上与亦可，日三服。（儿小未能食肝，与乳母食之佳）

附阎氏方

蝉壳末

上水煎羊子肝汤，调服一二钱。

凡痘疮才欲著痂，即用酥或面油不住润之，可揭即揭去。若不润及、迟揭疮痂，硬即隐成瘢痕，终身受累。（附）

凡小儿实热疏转后，如无虚证，不可妄温补。热必随生。（附）

后　序

余平生刻意方药，察脉按证，虽有定法，而探源应变，自谓妙出意表。盖脉难以消息求证，不可言语取者，襁褓之婴，孩提之童。尤甚焉。故专一为业，垂四十年。因缘遭遇，供奉禁掖，累有薄效，误被恩宠。然小儿之疾，阴阳为痫最大，而医所覃思，经有备论；至于斑疹之候，蔑然危恶反惊搐，伤寒二痫大同，而用药甚异，投剂小差，悖谬难整，而医者恬不为虑。比得告归里中广川，及之出方一秩示予，予开卷而惊叹曰：是予平昔之所究心者，而子乃不言，传而得之。予深嘉及之少年，艺术之精，而又惬素所愿以授人者，于是辄书卷尾焉。时

元佑癸酉八年十月丙申日翰林医官太医丞赐紫金鱼袋钱乙题

董氏《小儿斑疹备急方论》全

朱氏翼中《类证活人书》

此一卷论小儿疮疹。疮疹与伤寒相类，头疼身热，足冷脉数，疑似之间，只与升麻汤。缘升麻汤解肌兼治疮子，已发未发皆可服，但不可疏转，此为大戒。伤寒身热固不可下，疮疹发热在表尤不可转，世人不学乃云初觉以药利之，宣其毒也。误矣。又云疮豆已出不可疏转，出得已定或脓血太盛，却用疏利亦非也。大抵疮疹首尾皆不可下。小儿身热，耳冷，尻冷、咳嗽辄用利药，即毒气入里杀人，但与化毒汤，紫草木通汤，鼠黏子汤；出得太盛，即用犀角地黄汤解之；若疮痘出不快，烦躁不得眠者，水解散，麻黄黄芩汤，升麻黄芩汤，活血散主之；黑疮倒厌，猪尾膏，无比散，龙脑膏子无不验也；若热毒攻咽喉痛，如圣汤；疮豆入眼，决明散，拨云散，蜜蒙花散，通圣散，蛤粉散主之。治

疮疹法无出此矣。

升麻汤

治伤寒中风，头痛憎寒壮热，肢体痛，发热畏寒，鼻干不得睡。兼治小儿大人疮疹已发未发，皆可服，兼治寒暄不时，人多疾疫，乍暖脱著，及暴热之次忽变阴寒，身体疼痛，头重如石者。

升麻　白芍药　甘草炙　干葛各等份

上锉如麻豆大，每服五钱，以水一盏半，煎至八分，去滓，温服。若太假寒，即热服，若热即温服。疮疹亦准此，服药已，身凉止药。小儿量度多少服，如老儿吃，去芍药加柴胡一两，人参半两，雪白芍药一分。

犀角地黄汤

治伤寒及温病应发汗而不发汗，内有瘀血者，及鼻衄吐血不尽，内有余，瘀血面黄，大便黑者，此方主消化瘀血，兼治疮疹出得太盛，以此解之。

芍药三分　生地黄半斤　牡丹皮去心，一两　犀角一两，屑，如无以升麻代之

上锉如麻豆大，每服五钱匕，水一盏半，煎取一盏。有热如狂者，加黄芩二两；其人脉大来迟，腹不满自言满者，为无热，更不用黄芩也。

麻黄黄芩汤

治小儿伤寒无汗，头疼发热，恶寒，兼治天行热气，生豌豆疮，不快，益烦躁昏愦，或出尚身疼热者。

麻黄去节，一两　黄芩　赤芍药各半两　甘草炙　桂枝去皮，各一分

上捣罗为细末，每服二钱，滚水调下日三服。

升麻黄芩汤

治小儿伤风有汗，头疼发热恶寒，若时行疮痘出不快，烦躁不眠者，加木香一

钱五分。

升麻　葛根　黄芩　芍药各三钱　甘草炙，一钱半

上锉如麻豆大，每服二钱，以水一中盏，煎至六分，去滓，温服。

化毒汤

治小儿疮痘已出未出并皆服之。

紫草嫩者　升麻　甘草炙，各半两

上锉如麻豆大，以水二盏，糯米五十粒，煎至一盏，去滓，温服。

德按：刘氏《幼幼新书》加木通二钱五分，名曰夺命散，此疮疹之祖方也。

紫草木通汤

治小儿疮疹。

紫草去芦　木通　人参　茯苓去皮　糯米各等份　甘草半之

上锉如麻豆大，每服四钱匕，以水一盏半，煎至一盏，去滓，温服。

鼠黏子汤

治疹痘欲出未能得透，皮肤热，气攻咽喉，眼赤心烦者。

鼠黏子四两，炒香　甘草一两　防风半两　荆芥穗二两

上捣罗为末，每服二钱，沸汤点服，食后临卧，逐日三服，大利咽膈，化痰涎止嗽。若春冬间，常服免生疮疖，老幼皆宜服。

水解散

治天行头痛壮热一二日，兼治疱疮未出烦躁，或出尚身体发热。

大黄　黄芩　桂心　甘草炙　芍药各二两　麻黄四两，去节汤泡焙

上捣罗为末，患者以生熟汤浴讫，以暖水调下二钱，相次二服，得汗利便差。强实人服二方寸匕。此调风实之人，三伏中宜用。若去大黄，即春夏通用。

活血散

治疮子或出不快。

用白芍药末一钱酒调，如欲止痛用温熟水调下。

猪尾膏

治疮子倒厌黑陷。

用小猪儿尾尖刺血三两点，入生龙脑少许，同研，新汲水调下立效，惟实热证，方可用此。

无比散

治疮疹恶候不快，及黑疮子，应一切恶候。

牛黄　麝香　龙脑　腻粉各一分，研细

朱砂一两，先研如粉

上为极细粉，小儿一字，大人五分，水银少许，同小獭猪尾上血三两滴，新汲水少许，同调服，先安稳得睡，然后取转，下如烂鱼肠蒲桃穗之类涎臭恶物便安，小儿用奶乳汁滴尤妙。

龙脑膏子

治时疾发豌豆疮，及赤疮子未透，心烦狂躁，气喘妄语，或见鬼神，或已发而陷伏，皆宜速治，不尔毒入脏必死。

生龙脑一钱

上细研，旋滴猪心血和丸，芡实大，每服一丸。心烦狂躁者用紫草汤化下，若疮子陷伏者用温酒化下，少时心神便定得睡，疮疹发透，依常将息也。

附阎氏方

治伏热在心，昏瞀不省，或误服热药，搐热冒昧不知人，及疮疹倒厌黑陷。

生梅花脑子研半字或一字，取新杀猪心一个，取心中血同研作大圆，用新汲水少许化下，未省再服；如疮疹陷伏者，温酒化下。

如圣汤

治小儿疮疹，毒攻咽喉肿痛。

桔梗一两　牛蒡子炒，一两　生甘草一两

麦门冬去心，半两

上为细末，每服二钱，沸汤点，细细呷服，入竹叶煎服尤妙。

决明散

治疹痘疮入眼。

右决明子一分　栝楼根半分　赤芍药一分

甘草一分，炙

上捣罗为末，每服半钱，蜜水调下，日进三服。

拨云散

治疹痘疮入眼及生翳。

桑螵蛸真者一两，炙令焦，细研

上捣罗为细末，入麝香少许，令匀，每服二钱，生米泔调下，临卧服之。

密蒙花散

治疹痘疮并诸毒气入眼。

密蒙花一钱半，净　青葙子　决明子

车前子各半钱

上为细末，用羊肝一片，破开作三片，掺药令匀，却合作一片，以湿纸七重裹，塘灰火中煨熟，空心食。

通望散

治疹痘疮入眼及生翳。

白菊花一两，如无以甘菊花代之　绿豆皮

谷精草去根，各一两

上捣罗为末，每服用一大钱，干柿一个，生粟米泔一盏，共一处，煎后，米泔尽，只将干柿去核吃之，不拘时候，一日可吃三枚，日浅者五七日可效，远者半月愈矣。

蛤粉散

治小儿疮子入眼。

谷精草　蛤粉各等份

上为末，每服一钱匕，猪肝二两许，批开掺药，卷了青竹叶，裹麻缕缠定，水一碗煮令熟，入收口瓷缸内，熏眼后，温取食，日作，不过十日退。

许白沙先生论小儿病脉

凡候小儿脉，当以大指按三部，一息六七至为平和。十至为发热，五至为内寒。（一作胀）脉紧为风痫，沉缓为伤食，促急为虚惊，弦急为气不和，沉细为冷，浮为风，大小不匀为恶候，为鬼祟，浮大数为风为热，伏结为物聚，单细为疳劳腹痛多喘呕。而脉洪者为有虫，沉（一作浮）而迟潮热者胃寒也，温之则愈。予尝作歌以记之，歌曰：小儿脉紧风痫候，沉缓伤食多吐呕，弦急因知气不和，急促虚惊神不守，冷则沉细风则浮，牢实大便应秘久，腹痛之后紧而弦，脉乱不治安可救。变蒸之时脉必变，不治自然无过谬，单细疳劳洪有虫，大小不匀为恶候，脉沉（一作浮）而迟有潮热，此必胃寒来内寇，（内一作作）泻利浮大不可医，仔细斟量宜审究。凡婴儿未可脉者，俗医多看虎口中纹颜色，与四肢冷热，验之亦有可取。予又以二歌记之。虎口色歌曰：紫热红伤寒，青惊白色疳，黑时因中恶，黄即困脾端。冷热证歌曰：鼻冷定知是疮疹，（一作痘症）耳冷应知风热证，通身皆热是伤寒，上热下冷伤食病。若能以色脉参伍，验之所得亦过半矣。

郭白云先生论痘疹三不宜

凡盛出之际宜解肌，以托其出，不宜汗，汗则气弱而陷；宜和里以纾其壅，不宜下，下则毒反入内；宜化毒以济其阴，不宜凉折，凉折则毒闭不出。此通弊也，学者不可不知。

王海藏先生论痘疹出不快

身后出不快者，足太阳经也，用荆芥甘草防风汤；身前出不快者，手阳明经也，用升麻葛根汤；四肢出不快者，足阳明经也，用防风芍药甘草汤。此皆解毒升发之剂也，不可不知。

上编曰述古上
《专治麻痧初编》卷二终

专治麻疹初编 卷三

归安凌 德嘉六辑编　男咏　永言　校字

归安吴炳旸秋陶参阅　孙男　文寿　校字

胞兄凌　夬晓五参阅　绍兴裘庆元吉生刊行

缪氏《广笔记幼科》

痧疹论并治法

缪氏仲醇曰：痧疹者，手太阴肺足阳明胃二经之火热发而为病者也。小儿居多，大人亦时有之。殆时气瘟疫之类欤。其证类多咳嗽，多嚏，眼中多泪，多泄泻，多痰，多热，多渴，多烦闷，甚则躁乱，咽痛，唇焦，神昏是其候也。治法当以清凉发散为主。药用辛寒甘寒苦寒以升发之，惟忌酸收，最宜辛散，误施温补，祸不旋踵。辛散如荆芥穗、干葛、西河柳、石膏、麻黄、鼠黏子；清凉如玄参、栝楼根、薄荷、竹叶、青黛；甘寒如麦门冬、生甘草、蔗浆；苦寒如黄芩、黄连、黄柏、贝母、连翘皆应用之药也。量证轻重，制剂大小，中病则已，毋太过焉。

痧疹续论

痧疹乃肺胃热邪所致，初发时必咳嗽，宜清热透毒，不得止嗽。疹后咳嗽，但用贝母、栝楼根、甘草、麦门冬、苦桔梗、玄参、薄荷以清余热，消痰壅则自愈，慎勿用五味子等收敛之剂。若多喘，喘者热

邪壅于肺故也，慎勿用定喘药，惟应大剂竹叶石膏汤加西河柳两许，玄参薄荷各二钱。如冬天寒甚痧毒为寒气郁于内，不得透出者，加蜜酒炒麻黄一剂立止。凡热势甚者，可用白虎汤加西河柳，忌用升麻，服之必喘。若多泄泻，慎勿止泻，惟用黄连升麻干葛甘草则泻自止。疹家不忌泻，泻则阳明之邪热得解，是亦表里分消之义也。倘痧后泄泻及便脓血，皆由热邪内陷故也，大忌止涩，惟宜升散，仍用升麻、干葛、白芍、甘草、黄连、扁豆花，便脓血则加滑石末，必自愈。其或痧后生疮不已，余热未尽故也，宜用金银花、连翘、荆芥穗、玄参、甘草、黄连、木通浓煎饮之良。

痧疹不宜依证施治，惟当治本，本者手太阴足阳明二经之邪热也。解其邪热则诸证自退矣。

治痧疹发不出，喘嗽烦躁，闷乱狂越。

西河柳叶风干为细末，水调四钱，顿服立定，此神秘方也。

又方 仲醇立

蝉蜕一钱　鼠黏子炒研，一钱五分　荆芥穗一钱　玄参二钱　生甘草一钱　麦冬一钱五分，去心　干葛一钱五分　薄荷叶一钱　知母一钱　西河柳五钱　竹叶三十片

甚者，加石膏五钱，冬米一撮。

又方

加黄芩黄连黄柏等治之。

冬月瘀疹因寒不得发透，喘渴闷乱，烦躁不定，用麻黄去节，汤泡过，以蜜酒拌炒，加一钱，或七八分于治瘀药中，一服立透。药用干葛、麦冬、贝母、前胡、荆芥穗、玄参、西河柳、甘草、知母一服，而瘀疹立透。

缪氏《本草经疏》

赤柽木（一名西河柳，又名观音柳，三眠柳）味甘，微咸，气温，无毒。近世有以治瘀疹热毒不能出，用为发散之神药。经曰：少阴所至为瘀疹，正刘守真所谓诸痛痒疮疡，皆属心火之旨也。盖热毒炽于肺胃，则发斑疹于肌肉间。以肺主皮毛，胃主肌肉也。此药正入肺胃心三经，三经毒解则邪透肌肤，而内热自消。此皆开发升散，甘咸微温之功用也。

主治：同石膏、知母、薄荷、荆芥穗、玄参、牛蒡子、麦冬、竹叶、连翘、黄芩、甘草之属，治斑疹发不出，或虽发不透，如热甚毒炽，舌生芒刺，大渴谵语，斑色紫黑者，加入三黄石膏汤内大效。

单用及兼各药并主瘀疹首尾诸证。

汪氏双池曰：赤柽柳一名西河柳。枝叶似柏实，柳类也。生水泽旁，天将雨则木有云气上蒸，故又名雨师。性味甘辛咸寒，能泻肺热，散瘀血，挹润泽之气以上行而宣毒，去郁麻证，用之最良。

聂氏《活幼心法》

聂氏久吾曰：麻疹形如麻痘，疹形如豆，皆象其形而名之也。麻痘俱胎毒。而

痘出五脏，脏属阴，阴主闭藏，其毒深而难散；麻出六腑，腑属阳，阳主发泄，其毒浅而易散。脏阴多虚寒，故痘可温补；腑阳多实热，故麻宜解散。然麻虽属腑，而其热毒之气上蒸于肺，肺主皮毛，实受其毒。是以发热之初虽似伤寒，而肺家见证独多。咳嗽、喷嚏、鼻流清涕、眼胞肿、眼泪汪汪、面肿腮赤，是也。治之之法惟在宣发其毒，以尽出之于外。虽红肿之甚，状如漆疮，亦不足虑，以其既发于外，即可免乎内攻，不若痘家之必顾其收结也。此证若调治得法十可十全，而调治失宜则杀人易如反掌。盖麻疹有所大忌，病家犯其所忌则至于杀人，医家犯其所忌亦至于杀人也。其所忌不同，同忌闭塞，其毒不得发泄也。今先标四大忌于前，令人勿犯，然后制方于后。

忌荤腥生冷风寒

出麻疹时大忌食荤腥，食生冷，冒犯风寒，皆能使皮肤闭塞，毒气抑郁而内攻也。

忌骤用寒凉

初发热时最忌骤用寒凉以冰毒，使毒邪抑遏不得出，则成内攻之患。而昔人谓天气暄热宜用辛凉发之，如黄连解毒汤之类，不知天时暑热之气，岂寒凉之药所能解，今骤用寒凉恐不足以解外热，而适足以阻内热，使不得出也。曾见有一宦家艰子息，得一男甫一岁，出麻发热，麻未见形而发搐，医误认为急惊，而用凉药攻之，遂令麻毒隐隐在皮下不出，后医以滋阴为主，而用四物等药亦不能救，烦闷声哑至旬日而死，此可以知凉药冰毒之害矣，今

因天热而骤用寒凉岂理也哉。

忌多用辛热

初发热时最忌多用辛热，以助毒，如桂枝麻黄羌活之类，能使毒壅蔽而不得出，亦致内攻之患。而昔大谓天气大寒宜用辛热，如桂枝汤之类发之，不知天气大寒只宜置之燠室，谨避风寒可也，且天气虽寒而人身之热毒未必减也，而多用辛热岂理也哉。

忌误用补涩

麻出之时多有自利不止者，其毒亦因利而散，殊无妨害。如泄利过甚，则以加味四苓散与之，切忌用参术诃蔻补涩之药，重则令腹胀喘满而不可救，轻则变为休息痢缠绵不已也。戒之戒之。

加味四苓散

木猪苓　木通各八分　泽泻　赤茯苓各七分　车前子略炒　川黄连　黄芩俱干炒　牛蒡子拣净炒香研碎，各五分　灯心一团

同煎，食前服，初发热欲出未出时宜用。

宣毒发表汤

升麻　白粉葛各八分　防风去芦　桔梗各五分　荆芥穗　薄荷　甘草各三分　牛蒡子炒香研细　连翘去心蒂研碎　前胡　枳壳麸炒　木通　淡竹叶各六分

天气大热加黄芩炒，八分大寒加麻黄八分炙，麻已出而红肿太甚宜用。

化毒清表汤

牛蒡子炒香研碎　连翘　天花粉　地骨皮　川黄连　黄芩　山栀炒　知母　干葛元参各八分　桔梗　前胡　木通各六分　甘草薄荷　防风各三分　口渴加麦冬去心，一钱

白石膏煅研，三钱　大便涩加酒炒大黄一钱二分　有毒气流注而成痢者宜用。

清热导滞汤

川连　条芩　白芍　炒枳壳　山楂肉各一钱　厚朴去皮姜汁炒　青皮　槟榔各六分当归　甘草　牛蒡子　连翘各五分　红多者加红花三分　地榆炭五分　秘涩甚者加酒炒大黄一钱二分

纸捻照法

用学书竹纸或烧钱草纸烘干作捻子，如小指大，蘸清油于灯上，往来薰炽，令纸条无泡，不瀑咤，又饱蘸油略薰炽，令油无泡即点捻子，将患者房内窗门闭，令黑暗，看其左颧有何色点，右颧有何色点，中庭有何色点，观两颧，宜以捻子在两耳边及鼻边平照；观中庭，宜以捻子在两目角边平照，看其皮中，历历可指，是赤是紫是点是块晓然明白。若是麻疹则浮于皮外肉内无根，若是痘疮根在肉内极深。若以捻子当颧及中庭正照则暗而不见，捻子有灰即掐去，令光明朗。如此照之，病情在内者可以预见，若以天日之光观之亦不见矣。

麻疹避忌附

避秽气

妇女月经气，房帏淫液气，新产血污气，远行劳汗气，腋下狐骚气，疮毒脓腥气，酒醉口臭气，衣裤汗酸气，误烧毛骨气，吹灭灯烛气，牛油羊臊气，芸香燥烈气，蒸火蚊烟气，硫黄火油气，煤炭焦烘气，煎焰油熬气，韭蒜熏辣气，沟而秽浊气，新屋油漆灰土气，空房潮湿霉蒸气。

守禁忌

睡中勿高声叫唤，禁生人往来，忌厉色呼喊，勿对梳头，勿对瘙痒，勿使尼僧

师巫凶服进房，勿对歌哭怒骂饮酒食肉，勿言语惊慌，勿翻床扫地，勿于卧榻前列便壶马桶，禁止哄闹锣鼓花爆鸡犬恶声。以上诸避忌，谨之则重可变轻，不谨则轻变重，重变危矣。

翁氏《痘疹金镜绿》

（许宣治注释）

麻疹附余

翁氏仲仁曰：夫麻疹之与痘疮始似而终殊，原同而证异，痘疮发于五脏，麻疹出于六腑。然麻疹一证先动阳分而后归于阴经，故标属阴而本属阳。其热也，气与血分相搏，故血多虚耗。其治也先发散行气，而后滋阴补血。凡动气燥悍之药皆不可用也。（许注：所以要养阴）

发热之初，憎寒壮热，鼻流清涕，身体疼痛，呕吐泄泻，咳嗽气急，腮红眼倦，多是麻候，宜服升麻葛根汤。表之得汗，则皮肤通畅，腠理开豁，而麻疹易出也。于发散药中加葱白生姜，使孔窍中微汗润泽，免热闭发搐之证。

发热咳嗽之时既明麻疹有出不快者，用麻黄汤，羌活汤，消毒饮，发散解毒之剂，外以芫荽酒糟蒸热擦之，自头上至足为齐，头面愈多者为佳。

凡看麻疹之法，多于耳后项上腰眼先见，其顶大而不长，其形小而匀净，既出之时，如色紫红，干燥暗晦乃火盛毒炽，宜用六一散解之，四物汤换生地加柴胡、黄芩、干葛、红花、牛蒡、连翘之类，滋阴凉血而热自除，所谓养阴退阳之义也。如麻疹出后见风没早，未清爽者，宜消毒饮加发散之药，虽不复出亦寻愈矣。有麻出三日不没者，乃内有实热，宜四物汤加清利之药，则热自解而麻自消矣。麻后泻痢者乃积热移于大肠，宜四苓散加木通、芩连、白芍药，或香连丸之类。

麻后痰嗽不止，四物合二陈加瓜蒌桔梗五味子，渴加麦冬枳壳，喘加苏子桑皮。（火克金者不必降气）

麻后牙疳红肿者，清胃汤合甘桔汤加牛蒡荆芥元参，（便闭者急下之）胃烂者不治之证也。（德按：清胃汤用升麻、当归、黄连、丹皮、生地）

孕妇出麻，以四物汤加白术条芩艾叶砂仁，以安胎清热为主，则胎不动而麻自愈矣。（麻证多热，砂仁艾叶恐非所宜）麻疹正出之时不进饮食者，但得麻色淡红润泽亦无害也，乃热毒未解内蕴实热，故不食耳，麻退不食者，用四物汤加神曲砂仁，一二贴自然能食矣。（麻退不食，肺胃有热者多，温燥之剂未可概施）

凡出麻证之时大忌荤腥生冷，宜避风寒水湿，苟有不谨，最为深患，戒之慎之。

麻疹辩疑赋

麻虽胎毒多带时行气候，暄热传染而成其发也，与痘相类，其变也比痘匪轻。先起于阳，后归于阴，毒盛于脾，热流于心，脏腑之伤，肺则尤甚，始终之变，肾则无证。初则发热，有类伤寒。眼胞因倦而难起，鼻流清涕而不干。咳嗽少食，烦渴难安。斜目视之隐隐皮肤之下，以手摸之磊磊肌肉之间。其形若疥，其色若丹。出见三日，渐没为安；随出随没，喘急防端。根窠若肿兮疹而兼瘰，皮肤加赤兮疹尤夹斑，似锦而明兮不药而愈，如煤而黑兮百无一痊。麻疹既出，调理甚难，坐卧欲暖，饮食宜淡，咳唾涎沫，不禁酸咸；忽生喘急，肺受风寒，心脾火灼，口舌生疳，肺胃蕴热，津液常干；有此变证，治法不同，微汗毒解，热势少凶，二便清调，气行无壅。腠理拂郁兮即当发散，肠胃秘结兮急与疏通。鼻衄者不必忧治，邪从衄解；自利者不必遽止，毒以利松。麻后多利兮热毒移于大肠，咳嗽喉痛兮痰气滞于心胸。口渴心烦法在生津养液，饮食减少治宜调胃和中。余证无常，临时变通。此则麻之大旨，妙用存乎一心。

麻疹轻重不治要诀

或热或退五六日而后出者轻。淡红滋润头面匀净而多者轻。发透三日而渐没者轻。

头面不出者重，红紫暗燥者重，咽喉肿痛不食者重，冒风没早者重，移热大肠变痢者重。黑暗干枯一出即没者不治，鼻扇口张目无神者不治，鼻青粪黑者不治，气喘心前吸者不治，麻后牙疳臭烂者不治。许氏橡村曰：麻之为患与痘并重，然一时出者，其形证大略相似，故治者严于痘而略于麻。不知痘之境宽虽极险恶犹可从容图治，麻之境促变生顷刻多有不及救者，故不可不预为之防也。预防之法在病家坐卧欲暖，饮食宜淡，二语尽之。在医家慎发表三字尽之矣。所谓慎发表者，其一，体实之儿，火毒盛甚，发之太过，热拥于上多有气粗喘闭者，医家见其喘闭，复以表药继之，热不能降，甚致焚烁而死。抑思古人立方，升麻葛根汤之用芍药所以和阴也，麻黄石膏汤发中有降也。其一，体虚之儿出每迟滞，小经发散，元气已浮，医者谓出未透更重发之，麻虽出，而真阳之气尽，拔无阴以摄致，有顷成喘脱者，予用六味地黄汤加人参纳气归元，曾救一二。尝语同道：凡见体弱之儿，及囟开面白目无神者，失母欠乳者，大病差后、或

疟痢后者，出虽迟缓，即当照顾元气，万不可过行发表，至于大概出见及轻重不治等证，守此数条，真屡试屡中之言，除虚实二者外皆当字字遵之，虽千状万变总不离此。

朱氏《痘疹传心录》

（《六醴斋医书》）

疹（一名瘄子，又名麻子，又名瘄子）

朱氏济川曰：夫疹亦胎毒也，比痘稍轻，然中有脏腑之分，发因时气之击。（春温夏热秋凉冬寒，此四时之正气也，冬宜寒而反温，则阳气发泄太早，至春必发疹也，故经曰：冬居温暖，春必痘疹，又曰：少阳客胜则丹疹外发）证分虚实之异，治有补泻之殊。然其证之发也，类于伤寒，寒热头疼，目泪汪汪，鼻流清涕，呕吐泄泻，喘嗽喷嚏，谵妄溺涩，饮食不进，烦躁闷乱，睡卧不宁，此因阳火攻击，以致毒乘于脾，热留于心，而干于肺，盖肺主皮毛，脾主肌肉，疹之出赖二脏以行其毒，惟利于发得透彻，则毒尽出皮肤，内热自清，则无患矣。所以疹之出必咳嚏衄血呕吐泄泻也。若其初发自头面先见，而至足为齐。头面淡红愈多为佳，其形若芥子细密，其色若桃花红活，隐见二三番，三四日渐没，人事安宁，饮食如常，二便清调，此其顺也。若亢热喘急，发不能出，或一出即没，或冒风没早，或虽出而紫黑无神，或淡白干枯，或身肢虽见，而头面不出，及加喘胀胸高，肩息，狂言谵语，或口鼻出血，搦手摇头，寻衣摸床，饮食不进，哕恶便秘，口出尸气，皆不治，若喘嗽烦闷，睡卧不安，二便坚闭，饮食不进，疹

虽出而紫滞，乃毒火炽盛，治宜清解为主。若疹虽透而色淡白，干咳不续，减食便溏，精神疲倦，乃中气不足，宜固中气而兼清肺为主。一有正气不足，不能逐邪外出，致毒伏于内，喘胀而死，俗名闷疹也。间有风寒外袭，闭其腠理，或饮食停滞而气道窒塞，以致疹不易出，治宜疏利为主。论曰：微汗而邪无蓄，便清而毒无壅。且如肠胃结而疏利弗缓，腠理室而发散毋迟，衄血而邪从衄解，利下而毒以利松，咽喉肿而降火为急，烦渴不已解毒为先。饮食减常须救胃，语言谵妄必清心。时令冷兮投辛热，时令凉兮用辛温，时令既温辛凉无阻，时方炎热辛寒可施。故曰：必先岁气，毋伐天和。然而为治之要先宜解散为主，解散则皮肤通畅腠理开豁，则毒尽透解，则无余邪之为后患。若不知解散，或药误温寒，或坐视犯禁，使邪不尽泄，留蓄于中，变证百出。或烦躁闷乱，泻利失血，目赤口疳，不食便秘，喉痛声哑，喘嗽痰涎，疔痈疮肿等证见矣。古人曰：治别虚实，法宜变通。所谓活泼泼地是神术也。

今人以疹为轻，不能调护，乃为风寒外束，及为生冷内伤，郁遏毒气，而不得外达。欲出不出或一出即没，反毒内攻噬脐何及。医者亦以为易治，孟浪用药而不知禁，往往误人，不为己咎也，可痛可惜。

疹之出有中腑之正疹，有风寒发疹，有厉毒发疹，有内伤发疹不可不辩。然中腑之正疹者辛凉而发之，风寒发疹者辛温而汗之，厉毒发疹者辛寒而清之，内伤发疹者苦平而利之也。

凡疹之出虽先以发散为贵，若表实不易透，或风寒壅遏者发解可也；若表虚自汗，疹毒易出而妄投之，岂免虚虚之祸乎，临疹当辩虚实不同一治。

凡出疹首尾慎不可用燥悍之药者，盖疹从肺始，肺属金而西兑，胜燥之方性勇悍而少柔，喜清润而畏燥烈，故曰疹要清凉，投清凉则升，用燥烈则亚。倘不得已而用麻黄桑皮等性燥之药，必须蜜炒，再加性润之药佐之，以折其悍气则可矣。若误用之则金愈燥烈，譬犹滔天之焰复添以油，岂有不毙之理哉。

钱氏论疹要清凉，以辛凉之药发之当矣。而昧者遂以清凉作寒凉看，始出便用芩连栀膏等以凉其邪热，眼见圈圈之中疹儿殒殁相继者多矣。盖曰：疹者亦秽液之气也，伏藏于人身之中，初无形臭，必待风寒时气，鼓击而出，则汗解之宜也。辛散之宜也。其可以苦者坚之乎。寒者束之乎。经曰：邪气盛则实。邪既盛矣，非汗散由何而解，若以苦而坚其肌皮，以寒而束其毫腠，则欲出未出之疹邪，使之从何地而宣泄乎。乃致反戈内攻，喘胀闷乱而死者多矣。间有受毒之轻，感邪之浅，或邪毒出于大半，其暴烈之势稍衰者，亦从而侵蚀于喉舌而为疳，或留连于肠胃而为滞，延绵日久使儿悴弱而毙者亦多矣。凡用寒凉但可施于君相之令、炎夏之时，疹尽出之后亦当中病即止。若寒水之司严寒之令，疹未尽出而投之，则火为寒郁岂能发越乎。

附 治 验

一小儿身热喘嗽，呕吐不食，余谓疹症也。皆由风寒封闭腠理，故伏而不出。以麻黄葛根汤表之，得汗则皮肤通畅，疹透而症悉平矣。亦有表之无汗不透，或虽透即没，反加喘胀不治。

一儿身热咳嗽，疹出隐隐，医以疹药

发之不见不没。余谓瘾疹也，由客受风寒郁而不散，非若中腑之正疹也，以芎苏散治之愈。

一女出疹，药用寒凉。又食生梨一二，疹即隐没，喘急胸满，面青肢冷，眼合，声呕，昏晕。余谓毒为寒郁，反毒内攻而然也。以麻黄汤加葛根、紫苏、甘草、桔梗、生姜服之，外以被覆得汗而苏，疹复出。喘甚于前，余谓骤用麻黄燥烈之药，致毒火盛而肺气热也，宜清润之，以甘草、桔梗、牛蒡、前胡、杏仁、元参、知母、天花粉、黄芩、麦门冬治之，喘息而愈。

一儿身热，喘急腹胀。医云内伤外感，治之不效。召余，视其胸背隐隐赤色乃疹症也。以麻黄葛根汤表之，疹虽见头面，不出即没而死。

一儿身热喘胀，人事不苏，口鼻出血，面色青白，干枯，余谓闷疹，不治。

一儿身热，疹出吐泻。余谓初出疹而吐泻者，乃阳火得泄，吉兆也。以升麻葛根汤表之，疹尽透而愈，亦有兼伤食吐利者，前方加消化之药。

一儿身热，头疼骨痛（伤寒症）咳嗽气急，（疹症也）哕恶不食，余谓伤寒而兼疹。发以百解散十神解毒汤治之，症平疹透愈。亦有症类如前医缓治之疹，虽透而色紫黑喘胀闷乱不治。

一儿疹半出，壮热喘胀，烦躁闷乱。余谓疹不尽透，邪毒内攻而然也。以麻黄、甘草、桔梗、干葛、荆芥、前胡、枳壳、牛蒡治之。疹尽出，二三番渐没而愈。

一儿疹不易透，喘胀昏愦。余谓客冒风寒致毒郁而不易出。以桂枝汤加麻黄葛根前胡服之。又以防风煎汤一盆，置病人床下熏之，厚衾，汗出，疹毒尽透而愈。或以芫荽防风汤浴洗头面手足，为妙。又

以苎麻蘸芫荽酒遍身戛之愈妙。

一儿汗出疹透喘急不止。余谓邪气壅盛。以炒黑麻黄杏仁甘草石膏治愈。

一儿疹出色紫，便秘溺赤，烦躁闷乱。余谓疹毒亢盛。以大柴胡汤利行三次，前症悉平愈。

一儿疹出弥盛，形如锦纹，而间有头粒，色赤，壮热烦躁，舌苔，便秘，全谓斑疹并行。以调胃承气汤利之，又白虎汤合葛根汤治之愈。

一儿疹出紫色，喘嗽，哕泻不食。余谓疹毒亢盛。以解毒饮挑痧法愈。

一儿疹尽出，客冒风寒，没早，喘胀，不治。亦有急用麻黄桂枝汤而疹复见愈。

一儿元月发疹身肢隐见不振，而头面不出，面色青白，喘胀闷乱，右寸脉微。余谓正气虚不能逐邪上升于头面。宜补益而助升发为主，以麻黄桂枝汤加人参二钱水煎服，又以芫荽防风煎汤浴洗头面手足，疹透症平而愈。

一儿疹出色紫，便秘溺赤，烦躁闷乱。余谓疹毒亢盛。以大柴胡汤愈。

一儿疹正出，而恣食停滞，腹饱便秘，壮热谵语。余谓食壅而毒不化。以大黄、枳实、厚朴、瓜蒌仁、甘草、黄连利之。而尚喘嗽，壮热，脉迟肢冷。以附子理中汤又归芍六君子汤治之愈。

一儿疹虽出而喘胀便秘，壮热谵语。余谓毒壅不尽出。以黄连、枳实、瓜蒌仁、桑白皮、地骨皮、知母、石膏、人中黄治之愈。

一儿出疹误与酸醋闻之，声哑不清，竟尔终身痼疾。

君相司天之岁，时行发疹。凡治以清凉发解之剂无有不愈。若以燥悍药发之多有坏乱也。经曰：必先岁气，毋伐天和。

正此谓也。

德按：每逢甲庚戊壬辰戌巳亥之年，少阳客气所胜，多见时行发疹，治宜宣毒发表为先。

一儿疹不易出，余以二仁膏服之疹即尽出而愈。

一儿疹出腹饱便秘。余谓内伤发疹。以承气汤下之愈。

一儿疹出紫色没早，喘急不嗽，通关嚏不，口张肩耸，胸高如龟，舌干唇燥，摇头搦手，面枯青白。余谓邪火炽盛而肺窍窒塞不通，不治也。故曰：喘而咳嗽者可疗，喘而不嗽者难医。

一儿疹虽出而咽喉呛水，舌苔唇燥。余谓毒留心胃。以黄连解毒汤加连翘牛蒡治之愈。

一儿疹出身热，咳嗽不止。余谓余毒乘金。以清金化毒汤愈。

一儿出疹，汗出喘甚。余谓，仲景曰喘而大热者，内热甚也。以麻黄杏仁石膏治之愈。

一儿夏月出疹不易透，无汗而喘，以麻黄汤加知母石膏黄芩治之愈。

一儿夏月出疹，身热头疼，喘嗽无汗。余谓风寒壅闭腠理。以升麻葛根汤加羌活、白芷、荆芥、桔梗、前胡、知母治之出疹尽透，而但身热，以香薷饮而合化斑汤愈。

一儿夏月出疹热甚烦渴。余谓疹兼暑毒。以香薷饮合葛根汤治之愈。

一儿痘后出疹。众谓痘后正气未复，以补兼升发之剂，喘急而为闷疹不治。

一男子身热喘嗽，医以退热止嗽之剂，身凉喘甚，咽痛。余谓疹症，药误寒凉，毒为寒郁，而疹不出也。以麻黄桂枝汤加干葛治之冷汗微出，疹透而愈。

一儿疹邪不尽，身热喘嗽声喑。余以

甘桔牛蒡汤加苏子、前胡、桑皮、杏仁、连翘治之愈。又一儿症亦如前，余以甘桔牛蒡汤加杏仁、知母、元参、前胡、天花粉、麦门冬、淡竹叶治之愈。

一儿疹后身热，余以凉膈散治之愈。

一儿疹后干咳不续。余谓医过发散，致肺气虚耗。以小异功散加门冬、五味子、贝母、桔梗治之愈。

一儿疹后干咳，便溏，减食。余谓中气亏耗。宜温补之，以六君子汤治之愈。

一儿疹后身热不已，午后尤甚。余谓疹出之后，阴分曾受煎熬，血必亏耗，乃血虚证也。治当滋阴清火，此养阴退阳之义也。

一儿疹后咽喉肿痛。余谓余毒不解。以甘桔汤加牛蒡、射干、元参、连翘、知母治之，又葛槿散吹之而愈。

一儿疹后身热，烦渴不已。余谓虚烦。以竹叶石膏汤去半夏加干葛花粉治愈。

一儿疹后痰嗽口疳，身热腹饱。余谓补益太早。以清胃汤加腹皮枳壳治愈。

一儿疹后衄血不止，余以茅花煎浓汁服之愈，或用白茅根亦可。

一儿疹后壮热，咳嗽痰血。余谓毒留肺胃。以黄连、黄芩、山栀、知母、花粉、元参、人中黄愈。

一儿疹后壮热烦渴，利下鲜血不止。以白头翁汤治之愈。

一儿疹后利下脓血，里急后重。余谓毒入大肠。先以三黄丸利之，次黄连芍药汤治之愈。

一儿疹后滞下不止，饮食少进，脉缓肢冷。余谓脾胃气虚。用理中汤又归芍六君子汤治之愈。亦有不应药者，或噤口而死，或飧泄而死。

一儿疹后壮热羸瘦，烦躁闷督。余谓

邪不尽解，而乘心肝。治以清解之剂愈。亦有不应药者，渐至皮毛枯槁，成为疳瘵，津液干涸而卒。

一儿疹后壮热干咳，烦渴便秘。余谓疹邪不解。以三黄汤利之，又以知母、门冬、前胡、元参、黄连、当归、天花粉、淡竹叶治之。热虽退而咳渴不止。余谓肺气受伤而津液不足。以参、苓、门冬、五味、贝母、陈皮、甘草、桔梗、花粉、知母治之渐愈。

一儿症亦如前但热不退，渐至肌肉消瘦，面色枯白，哕恶泄利。余谓疹后疳劳，不治。延至六旬而殁。

一儿疹后干咳便溏，身热羸瘦，皮毛枯悴。余谓疹后疳瘵之症。以小异功散加贝母、黄连、青蒿、地骨皮、龙胆草、芍药治之渐愈。亦有不应药渐为慢脾风而死。

一子新婚出疹后痰嗽不已，众谓余毒不尽，用清解药而痰愈炽。余谓阴亏而火炎无制，故午后潮热而咳甚也。治宜壮水为主，以六味地黄丸料加麦冬知母治之愈。又一妇出疹症亦如前，余以前方加当归治之愈。

一儿疹后两目赤肿，壮热烦渴。余谓毒不尽解，乘于肝胃。以清胃解毒汤治之愈。每有延绵失治，或瞽或瞎。

一儿疹后疮痍遍体，壮热躁烦。余谓疹毒不尽。先以葛根汤加荆防发之，又犀角地黄汤治之愈。

一儿疹后走马牙疳，龈溃穿鼻，诸药不效。（德按：或恐梅花疳毒）余以黄牯牛粪，后尖瓦上煅存性，煅人中白黄柏为末，等份和匀吹之，溃窍渐长，龈齿俱生而愈。

一儿疹邪不尽发为疔毒。余谓痧疔也。治同痘疔。又一儿疹毒不解发为肿痈。余谓痧痈也。治同痘痈。

一儿疹后干咳不已。余谓疹时过于解散，肺气虚耗，宜补脾肺为主。不信，只以清火止嗽药，其背渐驼，腿足细小，终身痼疾。亦有嗽久而胸高肿满，状如龟胸。启云先生曰：疹后久嗽则金衰，金衰不能生肾水，肾主骨髓，肾无生气则骨枯而髓减，风寒乘虚而入于髓，其邪凝滞故腰脊不举而为斯疾也。治法先以防风散其邪，又八味地黄丸，加人参、杜仲、牛膝、当归、石斛、何首乌、米仁、菟丝子、草薢、鹿茸蜜丸，又以驱风壮筋活血膏贴其凸处，又灸肺俞穴。（第三椎骨下各开一寸半）膈俞穴（第七椎骨下各开一寸半）一儿患此，余诊右脉缓弱，谓脾肺不足，先以人参、白术、茯苓、陈皮、甘草、贝母、当归、芍药、米仁、石斛水煎服，脾土稍固，又以前方法治之，腿足渐而生肉，背驼稍愈，但不能脱然如故。

盖疹后当避风寒，节饮食，以保脾土为上，若有虚实为之补泻，不可因循苟且以致变坏也。其鸡肉荤腥咸酸辛辣宜过七七期方渐与食。故曰鸡肉早飧，岂免脾泄之患；咸酸不禁，难免哮喘之疴。一或不慎终身痼疾，为父母者当加谨焉。

附妇人出疹治验

凡孕妇出疹，恐热毒内蒸而胎受伤，当以清热安胎而兼解散之剂，使胎无虞而疹易解也。故曰疹与痘不同，痘宜内实，若胎落而母亡；疹宜内虚，故胎去而母存。虽云胎去而母存，孰若子母两全之为妙。业是者当识此。

一孕妇出疹，热甚而触动其胎，胎堕而去血过多，疹虽没而燥热烦喘，昏愦闷绝。余谓血脱也。当益其气，以理中汤而苏，又以人参一两，当归五钱，阿胶、炮姜、荆芥、艾叶，又随症调理愈。

一孕妇出疹，热极烦闷。医以清热安胎之剂，而热甚。余谓《心鉴》曰：凡孕妇发疹，热极不退者，内实故也。必下其胎，坠胎下疹，即随热内解，母命可存。否则热甚喘胀，子母难全。不从余治，果如而毙。

一孕妇疹出热盛，小腹痛而漏血。余谓热盛触动其胎。以升麻葛根汤加荆芥、紫苏、条芩、当归、川芎、阿胶、白术、陈皮、砂仁治之，血止愈。亦有不同前治，胎堕而子母俱亡，或子亡母存。

一产妇疹不易出，热甚而去血不已。余谓产后气血不足，不能拘毒尽外解。以麻黄葛根汤加当归、阿胶、荆芥、白芷、人参治之，血止疹尽透，调理而愈。

一娠妇疹不易出，热极闷乱，喘胀。余谓疹热危剧，必不能两全，宜下其胎，胎去而母存矣。以表散而兼堕胎药，其胎堕下疹透热退而愈。

一妊妇疹出热盛，堕胎而难产。余以鱼胶三寸烧灰存性，麝香一分，共研末，好酒调下即产。若难产之甚，横生逆产，用鱼胶一尺制如前法，虽其胎立下但不能活矣。

一妇人疹后咳嗽，夜热早凉，面白少神，肌瘦唇赤。咸谓气血不足，用八珍汤不效。余审其疹后房劳不慎，用六味地黄汤合生脉散，又独处百日愈。

又一妇疹后房劳不慎，渐为虚怯枯涸告毙。

发斑

斑者，斑如锦纹，红色而无头粒也。乃热毒郁遏，煎熬阴血，血得热而不解，浮于肌肉为斑，足阳明主之。《活人书》曰：伤寒下之太早，热气乘虚入胃，故发

斑；下之太迟，热留胃中，亦发斑；阳证用热药过多，胃热焦烂亦发斑。有内伤胃气极虚，火游行于外亦发斑也。斑色红活者顺，赤斑者热毒盛也，青斑黑斑者逆也。治法清解为上，不可表汗，若汗之重，令开泄，更增斑烂也。《病机》曰：斑疹固有阴阳轻重，皆从火化。急则治标，缓则治本。阳证可清热化斑，阴候宜调中温胃。

附治验

一儿发斑，余以荆防败毒散治之愈。又发斑咽痛，加牛蒡连翘元参愈。

一儿发斑，赤色烦躁，便秘溺涩。余谓热毒壅盛。以黑奴丸微利之愈。

一儿发斑，身热，口舌干燥。余以化斑汤加小柴胡黄连治之愈。

一儿发斑赤色，腹胀痛便秘。余谓内伤发斑。以调胃承气汤下之。身冷，脉沉，肢厥。以附子理中汤六君子汤量而用之。

一儿夏月发斑。余谓暑毒发斑。以化斑汤合香薷饮治之愈。

一儿发斑，呕吐利下，目赤口疮。余以黄连橘皮汤治之愈。

一儿发斑、狂烦、面赤、咽痛。余以栀子仁汤治之愈。

一儿夏月发斑咽痛。余谓毒壅咽喉。以升麻、元参、甘桔、牛蒡治之愈。

一儿夏月发斑疹，热盛狂烦。余谓温毒发斑。以五瘟丹治之愈，或用黄连陈皮汤治之愈。

一儿发斑身热，头疼咳嗽。余谓风热发斑。以芎苏散又葛根汤治之愈。

一儿发斑赤色。余谓胎毒发斑。以犀角解毒汤治之，又砭出紫血愈。亦有毒气内攻喘胀而卒。

一儿发斑丹色。余谓胎毒而发。以磁

锋刺血。以犀角大青汤治之，渐退解愈。

一儿痘后发斑紫色，身热便秘。余审病原顺候。医妄用温补药致毒蓄而使然也。以四顺清凉饮利下，又解毒化斑之剂而愈。

水痘

盖水痘由红点而水疱，有红盘，水疱而脓疱结疕，但其形匼斜，非正疮痘也。然小儿肌肉嫩薄，尤多此症。皆由伤风寒热，邪郁于肌表，不能作汗而解，发为水痘也。当审其稀密轻重而治之。初起时宜升发之，为水疱宜解散之，脓成宜敛之。亦有夹疹而出，或有夹正痘而出者，不可不辨。

附 治 验

一儿水痘不易生长，壮热烦躁。以百解散得微汗愈。

一儿出水痘，不作浆而疕结干枯，身热烦躁。余谓倒陷也。皆由风寒壅窒腠理，失于解散故也。以葛根汤加荆防翘蝉木通治之，肿退遍身红点，余谓余毒发疹，用荆防解毒汤愈。

一儿夏月出水痘稠密间多黑陷，烦渴，便秘，壮热。余谓热毒太甚，以三黄丸利之，又香薷饮合黄连解毒汤治之愈。

一儿水痘结疔于上龈，溃齿穿鼻。余谓痘时失于解散，毒乘阳明。以清胃汤合解毒汤愈。

一儿水痘失于解散，痘或脓疮不敛。余以绵茧散敷之，又收软解毒之剂愈。

又有风块游走遍体，或赤，或白，或痒，或痛，由风热淫毒蕴于气血，相搏而生，也用升麻葛根汤加荆防薄荷治之。

秦氏《痘疹折衷》

痧疹总论

秦氏景明曰：夫疹发热之初，多似伤寒，惟疹子即痧麻，则咳嗽喷嚏，鼻流清涕，眼胞浮肿，其泪汪汪，面浮腮赤，恶心干呕为异耳。但见此候便要谨避风寒，戒荤腥厚味，用药以表散之，俾皮肤通畅，腠理开豁，疹毒易出也。痘疹之发虽曰胎毒，未有不由天行厉气而发者，故一时传染彼此皆出。用药发散必先明其岁气，如时令温暖以辛凉之药发之，防风解毒汤。暄热以辛寒之药发之，黄连解毒汤。严寒以辛温之药发之，桂枝解毒汤。时寒时暖以辛平之药发之，升麻解毒汤。用升麻参术乃权宜之法，须因时用药不可误作伤寒，妄施汗下反伐天和也。此言大有精细，又须看其虚实，如大便闭结，烦热，甚而发不出者，以酒大黄利之；吐泻不止，以参术之类补之。经曰：毋实实，毋虚虚，损不足，补有余。夭人性命也。出之太迟发表为贵，出之太甚解毒为先。毋伐天和，尝观岁气。寒风凛凛，毒气郁而不行。炎日蒸蒸，邪气乘而作厉。或施温补勿助其邪，或用寒凉休犯其胃。制其过但取其平，诛其暴必欲其已。远寒远热阴阳之胜负不齐，责实责虚人禀之强弱或异。大抵麻疹以发散为主，用药发散而疹随见则毒尽解矣。若发不出再加药发之，如加味麻黄散，外以芫荽酒糟蒸热擦之，用姜汁和酒浆搽抹亦验。自头至足为齐。若出而头面愈多者为佳，若迟延日久而不能出，反加腹胀气喘昏眩闷乱烦躁而死矣。

看麻出法多于耳后、顶上、腰骶先见，

其顶尖而不长，其形小而匀净者，吉也。若色红者，兼火化也证轻，化斑汤主之，人参白虎汤主之。如色白者血不足也，养荣汤主之。如紫赤干燥晦暗乃火盛毒炽，六一散主之，四物汤去生地加柴胡、黄芩、干葛、红花、牛蒡子、连翘之类，滋阴凉血而毒自除，所谓养阴退阳之义也，此证五死一生，如大青汤元参化毒汤亦可选用。若黑煤伏隐者则火毒尤甚，此证十死一生不可不明察之，而乌得混为施治也。

痧疹发热证治

痧疹虽云秽液之气，必因风寒时气攻击则出，汗解之宜也，辛散之宜也。其可以苦者坚之乎，寒者束之乎。经曰：邪气盛则热，邪既盛矣非汗解何由而除。又曰：发表不远热，表既实非辛散何由而解。若表虚自汗疹毒易出，而妄投发表之药，不免蹈虚虚之戒；若表实无汗大宜表散，则皮肤通畅麻疹易出矣。若犹未出亦不可再汗，恐致亡阳之变，只宜常以葱白汤饮之，临证审明虚实而治之。

时行出疹发热，以火照之遍身，如涂朱之状，此将出之兆。形细密，与痘细密者相以，但疹子出而易没，非若痘之以渐长大也。形鲜红与伤寒发斑相似，但疹之粒有小头，非若斑之皮红成片如蚁蚤之迹也。发热之时遍身汗出者，毒从汗解，玄府开疹易出也。有鼻中血出者，毒从衄解，俱不可遽止。若汗出太多，血出不止，此又火甚逼迫太过，致液妄流，血妄行，急以当归六黄汤加浮小麦以止汗，茅花汤加元参百草霜以止衄，迟则汗出多而元气虚，血出多而精神散，转为不治之证矣。

渴喜饮水，纯是火邪肺焦胃，干心火亢故也。初发热渴者，升麻葛根汤加天花

粉；已出而渴者，加天花粉麦门冬。渴甚，白虎汤合黄连解毒汤主之。然疹发之时未有不口渴者，但当以绿豆灯心炒陈米汤饮之，白虎汤佐之。若恣饮冷水必生水蓄之证，其有口不渴，渴不欲饮者，脾胃虚濡，有痰湿也。

身热脉浮头疼骨痛咳嗽气急哕恶不食者乃伤寒而兼出疹也。以十神解毒汤或败毒散主之。如夏月宜升麻葛根汤加羌活、荆芥、白芷、桔梗、前胡、知母、枳壳治之。若得汗而疹透，但身热者，香薷饮合化斑汤疗之。

疹子不出证治

发热时未出见，咳嗽百十声不已，喘急面浮眼胞肿，时卧时起，火毒内蒸肺叶焦枯，宜人参白虎汤，或去参，加牛蒡子薄荷叶治之。

发热六七日明是疹子却不见出，此皮肤厚膝理密，或风寒封闭，或曾吐利乃伏也。急用托里发表以麻黄葛根汤加蝉蜕，或麻黄散主之，外用胡荽酒敷之。如一向大便秘者，毒甚于里，伏而不出，以桂枝大黄汤主之，外用猪胆导之，再不出者死证也。

客冒风寒致毒郁而不出，喘胀昏愦者，用葛根汤加紫苏、柴胡、川芎、桔梗、前胡、荆芥、防风、蝉蜕，或麻黄桂枝亦可暂用，或败毒散去人参加荆芥防风主之。又以防风煎汤浴头洗面手足，又以苎麻蘸芫荽酒戛之，或以绢帛蘸热酒搭之俱妙。

疹已出而反没者，乃风寒所迫而然也，若不早治，毒内攻而死矣。急用消毒饮合升麻汤热服，使疹复出方可无虞。

疹出不透，壮热喘胀，烦躁闷乱，毒内攻也。宜竹叶石膏汤或甘草、桔梗、干

葛、荆芥、前胡、枳壳、牛蒡治之，使疹出尽为妙。头面少者多加川芎，烦渴者黄连解毒汤，呕泄者黄连、陈皮、木通、泽泻、山栀、连翘、甘草、竹茹、生姜等治之。

疹子出见证治

红影初出皮肤切戒风寒生冷，一或犯之则肌肤闭塞毒气壅滞，遂变为浑身青紫，毒反内攻，烦躁腹痛，气喘闷乱，痒塌诸证作矣。欲出不出，危亡立至。父母医者其可忽诸。

初出吐泻者乃阳火得泄此吉兆也。宜升麻葛根汤主之，亦有兼伤食吐利者加消食药。又云疹子吐泻者不须治，止要消毒散热。

疹初起烦躁谵语者，宜升麻葛根汤调辰砂益元散治之。

疹色红焰或微紫或太甚，并宜大青汤主之。黑者死证也，急用烧人屎研细酒调服。（白马屎黄牛屎白狗屎猫屎猪屎皆可用，猫屎尤捷）须臾若黑变红色可治，人中黄火煅代之亦可，若出不透莫如发散解毒，仍用升麻葛根汤加牛蒡荆防蝉蜕连翘一二进服以清凉继之，庶毒邪不为寒郁，后来亦易调理矣。疹子既出热甚不解，此毒邪壅遏，宜大青汤解其表。便闭以黄连解毒汤合白虎汤解其里。大便不通四顺饮主之。

疹出身热咳嗽不止，乃余毒乘肺金也，以清金化毒汤主之。若更有痰宜橘红、贝母、桔梗、甘草、芩、连、瓜蒌仁、连翘、知母、麦冬、牛蒡、灯心之类。咽喉肿痛加元参，喘者加石膏、竹叶、紫菀、兜铃、苏子，虽喘而壮热者，亦宜竹叶石膏汤起剂而合前诸药，或加杏仁川朴，但不必用紫菀兜铃苏子耳。石膏止可用一二帖不宜多服。石膏大寒性沉主降，小儿每服一二钱，大人倍之，寒月煨用，夏月生用，杨氏《直指》曰：赤疹遇清凉而后化，白疹得温暖而方消。

疹出咳嗽口干心烦者，毒在心肺发未尽也。泻白散加花粉、连翘、元参、黄连以泻心火或黄连杏仁汤。

夏月出疹热甚烦渴是疹兼暑毒也。宜香薷饮合葛根汤，元气虚弱者禁用香薷辛温。

疹既出而发热吐利滞下者乃火邪内迫，上行则吐，下行则利，甚至毒盛则里急后重而为滞下。吐者宜竹叶石膏汤去半夏主之，利者升麻泽泻汤。邪在中焦则吐利并作宜黄芩汤加陈皮黄连竹茹。而里急后重者黄连解毒汤合天水散主之，或黄芩芍药汤加黄连、生地、木通、当归、枳壳等治之，或少加大黄以微利之。

疹出时自利不止，或泻粪水频数者，最为恶候。但看疹若遍身稠太甚或紫或红者，则又不妨。盖毒在大肠非泻则郁遏不解，惟用平胃散加葛根连翘以解之，疹子发透自然泻止；若已收而泻不止者，疹尤未尽，加连翘、黄连、牛蒡、木通、泽泻以分利之。若用诃子肉果罂杰壳等药，即变腹胀痞满喘急闷乱不治之证矣。

疹出后热不退，连绵三四日不收者，乃毒火太盛外发未尽，内有余邪，以大青汤或化斑解毒三味消毒饮加元参桔梗石膏治之。

疹出时咽喉作痛不能饮食者，此毒火拂郁上蒸咽喉也，宜甘桔汤加元参、牛蒡、连翘、知母、门冬、花粉竹叶，或射干鼠黏子汤徐徐咽服，勿作喉痹同论，妄用针刺。

疹出浑身如锦纹者，化斑汤主之。色淡者血不足也，养血益荣汤主之。若黑斑者，十死一生，急用大青汤主之。

形如锦纹而间有头粒赤者，壮热烦躁，舌苔或焦黄或燥黑，大便秘结，乃斑疹并行也。宜调胃承气汤利之，继用白虎汤治之。

疹出而手足发疱者，脾热也，宜消毒饮多加白芍药，少加防风即愈。

疹子之轻者，常以六时为度，如子后为阳午后收，午后为阴子后收，乃阳生阴成，阴生阳化之理也，故渐出渐收者其热亦轻。

疹子出后证治

疹子收后身虽不见羸瘦，但时发壮热，烦躁不宁，搐搦惊悸，神昏志乱，此阴火衰耗致余毒入肝而传于心也，宜养血安神，四物汤加麦冬、枣仁、竹叶、灯心、甘草、石菖蒲、龙胆草、茯神、黄连为治，或以前药为末用，蒸饼，猪心血为丸，服之亦可。

疹后发热不除忽作搐者，不可与急惊风同论，用导赤散加麦冬，送安神丸。小便清长者治之易，短少者治之难。

疹后咽痛呛水，舌苔唇燥者，乃流毒心胃也，宜黄连解毒汤加连翘牛蒡治之，疹后痢下脓血，里急后重者，毒入大肠也，先用三黄丸利之，次用黄连芍药汤治之。

疹出时曾作泻痢，未经清解，疹退后变为休息痢，不问红白里急后重，昼夜无度，余毒在大肠也，须分虚实治之。实者三黄丸利之，虚者香连丸和之，后用黄芩汤养血行气为治。

疹后滞下不止，饮食不进，脉缓肢冷乃脾胃气虚也，先用理中汤，次用芎归六

君子汤治之。

疹后壮热烦渴，利下鲜红，宜白头翁汤或芩连柏叶、槐花、枳壳、荆芥炭之类治之。

疹后余热未尽，热甚而失血者，宜用犀角地黄汤或四物汤加茵陈木通犀角之类以利小便，俾热得下行而愈。

疹后浑身发热昼夜不退，此毒未尽解，邪火郁于肌肉之间，久则毛发焦干，皮肤枯槁，肌肉羸瘦，为骨蒸痨瘵之证，急服芦荟肥儿丸加龙胆草当归连翘等治之。迟则变为睡则露睛，口鼻气冷，手足厥逆，瘛疭，为慢脾不治之证，用清热除疳丸亦可。

疹后余热未尽，日夜烦燥，谵语狂乱，灯心汤下辰砂益元散，或辰砂五苓散（去桂术）加芩连地骨皮治之。

疹后耳痛红肿成脓，用煅枯矾夜明砂胭脂边各一钱，麝香二分同研，先用绵裹杖子撮净，以药少许掺之，若日久不愈，宜服犀角饮解之。

疹后身热烦渴不已，乃虚烦也，宜竹叶石膏汤去半夏加干葛天花粉麦冬治之。

疹后壮热喘嗽痰血者，乃毒留于肺胃也，宜黄芩、山栀、知母、贝母、天花粉、元参、人中黄治之。

疹后而复拂拂烦热，频作呕吐者，此毒尚未尽，留连于肺胃之间，宜化斑汤主之；大便闭者，稍加大黄微利之。

疹后便溏干嗽，身热羸瘦，皮枯憔悴者，乃疳瘵之证，宜四君子汤加陈皮、贝母、黄连、地骨皮、青蒿子、龙胆草、白芍药治之。如浑身壮热，未至羸瘦皮枯憔悴，但搐搦烦躁，此热在心肝，以当归养血汤、黄连安神丸间服可也。

疹后微微嗽者用清肺饮加消毒饮主之。

疹后干嗽不已，因过于解散，以致肺气虚耗，宜补脾肺为主，用四君子汤加陈皮、贝母、归身、白芍、米仁、石斛治之。有用清火止嗽药，背渐驼肥骸足细小者，有咳久而胸高肿满状如龟背者，乃疹后久嗽则金衰，金衰则不能生水制木，木火刑金，盖肾主骨髓，肾无生气则骨枯而髓减，风寒乘虚而入于髓内，其邪凝滞故腰脊不举而有斯疾。治法先以防风散驱其邪，后以八味地黄丸加人参、杜仲、牛膝、当归、霍石斛、何首乌、米仁、野黑豆、菟丝子、枸杞子、巴戟肉、草薢、桑寄生、鹿茸蜜丸，又以驱风壮筋活血膏贴其突处，又以艾灸肺俞穴（第三椎骨下各开一寸半）膈俞穴（第七椎骨下各开一寸半）。

疹后嗽甚气喘，连声不住，甚至饮食汤水俱呛出，或咳血，此热毒乘肺而然也。宜服门冬清肺饮加连翘主之；若胸高如龟背，肩耸而喘，血从口鼻而出，摇头摆颈，面色或青或白或红，而色枯暗者，不可治然，亦有肺气虚为毒所遏而发喘连声不已，但无咳嗽，血出呛食等证，宜清肺饮倍加人参治之。此又不可拘肺热之一端，而纯用清肺解毒之药也。

疹后痰嗽不已，午后发热者乃阴亏而火炎无制也。治宜壮水为主，以六味地黄丸加门冬知母治之。

疹后两目赤肿，壮热烦渴者，毒乘肺胃也。宜清胃解毒汤治之。

疹后痰嗽口疳，身热腹饱者，宜清胃汤加大腹皮枳壳治之。

疹后声哑不出，或嗽或喘，身热不退，日久不愈，乃热毒克制肺金。宜清金降火汤加竹沥姜汁主之。

疹后热毒未尽，发疔发痈，肢节疼痛者，以羌活散微汗微下。

疹后热毒未尽，壮热烦躁，疮疥遍体，先以葛根汤加荆芥发之，次用犀角地黄汤。

疹色变黑，牙根黑烂，肉腐血出，臭息冲人者，用天生白马蹄放热瓦上炙过，存性，研细擦患处，或三妙疳方，马鸣散主之。有齿溃鼻穿诸药不效者，急以牯牛粪后尖瓦上煅，同人中白俱煅存性，和川柏末研细吹之，则溃窍渐涨，齿龈俱生。若面颊浮肿，环口青黑，唇崩鼻坏，穿颊破腮者死。如唇口多疮，其声嘎哑者曰狐惑，以化䘌丸主之。若更烦躁失声者死，外以文蛤散雄黄散搭之，内用人中黄使君子、龙胆草、川黄连、五灵脂侵蒸饼为丸，滚水服以清胃火，然或有得生者，不多见也。孕妇出疹当以四物汤加冬术、条芩、苏梗、艾叶安胎清热为主，使胎无虞，而疹易出没也；如胎气上冲急用苦葶苈艾叶煎汤磨槟榔汁服之，更宜多服上药为妙。

孕妇痧疹热毒蒸胎，胎多受伤，而母实无恙也。盖疹与痘不同，痘宜内实，故胎落而母亡，疹宜内虚，故胎去而母存，孰若子母俱全之为愈也。

疹子不治证

干紫黑煤青暗，面目胸腹稠密，咽喉攒缠，发不出而喘，没早而喘，循衣摸床，谵语撮空，厥逆瘛疭，神昏志丧，喘急不嗽，通关不嚏，口张肩耸，胸高突起，舌干唇燥，搦手摇头，目无液泪，乃火邪炽盛，余毒内攻，肺窍不通也。

身热喘胀，人事不省，口鼻出血，面色青白干枯者，乃闷疹也，不治。

疹后饮食动止如常，乃卒心腹绞痛，遍身汗出如水者，此因元气虚弱，失于调养，外虽无病，内实虚损，偶为寒邪所袭，谓之中恶，朝发夕死，夕发朝死。

疹后须避风寒，切戒水湿，如或不谨，遂致终身咳嗽疮疥，无有愈期。

疹后大忌猪羊鸡鱼虾蟹之类，恐惹终身恶累，若食莱菔则终身有心糟之患，诸如此类随处留神，必先叮嘱告戒。

疹子轻重不治证

或热或退而后出者，轻。

淡红滋润，头面匀净而多者，轻。

发透三日而渐没者，轻。

头面不出者，重。

红紫干燥者，重。

冒风没早者，重。

热移大肠变痢者，重。

目睛无神者，不治。

黑暗干枯一出即没者，不治。

气喘，心前吸者，不治。

鼻煽口张，撮唇弄舌者，不治。

鼻准青，粪色黑者，不治。

疳疮色白为胃烂，不治。

喉肿色黑为内陷，不治。

疹之一证比痘尤甚，若调理失宜祸不旋踵。痘由胎毒外邪感触而发，其形势多少轻重吉凶自可豫断；疹虽由感受邪气而发，然轻者可重，重者可轻，皆在于调养得宜。故必避风寒，节饮食，斯为至要。若误食鸡鱼，则终身皮肤如鸡皮之状，凡遇天行出疹之时，又复重出。若误食猪肉，则每岁出疹之时，必然痢下脓血。若误食咸酸，令人咳不止。误食五辛令人生惊悸。所以通禁必待四十九日之后方可食肉，才无禁忌。苟或不慎，邪内伏，轻变重，重者死，业医者当嘱病家谨守，慎之，戒之。

德按：秦氏《痘疹折衷》余藏写本所引汤药不全，今录数方于后。

羌活散

羌活　防风　白芷　荆芥穗　川芎　地骨皮　甘草　连翘　柴胡　牛蒡子　大腹皮

芦荟肥儿丸

三棱　莪术　青皮俱醋炒　陈神曲　黄连　胡黄连　使君肉　芦荟　槟榔　香附　陈皮　麦芽　芜荑　南木香　有癖块加阿魏、干漆

化𤫟丸

芜荑　芦荟　青黛　川芎　白芷梢　胡黄连　虾蟆灰

开豁腠理汤

升麻　葛根　羌活　荆芥　防风　前胡　紫苏　牛蒡子　陈皮　甘草　桔梗　枳壳

上十二味水煎服。

张氏《痘疹诠》

麻疹述原

景岳子曰：痘之与疹原非一种。虽痘之变态多证，而疹之收敛稍易。然疹之甚者，其势凶危亦不减于痘。最为可畏盖疹毒痘毒本无异也。第古人重痘而忽疹，多不详及，使后人无所宗法，余实怅之。自得罗田万氏之刻，见其理透法精，鄙念斯慰。今悉从其训，备述于此，虽其中稍有裁订，亦不过正其疑似，详其未详耳。使此后患疹者幸获迷津之指南，亦以见万氏之功为不少矣。

名　义

疹者痘之末疾，惟二经受证，脾与肺

也。内应于手足太阴，外合于皮毛肌肉，是皆天地间沴戾（音同疠）不正气，故曰疹也。然其名目有异，在苏松曰痧子，在浙江曰瘄子，（音同错）又曰癍子，在江右湖广广东安徽曰麻子，在山陕曰籽疮，曰糠疮，曰赤疮，在北直曰疹（音同疹）子，名虽不同其证则一。但疹在痘前者，痘后必复出疹，惟痘后出疹者，方为正疹结局。

疹逆顺

万氏曰：疹以春夏为顺，秋冬为逆。以其出于脾肺二经，一遇风寒，势必难出，且多变证，故于秋冬为不宜耳。夫天行不正之气，致为人之痧疹。然古人于痘、疹二字始终归重于痘，并不分别。疹为何物，岂可以二证归于一证耶？想当时重痘不重疹，故尔略之，致使后人不得心法，因而害事者往往有之。今以吾家四代传流，以及今日心得之法开载于后，用此应治，定不差矣。敢有毫厘隐秘，天其鉴之。

疹 脉

凡出疹，自热起至收完，但看右手一指脉洪大有力，虽有别证亦不为害。此定存亡之要法也。

景岳曰：按此即阳证得阳脉之义，若细软无力则阳证得阴脉矣。元气既弱安能胜此邪毒，是即安危之基也。故凡诊得阴脉者，即当辨识为阴证，而速救元神，宜用伤寒温补托法，参酌治之。若执以麻疹为阳毒，而概用清寒则必不免矣。

疹 证

疹虽非痘之比，然亦胎毒蕴于脾肺，故发于皮毛肌肉之间。但一时传染，大小相似，则未有不由天行疠气而发者，此其源。虽内发而证多属表，故其内为胎毒则与痘证同。外有表邪则与伤寒类。其为毒也，总由君相二火燔灼太阴而脾肺受之。故其为证则有咳嗽喷嚏，面肿腮赤，目胞浮肿，眼泪汪汪，鼻流清涕，呵欠闷顿，乍凉乍热，手足稍冷，夜卧惊悸，或恶心呕哕，或以手挦面目唇鼻者，是即出疹之候。便宜用解毒散邪等药透达，不使留停于中，庶无他患。但凡是疹证，必其面赤，中指冷而多嗽，又必大热五六日而后见红点遍身，此其所以与痘、与伤寒有异也。

痘欲尽发而不留，疹欲尽出则无病，邪气郁遏则留而不去，正气损伤则困而不伸。毒归五脏变有四证：归脾则泄泻不止，归心则烦热不退而发惊，归肺则咳嗽血出，归肾则牙龈烂而疳蚀。

程氏曰：麻疹初出类伤风寒，头疼咳嗽热甚，目赤颊红，一二日内即出者轻，必须解表，忌见风寒，荤腥厚味，如犯之恐生痰涎，变为惊搐，必致危矣。如初起吐泻交作者顺，干呕霍乱者逆，欲出不出者危亡立至。

景岳曰：痘疹之属有四种：曰痘，曰疹，曰麻，曰斑也。痘则陆续渐出，自小而大，或稀或密，部位颗粒有辨也。疹则一齐发出，大者如苏子，次者如芥子，小者如蚕子，而成粒成片者是也。麻则最细，而碎如蚊迹，模糊者是也。斑则无粒，惟成片红紫如云如锦者是也。大都疹与麻斑同类，即发斑伤寒之属。而痘则本非其类也。盖痘毒本于肝肾，出自中下二焦，是以始终不妨于食，而全赖水谷为主所以能食则吉，不能食则凶，故治痘者不可不顾脾胃。麻疹之毒则由表邪不解，而内犯太阴阳明，病在上中二焦，所以多不能食，故治麻疹者但宜解散火邪，邪散则自能食矣。是痘疹之治，当各有所重者如此。

疹　期

出疹之候，初热一日至次日鸡鸣时，其热即止，止存五心微热，渐见咳嗽，鼻流清涕，或腹中作痛，饮食渐减，到申酉之间，其热复来，如此者四日。用手满按发际处甚热，其面上热少减二三分，咳嗽连声，面燥腮赤，眼中多泪，喷嚏频发，或忽然鼻中出血，至五日其热不分昼夜，六日早时其疹出于两颊下细细红点，至午时两手背并腰下及浑身密密俱有红点，七日普遍掀发，其鼻中清涕不流，喷嚏亦不行，七日晚两颊颜色渐淡，此验出疹之要法。

凡疹热六日而出一定之规也，若医者无识，用药太早耗散元气，及至出时变害多矣。或嗽而变喘，或出一二日即隐，或作大泻，或合目而喘，此医者用药不当之害也。吾家治法定不在五日内用药，必待见疹方用徐徐升表，然用药亦有次第，凡一剂必作十余次饮之，况疹在皮肤之间，若作一次服，则药性催之太急，每至谵语烦躁，故当慎之。

景岳曰：按此万氏之法，谓医家用药太早恐致耗散元气，故必待见点而后施治，及作一次服恐药性催之太急，皆惟恐无益而反以致害。此固其心得之法也。然以愚见，则医有高下，药有宜否，但使见有确真，发无不当，则于未出之前，或解或补，必有得预防之力，以潜消其毒者；既出之后亦必有善调之方，而不致催急者，此在善与不善或不嫌早与不早也。尝见庸流之误治者，多是诚不服药，为中医也。此万氏之说，所以不可不遵。

凡疹热五六日必出矣。医者用药见不能散，父母见药不效，医者见热嗽不能除，或以别证治之，病家又或更医，此世之所以误者多矣。

麻疹初热

麻疹发热之初与伤寒相似，惟疹子则面颊赤，咳嗽喷嚏，鼻流清涕，目中有泪，呵欠善睡，或吐泻，或手扬眉目面赤为异耳，但见此候即是疹子，便宜谨避风寒，戒荤腥厚味。古法用升麻葛根汤以表散毒邪，余制透邪煎代之更佳，或柴归饮亦妙。但使皮肤通畅腠理开豁，则疹毒易出。不可作伤寒，妄加汗下也。妄汗则增热，而为衄血咳血，为口疮咽痛，为目赤肿，为烦躁干渴，为大小便不通。妄下则里虚，为滑泄，为滞下。经曰：必先岁气，毋伐天和，言不可妄汗妄下也。

凡疹初热疑似之间，切不可轻易用药，总有他证，必待五日腮下见疹，方可用升表之剂。嗽多，连打喷嚏，鼻流清涕，或流鼻血，饮食减少，好饮凉水，只宜调理饮食，戒荤腥面食。

疹子初发热时未见出现，咳嗽百十余声不已，上气喘急而目胞肿，时卧时起，此火毒内蒸，肺叶焦举，宜甘桔汤合白虎汤加牛蒡子薄荷主之。如疹出之时咳嗽口干心烦者，此毒在心肺，发未尽也，泻白散加天花粉、连翘、元参、黄连主之。

疹子欲出未出之时，宜早为发散，以散其毒则无余患，若不预解使之尽出，多致毒蓄于中，或为壮热，久枯瘁，或成惊痫，或为泻痢，或为咳血喘促，或作疳蚀而死，此虽一时戾气之染，然未有不由于人事之未尽也。

疹出没

疹子出没常以六时为准，假如子后出午后即收，午后出子后即收，乃阳生阴成，阴生阳成，造化自然之数也。凡此旋出旋收者轻，若一出连绵三四日不收者，乃阳毒太甚，宜大青汤或用荆芥、牛蒡子、甘草、元参、石膏、桔梗主之；若逡巡不出者，乃风寒外束，皮肤闭密也，宜荆防败毒散主之。

疹已出而复没者，乃风寒所逼而然。若不早治毒必内攻以致痒塌而死。急用升麻汤加荆芥牛蒡子甘草热服，则疹必复出而安矣。

发热六七日以后，明是疹子却不见出，此必皮肤坚厚腠理闭密，或为风寒所袭，或曾有吐泻，皆能伏也。急用托里散表之剂，如麻黄汤去杏仁加蝉蜕升麻，外用胡荽酒之类，如一向未更衣者，必毒甚于内，伏而不出，《局方》凉膈散加牛蒡子主之。

疹子只怕不能得出，若出尽则毒便解，故治疹者于发热之时，当察时令寒暄酌而治之。如时证大寒以桂枝葛根汤或麻黄汤发之，时证大热以升麻葛根汤或合人参白虎汤发之，不寒不热以荆防败毒散发之。如尽一剂不出再作本汤服之，外用胡荽酒，又以苎麻蘸酒遍身戛之，务令呕出。如三四作更不出，加腹中胀痛，气喘昏闷则死证也。

景岳曰：按此万氏之法极得因时制宜之善，已尽发表之义矣。然发表之义亦最不易，即如营卫不足而疹有不能出者，其证甚多，若徒知发之，而不知滋之，则营卫有弱者，非惟不能发，而且恐穷其源矣。此其或在脾胃，或在血气，必得其神。庶乎有济如伤寒三表之法，实亦有关于此。

疹毒出尽则邪气解散，正气自然和平。如发热烦闷，或呕吐，或泄泻，此毒邪壅遏尚未出尽也。烦热者黄连解毒汤，呕泄者柴胡橘皮汤并外用胡荽酒及苎麻戛法如前，待疹子出尽，则烦热自去，呕吐自止矣。

疹有既收而余毒未尽，至三日之外又复发出，或至五六次不已者，此因发热之时，不避风寒，致令邪气郁于肌肉之间，留连不散，虽曾解散终属未畅耳，若兼杂证亦当随证治之。

疹形色

凡看麻疹初出之法，多于耳后项上腰骻，先见其顶尖而不长，其形小而匀净者吉也。若色见通红则疹发于心，红者火之正色也。若疹色淡白者心血不足也，养血化斑汤主之，或四物汤加防风。色大红焰或微紫者，血热也，或出太甚者，并宜大青汤主之，或四物去川芎加柴胡、黄芩、干葛、红花、牛蒡子、连翘凉血滋阴而热自除，所谓养阴退阳之义，亦五死一生之证也。若黑色者，则热毒尤甚，而十死一生之证，此尤不可不明察之，而混为施治也。

凡疹初出色赤者，毒盛之势也，但大便调，咳嗽多，右手一指脉轻重取皆有力，虽势重无碍，但当随证调理。若嗽少右手一指脉无力，虽三日后收，其浑身疹疮变为紫色，壅结于皮肤之间，若用解利之药，其色渐转红色，嗽多流涕，颇思饮食者生。若投二三剂难变者，难疗也。

疹 涕

凡疹出至二三日，必两鼻孔俱干，待

收完看，毒气轻者，清涕即来就思饮食，此不必服药。若清涕来迟不思饮食者，须要清肺解毒，必俟清涕出方可不用药。

疹吉凶

或热或退五六日而后出者，轻。

透发三日而渐没者，轻。

淡红滋润头面匀净而多者，轻。

头面不出者，重。

红紫暗燥者，重。

咽喉肿痛不食者，重。

冒风没早者，重。

移热大肠变痢者，重。

黑暗干枯一出即没者，不治。

鼻扇口张目无神者，不治。

鼻青粪黑者，不治。

气喘心前吸者，不治。

总论治法

疹喜清凉而恶湿，痘喜温暖而恶凉，此固其大法也。然亦当有得其宜者，如疹子初出亦须和暖则易出，所以发苗之初只要发出得尽，则疹毒便解。非若痘之苗而秀，秀而实，而后毒解也。痘疮成熟之时，若太温热则反溃烂不收，是痘之后亦喜清凉也。故治痘疹者无过热，无过寒，必温凉适宜，使阴阳和平，是为得之。

痘宜内实可用补剂，疹忌内实只惟解散。惟初热发表时略相似耳，既出之后痘宜补气，以生血，疹宜养阴，以制阳，何也？盖疹热甚则阴分受其熬煎，而血多虚耗，阴金被克，故治以清火滋阴为主，而不可少动其气，若燥悍之剂，首尾皆深忌也。世知痘证所系之重，而不知疹之杀人尤烈，方书多忽而不备，良可太息也夫。

斑疹之毒皆由于火，《内经》曰：赫曦之纪，其病疮疡。故或遇二火司天，或司运之岁，肺金受制，感而发者居多。轻者如蚊迹之状，或垒肿于皮肤间，名曰瘾疹。重者如珠点红晕，或片片如锦纹，名曰斑疹。大抵色赤者吉，色黑者凶，其证似伤寒发热，凡三四日而出，七八日而靥也。凡此之类皆属邪热，治之之法惟辛凉解利而已。即若吐泻亦断不可用温补也，如豆蔻干姜之类切勿轻用，而初发之时尤不可大汗，只宜升麻葛根透邪煎之属微表之耳，故用宜斟酌，有不可一概取必也。

标出不红，现而发热转甚，或头痛，身痛烦躁者，升麻汤或透邪煎。

色赤稠密，身痛烦躁者，升麻汤加紫草连翘。

寒热并作，头痛背强者，升麻汤加羌活防风连翘。

头顶面肿，升麻汤加牛蒡子荆芥；若脉强火盛热渴者，宜清降其火，以白虎汤加减用之。

自汗烦渴，气壅脉数者，化斑汤。

身热烦渴泄泻者，柴苓汤或四苓散，如夏月用益元散。

热甚，小便赤涩，谵语惊恐者，导赤散、四苓散加辰砂，夏月益元散加辰砂。

咳嗽甚者，二母散、麦门冬汤、清肺汤。

喘者小柴胡汤去人参加五味子。（德按：痧疹初出究非虚喘，五味子切不可加）

热甚鼻衄，或便血、溺血热甚者，黄连解毒汤；血甚者，犀角地黄汤。

伤寒呕吐，六君子汤加藿香干葛，或减去人参；热甚呕吐者，解毒汤；小便不利而呕吐者，四苓散；一二日不通者，导赤散。

大便秘结，发热身痛者，大柴胡汤；腹胀气喘者前胡枳壳汤。

咽喉不利甘桔汤，兼风热咳嗽者，加防风。

寒热往来似疟小柴胡汤，如兼咳嗽去人参。

靥后身热不除者，升麻汤；或去升麻加黄芩黄连各用酒炒。

下利赤白腹痛者，黄芩芍药汤，或加枳壳；身热腹痛者，解毒汤。

余毒未尽，变生痈疽疮疖者，升麻汤加荆芥防风牛蒡子连翘。

景岳曰：按以上万氏治疹诸条皆极详明，然其中惟泻痢、气喘二证则最多疑似。盖二证之由疹毒，因当如其治矣。然有不因疹毒者，如俗医但见是疹无不概用寒凉，不知有可凉者，有不可凉者，其有脾气本弱而过用寒药，或以误食生冷致伤脾胃，而为泄泻者亦多有之，此一证也。虽曰由疹而发，而实非疹毒之病矣，但察其别无热证热脉，而兼之色白气馁者，便须速救脾肾，急从温补。若执谓疹毒不可温则无不危矣，此医之当知本也。又如气喘一证，大有虚实，盖十喘九虚。若察其本非火证，又非外邪，而或以大泻，或以大汗而致喘者，此皆气脱之后也。凡此二者皆不可不加细察，而或者以气促作气喘，则万万大误矣。又痘疮总论中有因人因证之辨，与此麻疹实同一理，所当参阅，故不可以麻疹之邪悉认为实火，而不知虚火之为害也。

徐氏东皋曰：痘难疹易之说此俗谈耳，其有胃气原弱所感入深，又或因泻痢而发有不快，或发之未透，而随现随隐，久之邪气渐入于胃，必泄泻不已，出而复出，加之喘促，则必危矣。凡若此者又岂可以易言哉，所以但有出疹，若见虚弱急当先

补脾胃，其有欲出不出，急当托里发表以助之，且首尾俱不可泻，（言用下也）一如痘证同也。

疹禁忌

凡疹出发表之后，红影现于肌肤，切戒风寒生冷，如一犯之，则腠理闭密，毒气壅滞，遂变浑身青紫，而毒反内攻，烦躁腹痛气喘闷乱诸证作矣，欲出不出，危亡立至，医家病家皆不可不慎。

疹疮之证，全在调治，禁忌如鸡鱼炙煿盐醋五辛之类，直过七七之后方可食之，惟宜清淡。不可从口恣食，致生他疾也，若误食鸡鱼则终身皮肤粟起如鸡皮鱼靥之状，或遇天行出疹之时又令重出，误食猪羊肉则每岁凡遇出疹之月多有下利发瘀乖疮，误食盐醋致令咳嗽，则每岁出疹之月必多咳嗽，误食五辛之物则不时多生惊热目赤口臭，此痘疹之家皆所当慎也。

痘疹非热不出，凡疹子欲出必遍身发热，或烦躁，或头眩，或身体拘急，及既出则身便凉，诸证悉解，此一层疹子随即收者极轻者也。如疹子既出而热甚不减，此毒盛者也，宜大青汤解其毒。便涩者宜黄连解毒汤合白虎汤或大连翘饮解其里。大便不通者，《局方》凉膈散加牛蒡子主之。

疹喘嗽

凡疹证多嗽，此顿出顿入之势也。但有疹毒须假嗽多而散，故疹后旬日之内尚宜有嗽，切不可见嗽多而治嗽也，宜慎之。

疹证属肺与脾胃，肺受火邪则嗽多，嗽多则顿出头面并及四肢。大肠受火邪，则上连脾胃而为泄泻，若早泻则嗽必减而

变为喘，盖喘嗽二者皆属于肺。然嗽实喘虚，（德按：亦有因毒邪外闭肺胀而喘者）得嗽者出，得喘者入，入则合眼多痰，胸满腹胀，色白而毒不尽出，证则危矣。此疹之宜嗽不宜喘，而最不宜于泄泻也。

疹吐泻

凡疹子初起发热吐利，纯是热证，不可作寒论，此乃火邪内逼，上焦则多吐，下焦则多利，中焦则吐利并作。自利者宜黄芩汤，吐利者宜黄芩汤加半夏生姜，自利里急后重宜黄连解毒汤合益元散。

凡疹出一二日或三四日忽然大泻嗽多者，用升表之药加以分利治之，若泻而兼喘，复见闷乱摇头者，凶。

麻疹现后大便下脓血，或因泄泻而变成脓血者，或径自利者，但看疹疮出多而色红又多嗽者，只宜表疹，俟其收后方宜解毒，兼治其利。

疹之初起最忌泄泻，然亦有始终泄泻而不妨者，禀之强弱异也，若因泻而嗽减变为喘者，则危矣，详前喘嗽条。

身热烦渴泄泻者，柴苓汤四苓散，如热甚或夏月益元散。

疹后作利，亦有看手，咬指甲，撕口唇皮及咬人等证，当以解毒分利药治之，若所下稠涎红白相兼者，务要用解毒之药。若昼夜有二三十次渐减至二三次，或渐多嗽，右手一指脉渐起，清涕复来者，方可望生。若利变煤尘色，或成屋漏色，或如青菜色，肛门如直筒，喘促音哑，食饮不进，午后腮红，皆不治之证。

景岳曰：自古方书凡发挥未尽，及用治未当者，间亦有之。而惟于泄泻一证，则尤其为最。何也？盖古人泄泻为热者什九，故多用河间黄芩芍药汤为主治，而不

知凡属泄泻最多脾肾虚寒也。即如出疹一证，虽有由疹毒而泻者，然果系实热多不作泻，但致泻者，率由脾胃之弱。若但知清火解毒，则脾土日败，而渐成屋漏菜青色及气促绝食不治之证矣。病而至此岂犹热耶，总属误耳。（德按：马元仪曰暴病则多实，久病则多虚，滑脱者多寒，涩滞者多热，参之脉证百无一失）故凡治泄泻者，即虽是疹，亦必察其有无热邪，故无热证热脉，即当于痘疮泄泻条中求法治之。庶最危者，犹可望其生也，如余于诸法之外，而独言其要者有如此。

疹饮食

凡出疹者多有五六日不饮食，此胃为邪气所侵，亦为邪气所养，故不食亦不妨，切不可著意治之，只宜治疹，疹疮出尽，毒气渐解，即思饮食。尤不可与面食，虽用粥饮，每次只可少与，候神气清爽，身全不热，渐渐加添，但宜少而频也。凡出疹之先，平昔过用面食者，正出时吃面食者，或胃气渐开即思面食而用早者，因动胃火，以致清涕不来，身体作热，两眼看手，咬指抠鼻，撕口唇皮，及撕眼札毛者，此皆疹后食复之病也，当清肺解毒加消导之剂治之。

疹饮水

凡患疹之人，不拘大小，自起至收，必皆喜饮凉水，（可与花露代）此不必禁，但宜少不宜多，宜频不宜顿，则毒气随之渐解。

疹　渴

凡疹子渴喜饮水，纯是火邪，肺焦胃

干，心火内亢故也。初发热发渴者，升麻葛根汤加天花粉麦门冬，渴甚者人参白虎汤合黄连解毒汤主之。

疹汗衄

凡疹子发热，或自汗，或鼻衄者，不须止之，此亦散越之义。汗者毒从汗散，衄者毒从衄解，但不可太过，如汗太多人参白虎汤或合黄连解毒汤，衄太多者元参地黄汤。

疹躁妄狂乱

凡疹有初热而见烦扰谵妄狂乱者，宜升麻葛根汤调辰砂益元散主之。

疹收之后余热未尽，日夜烦躁，谵语狂乱者，辰砂益元散用灯心汤调下，或四苓散加灯心黄连黄芩调水飞辰砂五分主之。

疹咽痛

痘疹咽痛亦是常候，乃火毒上熏而然也。切勿以喉痹同论，妄用针刺，盖此非喉痹痈肿，原无恶血可去也。痘疹喉痛，只是咽干作痛宜甘桔汤加牛蒡子，或射干鼠黏子汤细细咽之，更以玉钥匙吹之。（德按：咽喉肿痛若果烂喉痧毒外闭内陷者，大忌冰片牛黄凉遏）

疹唇口疮

凡出疹之先，或有胃火，及出疹之后，余毒不散，此热毒收于牙龈上下，故并唇口生疮，遇有此证，每日用温米泔水洗十余次，（或用生甘草汤漱口）急用解毒之药治之，若或失治多变走马疳也。

疹腹痛

凡疹初热一日至五六日之间，多有腹痛之证，此大肠之火郁于脾窍之中，故作腹痛。俱不可认作伤食，用消导之药，或以手揉，俱能致害。但解疹毒，毒散则腹痛自止，最宜慎之。

疹后诸证

凡疹后余毒未尽，随当解之。若停留日久不解，则必致喘嗽，或喉中痰响，或为四肢冷痹，或目无光彩面色青白，或鼻孔如烟筒，或嗽声不出，若右手一指脉轻取散乱，重按全无，则成难治之证矣。

疹子收后身有微热者，此虚热也，不须治之，待血气和畅，其热自退。若热势太甚，或日久不减，宜用柴胡麦门冬散，甚则黄连解毒汤或合人参白虎汤。

疹后热不退而发枯毛竖，肉消骨立，渐渐羸瘦，为骨蒸痨瘵之证者，宜万氏柴胡四物汤主之，或芦荟肥儿丸加当归连翘治之。迟则变证为睡则露睛，口鼻气冷，手足厥逆，遂成慢脾风，瘛疭不治之证矣。

疹后热不除，忽作搐者，不可以急惊风同论，宜导赤散加人参麦门冬送七味安神丸。小便清者可治，短少者难治。如见多痰或用抱龙丸，或以四物汤加麦门冬、枣仁、淡竹叶、甘草、龙胆草、黄连、茯苓、辰砂、石菖蒲之类治之，或以此药为末用，蒸饼，猪心血为丸服亦可。

疹退后多有咳嗽之证，若微嗽不已者，此余毒未尽也，用清肺饮加生甘草牛蒡子主之。若嗽甚气逆发而不已者，此肺中伏火，金虚叶焦也，宜清肺饮或清肺汤合人参白虎汤六一散之类主之。若身热顿嗽，甚至饮食俱呛出，或咳出血，皆热毒乘肺而然，宜多用门冬清肺汤或加连翘或清金降火汤主之。若咳甚而面浮目肿，胸高喘急，血出口鼻，面色青赤，昏躁摇头者，死证也。又有肺气本虚，为毒所逼而发喘不已，但无嗽血呛食等证者，宜用清肺饮倍加人参治之。不可拘于肺热之说，而纯用清肺解毒之药也。

疹后余热未尽，或热甚而失血者，四物汤加茵陈木通以利小便，热气下行则愈，若血在上者去川芎。

疹后余毒入胃，久而不散，以致牙龈黑烂，肉腐血出，臭气冲人者名为走马疳，用马鸣散主之。甚者急用人中白、芦荟、使君子、龙胆草、黄连、五灵脂浸蒸饼为丸，滚水服之，以清胃火。若面颊浮肿，环口青黑，齿脱唇崩，鼻坏者，死证也。疹退之后，饮食如常，动止如故，乃卒然心腹绞痛，遍身汗出如雨者，此因元气虚弱，失于调养，外虽无病，内实亏损，偶然为恶气所中，谓之中恶，此朝发夕死之证。

附 麻 疹

痘之外有疹，疹之外又有麻疹。麻疹者亦疹之类，即斑疹也。但正疹则热至五六日而后一齐涌出，出皆粒粒成疮，非若麻疹之皮红成片也。且麻疹之出则不拘三四日，以火照之，遍身如涂朱之状，此将出之兆，出则细碎皮红成片，如蚊蚤僭肤之迹者，即麻疹也。（德按：此言麻疹乃时行疫疠之疹，非正出之疹也）亦或有六日始出，出而又没，没而又出，不过一周时许，世俗谓一日三出，三日九出后，方齐出透彻。然亦有不拘者，只三日间，从面至胸背手足，虽随出随没，然只要出透，

以遍身红润者为美。重者遍身臃胀，眼亦封闭，色有赤白微黄不同，只要红活，最嫌黑陷，及面目胸腹稠密，缠绵咽喉者，为逆，发不出而喘者，即死。所谓麻者以遍身细碎如麻，无有空处故也。然又有遍身但红而绝无斑点者，是又谓之丹疹，亦其类也。故痘家有夹斑夹疹夹丹等证，总皆热毒所致，俱当详辨也。

麻初起呵欠发热恶寒，咳嗽喷嚏流涕，宜升麻葛根汤加苏叶葱白以解肌，切忌大汗。若潮热甚者加芩连地骨皮。谵语者调辰砂益元散。咳嗽加黄连、杏仁、麦门冬、石膏。咳甚热甚者用凉膈散加桔梗、地骨皮。泄泻者宜四苓散。便红合犀角地黄汤（德按：凡麻疹初起大忌犀角羚羊，可与葛根芩连汤加扁豆花山茶花之类）吐血衄血用犀角地黄汤加山栀。小便赤加木通。（德按：若大便秘者，可与三黄泻心汤加生地栀丹之类）寒热似疟小柴胡汤。

麻疹已出，烦躁作渴者，解毒汤合白虎汤。喘而便闭者，前胡枳壳汤加五味子。（德按：五味子太敛，可与杏朴苏子桑白皮之类）便秘甚者，小承气汤。谵语溺闭者，导赤散。小便如泔者，四苓散加车前子木通。谵语如狂者，解毒汤调辰砂益元散。大小便血者，犀角地黄汤合解毒汤。吐血衄血解毒汤加炒山栀童便。泄泻解毒汤或四苓散。喘兼泄泻溺赤涩者，柴苓汤。烦热大渴作泻者，白虎汤加苍术猪苓。热盛干呕者，解毒汤。伤食呕吐，四君子汤。夏月因热作呕，四苓散加人参。

麻证初起，及已出已没一切杂证俱与痘疹大同，但始终药宜清凉。虽曰麻喜清凉，痘喜温暖，不易常道。然虚则补，实则泻，寒则温，热则凉，方是医家玄妙。故治麻亦有血虚而用四物汤，气虚而用四

君子汤，伤冷则温中理中之药，皆当因证而用也。

麻疹收后余毒内攻，凡寻衣摸床，谵言妄语，神昏志乱者死。如热轻而余未除，必先见诸气色，若有所见须预防之。始终以升麻葛根汤为主，或四味消毒饮，或六味消毒饮，解毒汤，随证选用，仍忌鱼腥葱蒜等物。

水 痘

凡出水痘先十数点，一日后其顶尖上有水泡，二日三日又出渐多，四日浑身作痒，疮头皆破，微加壮热即收矣，但有此痘须忌发物，七八日乃痊。

水痘亦有类伤寒之状，身热二三日而出者，或咳嗽面赤，眼光如水，或喷嚏，或流涕，但与正痘不同，易出亦易靥，治以清热解毒为主。

周氏《慎斋遗书》

周氏慎斋曰：麻初出于阴而传于阳，人之一身，惟火甚速，肺金居上，畏火者也。脾土居中，畏木者也。火炎上则肺有亏矣，火宜发之。疏通血脉，滋润皮毛，而肺无伤则左肾足，木得其润泽，肝血润则脾血藏，脾阴又何伤乎。脾通血脉，胃主四肢，胃气上升，肺津乃降，滋生元气，万物生长。心之神化，脾得其真，火化从何起。盖火是邪，邪从虚起，有余易去，不足难扶。未出之先，肺先受邪，当发其表，邪从汗散。假如求汗不至，或汗多，疹或隐或见凶。皆是元气不足，脾虚不统故也。当补脾阴之不足，血药之中少加参桂亦无害也。庸医未见其理，谓麻宜清凉，痘宜温补，痘有先清后补之别，则麻无有

温之之意。求汗不至，不可再攻，攻则化而为火，肺热无救，一也。未出或已出，自汗吐下，真气已伤，脾肺先受害也。麻以二脏为主，切宜斟酌，再无汗吐下也。胃喜湿热而上升，清气下陷，小便赤而渴者，葛根、前胡、桔梗、甘草、牛蒡、连翘、木通之类；或饮食所伤，腹痛泄泻，小便清而不渴，属寒，五苓加神曲山楂砂仁之类。或吐下无汗，不可再攻，宜缓候待养，得神至自和，不可不察。元气虚弱，照依常例行之，医死而不悔者多矣。自经汗吐下者十余日不退，久病无阳，宜阳生阴长，四物加参可也。热甚加沙参，不可过用寒凉，过用则脾气绝，二也。出作二次而不齐者，已出者，宜养芽不使枯槁，用芎归赤芍木通，未出者，宜表，苏葛加前胡桔梗牛蒡，喉痛加元参，或血经妄行宜犀角地黄汤或升麻葛根汤加沉香栀子连翘之属，切莫忘阴而攻表以成阴血动，三也。麻不宜发绽，绽者凶。亦不宜隐，隐而不现无神者毙。出未至足，便作出尽，不行消毒，纯用寒凉，使阴血凝滞而阴不发越热，传于血室，或吐或下或热郁于内，变成疳劳，或一月二月而安，或传而至死，四也。已出三四日而下没者，内有热也，四物加芩连栀子木通，七八日后有热内虚而邪盛不散，当扶正以却邪，宜养阴以滋脾肺，使无克胜，黄芩、白芍、灯心、人参、沙参、天冬、麦冬、当归、山药、莲子，烦加竹叶枣仁，看轻重加减治之，不养阴而误滋阴，五也。痰涎涌甚谵语发渴属里，宜救阴宜白虎汤，若用消毒饮疏散正气，肺绝而亡，六也。大便闭经血燥，宜用芎归汤加红花麻仁，因血虚不能养肝，胃气不能上升故也。而反用柴胡泻肝血致肾绝，七也。出一二日满口细疮，全无空

地，火郁宜发之，消毒散加甘草、桔梗、牛蒡、连翘，如反纯用寒凉逼毒内攻，八也。靥后口内黑点疮者，凶，恐胃烂不治，或一月半月余热不退，发渴属虚，宜生脉散兼四物汤调养气血不致干涸，但久病无阳莫依常例，治之致脾虚不食，或四五六日口舌硬疮，变成疳疾，或致胃烂，宜消毒，甘桔加元参沙参炮姜，如反用白虎损伤胃气，九也。麻后痢只因脾虚不醒宜用芎归，白痢煨生姜，赤痢香连丸，切莫大下，泻痢不愈，宜大补气血，若大下则泄尽元气，黄胀而死，十也。

发表一节冬用麻黄羌活白芷并消毒饮。春夏用苏葛汤加连翘甘草桔梗。喉痛加牛蒡。四季前胡贝母不可缺。升麻恐升其毒凑咽，不可轻用；若患泄泻则气下陷宜用之。呕用陈皮贝母姜汁竹茹。前后咳嗽乃风寒所感，宜表中祛邪，过于清者，绝胃家生发之气，过于补者动胃火，二者皆非疹之正治，惟补阳中之阴，随证施治，莫偏于寒莫偏于热，则元气足，易起易发，若元气衰则毒郁于表，表热而火土涸，真阴绝，而不救矣。

吴氏《温疫论》

吴氏又可曰：疫邪留血分，里气壅闭，非下不能发斑，斑出则毒邪从外解矣。如下后斑渐出，更不可大下。设有下证，宜少与承气缓缓下之。若复大下则元气下振，斑毒内陷则危，宜托里举斑汤。

吴氏举斑汤

白芍药一钱　当归一钱　升麻五分　柴胡七分　白芷七分　穿山甲二钱，炙黄　生姜一片

上七味水煎温服。

如下后斑毒隐伏，反见循衣摸床，直视撮空，脉渐微者危。本方加人参三钱得补，发出者生，补不及者死。妊娠时疫设用三承气，须随施治不可过虑，慎勿惑于参术安胎之说，病家见用承气先自惊疑，更加左右有粗知医者，从旁嘈杂必致掣肘，遂令子母皆大不祥。若应下之证，反用补剂安胎，热毒愈炽，胎愈不安，耗气搏血，胞胎何赖。是以古人有悬钟之喻，梁腐而钟未有不落者，惟用承气逐去其邪，火毒消散，淡燠顿为清凉，气回而胎自固。当此证候大黄反为安胎圣药，历治历当，母子俱安。若见腹疼腰痛，此将欲坠之候，服药亦无及矣，须预言之。

费氏《救偏琐言》

怀娠出疹治验

费氏建中曰：一友朱良老，其阃怀娠六月，出疹于隆冬，躁乱不宁，燔热如火。道中一友以宽气养血安胎为主，佐以甘桔、牛蒡、蝉蜕、荆芥疏肌透发。三朝疹非不透，热终如火，烦渴不已，嗽而增喘，彻夜无眠，至五日不惟不寐，并不能就枕，不惟喘急，并不能出声，面如土色，目睛直视，手指厥冷，渴想西瓜，六脉绝无，影响其娠，追下小腹，痛楚难禁，身无安放，立刻可毙，举家但顾，得母无恙足矣。余殆无药，惜其未得一对病之剂，觉有不忍，为热肠所迫，以大黄五钱，石膏一两，滑石生地各七钱，炒黑麻黄三分，佐以赤芍、丹皮、牛蒡、荆芥、地丁、木通、甘桔，以芦笋煎汤代水，二剂后诸证稍缓。遍觅一大西瓜，陆续以济其渴，又二剂其疹又透，诸证减半，而娠不追下矣。前方减麻黄仍以二剂，面颜顿转，喘定而得伏

枕，热渴亦杀大半，娠即安然，但咳嗽不止，前方去大黄、赤芍、丹皮，减石膏滑石及半，加元参花粉黄芩金银花二剂，热渴俱平，胃气大开。遽垂毙重证，幸而复生，尚须调理，见安和而遂弗药。越数日后娠复不安，但不追下，饮食减半，复有余热，口内生疳，以消斑快毒汤减蝉蜕丹皮赤芍加金银花天花粉佐以消疳散吹之痊愈。是证所用汤剂据常格，胎前所大忌者，而得既保其母，并安其娠，见有病病受，不第无损于胎，正见所以安之之妙。疹与痘虽异，其所异者惟气虚痘耳，若烈毒之证原同一轨，令是证但留其母犹畏大黄等味，利畏害并存，尚费踌躇，竟尔子母俱全，凡志医者可不深思，而潜玩也耶。

消斑快毒汤

治痘有夹疹夹斑，肤红如醉者此汤主之。

连翘　元参　生地　牛蒡子　木通
蝉蜕　丹皮　荆芥穗　黄连　甘草　地丁
赤芍　极热者加大黄　加灯心二十茎

消疳解毒散

治痘疹后牙疳。

薄荷五分　儿茶一钱　冰片一分　人中白三钱，煅　天花粉一钱　生甘草五分　飞青黛一钱　黄连五分　西牛黄一分　珠子粉二分雨前茶五分　硼砂一钱

研极细，以无声为度，先以浓茶拭净方吹。

上编曰述古下。

《专治麻疹初编》卷三终

专治麻痧初编　卷四

归安凌　德嘉六辑编　男咏　永言　校字
归安吴炳旸秋陶参阅　孙男　文寿　校字
胞兄凌　奂晓五参阅　绍兴裘庆元吉生刊行

许氏橡村《痘疹诀》

麻疹要略

许氏宣治曰：麻之一证比痘稍轻。《金镜录》辨疑一赋，及轻重不治数条大略已可见矣。尤有未尽其变者，在时气之暄寒与儿质之厚薄耳。然痘出之境界宽，虽极险犹可从容图治；麻之境窄，又多出于严寒之令，变生仓卒，多有不及措手者。予故复录数条，以补前贤之未备，使后学知所通变焉。

或问痘毒出于脏，麻毒出于腑，胃，腑也，何以痘多胃热发斑之证；肺，脏也，何以麻多肺闭喘促之证。予曰：痘毒出于脏，而赴于胃，是由脏而之腑。胃主肌肉故也，麻毒出于腑而甚于肺，是由府而之脏，肺主皮毛故也。然而痘之出五脏之毒而胃总受之，麻之出六腑之毒而肺总受之，《麻疹辨疑赋》所谓先起于阳者出于六腑也，后归于阴者肺受之也。

凡病起于阳者从阴化，起于阴者从阳化，理所必然。

麻之出必先咳嗽，不嗽而出非麻也。出而喷嚏者吉，肺气通也。

麻多出于严寒之令，冬月伏阳在内，冬至阳生，故麻出也。俗云庵麻眼痘，因乎时也。亦有春夏而出者，是由冬季传染而至于夏也，夏令之出，其亢已甚，何可更庵，但须避风耳。

盛夏之令火旺金伤，葆肺为上，轻轻一散，即宜葆肺，石膏梨汁二味为最妙。夏月无麻黄证，其有不出者，是正气为热所伤不能升举，疏托中宜兼益气，是予得心之处也。

其有富贵之家麻毒本甚，更加郁遏太过，火甚金伤，致生喘促者有之。经所谓壮火食气者是也，急宜泻火以保肺金，不得再行表散。

亦有贫寒之子，破屋当风，衣不蔽膝，麻毒正出，外受寒邪，急生喘促者，急宜温散，使表气宣通，麻毒得解，方保性命，否则谓之麻闭，顷成不救。

寒邪外闭，火甚伤金二证，皆见喘促，医者当知诊视。寒邪外闭者，面色青，四肢冷，麻点隐隐于皮肤之内，鼻扇而声细，微有恶寒之象，宜麻黄杏仁苏叶防风胡荽等味，急进一服暖覆片时，喘定面赤麻渐出者生，若面色如银者不可治也。火甚伤金者，壮热面赤，烦躁口渴，四肢热，喘息粗，而脉洪大，心烦呕吐，或吐出长虫，急宜白虎加黄连，虽严寒之令勿避也。

前二证一经说明不难分辨，复有火毒

本甚，外感寒邪，外虽寒而中实热，又宜表里双解，古人所以有麻黄石膏汤之用，予以其法全活甚多。又有火毒本甚，父母只知郁遏，医家只知交炽，火极似水，反生厥逆之象者有之。书所谓热深厥亦深是也，急宜白虎汤加黄连，若作寒治殆矣。

养阴退阳古人妙著，后世只知表散，而不知养阴升之。又升阴阳之火齐起，有一发无制而成喘脱者，要知升麻葛根汤之用芍药，发中有收也，麻黄石膏汤升麻石膏汤一升一降也，小儿纯阳之体，有升无降其可恃乎。

肺属金而主气，又为娇嫩之脏，畏火实甚。六腑之火，齐举而攻之不喘奚。俟石膏一味为麻证之至宝，色白属金，味甘微辛，升中有降，降中有升，虽为清胃之药，实保肺之灵丹也。

刑金之火由胃而来，石膏本清胃之药，而清肺是与之去路也。

养阴退阳书用四物汤。予少时常习用之，多不获效。以归芎辛温之性为不合也，因制生地、丹皮、麦冬、赤芍为麻疹四物汤，节节应手。古方不必尽泥，师其意可也。

治麻大概有三法，一升散，一降火，一养阴，善用者升散之中即寓清凉之意，养阴之剂不离生发之极。

麻点隐隐未透，发热咳嗽，有涕泪，宜升散。两颊不透，宜升散。发热四肢冷，面不赤唇不燥，宜升散。喘促鼻扇辨得是表邪，宜升散。泄泻日五六行宜升散。

麻疹已出壮热不退宜降火。呕吐烦渴吐出长虫宜降火。不食宜降火。热盛烁金而喘宜降火。鼻衄宜降火。小便不利宜降火喉痛腮肿牙痛口疮宜降火。牙疳臭烂宜降火。

麻疹三四日后大热不退宜养阴。紫点不收宜养阴。脉来数大宜养阴。夜热心烦齘齿宜养阴。音哑不清宜养阴。目赤羞明宜养阴。身痒便燥宜养阴。

宜升散，而不升散重则顷成喘闭，轻则余毒缠绵。宜降火，而不降火则肺胃受伤，或音哑烦渴，或牙疳口疮。宜养阴，而不养阴则午后潮热，肌肤瘦削，渐成麻疳之证。

大人出麻十中二三多有房室经产之患，大概轻轻一散，即宜养阴，麻黄升麻羌活等味俱当慎用。

书云痘宜内实，故胎落母亡。麻宜内虚，故胎落母存。予尝治一妇出痘孕三月，五六分担（德按：担者，一石之谓言痘效如担之重也）腰腹痛，恶已行，时方四朝，证多实火，方用生地、丹皮、当归、白芍、黄连、黄芩、山栀、升麻、紫草、桔梗、甘草共十一味，一服热退恶止，次日喉咙痛甚，除白芍加牛蒡连翘，日令服稀粥间服鱼汤浸蒸饼渐次成脓，胎固母安。痘出胎落者一生未见，孕妇出麻或三四个月或八九个月所见不一，小产大产母皆无恙，麻宜内虚信矣。

麻后潮热最可嫌，发在午后，天明退凉，退时脉平静，发时脉数大，唇红舌赤而无苔，鲛牙揉鼻人渐瘦，多不治。间有能食者大剂养阴可救一二。麻后音哑者多总由火甚伤金，宜甘桔、牛蒡、山栀之属，虽迟半月愈无妨。麻后口疮治法同牙疳，鼻烂与痘后同治。

往年麻证多不损目，迩来有损目者，其来甚速，二三日翳膜遮透即不能治。缘儿本有肝热，更加郁遏，或病家不知是火，饮以芫荽酒，遂令热毒攻目，速宜清凉之剂，养阴退阳，不必再行疏散。如鸡肝羊肝猪肝等味，麻后所大忌者，万不可误。

麻后余义

麻出总要表透，表一透里热虽甚，清之可愈。表未透，毒陷于中，门户一关。发表不可，养阴又不可，多致因循而死。

表透者非皮毛之表，要从脏腑透出，没得从容，才是表透。亦有火毒甚，外见繁红，没后犹作牙疳肺痈者，或鼻衄下利者，脏腑之热未透出也。

麻痘之毒由腑脏而出，虽已到表而根蒂在里。解字从表，化字从里，表虽解而里不化，其为后患实多。

解表之药从阳分从气分其效速而易见，化毒之药从阴分从血分其效缓而难成。《金镜录》养阴退阳四字治麻之要诀也。

麻后咯吐脓血腥臭有肺痈者，有胃脘痈者，皆肺胃遗热为患，亦牙疳口疮之类，循经而出则为牙疳，著于脏腑则为痈也。当辨其在肺在胃而旋治。予用甘桔、牛蒡、银花、穭豆、枳壳、赤芍数味，在肺加山栀子贝母桑皮，在胃加生地花粉木通之类以佐之，身无大热者可治。

问牙疳肺痈之证可治而愈者，何也？毒已化而出也。毒化而脏腑不败者可治，脏腑腐败不能治也。

丙辰岁夏令麻证大行因时论治

痘毒出于五脏，麻毒出于六腑。腑属阳，冬至阳生，麻毒出焉。故其传染多在严寒之令，古称庵麻眼痘，因乎时也。予治麻证五十年所见率多类此，间有延及春深至夏亦无不止，迩来夏令出麻，令岁盛暑不断，时势何其异也。时势既异，医者即当随时变通以定治法。庸工不察执守成方，愚夫愚妇更加庵遏，火盛金伤，致成麻喘，

殊可悲。为定新方数条，以救时弊，明理者当取则焉。

第一方

升麻 蝉蜕 荆芥 防风 前胡 桔梗 牛蒡子 甘草 芫荽少许

一服麻出，去升麻加赤芍连翘，烦加炒栀子，呕加石膏，嗽加杏仁枳壳。夏月表气先开用表药，只宜轻不宜重，荆防蝉即是表药。一服出未透者，再用升麻加葛根以透之，麻黄夏月禁用人所共知，羌活亦不得浪用，葛根亦不得再用，面部一透即宜转手。

第二方

荆芥 防风 桔梗 甘草 牛蒡子 连翘 杏仁 炒栀子 木通

此三朝方也。面部已透，即荆防亦宜减去，平守一日，待其缓收最稳。热甚烦渴加石膏竹叶。壮热不退加枯芩麦冬。若泻减杏仁木通加赤苓。

第三方

生地 麦冬 丹皮 栀仁 连翘 桔梗 甘草

烦渴加竹叶石膏，热甚加枯芩知母。

此四五朝方也。养阴退阳治麻大法，况暑月乎。生地须用二等，原枝洗去土，咀断用。麦冬捡大而白者，此二味为养阴退阳之要药。丹皮佐之以退热，甘桔以升肺之清气，黄芩以泻肺之浊气，石膏胃家正药，色白属金西方之象，又为清肺之药，麻出火甚熏灼肺胃，石膏一物兼清二经至当不易，在乎用者之见机耳。

有麻出四五朝绵密红紫不收者，热甚不退者，此发散太过，火势尽发，急宜养阴退阳。

天寒出麻，寒邪在表，热蕴于中，所见不过数证。急者为呕为喘为衄，缓者为

口疮为下利，甚者为牙疳，此外更无他变。夏令出麻，火毒燔灼，暑邪交炽变证之奇多，有见所未见者。有双目红肿如桃李，流出血水，急泻肝火，命虽保而目全损者。有两颔红肿如痄腮，数日而溃，流出脓血碗许，内服清胃解毒药，外贴洪少岗膏药而愈者。有通身发泡，皮塌痛楚，用松花粉扑之而愈者。有手足曲池发肿，如痘毒之鬼肿者。有面部胸背发紫疔数十，其晕大如棋子，中黑而陷，发热不食，用凉血解毒不应，七日而死者。种种变怪，无非火毒燔灼，尤有热甚不死之证，无非热伤阴液，热伤正气，俗流不知益气养阴，只知托散，喘汗而脱者，比比皆是。此等证病家延予至急，进参麦汤所救不少。治麻至老不意逢此一度，若不因时制宜，重定治法，何以示后而知应变，执成方者盖审诸。

麻证中药引惟芫荽一物为最妙，辛香之中更含生气，合之升麻、葛根、荆防、蝉蜕能升阳透表，面部一出即宜减去，若辛散太过反能助火。

许氏《怡堂散记》

风痰（七条）

风痰一证，乳儿最多，四时皆有。大概冬春之交宜温散，荆防甘桔橘半生姜杏仁苏子之类。夏令宜清散，杏仁牛蒡栀子之类。秋令宜清润，枳壳瓜蒌之类。冬令严寒有用麻黄汤而解者。肺为娇嫩之脏，总宜疏解不得妄投丸散。

（德按：徐洄溪曰，嗽药中多用桔梗，桔梗升提，甘桔汤中用之以载甘草上行，治少阴之喉痛。与治嗽，宜清降之法，非

宜服之，往往令人气逆痰升，不得著枕。愚窃以谓小儿不知咯痰，尤当慎用。）

肺虽喜润，胃中湿痰宜燥。小儿乳腻生痰，外证有鼻水多涕泪，二陈为治痰总剂，合之前胡、桔梗、荆防、苏子、枳壳、麦芽、杏仁之类，或加生姜葱白，结者散之，保赤之善也。

肺喜润，润之中亦有分辨，如杏仁苏子温而润者也，宜于冬春。杏仁牛蒡散而润者也，宜于夏。杏仁瓜蒌则清而润者矣，宜于秋燥。能知此等界限，则用药不杂。

瓜蒌一味能发呕，易滑泄，乳儿无用瓜蒌之理。谷食之儿燥火伤肺，嗽久不止，乃可用之。

半夏毒轻，姜汁制而陈者性平，故可入君子汤。南星毒烈实非良药，制以牛胆之苦寒，病久胶结或可少投，时行感冒无可用之理。竹沥姜汁之润下，海石之咸能软坚，尤非风痰可轻试者。

书云蚕与马并属午火，在卦为离，主心，又云蚕食而不饮，性燥，得湿则腐，得风则僵，故能宣风化痰，辛温之药也，风寒闭结者宜之，痰热结聚非所宜也。肺为贮痰之器，只有开提一法，为解化之用。世俗之化痰丸，徒伤胃气耳。至若王隐君之礞石滚痰丸为治顽痰怪证而设，于小儿有何干涉。

风痰乳滞小儿轻，病不从疏解而事丸散，杀儿实多，目睹心伤，为之苦口。

论广东蜡丸及人家制送丸散之误

药之治病务在临时变通，非调补之有赖于丸也。以时行之风痰壅闭，理当随时用药，自制丸散尚不可服，而何有于蜡丸。蜡丸制于广东，不离麝桂，挟利者货之。四方愚夫愚妇误服而受害者，不可知凡几。

医家执而从误是诚何心。孔子云：未达不敢尝。予尝语送药之家必系以方，使服者坦然无疑。若送药无方，昧者求之，有识之士其肯服乎。

（德按：《素问·异法方宜篇》言西方人生病，其治宜毒药。可见外国药水丸散半多辛烈有毒，其味酸涩其性收引，倘中国人外感风寒暑湿切勿以身轻试，然信奉西法者终难与之言辩也。）

怡堂散记续编

麻证续言

麻之出不离肺胃两家，前集已言之详矣。喘闭者肺证也，烦渴者胃证也。冬月喘闭知治者多麻黄杏仁为救急之药，治之速，麻出喘定而解者有之。夏令出麻，麻黄与时不合，庸工不识，一见喘闭执而用之，故随药而死。麻多火证，火甚克金，夏令金亏，天人皆病，麻黄万不能受。冬月之喘闭有面青唇暗者，有四肢冷者，故可用麻黄。夏月肺气已亏，表气已开，断无寒证，亦有四肢冷者，是阳气亏不能四达，只可荆防甘桔从轻用药，亏甚者加人参，火甚喘者升麻石膏汤救之，喘渐定者可治。

胃热烦渴者必多汗，纯是里热，即荆防葛根不可轻使，升麻石膏汤是对证之药，合之甘桔则肺胃二家之热解矣。

喘闭证在一二朝见，汗渴证在五六朝见，肺不容邪其变也速，胃能容受其变也迟。

麻痘是先天之病，热从内生，必伤阴液，毒解之后，热久不退，总以养阴为主。胃气不败，缓缓收功，肌瘦不食者，不可

为矣。

肺主皮毛，麻虽出于六腑，必从皮毛而解，故不离乎肺。解之不透，久咳潮热，累成麻疳者有之，此疳字非疳积之疳，潮热肌瘦有似乎疳，宜润肺，辛燥药用不得。

胃为受毒之窭，遭热甚多，莫急于牙疳。牙疳是失清之证，须大剂清里。便闭者下之，使热毒内泄，与痘后同治。予前集有勒马饮，甚者加大黄，急清之稍迟，不但齿落腮穿，有唇鼻蚀烂者，涂药不过帮扶而已。

麻证表一透无变证，表未透而生变。在严寒盛暑之月，不过一个时辰便走，未透表之麻证须要早回。

（附）足阳明胃脉，循鼻外，上入齿中，挟口环唇，循颊车，上耳前，主上牙根；手阳明大肠脉，上颈贯颊，入下齿中，侠口交人中，主下牙根。牙疳阳明经病，煎剂宜经药为响导，予制勒马饮。

生地黄五钱　石膏三钱　绵茵陈　鲜竹叶　江枳壳　人中黄各六分　黄连　犀角各五分　升麻三分　金汁五匙

此方重用清胃之药，加升麻竹叶茵陈引入阳明之经，人中黄金汁大解胃中热毒。清而不能达经，与不能解毒，均非法之善也。

凡见牙疳，一日龈黑，二日齿动，三日齿落，其来最速，故谓之走马。

牙疳在门牙者唇肿。在坐牙者腮肿。洗去臭秽，吹以敷药，肿消而牙不落者易愈。若牙落而肿不消者不可治也。

又有误服辛燥药而成者，治法稍松。但与清解之剂，如竹叶石膏汤加甘草稽黑豆山栀木通之类。

牙疳单见无兼证者可治。若身发大热，饮食不思者不可治也。

陈氏《幼幼集成》

万氏痘麻

麻疹骨髓赋

麻虽胎毒，多带时行，气候寒暄，非令男女，传染而成。其发也与痘相似，其变也比痘匪轻。愚夫愚妇每视为泛常，若死若生总归于天命。不知毒起于胃，热流于心，始终之变，肾则无证，脏腑之伤，肺则尤甚。闭户问涂，何若出门寻径；扬汤止沸，不如去火抽薪。

初时发热，俨以伤目出泪而不止，鼻流涕而不干，咳嗽太急，烦躁难安，以火照之隐隐皮肤之下，以手抹之亭亭肌肉之间。其形如疥，其色若丹，随出随没，乍隐乍现。根窠若肿兮麻而兼瘰，皮肤加赤兮麻以夹斑。似锦而明兮十有九吉，如煤而暗兮百无一痊。

麻毒最重治法不同，微汗常润热势越而不容，清便自调毒气行而无壅。腠理怫郁兮即当发散，肠胃秘结兮急与疏通。苟忽大而若细恐变吉而为凶。故衄血不必忧，邪从衄解；利血不必止，毒以利松。所喜者身上清凉，可畏者咽中肿痛，渴饮不休法在生津养液，常餐若减调宜清胃和中。

又如出之太迟发表为贵，出之过甚解毒堪宜。母伐天和，常观岁气。寒威凛凛毒气郁而不行，火势炎炎热邪乘之作戾，设施温补勿助其邪，若用寒凉休犯其胃。制其亢但得其平，诛其暴无伤其正。远寒远热阴阳之胜负不齐，责实责虚人禀之强弱或异。

麻疹既出将息尤难，坐卧欲暖饮食宜淡。风寒若袭兮为肿为热，咸酸不禁兮为嗽为喘。异气纵因外感，变象仍究内端。喉肿音哑，毒疠深陷，气促鼻扇，风寒闭关。便多脓血兮仓廪有热，咳多涎沫兮华盖有痰。胸闷烦冤麻未出透，身凉气爽终保无虞。苟不详于临证，何以望其来苏。

陈氏飞霞删润万氏原本

麻疹证治

痘麻皆胎毒所为，毒者火也。痘为少阳相火，阳道常饶，故痘大而掀肿。麻乃少阴君火，阴道常乏，故麻小而碎密。心火旺则肺受之，故治麻当以肺为主，凡咳嗽者火炎于肺也，鼻流清涕者以火铄金而液自流也，目中泪出乃肺热移于肝也，凡手掐眉目鼻面者肺热证也。

春温夏热秋燥冬寒此四时之主气也，冬应寒而反温，阳先暴泄，火令早行，人感其气，至于来春，必生疮疹，未出痘麻者，必感而发，虽曰胎毒，未有不由天行戾气，故一时传染大小相似，但见麻疹之出，宜服天代宣化丸以预解之，可使毒彻不为已甚也。

重订天代宣化丸（即韩飞霞五瘟丹有香附紫苏大黄煎汤为圆辰砂雄黄为衣外贴金箔）

预解时行疫疠、传染相似，并治痘疹毒邪毒火。

生甘草（甲己属土之年为君） 黄芩（乙庚属金之年为君） 黄柏（丙辛属水之年为君） 山栀（丁壬属木之年为君） 黄连（戊癸属火之年为君） 连翘佐 山豆根佐 牛蒡子佐

前五味视年岁之所属者以为君，其余

四味以为臣。为君者分两倍之，为臣者减半之。为佐者如臣又减半。于冬至日修合为末，取腊雪水煮升麻汤打糊为丸，龙眼核大，用飞辰砂为衣，每服一丸，竹叶煎汤下。

麻初发热与伤寒相似，但麻疹则面颊赤，咳嗽，喷嚏，鼻流清涕，目中泪出，呵欠喜睡，或吐泻，或手掐眉目鼻面，宜升麻葛根汤。不可作伤寒，妄用汗下也。汗之则增其热，为衄血，为咳血，为口疮咽痛，为目赤痛，为烦躁，为大小便不通。下之则虚其里，为滑泄，为滞下。经曰：必先岁气毋伐天和，此之谓也。

麻喜清凉，痘喜温暖，此法人皆知之。然麻疹初发亦宜和暖则易出，所以发苗之初，只要发出得尽，则毒便解矣。若痘必苗而秀，秀而实，毒斯解也；然成实之时，若太温热，则反溃烂不收，是痘后亦宜清凉也。故治痘麻无过热，无过寒，温凉得宜，阴阳自和，是为得之。

麻疹只怕不能得出，若出得尽，毒便解矣。凡麻疹发热之时当审时令寒暄以药发之，如时令大寒以桂枝葛根汤发之，大热以升麻葛根汤合人参白虎汤发之，不寒不热荆防败毒散发之，如兼疫疠时行以人参败毒散发之，外以胡荽酒用苎麻蘸酒遍身戛之，务令亟出。若发而不出，反加腹中胀痛气上喘促昏闷谵妄者死证也。

桂枝葛根汤

治严寒时令麻毒难出，以此发之。

柳阳桂　粉干葛　赤芍药　绿升麻
北防风　炙甘草

生姜三片，淡豆豉一钱为引，水煎服。

升麻葛根合人参白虎汤

治炎天暑月，毒为热隔，以此凉解之。

绿升麻　粉干葛　白芍药　炙甘草

净知母　熟石膏　上拣参

白米一撮，水煎服。

荆防败毒散

治天时不寒不热，以此平解之。

上拣参　北柴胡　正川芎　苦桔梗
荆芥穗　白云苓　陈枳壳　信前胡　川羌
活　川独活　北防风　炙甘草。

薄荷五片为引，水煎热服。

人参败毒散

时逢疫疠流行，适值麻疹以此凉解之。

官拣参　川羌活　川独活　信前胡
北柴胡　川芎胡　白云苓　陈枳壳　芽桔
梗　炙甘草

生姜三片，水煎服。

胡荽酒

治麻疹不出以此发之。

胡荽四两，切碎，先以好酒二杯，壶内煎滚，方入胡荽在内，盖定勿煎，勿令泄气，以苎麻蘸酒遍身戛之，使麻易出，真神法也。

发热六七日以后，明是麻证却不见出，此皮肤坚厚腠理闭塞，又或为风寒袭之，会有吐泻乃伏也，急用发表之剂，麻黄汤去杏仁加蝉蜕升麻，外以胡荽酒散麻刮之。如一向未更衣者，毒甚于里，伏而不出，凉膈散加牛蒡子发而解之。再不出者死证也。

麻黄汤

治麻疹六七日应出不出，或风寒闭塞。

净麻黄　熟石膏　净蝉蜕　绿升麻
炙甘草

葱白三寸为引，水煎服。

凉膈散

治麻毒深重，里气不通，而应出不出。

锦大黄　白芒硝　净连翘　黑栀仁
南薄荷　淡竹叶　甘草梢

水煎去渣，加生蜜三匙和服。

麻疹初发热时未见出现，咳嗽百十声不已，上气喘急，面浮目胞肿，时卧时起，此火毒内蒸，肺叶焦举，宜甘桔汤加石膏知母牛蒡子主之。

甘桔汤加石膏知母牛蒡子

治麻疹胃火炎肺金，咳嗽面浮，应出不出。

生甘草　芽桔梗　熟石膏　净知母牛蒡子

生薄荷叶五片为引，水煎服。

麻疹发热自汗或鼻血出不须止之，亦发散之义，故汗者毒从汗散，衄者毒从衄解。但不可太过，如汗太多，人参白虎汤合黄连解毒汤清之，衄太甚，元参地黄汤凉之。

人参白虎合黄连解毒汤

治麻疹自汗太过，恐防卫弱，以此止之。

官拣参　净知母　熟石膏　生甘草正雅连　川黄柏　片黄芩　黑栀仁

白米一撮为引，水煎热服

元参地黄汤

治麻疹衄血太过，恐防伤阴。

润元参　怀生地　粉丹皮　黑栀仁绿升麻　杭白芍　生蒲黄　生甘草　白茅根一握，去心梗

为引水煎热服。

麻疹发热吐泻，纯是热证，不可作寒论。及火邪内迫，毒在上焦则吐，毒在下焦则泻，毒在中焦则吐泻并作。单泻黄芩汤，吐而兼泻黄芩加半夏汤，自利里急后重黄连解毒汤合天水散。

黄芩汤

治麻疹发热自利。

枯黄芩　白芍药　炙甘草

大红枣一枚为引，水煎热服。

黄芩加半夏汤

治麻疹发热自利呕吐。

即前黄芩汤加半夏生姜。

黄连解毒合天水散

治麻疹自利里急后重。

正雅连　川黄柏　枯黄芩　黑栀仁飞滑石　炙甘草

净水浓煎，空心滚热服。

麻痘咽痛本为常候，乃火毒熏蒸而痛也。切勿与喉痹同论，妄用针刺。盖喉痹之证，内作痈肿故宜以针决去恶血。麻痘只是咽干作痛，宜甘桔汤或鼠黏子汤细细咽之自愈。

甘桔汤

治麻疹咽喉疼痛，饮食艰难

生甘草君　芽桔梗臣　牛蒡子使

灯心十茎为引，水煎服。

鼠黏子汤

治证同前，稍重者用此。

鼠黏子即牛蒡子炒　绿升麻　鲜射干生甘草

灯心为引水煎热服

（德按：麻疹咽痛出自肺胃，非少阴少阳喉痹证也。禁用凉遏，吹药尤忌冰片、牛黄。即使烂喉，滴水不能下咽，不得已可用《三因方》玉宵无忧散，《端效方》四神散以治之。）

玉屑无忧散

治缠喉风，咽喉肿痛，语声不出，咽物有碍，或风涎壅滞，口舌生疮，大人酒癥，小儿奶癖，或误吞骨屑，哽塞不下或子舌胀，重舌，木舌，肿胀闭塞，水浆不下。

净硼砂一两五钱，煅　过寒水石五钱　净盆消三钱　飞清黛三钱　苏薄荷叶五钱　蒲黄

末五钱　川黄连二钱　贯众末生晒，二钱　元参二钱　白云苓二钱　滑石二钱，飞　荆芥穗二钱　山豆根二钱　带壳缩砂仁二钱　生甘草二钱

上十五味为细末，每服半钱，干掺舌上，以清水咽下此药，除三尸，祛八邪，辟瘟疫，疗烦渴。

元人施圆端效方。

四神散（大名王国祥传）

川大黄　寒水石　牛蒡子炒，各一两净芒消五钱

上四味为细末，治热病肿毒，一切危恶疫疬。若肿甚，新汲水调涂。咽喉肿塞，水药不下，用生蜜为丸，时时含化咽津妙。

（德按：若治烂喉丹痧可加硼砂飞青黛各五钱尤效。）

麻疹渴喜饮水，纯是火邪，肺焦胃干，心火内亢故也。初发热作渴，升麻葛根汤加天花粉麦门冬。渴甚人参白虎汤合黄连解毒汤。

三方俱见前。

痘疹贵三四次出谓出匀，麻疹贵一齐涌出谓出尽。麻疹只要发出得透便轻减，以火照之遍身如涂朱之状，此将出之兆。出形细密与痘疹密者相似，但麻疹粒粒成疮，非若斑之皮红成片如蚊咬之迹也。

痘麻之色不可同论，太抵痘怕太红，皮嫩易破，必生瘙痒。麻喜通红，麻发于心，红者火之正色。若麻色淡白，心血不足，宜养血化斑汤主之。色太红艳、或微紫、或出太甚，并宜大青汤。黑者死证也。

养血化斑汤

治麻疹色淡白，心血不足。

官拣参　当归身　怀生地　鲜红花净蝉蜕

生姜大枣引，水煎服。

大青汤

治麻疹色太红、或微紫、或出太甚。

鲜大青　润元参　怀山药　熟石膏净知母　川木通　地骨皮　荆芥穗　生甘草

淡竹叶十二片为引，水煎热服。

麻疹出没常以六时为准，假如子后出午时即收，午后出子时即收，乃阳生阴成，阴生阳成，造化自然之数。凡此旋收者轻。若一出连绵三四日不收，乃阳毒太甚，大青汤解之。逡巡不出，乃风寒外束，皮肤闭密，宜荆防败毒散。

二方见前。

麻疹欲出则遍身发热，或烦躁，或头眩，或身拘急，及既出则身即清凉，诸病悉解，此一层麻疹随收矣。如麻既出，热甚不减，此毒壅遏，宜大青汤以解其表；小便涩，大连翘汤以解其里；大便秘凉膈散加牛蒡子。

大青汤（方见前）。

大连翘汤

治麻疹既出，热盛不减，小便短涩。

净连翘　北防风　瞿麦穗　荆芥尾淮木通　车前子　当归尾　北柴胡　净蝉蜕　赤芍药　枯黄芩　飞滑石　黑栀仁紫草茸

灯心十茎为引，水煎热服。

凉膈散

（方见前）加牛蒡子。

凡麻疹只要出得尽，则毒邪解散，正气和平。如怫郁发热，烦闷不宁，如蛇在灰，加蚓在尘之状，或呕吐，或泄泻，此毒邪壅遏尚未出尽，烦热，黄连解毒汤。呕泻，柴胡橘皮汤二者并外用胡荽酒以苎麻蘸酒戞之。（方法见前）待麻出尽，则烦热自除，呕泻自止矣。

黄连解毒汤

治麻疹出后，仍发热烦躁，麻出未尽也。

川雅连　川黄柏　枯黄芩　黑栀仁

净水煎滚热服。

柴胡橘皮汤

治麻疹热邪未尽，麻未出完而兼呕吐泄泻。

官拣参　软柴胡　法半夏　枯黄芩
白云苓　广陈皮

鲜竹茹一团，生姜一片为引，水煎服。

麻疹欲出未出之时，即当早为发散，以解其毒，庶无余患。若不预解使之尽出，以致毒蓄于中，麻后必为壮热，日久枯瘁，或成搐搦，或为痢疾，或咳血喘促，或作疳蠹而死。此虽一时疫疠之染，未有不由人事之未尽。

麻疹收后身有微热，此虚热也，不须施治，待气血和畅，自然清凉。若热太甚，或日久不减，以柴胡麦冬汤清之。如发枯毛竖，肉消骨立，渐渐羸瘦，柴胡四物汤主之。

柴胡麦冬汤

治麻疹收后大热不退，毒未出尽也。

官拣参　软柴胡　北沙参　拣麦冬
润元参　草龙胆　炙甘草

灯心一束为引，水煎热服。

柴胡四物汤

治麻疹收后，发热不退，毛悴色夭。

官拣参　北柴胡　枯黄芩　当归身
正川芎　怀生地　杭白芍　地骨皮　拣麦冬　净知母　淡竹叶

霜桑叶五片为，引水煎服。

麻后热不除，忽作搐搦，不可误为惊风，而用风药。宜导赤散加人参麦冬煎汤送安神丸。（德按：用万氏牛黄清心丸较稳）

小便清者，可治。短少者，不可治。

导赤散

治麻后热不除而作搐。

怀生地　淮木通　麦门冬　生甘草

淡竹叶十片为引，水煎送安神丸。

安神丸

治麻后余热未除，神昏谵妄。

真吐黄五分　真雅连酒炒，三钱　当归身二钱五分　镜辰砂水飞，二钱　黑山栀二钱五分

上为细末，取雄猪心血研和为丸，如绿豆大，朱砂为衣，每服五丸，灯心汤下。

凡麻后牙龈黑烂，肉腐血出，臭息冲人曰走马疳，马鸣散主之。若面颊浮肿，环口青黯，颊漏齿脱，唇崩鼻坏者，死证也。

马鸣散

治麻后牙龈溃烂，臭气冲人。

马鸣蜕即蚕眠蜕皮也，火煅过存性二钱半　人中白即尿鳖垢刮取火煅如盐，五钱　五倍子二钱　白明矾二钱

将矾打成块，装入五倍子内，火煅，以矾枯为度。

共为极细末，以米泔水漱口，然后敷药

麻后泄痢，日久不已，曰休息痢，不可妄用涩剂以图霸功。宜黄芩汤合六一散，煎送香连丸。若呕吐不能食，谓之禁口，更加肠滑不止，或下鲜血，或如烟尘水者，死证也。

黄芩汤合天水散

治麻后患痢日久不愈，仍宜清解，禁口痢可加广陈皮石莲肉。

枯黄芩　杭白芍　飞滑石　粉甘草　生炙并用

大枣为引，水煎熟去滓，送香连丸。

香连丸

治下利赤白里急后重。

真雅连一两，以吴茱萸五钱同炒去茱萸不用

南木香五钱，锉细末

共为细末，醋打神曲糊丸，如芥子大，每服一钱。

麻疹收后微咳，此肺气未平，不须调治。若咳转甚，喘气上逆，发则连不已，此肺中伏火，宜人参清膈散主之。若身热门冬清肺汤主之。若咳久不止，面浮目胞肿，胸高而喘息则耸肩，血自口鼻中出，面色或青，或赤，鼻扇昏闷，摇头摆手者，死证也。

人参清膈散

治麻后咳嗽日久，连绵不已。

官拣参　北柴胡　当归身　杭白芍净知母　鲜桑叶　漂白术　白云芩　炙黄芪　地骨皮　枯黄芩　飞滑石　熟石膏生甘草

生姜一片为引，水煎服

门冬清肺汤

治麻后咳喘不已，身热烦冤。

天门冬　麦门冬　净知母　鲜桑叶怀生地　枯黄芩　地骨皮　信前胡　北沙参　炙甘草

上十味水煎服。

麻后通禁鸡鱼炙煿盐醋之类，须过七七之后方可食之，惟宜食淡，不可纵口，以贻后患也。

曾见痘麻收后动止出入饮食如常，忽然心胸绞痛而死者，究是元气怯弱，疫疠之毒乘之，正不能胜，邪伏于中，外若无病，内已亏损，故一中即死，谓之中恶。良由病后失调，自召其祸。

凡小儿初生未满月者，遍身红点，俗呼奶麻疹是也。此胎中受热，故生下即发现于皮肤，不可作时行麻毒论治，妄用汤剂。盖脏腑娇嫩不能胜药石也，但宜溯源解毒汤与奶母服之。

溯源解毒汤

治乳子出胎后，遍身奶麻疹。

正川芎　大当归　杭白芍　怀生地上拣参　北沙参　陈广皮　生甘草　净连翘　金银花　正川连　淮木通

水煎乳母服之，不可令儿服。

夏氏《幼科铁镜》

麻　证

夏氏禹铸曰：痘出于脏，麻出于腑，麻乃大肠主之，毒气蒸肺，故发咳嗽，先辈书未尝齿及。麻证盖以其轻，而忽之也，却不知表证虽轻，毒侵肺腑，亦多与鬼为邻。予经历甚众，费手居多，因不惜笔力详著于篇，以杜婴儿麻证之患流行。麻证其候烧热，必发咳嗽，声必稍哑，面皮微有肿样，两腮颜色微红，此吉兆也。如出发不快，及不透发，或红点见面，偶挟风邪而隐，或医人不知，误用寒凉，隐而不见，复内作痛。治之神，莫神于天保采薇汤，圣，莫圣于天保采薇汤，只须一服即得发出，或有不尽发透者，再加一服，从未有不效者，真神剂也。如肺脏先虚，又加大肠毒气攻肺，面皮像浇薄的式样，惨白浮浮，光光溜溜，便是肺气已绝，必死之兆，药之无济。

天保采薇汤

羌活　前胡　柴胡　赤芍　川芎　苍术　升麻　葛根　独活　厚朴　枳壳　桔梗　陈皮　半夏　白茯苓　广藿香　生甘草

烦热加黄芩。

朱氏《痘疹定论》

麻 疹

朱氏玉堂曰：凡疹初未见标之时，先必身热，头疼咳嗽，或作吐作泻，或鼻塞，鼻流清涕，喷嚏，眼胞肿，腮赤，烦躁不宁，细看两耳根下，颈项连耳之间，以及背脊之下至腰间，必有三五红点，此乃疹之报标。若无红点之证佐，当以别证论，此屡试屡验者也。如果有红点与前证相同，宜用宣毒发表汤加芫荽作引，以托之出外，不必拘泥。吐泻疹出，而吐泻自止。盖热蒸胃则吐，热冲大肠则泻，此乃疹之常候，不必忧其吐泻之不止也。昔人云疹出六腑，或因有此证而云然也。凡出疹见标之后，形似麻粒，大粒而尖，稀疏磊落，再后成片红色滋润者顺，若神清气爽者更顺。若初出一时涌出不分颗粒，深紫色者险，黑色者逆，不可视为泛常，不可用药失序，不可过用攻表，不可骤用寒凉，调治之法避风忌荤，兼忌秽恶，惟在用药宣发其毒，以尽出之于外。虽红肿之甚，状如漆疮，亦不足虑，以其出之于外，即可免夫内攻，此证若调治得法，用药合宜，百不失一，若调治失宜，则杀人易如反掌，可不慎哉。

初发热时必当发表，见标之后发表而兼清凉，通身上下，通红总成一片，手足之末上下相同，无有空处此为出透，可用清凉解毒之剂，不必兼用发表之药，一解即愈。

又有一种疹，初出眼胞肿，白夹赤色，声哑唇肿掀翻，鼻干，鼻扇气喘，口燥烦渴，腰疼腹胀，人事昏沉，口鼻出血，烦乱狂叫，二便出血，此系毒气郁遏于内名曰闭证，最为难治，用宣毒发表汤内加酒炒黄芩七分，麻黄五分，若能托疹标出外，渐次出现或可望生，若不出现则无救矣。但凡疹证鼻出血者毒重，口出血者毒尤重，二便出血者毒更重，且危矣。初起手足心如火热者毒重，初起脚冷如冰者毒更重。

若初见疹标尚未出透，失于清解，误用芩热之剂以致毒蕴于胃，口鼻出气腥臭，必生牙疳，宜用化毒清表汤加石膏二钱；若已出透速收速散，身热不退，余毒流注大肠里急后重，红白相兼已成痢证，宜用清热导滞汤。

若其人素禀虚弱，当出疹之际过于发散，出透之后过用寒凉，解毒以致虚弱之极，骨瘦神疲，面无红色，且不能多食，食多即吐，急用香砂六君子汤去半夏加麦冬以补之。种种坏证不可不慎。

上海强氏按云：若非脾胃虚弱，少食吐食，而但本原虚损，朝凉暮热，咳嗽痰多，将成骨立者，俗名疹劳，恐补脾碍肺，香砂惟恐不宜。

疹之出也，出三日而始尽。每日出二次，子时出者巳时散，午时出者亥时散，经三日而出，六次出透，稠密无缝，方为吉兆，昔人有云痘喜稀疏，疹宜稠密，虽如漆疮，通红一片，亦不足为虑。

若甫弥月及至半岁一岁之间，时值天气炎热，或出奶疹痧疹风瘾等疹，不在正疹之列，亦不由于胎毒而致，可以母须用药，（德按：可用葱白三寸泡汤服之）其疹自散，此类内因变蒸，外感风热而出，乃皮肤小恙，常见出一次，又出一次及有连出不已者，无关利害，倘要用药微用疏风清热之剂，一服即愈。凡出疹发热三日见标者为顺，迟至五六日不见标者为逆，神气清爽者为顺，昏沉者为逆。病家知禁忌者逆可以变顺，不知禁忌者顺亦变逆，当于出疹之家明言之，防于未然，一体告戒。

出疹家有四大忌

一忌荤腥煎炒

疹初出时以至出净之日，俱忌食荤腥即素菜亦忌煎炒，恐荤腥煎炒能助胃火，昔人云：荤痘素疹。诚哉是言也。

二忌恣食生冷米粥

疹初出时以至出透之日，未免口渴烦躁，想饮冷水不妨少与饮些，以解其烦渴，然不可多饮，若土产荸荠甜秋梨甘蔗汁及柿饼有霜者亦不妨间与食之，虽生吃无妨，切不可与米饮粥汤，及糕饼、糖饧、面食、桂圆、蜜饯之类，食之恐助毒火。倘觉饥饿则用开水煮饭，滞小半盅调匀稀薄，温服少食，淡食为宜。

三忌风寒

当出疹之时必须谨避风寒，若不避忌，风寒外束，疹即收回，要其再出甚为难矣，慎之慎之。

四忌房帏厌秽

人家生儿产女当出疹之时，各宜小心加意，谨慎洁净内外，勿使秽污恶浊气息触犯出疹之人，一或犯之多致不救。

医疹家有三大忌

一忌骤用寒凉

当疹初出之时，虽有身热烦躁，口渴等证，即以宣毒发表汤少加酒炒黄芩三五分以清之，切不可遽投黄连黄柏栀子等大寒之药，恐冰其毒而内伏，疹不得外出矣，后虽设法宣表而疹终不得出，可不畏哉。

二忌误用辛热

疹初出时或有呕吐之证，（德按：王太仆曰内格呕逆，食不得入是有火也。病呕而吐，食入反出是无火也）医家必用苍术二陈平胃丁香砂仁暖胃，或手足稍冷，必用桂枝肉桂温其手足，殊不知作呕吐者火热蒸于胃也，今反以辛温之味攻之，是抱薪而救火也。至于手足稍作冷者，热极似寒之象，俟疹出透而手足自然温和。医不明此反以桂枝可达四肢之末，肉桂可以温经回阳，误之又误，陷人性命可不惧哉。

三忌遽用补涩

疹初出时多有泻而不止者，其毒火亦因泻而减，此殊无妨。倘或泄泻过甚，则用加味四苓散一服立愈，切不可用参术诃蔻补涩之剂以图速止。医家不思肺与大肠为表里，风邪热毒伤肺犯胃，火性急速下行，乃曰吾于清解药中兼用些参术诃蔻，分两又少何碍于事，一服不见立效，且曰分两轻之故耳，于是多加分两再服，而疹忽变证矣，重则腹胀喘满而不可救，轻则变为休息痢，缠绵不已，终归天命。不可慎哉。

若麻疹出净之后，泻黄红色，乃内有伏热，仍宜加味四苓散服之可也，且不可专用补涩。记之慎之。

加味四苓散

猪苓七分　赤苓七分　泽泻八分　木通七分　黄芩五分,酒炒　黄连二分,酒炒　牛蒡子五分,炒香研细　车前子七分,炒

灯心五十寸同煎服。

初发热，欲出未出时，宜用宣毒发表汤（今以半岁男女为式看其年之小大，随证加减）

升麻三分　干葛八分　防风五分　桔梗五分　薄荷三分　前胡六分　连翘六分,去心

枳壳六分，麸炒　荆芥穗五分　牛蒡子六分，炒研　木通六分　生甘草三分，去皮　淡竹叶一钱

同煎服。

天气大热加酒炒黄芩五分，天气严寒加炒麻黄二分或三分。

麻疹已出而红肿太甚宜用化毒清表汤。

前胡六分　干葛七分　知母七分　连翘七分，去心　元参一钱　桔梗六分　黄连三分，酒炒　黄芩五分，酒炒　薄荷三分　栀子五分，炒黑　木通六分　防风三分，不用亦可　牛蒡子七分，炒研　天花粉八分　地骨皮八分　生甘草三分

淡竹叶一钱，灯心五十寸为引，同煎服。

若口渴加麦门冬去心一钱，石膏一钱五分，大便秘涩可加酒炒大黄七分。

疹已出透身热未全退，毒气流注而成痢者，宜用清热导滞汤。

黄连五分，酒炒　黄芩七分，酒炒　白芍七分，酒炒　枳壳五分，麸炒　青皮五分　山楂一钱，去核炒　槟榔五分　厚朴五分，姜汁炒　当归五分　陈皮五分　生甘草三分　连翘八分，去心　牛蒡子八分，炒研　（德按：倪涵初治痢方有木香二分，无连翘牛蒡子）

淡竹叶一钱，灯心五十寸为引，同煎服。

若红多加红花三分酒炒，地榆五分，桃仁去皮尖炒五分，秘涩甚者，里急后重之极加酒炒大黄八分。

以上三方聂氏手定，但其中变化相时看证，或加减一二味药，又或斟酌分两，或稍加减一二分，投之即得应效。

内廷订方总以十三味，为式，只可少决不可多，如满十三味则将淡竹叶煅石膏入于药引之内更觉妥当。予每看疹看其证

候，相其时日，闻气听声，观形察色，然后参之以脉，始用宣毒发表汤表之，继以化毒清表汤清之，总遵此二方加减逐日变化，若麻疹未透则前葛荆防为必用之药，既透则前葛荆防为可去之剂，气喘除升麻不用，便秘蒸大黄必需，疹色干焦生地归尾要用，若还紫黑红花紫草宜加，咳嗽气急清肺饮除肺热，口疮口臭败毒散清胃利咽，成方在此活法由人。麻疹已出透齐，用生犀角磨汁和服大能解毒。

凡疹后咳嗽气粗宜清肺饮。

桑白皮五分，炙　地骨皮五分　麦门冬一钱，去心　柴胡六分　元参八分　桔梗七分　陈皮三分　黄芩七分，酒炒　石膏一钱，煅　天花粉八分　生地黄一钱　木通七分　生甘草三分

灯心淡竹叶为引煎，再磨羚羊角汁和服。

如肺热亟去陈皮加丹皮五分，连翘（去心）六分，牛蒡子（炒研）六分

凡疹后口臭口疮唇烂，兼之咽喉疼痛宜败毒散。

生地黄一钱五分　丹皮七分　柴胡七分　桔梗八分　薄荷五分　连翘八分，去心　牛蒡子八分，炒研　黄柏五分，蜜水炒　天花粉八分　黄芩七分，酒炒　元参八分　赤芍药五分　金银花八分　生甘草三分，去皮

煅石膏一钱，淡竹叶一钱，灯心五十寸为引同煎，再用生犀角磨汁和服，以上清肺饮败毒散二方，予每调出疹，因时设法，想理度情用之，辄有效验，敢以鄙见续于聂氏之后。

张氏《侣山堂类辨》

疹　论（古名疹今名痦）

张氏隐庵曰：痘乃先天之毒，疹属后天之邪。先天之止有水火，后天始备五行。产下发声吮乳肇自后天，是以发声之时，口中有毒即咽下而归于阳明。故痦之毒气发于阳明，上达于肺，出于皮毛，肺主气而外合皮毛。是以痘毒走于血分，而气以化之为顺。痦毒走于气分，而血以和之为顺。若走于血分而见云头紫赤斑者逆也，痦乃气分之毒更速于痘，若停留于胃则烂牙龈，阻滞在肺则为鼻扇喘急，发表疏里清热解毒，事在良医之临证妙用者也。夫气为阳，血为阴，痘乃精血中毒。故应四时之生长收藏，以合地支之数。痦乃气分之毒，是以一日三烹，三而三之，以应阳九之终。痘发于阴，故宜头面稀疏，不喜独见阳位，痦发于阳，故喜大烹头面，不宜惟在心胸。此人之阴阳血气应天地自然之道也。治痦主方。

葛根　荆芥　防风　杏仁　牛蒡子
甘草　桔梗　陈橘皮

上方用泉水煎服。再随四时之气而加减用之。如寒闭者宜麻黄，热闭者宜石膏，食闭者宜枳朴山楂，热甚者加黄芩黄连，毒甚者加白花地丁西河柳，渴者加知母，喘者倍杏仁。盖痘疹有血气之分，而用药亦宜分别。肺主气而心主血，故清痘之热毒宜以连为君，而芩为佐；清痦之热毒，以芩为君而连佐之。又如金银花花开黄白，藤名忍冬，能启阴气而解痘痦之热毒，盖黄走血，而白走气也。若夫白花地丁又专于痦证者也。此用药之大关目，学者引伸

触类微妙无穷。

阎氏《胎产心法》

妊娠麻疹论

阎氏诚斋曰：妊娠出疹当以四物加减，而加条芩艾叶以安胎清热为主，则胎不动而麻疹自出矣。然热毒蒸胎，胎多受伤，但胎虽伤而母实无恙也。盖疹与痘不同，痘宜内实，以痘当从外解，故胎落毒气乘虚而内攻其母亡；疹宜内虚，以疹当从内解，故胎落热毒随胎而下其母存。虽然与其胎去而母存，孰若子母两全之为愈也。且古之徒知清热以安胎，不思疹未出而即以清热为事，则疹难出而内热愈深。是欲保胎反足以伤胎也。宜轻扬表托则疹出而热自清，继以滋阴清解则于疹于胎两不相碍，不安胎而胎自安矣。如疹出不快宜白虎汤合用升麻葛根汤倍加元参牛蒡子治之，胎气上冲急用苎根艾叶煎汤磨槟榔服之，再以四物汤进之，如又腹疼腰酸即知胎有必堕之机，如胎堕即以产法论治矣。

升麻葛根汤

此解表发散之方也，表热壮盛，邪实于表，经曰：轻可去实，故用升麻葛根以疏表，所以然者升麻能解疫毒，升阳于至阴之下，以助发生之气；葛根能解热毒，兼疏营卫，以导起发之机。二味之外又加甘草佐之，以和在表之气，芍药佐之以和在里之营，去其实邪，和其营卫，风寒自解，麻疹自出。

凡妇人方产之后或半月左右适逢出痘疹者，此无胎系累，惟气血尚虚，治宜大补营卫为主。若出多者，则加连翘牛蒡之类，余即照常一例而治，不必多疑反生

他误。

强氏《痘疹宝筏》

麻疹论

云间秦氏曰：麻疹乃时行不正气候，暄热非其时而有其气，传染而成者也。称之为胎毒误矣。《内经》曰：少阴所至为疡疹。夫少阴所至者乃君火有余，热令大行，戊子戊午之岁也。在人则心火主之，心火太过则制己所胜而烧烁肺金，肺主皮毛故色红如锦见于皮肤之间，实心火侮而乘之之色也。经又曰：疹属于脾。故《金镜录》谓毒盛于脾，热留于心。乃知心与脾肺俱受邪而发者。其欲出之时腮红眼赤，壮热憎寒，身体疼痛，呕吐泄泻，咳嗽烦渴，是其候也，其脉阳浮而数，阴实而大，宜服开豁腠理汤，升麻、葛根、荆芥、防风、前胡、羌活、紫苏、牛蒡、蝉蜕、桔梗、枳壳、甘草、陈皮等，使之易出。如头面愈多鲜明匀净，精神爽健，气息和平，此吉兆也。若紫黑干燥晦暗模糊，或未出透，身热烦闷，声哑喘急，隐隐难出，出而复隐，此危急之兆也，速将前方加炒麻黄石膏桴柳之类以发之。如不出透，或喘更甚，此为不治之证也。若大便坚燥不可轻用下药或用猪胆蜜煎法导之，则自来矣。其或微泻者不必治之，正假此以发泄热毒也，若疹后泻痢不止此又热毒下陷之故，当以五苓散去桂加芩连芍药木通之类，毒解热退则泻痢自止，不可用燥湿温补之剂。古人云可汗不可下，可表不可补是也。其疹后壮热气促不止者，此余毒留连未尽也，须用泻热清金之剂，以竹叶石膏汤加芩、连、元参、桔梗、枳壳、牛蒡、花粉、蝉

蜕之类。疹后咳嗽不止者二陈加瓜蒌、枯梗、元参、黄芩、象贝治之，渴则花粉知母，喘则葶苈、苏子、桑白皮、杏仁可也。若疹出过三日后而不没不化者，此内有实热也，加清利之药则自解矣，乃治麻疹之大概也。凡初出之时，大忌米谷生冷荤腥面食风寒暑湿秽浊之气，苟有不慎最为深患，间有犯之而获愈者，此因内禀之气实外感之邪轻耳，不可执此以望侥幸也。

上海强氏健按：麻疹水痘皆时行传染，多肺家之候，必兼咳嗽喘息，须发得透化得清始无后患。大法以风热暑湿为治，药贵轻清不事辛温香燥，忌用发散风药，盖风药胜反动其火耳。

云间秦氏曰：夫痘已出而有稠密细小如麻子者，此夹疹也。《心鉴》云：痘毒之发被风闭塞腠理，热毒激动腑毒，故与痘并出，此亦无妨于痘也，盖疹出于六腑，痘出五脏，脏属于阴乃为积受之地其毒深，腑属于阳而为传道之所其毒浅。故痘之始终每于二旬为限，而疹之消散一晬而已，可不从其急而先治之乎，经曰：急者先治，治宜先散其疹，而后治其痘。疹不散则痘不起。若疹散痘起绽凸匀调红润其势吉。若疹散而痘稠密平塌灰白紫滞者其势亦险也。故曰痘夹疹者吉凶相半也。又有出痘之时或冒风寒不能自汗发而为疹，亦与外感发疹者同，先散其疹而后痘得起也。

上海强氏健按：疹有赤白二种，赤者属风热，白者属暑湿，无论四时皆因外感而发，麻出夹疹亦从时气所感，发热之初必先见呕恶咳嗽喷嚏，而皮肤隐隐如麻根散而有头粒者为疹。须先托透清解以化之，则痘易起不比斑之甚也。若壮热昏沉色赤而即发烦闷者，痘色虽善时气，毒深亦有凶候，未可信为夹疹之痘多吉也。前辈拘

泥于痘属脏疹属腑，又云疹系先天之阳毒，又云斑属三焦无根之火，疹属心火诸说皆似是而实非也，又谓为脾胃游火，是与外感时气更相悖矣。究其实在皆外邪所中，传入于胃，热郁成斑，客于肺则结而为疹，俱在经之证，而诸说尽属穿凿之言明矣。《内经》曰：风为阳邪，其伤在表，皮毛者肺之合也，皮毛先受邪气，邪气以从合也，故发疹必兼咳嚏等证；皮毛属表之表，故疹出没无时，喜温暖而恶寒冷，故覆盖宜谨也。因其生长于轻清之地，可一汗而化之，非脏腑之病而拖时日者比，只须升麻葛根汤加牛蒡、杏仁、蝉蜕、木通、甘草、桔梗、前胡、石膏、柽柳托化兼施，疹必退而痘自起。诸家证论各采其精者集之，独论疹一段未当，然不可缺，此但取秦氏所谓发痘时感冒一句斯为大旨，更加详辨以破疑团，使后人不堕迷津而当于用也，然又不可忍煞风寒在表擅投羌、防、荆芥、枳壳、赤芍等药，发散破气，劫夺损血，反致风从火炽，疹不化而痘难起，无浆中变往往因之误事。

云间秦氏曰：夫斑者形似蚤斑有点无头，又有形似云头，色赤成片而肤上浮起无头粒者，乃谓之丹，总乃血之形也。因谓火毒壅遏煎熬阴血，血热相搏与痘相夹而发，急用凉血解毒，轻而小者加以凉解可化。至如紫青黑者乃毒气壅结之甚，面肿唇裂十无一生。予曾间治而获效者，因诸色之斑虽现，而痘自起发，且能安睡进食，多服紫草犀角石膏及一切凉血解毒等方，此亦侥幸中之万一，不宜一概施治，反取谤于人也。

上海强氏健按：斑之由来多因侵染时气，邪毒壅于阳明，热搏其血乘发痘之际。必兼呕吐夹出也，非痘家应有之物，夫痘

为先天正气之毒，斑乃后天时气之邪，感之轻者斑红点小而少，感之重者斑赤紫或蓝黑点大而多。轻者升麻葛根汤加石膏豆豉蝉蜕以托之，兼连翘花粉以化之。重而紫赤者更加犀角黄连大青紫草，若蓝黑则毒盛胃烂即倍用清凉亦无及矣，如止有两三点而痘色润，神气清尚可治疗。前辈未详时气之由特表而出之。盖痘之善恶虽具于先天，然因时气触之而发，故曰时痘。所谓时气者，一时之气递相传染也，一岁之中分四时，四时之内分六节，而六节之气相更变，则有善有恶，乃从寒暑晦明所致。人在气交之中，感其善气则痘虽重而无夹带，感其恶气则痘虽轻而杂斑疹。若痘本恶而又值恶令，则斑毒异色不但现于肢体且先见于唇舌，邪盛正惫不终朝而死矣，此时气之传变每以逐节更张。健常经历灼见最应沿村比户，一时遇此恶气无可措手，须从避之之法庶可免祸。世人未知其故，尽委于先天蕴毒而失察乎。时痘之义将二字分究之各有吉凶之秘存焉。至于夹丹乃本儿平素胎毒或血热风湿相搏趁此兼发，是游行之火聚于皮毛，而无青黑之色与斑较为轻也，前方中加柽柳、芦根、茅根、浮萍、冬梨汁俱可化之，痘自起发矣。敢以告诸来者。

上编曰徵今上

（德按：经曰一阴一阳结，谓之喉痹。一阴心主之脉，一阳三焦之脉，皆循喉咙，气热内结故为喉痹。究属肾水不足，君火相火为病耳。设或素本阴亏劳倦体质，外感风邪，恶寒咽痛，脉不浮大洪数，身无烦热，咳嗽，口不渴，大便结，法当养阴清热。倘若春夏潮热适值天时疫疠，误认痧疹隐伏，疑似烂喉丹痧，辄用麻黄、豆鼓、升、柴、羌、葛、荆防、大力之类升

提发表，火趁风威焰烈莫遏，劫夺津液而变证蜂起矣，所以《医门法律》申明风温不可发汗，湿温不可发汗之条，大凡风热相搏发为风温，热湿交合发为湿温，六淫化火莫疾乎风，治之复发其汗，如此死者医杀之也。）

光绪庚寅闰二月朔日辛丑一介道人谨识

《专治麻疹初编》卷四终

专治麻痧初编　卷五

归安凌　德嘉六辑编　男咏　永言　校字

归安吴炳旸秋陶参阅　孙男　文寿　校字

胞兄凌　奂晓五参阅　绍兴裘庆元吉生刊行

汪氏《医林纂要·麻疹部》

汪氏双池《医林探源》曰：麻疹乃六腑之留毒，发自足阳明胃，胃为六腑之海也。汤氏云：小儿斑疮动于天行时气，热不能解，蕴积于胃，胃主肌肉，故毒气熏发于肌肉状如蚊子所啮，此证与斑不同，斑如锦纹有空缺处，如云头之状，麻则通身无空缺，但以疏密轻重分耳。愚按：麻虽触于时行，究竟本是胎毒，但痘发于脏而归于阳，麻发于腑而归于阴耳。其热自脾胃而浮于心，自心而烁于肺，故每伤肺为甚。其初发热亦似痘及伤寒证，眼包困倦、鼻流清涕、咳嗽减食、烦闷不安、呕吐清水、泻泄黄赤、喘渴气急、目赤腮红，则是麻候，凡热三日而见疹，发透三日而渐没，以九日为恒，有或热或退五六日而后见，斜视之隐隐肌肤间，手磨之磊磊皮肉外，色淡红滋润，头面匀净而多发透，三日以渐而没，此轻证也。若随热即出，或头面皆无，或红紧暗燥，或咽喉肿痛不能食，移热大肠变而成痢或为风寒所遏，疹没太速皆重证也，若黑暗干枯一出即没，鼻扇口张、两目无神、鼻青粪黑、气喘而心窝吸动、麻后牙疳臭烂皆死证也。大抵麻疹发于阳，阳则热盛而阴受伤，故治宜先发表行气以散其热，而后为之滋阴补血。凡动气燥悍之药皆所忌也。

叶氏《幼科要略》

看三关法

滑氏云：小儿三岁已内，看男左女右手虎口三节曰三关。纹色紫热红伤寒，青惊风，白疳病，黄色淡红乃平常小恙，其筋纹宜藏不宜暴露，若见黑色则为危险，再脉纹见下截风关为轻，中截气关为重，上截命关为尤重耳，直透三关为大危。

痧疹　（吴音痧子徽州麻子）　（浙江瘄子）（北音疹丹）

叶天士曰：痧属阳腑经邪，初起必从表治，证见头痛喘急咳嗽气粗呕恶，一日二日即发者轻，三五日者重，阳病七日外，隐伏不透，邪反内攻，喘不止，必腹痛胀秘闷，危矣。治法宜苦辛清热凉膈去硝黄。

方书谓足阳明胃疹如云布密，或大颗如豆，但无根盘。方书谓手太阳肺疹但有点粒，无片片者，用辛散解肌，冬月无汗壮热喘急用麻杏加华盖散三拗汤，夏月无汗用辛凉解肌葛根、前胡、薄荷、防风、香薷、牛蒡、枳壳、桔梗、木通之属。

古人以表邪口渴，即加葛根，以其升

阳明胃津，热甚烦渴，用石膏辛寒解肌，无汗忌用。

凡疮疹辛凉为宜，连翘辛凉，翘出众草，能升能清，最利幼科，能解小儿六经诸热。

春令发疹从风温，夏季从暑风，暑必兼湿，秋令从热烁燥气，冬月从风寒。

疹宜通泄，泄泻为顺，下利五色者亦无妨，惟二便不利者最多凶证，治法大忌止泻。

疹本六气客邪，风寒暑湿必从火化。疹既外发，世人皆云邪透。孰谓出没之际，升必有降，胜必有复。常有疹外发，身热不除致咽哑龈腐、喘急腹胀、下利不食、烦躁昏沉、竟以告毙者，皆属里证不清致变，须分三焦受邪孰多，或兼别病累疹，须细体认。

上焦药用辛凉，中焦药用苦辛寒，下焦药用咸寒。（徐洄溪曰：当用清涤内邪之法）

上焦药：气味宜轻，以肺主气，皮毛属肺之合。外邪宜辛胜，里甚宜苦胜，若不烦渴，病日多邪郁不清，可淡渗以泄气分。

中焦药：疹火在中，为阳明燥化，多气多血，用药气味苦寒为宜，若日多胃津消烁，苦则助燥劫津，甘寒宜用。

下焦药：咸苦为主，若热毒下注成利，不必咸以软坚，但取苦味坚阴燥湿。

古人以疹为经腑之病，忌温燥涩补，所谓痘喜温暖，疹喜清凉也。然常有气弱体虚表散寒凉非法，淹淹酿成损怯，但阴伤为多，救阴必扶持胃汁。气衰者亦有之，急当益气。稚年阳体，纯刚之药忌用。《幼科方书歌括》曰：赤疹遇清凉而消，白疹得温暖而解。此温字即后人酒酿桎木粗草

纸木棉纱之属，虽不可不知，然近年用者多无益。

疹疳湿盛热蒸口舌咽喉疳蚀，若不速治有穿腮破颊咽闭喘促告毙矣，治之宜早，外治另有喘方，（德按：疹疹内陷忌用冰片犀黄）若汤药方法必轻淡能解上病，或清散亦可。

疹痢乃热毒内陷与伤寒协热，邪尽则痢止，同法忌升提，忌补涩，轻则分利宣通，重则苦寒解毒。

附 案

光绪己丑年正月初风木主客同气，余门人陈生锡周，时年十三岁，曾出正疹，瘥后戒口百日始食油荤，又于五月芒种节前，忽觉咽物梗痛、头眩干呕、身体发热如火、咳嗽、烦闷、脉浮滑濡数、舌苔缝中厚白苔，此乃疹后遗邪。用甘草、桔梗、葛根、荆芥、牛蒡子、蝉蜕、连翘、象贝母、枳壳、木通、竹叶、朱灯心、西河柳煎汤冲服玉雪救苦丹两圆，复出疹疹遍身透布，将次回齐。无端阴囊之筋吊而垂胀，溺管涩痛，小溲滴淋，即以柴胡四物汤清肝渗湿，用柴胡、抚芎、条芩、竹叶、朱灯心各五，分鲜生地、归身、赤芍药、连翘、象贝母、夏枯草、天花粉、蒲公英各一钱，甘草、桔梗、木通，各四分一剂，三服而病痛告痊。（嘉六谨记）又治谭姓六岁疠邪云温邪时疠，触自口鼻，秽逆游行三焦，而为麻疹，目赤鼻煤、吐蛔泻蛔、津津汗出而喘渴欲饮。当与辛苦寒，刘河间法世俗不知，金曰发疹，但以荆防蝉壳升提，火得风扬，焰烈莫遏，津劫至变矣。

凉膈去硝黄加石膏牛蒡赤芍。

李氏《烂喉痧论》

吴医汇讲

烂喉痧一证古书不载，起于近时，而并易传染。治之者每谓太阴阳明二经风热之毒，而至烂之由亦不可不详察也。譬之于物以盛火逼之，只见干燥而不知湿热郁蒸，所以致烂耳。此证凡风热者治宜清透，湿热者治宜清渗，痰火凝结者治宜清降。盖邪达则痧透，痧透则烂自止矣。若过用寒凉热必内陷其害可胜言哉。夫证有可治，有不可治。口中作臭者谓之回阳，其色或淡黄或深黄者，此系痰火所致皆可治之证。他如烂至小舌者，鼻塞者，合眼朦胧者，并有元气本虚毒气深伏色白如粉皮样者皆不可治之证也。总之因天地不正之气感而受之，故体有虚实之不同，即证有轻重之各异耳。其余痧证喉证古人言之详矣，既不复赘。

祖氏鸿范《烂喉丹痧治宜论》

夫丹痧一证方书未有详言，余究心是证之所来，不外乎风寒温热时戾之气而已。故解表清热各有所宜。治之得当，愈不移时，治失其宜，祸生反掌，无非宜散宜清之两途也。其证初起凛凛恶寒、身热不甚、并有壮热而仍兼憎寒者，斯时虽咽痛烦渴，先须解表透达为宜，即或宜兼清散，总以散字为重，所谓火郁发之也。苟漫用寒凉则外益闭而内火益焰，咽痛益剧，溃腐日甚矣。不明是理者反云：如此凉药，尚且火势勃然，不察未散之误，犹谓寒之未尽，于是愈凉愈遏以致内陷而毙者有之。或有云：是证专宜表散者，余谓所见亦偏前所

云，寒热之时散为先务，俾汗畅而丹痧透发已无恶寒等证，至此则外闭之风寒已解，内蕴之邪火方张，寒凉泄热是所宜投，热一尽而病自愈矣。若仍执辛散之方，则火得风而愈炽，肿势反增，腐亦滋蔓，必致滴水下咽痛如刀割，间有议用清凉者乃以郁遏诽之，炎热燎原杀人最暴，此偏于散而谤匪清者之为害也。彼言散之宜，此言散之祸，彼言寒之祸，此言寒之宜。要惟于先后次第之间随机应变，斯各中其窾耳。再此证愈后每有四肢酸痛难以伸屈之状，盖由火烁阴伤，络失所养，宜进滋阴，非同痹证，此又管窥之所及，敢以质之高明。

屠氏疏村《论白㾦》

白㾦一证考古方书无专条论及，间有在斑疹门中发明一二，究未能尽其底蕴。今温热证中每多发出，如曲如粟，色白形尖者谓之白㾦。有初病即见者，有见而即愈者，有见而危殆者，有病经日久斑疹已见补泻已施之后仍然发此而愈者。泛称时气所致，殊不知致病之由既异，治疗之法不同，不可不与斑疹详辨而审处之也。盖伤寒传经，热病汗出不彻，邪热转属阳明多气多血之经，或由经入腑受热蒸灼，营伤血热不散而里实表虚，热气乘虚出于肤腠，故稀如纹迹稠如绵纹者为斑，紫黑为胃烂而不治也，时行风热之气侵入肺虚血热之体，失于清透伤及手太阴血分，乘虚出于皮肤如沙如粟而色红璀碎者为麻，或岁当火运复感时厉之毒即咽痛而成丹痧及烂喉痧之类为最剧者也，至于白㾦一证则温热暑邪病中必兼湿为多。盖伏气之发本从内出，然必因外感，及人身素蕴之湿与外触之邪互相蒸发，上甚为热。初病治法

设不用清透渗解则肺为热伤，气从中馁，不能振邪外解，热渐陷于营分，转投清营滋化，势稍缓而肺气亦得藉以自复，所留之湿仍从上焦气分寻隙而出，于是发为白㾦。以肺主气故多发于颈项肩背胸臆之间，白为肺之色，光润为湿之余气，至此而邪始尽泄也，甚有几经补泻之后病仍不解忽然发此而愈者，以其人之气液内复邪自外透故不治亦愈也。（德按：予尝每遇虚羸体质气液告竭之证，亟需滋养而碍难遽投补剂者，即以生地门冬之类用砂甑蒸取其露与服之颇获见效，此之谓以气液之品而补气液之不足也）若其根本已虚无气蒸达多有延为衰脱者，故此证以元气未漓色润晶莹有神者为吉，枯白乏泽空壳稀散者为气竭而凶。总以形色之枯润卜其气液之竭与否也，大抵此证在春末夏初暑湿之令为甚，秋冬则间有之，要不出乎手经受病仍从手经发泄，不比足经之邪可从下解也。夫肺为主气之脏，气旺则邪从外解上泄而病愈，气衰则邪正并竭，虽发必朽白无神而难治。观《内经》暑与湿同推，仲圣痉湿暍合论，益知暑热温邪证中多夹湿邪更无疑矣，一隙微明以俟高贤正之。

德按：有另时疫白喉咙一证，其发有时，其传染甚速，其证最危最险。此病热证多，寒证少，有以色白为寒者，不知此证初发于肺，肺属金其色白，为五脏六腑之华盖处至高之位，毒气自下熏蒸而上肺，病日深故其本色日著，宜解散风毒引热下行，勿令蓄积于肺。若因色白疑为寒证，投以细辛附桂是谓抱薪救火愈炽愈烈，即有知为毒火执意不可轻用升提开散之品，辄以凉膈硝黄下之，不思此证已传至上焦气分，本与中下焦无涉，既系上焦气分受伤，再以硝黄攻伐太过，使中下焦又损，

元气更虚，气阴并伤，病必变凶。此乃瘟疫之变证，杀人最速，时医辨证未明，投以平淡之剂，不求有功但求免过，是谓优容养奸，因循误事。迨延至五六日毒气重矣，元气伤矣，善治者不得不以猛剂救之，然病已垂危，成则无以计功，一日不起，病家不咎优容之过，反怨猛剂非宜，此非误于后而实误于前也。然又有虚劳白喉咙证，证由阴虚火燥痛极而水米难，下渐至腐烂、形容枯槁、面目憔悴，必需补剂，使元气充复，而喉痛自愈。尤拙吾先生曰：急喉痹其声齁鮯者痰在喉响，有如拽锯，甚者音哑，此为肺绝之候。速宜人参膏救之，用竹沥姜汁放开频频服之，如无参膏独参汤亦得。早则十全七八，次则十全三四，迟则十不全一也。设或以若是阴虚白喉误认为时行喉证，差之毫厘失之千里。更有一种白喉，无恶寒发热表证，脉浮沉不一，细而微者，喉内起白粉皮随落随长，的是阴虚寒证非用附桂八味煎汤冷服不愈。即误投消风败毒之药亦无大损。设若以如斯寒证误认为时疫热证终成溃败为害匪轻。近有一种杨梅结毒喉疳，蒂丁腐烂，声音改变，饮食难进，原因欲速求痊，早用点药，或以熏药收遏疮毒，深入骨髓致贻后患，若患此者又当以霉疮方法治之。凡此以上等证皆非因疹而致白喉之证，如果喉痛因疹而起但当宣毒发表透达痧疹外出，则喉痛自除。大忌冰片珠黄即如玉钥匙亦在禁用之例。

陆氏《世补斋医书》

丹痧斑疹辨

陆氏九芝曰：丹痧斑疹四者，丹与痧

类，斑与疹类，痧轻而丹重，疹轻而斑重，丹与斑皆出与肤平而成片，痧与疹皆高出于肤而成点。痧自痧，丹自丹也浑言之则通曰痧，亦疹自疹，斑自斑也，浑言之则通曰疹。而痧之原出于肺，因先有痧邪而始发表热，治痧者当治肺，以升达为主，而稍佐以清凉。疹之原出于胃，因表热不解已成里热而蕴为疹邪，治疹者当治胃以清凉为主而少佐以升达。痧于当主表散时不可早用寒泻，疹于当主苦泄时不可更从辛散。大旨升达主升麻葛根柴之属，清凉主芩栀桑丹之属，惟宗仲景葛根芩连一法出入增减，则于此际之细微层折皆能曲中而无差忒，此治痧疹之要道也。自来治此证者主辛散则禁寒泄，主寒泄则禁辛散，故两失之至，不仅为痧与疹，而为丹为斑则皆里热之甚，惟大剂寒药乃克胜任，非第痧疹之比矣。有是四者脘必闷，四者之齐与不齐以脘闷之解与未解为辨。有是四者热必壮，四者之解与不解以汗出之透与未透为辨。故当正治痧疹时必兼行升清两法，表里交治，务使痧疹与汗并达。惟痧疹当发出之际，病人每闷极不可耐，稍一辗转反侧其点即隐，病邪反从内陷，此正不必有外来之风也，即袖端被角间略有疏忽其汗便缩，一缩之后旋即周身皆干。此时厥有二毙，一则汗方出时毛孔尽开新风易入，一则汗已大出不可再汗。非特痧疹立隐，且津液既泄，热必益炽，后此变端，皆从此起。病家只道未愈，医者亦但说变病，孰知皆汗不如法之故耶。凡病之宜从汗解者无不皆然，而兼痧疹者尤甚。故特于此发之。

附不谢方

痧疹二证升散清凉宜合用之，不可偏

废，甚者须用石膏，切忌犀角。

升麻　葛根　柴胡　黄芩　赤芍　元参　连翘　银花　牛蒡子　山栀子　生甘草　桔梗　或加僵蚕　蝉蜕　西河柳

附　案

岁已丑夏四月，小满节湿土客气，山妻潘氏年四十七，忽患头疼身热咳嗽，恶风，仍然操作，不避风寒，乃致咽痛如割音嗄咯血，耳后项颈两旁掀肿，手臂胸膺遍现白疹，形同沙粒；筋骨酸软，便秘饱闷，口苦不渴，脉濡滞而涩急，用西河柳三钱煎甘桔、牛蒡子、竹叶、芦根汤冲服玉雪救苦丹一颗，顷刻白疹变为红色，周身透达颈肿渐平。惟咽茶扞格，再服玉雪丹一圆，诸恙若失，不觉其痊愈如斯之速也。当山妻患出白疹，喉中早已腐烂，缘向来颊车不利，牙关闭紧不能开齿，饮食惟觉喉嗌痛如刀割，咳出臭恶脓血令人掩鼻，不得张口可看烂喉，亦不吹药，可见喉痛是痧疹之常。但当透发痧疹，大忌错认喉风禁用吹药凉遏，切嘱戒口避风。痧疹出齐则喉痛自愈，如此凶恶重证生死易如反掌，可不惧哉。犹忆同治甲戌尤君剑泉弟妇曾患时疫喉痧，咽喉肿闭，白腐壅塞，项颈拥肿如瓠，滴水不能下咽，汤药入口，仍由鼻孔喷出。予与同乡张君听泉误认喉痹，医不如法，日见沉重，特请上海耆医黄翁菊泉来诊，乃问曰：曾服凉药乎？已经吹药乎？证势危险矣，然幸未喘促尚可挽救，大凡喉痧多因冬不藏阳，伏气内发，风寒外闭致成烂喉，岂可再用凉遏，所以大忌吹药，若用冰片犀黄愈吹愈坏，愈烂愈深。但当宣毒发表透达痧疹外出自然诸恙解化，剑泉弟妇服凉药而遏抑加剧，投表剂而宣透告痊。予于是憬然大悟，谚所谓熟读汤头歌，不如得临证多。而今而后时时勉夫。爰书于此以志从前之过。

光绪辛卯二月花朝赤霆子凌德时年六十又一。

顾氏《丹痧经验阐解》

总　论

顾氏玉峰曰：近年喉痧一证日甚一日，且多殒命者，其故何也。只缘舍本求末，重于咽喉，忽于痧子，早进寒凉遏伏厉邪之故耳。盖天有六气俱能生杀成物，凡疾风暴雨酷暑严寒四时不正之气即为厉气，人若感之便能为害。迩年天道南行，冬不藏阳，每多温暖，及至春令，反有暴寒折伏，皆为非时不正之厉气。感触者蕴酿成病所以其证发必一方，长幼男女相似，互为传染，与厉疫同。禀气旺者虽感重邪其发亦轻，禀质弱者即感微邪其发亦重。夫人肺主一身之气，肺主皮毛，脾主肌肉，肺开窍于喉鼻。鼻气通于天气，受邪之时从口鼻而入于肺脾，发必由肺脾而出于肌表。当厉毒发作之时，热淫之气浮越于肺之经隧，所以必现咽喉肿痛、鼻塞喷嚏、咳嗽胸闷、呕恶、浑身酸痛等形，此非厉邪痧子为本，咽喉咳嗽等形为末乎？今医不究其受病之因，乃执《内经》诸痛属火，红肿为热，急进寒凉，甚至用犀羚石膏金汁黄连等味稍兼辛凉表散以为双解之法。体质强旺者幸藉元气充足或以敌邪致愈，禀之单弱者即变音哑喉腐，气促腹泻、齿鼻流血、舌缩唇焦、肤干无汗、发厥口噤种种险候。医家见之犹曰病重药轻，更以寒凉培进，必致痧毒内陷，燔灼愈腾，喉

闭痰升，命归泉路。要知头面红肿焮赤正痧毒外达之势，当此之时亟进表散开达之剂，寒凉清腻等药一味不可兼杂，使其痧从汗透则其毒自然不留，其毒既泄咽喉岂有不愈，所以先贤诸败毒散中皆用表散亦同此意命名也。余非业医者，因从前子女惨遭其害，爰是潜心医学，研究岁运司天。数年以来稍悟一斑，凡有亲友患此者商治于余，皆以表散开达为主直待痧回肿退，鼻有清涕，遍身作痒蜕皮；方进凉血清解之味，靡不应手速效，近见苏杭此证盛行殒命者不少，予仰体上苍好生之德，敢将一得管见布告四方，并非立异矜能，炫玉求售，惟冀医林高士，药业仁人，鉴余微忱，勿加讪詈，则患者辛甚，余亦幸甚。

论证治

凡形寒壮热，咽喉肿痛，头痛咳嗽，胸闷鼻塞，呕恶，两目汪汪，手足指冷，脉来濡数或现浮数，此即厉邪痧证，需进后方荆芥葛根汤两三剂，俟其畅汗，痧透点至足心，舌有杨梅刺，方进辛凉清解之味，总之痧慎于始，若有一毫胸臆未清，便是痧疹未透，不可早进寒凉，遏伏以致不治。

凡痧疹欲出未出之时，宜早为发散，以解其毒，则无余患。若不预解使之尽出，或早投寒凉遏伏，多致毒蓄于中，或为壮热日久枯悴，或成惊痫，或为泻痢，或为咽喉腐烂咳血喘促，或作浮肿疳蚀而死。此虽一时戾气之染，然未始不由于人事之未尽也。

凡痧疹逡巡不出者，乃风寒外束皮肤闭密也，宜荆防葛根汤主之，外用芫荽酒苎麻蘸酒戞之。（恐露体冒风可不必用）

凡形寒发热面若装朱，痧疹不出肌肤

即现上吐下泻，腹痛如绞，甚至发厥口噤目闭神昏，此乃内挟湿滞痧秽，外感戾毒，暴寒折伏，表里为病，阴阳不通，最属危候。每至朝发夕死，不能过两三日者。若投寒凉清解有如操刃急进，藿香正气散加煨葛根、牛蒡子、蝉衣、焦神曲等味一两剂得畅汗吐泻厥止，痛停，痧得焮赤，扶过三日庶无妨碍。但此证吐泻之后，津液大伤，必然发渴思冷，切勿与吞冷水、所有甘蔗水梨一切寒凉之物，切忌切忌。

凡热邪壅于肺，逆传心胞络，痧疹不得出或已出而复没者，乃风寒所遏而然，若不早治毒必内攻，以致喘急音哑而死，急用升麻葛根汤加荆芥、牛蒡子、蝉衣、桔梗、樱桃核、浮萍草、枇杷叶等煎服，外用芫荽酒苎麻蘸酒戛之，使痧疹复出而喘定，方可无虞，倘体质单弱不能透达，需用透邪煎或柴归饮发之，如进此二汤仍不焮赤者，急进托里举斑汤。

凡痧疹只怕不能出，若出得畅尽，其毒便解，故治痧疹者贵慎于始，发热之时，当察时令寒暄酌而治之，倘时令严寒即桂枝葛根汤或麻黄汤俱可用，勿拘辛温而迟疑，二汤内俱加入牛蒡子蝉衣桔梗发之。如时令炎热以升麻葛根汤加牛蒡子、蝉衣、辰砂益元散发之。如果热势充炽稍加生石膏三四钱亦可。倘时令平和，以荆防葛根汤加浮萍草发之。务使发得透畅，莫使其有丝毫逗留，致生变幻，缠绵不已。

痧疹后勿可任性贪凉，适意喜冷，切忌大荤海鲜油腥甜腻酸辣生硬咸涩食物，以杜后患，慎戒百日，切嘱切嘱。

经 验 方

荆防葛根汤

煨葛根一钱半或一钱　牛蒡子炒研，三钱

炒荆芥一钱半　炒防风一钱半　桔梗一钱　枳壳一钱，面炒　甘草四分　光杏仁三钱，便溏者勿研　象贝母去心研，三钱

加浮萍三钱，荆芥防风不炒亦可。

升麻葛根汤（痧点隐隐不透者用之）

升麻五分　葛根钱半　赤芍钱半　生甘草四分　荆芥钱半　牛蒡子三钱　蝉衣一钱　桔梗一钱　加樱桃核三钱　浮萍草二钱

藿香正气散

藿香　紫苏　制茅术　制川朴　茯苓陈皮　甘草　桔梗　半夏曲　加葛根　牛蒡子　蝉衣　焦神曲

茅术川朴舌苔白腻湿重者可用。

原方有大腹皮白芷当酌用之。

透邪煎

归身　赤芍　荆芥　防风　升麻　干葛根　炙甘草

加牛蒡子　蝉衣

柴归饮（即前方内）

加柴胡

托里举斑汤

归身五分，泻者勿用　赤芍一钱，酒炒　升麻五分，见点后勿用　柴胡五分　加浮萍草三钱

原方有炙甲片一钱，白芷七分，当酌用之。

干葛、牛蒡子、蝉衣、荆芥、象贝母随证可加。

（德按：惟冬令平寒必须麻黄，轻者三分，重则六七分，（炙焦润之）若竹叶、石膏、桑叶、杏仁、西河柳、枇杷叶、芦根、白茅根随时加用可也）

上编曰微今（下）

微今编书后

《内经》言：火郁发之。王安道先生解曰：发者汗之也，升举之也。升举发汗即发散之义也。仲圣太阳篇曰：脉浮者，病

在表，可发汗。脉浮而数者，可发汗。阳明篇曰：脉浮无汗而喘者，发汗则愈。又曰：咽喉干燥者，不可发汗。咽中闭塞，不可发汗。然在近时烂喉痧证竟有以发汗而生，以不发汗而死者。如光绪丁丑三年吴下邗上大疫时行，患喉痧者，老幼传染。医用寒凉死亡相继，曾服麻杏荆防发汗宣透者转危为安。若投黑膏犀角地黄顷刻告毙。可见天行疫疠当推岁气论治，未可拘一定成法。薛一瓢先生曰：凡大疫之年，多有难识之证。医者绝无把握，方药杂投，夭枉不少。要得其总诀，当就三年中司天在泉，推气候之相乖者在何处，再合本年之司天在泉，求之以此用药，虽不中不远矣。《内经》云：必先岁气，毋伐天和。此之谓欤。余辑是编不无挂一漏万，明哲高贤匡予未逮，惠我名言，自当续付枣梨，同垂不朽，后学凌德拜识。

日本多纪桥窗先生著有《麻疹心得》《麻疹辑要方》《麻疹纂类》各一卷，求之多年未得一见，深以为憾，兹特附载卷端，以俟他日访录续编。辛卯夏日蛰庵谨又识。

《专治麻痧初编》卷五终

专治麻疹初编　卷六

归安凌　德嘉六辑编　男咏　永言　校字
归安吴炳旸秋陶参阅　孙男　文寿　校字
胞兄凌　奂晓五参阅　绍兴裘庆元吉生刊行

谢氏《蕙庭良方集腋合璧》

玉雪救苦丹

水安息　廉珠粉　真血珀　鹅管铡乳以上四味各三钱　真西黄　梅片脑　当门子以上三味各三分　苏合油二两　制川朴　寒水石　川黄连水炒，以上三味各一两　白螺蛳壳土墙上自死枯白色者，一钱　软柴胡　淡豆豉　赤茯苓　飞辰砂片　制茅术　前胡　广藿香　大黄豆卷　防风　生白术　荆芥穗　白茯苓皮　秦艽　粗桂枝　生大黄　石膏另研　天花粉　江枳壳　江枳实　麻黄去节　生甘草　苦桔梗　牛蒡子　土贝母去心　赤芍药　光杏仁　小青皮　车前子　连翘壳　六神曲　建神曲　制半夏曲　陈广皮　木通　广木香　尖槟榔以上三十六味净末各，八钱　大腹绒一两六钱，另煎汤用

上方四十九味，除香料细药八味，及大腹绒外，其粗药用阴阳水浸拌一宿，明日晒干共研为极细末，后入细药再同研和匀，乃将麝香西牛黄苏合油水安息外加六神曲四两，大腹绒汤打浆，共捣和加入炼白蜜一斤，糊丸每丸湿重一钱五分，晒干重一钱，再入石灰坛内矿燥，然后用蜡丸封固，择吉日顶礼大悲陀罗尼心法忏一永日，务须供药虔诚敬礼。

此丹照引服之，真有起死回生之功，虽垂危莫救命在呼吸之间者亦能立时奏效，屡试屡验百不失不一，诚千金难得之良方也，虚劳孕妇忌服。

（德按：原方内有大麦仁，疑是大杏仁，因思麻杏甘膏为风温发汗逐邪之主剂。既用麻黄石膏岂可不用杏仁泄肺以利气乎，用敢僭妄而直改之。）

此方专治咽喉一切诸证，及烂喉丹痧、痰涎壅塞、口噤气喘、身尚热而命在顷刻者，急用开水化药一丸，徐徐灌之，立刻回生，再进一丸即愈，或用荷叶三钱煎汤化服亦可。

治小儿闷痘，细叶石菖蒲汁开水冲化服半丸。

治小儿时痧发不出，用西河柳三钱煎汤化服一丸。如未透再进一丸。凡痧痘轻者半丸，重者服一二丸。

治小儿急惊风，身热呕乳，惊悸抽搐，便青用钩藤勾三钱煎数沸去渣量儿大小化服半丸或一丸，分作四次服之立效。

治月内赤子，胎惊不乳，或夜啼呗乳，用药一丸分作四股之一，研极细末安在乳头上，与儿吮乳同下之，立愈。

治风痫痰厥，不省人事，用陈胆星五分开水化服一丸，或冲入生姜汁鲜竹沥服之尤效。

治肝气厥逆，不省人事，用生石决明二两煎汤化服一丸。

治伤寒时行瘟疫，寒热头痛，胸闷体酸，一二候身热不解，神昏谵语，开水化服一丸如身热不尽，再进一丸立有奇效。

治痈疽发背，脑疽疔毒，一切无名肿疡，外用牛膝一两捣汁调药半丸敷之，又用开水或生甘草三钱煎汤化服，大证一丸，轻者半丸，未成即消，已成即溃。

王氏沧洲《古方选注》

痧疹防风解毒汤

防风八分　荆芥八分　薄荷七分　牛蒡子一钱，炒研　石膏一钱　知母八分　连翘一钱　淡竹叶八分　木通八分　枳壳七八　桔梗八分　甘草三分

上水一盅煎八分，不拘时服。

王氏曰：痧疹初发以肺经药主之，风温虽分逐年岁气杂至，要皆轻清之邪或从口鼻，或袭三焦，四时皆有，惟春为甚。聂久吾曰：治痧疹最忌误用辛热，骤用寒凉，治以防风解毒汤防风、荆芥、薄荷、牛蒡，以辛散之。石膏、知母、连翘、淡竹叶、辛寒以清之，木通通气，枳壳疏表，桔梗甘草载引诸药以达肺经。缪仲醇曰：痧疹不宜依证施治，惟当治肺，使痧疹发出，毒邪解化，则了无余蕴矣。

（德按：天时阴雨地居新屋，宜加银花贯众西河柳活芦根；毒盛者加紫雪丹。）

痧疹竹叶石膏汤

竹叶三十片　石膏五钱　西河柳叶五钱　牛蒡子一钱五分，炒研　荆芥穗一钱　蝉蜕一钱　薄荷叶一钱　麦门冬去心，二钱　知母蜜炙，一钱　干葛一钱五分　元参二钱　甘草一钱　冬米一撮

上水一盅八分煎五分，不拘时服。

王氏曰：痧疹热邪壅于肺，逆传心胞络。喘咳烦闷躁乱狂越者，非西河柳不能解。仲醇间尝独用西河柳叶风干为细末，水调服四钱喘躁立定；水浆不入口者，灌之可生。力赞其为神秘之方。又云：慎勿用定喘药，惟应大剂竹叶石膏汤加西河柳两许，另出心裁立一汤方，表里施治盖以客邪犯心肺二经，营卫并伤，非独主于里也。大凡灼热固表无汗而见诸证者，则有竹叶石膏之辛凉解肌发汗，热毒蕴里而见诸证者，则有西河柳之咸温润燥开结和营以解天行时热。至于十味佐使之药，不外乎润肺解肌清营透毒毋容议也。

（德按：若已经表伤气液者，急当救阴生津液为先。）

痧疹麻黄散

麻黄蜜，酒拌炒去节　升麻酒炒　人中黄　牛蒡子炒研　蝉蜕去头足，各等份

上为末，每服三钱，水煎服。

王氏曰：严寒之时，风邪袭肺，玄窍为寒所闭，目微红，泪汪汪，鼻塞喘嗽，咽肿，此痧疹不得出也，治以蜜酒炒麻黄温卫发汗，酒炒升麻入营开泄温风，佐以人中黄清解温热，使以牛蒡蝉蜕祛风出疹。仲醇曰：肺气虚者升麻宜轻，重用必喘，学者宜临证斟酌。

柯氏韵伯《名医方论》

升麻葛根汤

治伤寒瘟疫风热，壮热头痛，肢体痛，疮疹已发未发并宜用之。

升麻　干葛细锉　芍药　甘草锉炙，各等份

上同为粗末，每服四钱，水一盏半煎

至一盏，量大小与之，温服无时。

张氏景岳曰：麻疹之证多属阳明火毒。凡欲解表散邪但表实邪盛者最宜用此，然愚谓以柴胡代升麻用之更妙，若血气稍虚而邪有未解者，惟柴归饮为最妥。

汪氏双池曰：此阳明经药也，麻疹发于阳明故以此方为要药，升麻葛根以达阳气于外，芍药甘草以和脾胃于中，加芫荽生姜以微汗之，使元腑润泽，则热毒不郁也。

柯氏曰：此为阳明初病解表和里之剂。可用以散表热，亦可用以治里虚。一方而两擅其其长也。此方仿仲景葛根汤去姜桂之辛热大枣之甘壅，以升麻代麻黄，便是阳明表剂，而非太阳表剂矣。葛根甘凉可散表实，协升麻以上升，则使清阳达上而浊阴降下，可以托散本经自病之肌热，并可以升提与太阳合病之自利也。芍药收敛脾阴，甘草缓急和里，治里仍用表药者，以表实下利而非里实故也。痘疹自里达表，初起内外皆热故亦宜于凉散耳。若无汗加麻黄，有汗加桂枝，渴热加石膏，咽痛加桔梗，头痛合芎芷，有少阳证加柴芩，火盛加芩连。凡邪在三阳以此出入，无不利也。

（德按：闻人氏伯圉曰：道有经有权，兵有正有奇，病有常有变。病之常者可必，病之变者不可必。古人立升麻汤治小儿疮痘为一定之论，岂固而不通者哉。尝思古人之意，升麻汤一方盖治疮痘之常，不治疮痘之变。常者何也，未有斑点之前均发热者常也，已结痂疕后之均有余热拂郁而肌表未清凉者亦常也，是以升麻汤方状云：治疮疹未发，已发，未发者谓未见斑点之前，已发者谓已作痂疕之后，此升麻汤所以为治疮痘之常者也。若夫斑点既见与夫痂疕未结，其候千变万化，治法在随证参调，曾非定论之可拘。犹如伤寒之变异不一也，当此之际安可执一药以应无穷之变哉。且升麻汤所用之药不过凉肌解表而已，未见斑点之前，已结痂疕之后，则可以凉肌可以解表，古人处方之意如此，曷尝令用之于疮疹正作之时耶。今昧者不能究此，既见斑点尚令儿服饵，致肌寒表弱陷伏而危殆。吁读古人之书而不能探古人之妙，不可以言医矣。）

麻黄杏仁甘草石膏汤

治温热内发，表里俱热，头痛身疼，不恶寒反恶热，无汗而喘，大烦大渴，脉阴阳俱浮者，用此发汗而清火，若脉浮弱、沉紧、沉细、恶寒，自汗出而不渴者，禁用。

麻黄四两　杏仁五十个，炮去双仁去皮尖
甘草二两，炙　石膏八两，碎绵裹

上四味，以水七升，先煮麻黄减一升，去上沫，内诸药，煮取二升，去滓，温服一升。本云黄耳杯。

王氏曰：喘家作桂枝汤加厚朴杏仁治寒喘也，今以麻黄石膏加杏仁治热喘也，麻黄开毛窍，杏仁下里气，而以甘草载石膏辛寒之性，从肺发泄，俾阳气出者出，降者降，分头解散，喘虽忌汗，然此重在急清肺热以存阴，热清喘定汗即不辍，而阳亦不亡矣。观二喘一寒一热，治法仍有营卫分途之义。

柯氏曰：此温病发汗逐邪之主剂也，石膏为清火之重剂，青龙白虎皆赖以建功。然用之不当适足以召祸，故青龙以无汗烦躁得姜桂，以宣卫外之阳也，白虎以有汗烦渴须粳米以存胃中之液也，此但热无寒故不用姜桂喘不在胃而在肺，故不须粳米其意重在存阴，不必虑其亡阳也。故以麻黄汤去桂枝之监制取麻黄之专开，杏仁之降，甘草之和，倍石膏之大寒，除内外之实热，斯溱溱汗出，而内外之烦热喘渴悉除矣。

程氏扶生曰：此治寒深入肺发为喘热也，汗即出矣，而喘是寒邪未尽，若身无大热，则是热壅於肺，故以麻黄散邪，石膏除热，杏仁利肺，于青龙汤内减麻黄，去姜桂，稳为发散除热清肺之剂也，石膏去热清肺故肺热亦可用。

（德按：程氏杏轩云：予治出麻冒风，隐闭喘促，烦躁凶险急证，每用此方获效。）

盖麻出于肺闭，则火毒内攻多致喘闷而殆。此方麻黄发肺邪，杏仁下肺气，甘草缓肺急，石膏清肺热，药简功专，所以效速。杏轩著有《医述》。（已刊行世）

白虎汤

治阳明证汗自出，渴欲饮水，洪大浮滑，不恶寒反恶热。

石膏一斤，碎绵裹　知母六两　甘草二两，炙　粳米六合

上四味，以水一斗，煮米熟，汤成，去滓，温服一升，日三服。

王氏曰：白虎汤治阳明经表里俱热，与调胃承气导阳明腑中热邪，白虎泄阳明经中热邪，石膏泄阳，知母滋阴，粳米缓阳明之阳，甘草缓阳明之阴。因石膏性重知母性滑，恐期其疾趋于下，另设煎法以米熟汤成，俾辛寒重滑之性，得粳米甘草载之于上，逗遛阳明成清化之功，名曰白虎者，虎为兽，以明石膏知母之辛寒，肃清肺金则阳明之热自解，实则泻子之理也。

柯氏曰：阳明邪从热化故不恶寒而反恶热，热蒸外越故热汗自出，热烁胃液故渴欲饮水，邪盛而实故脉洪大，半犹在经

故兼浮而滑也。阳明胃外主肌肉，虽有大热而未成实。然火炎土燥，终非苦寒之味所能治也。经曰：甘先入脾，又曰：以甘泻之，由是知甘寒之品乃泻胃火生津液之上剂也。石膏辛寒，辛能解肌，寒能胜热，味甘入脾，质刚而主降，备中土生金之体，色白通肺，性柔而含脂具金，能生水之用，入以为君。知母气寒主降，苦以泄肺火，辛以润肾燥，故为臣。甘草为中宫舟楫，能土中泻火，寒药得之缓其寒，使沉降之性皆得留连于胃。粳米气味温和禀容平之德，作甘稼穑，为后天养命之资。得此二味为佐阴寒之物，庶无伤胃损脾之虑。煮汤入胃，输脾归肺，水精四布，大烦大渴可除矣。白虎乃西方金神，取以名汤者，秋金得令而炎暑自解也。更加人参以补，承制石膏知母之寒，泻火而土不伤，乃操万全之术者。

德按：白虎本为达热出表，若其脉浮弦而细者不可与也，脉沉细而微者不可与也，凡病虽有壮热而无烦渴，汗不出者，知不在阳明，切勿误与白虎，学者慎毋孟浪。

白虎加人参汤

石膏一斤，碎绵裹　知母六两　甘草二两，炙　粳米六合　人参三两

右五味，以水一斗，煮米熟汤成，去滓，温服一升，日三服。

王氏曰：阳明热病化燥白虎加人参汤何也。石膏辛寒仅能散表热，知母甘苦仅能降里热，甘草粳米仅能载药留于中焦，若胃经热久伤气，气虚不能生津者，必须人参养正回津而后，白虎汤乃能清化除燥。

柯氏曰：更加人参者，以气为水母，邪之所凑，其气必虚。阴虚则无气，此大寒剂中必得人参之力以大补真阴，阴气复

而津液自生也。若壮热之人，元气未伤，津液未竭，不大渴者，只须滋阴以抑阳，不必加参而益气。若元气已亏者，但用纯阴之剂，火去而气无由生，惟加人参则火泻而土不伤，又使金能得气，斯立法之尽善欤。此方重在烦渴，是热已入里，若无汗烦渴而表不解者，则是麻杏甘石证矣。

竹叶石膏汤

竹叶三把　石膏一斤，碎绵裹　麦门冬一升　人参三两　半夏半升，洗　甘草二两，炙　粳米半升

上六味以水一斗，煮取六升，去滓，内粳米煮米熟汤成，去米，温服一升，日三服。

王氏曰：此汤分走手足两经，而不悖于理者，以胃居中焦，分行津液于各脏，补胃泻肺，有补母泻子之义也。竹叶石膏麦冬泻肺之热，人参半夏炙草平胃之逆，复以粳米缓于中，使诸药得成清化之功，是亦白虎越婢麦门冬三汤之变方也。

钱氏天来曰：竹叶性寒而止烦热，石膏入阳明而清胃热，半夏蠲饮而止呕吐，人参补病后之虚，同麦冬而大添胃中之津液，又恐寒凉损胃，故用甘草和之，而又以粳米助其胃气也。

周氏禹载曰：石膏最凉兼竹叶以清热，则胃与小肠之邪俱去矣，半夏豁痰以止呕，麦冬清肺以除烦，则中上二焦之邪俱降矣，惟甘草可生肌肉，粳米可益胃气，正与虚羸少气者相宜也。且伤寒，热病也。即云解后其内蕴之热未必全清，故以甘寒之品清热补虚，此正为热邪未全退之证而设，若用此以治虚羸则不可也。

（德按：徐氏洄溪注曰：此仲景先生治伤寒愈后调养之方也。其法专于滋养肺胃之阴气，以复津液，盖伤寒虽六经传遍而汗吐下三者皆肺胃当之。又《内经》云：人之伤于寒也，则为病热。故滋养肺胃，岐黄以至仲景不易之法也。后之庸医则用温热之药峻补脾肾，而千圣相传之精义消亡尽矣）

程氏云鹏《慈幼筏》

拔疔散

番卤砂　白丁香　蟾酥酒化　轻粉　大蜈蚣　全蝎酒漂　朱砂　雄黄各一钱　金顶砒五分　射香三分　乳香六分

共为细末，取活穿山甲，或甲中油，杵成膏，如麦粒大，针透疔根，插入一粒，候四边裂缝，是疔根摇动，可拔去，若刺针无血，插药干枯，脓汁不变，终无生理。

（德按：如无穿山甲鲜血，拟用炙甲片一钱代之。一方用金顶砒、大蜈蚣、人指甲、水乡陈年久烂阴霉所剩旧木桥梁老杉木节煅为炭各等份研末，薄贴盖之，其疔拔出即愈。）

疔毒在肉如丁著木，必藉此毒烈之性方可拔出，此药当预备以应急用。

许氏橡村曰：疔毒当服解毒之剂，外以银针挑破，口含清水吸去恶血，才可敷药，重者须用拔疔散，解毒之剂如连翘、牛蒡子、银花、甘草、稽黑豆之类必加蒲公英、白菊花根二味，蒲公英化肌肉之毒，野白菊花治疔毒之圣药也。

上编曰：方论。

喻氏《解后须知》

喻氏嘉言曰：盖凡人当感后身中之元气已虚，身中之邪热未净，于此而补虚则热不可除，于此而清热则虚不能任，即一

半补虚，一半清热，终属模糊不得要领。然舍补虚清热，外更无别法。当细辨之。补虚有二法一补脾，一补胃。如疟痢后脾气衰弱饮食不能运化，宜补其脾。如伤寒后胃中津液久耗，新者未生，宜补其胃。二者有霄壤之殊也。清热亦有二法：初病时热为实热，宜用苦寒药清之，大病后之热为虚热宜用甘寒药清之。二者亦霄壤之殊也。人身天真之气全在胃口，津液不足即是虚，生津液即是补虚，故以生津之药合甘寒清热之药而治感后之虚热，如麦门冬、生地黄、牡丹皮、人参、梨汁、竹沥之属，皆为合法。河间每用天水散以清虚热，正取滑石甘草一甘一寒之义也。设误投参芪苓术补脾之药为补，宁不并邪热而补之乎。至于饮食之补，但取其气不取其味，如五谷之气以养之，五菜之气以充之，每食之间便觉津津汗透，将身中蕴蓄之邪热以渐运出于毛孔何其快哉。人皆不知此理，急于用肥甘之味以补之，不思油腻阻滞经络，邪热不能外出，久久充养完固，愈无出期矣。前哲有鉴于斯，宁食淡茹蔬使体暂虚，而邪易出乃为贵耳。

（德按：《内经》曰：饮食自倍，肠胃乃伤。《物理论》云：谷气胜元气，其人肥而不寿。养生之术，常令谷气少，则病不生。谷气且然，况五味餍饫为五内之害乎。）

龙集庚寅十二月望十六日辛亥写成。

《专治麻疹初编》卷六终

评注产科心法

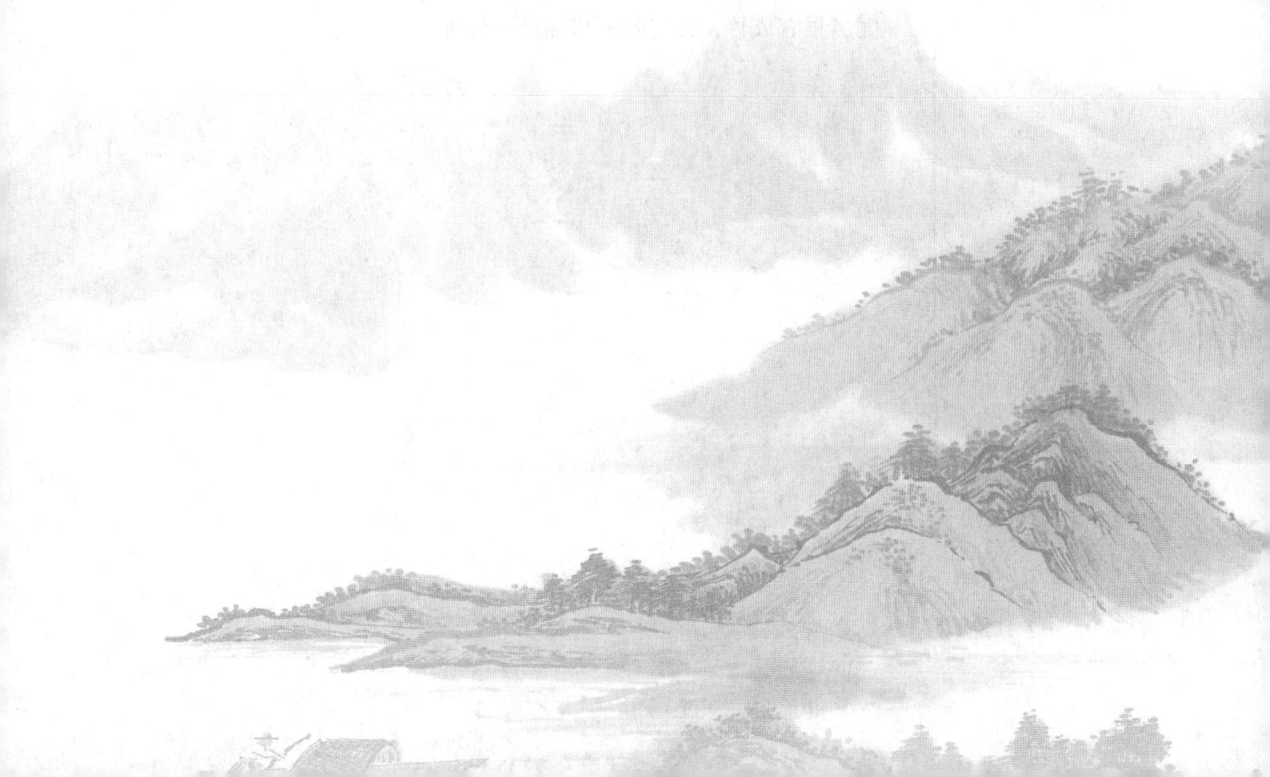

内容提要

　　《评注产科心法》二卷，前清休宁汪朴斋先生著。上卷分种子门，胎前产后门。下卷分临产门，产后门。其书素为慈善家印送，以致爱阅者反少购处。社友徐伯英君鉴其证论方药简而赅，约而括，为吾医必备之书，特加评注寄社付刊，以广流传。盖胎产为最危最急之证，家庭之间平时不先涉猎，略备常识，临危必手足无措。至吾医家，尤当早有成竹，方得临证裕如救人急难。

小 引

　　庚申岁，友人携慈善家印送《产科心法》见赠。其书于胎前产后证治靡不备具，且简而赅，约而括，诚临证之导师，治疗之绳墨。浏览已，久思以公诸于世，乃倩越友三三医报社主任裘吉生先生刊印流通，饷我同人，未必无小补云尔。

　　　　　　　　　　　　　　　　民国十二年夏六月邗江漱石生徐召南伯英识于拯黎

续印《产科心法》之缘起

　　清光绪己丑孟冬，拙荆产后五日，面赤气喘，医者目为外邪，用麻杏甘膏、大青龙汤治之。服后大汗数日，竟成不治。阅二年辛卯，偶在亲戚家获睹《种子产科心法》一书。其于胎前产后按症立方，颇为简要，且悉麻黄为产后禁忌之药，因借录之。自后家内凡遇胎产见症，照方服药，无不获效如神，诚胎产之金针，医家之宝筏也。近缘刻本罕见，借阅抄本者日多，硕果仅存，殊堪为虑。用是付印以利己而利人，其庶几汪朴斋先生一片救世婆心，得以垂诸久远云。

民国七年三月鹤城成荣泽谨识

李　序

　　汪朴斋先生《产科心法》一书，向只有钞本，予与弟侄捐资刻之以公诸世。自胎前临产以及产后一切调治之法，无不曲折精到，犁然毕具。而开卷一门，则为种子方法。夫有万物然后有男女，有男女然后有夫妇，有夫妇然后有父子。生育一事，乃天地自然之理，而必求种子方法，不几涉于人为乎？不知此盖为艰于子嗣者言也。顾艰于子嗣者，或因祖宗德泽衰微，或因夫妇命宫克制，或因本身体薄精虚，虽理数难知，大率不离乎此三者近是。是则求种子者，道有存乎其先者矣。其一宜积德。古来劝善之书甚夥，予独爱汉昭烈帝"勿以小善而不为，勿以恶小而为之"二语。夫小善必为，则大者可知矣。然善之大者，必有大经济、大力量，而尤必有大机缘，遇者盖少。至于小善，则人生一日之间，自朝至暮，一出一入，一言一动，罔不有善之可积。所谓德，无论阴不阴，只遇着善端，便勿错过是也。善必自伦纪之地积起，乃为有本。推而至于济人，又推而至于利物。积者，积也。日积月累，以小成大，而善量于是乎充矣。为善必先去恶。恶之大者，人皆知其伤天理、损阴隲，固不为也。至于小者，人每忽之。不知恶无论大小，一念之微，一事之细，苟有伤天地之和，即宜戒之慎之。大要总在去刻薄，从忠厚，务使方寸之内慈爱恻怛，无非一团生生之机，行之久久，自可扶祖宗之德泽，挽命宫之克制，而承先启后之道在是矣。其一在节欲。夫外遇之邪淫，正人所不为，至妻妾之间，亦宜有节。节者，制也。不知节，而以有限之精神，供不已之淫欲。譬如激川之流而水必涸，荡家之产而用必穷。延嗣经云：元精耗竭，欲炽神疲，若此类者，欲求其种子，焉可得乎？惟能节欲，则精神充足，志气清明，生子必然康强寿考，聪明端秀。语云：寡欲者多男，贪淫者无后，是欲之不可不节也明矣。予观朴斋先生是书，于种子一门特揭明云，其法先宜积德存阴隲，可见积德为种子之本。至精薄体虚之人，则有五子种玉丹一方，以补填精髓。然与其精既竭而藉药饵以补填之，何如节之而使不竭之为得乎？即或禀受怯弱，本质虚羸，然惟能节欲，而后药力之滋补乃有效耳。予故因刻是书，而复为申论之如右。或有谓予曰：子之论是矣，而尚未得嗣何也？予曰：古人所谓行年五十，而知四十九年之非者是也。

嘉庆九年岁在甲子季秋上浣二日石门李超恒识

原　序

　　盖医之一道，为司命之司，原非容易，但能存心济人，博考群书，临证体察，以人性命为重，虽未能有圣贤之学，而虚实寒热、表里阴阳辨释明白，用药得当，自不致于误人。而产科一症，尤宜谨慎守法。略一错误，则胎不保，甚至产母亦伤，能无怨乎？至于产后，总属气血空虚，丹溪先生云：虽有他症，以末治之。此诚千古格言，自当遵前贤制方选用，断不可以杜撰误人。如无忧散、佛手散、生化汤之类，千古不磨，毋庸苟且。每见今人，医产全不合法，一味杜撰好奇，名为生化，实非生化之意。设遇体厚者，侥幸得愈。体薄者，祸必立至。至于产后汗出，须防元阳外越；泄泻，即防中气下脱；喘急，更防恶露上逆。此皆产后极忌之处。而产后发热，常有之也。缘下元空虚，阴虚生内热，只须四物汤加童便，热即退也。间有瘀血不行者，有经风者，有停滞者，有蒸乳者，各审其因而药之。风感者用归芎，补血之中加黑荆芥一味足矣。盖产时体虚，百节开张，腠理不固，易入易出，若表其汗，则元阳外越，未有不死者也。其停滞者，只于理脾之药加谷芽、陈皮可矣。盖脾虚则不运化，宜用阳药以助脾温胃，即运化矣。须知产后有邪，总宜补中兼消，未有消而不补之理。有等初学无传之辈，放胆竟用柴、芩、羌、防、山楂、神曲之剂，以治伤寒之病，忘却产后之身，至轻者变重，重者即死，误人不浅，真可畏怕也。况中风证乃血虚者多，《内经》谓治风先治血，血行风自灭。张景岳先生师其意，发有非风之论，此皆医平人而言，尚谨慎如此，而况产后肝血空虚，虚生内风，更可知矣。夫天地有好生之德，吾侪宁不慎重于斯，而以人性命为儿戏哉？予每见而怜焉。因《产科心法》纂选成书，此吾数十年来用之效验，悟于心而应于手，且简而不繁。俾产家观之为准绳，则性命得以安痊。医家一有准绳，则举手无错误矣。噫！圆通之士，始可与言斯道耶。

乾隆四十五年岁次庚子仲春月休宁朴斋汪喆纂并序

蔡　序

天地之大德曰生，而胎产一事，则天地以其生生之德寄之于人，于以繁生齿而广絪缊之化者也。顾其间或多难产，以致莫救。是生也而杀之，岂天地生生本意哉？亦由调摄、医治、人事失其宜耳矣。新安汪朴斋先生，以岐黄名家，凡经诊治者虽垂毙亦多能救之。大江南北，推为卢扁。复出所著《产科心法》一书，别为四：曰种子，曰胎前，曰临产，曰产后。条分缕析，提要钩元。其中依证附方，率皆中正和平，削去峻猛之品。观其自序云，云盖竭数十年研究之力用之取效，悟于心而应于手者，非剽取方书掇拾成说者可比。信乎，救世之婆心，而产科家之宝筏也。予友周君苇庭得是书于山左，携至京师朋好转相抄录，邮寄梓里。甲子孟夏李君固莽见而喜之，谓其精要详明，可补《产科机要》《救产全书》《达生篇》诸书所未备，是宜公之于世，爰率其本宗弟侄捐资付之剞劂氏。予惟是书成于乾隆庚子岁，顾止有抄本，流传未广，历今二十有五年，始得诸君子刊而行之，而朴斋先生救世之婆心，乃以广布于天下。从此家有其书，举所谓调摄医治之方，灿然具在上者，融会而贯通之，固可以窥产科之精蕴。次者按症取方，墨守其说而用之，亦不致入于歧误，将见子有螽斯之庆，母无拆副之灾，而天地生生之心，因以快然无憾焉。然则作者刊者，厥功均伟矣哉。

嘉庆甲子仲秋月上浣二日石门蔡德淳序并书告

目　　录

评注产科心法　上集

休宁汪喆朴斋纂

邗江徐召南伯英评阅

绍兴裘庆元吉生校刊

种子门

种子方法

圣书云：不孝有三，无后为大。盖为人子者，以宗祧为大事。大凡年轻之人，精力强壮，原不难于生子。独恐其不安静，常多随受随落。至于男女体薄，而艰于子嗣者，延至四十之外，尚未得子，宁不心慌？其五六旬者，更不待言也。如欲得子，试听吾言，依法行事，生男生女，其权原在自手，颇有应验，岂可视为戏谈，而至自误无后耶。

其法先宜积德存阴隲，再自量男人本体如何。大凡难得子者，病有四件。其一气不足。临事必不能远射，不射则精不入子宫，精不入子宫，孕从何来？且气旺则能生精，气虚则精必少。其二精薄。血虚则精必薄，薄而不凝结，何能成孕？其三不恋场。设遇房事，未及入门，精已泄，或既入门，未战数合即出矣。子宫尚未启门迎接，女兴方起，男兴已尽，将何物以结胎？其四精寒。精既寒冷，投入必不凝结。盖阴阳交合，必阳精热，阴户暖，二人相火并旺，性志合于一处，一交一受，自能成胎。如春暖则万物发生，冬冷则万物消

索，此天地阴阳自然之理也。人有前四者之病，故艰于子嗣矣。然四者之病，吾惟一方加减，自可尽其妙用，不比他书多方繁衍。久服吾药，病自去而子必得也。又如女人惟以经期月准，无不受孕，只恐体薄血不旺，乃可娶妾以生，为老阳得配少阴之象。或者服药却其病，病去经调，纵不叶吉，吾亦以一方加减而尽其妙。天下娶妇不生子者，皆男人之体不足，非妇人之罪也。男女既无病矣，何不即生，自是不知种法。今总发于后，请细玩之，定当生多子。

种子歌

三十时辰两日半，二十八九君须算，落红满地是佳期，金水过时空霍乱。空霍乱兮枉施工，树头树底觅残红，要知落花先结果，何愁桂子不成丛。此诗古书皆有，但未详解，予特为之发明。盖三十时辰本是两日半，但从经行之时记之，在三十个时辰之外，即可端正行事。三十时辰之内，切勿乱动，动则妇人作病，故白二十八九君须算。言尚未过三十时辰，不宜行房事耳。落红满地是佳期，言已过三十之外，不必待其红尽，即当种子矣。则四十时亦可。人每待其红尽而后交合，则子宫已闭，或未闭而受孕者，定是女胎。故下文明言

曰，金水过时空霍乱，空霍乱兮枉施工，树头树底觅残红。此发明必带残红未尽时，精入尚有残红，包裹而成孕，红尽则子宫空虚，多难停流。只惟年壮血旺妇女，或者新血立至，然必是女胎，何也？予曰：此即血冲精，精被冲开，血反入内，合成离卦之象也。人之成胎，不过精血二物，一刻间而凝结。交至极乐之候，精泄之时，已成胎、未成胎，男女自有知觉之妙，俱在心神精气共到之候。若耳听别处，则不成胎矣。何也？以其心神不到之故也。诗之后联云，要知落花先结子，何愁桂子不成丛，亦言不必待尽之意。试看荷花、凤仙、石榴，一切结果之花，花瓣未尽落而中心先已结子矣。然其诀仍宜于半夜后交子时，阳分种子定是男儿。且夫妇睡至半夜，均得温暖，气血和匀。斯时交合，隐得麟儿。若再过妇人行经，在月半前更妙。予常以种法传人，多得子矣。应验如神。

予得子甚迟，因遍搜经书，穷究其理。医多济人，贫者助以药资，买物放生，掩埋暴露骸骨。虽未能为阴功，或者亦可小补，因而依法连生三子，此皆天之所佑，然亦事在人为，莫谓五十无儿，以置之度外。至于胎前产后，均性命之相关，每遇诊视之时，无不潜心细察，所有悟得之秘，惟愿同人共知。将见无子者，有子产难者，不难，则吾一片婆心，概有补于世矣。

男服补天五子种玉丹

男人之精，即血化补。天者乾也，乾为天天一生水，补血添精之义。体不足而有四者之病，可统治之。加减于后，药无间断。

大原生地八两，清水洗刷净，入瓦罐中水煮一昼夜，再蒸晒九次，焙干　山萸肉四两，酒拌炒　怀山药四两，乳拌蒸晒　丹皮三两，酒炒　块云苓三两，乳拌蒸晒　泽泻三两，盐水炒　当归身四两，酒炒　怀牛膝二两，炒　杜仲二两，盐水炒　川续断二两，盐水炒　枸杞子四两，酒拌蒸炒　五味子二两，炒　女贞子三两，盐水蒸炒　车前子二两，炒　覆盆子三两，盐水洗晒炒　紫河车一具，外用，甘草煎水浸洗净，挑去血筋，煮烂打，或焙干，炒磨

以上共为末，炼蜜为丸。每晨淡盐汤服四五钱，久服自能生精益肾。如有别故，照后加入，自必得子。

一如气不足精不射者，加蜜炙黄芪十两，熬膏（如有力之家，加人参一两更妙）。

一如精薄或精少，加大米鱼肚四两，用蛤粉炒，鹿角胶二三两，蛤粉炒，猪脊筋十条（取出汁来，拌入茯苓内，蒸晒焙干）。

一临事易泄者，加鹿角霜三两，生研和入，钗石斛三两，炒，人参一两，焙，麦冬二两，炒。

一如体热，加地骨皮二两，莲须二两，牡蛎粉二两，金樱子熬膏代蜜。

一如精冷体寒之人，加桂肉一两，去皮研入，巴戟天二两，炒，鹿角胶四两，蛤粉炒，破故纸四两，盐水炒，或加用鹿茸一对制。

一劳心之人，心血耗散，常至临事不举，此心亏血少，非肾火亏也。本方加桂圆肉四两，蒸，枣仁四两，炒，茯神四两，炒，人参、当归、柏子仁、益智仁等一派补心之药，均可加入。自然君火生旺，君火一动，相火必随之，未有心不动而肾举事者也。世人每谓相火不旺而阳痿，服附子、鹿茸、海狗肾、硫黄、鹿鞭，一派大热之药，甚有靠此热药以纵欲，不知热性猛烈，反消耗其精血，即太极之谓阳生阴死，火旺水枯，日后必生异毒，血海易于枯槁，莫可制也。富贵之人，往往如此，慎之

慎之。

女服益母胜金丹

妇人以调经为主，其外肝经之病最多。肝气郁结，每多胃脘痛肋胀，甚至癥瘕腹痛则经为之阻，或受孕而易于小产。另有女科方法，和肝养血为先。他症一去，再服此丸，待经络调畅，即可受胎。或用此丸，照后加减，亦多效验。

大生地四两，水煮半熟，加酒一大碗再煮，收干，蒸晒打入　当归四两，酒拌，晒干，炒　白芍药三两，酒炒　怀牛膝二两，炒　川芎一两五钱，酒炒　茺蔚子三两，炒　杜仲三两，盐水炒　白术四两，土炒丹参四两，酒炒　香附米四两，醋、酒、姜汁、盐水各拌一两，饭上蒸，再晒干炒

以上共为末和匀，另用益母草八两，水熬成膏一碗，加炼蜜为丸，桐子大。每晨开水吞四五钱，空心服，或两料合一料，以便接济。如有他故，照后加减。

一如素有腹胀，妨碍饮食，或以生地易熟地，或以制首乌易去熟地。

一经未及期而行，或色紫血热也。加丹皮、生地、条芩。

一经过期而后行，或色淡血寒也。加肉桂、紫石英。

一临期腹痛，名曰痛经，乃血中之气滞不调。加延胡索、广陈皮。

一或肝气不和，或多怒，加广木香、白豆蔻。

一脾胃不足，体本虚弱，加人参、茯苓、山药，血去多亦然。

一素来多白带者，加白扁豆、苡仁米、阿胶，加人参、茯苓亦可。然带有五色，宜细辨之。大概只知为白带，而白中略有青色，即为青带，宜加木香，或少加柴胡。略有黄色，则加茯苓、陈皮、姜、枣。略有淡红色，则为赤带，方中加赤苓、丹皮、生地，略有黑色，加车前子、胡芦巴以温肾。

此皆发于五脏，所以随各脏之色，而总归于带脉而出，是以谓之带。有从湿热而化，有从寒湿而化。大抵体实者带少，虽云妇人十个九带，究竟有一脏之不足，或思伤脾，怒伤肝，欲伤肾，或气郁则湿热生，而清浊相混，以致带脉不清，任脉不畅，故带下也。若白物下多，亦令人成劳成损，不可不早治，补益脾肾之气血。又有一种白淫，与男人之白浊同，乃出白骨髓，令人面黄无力，骨软少神，皆房欲劳伤，妄想梦交，而得心旌摇动而来多者，名曰淋。轻则六味地黄汤可治，重者阵阵如水之来，必用人参黑归脾汤加牡蛎粉、金樱子兜涩之药治之，不然必经水断而成损症也。有腹中硬块，有时疼痛，此瘕气也，宜调肝为主。又有阴疝，宜加川楝子、荔枝核。

济坤大造丸

此朱丹溪先生之方，治气血本弱，不能摄元成孕，或频坠胎，及生子不寿。成孕后，虚热自汗，食少带多，并宜服之。益气血，补子宫，种子神方，或服前方，使经期已调，随服此方一料。

紫河车一具，制如前　人参一两，切片焙干，研细和入　天冬去心　麦冬去心　当归　怀牛膝　山药各一两　熟地四两　杜仲姜汁同盐炒　黄柏　五味子各五钱

如虚弱多汗，加黄芪二两，蜜炙，地骨皮，知母，各一两。

如脾胃虚，常大便溏泻，加白术二两，莲子二两，俱炒。

如少睡惊悸者，血少也。加炒枣仁、桂元肉各二两。

胎 前 门

胎产医法总论

是书为胎产家便览。既为胎产，必先种子，而后有孕，乃始用安胎。胎前保得十月满足，方用临产。产后诸样病情，治法用药，以保母子两全，斯作者之心事毕矣。然胎产之书，前哲注刻均行于世。而书多者太繁衍，简者缺略未备，又有托名翻刻，致失真原，久后流传，以讹传误，难保无危。如薛立斋之良方善矣，而产后发痉一症用小续命汤，此方为中风而用，其中麻黄、防风、黄芩之类，何堪与产后之人服耶？虽自陈明后续云，前方与服不已，则转用十全大补。予恐前药过喉，虽有十全，已无补于事矣。再丹溪《胎产秘书》一本，乃周衡山刻行，善事也。集中云已失作者姓氏，可知借丹溪之名。方中用生化汤，凡一切孕妇，月月可服，此言大误苍生。盖生化汤为产后去瘀生新之意，其中黑姜、桃仁，岂可施于怀孕妇人？安得不胎热血行，立见其小产者乎？再以当归、川芎，用少则养血，用多则行血，故产后为必用之药，于理甚明。故吾知非二公之作，真伪可辨矣。外《达生篇》，临产备用善本，为产家之必要。惜乎胎前产后，俱未备载，得一缺二。今吾书于《达生》并胎产前后方药齐备，将峻险之药削除，取乎稳当，不致误事，用治胎产，无余蕴矣。然病有变化莫测，而运用之妙，存乎其人临症消息增减可矣。

诊孕脉心法

经曰：阴搏阳别，是为孕脉。又曰：手少阴脉动甚者，孕也。或谓流利雀啄之脉，孕数月之象也。予每诊之，亦有不然。惟见两关滑而流利，知是孕也。或问：何以现在两关？予曰：两关者，肝脾之部位。盖肝藏血，脾统血，血不流行于经，乃凝成而为孕，所以现于两关，滑而和匀，最为有准。此前人所未发之秘旨。或问：闭经之脉，亦于关乎？予曰：经闭之脉必涩滞，亦不定于两关。叶孕之脉必滑利，是一定在两关。初孕之时，常见两尺沉伏之状，此予数十年来悟得之秘，今著之于书，以为准绳。再以其人病，脉不病并与前贤论参考，则庶几临诊无错矣。

诊脉定男女心法

古人谓左寸为阳，脉浮大者为男。右寸为阴，脉沉实者为女。两寸皆大，主双男。两寸实，主双女。予常诊大而旺者多女，沉静而两手和匀，定生男儿。其两手脉，偏于左大者男，旺于右手者女，此又易于辨也。然又有其人平素之脉，本属六阳六阴，又不可以大小辨也。只在细察其情。左尺实者是男，右尺实者是女也。其双胎之脉，大抵两手均大而旺，又何独在寸脉一部而然？要知前人只以论理而不能尽形于笔端。诊者当于心领神会，体察其人之厚薄，血气之旺衰，斯得之矣。又有血旺之人未及月而孕脉现。血不足之人，二月尚未见孕脉，此亦本体之厚薄耳。

验胎之法

妇人经期不来已过四五十日，或偶见红而少，或脉不应指，疑似之间，以此验之。用川芎为细末，煎艾水调，空心服二钱。腹内觉微动则是孕，不动者非也。或以外象参看，如见食，不喜食或恶心而吐，或体倦欲卧，虽体质平常，孕脉不现，只要六脉调和，亦当是孕。此即是人病脉不病，但与养血安胎之药数剂，孕脉自现矣。

安胃定胎散

白术一钱　陈皮七分　砂仁五分　茯苓一钱　当归身八分　藿香三分　老姜一片　炒米二钱

水煎服。如恶心而吐痰者，加制半夏五分。

孕妇忌食（既受孕矣，则当慎之）

如眼前之鸡子、雄鸡、糯米、生姜等物，古书皆云宜忌。此家常食物，难以尽戒，但鸡子、糯米有补益之功，又何必戒？而鸡肉同糯米共食，令子生寸白虫。豆酱与藿香同食，主坠胎。鳝鱼同田鸡共食，生儿必哑。而田鸡、虾蟆为之倮虫，与人同形，男女皆不宜食。世间食物颇多，又何必食此虫？且男人食之，精滑少子。女人食之，生子不寿。况且杀田鸡时，其物抱头而鸣，声如孩啼，闻之可惨。卖田鸡之人，多属无后。以此观之，可戒。食骡马肉延月难产，食蟹每多横生，食兔肉儿必缺唇，食雄鸡生儿多哭，食鲤儿生疳疮，食野兽儿生怪疾，多食火炙煎炒之物，儿必多生疮毒。鸭子与桑椹同食，令儿心寒腹痛，皆有应验，切须禁忌。总之，孕妇宜清净，宜小劳，宜买物放生，不宜看戏，勿观异物，勿致动怒勿戏谑，勿妄想。饮食只可家常菜饭，行路不宜急，下步不宜重，勿攀高拾物，勿轻狂负重。知字者常视经书，则生子自然聪明清秀而多寿。

药　忌

妊娠在腹，如怀藏宝。服药所忌防其伤胎。医家举笔，留神不可孟浪草率。吾师程钟龄先生，同叶其蓁先生编成歌句，俾后人易于诵记。予略为之增补。此外，仍有信砒、水银、斑蝥、水蛭、蛇蜕、蜈蚣，一切毒物，虽非恒用之品，或遇生毒别故，皆宜留心避之。

歌　曰

乌头附子与天雄，牛黄巴豆并桃仁，芒硝大黄牡丹桂，牛膝藜芦茅茜根，槐角红花及皂角，三棱莪术薏苡仁，干漆蒟茹瞿麦穗，半夏南星通草同，干姜大蒜马刀豆，延胡常山麝莫闻，黑丑槟榔同苏木，伤胎之药避其凶。

此中有安胎止呕，不得不用半夏者，必用开水泡洗三次，以去燥烈之性，呕止即去。有热病闭结，伤寒传经入腑而必欲大黄者，有中寒于阴，必欲姜桂者。《内经》曰：有故无殒，亦无殒也。衰其大半而止。此即有病则病当之，乃从权也。然必不得已而用之，不可过剂。而用药中，亦必有顾胎之味。予意总之胎前有病症，重在保胎；产后有病症，重在温补。此至稳至当之理。

产后有病，重在温补，乃云至稳至当之理。试问：仲景云产后有三病，一者病痉，二者病郁冒，三者大便难，此三证乃血虚火旺，津液不足，亦可以温补治之乎？吾尝谓立言不慎，实贻害于苍生，此类是也。（徐评）

恶　阻

（孕妇呕吐，名曰恶阻，非谓经阻而言）

娠妊之际，经不行。浊气凝滞，上干清道，或中脘停痰，胸膈满闷，眩晕呕吐，或倦卧无力，而不喜食；或一时觉大病之象，或过时而全无病；此所谓孕妇多怪病，实非病也，名恶阻。方用二陈汤加枳壳炒，砂仁研去壳，以安胃化痰。若脾气虚，用六君子汤加紫苏梗五分，枳壳五分，炒，砂仁五分，炒，香附八分，加姜枣煎服。其半夏必用姜水泡洗三次。若与人参同用更稳。恶阻之症，虽属寻常，然呕多不食，气必上逆，逆则防冲，动心包，孕妇有碍，急宜安胎调胃。

二陈汤

制半夏一钱，泡　广陈皮七分　白茯苓一钱二分　炙甘草五分

本方加人参八分，白术一钱，即六君子汤。俱宜加姜枣煎服。

胎动不安

胎动各有所因，或怒动肝火，或起居不慎，或跌扑闪动，及房事动扰，则胎不安。孕妇腰痛发热，不食不眠。方用安胎饮主之各有加减法。设若不安之甚，防其胎伤于内，须验其舌，与面色相配。如面赤舌青，知胎已伤。面青舌赤，母伤子存。面舌俱赤，两无妨。面舌俱青，两命亡。如产妇口吐白沫，唇口色青者，立死难保。娠妊者，切宜慎养。

安胎饮

大熟地三钱　归身一钱　白芍一钱，酒炒　炙草五分　艾叶五分　砂仁五分，研　白茯苓一钱五分　川芎三分　白术一钱，土炒　阿胶一钱

水煎服。

胎动，有因寒因热、因虚因实之分，岂可概从温补为事。（徐语）

若起居不慎，房事扰动者，加人参一钱，杜仲二钱，川断一钱，桑寄生二钱，真者为佳。如无力用参，即加蜜炙黄芪三钱。若怒动肝火，本方加柴胡三分，黑栀八分。若脾虚气滞者，除熟地，加人参五分，陈皮五分，白扁豆二钱，炒。若跌扑伤动，另用当归一钱五分，川芎五分，青木香一钱，桑寄生二三钱（此物极能安胎，最妙，惟恐不真）。若感风寒相搏，须按各经以祛之。轻者于本方除熟地加苏梗一钱，此味能宽胎气，去胀满，且安胎。或加青苎三钱。大凡子烦诸症，皆可加入。更有气虚胎下陷者，另用补中益气汤，以升举胎元则安。大抵体弱之人，安胎饮内皆宜加人参，即合成胶艾八珍汤。

补中益气汤

炙黄芪二钱　於术一钱，土炒　陈皮五分　归身一钱　柴胡三分，蜜炙　升麻三分，蜜炙　炙草五分

加姜枣煎服。

保胎丸

此即家訒庵先生托胎丸，予加当归配成君臣佐使四味，名保胎丸，极有效验，即名千金保孕方。

杜仲八两，用糯米粥汤拌，蒸晒干炒　山药六两，炒另磨留粉二两，打糊为丸　川断四两，盐水炒　当归二两，酒炒

即用山药粉打糊为丸。亦有用枣肉打为丸，不拘时，开水送下四钱。凡有孕者，即合服之。服过七个足月可止，此方物省而功大，永无小产之患。且产后多乳病，贫者宜传此方与服，价廉不费。虽受外感，亦勿间断。如见有小产者，即传此方，其效如神。

漏　胎

妇人之经血，一有孕时，即蓄之以养胎。至产后，则变乳以养子，此天地生人自然之妙。倘孕妇忽然见红，名曰漏胎，

急宜服药保之，毋致血沥多而胎不保也。

若因风热动血者，即用四物汤，送下防风黄芩丸二钱，一日两三服。若因怒动肝火者，用逍遥散加黑山栀一钱，条芩五分。若血虚妄走者，用四物汤加茯苓神、阿胶各一钱，艾叶五分，莲子十粒。若脾虚不能摄血者，用归脾汤加胶、艾、莲子。若气虚下陷者，亦用补中益气汤。若去血太多，即用八珍汤大补之，然必要人参，即同血脱益气一体耳。百问曰：胎息未实，劳力触犯，或食毒物，或房劳惊恐，令子宫虚滑，经血淋沥，败血凑心，子母难保，此急症也，速大补之。

败血凑心，多是气逆之故，宜急顺其气，速降其瘀，所谓急则治其标也。乃云速大补之。若补气乎，则气愈壅逆。补血乎，则败血。将何以处治？斯诚乱道之语，误人之言，不待辨而自明矣。（徐评）

《产集》曰：肝经有风，下非胎血，宜服防风黄芩丸。此实证也。

《千金方》曰：娠妊下血不止，名曰漏胞。胞干便死，急用生地八两，以清酒三升，煮减半，绞去滓服，此亦急症也。

有等妊娠，红漏不多，精神如故，六脉和平，此儿小血盛有余症也，医者望而知之。

四物汤

大生地三钱　当归一钱　白芍一钱二分
川芎三分

加丝绵烧灰五分，水煎服。

防风黄芩丸

青条芩一两，醋炒黑色　防风一两，炒
共二味为末，酒糊为丸，米汤下。

逍遥散

当归身一钱　白芍一钱　白术一钱五分
柴胡三分　炙甘草五分　茯神一钱五分

水煎服。

归脾汤

人参一钱　白术一钱五分，土炒　黄芪二钱，蜜炙　归身一钱五分　炙草五分　茯神二钱　枣仁一钱五分，炒　远志五分　广木香五分
桂元肉五枚

加姜枣，水煎。

八珍汤

人参二钱　白术三钱　茯苓二钱　甘草五分　熟地五钱　归身一钱五分　白芍一钱　川芎五分

加姜枣煎服。

补中益气汤（见前胎动）

半　产

有孕，须防三五七月。盖孕三月，胎火初动，常令心烦闷乱。四五月，受少阴君火以养精。六七月，受少阳相火以养气。稍有气血不足之体，则胎坠矣。巢氏曰：受胎在腹，七日一变，至三月属心，五月属脾，七月属肺，皆属五脏。脏阴亏而易坠。如初一月属肝，怒则坠。每洗下体，窍开亦坠。房事不谨，亦坠。即前文所谓随受随落也，大半皆如此，人所不觉耳。大凡胎气，腹痛者常事，而腰痛者切须防也。急宜服药，补肾安胎，不可不早言之。至红一漏，只可十保其三，宜服安胎饮，重用熟地，或加人参、桑寄生。但小产重于大产。盖大产乃瓜熟蒂落，天生自然。小产必有所由，惊动而下，乃生断其蒂。胎之胞附于带脉，带又环系于腰，是以腰痛带脱，胞胎即下矣。预服保胎丸，则无患矣。

小产后，即如大产相似治之。若去血多者，即可服人参、熟地，而当归宜重用，亦是去瘀生新之意。有虚寒之甚者，宜加

附子、阿胶。

子 烦

子烦症，心烦闷乱，说不出之难过，此君相二火，翕聚以养胎，火盛内热致烦也，宜用淡竹叶汤主之。若气滞痰凝而闷者，用二陈汤加白术、黄芩、苏梗、枳壳。若脾虚胃弱，食少呕吐者，用六君子汤，或加香砂以安之。但子烦之症，不善调摄则胎动不安，须防小产之患。又有吐久气逆，胃元大虚，不能进饮食，恐致产母气脱，故初即要降火，继即安胃进食，此一定也。

淡竹叶汤

淡竹叶十片，洗　黄芩一钱　知母一钱
麦冬一钱五分，去心　茯苓二钱

水煎服。

二陈汤（见前恶阻）

六君子汤（同见前）

如加香附一钱，砂仁五分即香砂六君子汤。

子 悬

子悬乃胎气上逼，紧塞于胸次之间，胀满疼痛是也。有寒火之分，有肝气，有停饮，有火盛。心闷绝而死者，方用紫苏饮连进以救之。

紫苏饮

紫苏梗　归身各一钱　白芍　炙草各五分
川芎三分　人参六分　大腹皮八分，黑豆水洗
砂仁三分，去壳

以上各味外加姜一片，葱白一寸，煎服。

子 眩

子眩，为气逆晕厥，并用紫苏饮。然

有脾虚夹痰，用六君子汤加天麻五分。若脾不甚虚，独顽痰闭塞者，用二陈汤加竹沥、姜汁。虚实之间，宜察辨之。如不合法，即防胎落。大约肝经气逆者多，予常用紫苏饮加枳壳、钩藤而安。

紫苏饮（见前）

六君子汤（见前恶阻）

二陈汤（见前恶阻）

子 痫（又曰子冒）

孕妇血虚，风邪入肝，忽然昏冒不知，须臾则醒，过时复发，久则变痉。痉即口噤搐搦，背腰反张，如儿童发惊之状，方用羚羊角散定之。若怒动肝火，佐以逍遥散加人参五分。若引动胎气逆上，佐以紫苏饮。兼脾虚夹痰者，佐以六君子汤。或因中寒而发者，宜理中汤加防风、钩藤。此症宜速治，若频发无休，不但胎孕骤下，抑或血随涣散，母命难保。如胎下，急大温补气血为要，方可得保母命，迟恐难以挽回。

羚羊角散

羚羊角　独活　当归各一钱　川芎三分
人参八分　茯神一钱五分　桑寄生二钱　钩藤
三钱　防风七分　甘草五分

加姜或竹沥，煎服。

理中汤

白术二钱　炙草五分　干姜一两

水煎服，或加人参更妙。

逍遥散　紫苏饮　六君子汤（俱见前）

子 肿（又名子气、子满、胎水）

娠妊妇人，常有面目腿足肿胀，故有各肿之名，其实皆由脾土不足以传化水谷之湿，而胞胎壅遏，膀胱不化，水泛横流，

致肺气不降而喘息，小便淋漓不利，古方用鲤鱼汤、葵茯汤、白术散，皆有妙处。予每用五皮饮，如水肿之治，亦多验。盖一体水症也，此方简而易，不已再用鲤鱼汤，惟参术不宜早补，补则填塞不通，总宜利湿为先。如体厚者，或轻而小便利者，亦可不必治，待生子后而自消矣。此皆以体而言，不致胀满难过。

鲤鱼汤

白术四两　生姜一两　茯苓四两　当归二两　白芍二两　鲤鱼一尾重斤

先以水煮鲤鱼取汁，澄清，以汁煎药，分五次服。

葵茯汤

冬葵子半斤，炒　茯苓三两

共为末，每米饮汤，服三钱。

白术散

土炒白术一钱五分　茯苓一钱五分　泽泻八分　陈皮五分　姜皮五分　大腹皮一钱二分　木香三分

原方无分两。

加味五皮饮

桑白皮一钱五分　大腹皮一钱五分，此味只可治胎肿，常见治水肿者，服之愈大，须慎用　茯苓皮一钱五分　新会皮一钱五分　紫苏梗一钱五分　车前子一钱五分　老姜皮八分　五加皮一钱五分

二三剂后再加白术、茯苓，消去大半，然后再用六君子汤，补其脾气，亦宜食淡，淡以渗利也。

子　呛（又名子嗽）

娠妊数月，胎热冲肺金，常有咳嗽者，宜用泻白散加黄芩、苏梗、川贝主之。如感风热，再加荆芥、桔梗、甘草。毋任咳嗽伤肺，至成产劳。又不可用温散之味，

如羌活、麻黄、桂枝之类，反伤肺而助火，恐胎热上逼，莫可疗也。如前药之不愈，可服六味地黄汤，为至稳之法。

既感受风热，而云可服六味地黄汤，是直将外邪腻住，锢蔽不出，为后劳病基础。噫，可慨也夫？（徐评）

泻白散

桑白皮二钱　地骨皮三钱

二味煎服。

六味地黄汤

熟地三钱　萸肉一钱　茯苓一钱　山药二钱　泽泻八分　麦冬一钱五分，此味代丹皮

水煎，空心服。

子　鸣

孕妇腹内出声，乃小儿腹内啼也。此由胞中疙瘩，儿常含于口中以吮血。偶然孕妇攀高拾物，脱出儿口，因而啼鸣。急令孕妇曲腰就地片时，如拾物状，啼即止矣。或服四物汤加白术、茯神二剂，胎气安固。然必孕六七个月者有之。

子　喑

娠妊至八九月忽然不语，谓之子喑。不必惊慌，但以饮食调养，可不必服药。此胞胎系于肾，肾脉贯舌本，待分娩自能言也。如不放心，可服四物汤加茯神、远志。亦有即能言者，忘投杂药，反恐有误。

子　淋

肾开窍于二阴，与膀胱为表里。热则小便淋漓，甚者心烦闷乱，用子淋散主之。如肾虚热，不能司化，用六味汤加车前子，或加知柏治之。又有安乐散、葵子汤，皆可选用。

子淋散

茯苓　麦冬　木通　甘草　大腹皮　淡竹叶

水煎服。

安乐散

人参　麦冬　归身　甘草　通草　滑石　细辛　灯心各五分

水煎服。

葵子汤

冬葵子　滑石　木通各等份

加葱白七寸，水煎服。

小便不通（又名转胞）

此症不比淋，淋乃频数，为子淋。不通则点点滴滴，甚至点滴不能下，症重于子淋矣。此胎坠于下胞系被压，故名转胞。其祸最速，如不急治，即浊污上逆，上吐清水，如关格者，可不危乎。升举胎气，朱丹溪先生用补中益气汤，服下随探吐之，大有义理。吾师钟龄先生用茯苓升麻汤，每效如神。古方有用四物汤加黄芩、泽泻，此治轻者而用也。又张仲景先生治转胞，方用八味汤。乃下焦偶感虚寒，胎气阴冷，密水断流，得暖则阳气宣通矣。又有一症，为孤阳无阴，不能化气者，宜补其阴，古方滋肾丸是也。吾师用六味汤加车前、牛膝，亦多收功。斯二症一阴一阳，水火之分，极宜深究，不可错误。当诊其脉之迟数，察其人喜冷喜热，合而辨之，庶不误人。

补中益气汤、四物汤、六味汤（俱见前）

茯苓升麻汤

白茯苓五钱　赤茯苓五钱　升麻一钱五分　当归二钱　川芎一钱　苎根三钱

急流水煎服。

八味汤（即六味汤加桂附）

熟地三钱　萸肉一钱　山药一钱五分　茯苓一钱　泽泻八分　麦冬一钱，代丹皮　肉桂三分　制附子三分，此二味胎中慎用

水煎凉服。

滋肾丸

黄柏一两，炒　知母一两，蒸炒　肉桂一钱，去净皮研

蜜丸，开水下五钱。

孕　悲

孕妇无故悲泣，为脏躁也。用大枣汤，或竹茹汤治之，自愈。

大枣汤

小麦三两　甘草三两　大黑枣十枚

水六碗，煎三碗，分三四次服。

淡竹茹汤

人参一钱　茯苓一钱　半夏五分，泡　麦冬五钱　甘草五分　竹茹一钱五分

加枣姜，煎服。（此方心虚、虚烦、惊悸，皆可治。）

尿血

（加味逍遥散，见下集乳痈门）

孕妇血尿，不必惊慌，方用续断汤。或胶地汤。如怒动肝火，用加味逍遥散。若食火炙热物，用加味清胃散。有血热流滞于脬，即为血淋，用葵子一升，研细，水煮二升，分三次服。

清胃散

黄连　生地　连翘　升麻　麦冬

续断汤

川续断五钱　赤芍药五钱　生地一钱　当归五钱

共为末，每空心，葱白煎汤调服二钱。

胶地丸

阿胶二两，蛤粉炒为末　大生地二两，酒蒸
熟杵膏

二味为丸，如桐子大每服七十丸，空
心米饮下。此方极稳且补血，如急时，每
样二钱，水煎服。

乳　泣

有孕在腹，乳自出，名曰乳泣。泣多，
恐生子难养，缘内血不足以养胎也。乃气
血虚弱，不能统摄，多服八珍汤以助其血，
子遂能育，所谓医有赞育之功。

八珍汤（见前胎漏）

胎不长

妇人月经不行，已六七个月，从前月
事准，今又无病，腹不见大，脉见微滑，
但不甚旺，此胎不长也。是以常有十二三
个月而生者，此产母血气不旺，法当助其
血气，补其脾胃，即胎长腹大而生。补脾
用五味异功散，培血用八珍汤。如有别疾，
随症加减。《集验方》用鲤鱼尺许，煮食其
汁，胎能长。《指掌方》用黄芪汤、白术
丸，皆能长胎，均助脾胃、补冲任之法。

五味异功散（即六君子除半夏）

人参　白术　茯苓　甘草　陈皮

加姜枣煎服。（此方除陈皮加四物汤，
即八珍汤）

黄芪汤

黄芪　白术　茯苓　麦冬　人参　陈
皮　甘草

姜枣煎服。

白术丸

白术　当归　阿胶　地黄　川芎　牡
蛎　川椒

蜜为丸。

热病防损胎

（解毒汤：黄芩、黄连、黄柏、栀子）

孕妇或感伤寒，或染时令火症，烧热
昏昏不退，急用凉药清解，以保其胎，如
三黄、解毒、芩、连、羚羊，惟犀角伤胎
之物，不宜用。如不解，至胎损腹中，不
得下，孕妇昏愦，斯时极难著手，须验产
母之舌。如面赤舌青，其子已损，急用平
胃散加朴硝，服下立出。但死胎不得不下，
下之又恐气随下脱，不下又难保产母。倘
面青舌赤，及面舌俱青而口吐白沫者皆两
命难存，不可为也。设遇胎下面转赤，尚
有一息之存，随即以参芪归地救之，间可
活十中一二。

热入血分，不用犀角。经曰：有故无
殒，亦无殒也。第不可过剂耳。

平胃散

苍术二钱　厚朴一钱五分　陈皮一钱五分
甘草八分

加朴硝五钱煎服。又方：独用朴硝三四
钱，童便一盅和热酒调服，即下。但下后
即如产后温补，若仍作热证医，即错矣。

热病伤胎，下后即用温补，是促其母
死耳。（徐评）

娠妊伤寒

凡遇伤寒必保胎，莫与寻常一样猜，
最稳只宜香苏饮，分经加味变通来。

香苏饮

香附　紫苏　陈皮　甘草　砂仁

如太阳经加防风、荆芥、秦芁，阳明
经加葛根、知母，少阳经加柴胡、黄芩、
人参。

疟 疾

（即是少阳症，邪在半表半里之间）

此症乍寒乍热，过时神清。有一日一发者，有隔日一发者，始则亦宜香苏饮表之。如待寒热分明，始用小柴胡汤和解之，切勿早用柴胡。若汗多宜加人参，如热盛寒少而有汗，可加石膏、知母以凉散退热，勿致热伤胎气，早为留意。

小柴胡汤

柴胡　人参　茯苓　陈皮　甘草

泄 泻

感寒湿者水泻，食生冷而不化者溏泻，皆用神术散以治之。

神术散

制苍术一钱五分　厚朴八分，炒　陈皮八分　甘草五分　藿香一钱　砂仁五分

加姜一片煎服（或加茯苓大腹皮）。

痢 疾

泻轻而痢重，痢则里急后重，下痢红白，稠黏臭秽，此积物与热结聚肠胃，气闭不通，宿滞不去。不愈，初宜葛芍汤，次用消积，再用香连丸。总以能食者轻，食减者重，绝食噤口者死。

葛芍汤

葛根二钱　赤芍药三钱　广皮一钱五分　苦参一钱　陈茶叶二钱

煎服。不已，再加山楂三钱，炒，神曲一钱，炒，或槟榔五分。

香连丸

广木香一两，焙　川黄连五钱，焙

神曲和为丸，每服二钱，米饮汤下。止后随服生地四物汤，以调血分。

鬼 胎

人之脏腑安和，心正无思，精神健旺，气血充实，安得有妖魅之邪乘之？惟体本柔弱，精神或乱，或独居静室而多惊疑，则邪气交侵而受，或梦与鬼交，而成经闭腹大，正如怀子一般。但其妇必面色青黄不泽，脉细涩，或大或小，两手两样。变更无定，或作寒热之状，攒眉不乐之形，此由肝脾愤郁之气，非胎也。治用雄黄丸攻之，而以各经见症之药辅助元气。前贤又有斩鬼丹，极妙之用，消去，随服桂附八味，或服六君子汤、归脾汤，以补正心脾，自无他患。虞氏曰：此肝肾相火，发为白淫，流入子宫，结为此胎，是本妇之精结，非真有鬼交也。

古人论鬼胎云，皆由其人阳气不足，此语诚然。盖阳衰失其冲和之令，致阴气凝聚，宛若胎形，阴气愈凝，其腹愈大。用药振其阳气，其胎即化为乌有。或不治，待其人阳气自旺，其胎亦消。曾见一妇，怀妊日久而不产，一日大便出气，而幡幡大腹，竟因是而消，此即鬼胎者也。（徐评）

雄黄丸

明雄黄　鬼臼　丹砂水飞，各五钱　延胡索七钱　麝香一钱　半夏一两，姜炒　川芎七钱

共为末，蜜丸，空心服三十丸。

斩鬼丹

吴茱萸　川芎　秦艽　柴胡　芫花醋煮　僵蚕　巴豆霜　巴戟天

蜜丸，酒下七丸出恶物愈。

桂附八味（见前小便不通）　**六君子**（见前乳泣异功散加半夏）　**归脾汤**（见前胎漏）

吐 血

孕妇吐血，或因感风热者，必咳嗽。嗽久见血，用香苏饮加黄芩、象贝，以清散风，去咳止血，必不吐也。或胎热胃火上冲而吐者，但用安胎饮加黄芩、麦冬，其生地只用小者，胎凉血自归原。或因食煎炒炙煿之物，致胃火上逆而吐血者，用清胃散去丹皮加麦冬、黄芩主之。若本体虚弱，素有血症者，用六味地黄汤加地骨皮、钗石斛、麦冬、牛膝，其虚火自安。

安胎饮（见胎动）**六味地黄汤**（见前）

加味香苏饮

苏叶一钱　香附八分　陈皮七分　甘草五分　荆芥八分　蔓荆子一钱五分　秦艽一钱二分　川芎三分　防风五分

水煎服。

清胃散加减

生地三钱　连翘一钱二分　黄连三分　麦冬二钱　黄芩五分　象贝一钱

煎服。

便 血

孕妇大便见血，亦是血热妄行。大凡血证，上行为逆，下行为顺，宜服生地四物汤加麦冬、槐米、赤芍、甘草主之。如系脏毒，加金银花必自愈。

大便燥结

孕在腹中，总有胎热。大便燥者多，切勿临圊用力努挣，多有因此而小产者，为用力努伤胎气，致儿随下，亦有挣伤胞衣而坠下者。盖胎被气迫下，气愈迫而大便愈难出，只宜服生地四物汤加松子、黑芝麻，或麦冬、瓜蒌，并以菜油或生麻油冲汤饮之，皆以润肠之意。而大黄滑利之药，皆忌服。

孤 浆

娠妇六七个月，暴下黄汁水，或如胶或如豆汁，多者升许，名曰孤浆，并非产也。然每每胎动腹痛，皆气血元虚，若认为产，心慌神张，则胎必依而坠矣。急服黄芪糯米汤可保胎，服人参者更妙。方用黄芪六两，糯米半升，水七升，煮汁三升，分作四服，日三夜一，尽服完为妙。

误服伤胎之药

薛立斋曰：妊妇误服毒药胎动不安者，急服甘草、黑豆、淡竹叶，浓煎以解之。予谓毒药者，即《内经》妇人身重，毒之如何。此必有他病，而用胎中所忌之药，致胎动也，非真有信砒毒耳。

《素问·六元正纪大论》曰：妇人重身，毒之何如？曰：有故无殒，亦无殒也。盖药所以去其病，病去则胎自安。虽大毒之药，何伤胎之有哉！苟药不中病，虽通草、滑石等平淡之药，亦足以伤其胎。是医者之过，非药之过也。若汪氏之说，全失经文之旨矣。（徐评）

淡竹叶欠妥。若误服热药致胎动者，绿豆汁饮之最妙。（徐评）

心 痛

《大全》曰：娠妊心痛，乃风邪痰饮交结。予谓肝气不畅者多。若伤于络，则乍作乍安，名曰厥痛。若胎动下血，乃伤触子脏也，用安胎饮或火龙散、手拈散。轻者一味砂仁汤，使气调自安。若果真心痛，指甲青，朝发暮死，夕发旦死，无能为力。

然此症怀孕者少，盖心真痛为寒冷入心，水克心，火灭也。而怀妊者必有胎热，当之不致寒水上凌于心。

心者君主之官，端拱无为，岂能为痛，痛者，乃肝胃之气不畅，或风邪痰饮交结之故也。（徐评）

火龙散

川楝子　茴香各一钱　艾叶一钱五分，盐水炒

煎服。

手拈散

延胡索五分　五灵脂　草果　乳香　没药各一钱

共为末，每服一钱。

胸 腹 痛

张仲景曰：怀孕腹痛，当归芍药散治之。此益气血也。然或有宿痰，或风冷触犯，或气或食，统以香附、砂仁、苏梗、生姜四味极稳。

当归芍药散

当归　白芍　茯苓　白术　泽泻　川芎

水煎服。或为末，每服二钱。

腰 痛

大凡腰痛皆属肾虚，在妊中最宜急治。盖胞胎系于带脉，带脱则胞下坠矣。古方用青娥散治之，予常以熟地、杜仲合保胎丸多效。

青娥丸

杜仲四两，姜炒　补骨脂一两，盐炒　核桃肉二两

为末蜜丸，酒下。

痰臌似胎案

昔于庚辰岁，海宁万家渡金姓，娶妻十载未孕，忽月事过期，长安医者谓之孕，遂以熟地阿胶苓术之类补安。延至十月，尚不见产。腹日大，妇日病，及至十五月，人不起床，食不过喉，腹大异常。偶一腹痛，即肠鸣如踏水车之响，门外俱闻其声。危急之甚，斯时喆因朱敷文、吴大成兄相请在彼，邀往诊之。其人已奄奄一息，诸医袖手待毙。有曰鬼胎，曰经阻。予诊之，六脉滑大无伦，按之坚实，乃曰非孕也，此痰臌也。由思多伤脾，脾不为胃行其津液而化痰。初误为孕，服滋腻寒凉之药，致痰不行，积久而成斯症。若不攻之，必无生理。随用二陈汤加南星、厚朴、槟榔、三棱、莪术、桂、姜，二三剂即下行，病家恐致痢，急复请。视脉稍和，所下者赭色成块，挑开内白色。予曰：此血裹痰也。即于前方加大黄、礞石。又数剂，日下二三十行，腹渐消而进糜粥矣。十日后，转用姜桂六君子汤、枳实理中丸、煎丸并进，而病人起矣。众皆敬服。彼时若再姑息不攻，安得不胀死？所以药贵得当，何妨破格用之？以救此垂危之人，因存是案以备后人之用。

喆读吴菱山先生辨疑书中治一妇，乃痰饮血臌症，为前医作胎之误，与此症相似。

滑本胎脉，若至滑大无伦，按之坚实，非胎之脉明矣。奈何诸医之不悟也。见所下赭色，而痰裹于内，即于前方又加大黄攻瘀，礞石攻痰，此所谓随机应变不泥于方也。

《评注产科心法》上集终

评注产科心法　下集

休宁汪喆朴斋纂

邗江徐召南伯英评阅

绍兴裘庆元吉生校刊

临产门

临产事宜方论

大凡妇人生子，乃天地造化，皆自然之理，不必心慌惊怕，切勿性急坐草，总宜忍痛，为第一要诀。盖胎至十月满足，儿身转动，常有试痛，并未正产，只宜服保胎无忧散一二剂。多有服此药而孕复安，隔十日半月始产者，切勿略觉腹痛，即呼收生稳婆。此等人每一进门，极其性急，若候半日，即便动手。或被挖破胎胞，水即流出，误事者众。或儿身未转，性急坐草，用力太早，每每倒生、横生伤胞坏事，其祸大矣。且待瓜熟蒂落，如大富大贵之子，自有好时辰下地，何必人力为之？只在忍痛自耐，如可食即食粥以助力，可卧则静卧以养神，必要坐直眠直立直，使儿易于转身，切勿因腹痛而鞠腰按摩。其稳婆不过待儿出腹，托按结脐等事用之，名曰接生。未有在腹中能为力者也。或早唤来，令其远坐以待生，不可令其动手探摸。房中宜静，不可喧闹。傍人不可交头接耳，免使产妇心疑。面前不可多人，不过本家一二搀扶者。如夏月炎热，人多更热，恐俾产妇受热气。冬月天寒，房中宜置火盆，

不可被冻。直待腰腹痛一阵紧一阵，渐渐痛急，有似大小便俱出之状，是其时也。斯时坐盆，背后用有力妇人抱住，稍一用力，儿即出矣。如或来迟，再用稳婆看浆水血水俱到，儿身扶正，无物牵绊，或煎佛手散与服，活胎助血。若系交骨不开，即进加味归芎散。若血水去多，胞中子肠干涩，随服八珍汤即生。此数药宜预备在家，切不可妄用催生等药。有等老产妇，肠中宽展，儿易转身，常有腰腹一痛，即时生下，绝不费力。此皆平时小劳，临产瓜熟，天生自然，并无难事，此概以初产者而言也。既产矣，不必问是男是女。犹恐望子之切，一或生女，防致气恼，恼则产后多病。产时与人参汤饮之，贫者桂圆汤亦好，但不可移动。服汤之后，然后轻轻扶上床，床上须将被絮新垫枕之，勿使低头眠，恐瘀血不得下行。随与温粥食之，夜间用老成妇人伴眠，日间房中亦宜作伴，盖产妇心虚易惊。室内宜静，俾安睡养神，外人来者不许入房。次日即服生化汤一二剂，去瘀生新，则产后无病。宜避风、少言语、戒气恼。食清粥水泡饭，七日后煮白鲞鱼淡食，十日后煮烂老母鸡，二十日食火腿，或烧烂猪肚，满月方食鲜肉。三五日间不可梳头，如要洗面，只可令人绕手巾揩之，切勿用力劳动，恐致蓐劳之患。

如此谨慎调护，则终身少病。兹或产后有故，该服之方列明于后，各审其因而药之，不可错误。缘产科虽前人颇多方书，未免太繁，皆博而难约。吾故拣其要者，简而易者，书中以是病附是方，使用方者一目了然。

保胎无忧散

此方孕妇于八九个月先服一二剂，临月再服二三剂。若月分虽足，腹中似痛，总宜服此药，则易产，并可以免产后余患。若未及时痛者，服则即安，可称古之仙方。

生黄芪一钱五分　当归一钱五分　川芎八分　白芍八分，酒炒　甘草五分　羌活　厚朴姜汁炒　枳壳麸炒　艾叶各五分　大腹皮五分，此予加者　荆芥穗六分　菟丝子一钱五分　川贝母一钱

以上十三味，加老姜二片，水煎服。

此方全用撑法。当归、白芍养血活血者也，厚朴去瘀血者也。用之撑开血脉，俾恶露不致填塞。羌活、荆芥疏通太阳，将背后一撑。太阳经脉最长，太阳治则诸经皆治。枳壳疏理结气，将面前一撑，俾胎气敛抑而无阻滞之虞。艾叶温暖子宫，撑动子宫则胞胎灵动。贝母、菟丝最能滑胎顺气，将胎气全体一撑，大具天然活泼之趣矣。加黄芪撑扶元气，元气旺则转动有力也。生姜通神明去秽恶，散寒止呕，所以撑扶正气而安胃气。甘草协和诸药，俾左宜右有，而全其撑法之神也。（徐评）

佛手散

当归四钱　川芎一钱二分

水煎，酒冲服。

临产催生，无过此方之妙。大抵浆水未行宜无忧散，胞水已破或延时不生，必用佛手散。若去血太多恐血沥干，儿难以转身，方用八珍，大补气血以助生机，万

无一失。

八珍汤

人参一钱　白术一钱，土炒　茯苓一钱　炙草三分　熟地三钱　当归五钱　白芍一钱　川芎一钱

加姜枣，水煎服。或加丹参三钱，乳香五分，益母草二钱。冬月寒天加炮姜一钱。若呕者，生姜、砂仁。如胎上逼，加怀牛膝三钱。

加味归芎汤（治交骨不开如神）

当归五钱　川芎二钱，体虚者减半　自败龟甲三钱，或灼过者

亦可用童便炙妇人头发一握（肥皂煎水洗净烧灰存性）。水煎服下片时，交骨即开。

此方用者少。盖交骨不开，有锁骨者，有血虚不能运达者，令稳婆以麻油调滑石粉涂入产门内，或以两指缓缓撑开。更有冬寒受冷不开者，急以热汤倾盆内熏之，得暖即开，皆宜速治，勿致伤胎。

倒　生

儿未转身，产母用力太早，令儿脚被努出。当令产母安然仰卧，以稳婆之手轻轻推入，候儿自顺。若良久不生，著稳婆手入产户，就一边拨儿转顺产门，乃服佛手散催之，俟头正顶对，努力即下。

横　生

产有横生，缘儿身方，转用力太急，逼令儿身不正。着产母仰卧，令稳婆轻推儿顺，直以中指探儿肩，勿令脐带扳住，儿头对正，用佛手散即生。

佛手散（见前）

盘肠生（附：暑产、冻产）

产有盘肠，临产子肠先出，然后生子，如肠带出，时以极洁净不破损之漆器盛，随用蓖麻子四十九粒，研烂，涂产母头顶上，肠即收进。即用热水洗去蓖麻子。如肠已干，磨刀水少许温润之，再以地理家好磁石煎服之，即收上。又方：用麻油蘸火纸燃点，灯吹熄，以此烟熏产母鼻中，肠即收，此方甚善。

又有暑产。在盛暑之月，热气蒸逼产母，头昏面赤。用井水一盆，安于床边，以收暑气。倘有凉风雨时，亦宜闭门避之。

有冻产者，言冬天严寒气血凝滞，致儿不下，此害最深，宜身背向火，下身温暖，血始流通，儿易生下。盖腹痛时，宜缓待而坐盆，时宜速下，迟防误事。急服佛手散与催生之药，察情详理，速与儿出。

催生如神散

百草霜即锅底烟煤。此物因恐血去多，红见黑即止之意，产后勿用　白芷不见火

二物等份为末，每服三钱，用童便米醋和如膏，沸汤调服，或酒加童便热服。

神寝丸

明滴乳香五钱，另研　枳壳一两，炒

二味为末，炼蜜丸桐子大，温酒服三十丸。

催生散

黄蜀葵子半合，研烂

以酒滤去渣温服。

催生之方甚多，难以修合者如兔脑丸之类，一时无觅处。然予亦未用，只以佛手散用者，多已应验。今略备三方，取易者用。叶氏有母死子存不能出者，用水银如弹子大，格口灌入喉口，捧起令下，一食顷，又捧令起，子即出矣。因注于此，

备而不用。

附难产案

昔庞安治产七日不下，诸治莫效。庞令其家作汤，温其腰腹，自以手上下与之拊摩，孕妇觉肠痛甚，少间生一子。问其故曰：儿已出胞，因手执母肠不能出，我为隔腹扪儿手针之，无他术也。视儿右手虎口，果有针痕。

又妇坐草早恐惧气结不下。盖恐则气结而精神怯，上焦闭，下焦腹胀，用紫苏饮即产。

滑伯仁治七日不产且食少，用凉粥一盂，捣枫叶煎汤调饮，旋产（枫叶，先生者先落，后生者后落，是用意也）。

吴菱山见产三日不下，以车前子为君，冬葵子为臣，枳壳、白芷为佐，服下立产。高宾治刘姓之妇，产不出而死矣。临殓经过，见容貌不似死者，因问其故。斯时天正严寒异常，知是冻产，必由血冷凝滞不行，即令用红花浓煎汤，绵蘸乘滚盦于腹上，再用热汤烧暖而苏，苏随生下一子安全。

朴治钱氏妇产难，用佛手散加炮姜，再用薛立斋法，取路旁草鞋一双，取鼻络小绳烧灰，酒调和入，片时即产下一男。又治许卫中妻产难，三四日不能下，稳婆欲用折胎之法。予曰：不可。设胎未伤而用刀，必负痛上冲于心，岂不两命俱丧？纵使胎死，不下，予自有药下之。乃令稳婆出。随用佛手散加炮姜二钱，厚朴一钱，煎服。时初更，至半夜而生下。胎虽稳婆动手所伤，而产母无恙。此亦冬寒血冷之故，得温而出，以保全产母。又于胜元五日产不下，用四物汤加倍进之，不应。因思胞水滤干，再进八珍汤助其气血，更煎

汤熏洗阴户而生。此皆在浙时，略记之余惟用保胎无忧散，及佛手散应验者多，不及多载。诸书催生奇方颇多，缘方愈多而用心者愈乱，可不必繁载。至于安产妇卧房，虽有其说，然不必尽信。思小户之家，无处可移，俱要生子。至于符诀催生之法，皆非正道，亦不载也。

产后门

既产毕，或未动，与参汤服过，或未下地，先已服参，乃与开水一杯，扶上床，以被褥靠住，闭目静坐。如有汗出，随用硬炭烧红，浇上米醋一小碗，使酸味冲入口鼻，以收敛精神。或床前烧旧漆器，少顷，食白米薄粥一小碗。数日内勿梳洗，切忌劳动。间有胞衣不下者。依法行之。

胞衣不下

胞衣不下，最关利害。或孕中食煎炒，或临产气力惫，皆不能出。宜于剪脐时，用苎线系定，不可即剪，服以归芎汤即佛手散，自下。如血入胞衣之中，胀大不能下，以致心闷胀痛喘急者，速用失笑丸三钱，清酒吞下。如不应，再用花蕊石散二钱，或牛膝散亦可，血散胀消，其胞即下。如不急取，恐瘀血上升，有伤产母之患。是以失笑丸，花蕊石散，产科必有预备，以防急用。

胞衣不下，用盘肠生证中蓖麻子法，贴于足心，下即洗去。否则，连肠俱出。倘肠出，可移贴头顶即收。（徐评）

失笑丸

蒲黄略炒　五灵脂洗去泥，略炒

二味等份，用米饮丸，淡盐水吞二三钱（此方治儿枕痛，亦必用之方）。

花蕊石散

好花蕊石一斤细研筛净　上色硫黄四两，研细

二味和匀，分四次炼。先用好羊肾罐炼。无疤损者，用黄泥周身涂之，阴干，晒至裂缝即补好，恐进火气，走出内中丹药。方将二药装入，再用瓦汕盏头一个，仰盖口上，用纸泥封固口缝，待干，用细铁线上下四围扎好，如此四罐共已齐备，用大砂盆一个，中安大针钉三枚，品字好安且平，将罐安放钉上，周围硬炭文武火炼。大香三炷退去火，不可动。次日已冷，然后取出药研细，将装入磁瓶内，收贮备用。此药十年五载收，陈不妨。每服二钱，热酒童便调下，瘀血化水而下。如不应，再进可也。此药不但产后用，若有跌打损伤，积瘀腹内，疼痛难忍者，酒服极妙，大有活人性命之功，医家不可缺此。产后败血晕迷，或胞衣胀急，不省人事但心头温者，灌下即苏，亦是起死回生之法。然炼此药不易，如火候文武不匀，罐口封不如式，硫黄性最猛烈，每致放炮，人宜防备。且药性俱走无用矣。

牛膝散

怀牛膝　川芎　蒲黄微炒　丹皮各二钱　当归一两五钱　肉桂四钱

共为末，每服水调五钱。薛氏云：胞衣不下，则腹胀，急用此药加朴硝合服，自能腐化而下，缓则不救。一方用灶下土四钱，醋调纳脐中绊定，煎生甘草汤半盏，或加醋，饮之立下。一方用产母旧鞋底，烘热熨小腹，上下数次即下。

一方：产妇自发含口中，作呕状即下。古方夺命丹、黑龙丹，然不如花蕊石散之极妙。

玉门不闭

产门不闭乃气血大虚也。先用生化汤一二剂，随进八珍汤补之。如不应，用十全大补汤温补之，自闭无恙。间或难产者，被稳婆手指撑伤，致产门破损疼痛，即可用花蕊石散少许，掺于伤处，自然渐愈。

生化汤

当归四钱 川芎一钱五分 黑姜一钱，夏天用五分 桃仁十粒，去尖研，双仁者不用 益母草二钱

水煎温服，或加茯神、甘草（看人用）。此仙方也。以生物化育之义，产后必用之方。凡新产，次日则当服二三剂，自然去瘀生新，产后无病。或有他故，再按各症治之。世俗每谓山楂去痛，不知是消胃之物，切不可用。

生化汤者，化瘀生新之义也。盖此五味相合，各有生新化瘀之能，不独当归能生血，桃仁、益母能攻瘀也。若谓产后必用之方，我则不敢深信。何则？盖此方一派辛温，假使阳盛热盛之体，亦用此方，岂非如火上之沃油乎？（徐评）

八珍汤（见前临产加黄芪肉桂即十全大补汤）

心慌自汗

产后心慌自汗，宜用归姜枣汤，并醋炭熏法。

归姜枣汤

当归四钱 黑炮姜一钱 炒枣仁二钱

加黑枣水煎服。若服后自汗不止，心慌无主，恐防晕脱，可加人参一钱，熟附子五分，顾其根本，仍用醋炭熏之，以收神气，汗自止。此内外并治之妙法。其人参，在初产原不便用，然虚脱之象，不得不用，只要重用当归，则瘀血不得停留，不碍事也。人皆狐疑不敢用，是不知制法，用之不得当，自然误事。若遇气虚脾弱，汗出泄泻，呕吐不食等候，非人参、附子将何以救之。经谓血脱益气，虚极生寒，必以十全大补，方可成功。

血晕

张仲景先生云：产后郁冒，为血虚而厥也。其脉微弱，呕不食，大便坚，头汗出，此血虚于下，孤阳上冒，防其脱也，宜大补之。李东垣曰：阴血暴亡，心神无依，致昏冒。朱丹溪曰：气血俱虚，痰火泛上而晕。吾师钟龄先生，曾用人参两许，加炮姜、附子以救之。予亦救多人，用参芪归地并进而起，附案于尾卷。

大抵脾虚痰厥，头眩而呕者，用六君子汤加炮姜。若瘀血不行，腹痛拒按者，服佛手散下失笑丸。此为半虚，余皆太虚。如面白眼合，口张手撒，足冷鼻寒，皆宜十全大补。若一味退缩，不急峻补，则人已去远矣，后悔何及？

六君子汤

人参一钱 白术土炒，一钱五分 茯苓二钱，茯神亦可 甘草五分，炙 陈皮七分 半夏一钱，姜制

加姜枣煎服。

十全大补汤 佛手散 失笑丸（俱见前）

恶露不下

产后诊视，必先问临产瘀血多与少，有与无。此物关系不少，眼前则防发热也，腹痛也，小便被阻也。甚有积成内痈之患，

久后变成癥块，积致血臌，岂不大有干系焉？如瘀血不行，必以生化汤多服，自然流通。如兼腹胀，佐以失笑丸。如感冒，下部受寒，加肉桂（生化汤见前）。

产后血崩

其恶露不可不行，又不可多行。崩者，乃如水之流，此症最重。总属荣气空虚，不能摄血归经，以归脾汤主之，为正治也。然又有怒伤肝者，于归脾汤加炒黑山栀一钱，阿胶二钱，艾叶酒炒，五分，柴胡二分，或服补中益气汤。又方有瑞莲散，止崩妙剂。重者，参附汤加阿茯地补之。

瑞莲散

湖莲子百粒　棕榈灰　当归各一两　川芎五钱　鲤鱼鳞烧灰七钱　炮姜炭五钱

共为末，酒调二钱，二服自止。

归脾汤

人参一钱，虚人三五钱　炙黄芪二钱　甘草五分　归身一钱五分　茯神三钱　枣仁二钱，炒　白术二钱，土炒　桂圆肉五枚

加姜枣煎服。

补中益气汤

黄芪二钱五分，蜜炙　白术一钱，土炒　归身一钱五分　人参一钱　柴胡三分，蜜炙　升麻三分，蜜炙　炙草五分　陈皮七分

加姜枣煎服。

参附汤（平时崩症，亦当参以此理）

人参三钱　熟附子一钱

水煎服。体虚之甚者，加熟地一两，茯神二钱，阿胶三钱，艾叶五分，大剂补之，方能成功，迟则防脱。贫者以黄芪两许代参。

子宫不收

临产努力太过，致子宫不收，及阴户下挺无收，小便淋漓，但用补中益气汤，频频服之，外洗寸金散。

朱丹溪云：有产妇下物如手帕者，有出肉线一条者。

薛立斋曰：子宫有损落一片者，皆气血虚脱所致，但服参芪升提之药自愈。此非肠胃之比，无碍也，血肉原可自长。

寸金散

紫梢花　胡芦巴　蛇床子　樟脑各一钱

四味水煎，熏洗。

一方用香油抹子宫上，以牙皂末吹鼻中，取嚏，时缩上（兹与盘肠产参看）。

补中益气汤（见前）

肠中痒

产后肠痒，因血去多，或调理失宜，气血两亏。王景泰法，用针线袋安产妇卧褥下，勿令人见。一法，取箭锋及镞安卧席下，勿令妇知。或以食盐熬热，布袋包熨脐上，痒自止。或服四物汤，滋养自安。

四物汤

大熟地三钱　当归二钱　白芍一钱，炒　川芎五分

水煎服。

产后不语

此症因心肾虚而不交，脾虚不能运动食本。纵有微邪，皆由元气不足所致。上方七珍散，其中菖蒲、细辛、防风须酌用，如果因风邪闭之，则暂服一剂，再察其病源、兼症治之。若思虑伤脾，倦怠食少者，服归脾汤。若气血两虚，内热者，用八珍汤。若脾虚生痰，呕哑少食者，用六君子汤。或水亏生热，面赤火浮者，用六味地黄汤。如法按经调理自然易愈。倘妄行祛

风攻痰，或用香散之药，则去之远矣。

七珍散

生地一两　川芎五钱　石菖蒲五钱　细辛一钱　防风五钱　辰砂五钱，研飞过　人参五钱

共末，每服二钱，薄荷汤调下。

归脾汤（见血崩）　**八珍汤**（见临产）　**六君子汤**（见血晕）

六味地黄汤

大熟地三钱　山萸肉二钱　怀山药二钱　牡丹皮一钱　茯苓一钱五分　泽泻一钱

水煎服。

产后发热

产妇发热，缘因血虚，宜四物汤加黑姜，苦温治之，则热自退。如不应，更加童便少许冲服，热自然退。但童便性寒，不可多用。又有脾虚伤食，皆能发热。又有胃虚发热者，法当调其饮食，理其脾胃，用五味异功散补之。如伤食，加神曲、谷芽。更有躁热，面目赤色，烦渴引饮，其派洪大，重按全无，此虚极假热也，宜服芪归补血汤，重者用十全大补汤，或再加附子，收其浮散之阳，热必自退。若误医风热，一用凉散之药，无不立见危殆，岂非医杀之乎？

乍寒乍热（与发热合参）

郭稽中云：产后乍寒乍热者，多有之，不可以作疟治。概系荣卫空虚，阴阳不和，或败血为害，或脾胃之虚。此言极见明理，胡业医者之不察。大凡风寒发热，昼夜不退，宜于生化汤中加黑荆芥一味，足可驱邪。盖产后体虚，百节开张，腠理不固，易受易出，此小贼也，不比伤寒之用刀兵驱盗耳。如血虚与伤食，则日晡发热，清

晨必退，二症虽相似，其中仍有分辨。伤食者，必嗳腐吞酸，胸隔满闷，谷芽陈皮汤频饮可愈；其血虚者，则无前项等象，只可用四物汤加炮姜，可退。

若呕吐不利，腹痛食少，脉沉细而迟者，或浮大而空，宜理中汤温补之。寒热虚实，若不辨明，安能无误？予观浙地，每必守定钩藤、秦艽，或略作寒热，即用柴胡，此皆非产后人之可当也。予亦浅学，焉敢谈人之过，不过守前贤之训，或可免妄死者告冤也。

四物汤（见肠痒）　**五味异功散**（即六君子除半夏，载血晕）　**十全大补**（见玉门不闭）

黄芪补血汤

嫩黄芪一两　当归三钱

水煎服。

生化汤（见前）　**理中汤**（载后腹痛）

清魂散

荆芥穗一钱，炒黑色　当归五钱

作一服为末，生姜汤调下，或加川芎一钱，煎服亦可（此方退风，并惊风搐搦俱妙）。

蒸乳

乳必使呼通，如不通，必乳肿，作寒热之状，此非前症，为乳所阻耳。宜用香附、瓜蒌、通草、橘叶煎服，其药渣煎洗。如不自乳子者，只煎炒麦芽三钱熏洗，乳退热亦退。

此证不服药，过二三日自愈。（徐评）

乳少

产后凭乳以养儿。乳少者，皆因气血不足。然酒虽引血生乳，宜用淡酒，或冲

开水、油汤中饮。若多饮及饮好酒，每致少乳。药服黄芪补血汤加山药极妙，或以虾斤许煎淡酒去虾饮。

黄芪补血汤（见前，加山药三五钱）

乳 痈（乳内吹外吹）

妇人乳疾，必发寒热。儿在腹中，七八个月乳忽红肿，名曰内吹。产后有硬块者，或乳不通，宿乳积成，或被子含口中乳气贯入，名为外吹。俱防生痈，宜服瓜蒌散，外敷香附饼自可消散。又有妇人肝气郁怒者，并用前方加柴胡三分，白芍一钱俱酒炒，橘叶十片煎服，以早为消散，或服逍遥散亦可。

瓜蒌散

瓜蒌一个，敲碎　明乳香二钱

水煎，冲酒服。

香附饼

香附四两，炒为末　麝香三分

二味共为末，另用蒲公英二两，银花三钱。

酒煮去渣，以此药酒调香附末燉热，敷患处，内服瓜蒌散，自可消散。予常令煎麦芽、橘叶水洗乳，亦妙。

逍遥散

当归二钱　白芍一钱，炒　柴胡三分，酒略炒　茯苓一钱五分　白术一钱，炒　甘草五分，炙　薄荷五分　加姜二片

煎服此方，加丹皮、炒黑山栀，名加味逍遥散，平肝火也。

产后心腹诸痛

心腹痛各有不同，有瘀血凝结，有饮食停滞者，有风冷客进者，《指掌》分为各类，未免烦衍。吾总归一门，大抵初痛总

宜服生化汤，去瘀生新，二三剂，当有痛即止矣。如或瘀积小腹不散，转侧若刀锥刺痛者，手不可按，痛而不移者，用失笑丸主之，佐花蕊石散二钱，瘀行痛止。如感风寒者，必口鼻气冷。停食者，必吞酸满闷。二此者俱用二香散主之。若中气虚寒，腹中冷痛，必喜热物熨之，喜手按而痛稍缓，用理中汤加肉桂温之。如小腹气从下逆，冲而上痛，连心腹者，忽聚忽散，此皆瘕气也，另用橘核丸主之。如小腹有块，手不可按者，瘀血壅滞，名曰儿枕痛，并用失笑丸。若瘀不散，久防生肠痈，即于后编查看，审细治之。

生化汤（见前玉门不闭或加肉桂）

失笑丸（见前包衣不下）　　**花蕊石散**（见前）

二香散

香附二钱　广木香一钱　砂仁五分　陈皮五分　炙草五分　炮姜一钱　生姜一片

水煎服。

理中汤

白术二钱　炙草七分　干姜一钱　人参一钱

煎服。有加附子，名附子理中汤。

橘核丸

橘核盐酒炒，二两　小茴香　川楝子煨去肉　桃仁炒去皮尖，双仁不用　香附　山楂核炒

以上各一两为末，红花、广木香各五钱为末，神曲三两，打糊为丸，每服三钱，开水下。

腹 内 痈

产后积瘀，每生内痈，人所罕识。其流腿股而生者，外出毒也。此外科可治，然无大害。积于内而生大小肠痈者，内科产科之事也，不可不知。往往穿脐而出，

或内烂断肠而死者，人只知为腹痛而死，而不知肠痈之为害。予治愈者多人，因著于编以补发前人之所未发，并使后之产科知之以救人耳。其症当按其腹内痛处，有硬块在脐边，按之愈痛者是也。若硬块坚，未成脓也。尺脉必不数。日夜痛无休歇，方用牡丹皮散，服数剂必散。如尺脉已数，按之块稍软，内必肠鸣，二便不甚流利，间或痛一止，少顷又痛，此痈已成，脓毒无出路。小肠痈必穿脐而出，势已危矣。以大剂人参补之，或可十中救一。然性命虽保，而终身亦不能生育矣。倘不知治法，则尿从脐出，必死无救。其大肠痈者，便难出，治不如法，或不与出毒，毒必烂肠，肠伤必泻，上不饮食而呕恶，口中有一股浊秽之气，此肠烂穿必死。予治验有案，附于卷尾。

若瘀流腿股或腰臀，则痛如锥刺，手不可近，亦防生疽，宜服桃仁汤早散之。肠痈初起，小腹痛，小便不利，六脉微缓，不作寒热者轻。若已成，小腹坚硬而肿，六脉洪数者险。或尺部独数，可治。溃后腥臭，不进食不受补者，不治也。初服丹皮散，不消，再进桃仁汤或薏苡仁汤。如不消去，以排脓汤。如未穿，与陈皮葵根汤即穿。脓出后，仍在微痛，予制海浮汤三服，毒未尽者则去，已尽者易于收口。三服后，即宜服四物、八珍、十全大补等汤补之。不然，毒虽去内尚虚，防有食少、面黄、盗汗、无力、神倦、不寐一派虚象出矣。并忌房事年余，食物、气恼俱宜谨慎。

千金牡丹皮散

丹皮　苡仁　茯苓　生黄芪　生甘草　桃仁　白芷以上各一钱　当归三钱　川芎一钱　官桂五分　木香三分　人参一钱，无力者以党参五六钱代之

水二碗，食前煎服。

苡仁汤

苡仁　瓜蒌仁各三钱　丹皮　白芍各一钱　桃仁二钱，去皮尖研

水煎，空心服。

排脓汤

生黄芪三钱　当归三钱　银花　川芎　甲片炒敲碎　瓜蒌仁　白芷各一钱　甘草五分

水煎空心服。

陈皮葵根汤

广皮二钱　生黄芪五钱　当归二钱　皂角二钱　蜀葵花根一两，切片

水三碗，酒一杯煎，分二次服。

海浮汤

明乳香二钱　没药　浙贝　茯苓各一钱五分　生黄芪三钱，酒炒　炙草五分

水煎服。

四物汤（见前）　八珍汤（见前，加黄芪、肉桂即十全大补汤）

呃　逆

此症，乃伤寒失下症有之，今产妇脾胃虚，或食热物，冷热相抟亦有之，或寒凝于中。寒者用丁香、肉桂，热者橘皮竹茹汤加柿蒂主之，或灸期门穴自止也。

橘皮竹茹汤

广皮二钱　竹茹一钱　甘草五分　姜枣引煎服，或香附一钱。

产后身痛

一身痛者，因产时百节开张，血脉空虚，不能荣养筋骨也。又有败血乘虚流注于经络致痛。大意按之痛者，非风寒则瘀滞。若按之不痛，喜附热者，虚寒也。如

血不足以流通者，四物汤加黑姜、桃仁、红花、泽兰，补兼运行。如或喜按畏寒者，用四物汤加人参、白术、黑姜，补养自安。有外感风寒，则发寒热而头身痛，或鼻塞口出火气，斯为外感，用古拜散加归、芎、黑姜、秦艽以温散。如散后痛未尽止，乃气血虚致荣卫未和，用八珍汤补之，此散后补之大法也。

古拜散

荆芥穗一味，炒黑为末，生姜汤调下一二钱，量人虚实用

本方加当归即清魂散，更稳。此方产后受风，筋脉引急，或搐抽口噤，或昏愦不省人事，头身痛，发寒热。果是风者，一二剂即愈。盖产后空虚之人，又何必羌、防、柴、葛之重表耶？如破船重载，焉得不沉。

四物汤（见前）　　**八珍汤**（见前）

产后腰痛

产后未有不伤肾者，腰痛皆是肾虚，当用六味地黄汤加杜仲、续断、肉桂，或食猪腰子补之。又有肾中之气不足者，用八珍汤加杜仲、续断、肉桂大补。又或风冷客于下部，必上连脊背，下连腿膝，乃用独活寄生汤，甚加附子以温散。然只可服一二剂，不可多服。痛稍可，随用前方补之。予制清腰汤服之，颇当。

六味汤（见前不语症）　　**八珍汤**（见前临产门）

独活寄生汤

当归三钱　独活三分　桑寄生一钱　秦艽五分　茯苓一钱　牛膝一钱　甘草三分　威灵仙一钱　细辛二分　肉桂五分，或官桂一钱　狗脊一钱五分

姜二片，水煎服。

清腰汤

黑料豆五钱　狗脊一钱　寄生一钱　川断一钱　杜仲二钱　肉桂五分　丹参一钱

加青盐二分，水煎服。

产后惊悸

心慌惊悸或目不转睛，语言健忘，此由心血空虚，神不守舍，当补心神为主。安神定志丸、归脾汤并进，或佐以讱庵养心汤，其诸症自愈。

安神定志丸

茯神　茯苓　远志　人参各一两　石菖蒲　龙齿煅，各五钱

为末，蜜丸桐子大，辰砂为衣，每服二钱，开水下。

归脾汤（见前血崩）

养心汤

人参　炙黄芪　茯神　茯苓　夏曲各一钱　当归二钱　川芎　远志　柏子仁去油，各五分　肉桂　炙甘草各三分　五味子二分

水煎服。

产后发痉

产妇汗多发痉，俗谓产后惊风，实非风也。乃肝血空虚，不能荣筋，以至手足抽搐，有似中风之状。更有口噤咬牙，角弓反张，此气血大虚之恶候。若非十全大补加附子，将何以救之？或先用古拜散配归芎服之，再服大补汤，自可成功。《薛氏案》与《女科指掌》俱云小续命汤，此必刻书之人补入者，不然二公亦何荒唐至此耶？不思小续命汤是仲景《伤寒论》中风症也，用之以疏风，岂可用医产后之人乎？无论医者错，而书亦有错，所以谓之得诀，回来好看书。且中风一证，气血虚者多得

之。经谓治风先治血，张景岳有非风之论，尚宜补血以驱风，而况产妇血虚明矣。叶天士治中风医案内，惟一人用桂枝、羌活尚配黄芪、附子温补而行，其余悉皆用补，何曾以风治？乃曰肝虚动内风，正是明理高论，合乎经旨者也。

古拜散（见前身痛）　**十全汤**（见前玉门不闭）

产后癫狂

产后癫症，狂言谵语，或乍见鬼神，甚有不避亲疏，不知羞耻者，其间有血虚神不守舍者，有败血未尽误补而然者，有心脾本虚，妄思妄想致心神不宁者。治法用安神定志丸倍人参加归芎主之，佐以归脾汤。予制定神汤，每用取效，此皆安神补虚之意也。盖初知瘀未清，早用失笑丸、花蕊散逐去败瘀，则新血自生，安有癫狂之变？此为姑息错治者成耳。病久名曰失心症，有绵延数载者，治法惟白金丸，真妙也。

定神汤

人参一钱　熟地三钱　当归二钱　茯神二钱　附子五分　肉桂三分　泽兰三钱　郁金一钱　龙齿八分　橘红八分

用生铁秤砣烧红，淬水煎服。

失笑散　花蕊散（见前胞衣不下）

白金丸（经验方曰：妇人失心，病狂惊忧，痰结血于心络窍者，服之神效，屡用奇验）

真川郁金七两　明矾三两

二味为末，薄糊叠法为丸，每服五十丸，开水下。一方用薄荷汤为丸。

安神定志丸　归脾汤（俱见前）

琥珀地黄丸

此方治产后偶感，恶露斩然不行，憎寒发热，状如疟疾，昼明白夜谵语，即与热入血室同，皆血分病，用此丸极妙，若攻痰则误矣。

琥珀另研　延胡索糯米炒　当归各一两　蒲黄二两，炒　生地一斤，捣烂绞汁，以汁浸生姜渣晒干　生姜一斤，捣烂绞汁，以汁浸生地渣晒干

共为末，炼蜜为丸，弹子大，开水化下一丸。

又一方治败血上冲，发热狂言脉虚大者。

生地　丹皮　荷叶各二钱

调真蒲黄末二钱，生用。

蓐劳

产后气血空虚，真元未复，一有劳动则寒热交作，食少不寐，头目并四肢胀痛，或日轻夜重，或一日好一日歹，变症不一，名曰蓐劳，最难治。大凡阳虚则恶寒，阴虚则恶热，清阳不升则头目痛，血不足以荣养则四肢痹痛，宜用八珍汤补之。若脾虚食少，呕恶多痰，用六君子汤加炮姜以温中宫，诸症自可全退，然非参不可。若一见前症，寒热表散则失之远所矣。以初产数日不可梳头洗面，劳动者也。因其骨节尚未斗准，筋脉易以损伤，不可因体健而大意也。常有缠绵难愈，日久成痨，或致废疾者。如体本坚实，安得有此故，又当别论。

八珍汤　六君子汤（俱见前）

《指掌》有白茯苓汤、羊肉汤等方，皆治蓐劳之病用者，亦甚有理，因此附于后，以备择用。

白茯苓散

茯苓二两　人参　炙黄芪　当归　川芎　白芍酒炒　熟地　桂心各五钱

以上八味共为末。用猪腰一对，去油

膜净，姜三片，枣二枚，水煎。姜枣腰取水碗半，去渣，入前药末五钱，再煎服。

仲景羊肉汤

精羊肉一斤　当归五两　黄芪四两　生姜三两

水八升，先煮羊肉、生姜，取汁五升，入归芪再煎，减至三升，每日服七合。

人参鳖甲散

人参五钱　鳖甲炙，一两　怀牛膝　炙黄芪　茯苓　桑寄生　当归　桂心　白芍炒　桃仁　川断　甘草　熟地　麦冬各五钱

共为末和匀，另用猪腰一对，去膜净，加姜三片，枣二枚，水三碗，煮取汤一大碗，入前药末三钱，又加葱白一寸，乌梅三个，荆芥三分，再煎，温服。日日如此，以服完药末即愈。

喘　促

新产气急喘促，因荣血暴竭，卫气无依，名曰孤阳，极险危之症，急用六味地黄汤加人参以益其阴。若脾肺虚者，用四君子汤加当归、黑姜以益其阳。如见自汗厥冷，再加附子。又有假热喘促而多汗者，用十全大补汤加附子，大剂重用，方可救耳。最怕喘急，吊引瘀血上来，一入于肺，则鼻衄出，乃肺欲绝矣。入于心则昏愦无知，心欲绝矣。如外感嗽喘，或素有痰哮症者，则无妨，用四君子汤加苏梗、陈皮、炮姜、归、芎治愈。

六味汤（见前不语）　**四君子汤**（见前血晕，即六君子除半夏、陈皮）　**十全大补汤**（见前）

鼻中起黑煤

产后有病，或汗多，或急喘发热，俱要留意。看鼻尖黄明者生。若鼻尖青，环口黑色，鼻内起烟煤者，皆是绝败之候。如喘急，用二味参苏饮，或可速救败绝。

张景岳云：气不能升降，乃元海无根，亏损肺肾而喘，及至鼻煤唇黑，气将脱也。急服真元饮救之，此大法也。

鼻起烟煤，乃真阴涸竭，金水两脏将绝之征，十难救一。

参苏饮

人参一两　苏木三钱，杵细

水煎服。如厥冷自汗，加熟附子二三钱。

贞元饮

大熟地三两　当归三钱　炙草一钱

阴寒足冷，加肉桂一钱，或加炮姜、人参各三钱，水煎频服。

产后舌黑舌枯

凡产妇妄投冷散，致舌黑而枯，或光红无底，皆危症也。有汗出多，或童便用多，而未顾其心肾者均有之。盖舌乃心之苗，肾之本也。如黑而带润色，尚可挽回。六味汤重用熟地，加人参、炮姜主之。若舌干黑而枯且渴者，为血液已亡，不可为也。斯时惟有独参汤两许，频频灌之，或可十中救一。若无力用参，亦无益。此症肾气已竭，不便用桂附刚烈之物以熬煎，惟人参能救气于无何有之乡。且阳能生阴，又生津液，庶望回春。此症初产十日内见者多，不然必是汗多亡阳，下虚亡阴。譬如痢疾见舌枯，或光如红缎而干渴者，皆在不治，即下虚亡阴也。

独参汤

用好熟人参一两，燉成一碗，或加五味子一钱，频频灌入，或人参五钱，大熟地二两，名为两仪膏，煎服亦妙。

六味汤（见前不语）

产后咳嗽治法

产后轻咳者，肺虚也。用生化汤加北沙参，或酒炒黄芪。如声重咳不止者，风也，或虚火上冲也。风则于生化汤中加黑荆芥穗，火则生化汤中除黑姜加炒麦冬。又有冬月寒气冲肺致咳，用黑姜，更加生姜自止。但肺为娇脏，不可久延，而致瘀血吊起。或久嗽伤肺，而致吐血入损。总之肺经之药，勿用刚燥，宜从滋润阴则无误矣。凡肺经之药，补用沙参、黄芪，清用贝母、杏仁，散用荆芥、桔梗，凉用桑皮、白芍，皆一定不易。更有用参、术、苓、草补脾者，为虚则补其母也。有用熟地、阿胶者补肾，是补其子也。使之金水相生之理，此嗽久防损，必以补土补水，子母相生，亦一定也。不但治产为然，平人咳嗽，皆以此法为准绳，学者当明此理。

产后咳嗽，多因腠理不固，易招外邪，当随虚实寒热表里论治，若生化汤，非治咳之方，奈何不论风、火，但以此方加减，诚不知其义何居也？（徐评）

朴斋治验案

产后肠胀，惟胞未下者有之，生儿后自收。予族弟媳产下时，腹已收，至次日忽然腹大如鼓，较之产前更甚，胀闷难安，气急促，诸医无措，命在旦夕。予适远出而归，急请视之。腹大且坚，二便不通。病家谓未产日食物多停滞耳。予曰：非也。脉软而涩，知无食也。必产时被冷风入于子宫，致瘀血凝于内。用生化汤加肉桂一钱，煎好，即以煎药吞失笑丸三钱，又调花蕊散三钱，进二剂而腹减半，再用生化汤倍黑姜服数剂而安。此症若不凭脉详察，

依其言而用消食者，则误矣。因存是案，以记之。

又族侄媳产后发疹，遂延医治，乃痘科也。曰：此出瘄麻。竟用桔梗、荆、防发之，两日忽作喘汗热闷，几乎欲绝，乃请予视脉，见寸大尺空，按之且迟。予曰：此非瘄麻也。缘下部虚寒，其无根失守之火，浮游于上，发虚疹加蚊迹，隐隐于皮肤之内。且新产才七朝，岂堪任此凉散？以其痘科不知产症耳。急进十全大补汤加附子，而汗止喘定，二剂后易八珍汤，半月后与六味而痊。此症设被坏事，只云中麻发不出而死，亦无怨其错者，是以医家宁可推出以让知者治，不可贪而误人性命也。

海宁俞妇腹孕三子，俱不育。临产时稳婆见衣胞出其半，而以手拖之下，伤其带脉，致腹痛。缩一足不能伸，已经一月，痛楚难卧。予视之曰：此吊脚肠痈也。脉已数，知毒熟矣。乃用黄芪、皂角、甲片、陈皮、当归，加葵根酒水煎服。次日下脓数碗而安。

武林有本家，其妇人产后腹痛，诸药罔效。延予诊视，知生肠痈，本家不信，复请他医。又半月而痛愈甚，食亦不进，二便不利。予见尺部脉已数，曰此痈已成脓矣。前者与消而不服我药，今既已熟当出脓矣。如再迟延，恐伤脏而莫及也。遂如案之药加葵根与服，下脓，腹痛渐减，随服参、芪、地、归补之，续用四物汤、八珍补月余而起。

有陈姓妻住小粉墙，产后小便不通，胀痛难安。予曰：瘀阻膀胱，气不化也。与生化汤加肉桂、泽兰服之，夜半得小便但未畅，次日复用六味汤吞失笑丸，小便大通而痊。有吴姓在席曰：何未服利剂而

通？前医用车前、木通、四苓而反愈闭何也？予曰：见病，治病未知源头，何益之有？

许姓妇，吾族侄女也。昔产后发寒热，医者始进钩藤、荆芥不效，继用柴胡汤热愈甚，面赤而鼻出血矣。乃延予。视曰：此血虚症，用柴胡致血上冲，误矣，若再剂必死，急用四物汤加牛膝、茯神而鼻血止，转用八珍汤加黑姜而热退，后以芪归地术补之而愈。又后产蓐劳，肩生一毒，亦予治愈。今生产已无病矣。然产前皆予调补得宜，是以产俱平安而不觉也。

又伊侄媳，亦予侄女，产后惊风，时癸巳岁，适予在浙，请治。予曰：肝风内动，又感外邪而然也。今热不退而汗多，手足搐抽，已成痉厥。此外解而内虚为重，随用归芎加黑荆芥少许，外用醋炭熏之，汗渐少，即进姜桂四物汤而热退，次日转用八珍汤加肉桂数剂而愈。

吴大文夫人产后腹胀，小便不流利。予诊脉迟软，知寒结冲任，二脉气滞不宣，用五味异功散加附子一钱，数剂而安。

常山许思载翁孙媳，孕五月，医者谓经阻，而用红花、桃仁、香附、益母行血药，夜半血崩。予适在西街，扣门请治，随往视之，形脉俱脱，不知人事，即用人参二钱，炙芪一两，阿胶二钱，熟地八钱，附子一钱，煎好灌入，至五更脉出人苏，裤内见胞胎，方知服药错误而小产，斯时若迟延不敢峻补，安能有命？

杭城项理问夫人小产崩脱，诸医不敢举方，乃请予视诊之。已无脉，胸膈满闷，气促汗出，危急之际。予制加味两仪汤，人参二钱，熟地一两，阿胶三钱，艾叶一钱，附子一钱，炙芪一两，当归三钱。速令煎服，本家畏补，服半帖，气仍闷促，

复问于予。予曰：急与服之。随复再进，胸闷顿舒，呼吸调匀，脉亦续至。次早又进原方，适前医至，仍不敢用药。及见予方，沉吟良久，乃曰：脉脱气促，度其必死。先生胆大，用此大补，吾不敢也。予曰：此即《内经》所谓塞因塞用也。缘气不归原，下不纳气，致浮于上。又即下虚上实，血既亡矣。阳无所附，若非大补，少顷脱去，无可救矣。焉得回生？诸医不胜佩服。

附：种子方

调经种玉汤

凡妇人无子，多因七情所感，致使气盛血衰，经水不调，或先或后，或淡或紫，如血块，或崩漏带下，或肚腹疼痛，或子宫虚冷，不能受胎，宜进此汤。

当归酒洗，四钱　川芎四钱　吴茱萸泡，四钱　陈皮三钱　白茯苓三钱　香附三钱，制　延胡索三钱　丹皮三钱　干姜炒，二钱　熟地六钱　官桂二钱　熟艾二钱　白芍一钱

若过期而经水色淡者，宜用桂、姜、艾。如先期三五日者，而经色紫，方中去桂、姜、艾，加条芩一钱。右锉四剂，生姜三片，水煎，空心温服。渣再煎服待经至之日服起，一日一剂，过三十时之外，则当交媾，必成孕矣。若不成孕，而经期必准。

蒋示吉曰：凡人经尽种子之后，最宜将息。勿怒勿劳，勿举动，勿远行，勿沐浴，勿复行房事以扰其子宫，宜多服养肝、平气、清热、养血、补脾之品，胎自固矣。予家四金匮丸出自秘府，实有挽回造化之功，屡用屡验，调经种子如神。

四金匮丸

香附六两，用黄柏、山栀各三两同浸炒　川芎四两　续断四两　白术四两　茯苓四两　当

归四两　山药四两　白芍四两,俱酒洗炒　青皮四两,炒　砂仁四两,炒　白薇四两,酒洗　条芩四两,酒炒　生地四两,酒洗

共为末,山药、淡醋汤糊为丸,醋汤下。盖条芩、白术安胎圣药,且力能清下焦实火,火去则阴自足,一增其利,一去其害,又何小产之虑乎?

安胎万全神应汤

治胎孕三月前后,或经怒,或行走蹶跌,以致胎伤,腹痛腰疼,一服即安。虽见血,一二日未离宫者,犹可安之。倘先经三四五个月,已半产者,及到月分,略觉腰骨酸胀,一服即安,数服万全矣。

当归一钱　熟地八分,姜汁制　白术一钱　黄芩一钱　川芎一钱　白芍七分,炒　白茯苓七分　炙黄芪七分　杜仲七分　阿胶珠七粒

如胸前作胀,加紫苏六分,陈皮六分,下带或红加地榆一钱,艾七分。见血加川续断一钱,糯米百粒。水煎,空心温服。

《产科心法》下集终

本草衍句

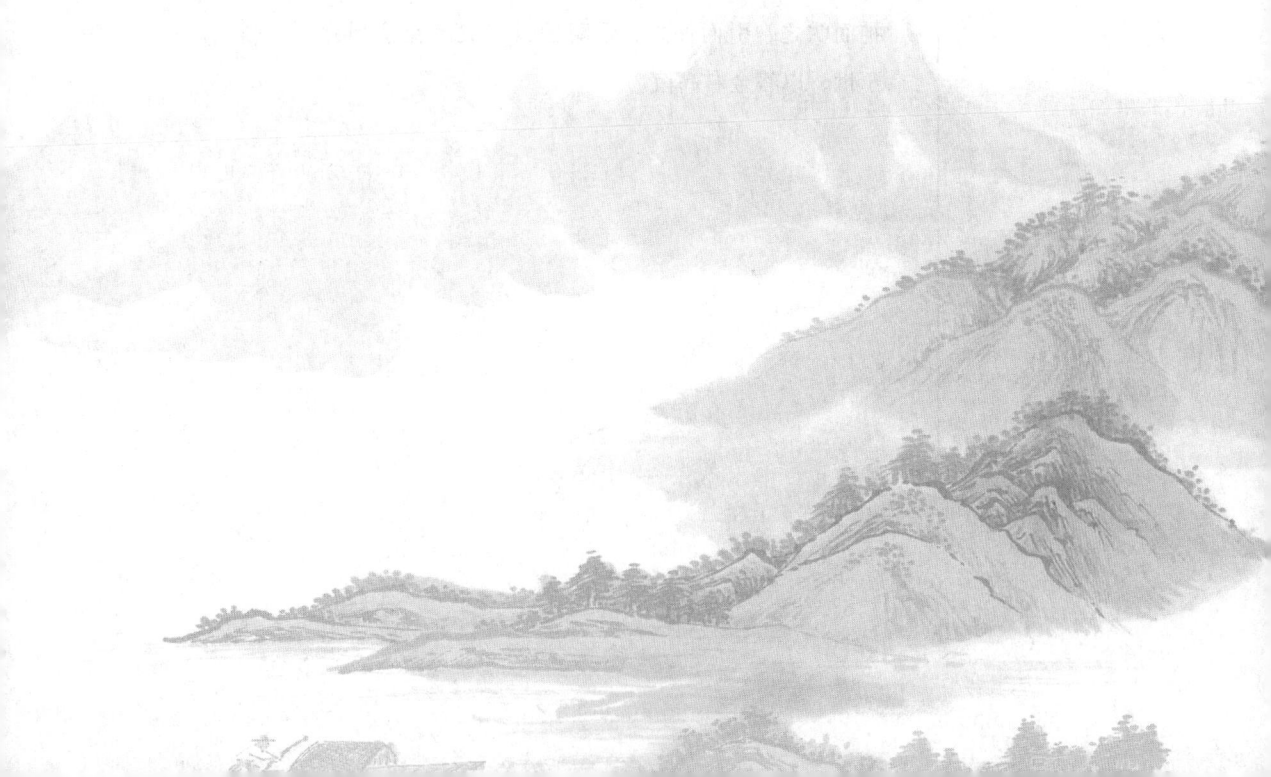

内容提要

　　《本草衍句》一卷，为休宁金履升社友曩年录寄之稿也，未列著人姓氏。书系集诸本草而衍句之，易于诵读，为入门之阶梯。近来本草书实少佳本，诚如自序曰：《纲目》则病其烦，难于识诵，一经掩卷，则复茫然。如《药性赋》则病其略，记读无多，原委不清，主治不明。本书较《药性赋》则觉其烦，合《纲目》则未免略。然神而明之，引而伸之，烦略已得当矣。爰特刊行于世，以答金君高谊。

自　序

　　本草家数最多，而烦减不一。其药味之减者，惟《神农本经》三百六十种。历代以来，踵事日增，至明之《纲目》多至千余，其烦极矣。然药味虽烦，而发明主治详悉源流，集诸家之大成，汇众方之精义，诚医家之准绳也。但卷数烦多，难于识诵，一经掩卷，则复茫然。况下愚之资，何能识其万一。近开减易之门，如《珍珠囊药性赋》，句读无多，便于强识。减则减矣，而原委不清，证治不明，药不入于何经，治于何病也。凡药味各具一性情，各显数功效，治必多于数症，用不拘于一经，或在此则为专，或在彼而为使。其药味之相得，寒温之各殊，苟不洞悉其性情，焉能尽识其功效哉。愚不揣固陋，因集本草而衍句之，选诸注以辅以翼之，择古方之平易者又从而附丽之，朗若列眉，明如指掌，药不求多，寡堪敌众，辞务明晰，句不尚文，皆随其性情功效而敷衍成章，不敢妄增一字，因名之曰衍句。使吾孙有所持循，易于诵读，为入门之阶梯。较之《药性赋》则觉其烦，合之《纲目》未免太减，然自此神而明之，引而伸之，则不拘于烦减间也。

著者识

药性草部（共一百四十三味）

甘草　黄芪　人参　沙参　齐苊　桔
梗　葳蕤　知母　肉苁蓉　锁阳　天麻
白术　苍术　巴戟天　狗脊　远志　淫羊
藿　元参　地榆　丹参　紫草　白头翁
白及　三七　黄连　胡黄连　黄芩　秦艽
柴胡　前胡　防风　独活　羌活　升麻
苦参　白鲜皮　延胡索　贝母　白茅根
龙胆草　细辛　白薇　白前　当归　川芎
蛇床子　藁本　白芷　白芍药　赤芍　牡
丹皮　木香　高良姜　红豆蔻　草果　白
蔻仁　砂仁　益智仁　肉豆蔻　补骨脂
姜黄　郁金　莪术　荆三棱　香附　藿香
兰草　泽兰　香薷　荆芥　薄荷　紫苏
苏子　甘菊花　艾叶　茵陈蒿　青蒿　益
母草　茺蔚子　夏枯草　旋覆花　红花
续断　牛蒡子　芦根　豨莶草　麻黄　木
贼　灯草　生地　熟地　怀牛膝　紫菀
麦冬　冬葵子　款冬花　地肤子　瞿麦
葶苈子　车前子　连翘　萹蓄　白蒺藜
沙苑蒺藜　海金沙　大黄　大戟　甘遂
常山　附子　白附子　南星　半夏　射干
芫花　菟丝子　五味子　覆盆子　使君子
马兜铃　牵牛　瓜蒌　天花粉　葛根　天
门冬　何首乌　萆薢　土茯苓　山豆根
威灵仙　防己　木通　通草　钩藤　金银
花　天仙藤　泽泻　石菖蒲　蒲黄　海藻
石斛　骨碎补　马勃

药性木部附果部（共六十九味）

柏子仁　侧柏叶　肉桂　桂枝　辛夷
沉香　丁香　降真香　乌药　黄柏　厚朴
杜仲　海桐皮　川楝子　槐实　槐花　秦
皮　桑白皮　桑叶　桑枝　桑寄生　枳实

枳壳　栀子　酸枣仁　山茱萸　金樱子
郁李仁　女贞子　南烛子　五加皮　枸杞
子　地骨皮　蔓荆子　白茯苓赤苓、苓皮
茯神　心中木　琥珀　猪苓　竹叶　竹茹
竹沥　竹黄　杏仁　乌梅　桃仁　大枣
梨　木瓜　山楂　柿霜蒂　陈皮　青皮橘核
附　枇杷叶　胡桃　荔枝核　龙眼肉　槟榔
大腹皮　川椒　椒目　吴茱萸　甘蔗　莲
子　莲心　莲须　莲藕　荷叶　荷鼻　芡
实　荸荠

药性石部（共九味）

伏龙肝　紫石英　石膏　滑石　赤石
脂　代赭石　禹余粮　朴硝　元明粉

药性各部（共十味）

火麻仁　苡仁　黑大豆　赤小豆　白
扁豆　淡豆豉　神曲　红曲　麦芽　谷芽

药性菜部附虫介部
（共二十四味）

韭菜　韭菜子　葱　薤白　白芥子
莱菔子　姜生干皮　炮黑姜　茴香　山药　百
合　桑螵蛸　僵蚕　蚕沙　蝉蜕　蚯蚓
龙骨　穿山甲　龟甲　鳖甲　牡蛎　石决
明　五灵脂　夜明砂　燕窝

药性兽部附人部（共十一味）

阿胶　虎骨　犀角　羚羊角　鹿茸
鹿角胶霜　鹿胶　猳鼠矢　发灰　童便　秋
石　人中黄

补　遗

茜草　旱莲草　苍耳子　全蝎

十 八 反

本草明言十八反，逐一从头说与君。人参芍药与沙参，细辛元参及紫参，苦参丹参并前药，一见藜芦便杀人。白及白敛并半夏，瓜蒌贝母五般真，莫见乌头与乌喙，逢之一反疾如神。大戟芫花并海藻，甘遂已上反甘草，若还吐蛊用翻肠，寻恒犯之都不好。蜜蜡莫与葱相睹，石决明休见云母，藜芦莫使酒来浸，人若犯之都是苦。

十 九 畏

硫黄原是火之精，朴硝一见便烟消，水银莫与砒霜见，狼毒最怕密陀僧，巴豆性烈最为上，便与牵牛不顺情，丁香莫与郁金见，牙硝艰合京三棱，川乌草乌不顺犀，人参又忌五灵脂，官桂善能调冷气，石脂相见便跷蹊。大抵修合看顺逆，炮煅炙煿要精微。

妊娠忌服

蚖斑水蛭及虻虫，乌头附子配天雄，葛根水银并巴豆，牛膝苡仁与蜈蚣，三棱代赭芫花射，大戟蛇蜕黄雌雄，牙硝芒硝牡丹桂，槐花牵牛皂角同，半夏南星与通草，瞿麦干姜桃仁通，硼砂干漆蟹甲爪，地胆茅根都不中。

引经报使

小肠膀胱属太阳，藁本羌活是本乡，三焦胆与肝胞络，少阳厥阴柴胡强，大肠阳明并足胃，葛根白芷升麻当，太阴肺脉中焦起，白芷升麻葱白乡，脾经少与肺部

异，升麻兼之白芷详，少阴心经独活主，肾经独活加桂良，通经用此药为使，岂能有病到膏肓。

十 二 经

太阳小肠足膀胱，阳明大肠足胃当，少阳三焦足胆配，太阴手肺足脾乡，少阴心经足为肾，厥阴包络足肝方（心肝脾肺肾为脏，余者皆为腑）。

十 剂 曰

宣可去壅，姜橘之属。郁而不散者，用之如栀豉汤、瓜蒂散。

通可去滞，通草防己之属。留而不行者，用之如五苓散、十枣汤。

补可去弱，人参羊肉之属。气弱血弱者，用之如附子汤、理中汤。

泄可去闭，葶苈大黄之属。闭而有余者，用之如陷胸汤、承气汤、抵当汤。

重可去怯，磁石铁粉之属。气浮神志不定者，用之如龙骨牡蛎汤。

轻可去实，麻黄葛根之属。气实腠理闭密者，用之如麻黄汤、葛根汤。

滑可去著，冬葵榆皮之属。气著经涩二便涩者，用之如猪胆导、蜜煎导。

涩可去脱，龙骨牡蛎之属。气脱遗溺遗精者，用之如石脂丸、桃花汤。

燥可去湿，桑白皮赤豆之属。分上中下表里，用之如麻黄连翘赤小豆汤。

湿可去枯，紫石英白石英之属。气枯血枯者，用之如黄连阿胶汤。

寒可去热，硝黄之属，如白虎汤。

热可去寒，桂附之属，如白通汤、四逆汤。

高士宗用药大略

凡药空通者转气机，如升麻、木通、乌药、防己、通草，皆属空通。藤蔓者走经脉，如银花、干葛、风藤、续断、寄生，皆属藤蔓。至于不必藤蔓而入血分之药，亦走经脉，如红花、当归、丹皮、秦艽、白芍之类。胸膈不和在两乳之上，则川贝、茜草、桔梗、麦冬、木通、瓜蒌仁，主开胸痹。凡胃络与心包络不相通贯，致不能横行旁达者，此药亦主之。心气不交于肾，则桂枝、茯苓、枣仁、枸杞，可使心气归伏于下。肝气有余而内逆，则用元胡、青皮、灵脂、香附、白蒺藜之类以疏肝。凡药有刺而属金者，皆主伐肝。盖金能制风，金能平木，制风平木则所以伐肝也。肝气不足而内虚，则用山萸、五味、熟地、当归、白芍、木瓜之类以补肝。又水能生木，补肾则补肝，所谓虚则补其母也。黄芪助三焦之气，从经脉以达肌腠。若三焦内虚，不能从经脉而达肌腠者，必用之。白术补脾土，虚者必用之。类如山药、石斛、米仁、干姜、炙草，皆脾土药也。五味、杜仲、故纸、巴戟、熟地，皆补肾药也。阳气立而阴精不足，凡此可补，然缓着也。若肾精竭而阳无所附，又宜桂附以补阳。五脏调和，六腑无恙，或三焦火气有余，阳明燥气上炽，少阳相火妄动，则芩连栀柏，凡泻火清凉皆可用也。若脏腑内虚而燥火上炎者，又当和其脏腑，或补泻兼施，不可专行凉泻矣。肺为五脏之长，受朝百脉，不宜有病。其咳嗽之症虽关于肺，而病根在于别脏别腑。腑脏之气不循经上行，各上逆于肺而为咳也。若咳果在于肺，久久便为不治之症。而肺经之药，通变无穷，不可执一，如杏仁、桔梗、桑皮、芥子、麻黄、紫苏、葶苈，皆泻肺药也。百合、款冬、川贝、人参、五味，皆补肺药也。而补脾之药亦所以补肺，盖足太阴属脾土，手太阴属肺金，土能生金，故补脾即所以补肺也。凡发散毛窍解肌出汗之药，皆所以泻肺。盖肺主皮毛，金能生水，实则泄其子，故皮毛汗出所以泻肺也。其病在骨，当用肾脏之药，桂附可用。其病在筋，当用肝脏之药，当归、芍药可用，及前补肝之药皆可用也。病在肌肉，当用补脾助土之药。病在经脉，当用心包络之药。病在皮毛，当用肺经之药。其药已载于前，意会而神明之可也。

本草衍句

著　者　佚　名
休宁金山农履升录存
绍兴裘庆元吉生校刊

甘草　味甘气平，三阴经药。炙则补中，生则泻火。补脾胃之不足，泻心火之有余。咽中疼痛，可获升散之功。腹里急缩，得收和缓之益。热药用之缓其热，庶无僭上之灾。寒药用之缓其寒，能免速下之害。协和诸药而不争，解除百毒而皆效。中满呕吐，病非所宜。藻遂戟芫，性实相反。然欲涌痰涎，十枣齐施。损除腹痛，芍药并重（得桔梗清咽喉，得大豆解百毒）。消除胸中积热，止茎中痛淋。

伤寒咽痛少阴症，甘草主之。用甘草二两，蜜水炙，水煎服。舌肿塞口，不治杀人。甘草煎浓汤，热漱频吐。

肺痿多涎：肺痿吐涎汁，头眩小便数而不嗽者，肺中冷也。甘草干姜汤温之，甘草炙。肺热喉痛有热痰者，甘草桔梗入阿胶。

小儿尿血遗尿，甘草一两煎服。

黄芪　甘益元气，温劳伤，外行皮毛，温分肉而实腠理。中壮脾胃，去肌热而充皮肤。大风癞疾（去肌肉中之风毒），五痔鼠瘘（去肌肉中之湿毒）。生则固表，发汗止汗皆能。熟则补中，排脓止痛必用，为疮家之圣药。有补表之兼长，举下陷之虚阳（带下崩中之症），实不固之卫气（盗汗自汗要药）。伤寒尺脉不至者相宜，督脉阳维为病者并济（经云阳维为病苦寒热，督脉为病脊强而厥。黄芪入手足太阴经，得当归能补血，得白术能补气，得防风相畏而相使，其功愈大）。但阳盛阴虚者，上焦热甚下焦虚寒者，病人多怒肝气不和，及肺脉洪大者，并戒之。

胎动不安，腹痛下黄汁，黄芪、川芎各一两，糯米一合，煎服。脾胃伏火，劳役不足之症，胃虚而成慢脾者，当于心经中以甘温补土之源，更于土中以甘寒泻火。以酸凉补金，使金旺火衰，风木自平矣。今立黄芪汤泻火补金益土，为神治之法。黄芪二钱，人参一钱，炙甘草五分，白芍五分，煎服。

人参　味甘补阳，微苦补阴。止渴生津，专益肺中元气。安神定悸，用治多梦纷纭。喘虚咳兮自汗（病不属虚脉洪实，喘咳自汗勿用），中暑中风兮脉虚，血弱必补其气，气生则血自濡（得羊肉则补形，得半夏治食入即吐，得苏木治产后发喘，乃血入肺窍危症也）。

离魂异疾：有人卧则觉身外一样，无别，但不语。盖人卧即魂归于肝，此由肝虚邪袭，魂不归舍，名曰离魂。用人参、赤茯苓、龙齿各一钱，煎服。调飞过朱砂末，睡时服。一夜一服，三夜后真者气爽，假者即化矣。

沙参　色白体轻专补肺气，微寒味淡

兼益肾脾。肺痿久嗽消火克以清金，肌热欲眠止惊烦而养木（心火犯肺）。血阻于肺者非此不清（本经云：积，主血积，是肺气逆上之血，故能清之）。寒客作嗽者不可早用。疗胸痹腹痛，皮肤游风（疮疥身痒），除寒热血结（肺家失调之寒热），卒疝下坠（葛洪云：沙参主卒得之疝，小腹及阴中相引，痛如绞，自汗出，欲死。细末，酒调服。肺家气分中理血之药）。人参补五脏之阳，沙参补五脏之阴（得麦冬清肺热，得糯米补脾阴）。

荠苨 寒而利肺，甘而解毒。肾中之热为强中，消渴之后发痈肿。《千金》则有汤丸一药，兼解众毒（千金方治强中为病，茎长兴盛，不交精出。消渴之后发为痈疽，有荠苨丸、猪肾荠苨汤。此皆本草之所未及也）。

猪肾荠苨汤：猪肾一具，荠苨、石膏各三两，人参、茯苓、磁石、知母、葛根、黄芩、花粉、甘草各二两，黑大豆一升。

荠苨丸：大豆、茯神、磁石、花粉、熟地、骨皮、元参、石斛、鹿茸、人参、沉香、猪肚为丸。

桔梗 （辛微温）开提气血，表散寒邪。清利头目咽喉，能消胸膈滞气，通鼻中之窒塞，除胸胁之刺疼。喉痹咽痛为神，目赤舌疮并效。疗干嗽而少痰涎（干咳嗽乃痰火之邪郁于肺中，宜苦梗以开之）。治肺痈以排脓血下痢胀痛，腹满肠鸣（痢疾腹痛，乃肺金之气郁于大肠，亦宜桔梗以开之）。能载诸药而上行，复通天气于地道（得甘草能载引上行入肺，为舟楫之剂）。

胸满不痛，桔梗枳壳煎服。

伤寒腹胀，阴阳不和也。桔梗半夏汤主之。桔梗、半夏、陈皮各三钱，姜五片。

少阴咽痛：少阴症二三日，咽痛者，可与甘草汤。不瘥者，与桔梗汤主之。桔梗一两，甘草二两，煎服。口舌生疮方同上。如圣汤通治咽喉口舌诸病，桔梗、甘草、荆芥、防风、连翘。肺痈咳嗽胸满，振寒脉数，咽干不渴，时出浊，吐腥臭，久则吐脓如粳米粥者，桔梗汤。桔梗一两，甘草二两，吐脓血即瘥。

葳蕤 （即玉竹，味甘平。）润肺止嗽，解渴除烦。用治湿毒风淫，可除茎寒腰痛。目眦赤烂泣出，中风暴热身强（不能动摇）。风温自汗，痁疟劳伤。乃为中和之品，难比参芪之良（得石膏、干葛，治风温自汗身重，语言出难）。

知母 寒滑入大肠，苦辛走肺肾。上清肺金而泻火，下润肾燥而滋阴。消痰定喘止渴，安娠伤寒燥烦。（烦出于肺，燥出于肾。）退阳明之实热，久疟下痢，疗有汗之骨蒸，肢体浮肿。为利便之使，喉中腥臭；滋化源之津，胃弱者非宜，阴虚者必慎（得麦冬清肺止渴，得大黄则能滋肾润燥，得人参治妊娠子烦）。知母本寒水之性，而兼秋金之气，犹水之知有母也，故名。土炎燥而皮毛热。可内资中土之燥，外清皮毛之热。若为补药即非。

肉苁蓉 （甘微温）助相火补益劳伤，暖腰膝坚强筋骨。除茎中寒热之痛（茎中者，精之道路也。精虚即有此痛，补精则痛自己。苁蓉象人之阴，而滋润黏腻，故能治前阴俱病），养五脏精血之伤（五脏各有精，精足则能多子）。绝阳不兴、泄精、尿血、遗沥，绝阴不产、带下、阴痛、血崩。诚滋肾补精之药，有苁蓉和缓之名。易动大便，滑泻宜停（入足少阴经。周慎斋云：苁蓉补肾之阴，得菟丝补肾之阳，二者同用，能生精补阳）。

色欲过度，似淋非淋，溺短而数，茎

中痛甚，与淋闭之治不同，宜肉苁蓉、淫羊藿、生杜仲为主，佐以白蜜、羊脂之类，效。

锁阳 补阴益精，养筋润燥。治痿弱，滑大肠。便闭者宜之，不燥者勿用（功与苁蓉相近）。

天麻 （辛温）入肝经之气分，通血脉以疏痰。治风虚头痛眩连（头旋眼黑），疗小儿惊痫拘挛，麻痹不仁，语言謇涩。利腰膝以强筋，驱湿痹而开窍。有自内达外之功，息肝木诸风之疾（久服天麻，遍身发出红丹者，是其祛风之验）。血液衰少，类中则忌（得川芎则补肝，得白术则去湿）。

天麻在土，周环十二子如十二辰，以辅皇极。味甘气平，主补中土，便从中土以通十二经。今人认为风药，但品味甚优，误用无害。

白术 苦能燥湿，甘善和中。健脾胃而进食，止呕吐而安胎。逐水生津除腹中之胀满冷痛，消痰止泻疗女人之气块瘕痕。目不能开是胃弱，倦而嗜卧在脾虚。利滞血于腰脐，调逆气于冲脉（冲脉为病，逆气里急脐腹痛）。发汗止汗与黄芪同功，补气补血较人参无异（得枳实能涤饮消痞）。

妇人肌热血虚者，吃力伽散。用白术、白云苓、白芍药各一两，甘草半两，为散，姜枣煎服。牙齿日长难食，名髓溢病。白术煎汤，漱服取效，即愈也。

苍术 味辛而烈，健胃安脾。性温而燥，除痰去湿。散身面之大风，逐巢囊之痰饮。发汗除眩，宽胸中狭窄，消谷治痿及滑泻肠风。避恶气而消水肿，解诸郁而升胃阳。脾湿下流可止浊带，雄壮上行能安太阴（东垣云：上能除湿，下安太阴，使邪气不传入脾也。得防风即发汗，得黄

柏则胜湿，治湿热脚气，得香附快中下二焦之气，得山栀解本性之燥）。

食生米：因食生熟物留滞肠胃，遂至生虫，久即好食生米，否则终日不药，至憔悴萎黄，不思饮食，以害其生。用苍术为末，蒸饼为丸，米饮下，日三服。

脐虫怪疾：腹中如铁石，脐中水出，旋变作虫，行绕身匝，痒难忍，拨扫不尽，用苍术煎汤浴之，仍以苍术末入麝少许服。

巴戟天 （甘辛微温）入肾经之血分，去头面之游风。阴痿不起，强筋安脏，小腹引痛（小腹及阴中相引痛），梦泄遗精。补血海而疗脚气，去风湿而益劳伤。肾脏虚寒要药，相火炽盛勿尝（得纯阴药有既济之功）。

狗脊 苦以坚肾（即能健骨），甘以强肝（即能续筋）。除寒湿之周痹，利俯仰之机关（凡邪气之在骨节间者皆能治之）。男子脚弱腰痛失溺不节，女人伤中节重，冲任虚寒（得鹿茸、白蔹治白带冲任虚寒，得川乌、萆薢治诸风。凡兽之中，惟狗狡捷，而此药似之，故能入筋骨机关之际，去其凝滞寒湿之气，强健利捷也）。

固精强骨：狗脊、远志肉、茯神、当归身为末，和丸酒服。

远志 （苦温）下通肾气（为肾经本药）、上达心经（又为心家气分之药，心火能生脾土，心气盛则脾亦和，故又能补中焦之气也）。力能聪耳明目，功专强志益精。健忘惊悸，安魂魄而不迷；利窍，奔豚（辛香疏达能辟秽通窍，痹积肾曰奔豚），消痈肿之初生（从七情之郁而得，皆辛以散之，苦以泄之也。得茯苓入肾通阳，得枣仁通心安神）。

乳吹：肿者痛，远志焙研，酒服二钱，以滓敷之。

一切痈疽：远志酒治一切痈疽发背疖毒，恶喉爆大有死血，阴毒在中则不痛，傅之即痛。有忧怒等气积怒攻痛，可不傅，忍之即不痛。或蕴热在内，热迫人手不可近，傅之则清凉。或气虚冷溃而不敛，傅之则敛。

淫羊藿 （甘温）益精气，坚筋骨。入肝肾，补命门。阴痿茎痛，四肢不仁（真阳不足者宜之，得无灰酒浸，治偏风皮肤不仁）。

元参 色黑属肾，味苦微寒。领胸中氤氲之气，肃清而不浊；散无根浮游之火，壮水以制阳。明目益精，利咽通便。伤寒身热，狂邪忽忽不知人；温疟寒热，往来洒洒时颤。散项下结核痈瘤（皆火气凝结之疾），疗女人产乳余疾（产后血亏冲脉之火易动，清血中之火诸疾平矣）。烦渴发斑之圣剂，喉痹咽痛之良方（得甘草、桔梗止咽痛，得牡蛎、贝母治瘰疬。时珍云：肾受伤真阴失守，孤阳无根发为火病，当以元参为圣药。徐氏云：产后血脱即阴衰，而火无所制，又不可以寒凉药折之，气血未静，又不能纳峻补之剂，惟元参静火而带微补，用之最为的当）。

赤眼贯瞳，元参为末，以米泔煮猪肝食之。发斑咽痛，元参升麻汤主之。元参、升麻、甘草煎服之。急喉风痹，不拘大人小儿，元参、牛蒡子炒，半生半熟，为末，新水煎服立愈。

地榆 沉寒酸涩，断下多功。除下焦之血热，止吐衄之崩中。肠风血痢，疳痢殊效（热痢可用，倘虚寒之人及水泻白痢，未可轻使）。恶肉热疮，金疮可用（诸疮痛者加地榆，痒者加黄芩。若止血取上截炒用，其梢则能行血）。

结阴下血腹痛不已，地榆、甘草，入砂仁四枚煎服。

丹参 色赤味苦，气降和平。主妇人之血分，入包络与心经。安生胎兮落死胎，癥瘕积聚；去宿血兮生新血，带下山崩。治足软与痛痹（治软脚可逐奔马，又名奔马草），调经脉以匀停。心烦目赤，腹满肠鸣（能逐心腹之邪，心与脾不和故肠鸣，幽幽如走水）。药为女科之要，功兼四物之能（得山楂炭、益母草清产后恶血发热。冯氏云：清心除热宜用生，养心血止心痛宜猪心血拌炒用，和心阴调心气宜蜜酒拌炒用）。

寒疝腹痛，小腹阴中相引痛，自汗欲死，用丹参末二钱酒服。

紫草 活血凉血，入厥阴之经（心包、肝），利窍通便解热毒之药。气实者能滑大肠，脾虚者，勿犯寒性（痘疮欲出未出，血热毒盛者，及已出而色紫便闭，皆可用）。

白头翁 苦能坚肾，寒能凉血。入阳明二经（胃、大肠），治热毒血痢（紫血鲜血）。温疟阳狂，齿痛可愈，秃疮阴疝（用根捣敷，阴疝偏坠、小儿秃疮皆用），鼻衄齐施（得秦皮、黄连、黄柏治厥阴热利，皆清热解毒之功。产后利虚极者，加甘草、阿胶）。

白及 （苦平）性涩而收，秋金主令。善止肺经吐血，能填本脏损伤（主治金疮痈毒，得黄绢、丹皮能补胕损）。

三七 止血散血，化瘀血于淋漓金伤杖伤，消扑伤之青肿（味甘苦，入足阳明厥阴经，得生地、阿胶治吐血捷效）。

黄连 味多苦燥，性大寒凉，专泻心脏火邪（心属火，即为泻心之药而反能补心，何也？苦为味之正，泻之所以补之也。泻邪火而真火自安），痞满消渴（仲景泻心汤皆用之），能去中焦湿热（湿热乃水火相乱之病，凡去湿者必增热，除热者必不能去湿，惟黄连一举两得），调胃厚肠。镇肝凉血，阴户肿痛要药（除湿热在下之药）；开郁燥湿，肠澼泻痢良方（除湿热在中之病）。恶心心积（恶心郁热在中焦，中焦兀兀欲吐，心积曰伏梁），目痛眦伤（除湿热在上之病）。定惊止汗，消恶血于心窍；杀虫解毒，止痛痒之疮疡（得枳实泻痞满，得乌梅、川椒则安蛔，得木香治滞下，得官桂少许能交心肾于顷刻）。

小儿口疳，黄连、芦荟等份为末，蜜汤入服五分。走马疳，入蟾灰等份，青黛减半，麝香少许。小儿食土，取好黄连汁搜之，晒干与食。

胡黄连 性味相似，同益肝胆。主妇人之胎蒸，骨蒸劳热；治小儿之血痢，久利成疳。去果子之积，安腹中之蛔（得山栀、猪胆治伤寒劳复，得川连、朱砂、猪胆治肌热疳疾）。

小儿疳热肚胀，潮热发黑，不可用大黄黄芩伤胃之药，恐生别症。以胡黄连五钱，五灵脂一两为末，雄猪胆汁丸米饮下

黄芩 味苦气寒，可升可降。泻肺经实火（为肺经气分药），利气消痰；除脾家湿热（又为手足阳明药，能泻大肠火），血痢腹痛（腹痛而脉数者可用，里无热证者不可用）。寒热往来，解在肌之风热；头疼嗽逆，理目赤之肿疼。善养阴以退阳，能安胎而解渴。去上部之积血，黄瘅五淋；滋膀胱之化源，肺痿喉腥（得白术、砂仁能安胎，得黄连、白芍治上焦积热，得厚朴、黄连治腹痛，得芍药治下痢，得桑皮泻肺火，得柴胡退寒热，得猪胆汁除肝胆火）。

崩中下血，黄芩为末，霹雳酒下，以

秤锤烧赤，淬酒中也。许学士云：药，崩中多用止血及补血药，此方乃治阳乘于阴，谓天暑地热，经水沸溢者也。灸疮血出，一人灸至五壮，血出不止，为尿，手冷欲绝，以酒炒黄芩二钱酒服即止。

黄芩内空腐清肠胃之热，外肌皮清肌表之热，有彻内彻外之功。必审其内外皆热，原本壮实，胃气不虚，外不涉于毫毛，内不涉于经脉方用。若泛用之，则种祸不知几许矣。

秦艽 辛善散风，苦能燥湿。去肠胃之热，益肝胆之气，养血荣筋。风寒湿痹、劳热骨蒸、通身挛急、酒毒、肠风、黄疸并治。风药中之润品，散药中之补剂（得独活，桂心治产后中风）。

急劳烦热，身体酸疼，用秦艽、柴胡一两，甘草为末，白汤下。

小儿骨蒸潮热，方用同上。

柴胡 味苦微寒，气薄而升。举清气之下陷，引胃气以上行。宣畅气血，散结调经（本经云：去肠胃中滞气，饮食积聚。徐注：谓气味轻清，能于顽土中疏理滞气，以其为肠胃之药，故能疏肠胃之滞气、滞物也）。退百病之邪热（伤寒心下烦热，痰热结实，往来寒热，早晨潮热，胎前产后俱热，伤寒余热，小儿骨热，虚劳发热，下痢积热皆用），解表里于和平。胸痞胁痛，口苦耳鸣。若夫热入血室，邪客胸膺（胸痛胆瘅，痰实结胸），头眩目赤，气聚血凝。为疟疾之要药，理肥气之未清（肝积曰肥气，入经达气，入络和血，升不止乎巅顶，散不达乎皮毛，故入胆而合其无出无入之性，得益气药即能升阳，得清气药则能散邪）。

前胡 性阴而降，长于下气消痰。味辛而甘，功专散风畅肺。利胸膈之痞满，

哮喘嗽频；清肺经之热邪，风寒头痛（入手足太阴经阳明经，得桔梗治痰热咳逆）。

防风（甘温）　治风去湿，泻肺搜肝，而主太阳之经（凡太阳头痛项强，背痛头眩，周身骨节痛，皆用之），引行脾胃之药（东垣云：若补脾胃，非此引用不能行，用其于土中泻木也）。散头目中滞气，除经络间湿留，驱周身之风邪，主上部之见血（防风为风药之润剂，又为风药统领也。其性柔淫，无所不入。随主药而走经，得葱白通行周身，得泽泻、藁本疗风湿，得归、芍、阳起石、禹余粮疗妇人子脏风冷）。

破伤中风，牙关紧闭，南星、防风，童便煎服。妇人崩中，独圣散。用防风炙为末，以麦面糊丸，酒调下，更以面糊酒投之，此药累经效验。一方加黑蒲黄等份服。

独活（辛苦温）　理肾间之伏风，目眩头痛；除两足之湿痹瘈瘲奔豚（肾积曰奔豚，风湿客于肾经所致。得细辛治少阴头痛，头晕目眩，非此不能除）。

羌活　性温气雄行太阳贯督脉（肾脉为病，脊强为厥），透关利节，泄肝气搜肝风。散肌表八风之邪，除周身百节之痛。风湿相搏，有却乱反正之功；头痛脊强，为善理游风之药（得川芎治太阳少阴头痛，得当归能利劳伤，骨节酸痛）。

产肠脱出，羌活二两，酒煎服。睛垂至鼻如黑角，塞痛不可忍，或时时大便血出，病名肝胀，用羌活煎汁服。

升麻　发散阳明表邪，升提胃中清气。引行脾胃之经（若补脾胃用此引经最要），助补甘温之药（能引甘温上行，以补胃气之散，而实其表）。散火郁于阴中（升阳发火郁，能升阳气于至阴之下），缓带脉之急缩。去皮肤之风，痘疮斑疹；解肌肉之热，

泻痢带崩。牙根浮烂，蛊毒鬼精。喉痛脱肛，兼时气之毒厉；本经头痛，及小儿之痫惊。虚阳下陷者相宜，下元虚弱者切忌（味辛入手阳明手太阴足太阴经。火在上，非升不散；气下陷，非升不举。惟东垣善用之。得葱白散手阳明之风邪，得石膏止阳明齿痛，得柴胡引生气上升，得葛根发阳明之汗）。

豌豆斑疮，比岁病天行发斑疮，头面及身须臾周匝，状如火烧疮，皆戴白浆，随决随生，不治数日必死。瘥后瘢黯弥岁方减，此恶毒之气所为。云晋元帝时，此病自西北流起，名痘疮。以蜜煎升麻，时时食之。并以水煮升麻，棉沾拭洗之。胃热齿痛，升麻煎汤，热嗽咽之解毒，或加生地。口舌生疮，升麻一两，黄连三分为末，棉裹含咽之。

高士宗云：升麻升提之药。今人遇元气虚脱之症，每用升麻，欲提之使上。岂知升麻具升转周遍之功，初病发散可用。若里虚气陷，当补益其元，助之使上，不可升提。升提则上下离脱，即便死矣。

苦参　沉阴大寒，杀虫去湿。治赤癞眉脱之大风，主热毒肠澼之血痢。虽云有补肾益阴之功（为肾经君药），难施于火衰精冷之疾（得枳壳治风癞毒热）。

白鲜皮　味苦性燥，气寒善行。除脾胃大肠湿热，疗诸黄风痹疥疮（主治风湿痛痹。鼠瘘已破者，服之最效。本经云：治女人阴中肿痛，产后余痛）。

产后中风人虚，不可服他药者，一物白鲜皮汤，新汲水煎服。

延胡索　味辛而苦，性温而行。调妇人之经脉，破腹内之癥瘕。或心痛而欲死，或血晕而不醒。能行血中气滞，气中血凝，通利小肠肾气，专入太厥阴经（时珍曰：

入手足太阴厥阴四经。盖活血化气第一品药也。一人遍身作痛不可忍，是气血凝滞所致。用延胡索、当归、肉桂而止，得金铃子治热厥心痛，得茴香治小儿盘肠）。

贝母 辛解肺郁（为肺经气分药）苦泻心烦。散胸中结实之气，治虚劳嗽逆之痰。润心肺，除烦热，下胞胎，理产难。瘿瘤人面（人面疮收口最效），金疮乳岩。咯血吐血而不止，肺痈肺痿而难堪（本经用治伤寒、烦热、淋沥、喉闭、乳岩，大都散结除热之功。诸郁之症，功专润肺化痰。得桔梗能下气，得白芷消便痈）。

忧郁不伸，胸膈不宽，贝母去心，姜炒研，姜汁面丸，征士锁甲煎汤下。

化痰降气，止咳解郁，消食除胀有奇效，用贝母去心一两，制厚朴五钱，蜜丸白汤下。

白茅根 益气补中，除客热而逐恶。通淋利水（古方多用疗淋沥，利小水治水肿），疗吐衄之劳伤（吐血衄血除恶血，血闭血崩通经血）。喘急哕逆（肺热则喘急，伏热在胃则呃逆），消渴疸黄，兼能解酒之毒，足征微物之良（味甘气寒，功专除热止血。得猪肉治黄汗，得枇杷叶治冷脘）。

温病热哕，乃伏热在胃，令人胸满，即气逆，逆即哕，或大下，胃中虚冷，亦至哕也。茅根切、葛根切各半斤，水煎服。

反胃上气，食入即吐，茅根、芦根煎服。小便出血，茅根煎汤饮之。

鼻衄不止，茅根为末，米泔水煎服二钱。

龙胆草 味涩苦寒，气沉阴下。能泻肝胆火邪（益肝胆气，泻即所以益之也），蠲除下部风湿（脐下至足肿痛者，宜用之）。退骨间之伏热，温热时行，去目中之发黄，疸黄毒痢。用疗惊痫邪气（肝火犯

心之邪），可杀肠中小虫。寒湿脚气下行，与防己同功；䐃肉赤睛上佐，以柴胡为主（功专清热去湿，得柴胡治目疾，得苍耳治耳中诸实症）。

谷疸劳疸：谷疸因食而得，劳疸因劳而得。用胆草、苦参各三两为末，牛胆汁和丸。劳疸加栀子三七枚，以猪胆汁和丸。

一切盗汗：妇人小儿，一切盗汗。又治伤寒后盗汗不止。胆草研末，每服一钱，猪胆汁数点，入温酒少许调服。眼中漏脓，胆草、当归为末，温水服。

细辛 辛散浮热，温表邪寒。润肾燥以泻肺（肾苦燥，辛以润之，辛能泻肺），益胆气而补肝（辛以补之）。止诸阳之头痛，除少阴之伤寒（能发少阴之汗）。九窍通利（散诸窍之风），百节拘挛（风湿痹痛），温阴经水气散（水停心下不行，辛能行水气），止咳逆痰饮安。兼治口臭口疮，鼻渊鼻息（不闻香臭，鼻中息肉），目泣耳聋（眼风泣下），喉痹齿䘌。头面风痛如神，皮风湿痒亦妙。上引心经，下疗督脉（肾脉为病，脊强而厥）。少用则病除，多犯令气塞（若过一钱则气塞闷不通而死，虽死无伤。得黄连治口疮齿䘌，得决明、鲤鱼胆、青羊肝疗目病）。

口舌生疮，细辛、黄连为末掺之，漱涎甚效。

鼻中息肉，细辛末时时吹之。

白薇 清热利阴，安中益气。入阳明之经，为冲任之使。中风身热，支满温疟，寒热酸痹（痹痛也）。疗男子之㿗症，风温灼热汗多（《活人书》治风温，自汗，身重烦热，语言不出，葳蕤汤中用之）；治妇人之伤中，热淋遗尿血厥（血厥症，忽然如死，默不知人，目闭口噤，移时方寤，因失血产后得之者多。此泄汗过多，血气并

于阳，独上而不下，气塞而不行。《本事方》治以白薇汤。胎前产后遗尿，《千金方》以白薇散。河间所谓热甚溺孔郁结，神无所依，不能收禁之意也。得桂枝、石膏、竹茹治胎前虚烦呕逆，得人参、当归、甘草治产后血厥昏冒。即白薇汤)。

妇人遗尿，不拘胎前产后，用白薇、芍药各一两，为末酒服。

血淋、热淋方用同上。

白前（辛微温）　降气下痰，肺经壅实之症；咳逆胀满，喉内水鸡之声（得桔梗、桑皮治咳嗽吐血）。久咳上气体肿，短气胀满，昼夜倚壁不得卧，恒作水鸡声者，白前汤主之。白前二两，紫菀、半夏各三两，大戟七合，煎一宿服，忌羊肉。

当归　和血补血，辛温甘温；润泽肠胃，散寒助心。为血中之气药，入太少于厥阴（心肝脾三经血分药）。温中止心腹之痛，养营疗肢节之疼。虚劳寒热，咳逆气贲，诚血家之要品，补不足于妇人。温疟热痢，止痛排脓，兼为冲带之脉病（冲脉为病，腹痛气逆里急。带脉为病，腹痛腰溶溶如坐水中），各使气血而归真（得人参、黄芪则补气生血，同牵牛、大黄则行气破血，得桂、附、茱萸则热，得大黄、芒硝即寒）。

血虚发热，当归补血汤治肌热燥热，因渴引饮，目赤面红，昼夜不息，其脉洪大而虚，重按全无力，此血虚之候也。得于饥困劳役，症似白虎，但脉不长，实为异耳。若误服白虎即死，宜此主之。当归酒洗二钱，绵黄芪炙一两，作一服，水煎温服，日再服。

川芎（辛温）　上行头目，下通血海（冲为血海）。总解诸郁，直达三焦。为通血气之使用，助清阳之妙。润燥补肝，通

调经脉。治湿泻而为良（时珍曰：予治湿泻，每用川芎、麦曲，其应如响。血痢已通不止者，乃阴亏气郁，用川芎为佐，气行血调，其病立止）。诸头痛之必要，温中散寒；主诸风之掉眩，血闭无子。破癥结之宿积，非为久服之药，常存暴亡之戒（得细辛疗金疮止痛，得牡蛎疗头风，得犀角去痰清目，得腊茶治产后头风，得乌药疗气厥头痛，得天麻治肝虚内风上淫。东垣曰：肝虚头痛，用川芎、天麻以补之）。

妇人产后乳悬：妇人产后，两乳忽长细如肠，垂过小肚，痛不可忍，危亡须臾，名曰乳悬。将川芎、当归各一斤，以半斤锉散，于瓦石器内用水浓煎，不拘多少，频服，仍以一斤半锉块，于病人床下烧烟，令将口鼻吸烟，用尽未愈，再作一料，以蓖麻子一粒贴其顶心，上即愈。

蛇床子（苦平）　祛风燥湿，强阳益阴。暖虚寒之子脏，补右肾于命门。阴痿湿痒，阴户肿疼（皆下体湿毒之病也）。产门不闭而下脱，（产后阴脱，绢盛蛇床子炒热熨之），大风作痒而浴身。腰酸膝痛，湿癣疮淫。不独补助男子，而又有益妇人（妇人无子最宜久服，得五味、菟丝疗阳痿，得乌梅治产后阴脱，得苦参、吴萸洗阴痒效）。

产后阴脱，绢盛蛇床子蒸热熨之。又法：蛇床子五两，乌梅十四个，煎水洗，日五六次。

妇人阴痛，方用同上。

藁本　专主头风，辛温雄壮。止本经之头痛（乃太阳经风药，寒气郁于本经头痛必用），疗督脉之脊强。大寒犯脑，痛齿颊。雾露中人，邪在膈上。主妇人之疝瘕，阴寒急痛（阴中肿痛，腹中急痛）引诸药于巅顶，胃风泻恚（夏英公病泻以虚治，

不效。霍翁曰：此风客于胃也。饮以藁本汤而止，能去风湿故耳。得木香治雾露之邪中于上焦，得白芷疗风湿可作面脂）。

白芷 辛散阳明之风，温除肠胃之湿。芳香通窍，色白入肺。头痛及于眉棱，眼昏同于目泪。皮肤燥痒，面皯瘢疵。排脓止痛疗带漏兮痈疽（带下漏胎崩漏），活血生肌治肠风兮疥痔。齿痛鼻渊，蛇伤斧矸。药不离乎三经（头目眉齿诸病，三经之风热也。漏带痈疽诸病，三经之湿热也），方用选于百一（王缪《百一选方》用白芷一味为丸，茶清荆芥汤下，名都梁丸。治头风眩晕，女人胎前产后，伤风头痛，血风头痛皆效。戴氏云：头痛挟热，头生磊块者服之甚宜。得土贝、瓜蒌治乳痛，得辛夷、细辛治鼻病，得桑叶、红蜀葵根排脓，得椿根皮、黄柏治妇人湿热带下）。

眉棱骨痛属风热与痰，白芷、黄芩为末，清茶调下。

毒蛇伤螫，以新汲水调白芷末灌之。又，白芷末入胆草、白矾、麝香少许搽之，恶水涌出，一月平复。

白芍药 酸能敛肝，甘善缓中。固腠理而益营，泻肝安肺；敛阴气而退热，收胃扶脾。止腹中之急痛（肝气乘脾即痛，敛肝气则痛除），散恶安胎；治泻痢于后重，鼻衄目涩。心痞胁痛，兼疗带脉与阳维（带脉为病，苦腹痛满，腰溶溶如坐水中。阳维病，苦寒热）；血闭疝瘕（皆肝邪凝滞结聚之病），通用胎前同产后（白芍乃养肝之圣药，又益脾阴，能土中泻木。得人参益脾气，得当归补血，得白术补脾，得川芎补肝）。

腹中虚痛，白芍三钱，炙甘草一钱。夏月加黄芩五分，恶寒加肉桂一钱，冬月大寒再加桂一钱，水煎服。崩中下血，小

腹痛甚者，炒白芍，炒柏叶，酒服。经水不止，白芍、香附、熟艾叶，煎服。血崩带下，赤芍、香附为末，盐水少许煎服。

赤芍 主治略同，补泻则异。专于散邪行血，尤善利水平肝。

牡丹皮 寒泻阴中伏火，苦入肝肾心胞（四经血分伏热）。和血凉血而生新，惊痫瘈疭（皆肝气所发之疾）；吐血衄血而散瘀，劳气中风。退无汗之骨蒸（地骨皮退有汗之骨蒸）通经脉之滞痛。下胞胎治神志不足（神不足者属心，志不足者属肾），除烦热逐相火有余（李东垣云：心虚肠胃积热，心火炽甚心气不足者，以之为君。后人专以黄柏治相火，又不知丹皮之功更胜。得四物汤治无汗之骨蒸。四物汤：熟地黄、当归、白芍、川芎）。

木香（辛温） 通行三焦，升降气郁。和胃实肠，疏肝泻肺。降九种之心疼，疗积年之冷气。呕逆癥瘕，霍乱泻痢。大肠气滞而后重，膀胱不化而淋闭（谓气滞而不运化也。又能通其气于小肠也）。消痈肿之毒，决壅安胎；御雾露之邪，健脾化食。治冲脉之为病，苦逆气于里急（功专调气散滞。得黄连治滞下，得槟榔治下焦气滞，得橘皮、肉果、生姜治腹间滞塞冷气，功效捷速。煨熟者实大肠）。

小儿阴肿：小儿阳明经风热湿气相搏，阴茎无故肿或痛缩，宜宽此一经自愈，木香、枳壳麸炒钱半，炙甘草二钱，水煎服。

高良姜 辛散腹内寒邪，热除胃中冷痛。下气温中，健脾消食。治瘴疟反胃恶心，除霍乱转筋泻痢。胃寒噫逆者相宜（杨氏云：噫逆胃寒者，良姜为要药，人参茯苓佐之，为其温胃散解胃中风邪也），实热腹痛者切忌（得茯苓治胃寒噫逆，得粳米治霍乱腹痛）。

心口痛方：凡男女心口一点痛者，乃胃脘有滞，或有虫也。多因怒及受寒而起，遂至终身，俗言心气痛者，非也。用高良姜酒洗焙研，香附子醋浸焙，各记收之。病因寒得，用姜末二钱，附末一钱。因怒得，附末二钱，姜末一钱。寒怒兼有，各钱半，以米饮加入生姜汁一匙，盐一捻服之，立止。

红豆蔻　醒脾温肺，燥湿散寒。肠虚水泻腹痛，霍乱反胃呕酸（东垣云：脾胃药中常用之，取其消食之功耳）。

草果　燥湿祛寒，下气开郁。入太阴与阳明，暖脾胃而化食。寒邪客于胃口，冷痛吐酸；痰饮结于膈间，寒疟泻痢。止霍乱痞满，解酒毒口气（口中臭气）。性热反能动脾，辛香多致伤肺（时珍曰：过多能助脾热，伤肺损目。与知母同用治瘴疟寒热，取其一阴一阳无偏胜之害。盖草果治太阴独胜之寒，知母治阳明独胜之热也。主治寒热郁滞：得知母治瘴疟，得乌梅截疟，得木瓜、曲疗中虚恶谷）。

白蔻仁（辛温）　流行三焦，温暖脾胃。能消能磨，除寒燥湿。散肺中之滞气（入肺经，别有清高之气），进食宽胸；去腹痛之感寒，呕吐反胃。赤眼暴发，退目中之红筋；酒积可除，治脾虚之疟疾（得砂仁、甘草治小儿吐乳，得砂仁、丁香、猬皮治反胃）。

产后呃逆，白豆蔻、丁香各五钱研细末，桃仁汤服一钱，少顷再服。

砂仁　辛温润肾，快气调中。香窜醒脾，利胃补肺。引诸药归宿丹田（地黄用之拌蒸，取其能下达也。《经疏》云：肾虚气不归元，用为向导，殆胜桂附热药为害），行一切腹中滞气。霍乱奔豚，呕吐泻痢。治腹痛除痞满醒酒安胎，疗噎膈止带崩祛痰化食，消骨哽之铜铁，散浮热于喉齿（功专消食散滞，得白术、条芩能安胎）。

遍身肿满，阴亦肿者，用缩砂仁、土狗一个。等份研和，老酒服。

子痫昏冒，砂仁和皮炒黑，热酒调下二钱。不饮酒者，米饮下。此方安胎止痛皆效，不可尽述。

妊娠胎动：偶因所触，或跌坠伤损，致胎不安痛不可忍者，砂仁炒去皮，用仁，捣研，服二钱，热酒下，须臾觉腹中胎动极热即安矣，神效。

益智仁（辛温）　本为脾药，兼入肾经。开发郁结，固气涩精。能补命门三焦，阳行阴退；专主君相二火，母益子生（心为脾母，土中益火，火能生土也。故进食药中多用之也）。敛摄脾肾，滑沥带崩。大寒犯胃而多吐（脾主统摄痰涎，肾主吐），小便余溺而频行（功专遗浊缩小便，得乌药治小便频数）。

肉豆蔻　调中下气，暖胃涩肠。祛痰消食，性温味香。治积冷心腹之胀痛，疗小儿吐泻之乳伤。脾虚滑痢（初起忌用），解酒为良（功专暖脾胃固大肠，得木香、附子治久泻不止者）。

破故纸（又名补骨脂）　辛入心包，温补命门。能使二火相通，用与阳事；善暖丹田元气，收敛精神。精流肾冷，囊湿尿频（能缩小便治遗尿也）。止肾虚之泄泻，疗腰膝之冷疼。劳伤男子（五劳七伤，骨髓伤败），血气妇人（妇人之血脱气陷，亦犹男子之肾冷精流。得菟丝子治下元虚惫，得杜仲、胡桃治肾虚腰痛，得茯苓、没药能安心补肾，得茴香治小便无度茎举，得肉果治脾肾虚泄，得粟壳治洞泻久利）。

玉茎不痿，精滑无歇，时如铁刺，捏

之则脆，此名肾漏，用破故纸、韭菜子各一两为末，每用五钱，煎服。

姜黄（辛苦温）　入肝脾之经，理血中之气。破血除风，消肿治痹（风寒湿三气合而为痹，蠲痹汤、五痹汤皆用之）。产后败血而攻心，三气作痛于手臂（得肉桂治寒厥胃痛，产后鳖瘕）。

郁金　纯阴气寒，轻阳苦辛。凉心热、散肝郁，入包络与太阴（兼入肺经）。心腹气痛，吐衄血淋（为吐血之圣药）。妇人经脉逆行，产后败血上侵。生肌下气（行滞气而不损正气），破血生新。阳毒入胃，癫狂失心。去心窍之恶血，发斑痘于深沉（功专去恶血，破结聚。得明矾治失心癫狂，得甘草、片脑，治痘毒入心）。

莪术　（苦辛温）通血分于肝，破气中之血。消瘀通经，开胃化滞。止腹痛之吐酸奔豚，疗女人之血积气结（得木香疗冷气攻心，得阿魏治小儿盘肠）。

荆三棱　（苦平）　通肝经积血，破血中诸气。主老癖之癥瘕，除积聚之结块。消肿削坚，止痛化食。通月水下胞胎，散瘀血行乳汁（功专疗鳖瘕破血结。得蓬术治浑身燎疱，得大黄治痃癖）。

香附　性燥而香，味辛而苦。专入肝胆三焦，通行经络八脉。为血中之气药，引气分而生血。力能推陈致新，功专止痛开郁（时珍曰：止心腹肢体头目齿耳诸痛，解六郁痰食气血湿火诸郁）。痰饮积聚，除客热于胸中；腹胀痞满，散寒疫之时疾。肾气脚气，膀胱两胁气妨；吐血便血，崩带不调血症。治痈疽于独胜散，交心肾于降气汤。生则上行胸膈，外达皮肤；熟则下走肝肾，旁彻腰膝。诚气病之总司，女科之主帅（得参术则补气，得归芎则补血，得木香则疏滞和中，得檀香则理气醒脾，

得沉香则升降诸气，得川芎、苍术则总解诸郁，得栀子、黄连则能降火热，得茯神则交济心肾，得茴香、破故纸则引气归元，得厚朴、半夏则决壅消胀，得紫苏、葱白则解邪气，得三棱、莪术则消磨积块，得艾叶则治血气、暖子宫，得高良姜治心脾冷痛，得乌药、紫苏安胎顺气。得黄连名黄鹤丹，得乌药名青囊丸，二者皆治百病）。

一切气疾，心腹胀满，噫气吞酸，痰逆呕恶及宿酒不解，香附子一斤，砂仁八两，炙甘四两，为末，白汤入盐煎服，名快气汤。妇人气盛血衰，变生诸症，头晕腹痛，皆宜抑气散主之。香附子四两，茯苓、炙草各一两，橘红二两为服。妊娠恶阻，胎不安，气不升降，呕吐酸水，起坐不得，饮食不进，二香散，用香附子一两，藿香叶、甘草各二钱为末服二钱，沸汤入盐调下。

藿香　芳香助脾开胃，辛甘快气温中。止吐逆霍乱腹痛，去恶气风水毒肿（得滑石治暑月泄泻）。

霍乱吐泻垂死者，服之回生。用藿香叶、陈皮各半两服。胎气不安，气不升降，呕吐酸水，香附、藿香、甘草二钱，为末，每服二钱，入盐少许，沸汤调服。

兰草　辛平开胃，芬芳清肺。利水除痰（本经利水道，除痰癖，辟恶气），生津益气。为消渴之圣药，散久积之陈郁。口甘胆瘅，津液凝滞（《内经》云：口甘胆瘅，津液在脾，令人口甘，此肥美之所发也。其气上溢转为消渴，治之以兰除陈气也）。

泽兰（辛温）　散郁舒脾，和肝泄热。长肉生肌，调经养血。破宿瘀兮消癥瘕，通九窍兮利关节。血沥腰疼（产后腹痛腰

痛），阴户燥热。致周身之水肿（《本经》云：大腹水肿，身面四肢浮肿，骨节中水。徐云：统治一切水病也）涂金疮之挛疬（行而不峻，补而不滞，得当归能通经，得防己治产后水肿）。

产后阴翻：产后阴户燥热，遂成翻花。泽兰四两，煎汤熏洗二三次，再入枯矾煎洗即安。

香薷 温解心腹之凝结，辛散皮肤之热风。发越阳气（中暑之病，因乘凉饮冷致阳气为阴邪所遏，宜用此药发越阳气，散水和脾也），温胃调中。清肺气而下降（肺得之清化行而热自降），去浊气之上冲（凡口臭者，是脾郁火溢于肺中，失其清和之气，而浊气上干，故治口气甚捷之也）。霍乱吐泻，为夏月解表之药；水肿脚气，有清彻上下之功（功专散暑利水，得厚朴治伤暑寒证，得白术治水湿水肿）。

通身水肿，深师薷术丸，治暴水、风水、气水通身皆肿，服至小便利为效。用香薷叶一斤，熬烂去滓再熬成膏，加白术末七两，和丸米饮夜服。

舌上出血如钻，乳香、香薷煎汁服。口中臭气，香薷煎水含之。

荆芥 辛温发汗散风，芳香助脾消食。能利咽喉，用清头目。搜肝气而入肝，通血脉而散恶。暴中之头痛头眩，口眼㖞斜；新产之血运血风，身项强直。皮肤作痒，周身瘰痹。为疮家之要药，兼血病之佐使。吐衄崩中，肠风血痢（得石膏治风热头痛，得甘草治洗烂疬神效）。

产后中风，华佗愈风散，治妇人产后中风，口噤，手足瘛疭如角弓，或产后血晕，不省人事，四肢强直，或心眼倒筑，吐泻不止欲死，用荆芥穗子微焙为末，每服三钱，淋豆酒调服，或童便服，口噤即

挑齿灌之。

产后鼻衄，荆芥研末，童便服二钱。

薄荷 辛能发散，凉能清利，专于散热消风，用以搜肝抑肺。去风热之在皮肤，引诸药而入荣卫。头痛脑风，舌苔语涩。为小儿之痰壅，壮热惊狂，及男子之中风失音口气。故治瘰疬瘾疹疥疮，并利咽喉口齿目疾（得花粉能清上化痰）。

风气瘙痒，用大薄荷、蝉蜕等份为末，每温酒调下一钱。

衄血不止，薄荷汁滴之，或以干者水煮，绵裹塞鼻。

紫苏 味辛入肺，色紫入血。解肌表之风邪，散寒发汗；下胸膈之浮气，利肺通心，消痰定喘，和血温中。益脾胃而通肠（通大小肠），心腹胀满，能安胎而止痛，脚气肿疼（得橘皮、砂仁则行气安胎，得藿香、乌药则温中止痛，得香附、麻黄则发汗解肌，得川芎、当归则和血散血，得木瓜、厚朴则散湿解暑，治霍乳脚气，得桔梗、枳壳则利膈宽肠，得杏仁、莱菔子则消痰定喘）。

金疮出血不止，以苏叶、桑叶同捣贴之。颠扑伤损，紫苏捣敷之，疮口自合。

苏子 消痰降气，利膈宽肠。润心肺而定喘，开郁温中；止咳逆之吐呕，祛风顺气。

甘菊花 味兼甘苦。性禀和平。受四时之气，得金水之精。益金平木，木平则风息；补水降火，火降则热清。散头痛之游风，头眩湿痹；退目中之翳膜，目明血生。用敷疔毒，久服延龄（功专治头目风火，得枸杞便能下行悦肾）。

风热头痛，菊花、石膏、川芎各三钱为末，服一钱半，茶调下。斑痘入目生翳障，用白菊花、谷精草、绿豆皮为末，用

一钱以干柿饼一枚，粟米泔同煎，候米泔尽，食柿，日食三枚。浅者五七日，远者半月见效。女人阴肿，菊花苗捣烂煎汤，先熏后洗。

艾叶 熟热生温，苦辛气味。能回垂绝之元阳，可转肃杀为和气。理血气而走三阴，透诸经而灸百疾。开郁调经，温中逐湿。暖子宫而安胎（阴虚血燥者非宜），止腹痛之冷痢。带脉为病（带脉为病腹胀满，腰溶溶如坐水中），下部虫食（入奇经，功专暖子宫，杀虫䘌）。得香附治少腹痛，得阿胶治产后下血，得雄黄治狐惑虫䘌）。

狐惑虫䘌：病人齿无色，舌上白，或喜睡，不知痛痒处，或下痢，宜急治下部。不知此者，但攻其上而下部生虫食肛，烂见五脏便死也。烧艾于管中，熏下部令烟入，或少加雄黄更妙。罂粟烧烟亦可。

茵陈蒿 苦燥湿，寒胜热。泄脾胃之湿热，利水化痰，入太阳之膀胱，通关散滞。时疾热狂，胆黄热结。发黄分别阴阳，此药各随寒热。（主治风湿寒热，得山栀疗热黄，得附子治阴黄，得车前治湿热眼目赤肿）。

一僧因伤寒后发汗不彻，有留热，面身皆黄多热，期年不愈，予用山茵陈、山栀子各三钱，秦艽、升麻各四钱，为散，煎服三钱，二十日病愈。

青蒿 得春木之阳气，入肝胆于血经（所主皆少阳厥阴血分之病也）。理血虚而有热，除骨蒸之劳形。苦能杀虫，风毒疥疮息肉；寒可泄热，身黄疟疾鬼惊（凡苦寒伤胃，惟青蒿芬芳入脾，不犯胃气，但寒而泄者非宜，主治骨蒸劳热，得鳖甲治温疟）。

益母草 辛可活血散风，苦能消瘀除结。入手足厥阴之经，调女人经脉之滞。无妊而血淋血秘，去恶生新，产难而血晕血风，消水行血。通为经产之需，便有调气之别（活络调经，功效甚捷。得黑山楂治产后恶露不行）。

茺蔚子 活血补阴，益精明目。顺气调经，行中有补（瞳子散大者忌用）。

夏枯草（苦辛寒） 性禀纯阳，散结气郁热之品；能解内热，散肝经之郁火。力缓肝火，补厥阴血脉之功。疗目珠于夜痛，治瘰疬乳岩瘤（主治头疮瘰疬，得香附、甘草治目珠疼痛，得香附、贝母治马刀）。

瘰疬马刀，不问已溃、未溃或日久成漏，用夏枯草六两煎服。虚甚者即煎熬膏服，并涂患处，兼以十全大补汤加香附、贝母、远志尤善。此物生血，乃瘰疬之圣药也。其草易得，其功甚多。

旋覆花 咸以软坚，苦能下气。逐水通脉（大腹水肿，通血脉），行肠入肺。去膀胱之留饮，通利大肠；消胸胁之结痰，吐如胶漆。开胃止呕，痞坚噫气。冷利大肠，虚人当避（丹溪曰：走散之药冷利大肠，虚寒者戒之。主治结气呕逆，得代赭石、半夏治噫气，得葱白、新紫绛治半产漏下）。

红花（辛温） 入心肝二经，活血润燥；主血晕口噤，胎死腹中。肿消兮痛止，瘀散兮经通（凡血分作肿作痛）。多则破血殊验，少则养血有功（功专活血消肿，得去风药治六十二种风）。

续断 辛温入肝以补筋，苦温入肾以补骨。通血脉，理劳伤。主崩中，补不足。跌扑金疮，筋断复续。缩小便而固精，暖子宫与胎漏。血痢腰痛所必需，关节缓急之要药（得当归治劳伤腰痛，得平胃散治血痢）。

妊娠胎动，两三月堕，预宜服此续断酒浸，杜仲姜汁炒，为末，枣肉丸，米饮下。产后诸疾，血晕心闷，烦躁厌厌，气欲绝，心头硬，乍寒乍热，续断一握煎服，此药救产后垂死。

牛蒡子（又名大力子，又名鼠黏子）

辛能散结除风，苦堪泄热润肺。风湿瘾疹，牙痛喉痹。消头面之浮肿，咳嗽生痰；去皮肤之热风，咽膈不利。散诸肿疮疡之毒，利凝滞腰膝之气（功专消肺风，利咽膈。得荆芥治咽喉不利，得生甘草治悬痈喉痛，得甘桔治咽喉痘疹，得薄荷治风热瘾疹）。

疬节肿痛，风热攻手指，赤肿麻木，甚即攻肩背两膝，遇暑热则大便闭，牛蒡子三两，新豆豉炒羌活各一两，为末服，白汤下。

芦根 甘能益胃，寒能降火。治呕哕而食不下，退热除烦；疗时疾而清热邪，安胎止渴（孕妇心热，主治消渴呕逆，得麦冬治霍乱烦闷，得麦冬、骨皮、茯苓、橘红、生姜治骨蒸肺痿）。

呕哕不止厥逆者，芦根三斤，煎浓汁饮之必效。若以童便煎服，不过三斤愈。反胃上气，芦根二两，水煎服。

豨莶草 熟热生寒，追风逐湿。治麻痹于四肢，主肝肾之风气。腰脚酸软，骨筋痛痹。

麻黄（苦辛温） 上达轻扬，最清气味。发太阳少阴之汗，入肺脏大肠之司。去营中之寒邪，泄卫中之表实。能深入积痰凝血之中（《本经》破癥坚积聚），血脉兼调，故透出皮肤毛孔之外（《本经》主发表出汗，去邪热气），孔窍通利。伤寒中风，咳逆上气，皮肤不仁，毒风疹痹，风肿，水肿皆宜发汗，解表第一。若遇汗多之症，须知亡阳所忌（功专散邪通阳，得射干治肺痿上气，得桂心治风湿之冷痛）。根节止汗，效如影响。有善行肌表之性，能引诸药直固腠理，凡盗汗自汗俱可加之。

水肿脉沉属少阴，其脉浮者为气虚。胀者为气，皆非水也。麻黄附子汤汗之。麻黄三两，水七升，煮入甘草二两，附子炮一枚，煎服取汗即效。

心下悸病，半夏麻黄丸。用半夏、麻黄末蜜丸，日三服。

盗汗不止，麻黄根、椒目为末，无灰酒下，外以麻黄根、故蒲煽为末，扑之。诸虚自汗，夜卧则甚，久即枯瘦，黄芪、麻黄根各一两，牡蛎泔洗，煅过为散，服五钱，水二盏，小麦百粒煎服。

木贼（甘苦） 发汗解肌，升散火郁。益肝胆而理肠风，退翳膜而止目泣（得牛角䚡、麝香治休息利，得禹余粮、当归、川芎治崩中赤白，得槐子、枳实治痔中出血）。

灯草（甘寒） 降心火，清肺热。利小肠五淋水肿，开阴窍通气止血（得辰砂治小儿夜啼，得红花治喉风痹塞）。

夜不合眼难睡，灯草煎汤代茶饮，得睡。

生地 寒凉心脏，苦泻小肠。凉血润燥，滋阴退阳（戴原礼曰：阴微阳盛，相火来乘阴位，为虚火之证）。平血逆之吐衄，利伤寒之阳强。或血热经枯，崩中溺血；或伤中烦热，咳嗽劳伤。二便通利，诸热皆凉。脉洪者多服（好古曰：生地治心热、手足心热，能益肾水，凉心血，其脉洪实者宜之。若脉虚者，则宜熟地补肾元气也），胃弱者少尝（主治劳伤血症，得麦冬复脉内之阴，得木通导小肠之热）。

温毒发斑：黑膏治温毒呕逆，生地二两六钱，二字半，好豆豉一两六钱，二字半，以猪膏十两合之，露一宿，绞去渣，入雄黄、麝香少许如豆大，搅匀，分三服，毒从虚中出即愈，忌芜荑。睡起，目赤肿起良久如常者，血热也。卧即血归于肝，故热则目赤肿，良久血散，故如恒也。用生地汁浸粳米，晒干，每夜以米煮粥食之即愈，有人病此用之得效。

熟地 专补肾中元气，兼入厥阴肝经。滋肾水补真阴，须乌发黑；填骨髓生精血，耳聪目明。退虚热而润燥，补五脏而调经。坐起目𥉂无所见，病后股痛而难行（病后胫股酸痛）。脐腹急痛，胞漏血崩（男子多阴虚，宜用熟地。女子多血热，宜用生地。又云：生地能生精血，用天冬引入所生之处。熟地能补精血，用麦冬引入所补之处。得砂仁行气，煮酒和血，复得久晒，太阳真火能使虚阳归宿丹田）。

怀牛膝（苦酸平） 补肝益肾，能引诸药下行；健骨强筋，可助十二经脉。除两膝之酸痛，续绝补中；疗四肢之拘挛，痛连腰脊。久疟寒热，阴痿失溺，至于堕胞胎而止产后之疼，逐瘀血而破心腹之积。喉闭齿痛，虚火上浮。茎痛五淋，小水短少。降浊澄清，直奔下极（生用逐瘀，熟用强筋。得肉苁蓉则益肾，得杜仲则补肝）。

小便淋痛：茎中痛欲死，或尿血，或砂石胀痛，用川牛膝一两煎服。喉痹乳蛾，用鲜牛膝根一握，艾叶七片，捣和人乳取汁，灌入鼻中，须臾痰涎从口鼻出即愈，无艾亦可。

胞衣不下，用牛膝八两，葵子一合煎服。

紫菀 苦能下气，辛可益金。不滞而补，不寒而润。补虚调中，虽入至高之脏；消痰止渴，兼有下趋之分。咳逆上气，肺痿吐脓。能使水道通调，溺涩尿血；可除久嗽吐衄，痿躄息贲（为肺经血分，专治血痰，血劳圣药。得款冬花、百部、乌梅治久嗽，得白前、半夏、大戟治水气喘逆）。

妇人小便卒不得出者，紫菀为末，井华水服三撮即通。小便血者，服五撮立止。

麦冬 甘平滋。润，强阴益精。清心润肺，滋燥金以壮水源；除烦解渴，养胃阴能令金生（徐云：为纯补胃阴之药，肺气全恃胃阴以生）。治肺中伏火，肺痿吐脓燥嗽；补心脏虚损，心血错经妄行。下水，消痰（治热毒大水，面目肢节浮肿），心腹结气能散（解枯燥之结气）；伤中伤饱，胃络脉绝可平（补续胃中之阴气）。去心下之肢满，呕吐痿躄，退虚劳之客热，下乳润经（经水枯少，《本经》用治脾胃，后人用治心肺。得地黄、阿胶、麻仁同为润经复脉之剂，得五味子能都摄肺肾之津液）。

麦冬横生土中，有十二余粒，其中即一心相贯，能横通胃络而补中，故治伤中，能横通胃络而散结，故治伤饱。后人用必去心，大非。

冬葵子 甘寒淡滑，润燥利窍。行津液，利二便，通营卫，滋气脉。消肿滑胎，妇人乳闭。肿痛通淋利水，产后小便淋沥（性主滑利，能通精下胎。得砂仁治乳汁蓄痛，得牛膝下胞衣）。

妊娠水肿，身重，小便不利，洒淅恶寒，起即头眩，用葵子、茯苓各一二两，糁饮，小便利，愈。

乳妇气脉壅滞，乳汁不行，及经络凝滞，奶房胀痛，留蓄作痈毒，葵子炒香、砂仁为末，热酒服二钱。

款冬花 辛甘微温，泻热润肺。定喘消痰，咳逆上气。治肺痿而吐脓血，邪热痫惊，能明目而洗，肝邪中风喉痹。为治嗽之总司，不论寒热虚实（功专开痰止嗽，得白薇、贝母、百部治肺实鼻塞，得黄连治口中疮，得百合治痰嗽带血有效）。

地肤子 味苦气寒，益精强阴。入膀胱而除虚热，利小便而通妊淋。散皮肤瘙痒丹肿，治恶疮阴㿉疝疼。

瞿麦 苦寒性滑，专利小肠膀胱热邪。决痈堕胎，为通溺便五淋要药。下焦湿热疼痛可加，胎前产后虚人大碍（功专利水破血，得瓜蒌、茯苓、山芋、鸡子治小便不利，得山栀、甘草、葱白、灯草治溺血）。

葶苈子 辛散苦泻，性寒急利。破坚逐邪，癥瘕积聚（水饮所结之疾）。除胸中痰饮伏留，咳嗽喘促（亦皆水气之疾），散肺中水气膹急（非此不能除也），壅塞气秘（大泄阳分肺中气闭）。面目浮肿，膀胱水气。实证能除，虚人切忌（葶苈、大黄皆大苦寒，一泄血闭，一泄气秘。大黄之泻从中焦始，葶苈之泻从上焦始，专泻肺气。肺为水源，故能泻肺即能泻水。凡积聚寒热从水气来者，此药主之。主治上气水蓄，得汉防己治阳水暴肿，得枣治肺壅喘）。

车前子 甘寒冷利，利水通淋。养肝明目，益精强阴（令人有子）。清肺肝之风热，渗膀胱之湿淫。利水窍而固精，尿管涩痛；止泻痢而清暑，目赤肿疼（去翳膜，脑痛泣出）。收难产催生滑胎，除湿痹止痛气癃（湿必由膀胱而出，下焦利则湿气除。得牛膝疏肝之性，导引利水。得菟丝子升清降浊，能补虚明目）。

孕妇热淋，车前子五两，葵根切一升，煎服。滑胎易产，车前子为末，酒服，水亦可。阴下痒痛，车前子煮汁，频洗。

连翘 味苦而辛，泻心经之客热；气薄而凉，除脾胃之湿热。气分郁火，肝家留滞。利水通经，治疮疡瘿瘤结核（皆肝经热结之症，为十二经疮家之圣药）；杀虫消肿，散诸经血凝气结（功专泻心与小肠之热，得瞿麦、大黄、甘草治项边马刀，得脂麻治瘰疬结核）。

萹蓄 杀三虫，利小便，黄疸热淋；疗阴蚀，蛔咬痛，疥瘙浸淫（得醋治蛔咬心痛）。

白蒺藜 辛散苦泄，疾于通利。宣行恶血，破瘕积聚。散肝经之风，目赤翳疼；除身体之痒，乳痈喉痹。头疮阴溃，奔豚肾气。催生堕胎，明目消痔（得鸡子油治偏枯神效，得贝母下死胎，得当归通月事）。

治聋用白蒺藜，炒去刺，为末，蜜丸，空心服三钱。

沙苑蒺藜 质细色绿，专入肾经。强阴补肾，腰痛遗精（得鱼鳔能聚精气）。

海金沙 甘寒淡渗，通利小肠。膀胱湿热，伤寒热狂。五淋茎痛，肿满脾殃（得腊茶治小便不通，得滑石治膏淋如油，得白术、黑牵牛治脾湿肿满）。

大黄 性味苦寒，能伤元气。直走不守，峻烈猛利。泻血中之伏火，吐衄通经；夺土郁以宣通，留饮宿食。心腹痞满，癥瘕积聚。荡涤肠胃，专除燥结。结痰推陈致新（腹中饮食之积无不除之），能下瘀血血闭（除血中热结之滞）。温热谵狂，疸黄疟痢。二便不通，腹痛里急。有形之滞可投，无形之气宜避（大黄极滋润，达下得土之正色，故能入肠胃之中，攻涤其凝结之邪，而使之下降，乃驱逐停滞之良药也。得紫石英、桃仁疗女人血闭，得黄连治伤寒痞满，得杏仁疗伤损恶血）。

吐血衄血：治心气不足，吐血衄血者，泻心汤主之。大黄二两，黄连、黄芩各一两，煎服。

妇人嫁痛，小户肿痛也。大黄一两，酒煮一沸，顿服之。

湿热眩晕，不可当者，酒炒大黄为末，茶清服。风牙虫痛，龈恒出血，渐至崩落，口臭，大黄米泔浸软，生地黄各切一片，合定，贴上一夜即愈。

汤火伤灼，大黄研，蜜调涂之。

大戟 苦寒下走肝肾，小毒损泄肺真。利便行瘀通经堕孕。专逐十二种水，腹满急痛；能泻脏腑湿热，风毒瘾疹（煮水日日热淋取愈。得甘遂、白芥子疗水气胀满，得干姜治水肿喘急）。

甘遂 苦寒有毒，攻决为能。泻肾经隧道水湿，直透达所结水形（水结胸中，非此不除）。为下水之要药，从谷道以通行。囊肿脚气，痰饮疝瘕，大实大水暂用，脾虚气虚急停（得大面治膜外之水气）。

心下留饮坚满，脉伏，其人欲自利反快，甘遂、半夏、芍药、甘草煎服。

妇人血结：妇人少腹满如墩状，小便微艰而不渴，此为水与血俱结在血室，大黄二两，甘遂、阿胶各一两，水煎服。

常山 辛散苦泄，故善逐饮劫痰；阴毒暴悍，乃能破瘴截疟。易损真气，引吐行水。有功用得其宜（治疟须在发散表邪及提出阳分之后也），黄涎结聚亦效（得知贝母治诸疟，得丹砂能劫，得槟榔、草果治瘴疟，得甘草治肺疟，得豆豉、乌梅、竹叶治肾疟，得小麦、淡竹叶治温疟，得黄连治三十年疟）。

今人治疟不用常山，以为截疟药截之早，恐成臌胀，岂知常山乃治疟之要药。

三阳轻浅之疟不必用也。若太阴脾土虚寒，而为脾寒之疟，及间二日发而为三阴之疟，必须温补之剂佐以常山，方能从阴出阳，散寒止疟。

附子 辛温有毒，大热纯阳。浮中有沉，走而不守。补下焦之阳虚，温脾暖胃，除脏腑之寒冷（一切沉寒痼冷之症），坚骨强阴。用壮元阳元火，能散阴湿阴寒。风寒咳逆邪气（寒邪逆在上焦），腰膝痿躄拘挛（寒邪之在下焦筋骨间者）。阴毒腹痛，冷痢疝疼。三阴中寒，四肢逆冷。堕胎最速，孕妇莫尝。督脉为病，脊强而厥入三焦；温补命门，引诸药通行经络。能引补气药以复散失之元阳，引补血药以滋不足之真阴，引发散药开腠理以逐在表之风寒，引温暖药达下焦以祛在里之寒湿。用之于火盛水亏须防水涸，用之于阴盛阳微可赖阳回。要知熟则峻补（熟附配麻黄发中有补），生则发散，生附配干姜补中有散（得人参能留虚阳，得熟地能固元阳）。

阴盛格阳：伤寒阴盛格阳，其人必燥热而不饮水，脉沉，手足厥逆者，是此症也。霹雳散用大附子一枚，烧存性为末，蜜水调服，迫散寒气，然后热气上行，而汗出乃愈。

阴毒伤寒：房后伤寒，少腹疼痛，头疼腰重，手足厥逆，脉息沉细，或作呃逆，并宜退阴散，用川乌头，干姜炒，冷为散，服一钱，水一盏，盐一撮煎服，得汗解。

白附子 辛温有毒，性燥而升。能引药势上行，祛治面上百病（此阳明经药。阳明之脉营于面，故能去头面之游风，面皯瘢疵）。诸风冷气，中风失音。消痰燥湿，阴下湿淫（痒也，阴虚。类中慢脾惊风勿用）。

中风口㖞，半身不遂，用牵正散。白

附子、僵蚕、全蝎，生研为末，服二钱，酒调服。小儿暑风，暑毒入心，痰塞心孔，昏迷搐搦，此乃危急之症，用三生丸。白附子、天南星、半夏等份，研，猪胆汁丸，粟米大，薄荷汤下。

南星 味辛而苦，治风散血；气温而燥，胜湿除痰；性紧而毒，攻积拔肿。补肝之虚，惊痫风眩。太阴脾肺经药，专主经络风痰、筋脉拘挛、牙关紧闭。利水堕胎，破结下气。金疮折伤捣救，蛇虫咬毒调治。用牛胆制则不燥，且有益肝胆之功（得生姜、天麻治吐泻慢惊，得防风治跌扑金刃，得琥珀、朱砂治痰迷心窍）。

风痰：头晕目眩，吐逆烦懑，饮食不下。玉壶丸：南星、半夏、天麻，白面糊丸，姜汤下。

解颐脱臼，下能收上，用南星末，姜汁调涂两颊，一夜即上。

半夏 辛温有毒，能走能散。体滑性燥，能燥能润。和胃健脾，补肝润肾。入手少阴少阳兼足阳明太阴。伤寒寒热（寒热之在肺胃间也），心下急痛痞坚（辛能开肺降逆）；咽痛喉疼，痰厥头痛眩晕（开降上焦之火）。止吐呕下逆气，利水道发声音。又能除湿化痰，发表开郁。目不得暝，反胃疟疾。血家渴家汗家常禁，阴虚痰症、妊妇宜忌（得醋制再得茯苓、甘草治伏暑引饮，得黄连、瓜蒌实治结胸，得硫黄治老人虚秘，得牡蛎、猪苓治无管摄之遗浊）。

胃气行于阳，阳气满不得入于阴，阴气虚故目不得暝，治法饮以半夏汤一剂，阴阳既通，其卧立至，半夏秫米煎服。

射干 苦能降火，火降则血散肿消；寒能胜热，热除则消痰破结（消结核、瘰疬、便毒）。行太厥之积痰，清心脾之老血。喉痹咽痛为上药，咳逆上气能下泄。治疟母利大肠，除气臭（咳吐言语气臭）通不月（通女人月秘，得麻黄、五味、甘草、杏仁治喉中水鸡声）。

喉痹不通，用射干一钱，黄芩、生甘草、桔梗各五分，为末，水调顿服，名夺命散。

芫花 味辛而苦，气温有毒。能达水饮巢囊隐僻，疗五水在五脏皮肤。咳喘、两胁痛满、胸膈痰沫善吐。误用招殃，取效亦速。

菟丝子 禀中和之性，温而不燥；凝正阳之气，补而不滞。培补肾中元阳，不助相火；能令脾虚食进，如汤沃雪。至若补髓添精，益气强力。茎中寒精自出，小便溺有余沥。鬼交尿血，健骨强筋。明目祛风（补肝脏风虚），暖腰温膝（去腰疼膝冷）。治燥渴续绝伤，去面黯悦颜色（得茯苓、广莲治白浊遗精，得麦冬治赤浊，得牛膝治腰脚痛，得车前子治产难横生）。

五味子 五味俱备，酸咸气温。滋肾经不足之水，敛肺气耗散之金。益气止汗，涩精强阴。补虚劳之羸瘦，收散大之瞳神。明目住泻，止渴生津。定喘嗽先散肺邪（有外邪者不可骤用，以闭邪气，必先发散而后用之），暖水脏纳气归肾（得半夏治痰，得阿胶定喘，得吴茱萸治五更肾泄）。

徐注：古方治嗽，五味、干姜必同用，如小青龙汤。治水停心下，寒饮犯肺，一以散寒邪，一以敛正气。逆无单用五味治嗽之法，后人不知，用必有害。况伤热劳怯火呛，与寒饮犯肺之症又大不同，乃独用五味收敛，风火痰涎深入肺脏，永难救疗矣。

覆盆子 甘酸微温，性禀和平。温肾而不燥，固精而不凝。补虚续绝，益气添精。他如补肝而明目，益肾脏以健阳。小便能缩，阴痿能强。女人多服结妊，男子闭蛰封藏（得巴戟天、膃肭脐、补骨脂、鹿茸、鹿胶、山萸肉、肉苁蓉治阳虚阴痿，临房不举，精寒精薄）。

使君子 杀虫疗五疳，甘温健脾胃。小便白浊，虚热泻痢（得芦荟治疳热）。

马兜铃 苦能清肺降气，故喘嗽可平；寒能泻热除痰，故痔瘘亦用（血痔瘘疮，本肺大肠经药，脏热降腑热亦清矣。得甘草治肺气喘急）。

牵牛 辛热有毒，大泻元气。黑者入肾（右肾），白者入肺。通下焦之郁遏，走命门于精隧。消痰逐水，泻气分之湿邪热邪；利便堕胎，除大肠之风闭气秘。病在血分莫投，胃气虚弱最忌（得茴香治水饮痛，得大黄治马脾风病）。

时珍曰：治外甥柳乔素多酒色，病下极胀痛，二便不通，不能坐卧七昼夜，医用利药不效。予思此乃湿热之邪在精道壅胀隧路，病在二阴之间，故前阻小便，后阻大便，病不在大肠膀胱也。乃用川楝子、茴香、山甲焙、黑丑，水煎服，一服而减，三服而平。牵牛能达右肾命门，走精隧也。

瓜蒌 甘能补肺，用清上焦火迫；润能降气，可使痰结下行。荡涤胸中垢腻，咳嗽要药，开除膈间痹结（仲景治胸痹引心背，咳吐喘息。又治结胸满痛）。咽喉利清，消肿通乳，止渴津生（得文蛤治痰嗽，得杏仁、乌梅治肺痿咳血）。咽喉肿痛，语声不出。用发声散：瓜蒌皮、僵蚕、甘草炒二钱半，为末，姜汤下。

天花粉（即栝楼根） 酸寒生津，甘不伤胃。润心中枯涸烦渴（古方多治消渴），降膈上燥热稠痰。热狂时疾，胃热胆黄兼施；消瘀排脓，肿毒痈疡皆治（得人参、麦冬治消渴饮水）。

小儿囊肿，天花粉一两，炙甘草一钱，半水煎酒服。

葛根 辛甘气平，轻扬升发。专入阳明胃经，鼓其胃气上行，生津止渴。兼走太阴脾经，解其肌表中热，开腠发汗。为脾胃虚弱泄泻之要药，乃伤寒中风头痛之兼方。散火郁能解酒毒，起阴气开发疹疮（升散太过，多用反伤胃气，得香豉治伤寒头痛，得粟米治小儿热渴）。

金疮中风，痉强欲死，生葛根四两，煎服。仍以此及竹沥多服取效。

酒醉不醒，生葛根汁饮之即醒。

仲景葛根汤：用葛根治太阳经脉之病，非阳明之主药也。但色白味辛，可资阳明之燥，是从阳明而达太阳，与柴胡之从少阳而达太阳，其义一也。

天门冬 苦泄滞血，甘助元气。寒能清热降火，益水气之上源（入肺经，治肺热之功为多）；滑则润燥滋阴，通肾气于下部（故治足下热痛骨痿）。能消燥结之痰（肾主津液，燥则凝而为痰，得润剂则痰化），痿（肺痿）痈（肺痈）喘嗽；及治妄行之血，吐衄劳伤。保肺而血热不侵，滋水而母气受益。虚热有火者神妙，虚寒便滑者忌投（得熟地则入肾，张三年独用此二味，一君一使，为长生不老方。好古方曰：得人参、五味、枸杞同为生脉之剂）。

肺痿，咳嗽吐涎沫，心中温温，燥而不渴，生天冬汁一斗，饴一斗，酒一斗，紫菀四合，煎服。

口疮连年不愈，天麦二冬、元参，蜜丸，弹子大，每噙一丸。

何首乌（苦） 坚肾（兼入肾经），温补肝（专入肝经）。涩以收敛精气，甘以益血祛风（能泻肝风）。添精髓而长筋骨，令人有子（有补阳之力）；乌须发而消五痔，带下兼功（治妇人产及带下俱疾）。能消痈肿瘰疬，可除头面疮攻（得当归、枸杞、菟丝、骨脂、脂麻能固精延年，得胡麻治大风厉疾）。

《纲目》不言治疟，后人用之治疟者，多以其遂秋冬清燥之令，而平暑湿留滞之邪也。

萆薢 味苦入肝，祛风性平。入胃除湿，补肝虚而坚筋骨，明目益精。固下焦以缩小便，阴痿遗浊（能除浊分清，古有萆薢分清饮）。治风寒湿痹，腰背冷痛；逐关节久结，老血恶疮。去膀胱宿水，引水归入大肠，以通谷道。止失沥便频，便时时痛，不可忍，流入小肠（凡小便频茎内痛，必大肠热闭，水液只就小肠，大肠愈加燥竭。因强忍房事，有瘀腐壅于下焦，故痛，与淋证涩痛不同，宜盐炒萆薢一两，煎服，以葱汤洗谷道则愈）。既能逐水之功复有摄精之力（得杜仲治脚腰痹软，得石菖蒲、益智仁治白浊频数）。

白浊频数漩面如油，澄下如膏，乃真元不足，下焦虚寒，用萆薢分清饮。萆薢、菖蒲、益智仁、乌药等份，入盐煎服。

土茯苓 淡祛风湿，甘健胃脾。利筋骨之挛痛，除浊分清；治杨梅之恶疮，去湿化毒（得金银花、皂角子、五加皮、苦参治杨梅疮毒）。

搜风解毒汤，治杨梅疮，筋骨挛痛，瘫痪不能动履者，土茯苓一两、苡仁、银花、防风、木瓜、木通、白鲜皮各五分，皂角荚子四分，煎服。

山豆根 苦泄热，保肺气以泻心；寒胜热，降阴经之火逆。解咽喉肿毒极妙，祛大肠风热兼良。龈肿齿痛，五痔诸疮。

杀虫解毒，人马急黄。

喉中发痈，山豆根磨醋噙之，追涎即愈。

威灵仙 辛散诸风，咸泄水湿。性极善走（风药中之善走者也），温可横行（能引诸药横行手臂）。宣疏五脏，内驱痰湿之冷积；通行经络，外治骨膜之痛风（痛风要药）。去膀胱宿脓恶水，除腰膝冷痛痹顽（风痹湿痹，肢节顽麻）。疟疾能疗（去心膈之痰水），折伤亦效（得砂仁、沙糖治骨鲠，得木瓜治腰脚诸痛）。

脚气入腹，胀闷喘急，用灵仙末每服二钱，酒下。痛减一分，即药亦减一分。肾脏风壅，腰膝沉重，威灵末蜜丸，酒服八十丸，平明微利恶物，如青脓胶，即是风毒积滞。

飞丝缠阴，肿痛欲断，用灵仙捣汁浸洗，立效。

防己 辛苦而寒，性险而健。能行十二经络，风水要药（风肿水肿，木防己主风邪，汉防己主水气症）；专泻下焦湿热（本膀胱经药。湿热之在下焦血分者，非此不除。若在上焦气分者，切不可用），二便不通（湿热流入十二经，致二阴不通者，非此不可）。风寒温疟热邪，膀胱积热脚气。痈肿恶疮，通膝利窍（得黄柏、知母去下焦湿肿，木防己得防风、葵子通小便淋涩）。

皮水腐肿，按之没指，不恶风，水气在皮肤中，四肢聂聂动者，防己三两、茯苓六两、甘草三两、黄芪、桂枝各三两，水煎服。

风水，恶风汗出，身重脉浮，防己汤主之。防己一两、黄芪二两二钱半、白术七钱、炙甘半两，锉散，姜枣煎服。如腹痛，加赤芍。风温相搏，关节沉痛，微肿恶风，方用同上。

注：防己、茯苓善驱水气，桂枝得茯苓则不发表，而及行水，且合黄芪、甘草助表中之气，以行防茯苓之力也。

木通 味淡体轻，通可去滞。上通心胞，清肺热而泻心火；下走膀胱，去湿热而化津液（津液化则水道通，使湿热由小便出）。疗脾胆欲眠心烦，利九窍血脉关节。故治耳聋鼻塞出音，又能止渴安心退热，淋沥水肿；泻小肠之火邪，喉痹咽疼（宜浓煎嗽）。利膀胱之水结，催生下包，通乳破血。

心热，尿赤面赤唇干，咬牙口渴，导赤散。用木通、生地、生甘草等份，加竹叶七片，水煎服。

通草 气寒入肺，引热下行而利小便（气寒则降）；味淡入胃，通气上达而下乳汁（味淡则升）。能退热明目催生，治五淋水肿癃闭（得琥珀、茯苓泻火利水）。

钩藤 微苦味甘，微寒气平。主肝风相火之病，为静风息火之能。大人头旋目眩，小儿瘛疭惊（筋急而缩为瘛，筋缓而弛为疭，神缩不已为瘛疭，俗谓之搐搦是也）。平肝风而不燥，除心热之未清（得甘草治痫疾，得紫草发斑疹）。

金银花 经冬不凋，甘寒入肺。补虚疗风，解毒散热。能治五种尸注，鬼击身青（作痛用银花一两，水煎服）；消拔痈疽恶疮，身肿腹胀。血痢水痢皆除，风气湿气并治（得当归治热毒血痢）。

金银花乃宣通经脉之药也。一本之中花有黄白气甚芳香，黄者走血，白者走气，又调和血气之药也，通经脉而调气血，何病不宜。

天仙藤 解风劳，疏气活血；治腹痛，妊娠水肿（始自两足，渐至喘闷，似水足

趾出水谓之子气，乃妇人素有风气，或冲任有血风，不可作水，妄投汤药，宜天仙藤散主之。天仙藤、香附、陈皮、甘草、乌药、姜木瓜、苏叶煎服，得羌活、白术、白芷、片子姜黄、半夏、生姜，治痰注臂痛有效）。

泽泻 甘淡利小便，咸寒入膀胱。泻肾经之火邪，泄精尿血；逐三焦之停水，痰饮吐呕。除湿止渴圣药，通淋利水仙丹。去阴汗泻痢肿胀，消痞满脚气疝疼。谓湿热既尽，清气上行。故有益之功（《本经》谓：养五脏益气力，肥健耳目聪明），得收明目之效（徐云：通利脾胃之药，能利土中之水，水去则土燥而气充，得白术治支饮，得麋衔治酒风）。

水湿肿胀，用白术、泽泻各一两，为末或为丸，每服三钱，茯苓汤下。冒暑霍乱，小便不利，头晕引饮，三白散用泽泻、白术、白云苓各三钱，姜五片，灯心十节煎服。

泽泻能行水上滋，水气必上行而后下降，非专利小便也。今人不明经义，谓昏目不可用，岂知五苓散用泽泻治消渴，小便不利以行水上滋，故消渴水气上而始下，故利小便犹木通之横通旁达，则小便自利，二者皆非下行之药也。

石菖蒲 辛苦而温，芳香而散（通利心脾良药）。补肝益心，开孔利窍（开心孔利九窍）。去湿逐风（《本经》治风寒湿痹），除痰消积。解烦闷止腹痛，霍乱转筋；明耳目出音声，上气咳逆（痰湿壅滞之咳逆）。小便不禁，温水脏之虚寒；胎漏崩中，暖血海之冷败。噤口毒痢堪除（噤口虽属脾虚，亦热闭胸膈所致，用木香失之温，山药失之闭，惟参苓白术散加菖蒲米饮下，胸次一开，自然思食），癫痫神

昏；伏梁温疟能疗（心积曰伏梁，温疟作汤药），卒中鬼击（卒死中恶得犀角、生地、连翘治热邪入络神昏，因是仙家服食，故《本经》首推）。

周颠仙对明太祖恒嚼菖蒲饮水服，无腹痛之疾。

卒患心痛，嚼二三寸，热汤或酒送下，亦效。

蜀人治心腹冷气掐痛者，取一二寸捶碎，同吴萸煎汤饮之。

蒲黄 味甘气平，入厥阴两经；活血凉血，止心腹诸痛。生则性滑，破瘀血之停积；熟则性涩（宜炒黑用），止吐衄与血崩（得五灵脂治心腹诸痛，得青黛治重舌胀满）。

舌胀满口不能出声，以蒲黄频掺乃愈。

宋帝舌肿满口，用蒲黄、干姜末等份，干掺而愈。

包衣不下，蒲黄二钱，井水服之。

海藻 咸润下而软坚，寒行水以泄热（《本经》治腹中上下雷鸣，下十二种水）。消瘿瘤结核疝瘕，疗饮痰噎膈脚气（得昆布治瘿气结核）。海带昆布功用皆同。

蛇盘瘰疬，头项交接者，海藻菜以荞面炒过，白僵蚕炒等份为末，以白梅泡汤，和丸梧子大，每服六十丸，米饮下，必泄出毒气乃愈。

石斛 甘淡镇涎除虚热（胃中虚热有功），咸平补肾涩元气。强阴益精（专补脾阴），却惊定志。壮筋骨而补虚劳，暖水脏而和胃气。逐皮肤浮热，退热敛阴（不寒而能退热，不涩而能敛阴）；治吐衄虚烦，除烦清肺。囊湿小便沥余，脚弱骨痛冷痹（脚膝疼冷痹弱，逐皮肌风痹，骨中久疼，得生姜治囊湿精清、小便余沥）。

睫毛倒入，石斛、川芎等份，为末，

口内含水，随左右嗜鼻，日二次。

骨碎补（苦温） 入肾治牙痛耳鸣，肾虚久泻；入阴（心包肝）能破血止血，筋骨损伤（得猪肾治久泄泻不止，得独活、寄生、虎骨治痢后下虚，两足痿痹遂成痢风）。

风虫牙痛，骨碎补、乳香等份为末，糊丸塞孔中，名金针丸。

马勃 轻虚清肺，辛平解热（解毒）。散热止嗽，内治喉痹有功；衄血失音，外敷诸疮皆效（得牛蒡子、连翘、元参治温毒发颐）。

治走马喉痹，马勃为末，吹一字吐涎血愈。

柏子仁 润堪益肾，甘善助脾（其气清香）。入心养神，入肝定志。润肾燥而滋肝，舒脾胃而益气。风湿可除，惊悸能理（清心经之游火）。耳目聪明，肌肤泽美（得远志能交通心肾，得松子、麻仁治老人虚秘）。

侧柏叶（苦涩微辛） 禀兑金之气，向西而生；制肝木之威，补阴滋肺（昂谓最清血分，为补阴之要药也）。故止吐衄崩淋，尿血痢血；兼疗湿痹冷风，疼痛历节。捣涂汤火泡伤，炙罨冻疮龟裂（生用清热血，炒炙养阴血。得阿胶、干姜、马通，仲景柏叶汤治吐血不止）。

吐血不止，柏叶米饮下二钱，或水煎服。

小便尿血，柏叶、黄连焙研，酒服三钱。

月水不断，柏叶、炙白芍等份三钱，水酒各半煎服。

汤火烧灼，柏叶生捣涂之，系定，二三日止痛减瘢。

肉桂 辛甘大热，有鼓舞气血之能；

气厚钝阳，具先聘导引之力（疏血通脉，宣导百药）。利肺平肝，直入肝肾血分；益阳消阴，大补命门真火。抑肝风而扶脾土，通月闭而堕胞胎。除腰膝之沉冷，暖脏温中，去营卫之风寒，表虚自汗。治风痹骨节挛缩，消恶血疝癖瘕瘕。下部腹痛（非此不除），九种心痛，必需；疝气奔豚，失音喉痹并治（得紫石英、柴胡、干地黄疗吐逆）。

九种心痛用桂心二钱半，为末酒一盏半，煎服立效。

心腹胀痛，中恶心痛，气短欲绝，桂二两，水煎服。

寒疝心痛，四肢逆冷，全不饮食，桂心研末一钱，熟酒调下，取效。

产后心痛，恶血冲心，气闷欲绝，桂心为末，狗胆汁丸，芡子大，每熟服一丸。

产后瘕痛，桂末酒服方寸匕取效。死胎不下，桂末二钱，待痛紧时，童子小便温热调下，名观音救生散。亦治产难横生，加麝香少许，酒下。

桂枝 辛甘发散，味薄体轻。利肺气入膀胱，开腠理和营卫。通脉温经，解肌发汗。故治头痛伤风，中风自汗（无汗能发，有汗能使邪从汗出，而汗自止）。内理心腹之痛（心痛胁痛），外解皮肤之寒（冷风冷痛风湿之症）。直行而泄奔豚，散下焦蓄血；横行而达指臂，疗四肢通风（得芍药、甘草能和营卫）。

小儿遗尿，桂末、雄鸡肝等份，捣丸，小豆大，温水调下，日二服。

辛夷 辛温专散肺经风热，移热于脑（经云：胆移热于脑，则为辛颊鼻渊）；轻浮能助胃中清阳，上通于天。用治鼻渊鼻塞鼻疮，九窍通利；能理头风头眩头痛，面肿齿疼（徐云：芳香清烈，能驱逐邪风，

头目之病药不能尽达者，此为之引也。得川芎、薄荷、细辛、石膏治鼻塞流清涕，不闻香臭）。

辛荑丸治头风，鼻涕下如白带者，南星、半夏、苍术、黄芩、辛荑、川芎、黄柏、滑石、牡蛎为末，糊丸，薄荷汤下。

沉香（辛苦温） 升于至高，可调脾胃；沉于至下，入肾命门。行气不伤气，故能调中下气而坠痰涎；温中不助火，故能益精壮阳而暖腰膝。风水毒肿、心腹疼痛堪除，噤口毒痢、吐泻转筋并效。大肠虚闭，小便气淋。为理气之要药（冷气逆气郁气，邪恶鬼气，乃保和卫气上品之药也），随升降而归真（用之为使，上可至天，下可至泉。得紫苏、白蔻仁、柿蒂治胃冷久呃，得肉苁蓉治大肠虚闭）。

心神不足：火不降水不升，健忘惊悸，朱雀丸。用沉香五钱，茯神二两，蜜丸，小豆大，每食后，人参汤服三十丸。

胞转不通，非小肠膀胱厥阴病，乃强忍房事，或过忍小便所致，调其气则愈，非利药可通也。沉香、木香为末，白汤空腹服之，以通为度。

丁香 辛理元气而泄肺，温助脾胃而祛寒。大能疗肾壮阳，专治胃冷呃忒。霍乱拥胀，呕哕腹疼，肾气奔豚，口臭齿䘌（得甘蔗汁、生姜治朝食暮吐，得柿蒂治伤寒呃逆，得五味子、广茂治奔豚气）。

婴儿吐乳：小儿百日，醉内吐乳，或粪青色，乳汁一杯，入丁香，陈皮煎服。

小儿冷疳，面黄腹大，食即吐者，丁香为末，和乳汁姜汤服。

乳头裂破，丁香末敷之。

痈疽恶肉，丁香末敷之，外以膏药护之。

降真香 味辛气温，色赤和血。能辟

天行恶气不祥，可除胸膈停积恶血。治金疮血出不止而生肌，疗内伤怒气伤肝而吐血（用此以代郁金神效，得牛膝，生地治吐瘀血）。

乌药 辛入脾肺，温通肾经。能疏胸腹邪逆诸气（治中气脚气疝气气厥，降一切逆气，调中任二脉），顺气消风（故治中风中气，用乌药顺气散，气顺则风消）；并理膀胱肾间冷气，攻冲背膂（用乌沉丸）。小便频数，宿食不消。女人血气凝滞，小儿腹中诸蛔。中恶心腹绞痛，反胃泻痢兼疗（得益智治小便频数，得升麻治小肠疝气，得牛皮胶、软白香治妊中有痈）。

一切气痛，不拘男女，冷气、血气、肥气、息贲气、伏梁气、奔豚气抢心，一切冷汗喘息欲绝，乌药酒炒、茴香炒、骨皮炒、良姜炒，等份为末，温酒童便调服。

乌沉汤：一切气，一切冷气，乌药一两，沉香五钱，人参三钱，甘草四钱，共为末，每服半钱，姜盐汤下。

黄柏 苦寒微辛，沉阴下降。除湿清热，泻相火之有余；坚肾润燥，救肾水之不足。洗肝明目，劳热骨蒸。除热结肠胃，热痢下血肠风；清火伏阴中，火哕二便淋结。上可解消渴、耳鸣、目赤、喉痹、口疮（兼泻心火），下可去痿躄、肠痔、胆黄、下漏赤白（皆阳明表里上下所生湿热之病）。冲脉气逆（冲脉为病，气逆急里），不渴而小便不通（渴而小便不利者，病在上焦气分，宜猪苓、泽泻淡渗之药，泻肝火而清肺金。不渴而小便不利者，是无阴则阳无以化，宜黄柏、知母，少加肉桂则气化而出）；蛔虫内攻，诸疮之痛痒皆妙。实火实热相宜，胃虚尺弱被害（得知母滋阴降火，得苍术除湿清热，为治痿之要药。得细辛泻膀胱火，治口舌生疮。得肉桂治

咽痛）。

赤白浊淫及梦泄精滑，真珠粉丸。黄柏炒，真蛤粉各一斤为末，每服一百丸，空心酒服。黄柏苦而降火，蛤粉咸而补肾也。

积热梦遗，心忪恍惚，膈中有热，宜清心丸主之。黄柏末一两，片脑一钱，蜜丸梧子大，每服十五丸，麦冬汤下。

小儿重舌，浸苦竹沥点之。

口舌生疮，用黄柏含之良。

厚朴 苦降泻实满，平胃调中（本脾胃药）；辛温散湿满，消痰化食。止反胃呕逆吐酸，除霍乱转筋泻痢。湿气侵脾，能和中州，客寒犯胃，善走冷气（治冷痛，主病人虚而尿白）；肺胀喘嗽，结水能消，腹中雷鸣（破宿血），妊妇则忌（得苍术治湿满，得黄连治滞下，得杏仁能下气定喘）。

腹胀脉数，厚朴三物汤。厚朴、枳实、大黄。

腹胀痛，厚朴七物汤。厚朴、甘草、大黄、枳壳、肉桂、姜枣。尿浑白浊，心脾不调，肾气浑浊，厚朴、茯苓，水酒各半煎服。

杜仲 色紫入肝，润肝燥，补肝虚；甘温补肾，益精气，坚筋骨。用治腰膝酸疼（及脚痛不能践地），能使筋骨相着。止小便余沥（坚溺管之气），阴囊湿痒（补脾利湿）；疗频惯堕胎，怀妊下漏（得补骨脂、青盐、枸杞能壮肾阳，得羊肾治肾虚腰痛）。

肾虚脚软且痛，杜仲一味，水酒各半煎服。

病后虚汗，及目中流汗，杜仲牡蛎煎服。

频惯堕胎，或三四月即下者，杜仲、

糯米、山药，枣肉丸服。

海桐皮 湿可祛风，苦堪去湿。行经络达病所，入血分治风痹（治风蹶腰膝不遂，血脉顽痹）。除疳䘌疥癣牙虫，止霍乱赤白久痢。

腰膝痛不可忍，海桐皮二两，牛膝、川芎、羌活、地骨皮、五加皮各一两，甘草五钱，苡仁二两，生地十两，共焙干，以绵包裹，用酒二斗浸之，日三服，令醺醺，此方不添减。

川楝子 苦寒小毒，阴中之阳。能导小肠膀胱之热，因引心包相火下行（热从小便而出）。用治热厥，心腹诸痛（入心及小肠，止上下部腹痛。热厥暴痛，非此不除）。伤寒温疫，大热烦狂。疗疝气之要药，泻湿热而为良。通利小肠水道，可杀三虫疗疮。

热厥心痛，忽发忽止，身热足冷，久不愈者，金铃子散。金铃子、延胡索温酒下。

小儿冷疝，气痛囊肿，金铃子去核五钱，吴萸二钱半，糊丸，盐汤下。

癞疝肿者，偏坠痛不可忍，川楝子、破故纸、小茴香、莱菔子、牵牛子，食盐炒，煎服。

槐实（即槐角） 苦寒纯阴（入肝经之气分），除热散结（下通二脏）。润肝燥凉大肠（上清肺心），止涎吐疏风热。烦闷风眩，肠风痔血。阴疮湿痒，难产堕胎（吞七粒可以催生）。黑发杀虫，目泣不绝（得牛胆明目通神，得苦参治内外痔病）。泻心火而兼清肺金，坚肾水而兼静肝火。

槐角丸治五种肠风泻血。粪前有血名外痔，粪后有血名内痔，大肠不收名脱肛，谷道四面弩肉如奶名举痔，头上有孔名瘘痔，内有虫名虫痔，并皆治之。槐角去梗炒一两，地榆、防风、当归、黄芩、枳壳麸炒各半两，为末酒糊丸，米饮下。

槐花（入阳明厥阴血分，凉血要药） 凉大肠，五痔心痛；治目赤，皮肤风热。喉痹失音（炒香嚼咽），吐衄舌血（舌血谓之舌衄，槐花末敷之即止）。赤白泻痢皆宜，崩中漏下不歇（得郁金治小便尿血，得荆芥穗、柏叶、枳壳治大肠下血，得山栀治酒毒下血，得条芩治血崩不止，得牡蛎治白带不止）。

痈疽发背：凡人中热毒，眼花头晕，口干舌苦，心惊背热，四肢麻木，觉有红晕在背后者，即取槐花子一大撮，铁杓炒褐色，以好酒一碗汗之，乘热饮酒，汗即愈。如未退，再炒一服，极效。纵成脓者，亦无不愈。

秦皮 味苦气寒，色青性涩。入肝以除热，入肾以涩气。洗肝明目，益精有子（取其涩而能补也）。故治青白翳膜遮睛（亦止目泣，煎水澄清洗赤目极效），风寒湿邪成痹。风热惊痫（取其平木也），带下热痢（取其收涩也。得黄连、阿胶、白头翁治产后下痢，得黄柏、黄连、白头翁治胁热下痢）。

赤眼生翳，秦皮、滑石、黄连等份，澄清洗。

眼弦挑针，乃肝脾积热，锉秦皮夹沙糖，水煎，调大黄末一钱，微利佳。

桑白皮（微寒） 甘助元气，而补劳祛虚羸；辛泻肺金，而止喘嗽吐血（敛肃清之气，为清肺主药。肺气有余者宜之，肺虚者忌用）。下气行水（抑已亢之火，决高源之水），止渴消痰。去肺中水气，浮肿腹满肺胀（钱乙治肺气咳喘，面肿身热，用泻白散）；退客热虚劳，头疼利便散血（风寒咳嗽者慎治，得茯苓利水，得糯米治咳嗽吐血）。

小儿重舌，桑自皮煮汁，涂乳上饮之。

小儿流涎，脾热胸膈有痰，桑白皮捣自然汁涂之。

小儿火丹，桑皮煮汁浴之。

泻白散：桑白皮、地骨皮能泻火从小便出，甘草泻火而缓中，糯米清肺而养血，此泻肺诸方之准绳也。

桑叶 清肺敛神，凉血燥湿（能除水肿脚气）。明目去风，赤眼下泣；除寒热风痛，出汗盗汗。尤宜治劳热咳嗽，吐血宿血能理（得麦冬治劳热，得生地、阿胶、石膏、枇杷叶治肺燥咳血）。

桑叶代茶，能止消渴。

吐血不止，晚桑叶焙研，凉茶服三钱，只一服，止后用补肝肺药。

桑枝 利水开关，祛风除痹（能利关节，风寒湿痹）。上气眼晕，肺气喘嗽。脚痛四肢拘挛（水气脚气，风热臂痛），风痒偏体干燥（得桂枝治肩臂痹痛）。

风热臂痛，桑枝炒煎服。许叔微云：常病痹痛，诸药不效，服此数剂寻愈。

水气脚气，桑条二两炒，煎服取效。

桑寄生 苦坚肾，助筋骨，而固齿长发；甘益血，主崩漏，而下乳安胎（怀妊漏血不止，令胎牢固）。风挛湿痹，腰痛背强。产后余疾，女子内伤。

毒痢脓血，六脉微小，并无寒热，寄生二两，防风、川芎二钱半炙，少煎服。

胎动腹痛，寄生一两半，阿胶炒半两，煎服。

枳实 苦酸微寒，气猛性烈。主皮肤风痒，去胃中湿热。心腹痞满胀闷，宿食稠痰积血。胁风刺痛，心下坚大如盘（水饮所结，仲景用枳术丸，白术、枳实、荷叶煨饭为丸）；胸痹不通，伤寒痞痛凝结。

有滑窍破气之功，具倒壁冲墙之捷（得白术去痰饮，得皂角通大便，得瓜蒌消痞结）。

胸痹结胸：胸痹，心下痞坚留气，结胸，胁下逆气抢心，枳实薤白汤主之。枳实、厚朴、薤白、瓜蒌、桂，煎服。

产后腹痛，炒枳实、炒芍药各二钱，水煎服。

妇人阴肿坚痛，枳实碎炒，帛裹熨之，冷即易。

枳壳 性缓而散，破气为功。宽畅安胃，泄肺开胸。风痰咳嗽，胸胁刺痛。消胀满积痰停水，除后重痔疾肠风。风疹作痒，胎前气壅（得桔梗治虚痞，得甘草治妇人体肥难产，得木香治伤寒呃噫，得黄连治肠风下血）。

怀胎腹痛，枳壳、黄芩煎服。若身重加白术。胁骨疼痛因惊伤肝者，枳壳、桂枝、姜枣服。

小儿软节，大枳壳一枚去白，磨口平，以面糊抹边，合疖上，自出脓血尽，更无痕也。

产后肠出不收，枳壳煎浸之，良久即入也。

古云：壳治气而主高，实治血而主下。气在胸中则用壳，气在胸下则用实。壳宽肠胃，实宽胸膈。虽有高下气血之分，究皆破气之品。壳损胸中至高之气，不可多用。若肺虚而中气不足，脾虚不能运化者，则愈用愈虚，变不可言矣。

栀子 轻飘象肺，苦寒入心。泻心肺之邪热，屈曲下行而从小便出（所以通五淋，利小便）；退客热之虚烦，反复不眠而懊恢在心。三焦郁火以解，热厥心痛以平。五内邪气（热邪之气），五种疸黄。清胃脘之血，吐衄而血痢血淋；泄痞块中火，津枯而口渴目赤。寒伤劳复，热厥头痛皆除；时疾毒风（元素云治风），面赤鼻皷并治（仲景治烦躁并虚烦不眠，心中懊恼，皆用栀子豉汤。以栀子治肺烦，香豉治肾燥。又仲景治肾发黄用栀子、茵陈、甘草、香豉作汤饮。得川乌治冷热腹痛，得良姜治痢后腹中虚痛）。

妇人胎肿，属湿热也。栀子一合炒研，每服二三钱，米饮下。

鼻中衄血，栀子烧灰吹之。

血淋涩痛，栀子末、滑石等份，葱汤下。

酒毒下血，栀子焙研，新汲水服。热病食后及交接后，发动欲死不语，栀子炒煎服，令微汗。

大病劳复，栀子鼠矢等汤，利小便而愈。

鼻上酒皷，栀子炒研，黄腊和丸，细茶下，忌酒面煎炙。

酸枣仁 甘酸而润，专益肝胆。芳香之气，能醒心脾。补中而敛神魂（心藏神，肝藏魂），助阴而坚筋骨。除烦止渴，敛汗宁心。生则能导虚热，胆热好眠；熟则收敛阴津，胆虚不睡。心腹寒热结聚（邪结气聚），四肢湿痹酸疼。筋骨间风，上下脐痛（得人参、茯苓治盗汗，得辰砂、乳香治胆虚不寐）。

振悸不眠，酸枣仁汤。枣仁、茯苓、白术、人参、生甘草、生姜，煎服。

虚烦不眠，枣仁汤。知母、干姜、茯苓、炙草、川芎，煎服。

山茱萸 酸以补肾温肝，涩则固精闭气。温可强阴助阳，辛逐风寒湿痹（肝虚则风入，肝寒则寒与湿易犯）。通九窍以安五脏，暖腰膝而添精髓。脑痛头风（治脑骨痛能敛肝木之动，以治内风也），目黄鼻窒。耳内聋鸣，小便不节（得熟地补肾虚，得五味摄精气）。

草还丹：益元阳，补元气，固元精，壮元神，乃延年续嗣之至药也。山茱萸、破故纸、当归、麝香为末，蜜丸，临卧时盐汤下。

金樱子（酸涩） 脾泻下痢，止便涩精（得芡实能固精，得缩砂能益精）。

郁李仁 辛能破血润燥，苦堪下气行水，治大肠气滞，关格不通；主大腹水肿，小便不利。散胆结而瞑目，但治标而耗津（得滑石、大黄治小儿大小便不通，并惊热痰实，欲得濡动者，捣和丸，黍米大，二岁小儿三丸，白汤下）。

一妇人大恐而病，愈后目张不瞑。钱乙曰：目系内连肝胆，恐则气结，胆横不下，郁李仁润能散结，随酒入胆，结去胆下而目瞑矣。

女贞子（苦平） 少阴之精，隆冬不凋（坚补肾水，肾家专药）。益肝肾，养精神。安五脏，健腰膝。补百病之风虚，变白发而为黑。

南烛子（酸甘平） 强筋骨，益气力（补肾泻肾邪，暖命门）。止泄除睡，固精驻颜。

五加皮 辛顺气而化痰，苦坚骨而益精。祛风胜湿，五缓虚赢（五脏筋脉缓纵，亦治五劳七伤）。疗筋骨之拘挛，四肢不遂；逐皮肤之瘀血，三岁莫行（《本经》治小儿三岁不能行）。心腹疝腰，两脚诸痛；风湿痿痹，三气而成。男子阴痿囊湿，女人阴痒虫生（燥湿行水之功，酿酒最良。凡藤蔓之类多能舒筋，而根皮之类多能行水。五加皮之茎坚劲长引，其根好生石砌，尤能入坚穴，通关节，无所不达，故为风痹湿痹之良药也）。

治湿热痿痹，腰膝不能动，五加皮、牛膝、木瓜、黄柏、苡仁、生地、石斛、虎胫骨、山药。又治肾虚寒湿，客忤腰痛，五加皮、续断、杜仲、牛膝、山萸肉、巴戟天、破故纸。男妇脚气，骨节皮肤痛肿，服此进食，健气力，不忘事，名五加皮丸。五加皮、远志，糊丸，空心温酒下。

妇人血劳，憔悴困倦，喘满虚烦，噏噏少气，发热汗多，口干舌涩，不思饮食，名血风劳。油煎散：五加皮、丹皮、赤芍、当归，为末，煎服。

虚劳不足，五加皮、地骨皮，酿酒任饮。

枸杞子 性滋而补，甘平而润。坚肾滋肝，益气润肺。生精助阳，去风明目。强筋骨而补虚劳，治咽干而疗心痛。肾病消中（渴而饮水），二便能利（能利大小肠。得生地治带下脉数，得青盐、川椒治肝虚目暗）。

虚劳客热，枸杞根为末，白汤调服，瘟疾人勿服。

肝虚下泣，枸杞子浸酒，饮之。

肾虚腰痛，枸杞子、杜仲、革薢，酒煎服。

地骨皮（甘淡而寒） 降肺中伏火，泻肝肾虚热。能凉血而补正气，解消渴而去肾风。退内外潮热，利大小二肠。在表无定之风邪，传尸有汗之骨蒸。劳热虚汗，吐血咳嗽咸宜；胁痛头风，齿血金疮皆验（小儿耳后肾疳也，地骨皮汤洗，用香油调末搽。女人阴肿或生疮，煎水洗）。

热劳如燎，地骨皮、柴胡为末，麦冬汤下。

虚劳苦渴，骨节烦热或寒，用枸杞根、麦冬、小麦，煎服。

小便出血，地骨皮煎汁服。

口舌糜烂：治膀胱移热于小肠，上为口糜，心胃壅热，水谷不下，地骨汤。柴胡、地骨皮煎服。

骨蒸烦热及一切虚劳，大病烦热，并用地仙散。地骨皮、防风、炙甘草、生姜，煎服一钱。

蔓荆子 辛苦微寒，轻浮升散。入膀胱肝胃诸经，主头面风虚之证。搜肝风而凉血，头痛脑鸣（头沉昏闷，可除昏暗）；利九窍而通关（通利关节），明目固齿（除目睛内痛）。骨筋寒热，拘挛湿痹。

头风作痛，蔓荆子酒浸，温服。

乳痈初起，蔓荆子为末，酒服，渣敷之。

白茯苓 甘温益气和中，淡渗利窍除湿。入肺泻热而下通膀胱（故利小便治淋沥），入心安神而上除惊悸（水停心下亦悸）。开胃止呕，疗膈中痰水腹胀（大腹水肿，心腹胀满）；益脾止泄，治胸胁逆气结疼（《本经》治心下结痛，寒热烦满）。安胎退热，止渴生津。伐肝肾之邪（治肾积之奔豚），渗肺脾之湿（行水之功，多益心脾）。小便结者能通，小便多者能止（得半夏能涤饮，得人参治胸胁气逆）。赤入心脾小肠，功专泻湿行水。皮消水肿肤胀，能开水道腠理。

浊遗带下，威喜丸。治丈夫元阳虚惫，精气不固，小便下浊，余溺带流，梦寐多惊，频频遗泄。妇人白淫白带并治。茯苓、猪苓，同煮，取出日干，择去猪苓为末，化黄蜡和丸。

下虚消渴，上盛下虚，心火炎燥，肾水枯涸，不能交济而成渴症，白云苓、黄连、天花粉，丸服。

飧泄滑痢不止，茯苓、煨木香、紫苏、木瓜，煎服。

血余怪病，手十指节断坏，惟有筋连，无节肉，虫出如丁草，长数寸，遍身绿毛卷，名血余，以茯苓、胡黄连煎汤，饮之愈。

血虚心汗，别处无汗，独心孔有汗，思虑多，即汗亦多，宜养心血，以艾汤调茯苓末，日服。

虚滑遗精，白茯苓、砂仁共为末，入盐，精羊肉批片掺药，炙食酒下。小便频多，云苓、山药为末，米饮下。

小便不禁，茯苓丸。治心肾俱虚，神志不守，小便淋沥不禁，茯苓、赤苓等份，为末，酒煮地黄汁捣膏丸。

茯神（主治略同茯苓）　静而能安，收敛神气。定魄安魂，开心益智。治风眩风虚，止健忘惊悸（得枣仁能安神）。

心中木（又名黄松节）　治偏风口面喎斜，疗痹痛筋挛牵缩（得乳香、木瓜酒治筋挛骨痛）。

琥珀　入土而成宝，通塞以宁心。定魂魄以安五脏，燥脾土而清肺金（肺气下降，小便自通）。能止癫邪心痛，最消瘀血通淋。磨翳明目，止血生新（傅金疮良，得黑橹豆治产后神昏，得麝香治小便淋沥）。

下恶血，和大黄、鳖甲作散，酒下方寸匕，妇人腹内血尽即止。

小儿胎惊，琥珀、防风、朱砂，共为末，猪乳调一字。

小儿胎痫，琥珀、朱砂、全蝎为末，麦冬汤调服。

猪苓　味兼苦甘淡渗，入足太阳少阴（膀胱肾）。泄滞利窍，除湿通淋（平暑喝）。开腠理而发汗，利水道而耗津（专司引水，易耗津液）。伤寒温疫大热（大热利小便，亦分消之意也），腹满胀渴懊侬。疟

疾脚气（疟由于暑，能利暑湿之气，凡无湿证勿用），带浊子淋（白浊带下，胎肿子淋，伤寒口渴，邪在脏也，猪苓汤主之。猪苓、茯苓、泽泻、滑石、阿胶各一两。仲景方）。

妊妇肿渴，从足至腹，小便不利，微温引饮，猪苓为末，温水服。

遍身肿满，妊妇子淋，方同上法。

小儿秘结，猪苓一两，以水少许，煮鸡矢一钱，调立通。

竹叶　体轻气薄，甘淡性寒（气薄能达阳气于上焦，开外郁之阴翳）。凉心清胃，止渴消痰。除新久风邪之烦热，止喘促气胜之上冲。呕哕吐血，惊痫中风。

上气发热，因走马后饮冷水所致者，竹叶、橘皮煎服。

时行发黄，竹叶、小麦、石膏煎服。

竹茹　开胃土之郁，清肺金之燥。凉血除热，清胃解烦（上焦烦热不眠）。止肺痿吐衄而不住（吐血鼻衄，齿血牙宣），除胃热呃噫而难堪（呃逆噎膈）。胎动恶阻，劳复惊痫（得人参、茯苓、甘草、黄芩治产后烦，内虚短气）。

伤寒劳复：伤寒后交接劳复，卵肿腹痛，竹茹煎服。

妇人劳复：病初愈，有所劳动，至热气冲胸，手足搐搦，拘急如中风状，竹茹、瓜蒌煎服。

竹沥　甘寒滑利，降火消风。养血润燥（故兼益阴），豁痰专功。痰在经络四肢，屈曲而搜剔；痰在皮里膜外，直达以宣通。故治大热阴虚，中风口噤（中风由阴虚火旺，煎熬津液成痰，壅塞气道，不得升降也）。风痉破伤，癫狂烦闷。小儿惊痫，胎产血晕（产后中风虚汗，妊妇胎动子烦。故云：胎前不损子，产后不碍虚。

胃虚肠滑寒湿不宜服。得姜汁治中风口噤，得葛根治小儿伤寒）。

破伤中风：凡闪脱折骨诸疮，慎不可当风用扇，中风即发痓，口噤项急杀人，急饮竹沥，忌冷饮食及酒。

妇人胎动妊娠，因夫所动困绝，以竹沥饮之愈。

妊妇子烦，竹沥、茯苓煎服。

产后中风口噤，身直面青，手足反张，竹沥饮之愈。

竹黄 清心火，去风热。豁痰利窍，明目镇肝。大人中风不语，小儿客忤急惊。

杏仁 辛散风以解肌（散肺经之风邪），苦泻肺而降气（散滞气而下气）。消食消痰，润燥润肺（除肺中风热咳嗽）。止咳逆之上冲（上气喘促），利胸膈之满急（急满胀痛）。头痛面风（去头面诸风），大肠气秘（杏仁、陈皮治气秘，桃仁、陈皮治血秘）。惊痫奔豚，脚气喉痹。除疮疥而杀虫，消狗积与面食（肺虚者不宜。得天冬能润心肺，得柿饼治肺病咯血，得童便能补肺怯劳）。

喉痹痰嗽，杏仁熬黄三分，和桂末一分含之。卒失音声，方用同上法。

阴疮烂肿，杏仁烧黑，研末成膏，敷之。

产门虫疳，痛痒不可忍，杏仁烧存性，杵烂绵裹，纳入阴中，取效。

乌梅 酸收肺气，涩固大肠。敛浮热吸气归元，下气止嗽；通胆腑生津清热，解渴除烦。止反胃瘴疟久痢（诸症初起忌用），涌痰杀虫傅恶疮。胬肉死肌，牙紧喉痹（得建茶、干姜治休息痢。冰梅丸用青梅二十枚，盐十二两，淹五日，取梅汁入明矾三两。桔梗、白芷、防风各二两，猪牙皂角三十条，俱为细末，拌汁和梅入瓶收之。每用一枚，噙咽津液，治喉痹乳蛾及中风痰厥。牙关不开，用此擦之尤佳）。

庄肃公病痢血，陈应之用乌梅、黄连、灶心土等份，为末，调茶服效。盖血得酸则敛，得寒则止，得苦则涩故也。

蚀恶疮胬肉，用乌梅肉烧灰存性，研敷恶肉上，一夜立尽。用乌梅和蜜作饼贴之，其力缓。

桃仁 苦泄滞血，兼入厥阴（心胞肝血分药）；甘生新血，能缓肝气（炒用则甘多而缓，能润。生则苦辛而行，善攻）。除皮肤血热燥痒，通大肠凝滞血秘（能润血燥）。心下坚痛，瘀秘癥瘕（血瘀血秘）。蓄血如狂，损伤赤痢。月经不通，热入血室。杀败血所生之虫，能畅达郁结之疾（血郁血结者宜。得茱萸治冷劳减食，得元胡索、川楝子治肝厥胃脘痛）。

下部虫䘌，病人齿无色，舌上白，喜睡，惯惯不知痛痒，或下痢，乃下部生虫，食肛也。桃仁十五枚，苦酒二升，盐一合煮服。

产后阴肿，桃仁烧灰敷之。伏梁结气在心下不散，桃奴三两为末，空心温酒服二钱。桃留树上，过冬不落者名桃奴。

大枣 温以补不足，甘以缓阴血。滋脾土润心肺，益气补中；调荣卫生津液，升腾脾胃（生发脾胃升腾之气）。通九窍兼助十二经，和百药主心腹邪气（中满症忌用。仲景治奔豚，用大枣滋脾土，以平肾气也。治水饮胁痛有十枣汤，益土而胜水也。得生姜和荣卫）。

妇人脏躁，悲伤欲哭，象若神灵，数欠者，大枣汤主之。大枣十枚，小麦一升，甘草二两，每服一两，水煎服。亦补脾气。

梨 味甘微酸，凉心润肺。气寒无毒，降火消痰。外宣风热，内涤狂烦。生清六腑之热，燥嗽气喘；熟滋五脏之阴，中风语难（治中风不语）。除消渴通利二便，贴火伤止痛不烂（解酒毒烦渴）。

痰喘气急，梨剜空，纳小黑豆令满，留盖合住系定，糠火煨熟，捣作饼，每日食之立效。

反胃转食，药物不下，用梨一个，以丁香十五粒，刺入梨内，湿纸包四重，煨熟食之。

木瓜 温醒脾胃，筋骨之湿；酸收脾肺，耗散之气。气滞能和，理脾伐肝。气脱能固，和胃敛肺（木瓜、乌梅最收纳胃气，尤善泻肝，肝邪退则脾土和）。利筋骨而止渴烦，调荣卫以助谷食。霍乱转筋，水肿脚气；泻痢奔豚，腹胀善噎。多食损齿，令人淋闭。

山楂 味酸气平，脾胃经药。能健脾胃，消积滞，行滞气之需（并治痰饮痞满吞酸）；为散宿血，化肉积，儿枕痛之物（产后瘀露积于少腹作痛，名儿枕痛，同砂糖服立效）。水痢疝气能除，身头疮痒可沐。

偏堕疝气，山棠球肉、茴香炒各一两，为末丸，空心白汤下。

痘疹干黑者，用棠球子为末，紫草煎，调服一钱。

柿 味甘气平，性涩能收。健脾润肺，治肺痿而有功；清胃涩肠，补虚劳之不足。上能止渴，定嗽消痰；下主肠风，脏毒痔漏。消腹中之宿血（亦治吐血咯血血淋），反胃渐除；疗心热而润声，肺脾血药。霜：清上焦心肺（止嗽生津），口舌咽喉。蒂：治相火上冲，咳逆哕气。

肠风脏毒，干柿烧灰，饮服二钱愈。

热淋涩痛，干柿、灯心等份，日服，用水煎。

反胃吐食，干柿酒服，捣烂下。痰咳带血，柿饼蒸熟批开，每用一枚，掺真青黛一钱，卧时服之，薄荷汤下。

陈皮（苦辛温） 能散能泻，导滞消痰；能和能补，顺气理中。破癥利水，快膈宽胸。宣通五脏，霍乱反胃并投；统治百病，理气燥湿为功。膀胱留热停水，心下呕咳气冲。大肠秘塞，妇人乳痈（得白术补脾，得甘草补肺，得杏仁治大肠气秘，亦治脚气冲心，得桃仁治大肠血闭）。

宽中丸：治脾气不和，冷气客于中，壅遏不通，是为胀满，用橘皮四两，白术二两，为末糊丸，木香汤下。

橘皮汤治男女伤寒，并一切杂病呕哕，手足逆冷者，用橘皮四两，生姜一两，水煎，徐徐呷之即止。

经年气嗽，橘皮生焙干为末，蒸饼和丸。旧患膀胱气皆愈也。

妇人乳痈，未成者即散，已成者即溃，橘皮炒为末，麝香调下，名橘香散。

青皮 苦辛泻肺，青色入肝。发水郁而助其升散发汗，最能疏肝气而入于下焦。疝瘕并用攻坚，破滞消痞除痰。能疗胁痛疟母，善平郁怒乳岩。橘核：肾冷腰疼，诸疝肿痛。

妇人乳岩：因久积忧郁，乳房内有核如指头，不痛不痒，五七年成痈，名乳岩，不可治也。用青皮四两，水煎徐徐服之，或用酒服。

枇杷叶 酸以补肺之正，苦以泄肺之逆。和胃降气，清热消痰（气有余便是火，气降即火降而痰消）。主呕哕而不止，产后口干；治热嗽甚有功，解暑止渴。

肺热久嗽，身如火炙，肌瘦将成劳，枇杷叶、木通、冬花、紫菀、杏仁、桑皮等份，大黄减半，蜜丸，夜卧含化。

温病发哕，因饮水多者，枇杷叶、茅根水煎服。

反胃呕哕，枇杷叶、丁香、人参煎服。

酒齄赤鼻，面上风疮，枇杷叶、栀子为末，温酒调下，神效。

胡桃 气热味甘，皮涩肉润。补气养血，润燥化痰。益命门，固精气。利三焦，润大肠。上通于肺，虚寒喘嗽相宜（风火邪热嗽不可用）；下通于肾，腰脚虚痛必用。内止心腹诸痛，外散疮肿之毒。肥健肌肤，乌须黑发（得补骨脂补下焦之阳虚，食酸齿齼，细嚼胡桃即解。误吞铜钱，多食胡桃自出也）。

痰疾，胡桃三个，生姜三片，卧时嚼服。

小儿痰喘，昼夜不乳食，胡桃、人参煎服。

胡桃丸：益血补髓，强筋壮骨，延年明目，悦心润肌，能除百病，用胡桃四两，捣膏，入破故纸、杜仲、萆薢各四两，杵匀丸，空心温酒盐汤任下。

老人喘嗽气促，睡卧不得，胡桃、杏仁、生姜，蜜丸卧嚼。

食物醋心，嚼胡桃，姜汤下。

荔枝核（甘温涩） 抑肝之过散，固肾之闭藏。和气血而止小肠之痛，破沉寒专治癞肿疝痎（得大茴香治疝气癞肿，得青皮、茴香治肾肿如斗）。

呃逆不止，荔枝七个，连壳核烧灰存性，为末，白汤下。

妇人血气刺痛，炒香附、烧荔枝核为末，米饮盐汤任下，名蠲痛散。

龙眼肉（甘温） 生血和脾，补中益气。交心肾于黄庭，能安神而长智。

槟榔 辛温散邪，苦涩降逆（降滞气）。破滞除痰，攻坚去积。泻胸中至高之

气，坠诸药至于下极。里急后重，诸疟肠癖。平水肿，心腹诸痛，脚气上冲；主膀胱，冷气奔豚，二便闭塞。尤善杀虫，兼疗冲脉（冲脉为病，气逆里急）。宣导脏腑壅滞，通利关节九窍（得橘皮治金疮恶心，得木香治里急后重，得木瓜治脚气冲心）。

醋心吐水，槟榔、橘皮为末，方寸匕，空心，生蜜汤调服。

呕吐痰水，槟榔、橘皮炙，煎服。

伤寒痞满：阴病下早而成痞，按之虚软而不痛，槟榔、枳实为末，黄连汤下。

脚气冲心，闷乱不知人，槟榔为末，童便调下，或入姜汁温酒同服。

蛔厥腹痛，用槟榔为末，空心调服效。

寸白虫病，方用同上。

大腹皮（气味主治略同槟榔） 腹皮性缓，下气稍迟；槟榔性烈，下气最疾。开胃健脾，走表泄肺。能祛瘴疟痰涎，专逐水肿脚气。除痰膈醋心胸，消肌肤中水气。止霍乱而通大小肠，宽膜胀于恶阻胎气。

川椒 辛热纯阳，温中下气。入肺发汗散寒，入脾煖胃燥湿。逐骨节皮肤死肌，除腹中冷痛泻痢。风寒咳嗽，痰饮宿食。补右肾命火元阳（能下行导火归元，大能温补下焦也），治冲任上逆寒气。暖腰膝而缩小便，水肿胆黄；疗阴汗而坚齿牙，寒湿痛痹。通血杀虫，产寒余疾（若阴虚火旺，肺胃素热者忌服。得地黄汁调养真元，得云苓补益心肾）。

阴冷入腹，有人阴冷，渐渐冷气入阴囊，肿满，日夜疼痛欲死，以布裹川椒包囊下，热气大通，呃噫不止，川椒炒研面糊丸，醋汤下。

传尸劳瘵，最杀劳虫，用川椒红色者，去子及合口，炒出汗为末，以老酒浸白羔

和丸，食前盐汤下。

囊疮痛痒，用汉椒七粒，葱头七个，煎水洗之。

凡至漆所，嚼椒涂鼻上，不生漆疮。

肾气囊疮，川椒、杏仁。研膏涂掌心，合阴囊而卧，甚效。

椒目（苦辛，色黑入肾行水） 能行水道，不行谷道。腹胀水肿，肾虚聋鸣。定气喘为劫药，止盗汗有殊能。

吴茱萸 辛热气好上行。苦热性善下降。润肝燥脾，泻肺降气。温中散寒，燥湿开郁。消饮食而去冷痰，逐风邪而开腠理。专主厥阴头痛，阴寒小腹攻疼；兼治脾肾积寒，泻痢疝瘕脚气（专入肝经气分，旁及脾肾。仲景吴茱萸汤、当归四逆汤治厥阴之病及温脾胃，皆用此药）。呕逆吞酸，痞满膈噎。下产后余血，利大肠壅闭（故治肠风痔漏）。善疏肝气，能引肝热下行；冲脉为病，泄逆气于里急（东垣云：浊阴不降，厥气上逆，隔塞不通，令人寒中腹满，膜胀下利，宜吴茱萸之苦泄其逆气，用之如神。不宜多用，恐伤元气。阴虚火盛者，大不可用。常患痰饮十日一发，头背寒，呕吐酸汁，用吴茱萸、茯苓蜜丸服）。

呕涎头痛，呕吐胸满，用吴茱萸、人参、姜枣服。

肾气上哕，肾气自腹中起，上筑于咽喉，逆气连属而不能出，或至数十声，上下不得喘息，此由寒伤胃脘，肾虚气逆上乘于胃，与气相并，吴萸醋炒，橘皮、附子为丸姜汤下。

寒疝往来，脚气冲心，用吴萸、生姜煎服。

食已吞酸，胃气虚冷者，吴萸、干姜等份为末。赤白下痢，脾胃受湿，下痢腹痛，米谷不化，吴萸、黄连、白芍为末丸，米饮下，名戊己丸。

寒热怪病，寒热不止数日，四肢坚如石，击之似钟磬声，日渐瘦恶，吴萸、木香等份，煎汤饮之。

阴下湿痒，吴萸煎汤洗之。

咽喉口舌生疮，吴萸醋调贴二足心，移夜便愈。

甘蔗 甘寒下气，润肺生津。和中助脾，清热利水。除胸中烦热，解酒消痰；利大小二肠，呕哕反胃（得麦冬、生地治春温液涸，得姜汁治干呕）。

虚热咳嗽，口干涕吐，蔗汁、粱米煮粥食之。

发热口干，小便涩赤，蔗汁饮之。

小儿目疳，蔗皮烧研搽之。

反胃吐食，朝食暮吐，暮食朝吐，渐渐吐者，蔗汁、姜少许和服。

莲子 甘补脾，厚肠胃；涩敛心，固肾精。交通水火心肾，安靖君相火萌。除寒湿梦遗白浊，止烦渴泻痢带崩。益十二经脉血气，除百疾久服身轻（得乳香、益智治遗精白浊）。

久痢噤口，石莲肉炒为末，每服二钱，陈仓米调下，便觉思食甚妙，加入香连尤妙。

心虚赤浊，莲子、甘草灯心汤下，莲子六一汤。

莲心（苦寒） 坚肾泻心，极上反下。小便遗精，产后血渴。

莲须（苦涩） 清心通肾，止血涩精。莲房：入厥阴血分，消瘀散血，酒煎下胞衣，烧灰善止血（经血不止，莲房烧灰研末，热酒下，得荆芥炭治血崩不止）。

劳心吐血，莲心七个，糯米二十粒，为末酒服。

久近痔漏三十年者，服之除根。莲须、黑丑、当归，酒煎服，忌热物。

欲火梦遗，黄连、黄柏煎服。

莲藕（甘平） 开胃除烦，解酒消食。产妇血积，化瘀血而不凝；病后口干，止吐衄之妄溢（得发灰治血淋。藕汁滴鼻中治血衄不止，卒暴吐血。双荷散：藕节、荷蒂各七枚，入蜜少许，捣烂煎服。遗精白浊，心虚不宁，金锁玉关丸，用藕节、莲子、莲须、芡实、山药、茯苓、茯神，为末，同金樱膏和丸。鼻渊脑漏，藕节、川芎为末，米饮下）。

产后血闷，血气冲上，口干腹痛，藕汁、地黄汁、童便热酒饮之。伤寒口干，藕汁、地黄汁煎服。

荷叶（苦平） 引升清气，助脾进食。心肺燥烦，平热去湿。产后口干，血瘀诸疾（得升麻、苍术治雷头风，得浮萍、蛇床子洗阴肿痛痒，得蒲黄、黄芩治崩中下血）。

产后心痛，瘀血不尽，荷叶炒为末，童便调下，并治胞衣不下。

伤寒产后血晕欲死，荷叶、红花、姜黄炒研，童便调下。

荷鼻 安胎甚良，逐瘀留新（得厥阴经药治大便下血。妊妇胎动已见黄水者，干荷蒂炙研，糯米汁调服）。

芡实 甘补脾去湿，涩固肾益精。泄泻带浊，梦滑遗精。腰膝痹痛（去湿之功），小便频数（功专暖元阳，得生地能止血，得金樱子能涩精，得菟丝子能实大肠）。

四精丸：治思虑色欲过度，损伤心气，小便遗精，用秋石、茯苓、芡实、莲肉为末，枣和丸，空心盐汤下。

荸荠 软坚益心，甘咸寒滑。除胸中实热，最善毁铜；治五种膈噎，消积止渴（妊妇忌食）。

伏龙肝（即灶心土，辛甘苦温） 温中和脾，止吐衄崩带（止血之功）；祛风燥湿，及血溺遗精。寒咳反胃，下胞摧生（主治血症带下。《金匮》黄土汤，即灶心黄土。治先便后血，此远血也明。指肝别络之血，因脾虚阳陷生湿，血亦就湿而下行，甘草、白术、附子、地黄、阿胶、黄芩各三两，黄土半斤）。

子死腹中，母气欲绝，伏龙肝末三钱，水调下。

重舌肿木，伏龙肝末，牛蒡汁调涂之。

妇人血漏，伏龙肝、阿胶、蚕沙炒一两，为末，酒下。

胞衣不下，灶心土醋调，纳脐中，续服甘草汤。

横生逆产，灶心土酒调服，仍搽母脐中。

紫石英 甘益肝木，湿以去枯。温镇心经，重以去怯。散冲任之寒，益心胞之血。上安心神，神以血足而安（故能定惊悸，安魂魄）；下暖子宫，血海受妊不绝（为女科当行之药，得茯苓、人参治心中结气）。

《本经》治女人风寒在子宫，绝妊无子也。徐注：子宫属冲脉血海，风寒入于其中，他药所不及，紫石英色紫入血分，体重能下达，故能入冲脉之底。风寒妨妊，温能检寒驱风也。

石膏 寒能清热降火（泻肺补肺），辛能发汗解肌（开闭塞，散郁结）。淡渗湿而逐暑，甘益气而缓脾。热盛皮肤，头痛齿痛必用（本胃经药）；热伤肺胃，发斑发疹尤宜（入肺兼入三焦）。若乃邪在阳明，金受火制，大渴引饮，肌肉壮热。中暑自汗而躁烦，小便赤浊而涩滞（皆白虎证）。舌焦唇燥，三焦大热可除；胃弱血虚，症似白虎宜别（血虚发热发渴，症似白虎，但脉不洪长为异耳。误服白虎不救。得桂枝合白虎治温疟，得苍术合白虎治中暍湿温。白虎汤：石膏、知母、甘草、竹叶、粳米）。

伤寒发狂，逾垣上屋，寒水石三钱，黄连一钱，为末，煎甘草服，名鹤锡散。

胃火牙痛，软石膏一两，火煅，酒淬过，为末，入防风、荆芥、细辛、白芷，日用揩牙甚效。

湿温多汗，妄言烦渴，石膏、炙草为末服。

小儿吐泻，黄色者，伤热也。玉露散：石膏、寒水石，甘草减半，调服。

疮口不敛，生肌肉止痛，去恶水，寒水石烧赤研，黄丹半两，为末搽之，名红玉散。

滑石 淡渗湿而分水道，滑利窍而通壅滞（上能利毛腠之窍，下能利精溺之窍）。甘益气而补脾，寒降火而泻热（降心火，清肺金）。上行肺胃，开腠理表邪；下走膀胱，通六腑津液。止渴止烦，中暑中暍。疗黄瘅脚气水肿，荡胃中积聚寒热。呕吐泻痢，通乳滑苔。石淋五淋（石淋要药），吐血衄血。为涤暑燥湿之长，成革夏徂秋之节（得石苇治石淋，得丹参、白蜜、猪脂为膏丸，空心酒下，临产服，令胎滑易生，除烦渴心躁）。

女劳黄瘅，日晡发热恶寒，小腹急，大便溏黑，滑石、石膏研末，麦冬汁服。

伤寒衄血，滑石末泛丸，新汲水咽下立止。汤海叔公鼻衄，乃伤寒当汗不汗所致，其血紫黑时，不以多少，不可止之，且服温和药，调其荣卫，待血鲜时，急服此药止之。

伏暑吐泻，或吐或泻或疟，小便赤，烦渴，玉液散。用滑石烧四两，藿香一钱，为末，米汤服。

热毒怪病，目赤鼻胀，大喘，浑身出斑，毛发如针，乃因中热毒结于下焦，用滑石、白矾各一两，为末，作一服。

赤石脂 味甘气温，能益气生肌而调中；性涩体重，能收湿止血而固下（直入下焦以收敛也）。崩带遗精，泄痢虚脱。固肠胃有收敛之能，下胞衣无推荡之滑（《经疏》云：去恶血。恶血化则胎无阻。东垣云：胞胎不出，涩剂可以下之。得干姜、糯米名桃花汤，治下痢脓血不止。得蜀椒、附子、干姜治心痛彻背。得干姜、胡椒，醋糊丸，空心米饮下，治大肠寒滑）。

痰饮吐水，无时节者，其原因冷饮过度，遂令脾胃气弱，不能消化饮食。饮食入胃，皆变成冷水，反吐不停，赤石脂散主之。赤石脂一斤，捣末，酒服寸匕自住，稍加至三匕服愈。

冷痢腹痛，下白冻如鱼脑，桃花丸。赤石脂煅、干姜炮，为末，和丸服。

小便不禁，赤石脂煅、牡蛎煅各三两，盐一两，为末糊丸，盐汤下。

代赭石 苦寒入心泻热，重镇平肝降逆（专治心肝二经之血分病）。除五脏血热（血）瘀（血）痹，止吐衄痞硬噎膈。女子赤白带下，小儿疳疾惊痫。难产堕胎，脱精遗溺（昔有儿泻后眼上，三日不乳，目黄如金，气将绝，有名医曰此慢惊风也，宜治肝，用水飞代赭石末，每服五分，冬瓜仁煎汤调下，果愈。《伤寒蕴要》百合病，发已汗下，复发者，百合七个，擘破，泉水浸一宿，代赭石一两，滑石三两，泉水二盏，入百合汁，再煎一盏，温服）。

急慢惊风，吊眼撮口，搐搦不定，代赭石火煅，醋淬十次，细末水飞日干，每服一钱或半钱，煎真金汤调下，连进二服。儿脚胫上有赤斑，即是惊风已出，病当安也。无斑点者不可治，俱丹热毒。土石朱、青黛各二钱，滑石、荆芥各一钱，为末，服一钱，蜜水调下，仍敷之。

禹余粮（甘涩）　敛涩在下焦，厚大肠而固胃气（手足阳明血分重剂）；结痛在下腹，通瘀血而止血崩（固下止脱）。咳逆久痢，带下摧生（得干姜治赤白带下。《备急方》治崩中漏下，青黄赤白，使人无子。禹余粮、赤石脂、牡蛎煅研、乌贼骨、伏龙肝、桂心等份为末，温酒下，忌葱蒜。《圣济录》治身面瘢痕，禹余粮、半夏等份为末，鸡子黄和敷，先以布拭赤，勿令见风，日年久亦减）。

大肠咳嗽，咳则遗矢者，赤石脂禹余粮汤主之。

伤寒下痢不止，心下痞硬，利在下焦者，赤石脂禹余粮汤主之。赤石脂良，煎服。

朴硝　辛能润燥，寒能除热。咸能软坚，苦能下泄。泻妄火而补心（邪火退则心火自安），治阳强之狂越。通逐六腑积聚癖瘕，荡涤三焦肠胃实热。凡气结血凝燥粪，推陈致新；疫痢黄疸停痰，上通下彻。通经下胎，二便闭结（得大黄直通大肠，涤垢）。

咽喉痹肿痛，芒硝含咽。如气塞不通加生草末吹。

风眼赤烂，净皮硝一盏，水二碗煎，露一夜，滤净澄清洗，日三次，其红自消。退翳明目，白龙散。用马牙硝，净厚纸裹实，安在怀内，着肉养一百二十日，研粉，少入龙脑，不计年岁深远，眼生翳膜，远

视不明，但瞳仁不破者，宜点之。

妇人难产，死胎不下，芒硝二钱，童便温服。

小儿重舌，马牙硝涂舌下。

小儿鹅口，方同口舌生疮，皮硝含之良。

元明粉（朴硝炼成，性轻和缓）　去胃中实热，荡肠中宿垢。润燥破结，功亦仿佛。

火麻仁（甘滑）　缓脾润燥，益气补中。利大肠风热燥结（脾胃大肠之药），去五脏汗出中风（逐一切风气）。破积血而血脉可复，治热淋而小便能通。下乳摧生，胎逆横生易顺（倒产吞二十七枚即正）；润肺止渴，产后余疾多功（得当归、厚朴等辛药，乃能利大肠。麻子仁，粥治风水，腹大腰脐重痛，不可转动，用冬麻子仁半斤，研取汁，入粳米二合，煮粥，下葱椒盐豉，空心服。并治五淋涩痛，老人风闭，大便不通皆效）。

产后闭塞：产后汗多则大便秘，难于用药，惟麻子粥最稳。不惟产后可服，凡老人诸虚风秘，皆得力也。用火麻仁、苏子各二合，洗净研细，再以水研，滤取汁一盏，分二次煮粥啜之。

截肠怪病，大肠头出寸余，痛苦，干即自落，又出，名为肠病。若肠尽即不治。但初觉截时，用器盛麻油浸之，饮麻仁汁数升，即愈也。

饮酒咽烂，口舌生疮，麻仁、黄芩蜜丸含之。

消渴饮水，小便赤涩，麻仁煎汁服。

苡仁　甘淡渗湿，泻水所以益土，故益胃健脾（阳明药）；色白入肺，益土所以清金，故清热补肺。祛风湿而疗湿痹，筋急拘挛（缓肝舒筋），保燥金而治（肺）痿

（肺）痈，咳吐脓血。干湿脚气热淋，水肿疝气泄痢（辛稼轩忽患疝疾，重坠大如斗，用苡仁同东壁黄土炒，水煮数服即消。《济生方》治肺损咯血，以热猪肺切蘸苡仁米，空心服之。苡仁补肺，猪肺用之引经也）。

水肿喘急，用郁李仁研汁，煮苡仁食之。

肺痿，咳嗽脓血，苡仁煮，入酒少许服。

肺痈咳吐，心胸甲错者，以酒煮苡仁服。肺有血，当吐出愈。

风湿身痛，日晡剧者，仲景用麻仁杏仁苡仁汤。

肺痈咯血，苡仁煮，入酒少许服。

妊中有痈，苡仁煮汁频饮。

黑大豆（甘寒）　补肾镇心，利水散热。下气祛风，解毒活血（豆淋酒法。宗奭曰：治产后百病，或血热，觉有余血水气，或中风因惊，或背强口噤，或但烦热瘛疭口渴，或身头皆肿，或身痒呕逆直视，或手足顽痹，头旋眼眩，此皆虚热中风也。用大豆三升，熬熟，至微烟出，入瓶中以酒五升沃之，经一日以上，服酒一升，温覆令少汗出，身润即愈。口渴者加独活半斤，微捶破，同沃之。产后宜常服，以防风气，又消结血。得甘草解百药毒，得桑柴炭煮，下水鼓腹胀）。

中风口喎，头风头痛，破伤中风口噤，风入脏中，身面浮肿，新久水肿，俱用豆淋酒方。

肝虚目暗，迎风下泣，用腊月牯牛胆盛黑豆，用悬风处，取出，每夜吞七粒，久久自明。

天蛇头，指痛臭甚者，黑豆生研末，茧内笼之。

肾虚消渴难治，黑豆炒、天花粉等份

为末，和丸，每黑豆汤下七十丸，名救活丸。

赤小豆（甘酸寒）　性下行去小肠之火，入阴分治有形之滞。逐津液通乳下胞，利小便消肿散血。水湿脚气（和鲤鱼煮食，甚治脚气有效），功兼解酒健脾；泻痢胀起，并能止渴清热（得大蒜、生姜、商陆根同煮，去药食豆啜汁，消水气肿胀。仲景治伤寒狐惑病脉数无热，微烦，默默但欲卧，汗出，初得二三日，目赤如鸠，七八日四眦黄黑，若能食者，脓已成也，赤豆当归散主之。赤豆三斤，水浸芽出，当归三两，为末，浆水服。得通草能下气，得鸡子敷痈疮）。

胞衣不下，用赤豆男七粒，女二七粒，东流水吞。妇人吹奶，赤豆酒研温服，以渣敷之。

痈疽初作，赤豆末水和涂之，毒即消散。

腮颊热肿，赤豆末和蜜涂之，一夜即消。或芙蓉花叶末尤妙。

白扁豆（甘温）　通利三焦，厚脾和胃（专治中宫之病）。降浊升清，消暑除湿。和中州消渴饮水，止带下霍乱吐痢（毒药堕胎：女人服草药堕胎，腹痛者，生扁豆去皮为末，米饮服方寸匕，煎汁饮，亦可丸服。若胎气已伤未堕者，或口噤手强，自汗头低似中风，九死一生，医多不识，作风治，必死无疑）。

消渴饮水，用金豆丸，白扁豆浸水服之。

赤白带下，白扁豆炒，为末，米饮服。

淡豆豉（甘寒）　能升能散，下气调中。胜热泻肺，解肌发汗。伤寒寒热头疼，满闷躁烦血痢。温毒发斑（《千金》温毒黑膏用之），呕逆疟疾（得葱白治寒热头痛，得栀子治虚烦懊恼，得盐则能吐，得酒则治风，得薤则治伤寒暴痢，得蒜则治脏毒下血）。

小虾蟆有毒，食之令人小便闭涩，脐下闷痛，有至死者，以生豆豉一合投新汲水半碗，浸汁频频饮之即愈。

神曲 辛甘散气调中，温暖健脾开胃。能宣能达，胀满郁结停痰；能伐能消，回乳下胎宿滞（功专化水谷，运积滞。得麦芽、杏仁治胃虚不克。得苍术能壮脾，进饮食。得茱萸治暴泄不止。闪挫腰痛者，煅过淬酒，温服有效。妇人产后欲回乳者，炒研酒服二钱即止，甚验）

健胃思食养食丸：治脾胃俱虚，不能消化水谷，胸膈痞闷，腹胁膜胀，连年累月，食减嗜卧，口无味，神曲六两，麦芽炒三两，干姜炮四两，乌梅肉焙四两，为末，蜜丸梧子大，每米饮下。

红曲（甘温） 消食活血，燥胃健脾。产后恶血不尽（有破血之功），下痢赤白损伤（得降香、通草、穿山甲、没药治上部内伤，胸膈作痛，怒伤吐血，和童便服神效。得黄连、白扁豆、莲肉、黄芩、白芍、升麻、干葛、乌梅、甘草、滑石、橘红治滞下有神。得续断、降香、延胡索、当归、通草、红花、牛膝、没药、乳香治内伤血瘀作痛。得泽兰、牛膝、地黄、续断、蒲黄、赤芍治产后瘀露不尽，腹中作痛）。

湿热泻痢，丹溪青六丸，用六一散加炒红曲五钱，为末，和丸白汤下。

心腹作痛，赤曲、香附、乳香等份为末，酒服。

麦芽 咸耗肾气，温主通行。资脾土之健运，助胃气以上升（故补脾胃和中宽肠）。破冷气食积胀满，消痰饮散结摧生（古人云：麦芽消肾，神曲下胎，其破血散

气可知。得干姜、川椒治谷劳嗜卧。立斋治一妇丧子，乳房肿胀欲成痈者，以麦芽一二两炒熟煎服）。

快膈进食，麦芽四两，神曲二两，白术、橘皮各一两，为末和丸，人参汤下。

妊娠去胎，用麦芽一升，蜜一升，服之即下。

谷芽 甘温开胃顺气，和中快脾消食。

韭菜（甘温微酸） 下气温中壮阳，归肾调和脏腑。入血分而行气，善暖腰膝；充肺气而归心，经脉逆行。产妇血晕，消散瘀血。停痰吐衄，尿血（一切血病）能除。胃热噎膈，续骨伤筋（心痛：有食热物及怒郁致死血留于胃口作痛者，宜用韭汁、桔梗入药中，开提气血。肾气上攻以致心痛，宜用韭汁和五苓散为丸，空心茴香汤下。盖韭性急，能散胃口滞血。又，反胃宜用韭汁二杯，入姜汁、牛乳各一杯，细细温服。盖韭汁消血，姜汁下气消痰和胃，牛乳能解热润燥补虚也）。

阴阳易病，男子阴肿，小腹绞痛，头重眼花，宜猳鼠汤主之。猳鼠矢十四枚，韭根一大把，温服，得汗愈，未汗再服。

伤寒劳复，方同上法。

产后血晕，韭菜切，安瓶中，沃以热醋，令气入鼻中即省。

鼻衄不止，韭根、葱根同捣枣大，塞入鼻中即止。

韭菜子（甘温） 治筋痿而暖腰膝，补肝肾以助命门。小便频数，遗尿鬼交甚效；梦中泄精，溺血带下白淫（得龙骨、桑螵蛸主漏精补中。《三因方》治下元虚冷，小便不禁，或成白浊，有家韭子丸。盖韭乃肝之菜，入厥阴经。肾主闭藏，肝主疏泄。《素问》曰：足厥阴病则遗尿。思想无穷，入房太甚，发为筋痿及为白淫，

男随溲而下，女子绵绵而下。韭子之治遗精漏泄，小便频数，女人带下者，能入厥阴经补下焦肝及命门之不足。命门者，藏精之府也）。

梦遗溺白，韭子，每日空心生吞三十粒，盐汤下。

玉茎强中：玉茎强硬不痿，精流不住，时时如针刺，掐之即痛，其病名曰强中，乃肾滞，漏疾也。用韭子、故纸各一两，为末，每服三钱，水煎服。

烟熏虫牙，用瓦片烧红，安韭子数粒，清油数点，待烟起，以筒吸引至痛处，良久以温水嗽吐，有小虫出甚效，未尽再熏。

葱（生辛散，熟甘温） 外直中空，通行血脉。施行云雨，升散郁阳。解肌发汗，伤寒寒热头疼；泻肺补肝，中风面目浮肿。阴毒腹痛，脚气奔豚。吐衄血利兼疗，通利二便（葱管吹盐入玉茎中，治小便不通及转脬，危急者效）；折击金伤并治，下乳安娠（凡金疮磕损，折伤血出，疼痛不止者，用葱白、砂糖等份，研封之，痛立止，更无瘢痕也。葱叶亦可用也。腹皮麻痹不仁，多煮葱白，食之即愈。小便闭胀，不治杀人。葱白三斤，锉炒帕盛二个，更互熨小腹，气透即通也。大肠虚闭，匀气散。用莲须，葱白一根，姜一块，盐一捻，淡豉六七粒捣作饼，烘掩脐中，札定良久，气通即通，不通再作）。

伤寒劳复，因交接者，腹痛卵肿，用葱白捣烂，苦酒调服。

阴毒腹痛，厥逆唇青卵缩，六脉欲绝者，用葱一束，去根及青，留白二寸，烘热安脐上，以熨斗火熨之，葱坏即易，良久，热气退入，手足温，有汗即瘥，乃服四逆汤。若熨而手足不温，不可治。并治脱阳危症。

血壅怪疾，人忽然偏身肉出如锥，既痒且痛，不能饮食，名血壅。不速治必溃脓血，以赤皮葱烧灰，浓洗，饮豉汤数杯自安。

薤白（辛苦温滑） 温中助阳，滑痢散结。调中下之气，行气中之血。肺气喘急上除，胸痹刺疼泻痢。后重下泄，大肠气滞。带下赤白，可涂汤火金疮（和蜜捣涂）；利产安胎，能除水肿寒热（胸痹刺痛：张仲景瓜蒌薤白汤治胸痹，痛彻心背，喘息咳吐短气，喉中燥痒，寸脉沉迟，关脉弦数，不治杀人，用瓜蒌实一枚，薤白半斤，白酒煎服。《千金方》治胸痹，半夏薤白汤。用薤白四两，半夏、枳实、生瓜蒌实，哉白浆煎服）

奔豚气痛，薤白捣汁饮之。

赤白痢下，薤白一握，同米煮粥食之。

妊娠胎动，腹内冷痛，薤白一升，当归四两，煎服。

白芥子 辛泻肺而利气，温暖中而散寒。豁痰利窍，开胃补肝。痰在胁下皮里膜外者，非此莫达；饮留胸胁支满多吐者，用之可安。通经络能止痛消肿（痰行则肿消，气行则痛止），治咳嗽兼解肌发汗。

胸胁痰饮，芥子五钱，白术一两，为末，枣肉和丸，白汤下。

反胃上气，芥子研末，酒服二钱。

肿毒初起，用白芥子末，醋调涂之。

莱菔子（辛甘） 入肺下气而定喘，入脾消食以除胀。生则能升，故吐风痰而宽胸膈；熟则能降，故疗后重而攻积坚（治痰有倒壁冲墙之功）。

齁喘痰促，遇厚味即发，菔子淘净，蒸饼丸，每服三十丸，津液下。

久嗽痰喘，用菔子、杏仁等份，丸服。

气胀气蛊，用菔子研浸汁炒一两，浸

炒七次为末，米饮服。

姜（辛温）　宣达阳气，严毅正性。去秽恶，通神明。生：行阳分而祛寒发表，宣肺气而解郁调中，畅胃口而开痰下食，止呕吐而咳嗽伤风。干：则温经暖胃去寒冷而守中。炮：理沉寒积湿，达阳气于太阴（引附子能回脉绝无阳）。黑：则补肝坚肾，静妄行之阳；去瘀生新，止吐下之血。皮：辛以和脾，寒能止汗，外达皮毛，驱风行水（故治水肿风热，同五味利肺气而治寒嗽。东垣云：生姜为呕家之圣药，润而不燥。凡血虚发热，产后大热，吐血痢血，须炒黑用，则辛窜上行之势全无，苦咸下走之捷乃见，能引血药入血分，气药入气分，去瘀生新，有阳生阴长之意。黑为水色，故去血中之郁热而不寒，止吐血之妄行而不滞）。

产后肉线：一妇产后用力，垂出肉线长三四尺，触之痛引心腹欲绝，一道人令买老姜连皮三斤，捣烂，入麻油二斤拌匀，炒干，先以丝绢五尺，折作方结，令轻轻盛起肉线，使之屈曲作三团，纳入阴户，乃以绢袋盛姜就近熏之，冷则更换，熏一日夜，缩一大半，二日尽入也。云：此乃魏夫人秘传怪病方也。

脉溢怪症：有人毛窍节次血出不止，皮胀如鼓，须臾目鼻口被气胀合，此名脉溢，生姜自然汁和水各半盏，自安。

心脾冷痛，暖胃消痰，二姜丸。用干姜、良姜等份，为丸，猪皮汤下。

脾寒疟疾，方同上。

阴阳易病：伤寒后妇人得病，虽差未满百日，不可与男合，为病拘急，手足拳，腹痛欲死，丈夫名阴易，妇人名阳易，速宜汗之愈。满四日，不可治也。用干姜四两为末，每用半两，白汤调服，覆被出汗

后手足伸即愈。

茴香（大茴辛热，小茴辛平）　润肾补肾，舒木舒筋。开胃止呕，补命门之不足；调中下食，暖丹田之元阳。下除脚气，上达膻中。擅祛寒散结之能，阴痿肿痛；逐小肠膀胱之气（寒冷之气），寒疝阴癫（得生姜、盐治囊丸肿大。得川楝子治肾消，饮水小便如膏油。得杏仁、葱白、胡桃、酒服，治膀胱疝痛。得蚕沙、盐炒治疝气，膀胱小便痛。茴香得盐即引入肾经，则发出邪气。肾不受邪，病自不生也）。

肾虚腰痛，茴香炒研，以猪腰批开，搽末入内，湿纸裹煨熟，空心盐酒下。

腰痛如刺，思仙散。大茴、杜仲各炒研，木香一钱，水煎服。

胁下刺痛，小茴、枳壳炒研末，每二钱，盐酒服。

小肠气坠，用大茴、小茴各三钱，乳香煎服取汗。

《孙氏方》治小肠疝痛不可忍，用大茴、荔枝核炒黑，研末，温酒下。

《濒湖集方》用大茴、花椒研，酒调下。

山药（甘温）　入肺而清虚热，入脾以固胃肠。益气补中，能镇心神安魄；强筋长肉，通治五劳七伤。眼眩头风，泻痢可止；涩精防水（敛肾气，防溢水），肾阴能强。益脾阴，运化痰涎；消硬肿，捣敷痈疮（得羊肉补脾阴，得熟地固肾精）。

小便数多，山药以矾水煮过，云苓等份为末，水服二钱。

脾胃虚弱，不思饮食，山药、白术一两，人参七钱，为末丸，米饮下。

湿热虚泄，山药、苍术泛丸，米饮下。大人小儿皆宜。

项后结核或赤肿痛，以生山药一挺，

去皮，蓖麻子二粒同研，贴之如神。

百合 甘补肺而益气，涩敛肺以收心（敛下而上，直达于肺，以收为用）。消浮肿痞满，止涕泣嗽频（久嗽之人，肺气必虚。虚则宜敛，百合之甘敛，胜于五味之酸收）。通利二便，不独调中。温肺统治百合（《金匮》云：伤寒后，行往坐卧不定，如有神灵，谓之百合病，仲景有百合四方），更见清热宁神（百合知母汤治伤寒后，已发汗者，用百合七枚，知母三两，同百合汁煮服。百合鸡子汤治已经吐后，用百合七枚，泉水浸煮汁，入鸡子黄一个服。百合代赭汤治已经下后者，用百合七枚，泉水浸，入代赭石一两，滑石三两，同煮服。百合地黄汤治未经汗吐下者，百合七枚，泉水浸，入地黄汁一升，同煎服）。

百合变热者，用百合一两，滑石三钱，为末，服方寸匕。

肺脏壅热，烦闷咳嗽者，新百合四两，蜜和服。

肺病吐血，新百合捣汁，和水饮之，亦可煮服。

痰嗽带血，百合、款冬花同煎服。

桑螵蛸（甘咸） 专敛精而固肾，入肝肾于命门。伤中虚损，益气补心。起阴痿腰痛遗精（强肾之阴），疝瘕血闭（咸能益肾软坚，通血脉）；缩小便遗溺不禁（固肾之气，能通又能缩也），白浊五淋（通肾之府。一男子小便日数次，如稠米泔，心神恍惚，瘦瘁食减，得之女劳，令服桑螵蛸散，药未终一剂而愈。其药安神魂，定心志，治健忘，补心气，止小便数。用桑螵蛸、远志、龙骨、菖蒲、人参、茯神、当归、龟甲炙各一两，为末，卧时人参汤下二钱）。

遗精白浊，盗汗虚劳，桑螵蛸炙，白龙骨等份为末，空心盐汤下二钱。

妊妇遗尿不禁，桑螵蛸为末，米饮下。

产后遗尿或尿数，桑螵炙半两、龙骨一两，米饮下。

僵蚕（甘辛咸温） 受湿而僵，故能胜湿；含桑之液，故善祛风。得清化之气，散浊结之痰。泻热清肺，喉痹咽痛多功；经络通行（凡风寒湿热阻滞经络者，皆能通之）中风失音并效。散皮肤丹毒风疮，瘙痒可止（《本经》治男子阴痒）；除齿痛头风结核，痰疟兼旋（为肺肝胃三经之药，为末封丁肿，拔根极效。又能减诸疮之瘢痕。喉风喉痹用开关散。僵蚕炒，白矾半生半熟烧，等份为末，各一钱，生姜自然汁调灌，得吐顽痰立效。小儿加薄荷、生姜少许，同调服。得冰片、牙硝、硼砂为细末，吹治喉诸风）。

急喉风痹，如圣散。用白僵蚕、南星等份，生研为末，服一字，姜汁调灌，涎出即愈。后以生姜炙过含之。方无南星。

偏正头痛，并夹头风，连两太阳穴痛，《圣惠方》用僵蚕为末，葱白茶调服方寸匕。

腹内龟病，诗云：人间龟病不堪言，肚里生成硬似砖，自死僵蚕白马尿，不过时刻软如绵。

癜疹风疮疼痛，僵蚕焙研，酒服一钱愈。小儿鳞体，皮肤如鳞，体甲之状，由气血痞涩，亦曰胎垢，又曰蛇体，僵蚕去嘴为煎，汤浴之。一加蛇蜕。

蚕沙 治风湿瘾疹瘫风（风湿为病，肢节不随），腰脚冷痛（能去冷血恶血）；主肠鸣热中消渴，风眼烂眩（《陈氏经验方》一抹膏治烂眩风眼，以真麻油浸蚕沙二三升，一宿，研细涂患处即验）。

男妇心痛，不可忍者，晚蚕沙一两，滚汤泡过，滤净，取清水服即止。

蝉蜕 甘能缓肝清肺，寒能散热除风。本湿热之气所化，去湿热以就清高。壮热惊痫，眩晕头风。其性善退，故去目翳而摧生下胎；其脱为壳，故治皮肤之疮痒瘾疹；清响发声，故治失音哑病；昼鸣夜息，故治惊哭夜啼（小儿惊啼。啼而不哭，烦也。哭而不啼，躁也。用蝉蜕二七枚，去翅足为末，入朱砂为末一字，蜜调与吮之）。

破伤风病，蝉蜕研，酒服钱半。又蝉蜕为末，葱涎调涂破处，即时取出恶水，名追风散。头风旋晕，蝉蜕为末，酒下一钱。

皮肤风疮，蝉蜕、薄荷为末酒服。

小儿阴肿，多因坐地风袭，及虫蚁所吹，蝉蜕半两煎洗，仍服五苓散，即肿消痛止。

丁疮毒肿不破，则毒入腹，蝉蜕为末，蜜调服。

又方，用蝉蜕、僵蚕为末，醋调涂疡四围，候丁根出，拔去再涂。

蚯蚓 穿穴湿居，走筋入络。咸软坚而润下，寒清肾以去热。除膀胱之湿（下行利水），清脾胃之热（积湿郁热）。温病大热狂言（昔人治热病发狂，用蚯蚓数十条，同荆芥捣汁饮之，得出臭汁而解也），大腹黄疸脚气（脚气必须用之为使）。小便不通，肾肠风注。小儿癫痫急惊，大人历节痛痹。痘疮紫斑，木舌喉痹（凡血热血瘀，遇之皆化。停翳畜水，触着皆消。近世用酒煎汁，以救跌扑损伤垂危者，则筋骨无伤，瘀血自去，真神方也。伤寒阳毒结胸，按之极痛，或通而复结，喘促大躁狂乱，取生地龙四条，洗净研，加入姜汁少许，蜜一匙，薄荷汁少许，用新汲水调服，自然汗出而解之也）。

木舌胀满，不治杀人，蚯蚓一条，以盐水化涂之，良久渐消。

小便不通，蚯蚓捣，浸水取汁服。

喉痹塞口，用韭地红蚯蚓数条，醋擂食之，即吐痰血立效。

耳卒聋闭，蚯蚓入盐，安葱内化水点之。

瘰疬溃烂流串者，用荆芥根下段煎汤，温洗良久，看疮破紫黑处，以针刺血，再洗三四次，用韭地上蚯蚓一把，炭上烧红为末，每一匙入乳香、没药、轻粉各半钱，山甲九片，炙为末，油调敷之如神。

龙骨（甘咸涩，微有寒） 涩以止脱，神以治神（变化不测谓之神）。能收敛浮越正气（敛正气而不敛邪气也，所以仲景于伤寒之邪未尽者亦用之），入大肠心肾厥阴。开广神智，固精补心。涩肠益肾，定魄安魂。主心腹鬼疰精物（纯阳能制阴邪），止嗽逆（敛气涤饮）泄痢血脓（收涩之功）。缩小便逐鬼交，遗精带浊；定惊痫敛虚汗（敛元安神），乱梦纷纭。吐衄崩中，用止妄聚妄行之血；心神耗散，均为肠胃滑脱之珍。齿主肝病（肝藏魂），游魂不定。癫痫狂痓（心经痰饮），镇心凉惊（徐云：龙者，正天地元气所生，藏于水而离乎水者也。故春分阳气上，井泉冷，龙用事而能飞。秋分阳气下，井泉温，龙退蛰而能潜。人身五脏属阴，而肾尤于阴中之至阴也。凡周身之水归之，故人之元气藏焉。是肾为藏水之脏，而亦为藏火之脏也。所以阴分火动而不藏者，亦用龙骨。盖借其气以藏之，必能自反其宅）。

健忘，久服聪明，益智慧，用白龙骨、远志等份为末，食后服。

劳心梦泄，龙骨、远志等份为末，蜜丸，朱砂为衣，莲子汤下。

暖精益阳，白龙骨四分，远志为末蜜丸，每冷水空心下。

睡即泄精，白龙骨四分，韭子五合为散，空心，酒下方寸匕。

遗尿淋沥，白龙骨、桑螵蛸等份为末，盐汤下二钱。

泄泻不止，白龙骨、白石脂为末，水丸，紫苏木瓜汤下，量大人小儿用。

阴囊汗痒，龙骨牡蛎粉扑之。

穿山甲 咸寒有毒，善窜善穿。出阴入阳，穿精贯络。达病所入厥阴阳明，疗蚁瘘及痔漏疥癣。破暑结之疟邪（风疟疮科许为要药），除风湿之冷痹。消肿排脓，通经下乳（《经验方》云：凡风湿冷痹之症，因水湿所致，浑身上下，强直不能屈伸，痛不可忍者，于五积散加山甲七片，看病在左右手足，或臂胁疼痛处，即于鲮鲤身上取甲炮熟，同全蝎炒十一个，姜同水煎，入无灰酒一匙，热服取汗，避风甚良）。

妇人阴癞，硬为卵状，随病之左右，取山甲之左右边，以砂炒焦黄为末，每服二钱，酒下。

乳汁不通，涌泉散。用山甲炮研酒下，外以油梳梳乳。

乳岩乳痈，方同上法。

吹奶疼痛，山甲炙焦，木通一两，自然铜生用半两，为末，每二钱，酒服。

停耳出脓，山甲烧存性，入麝香少许，吹之。

龟甲 大有补阴之功（阴虚血热，阴血不足之症），禀咸寒润下之性；为制群动之物，具纯阴至静之能。益肾而清肾热，补心而通湿灵。益气资智，滋阴养精。治

漏下之赤白，破痰疟与瘕瘕。小儿总门不合（肾气亏而骨气不足也），女子阴蚀疮生（阴虚而邪热为病）。劳热骨蒸，肠风五痔。腰脚酸痛（能续筋骨），吐衄血崩（去瘀血）。止久嗽兮泻痢，通任脉兮催生。胶：尤宜滋补，且兼养肺。

抑结不计散，用龟心甲酒炙五两，侧柏叶炒五两半，香附童便浸二宿炒二两，米和丸，空心温酒服。

难产催生，用龟甲烧灰，酒服。

《文摘》云：治产三五时不下，垂死，及矮小女子交骨不开者，用千年龟甲壳二个炙，妇人头发一握烧灰，川芎、当归各二两，每服七钱，水煎服。

小儿头疮，月蚀耳疮，中吻生疮，俱用龟甲烧灰敷之。人咬伤，龟甲骨、鳖肚骨各十片，烧研，油调搽之。

鳖甲 色青入肝（肝经血分之药），咸寒益肾。和血滋阴，泻水肾之邪热；润燥保肺，软肝血之积坚。癥瘕痃癖，胁痛腰疼。阴虚郁怒，寒热劳瘦骨蒸；元气久虚，气窒血凝疟母（疟必暑邪，邪陷中焦则结为疟母。鳖能胜暑，散结去痞，为治疟之要药也）。阴蚀息肉，痔核肠痈。退伏热于胃中，长阴气于肝肾。止惊痫缓肝补心，下瘀血堕胎难产（得青蒿治骨蒸劳热）。

老疟劳疟，用鳖甲炙研，酒服，入雄黄少许。

奔豚气痛，正冲心腹，鳖甲炙三两，三棱煨二两，桃仁四两，汤浸研汁煎良久，下醋服。

血瘕瘕癖，用鳖甲、琥珀、大黄为末，酒服二钱，少时恶血即下。若妇人小肠冲血，下尽即休服也。

吐血不止，鳖甲、蛤粉各二两，同炒色黄，熟地两半，晒干为末，每服二钱，

食后茶下。

阴头生疮，人不能治者，用鳖二枚，研鸡子白和敷。

牡蛎 和血泻肝，清肾去热（为肝肾血分之药）。补心肺之虚，泻肾肝之邪。敛无形之气化，散有形之聚结。寒能清热补水，止渴除烦（降逆除湿）；咸可消痰软坚（瘰疬结核），疝瘕老血。涩固肺气，缩小便而厚大肠；收敛心神，止虚汗而疗梦泄。带浊崩中，温疟寒热。去胁下之坚满，咳嗽痛惊；退骨热之虚劳，心痛气结（味咸入足少阴经，功专降逆止汗。得柴胡去胁下硬，得松罗茶能消项上结核，得大黄能消股间肿，得地黄能涩精，得元参、甘草、腊茶治瘰疬奇效）。

百合变渴，伤寒传成。百合病，如寒无寒，如热无热，欲卧不卧，欲行不行，饮食不食，口苦便赤，得药则吐，利变成渴疾，久不瘥者，用牡蛎熬二两，天花粉二两，为末服。

心脾气痛，气实有痰者，牡蛎煅粉，酒服二钱。

虚劳盗汗，牡蛎粉、麻黄根、黄芪等份为末，煎水温服。

水病囊肿，牡蛎煅粉三两，干姜炮一两，研末调糊扫上，须臾囊热如火，干即再上，小便利即愈。

一方，葱汁白面同调，小儿不用干姜。

石决明（咸平） 补肝清热（入足厥阴），益精滋阴。内障劳热骨蒸，磨翳明目，利便通淋（得枸杞、甘菊花治头痛目昏，得谷精草治痘后目翳）。

解白酒酸，用石决明不拘多少，数个以火煅研，将白酒荡热，以决明末搅入酒内，盖住一时取饮之，其味即不酸。

五灵脂 气厚纯阴，走肝最速（入肝血分）。补心缓肝，活血散瘀。通利百脉，冲任二脉兼调；止痛和中，心腹冷气尽逐。至若血闭能通（生用），经多能止。一切血病，肠风血痢。瘀露崩中，诸痛咸宜。心腹胁肋，少腹疝气（血气刺痛）。痰挟血而成巢，血贯睛而目翳。惊疳蛇毒皆疗，无瘀血虚则忌。生用咸多，能渗能行（生则微焙，研末酒飞）；熟用甘多，能缓能止（熟则炒令烟尽。失笑散：男女老少，心痛，腹痛，少腹痛，小肠疝气，诸药不效者，能行能止，妇人妊娠心痛及产后心痛，小腹痛血气尤妙。用五灵脂、蒲黄等份研末。先以醋二杯调末熬成膏，连药热服，或童便酒服。有人被毒蛇所伤，良久昏愦，一老僧以酒调药二钱，灌之遂苏，仍以滓敷咬处，少倾复灌二钱，其苦皆去，问之，乃五灵脂一两，雄黄半两，同为末耳。其后有中蛇毒者，用之成效）。

心脾虫痛，不拘男女，用五灵脂，槟榔为末，水煎菖蒲，调服二钱，作饼，猪肉一二斤。

胎衣不下，恶血冲心，用五灵脂半生半熟，炒研二钱酒下。

咳嗽肺胀，皱肺丸。用五灵脂二两，胡桃仁一个，柏子仁半两，研匀滴水和丸，甘草汤下。

痰血凝结，紫芝丸。用五灵脂水飞，半夏泡等份为末，姜汁浸，蒸饼丸饮下。日生浮翳，五灵脂，海螵蛸各等份为末，熟猪肝日蘸食之。

血痣溃血：一人旧有一痣，偶抓破血出一线，七日不止欲死，用五灵脂末搽上即止。

血溃怪病：凡人目中白珠浑黑，而视物如常，毛发坚直如铁条，能饮食而不语如醉，名曰血溃，以五灵脂为末，汤服二钱即愈。

夜明砂　寒能除血热气壅，辛能散内外结滞（入肝经血分，《本经》破寒热积聚，血气腹痛）。明目养阴（治目盲、障翳、雀目），消瘀行血。止疟下胎，杀疳除翳。

燕窝　甘能和脾，养肺缓肝；咸能补心，泻肾除热。滋涸竭而化痰涎，补虚劳而和气血。

阿胶（甘咸平）　润燥养肝，化痰清肺。和血补阴，滋肾益气。散热除风，澄清肾水。心腹内崩（血脱之疾），劳极寒热如疟；四肢酸痛（血枯之疾），羸瘦腰腹内疼。利小便而调大肠，尿血下痢（痢疾多因伤暑伏热而成，阿胶乃大肠之要药，有热毒留滞者则能疏导，无热毒留滞者则能平安矣）；治肺痿而吐脓血，吐衄崩中。咳嗽喘急，不论肺实肺虚（安肺润肺，其性和平，为肺经之要药）；漏血安胎，无分产前产后。

吐血不止，用阿胶炒二两，蒲黄六合，生地三升，水煎服。

肺损呕血，并开胃，阿胶三钱，木香一钱，糯米一合半，为末，每服一钱，百沸汤点服。

赤白痢疾，黄连阿胶丸。治肠胃气虚，冷热不调，下痢赤白，里急后重腹痛，小便不利，用阿胶炒，水化成膏一两，黄连、茯苓捣丸，粟米汤下。

大衄不止，口耳俱出，阿胶炙、蒲黄、生地汁同煎温服，急以帛系两乳。

月水不调，阿胶、蛤粉炒成珠，研末，热服即安。

月水不止，妊娠尿血，妊娠下血，妊娠血痢，俱用阿胶酒服。

虎骨（辛微热）　属金而制木，虎啸则风生。追风健骨，定痛止惊。筋骨毒风挛急，屈伸不得；疬节走注疼痛，益髓填精（汪注大要，主于补肾命门，实肾，骨之主药，有填精益髓之功，而追风之力亦于是著焉）。

臂胫痛疼，虎骨酒治之。虎骨炙黄、羚角屑各二两，芍药二两，以酒浸之。

疬节风痛，虎骨酒炙三两，没药七两，为末，每服二钱，温酒服。

犀角（苦酸咸寒）　补敛心神，降泻实热。泻肝胆相火，清脾胃湿热（本阳明少阴药。入心凉心血，入胃散邪食，百毒能解。百毒病喷血，能清血热，犀有喷血病，而角能清血热）。镇肝祛风，凉心解热。温疫烦乱谵语，发黄发斑伤寒。蓄血狂言，吐血衄血（得生地、连翘治热邪入络）。

下痢鲜血，犀角、地榆、生地各一两，为末蜜丸，煎服五合，去渣温服。

羚羊角　补心宁神，宣布血脉。无坚不软，无瘀不行。兼平君相二火，专入厥阴肝经。降已亢之阳，除邪妄之热。目为肝窍，能清肝明目去障；肝为风脏，能祛风搐搦痫惊（治子痫痉疾）。其合在筋，故舒筋脉挛急，疬节掣疼；其神为魂，故安惊梦狂越，恶鬼不祥。所藏在血，能散瘀血，下注毒痢疝疼；在志为怒，能降烦满，气逆噎塞不通。热甚则风生，寒能除热散邪；苦降走下焦，咸能起阴益气（得钩藤熄肝风）。

鹿茸（甘咸热）　大补命门，恒通督脉。生精补髓，养血助阳。益气强志，健骨壮筋。故治腰肾虚寒，四肢冷痛，头眩目暗，崩带遗精。

阴虚腰痛，不能反侧，鹿茸炙、菟丝子各一两，茴香半两，为末，以羊肾二对，酒煮烂，捣泥和丸，酒下。

肾虚腰痛，如锥刺不能动，鹿角屑三两，炒研酒下。

卒腰脊痛，不能转侧，鹿角五寸烧赤，投酒浸一宿饮。

鹿角（咸温）　除少腹腰脊血痛，留血在阴中；治胞中余血不尽，鬼交于夜梦（妇人梦鬼交者，清酒服一撮，则去鬼精）。生则散结行血，消肿辟邪；熟则益肾补虚，强精活血。

堕胎血瘀不下，狂闷寒热，用鹿角屑一两为末，豉汤服，须臾血下。

盗汗遗精，角霜二两，生龙骨、煅牡蛎各一钱，为末，酒丸，盐汤下。

虚损尿血，鹿角三两炙，水煎服。

小便不禁，上热下寒者，角霜为末，酒丸，酒汤下。

小便数多，角霜、白茯苓为末，酒和丸，盐汤下。

鹿胶（甘温）　强阳益精，滋补气血。伤中劳嗽，尿血尿精。漏下赤白，血闭不生。霜：补阳益精，多汗淋露。补中益气，少便频多。

猯鼠矢　咸苦泄结软坚，微寒入肝除热。伤寒劳复有功，阴阳易病尤捷（矢其气化之余，有通而去之之义也）。小儿疳疾腹大，女子经闭不月。吹奶乳痈，膀胱水结（得白芷、山慈菇、山豆根、连翘、银花、蒲公英、夏枯草、贝母、橘络、天花粉、紫花地丁、牛子治乳痈乳岩有效）。

乳痈初起，雄鼠矢七枚，研末酒服，取汗即散。

折伤瘀血，伤损筋骨疼痛，鼠矢烧末，猪脂和敷急裹，不过半日痛止。

伤寒劳复发热，鼠矢、栀子、枳壳、葱白、豆豉煎服。

阴阳易及劳复，鼠矢、韭根煎服，得黏汗为效。

发灰（即血余）　咸以补心泻肾，苦则补肾泻心（入肝肾血分）。凉血散瘀，长肉养阴。利小便水道，通关格五癃。鼻衄舌血（灰吹鼻衄，同茅根服，止舌血），吐痢血淋（诸血症能行能止）。疗惊痫心窍瘀血，治冲任寒气上侵（妇人阴吹，胃气下泄，阴吹而止喧，此谷气之食也，宜猪膏发煎导之，用猪膏半斤，乱发如鸡子大三枚，和煎发消药成矣。分再服。病从小便中出也。仲景方。得滑石治小便淋闭）。

诸窍出血，胎发灰敷之即止，或吹入鼻中。上下诸血，或吐血，或心衄，或内崩，或舌上出血，并用发灰水服。

女劳黄疸，因大热大劳，交接后入水所致，身目俱黄，发热恶寒，小腹急满，小便难，用膏发煎治之，此仲景方也。

童便　寒伏热而泻肾，咸走血而补心。滋阴甚速，降火甚神。能引肺火下行，三焦通利；用治久嗽上气，肺痿失音。败血入肺，瘀露攻心。止阴火咳嗽吐衄，除虚劳烦热骨蒸。能疗跌扑损伤，可免产后血晕。

头痛至极，童便一盏，葱豉汤同服。

秋石（咸温）　滋肾水，养丹田，润三焦，安五脏，为滋阴降火之药，有反本还元之能。虚劳咳嗽，白浊遗精。

人中黄　降心肺逆气，破积攻坚；燥脾胃湿热，消痰解毒。大解五脏实热，能治天行热狂。

茜草（苦寒酸咸）　色赤入血，活血通经。泻肝则血藏而不瘀，补心则血用而能行。止妄行之血，济气血之平。劳伤吐血，积瘀漏崩（苦寒伤胃，泄泻少食者勿服）。

旱莲草（甘酸平）　补心血，泻火心。济水火，交心肾。乌须止血，添脑益阴（膏点鼻中添脑）。

昔人有二至丸，夏至收旱莲草，冬至收女贞子，蜜丸服甚佳。

苍耳子　甘苦而温，善于发汗。上下内外，无所不达。至上通脑顶，头鼻目齿（头痛鼻渊，目暗齿痛）；下行足膝。拘挛痛痹。外达皮毛，遍身瘙痒（疥癣细疮）；内在骨髓，随风燥湿（治遍身痦蕾作痒，以之浴身，熏洗数次，无不愈者。苍耳子一两，豨莶草一握，紫背浮萍半碗，蛇床子五钱，北防风五钱）。

全蝎　色青入肝，专入厥阴风木；辛甘有毒，故善驱风逐邪（善逐肝风，深透骨髓）。小儿瘾疹脐风（宜用宣风散），惊痫抽掣；大人中风不遂，语涩歪斜（用牵正散）。破伤要药（破伤中风宜以全蝎、防风为主），耳聋可瘥（耳暴聋闭，全蝎去毒，为末，酒服一钱，以耳中闻水声即效。破伤中风，用全蝎、麝香各一分，敷患处，令风速愈）。

宣风散：治初生断脐后，伤风湿，唇青中撮，出白不乳，用蝎二十一个，酒涂炙为末，干入麝少许，每用金银汤煎调服。

运字牵正散：治中眼㖞斜，白附子、僵蚕、全蝎等份，为末，酒服三钱。

大人风涎，用蝎一个头尾全者，以薄荷汤四叶裹，小儿惊风分四服，如前法。

《本草衍句》终

先哲医话

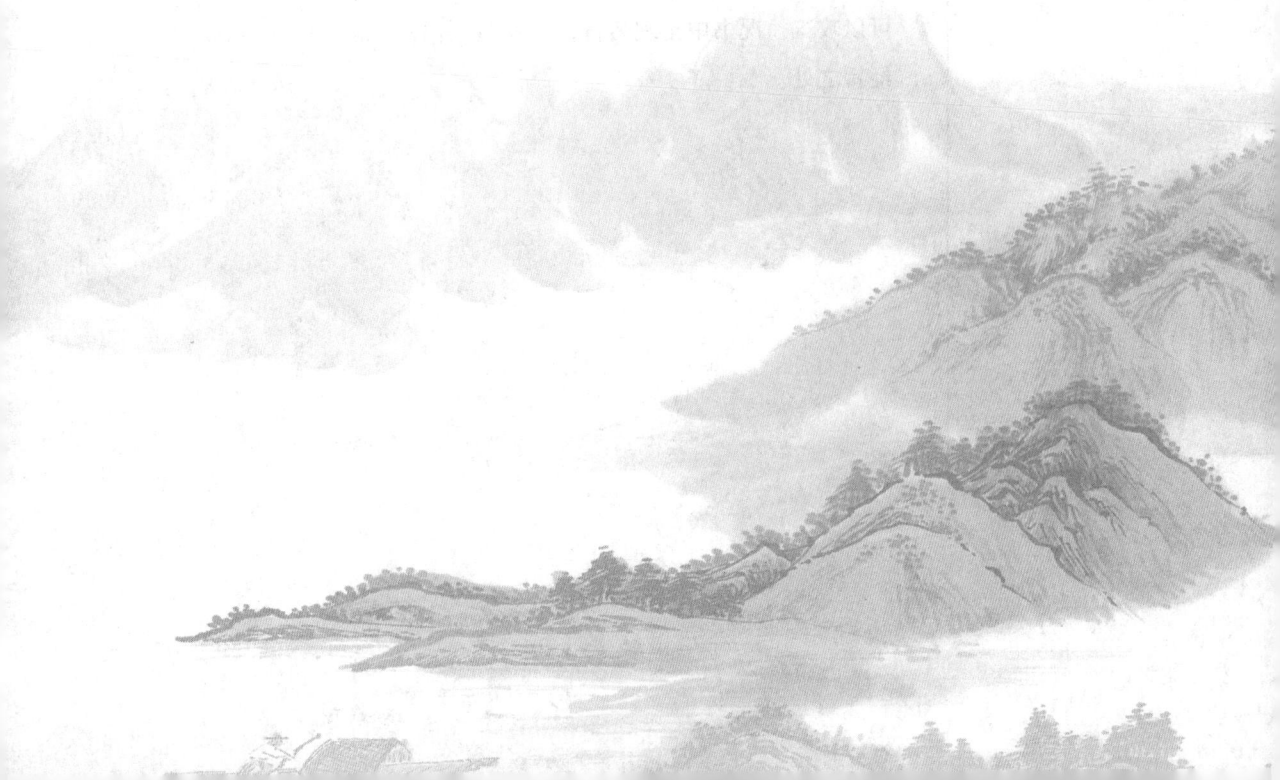

内容提要

　　《先哲医话》二卷，日本栗园浅田先生手辑，彼邦名医后藤艮山、北山友松、和田东郭、荻野台州、华冈青洲、永富独啸庵、惠美宁固、福嶋慎独轩、田中适所、福井枫亭、高阶枳园、多纪桂山、多纪莅庭十三家之言，其时日本医家研究吾国医学甚有心得，本社主任裘君吉生以言多精赅，书无流传，特将旧藏翻印行世。他山之石，可以攻玉。况书中至理名言，多发明《内》《难》经旨之处。

序　一

栗园浅田君以廓清吾道为己任，其撰著布世。顷又聚亨元以降，哲匠之论医者，删定其文，名曰《先哲医话》。余受而读之，艮山先生以下凡十三家，其超迈之识，独得之见，发前贤所未发，而于诊候施设之法，的实明确。寓妙用于片言，寄活变于只句，可谓医林圭臬也。今夫《稗说野乘》所载古昔英雄之战略，有神算可骇者，有勇敢可畏者，有运用转化不可测者，然以冗杂无统，人或漫然不省，记一入良史笔，则耳目一新，永为百世模范矣。斯编元以国字，书之多出门人手，故俚言俗语，间失浅易，读者慊焉。今经君删润而文理灿然，神机活动，如读史臣所记良将战策，使人跃然兴起。君不特医林韩白，殆亦方家马班也。嗟夫，庸陋无识辈，炫奇斗异，辩给欺俗，苟以自售，此吾道之所以日萎苶不振也。则凡言之裨益，治术发挥真理者，虽出今人，亦宜记以广其传也。况先哲之遗范，垂法百世者耶！昔人有观楚汉战处，而叹时无英雄者，盖假刘项慨当时耳，使斯编所载诸豪俊出，今日则必将有雄论快辨，起吾道之衰者焉。是盖君撰述之意，余亦有感于此也久矣，及其命序，乃不辞而书。

庆应二年丙寅三月笠间侍医棚谷善撰

序　二

　　予既序《皇国名医传》一书，而知扶桑国里亦有杏林若木，华中岂无橘井。宜乎视祖州为仙岛，而化海峤作神山也。然祇详其姓氏里居，师徒授受，与夫活国活人之事，而于孙思邈《龙官秘诀》未勒成篇，抱朴子《金匮神方》未纂入册，徒令后之人流连往昔，景仰遗徽，有华陀不在之叹焉。今年夏季，幕中西席施君邦孚因不习水土，兼失调摄，陡患膨涨，势已增剧，遂延浅田君来视，察脉投剂，不三四服，而泽腹之坚，顿如桶底之脱，病遂霍然。始知扁鹊来齐治腠理之甚易，太仓在汉解颅脑而何难，真三折肱而九折臂矣。日者复携《先哲医话》一书来求序于予，翻阅数过，见某氏治某病，察某候，用某药，议论精卓，剖晰详明，医固井井而有条，事亦凿凿之可据，乃知《太上玉经》之说，犹传诸王君隐仙灵宝之方堪师。夫禄里则是书之成，洵后学之津梁，医家之圭臬也。因志数言于简端云。

大清光绪四年戊寅仲冬钦差大臣四明张斯桂撰并书

目　录

先哲医话　卷上

信浓浅田惟常识此著

信浓松山挺资刚校

绍兴裘庆元吉生刊

余少年读先哲理疗书，窃谓不粗卤则过密，与己所见不合，故不终卷而已。因取仲师之经，一意攻之，略窥述作之旨。又质之于治术数十年，而后阅诸家之书，始知先哲独至之本领，悔当日不虚心凝思。从此寻绎则至古人之域，亦不难也。惜乎日暮路远，不复能与之相上下，以成一家，然亦不能自止，姑录其一二，以为后生解悟之资云。

后藤艮山

近世古方之学，以名古屋玄医并河天民为翘楚，而未免金元陋习，至艮山先生豪然崛起，一洗从前弊风，其识见理疗，必当有迥异乎。先辈者，世以为好奇，非矣。盖吾医术至一溪道三氏之门，流碎残极矣。是以享元医人复转而溯古，此亦自然之势也。（拙轩曰：一部《伤风约言》，翁之本领在此，可谓善读《伤寒论》者。后来豪杰辈出，皆闻翁之风而兴起者，斯为吾道中兴，先生起笔，兹非偶然也。）

谷肉果菜者，正性也。草木虫石者，偏性也。故古昔养精以正性者，治病以偏性者，后人不知此义，拟以药品补精气，抑误矣。（《素问》云：五谷为养，五果为

助，五菜为充，毒药攻邪。此即医家大纲领，先生早标揭焉，而为他日东洞诸辈立论之蓝本。）

乱世人，其气慓悍，肝胆气郁少。治世人，其气游惰，肝胆气郁多，故宜以熊胆开其郁，令肝胆气达。（永富凤曰：余征之于都邑市朝之人，比比皆然。盖太平日久，五民蕃息，金钱虚耗，奢侈日盛，则知巧之民，不免病气势也。医人施治之日，从这处下工夫，则有大稗益矣。）

其人有癥癖而饮食减少者，譬之于人家，犹廊颓厢敞而堂室渐狭小也，故不去癥癖则胃不能振，医不知此理，欲与毒药，补胃气且菲饮食，益损精液者，不亦谬乎？凡疗此症，先驱癥癖，以滋味养胃气为主也。痈疽，饵食鸡肉或鸡卵，能托出其毒，优于参芪，故治疮以饵食为专一也。（徐灵胎曰：服药原为治病而设，并非藉以生长气血也。殆是同一见。）

外感以汤液为主，内伤以饵食为主，错之，则不得其治也。

赤蛙，不止治小儿痫，亦治大人痨，盖痫痨皆属癥癖也。此品能治癖气，妨害脾胃，为下利者，兼制蛔虫。（杨氏、直指、曾氏、口议并云：十五以下为疳，十

五以上为瘵。颇与此说合，而二氏徒用固阳滋阴之剂，更无发明。艮山特用含血荡气之药，以除腹里之腥癖，其术高一等。）

痢利者，饵鳗鲡，以炙干为可。

按腹，自心下至脐，任脉突起者，病聚脉下故也。病不聚者，脉不必突起。老人肉脱，发此证者为近死期。

按腹心下任脉，左右充满有力者，为实，若濡弱不充满者，属虚也。

虚惫症，唇色不淡白，耳轮未痿者，可救活也。是宜熟察。

阳气浮泛者，难认肉脱之候。先诊背部，其人每咳或喘，背上陷下者，因气逆见脱肉之痕也。此证属气胀，故名曰虚浮，不必水气也。

诊病人，宜先审问曾患梅毒否，何则？今世梅毒浸淫筋骨多，元气为之壅塞者也。

病至大患，目不瞬者，眼胞元气脱也。乃为反目，兆近死期。

诸病以渐成者，多难治。若肉脱，或有水气者，不治。

凡有痛者脉多紧弦，如太阳病头痛者是也。动与紧似相反，而紧弦者动之甚也。动脉变迟者，正气弛而邪气未除也，如结胸脉迟是也。盖动变迟者可救，不变而数者殆。

黄疸未发前为腹痛者，多是属腥癖。又有脾脏郁结为腹痛者，可辨别。（《金匮》云：谷气不消，胃中苦浊，此所以湿热为腹痛。又云：诸黄腹痛而呕者，宜柴胡汤。此系黄疸腹痛治法。）

膈噎，一旦食进者，不可恣吃。其人元胃中虚竭，反招害。

卒中风，多系癥癖塞心，故人事不省，不能活。若不塞心者，半身不遂，或口眼㖞斜耳。其虽人事不省，而六脉相应，手足厥冷者，一身大气犹存，可救也。

男女俱年未壮，而身不了了者，多系风寒，宜调护。若缓漫经日，则大便溏以至重症，故此证大便秘结为佳，溏泄为恶。

专发声音者，多吐血而脉不数，是不足畏。真吐血者，其脉必数急，是大可恐。凡病不论六淫七情，饮食男女，皆因一元气郁滞，故皮肤郁者，经络滞者，遂皆及腹里，犹水之凑陷地，医者先得其大纲，治之为要。

梅毒沉滞骨节者，经络壅塞尤甚，故发种种变证，不可不知。

其人虚弱咳嗽久不止者，此由寒气壅表与虚火扇肺，故咳愈甚，而肺益涸。

奔豚证，有肝气兼梅毒者，有肝气带疝者，但梅毒与疝，不为奔豚。古语云：诸风掉眩，属肝是也。

痉及痱之类，身体不自由者，苟健啖不运动，则脾气不能行，故四五年后必死。患此证者，宜务运动以行脾气，庶几终其天年。名古屋玄医曾患之，善全其终，可以证焉。

水肿咳嗽甚者，必水气辐凑上部。又水气发暴咳者，为濒死。

杂病饥而不能食者，有二道。其人虽饥，闻食臭忽恶之者，虫也。但饥而不能食者，癥瘕也。

痿与痹易混，可详之。则痹者主皮肤不仁，痿者主筋骨痿软。

风邪难愈，或虽差复发者，不必服风药，惟以助阳气散风邪为要。

病阳虚者易治，阴虚者难治，何者？

阴虚，则阳益虚如虚劳是也。故阴虚火动者，虽能食遂至死。阳虚者，脉不数而食减，是以多肉脱，故主饵食，禁灸。灸之则反脉为数，其为害亦不鲜矣。

虚劳脉细数者，脉乍见和平，则为近死期。《易》所谓"枯杨生华"，何可久也？虽缓者，不出五七日而死。

一夫病似狂，恐惧恶见人，闭居陋室半年所，后神气渐爽，而手足拘挛，舌强直，难语言，心下如板筑，癥癖妨胀，因灸脊际，服熊胆，病颇愈。盖此证癖气妨胀，故不发狂。若癖气内攻，则精神失职，必发狂。今不然，故免此患也。

妇人，脐下及任脉有块者，不孕。凡癥癖所在，阳气必不行，故以艾灸，资阳气为可。

父母有癖气者，其子必受之，犹如梅癞之系遗毒也。

梅毒入眼者，其始必头痛也。

诸出血后，血气未复，犯风寒则多成痨。假令不成痨，证候错杂，难遽愈。

一男子，素有癖气，偶感邪气，其热炽盛，谵语烦乱，医治之，热颇解，但心下冲逆，大便秘，元气虚愈，数日不能复。余诊之曰：癖气耳。莫为意因，使绝药治，专饵食，而精气渐复，大便快通痊愈。此证虽元气愈，幸大便秘结，故知病可愈也。

喘哮，下部肉脱者，属癖气。凡癖气逆上者，多下部肉脱。

其人脉数，腹气不和者，为中风兆，宜速灸。若缓漫经日，则因伤食，或外感，忽发中风也。

梅毒脉数咳嗽，与劳相似。但梅毒不肉脱，大便秘结，小便淋涩。如劳，虽小便浊不淋涩，且肉脱，或下利也。若梅毒下利者，在病末，殆为凶候。（按：梅毒咳嗽似虚劳者，《梅病新书》瓜蒌汤能治之。）

诸病将死时，多见厥阴证，是必然理。不止伤寒也。

火动证，病末发喘者，系下元失守，为难救。

喘哮甚者，与木香效，沉香亦可。仲景专用厚朴、杏子，此系无癖气者之治。在今世则多属癖气，故沉香、木香奏效也。余为制一方，茯苓、枳实、半夏、干姜、木香，共五味。

郁证与痨相似，但痨脉微细数，郁脉多沉，或虽见他脉，未曾至微细，是为辨也。痨之极有便蛔虫者，有下肠垢者，皆为濒死候。凡旧病羸劣，吐下蛔者，皆濒死候，不止痨也。仲师厥阴所论，为有旨。

劳发白疹者，多在胸膈，而不在面部，此热气熏蒸津液外泄也。其理与元气衰，卫气失守，绝汗者同，为恶候。伤寒发白痦者，邪气从痦而解也，故为善候。然宜与他证并看而决之。

畜水者，阳气郁于中焦，上下不相和，故发烦渴，如五苓散证是也。

狂证，以白虎汤治其里，以艾灸治其外者，此白虎消肠胃之郁热，艾灸散荣卫之郁滞，即寒热并施，内外兼攻之妙用也。（狂症者，灸心俞、患门、三里数万壮，得效。《扁鹊心书》云：一人得风狂，已五年，时止百方不效。余为灌睡圣散三钱，先灸巨阙五十壮，醒时再服，又灸心俞五十壮，服镇心丹一料。余曰：病患已久，须大发一回方愈，后果大发一日全好，是亦同揆。）

梅毒壅塞经络者，患疟或痢之日善，驱除其邪气则宿毒并去也。如他痼疾亦然。

妊娠与血块易混。然血块者，顽固沉着，无发扬之势。妊娠者，凝结温然，有润泽之气。又讯之于妇人，夜阴快寝后，小腹勃然突起者，娠也。又乳头黑者娠也。（妇人经闭者，乳头多黑，故难一定。贺川氏《产论翼》有详说，宜并考。）

后世以黄芪、人参为补涩邪气，误矣。今痈疽痘毒专用黄芪者，其毒自里达表也。人参亦同。（古方用黄芪主表达，非补气。人参亦主滋津，故柴胡泻心方中用之无嫌也。）

本邦人性刚悍，不喜甘味，若强食之，则泥恋生气滞。西人性柔弱，喜甘味，故药方甘草分量，每过于邦人。譬之于病人，犹元气虚者，虽服人参，多量不泥。在壮实者忽生闷也。昔者今大路一溪翁悟此旨，专主顺气，常用香苏散而至甘草不用匙，以指头排散少许尔。（按：香川修德顺气说，世以艮山先生为滥觞，殊不知先生实本于一溪氏也。盖当时升平已久，浩然气皆餒，于是有顺气之说，盖万疢以根于气也。）

求嗣法，以温腰为主，故灸腰眼穴效，浴温泉亦效。

妇人有血块者，虽怀孕临产时，或难分娩。（拙轩曰：一种有横骨狭隘害分娩者，非手术则不得治，不可不知。）

一妇人腹痛，在脐上一寸许，按之惕然，彻痛脉数，乃断为内痈，饵以鸡蛋，服以黄芪、薏苡剂后十日，大便果下脓血。

暑邪，概自汗出，故虽有表证，不可与发汗剂，与白虎汤类可。

狂证，在妇人难治。梅毒，在妇人易治。（妇人因瘀血发狂者易治，在男子发狂，虽轻者不急治。）

四苓散加汉苍术治目屡效。雀目多属疳，因治疳方中多用此品，亦能奏效。（拙轩曰：《眼科提要》云：四苓散加苍术，更加夏枯草一味，治晚盲极效。）

蕺菜能治结毒，骨节痛，但其臭恶，不易多服耳。

余每称心小胆大之语，以为医家吃紧。（先生之术，固创出前贤，然先根底医经经方，而复致力于思邈诸子，故其于大疾沉疴，自然游刃有余矣。拙轩曰：读此条可谓名下无虚士也。）

黄连性燥，虽浸水出之必干。黄芩性润，虽去水犹湿。故知芩连同治痢，而各异性也。治呕亦然。

诸疮内攻，为水气者，与赤小豆汤。热甚者，与大连翘汤效。

病人虚里动甚者，多遗精。（陈修园以龙胆泻肝汤治梦泄曰：以肝实而火盛也。沈芊绿曰：当先治其心火，而及其余，宜黄连清心饮。亦与此说相发。）

大病后表气薄弱者，偶感风冷，则卒厥。此虽在夏月，属中寒也。李挺曰：中寒冬夏同有之旨矣哉。（拙轩曰：与古人霍乱四时有之云者同案，俱皆理到之言，足互发明。）

疟与痢，同因而异其位。疟邪在表里间，而痢邪即着肠胃，故疟在外易治，痢在里难解也。（《医说》云：暑毒在脾，湿气连脚，不泄则痢，不痢则疟，而艮山能发其理。）

噤口痢者，毒气剧甚，自肠中熏蒸胃

口也，急与承气汤下之为得矣。若失下，腹濡口噤者，宜独参汤。

噎、嗝、反胃三者同病也。但反胃者，胃中不和，饮食难化，或朝食暮吐。噎嗝者，胃管萎苶无润，谷气不能下，或癥癖壅闭胃口，饮食为之妨害，故反胃。反在壮年，而噎嗝多属老人也。

其人屡患喉痹者，多为噎嗝。此因喉痹气管耗损津液，失润泽也。壮年者可治，在老人难治。何则？胃气衰弱，胃管硬强，譬之革囊，犹水渍火焦，刚缩不能容物也。

噎嗝与臌胀同因，属癥癖也。癖气横梁，腹皮为之臌胀者，鼓也。癖气潜匿，腹皮为之陷没者，噎也。二病俱系精气不振，腹里失润泽也。

凡长病面部肿，气俄减者，阳气下陷也，不可忽诸。

其人气血凝结，腹里生郁热，水谷之气渐蚀，以为羸瘦者，名曰痨瘵。此不必虚乏人，虽壮实者，往往有之。

喘急有因奔豚者，此癖气上侵心肺也。（按：《三因》息奔汤能治此证。）

喘家，其证虽剧，甚多无害于性命。若伤寒卒中诸急病，或缓病咳忽止但喘者，有不测之变，不可轻忽也。

积年苦头痛者，多属癖气，如偏头痛尤然。故癖气在右，则右痛。在左则痛也。

丹波一妇人患腰痛，三年不愈。食干过腊鱼有效。（按：恐是血沥腰痛，花冈青洲治瘘证，亦用干过腊鱼末，宜试。）

痛风与脚气同因，而痛风其邪浅，脚气其邪深，故其愈亦有迟速之别也。

方今所行脚气，即《千金》《外台》所谓风毒脚气也。宋元以来所谓脚气，即今所行疝气也。（后藤徽曰：吾邦往昔风毒脚气，消息无行。宝历以来，流行复炽，是以先子有此说。）

中风偏枯，多因癖气壅塞经络，气不能外达，故癖气在右则右枯，在左则左枯也。

中风口眼㖞斜者，因正邪分争之势，而血气偏胜也。故㖞斜在右则病在左，㖞斜在左则病在右也。如半身痹痿者，亦同此理。

遗精，多因肝胆气郁，又有因疝者，其证概腹中拘急，梦里精水激动，而漏出也。其人虽每夜有之，反无脱阳之患，与构精者异。（拙轩曰：论病精细，近今世人多有此证，真无大碍。）

小儿疳证目盲，而其病愈者，与梅毒耳目鼻自毁，而毒解者同理。

妇人怀胎，则脏腑向上，故气多塞。紫苏能疏通其气，是以妊娠方中使用此品也。妊娠有水气者，紫苏、大腹皮尤效。

案：当时传艮山先生术者，京师有香川修德、山胁尚德，浪华有市濑穆，伊势有山村重高，备前有赤泽贞幹，家著户述，不乏其人，而后来私淑先生者，以筑前龟井鲁为最，曾著《病因备考补翼》。其说又赋诗云：长沙太守元儒绅，述古兼医百世人，直指经方归易易，谁家私说言龈龈，枢机何用烦汗简、糟粕须知耻删轮，卓乎艮山藤老子，才良仁术足相亲。

北山友松

友松胸宇洒落，以旷世之才，授闽医之传，善得法外之法，故治术别开生面，自有神识超迈，触手生春之妙矣。

友松尝善象胥学，又从禅僧化林学仲景奥旨，就戴曼公得《内经》《本草》精蕴，既而谓皇朝医风，亦不可不研，乃师小仓医员原长庵（冈本玄治高弟），遂大成其业。

虚劳有直肠疼痛，大便难，或发痔漏者，此皆系肺大肠损伤，为难治。（常屡诊虚劳者，发此证颇多，而百无一治。古云：肺与大肠为表里，理或然。）敛血品以牡丹皮、荆芥、蒲黄各炒黑为奇。（本邦妇人套药，皆炒黑为用，即此意。）

阪本人年五十所，郁郁不对人，饮食减少，颇如痨瘵，先与补中益气汤，后以九味清脾加葳蕤得愈。凡开达肝脾之郁塞，无若清脾汤。若逢肝脾郁塞，以认此汤主治为要。

一妇人三年不语，一月内或一二言耳，乃以为脱营类，与人参养荣汤，易裘葛而愈。

盗汗不止者，与九味清脾汤加地骨、鳖甲、椒目奇效，当归六黄加地骨、防风、桂枝、黑姜、椒目亦效。椒目能敛汗，古人尝论之，今忘其出典。（香川修德《药选》论椒目效最详，悉宜参考。）

一男子得病，其证类膈噎。友松诊之，以为心脾肾气不足，胸膈无润泽，故食饮不能下，与八味丸料，加蒌仁、贝母、陈皮、缩砂，兼用金匮大半夏汤（参五分至一钱，时用参附汤）。

梅毒头痛久不愈者，柘榴皮酒煎服忽差。盖此证医误以风药发之，故柘榴皮涩之则愈也。先醒斋头风神方亦效。（土茯苓四两，金银花三钱，蔓荆子一钱，玄参八分，防风一钱，天麻一钱，辛荑花五分，黑豆四十九粒，灯心草二十根，芽茶五钱，河水、井水各一盅半，煎一盅服。）

某生胸下上脘边突出，气急烦闷，与异效散加椒目愈。又目疮（俗称女波津古，一名女保者），用升麻葛根汤加椒目效。

友松以养荣汤或左归丸料治虚赢，专视十指爪甲，血潮之多少为消息。盖辨血色之好恶在爪甲，不可不知。（老医传云：诊脉毕，宜以指按病者爪。按之白，放之红者吉，虽久病可治。放之红不复者，虽顿病甚凶。香川修德行医言亦载辨爪法，宜考。）

呕吐膈噎，食不下者，半夏厚朴汤加海浮石、枯矾效。

乳肿属气滞，乳汁不通者，四物加王不留行、穿山甲效。

梅毒为残害者，主小柴胡汤，随加减多验。（按：《医纲》小柴胡汤加草龙胆、黄连、胡黄连治旧下疳疮，忽头痛发热自汗。《撮要》小柴胡去大枣、生姜加山栀、龙胆草、当归、芍药治肝经热毒下注，便毒肿痛，一切疮疡，或风毒恶核瘰疬。此类颇多，宜考。和田东郭曰：凡梅毒有热者，先不解其热，则不愈，此即用小柴胡汤之旨。）

土佐翁（谓长泽道寿）隐栖西山，一日诊京师商人痈疽曰：宜日服人参五钱。后五日，诊曰：未见参效，恐不治。病家告实曰：服参一日不过二钱五分。翁曰：贱命重财无益矣。苟欲生则服参，宜今日五钱，明日六钱，又明日七钱，渐次相进。商如其言，七日病果愈。友松曰：用参将息适宜，可谓得补托之真诀矣。

土佐翁著《医方口诀集》，三日而成，有马氏凉以手写《证治准绳》全帙以谐记，其卓识笃志可并称。

治头痛，薄荷、石菖、葛粉、川芎、白芷、五味，细研，蜜炼服效。平常患头风者，尤妙。

《杂著》化痰丸，加白刀豆以治痰妙。凡痰结心包健忘者，无不效。一僧疫后患此证，服之速愈。

过服石膏下血者，补中益气汤加肉桂、干姜效。

妇人下部水肿，或小便不利者，枯矾细研，以涂涌泉穴及指头，则尿利肿消。

痘疮以日数证候变者，其理与伤寒传经同，属疫气故也。宜知元气旺衰，邪势剧易为要。徒执黄芪、当归、人参，终始疗之者，不足与论也。（按：隋唐医书皆以痘属疫，迨宋元胎毒说起，其理遂晦，先生特阐之，可谓卓见矣。）

疫证舌上白苔者，热入腑也。赤烂干燥者，热入脏也。张氏《舌鉴》论之为确。

张景岳制人参胡椒汤，为有深旨，凡极虚者，附子反走散元气，故与附子则脉却伏结，不可无此汤之设也。

一妇人喜唾，数日不止，医以为虫积，或虚冷，治之无效。余以为郁，与正气天香汤速愈。（疫后喜唾，不了了者，一老医与大柴胡汤速效，是亦属郁者。）

《准绳》伤寒门、伤寒类、伤寒辨，学者宜熟读谐记，使门人各书写一通。

归化医某，始疗病，每服药重七八钱，甘草分两尤多，而无效，人皆以为庸工。某曰：吾过矣。国人比之于唐山，腹力颇弱，故不能中肯綮，便减其分量，杀甘味

以为之，无不百中也。

治病必求其本，乃往圣之模范。随证而施药，是后学之应用。及治四时伤寒，各随其类，岂可局于区区论说哉（医家宜当之蘗樯）。

明太祖谕徐达曰：更涉世故则智明，久历患难则虑周。吾业最为然。（以救己之心，推以救人，所谓现身说法，诚千古不磨之论。）

夏布政字正夫未尝以淹屈降志，尝曰：君子有三惜。此生不学，一可惜。此日虚过，二可惜。此身一败，三可惜。余续之曰：有善不作，四可惜。有过不改，五可惜。老来怨天，更可惜。

《骨空论》曰：厉风者，素刺其肿上，已刺以锐针，针共按处，出其恶气，肿然乃止。常食方食，无食他食。按"常食"以下八字，为治难病之妙诀，不止厉风。故余一生以为治病药食之准则矣。又按张氏注云：食得其法，谓之"方食"。"无食他食"，忌动风发毒等物也。此说未是。"方食"即谓方宜惯食之物，"他食"即谓所不常食之物。言食膏粱之人，试以淡泊则恶。茹藜藿之人，试以美食则伤。食不唯却其病，反生他病。

东垣《辨惑论》当为一卷，今别有二卷者，恐系后人之手。何则？举补中益气以至暑伤胃气，即说正月以下，三四月治法，肺以下至脾胃虚，即说五六月治法，下之至内伤辨，皆属九月以至十二月之治法，一意到底，不可为二卷者昭然。

李氏辨内外疑似证最精矣。且如气少气盛辨，益于后学不为鲜。然至内外相兼者，李氏说未为尽，宜涉猎古人书，以补

其阙。

下元虚损，精气枯槁人，外感风寒，颇似温疫者，或宜先补虚，或宜先发邪，或宜补泻相兼，此际医最可苦心处，固非笔墨之所尽焉。

《医药纲目》别为一家，与他书体裁自异。钱氏论小儿，亦自一派，据之不为可，不据亦不为可。（拙轩曰：有明一代，医书之多，汗牛不啻，所谓模拟钉饾者居多，戴复庵，吴有性，陈实功之外，仅仅数家耳。《医学纲目》亦庸中之佼佼者，此言有味钱仲阳之于哑科，颇为大家，然见为一派，真是有识之言。）

疗伤寒知去路来路为要，或表入里，或阳转阴，或前在某位，后进某位，或始终一位审之，以处方，思过半矣。喻昌曾辨之，可就见焉。

余常主实学示子弟曰：经络脉说，不可不知，而深拘之则反失于实用，学者固不可无取舍之见。

余不喜讲说，惟正月初八祭神农氏，使门人讲《上古天真论》耳。（其说曰：听讲义鲜益其效，不若熟讲百遍。盖在心悟，此可以为世医信耳，不信目之戒。）

余晚年读本草，日夜不释手，故其用药，虽一味无赘品。

余疗南源悦山高泉诸僧，皆用大剂，何者？西土人比之本邦，颇厚肠强胃，非轻品所敌。风土人物之异，不可不知。（西土医诊病，直记其药，按以与病者，病者购之于药铺以服之，故其品剂量适正与邦医轻剂射利者迥异。）

甘麦大枣汤治产后似邪祟者，奇效。（按：所谓如有神灵者也。）

伤寒，壮热烦渴，小便赤，不大便七八日，舌燥目赤，时闭乍开，仅啜粥汁耳。一医与清心温胆汤去香附，加辰砂、淡竹叶，而谵语益剧，脉伏不应，因与白虎汤合黄连解毒汤，诸证自若，乃煎人参二钱，黑姜一钱，兼服之，脱然愈。（按：此与吴有性承气加人参合辙。）

建中汤入口，则痛乍止者，甘以缓急也。甘草粉蜜汤治心痛，其旨颇同膈噎服蜂蜜，一旦纳食，亦同意大半夏汤之于蜜，不过此意矣。

张仲景一书，炳如日星，亘千古不可磨灭，熟读者知其意。（当时医多读《素》《难》，不读《伤寒论》，故发此言，以示为万世理道之神书，救人之秘典也。）

《内经》终始一言以蔽之曰：亢则害，承乃制。（《经》云：知其要者，一言而终。不知其要者，流散无穷。可谓真知其要者。）

东垣本于《内经》阳气清净则四维收之意，制补中益气汤，深得经旨矣。在本邦土佐道寿善研究其意，故治脾胃手段最长矣。

罗氏曰：七分内伤，三分外伤者不治。是善得李氏之意者。

治疗之法，先泻后补为易，先补后泻为难。

丹溪斥《局方》者，系救时弊门人戴氏专用局方，其意可知矣。

古林见宜疗纪州熊野山中农夫水肿，服药良久无效，因加青芋于方中，又以之为朝夕餐而病愈。盖其人生于山中，以此物为常食，而偶出于浪华，请药于众医，禁忌亦随严，故脾胃失常度，药力不能达，是以施方宜之术也。

咽喉痛颊肿及呕哕者，小柴胡汤连翘各等份服之效。

水气，不论新久，欲持脉不能遽举手，或欲按足跗不能伸脚，而微喘者，死证也。肿气一旦减，乍复者亦不治。

淋疾与五苓、平胃、泻肝诸汤，茎中涩痛甚者，补中益气汤加蒲黄（大）五灵脂金银花效。（按：内注下疳，远年不愈者，与此汤亦效。）

常诲初学，用零纸书古人医按，各处其方，以得其当为上等。

凡方证虽相对，分量有过不及，则不能奏效，故葛可久损伤病论大黄多少至密矣。况如中气卒厥之于人参，阴虚之于龟甲，其多少不可不最密矣。

友松治肿胀，用补气养血汤十愈七八。盖此方不用利水品而肿胀难治者，问奏大效，其意在专治胀也。

一医生读喻氏《寓意草》，友松闻之曰：喻氏之书不无益，然以之为治疗之模范，恐为下工。

呕逆诸治无效者，及诸呕吐不能服药者，与旋覆代赭石汤效。盖此方人参、代赭相伍为妙用也。如白通加猪胆汁汤，其妙亦在附子、猪胆相伍也。

闽人化林老汉传治眼暗失明用鸢首霜，此理高上，可玩味。

摄津池田有一奇病，其证两脚酸疼，渐肌肉削小难屈伸，遂成痿，俗名曰池田病。此病他人间患之，而皆受之于池田。云友松与独参汤愈。

八味丸为转胞之套剂，而服法非逐次增分量则无效，此即益水源之意，宜二钱

至八钱为妙。

小剂药量时不无效，《医学正传》有其说，汪讱庵亦论之。

积气气郁或夜中发热等病，有发止者，详其由。有患疟者，虽数年后，兼用阴疟丸则奇中焉。

闽人传治贫窭消渴，水中腐木一味为散服。又治头风，鸢头霜烧酒服。友松治一武弁，两眼旋动，与鸢头灰，盖扩充此意云。

凡用滋补，滋阴药方中无陈皮、半夏、木香、砂仁等，则不能达药气，此理尤不可阙。（按：古人黄芪建中汤加半夏者，即此意。）

方者法也。如毁旧屋，而建新屋，故使方而不使于方为要。假令如以中风方治咳嗽，是使方也。若以风药治风，以咳药治咳，是不使于方也。况索病根而治之，诸证不治而自治，乃上乘法。

下部肿与防己茯苓汤，上部肿与茯苓补心汤，并奏效。妇人肿气多属血分，防己能入血分，故多效。若属气分者，茯苓泽泻为主。若男妇阴虚为肿者，六味地黄丸加附子、防己、苍术效。又肿病元气实者，大承气汤为丸用之效。

《证治要诀》为必读之书也，如藿香正气散加木香以为一方之类，其意尤可称。

江州坚田村北村道卜者年可六十，患中风，京医几岛氏疗之，无效。因延余，余诊曰：欲速愈，则后三年必再发，以至不治。若不欲速愈，则十五六年，当延其寿。二者请选之。病者曰：荏苒弥年，何堪其久，愿速愈，以谢朋友。乃作异功散加乌药、白芷、青皮与之，服五十贴痊愈。

后三年，果如其言。门人矢岛安节问缓治之方，曰：十全大补汤为得焉。

友松在北村氏家隐几而坐，一女子将请诊。望见叱之曰：汝妒心溢面，可深恶。女子赧然谢服。因语曰：汝神彩甚病矣。苟有悔心，余善疗之。即与药而愈。盖此女嫉妒多年，夜则穿户窥隙，颇如狂人。而友松一见洞视，人服其技云。

阪阳老医问起死回生之方，答曰：方无灵，唯求其本耳。不言其他。

凡病虚实难辨，补泻难决者，能察其脉证，审脉可据，与证可执，而从其确者，则治法庶无怨矣。

江州北村左太夫虚羸不食，一日气息淹淹将绝，急延林市之进诊曰：血脉衰弱，不绝如缕，庶几万一耳。乃作剂，仅用人参一分，龙眼肉一个。众皆危之。翌朝来诊曰：证候如前，而毛窍稍塞，肌肤少和，是脾气旺，肺之机，乃可望生。因倍人参、龙眼肉与之，果愈。友松闻之叹赏曰：极虚者投大剂纯补，譬如灯火将灭，急灌渍不灭何俟？林氏可谓得补法之蕴矣。

浪华菱屋素闲年六十余，形羸不食，其初得之于伤食，诸医治以香砂六君子汤、七味白术散无效，友松与异效散加汉当归，三十贴而愈。又金田铺某女不欲谷食，唯食他物，诸治无效，乃与四物汤加人参、白术、橘皮而愈。门人问其故，曰：脾胃血液虚，则枯燥不能食。汉归味甘，能益脾中之血，是以为进食之剂也。《经》曰：手得血而能摄，足得血而能行，肝得血而能视。据之则肝云云下，当补"胃得血而能食"一句。

大七气汤治妇人久咳不止，其意可味。

瘫痪经年者，一旦忽然手足动，目睛爽，即急变候。

久病及大虚人，尺肉脱者，及指头不能急屈者，多不治。（片仓鹤陵曰：凡病人肌肉柴瘠者，手腕后肉脱而形匾，医握其中央指头将相合者，不问何病，为死候也。虽饮食如故，此游魂之假息耳。痨瘵之病，累月后必见此候，唯伤寒痢疾脚气后有此候者，往往愈。盖本于此。）

脉要旨在颐生微论，不可他求，唯本草揭脉处，亦可并读。

痢疾呕哕，诸药不入口者，黄连一味小剂服之，药食共得下后，见蛔证，因前方合大七气汤与之。此法本于薛氏治太宜人按。

友松所著《医方口诀》《集纂言方考》等首书，读之深知学术富赡，游刃有余，独至《北山医按》，徒摹仿古人局守法度，终乏高逸之气，学者读之可，不读亦可矣。

和田东郭

复古之医术，以吉益东洞为最。东郭出其门下，独不奉其衣钵，别成一大家。盖譬之兵家东洞，医如韩信，行军背水，绝粮置之死地而后生。东郭医如李靖用兵，度越纵舍卒与法会，各有其长，不易优劣，学者于此处着眼，庶几得二家之真矣。（拙轩曰：古人往往以兵家之事拟医术，先生以韩信、李靖评二氏更妙。）

病瘫痪，肩髑骨开脱如容五指者，不治。又握掌不开者，不治。开而不握者治。

《证治准绳》论婴儿尤精，足以见王宇泰之苦心。转胞六味丸治验，亦可玩味。

病转胞，脐下有块，其形圆者治。若

扁如柿核者不治。此证以八味丸为套法，而四逆散加附子、抑肝散加芍药亦奏效，不可不审。

水气，不虚不实，其肿光艳者，鲤鱼汤为得。

水气，人胸膈及肩背拘急如束缚者，为犀角的证。

一角能治水气上冲，故用之脚气冲心，颇效。

打扑有似瘀血冲心而否者，曾睹山陬一妇人，大损伤，精神昏愦，腹中如杯盆者，迫于心下，颇闷乱，脉息仅不绝耳。余作走马汤与之，服已须臾，烦躁吐泻清水数升，霍然而愈。故知不可概为瘀血而治也。

油风，多用大柴胡汤而效，是宜治其腹，徒不可泥其证。（华冈青洲治此证以大柴胡加石膏汤。曰：油风多属肝火。亦同见。）

每称东洞曰：先生治足痿弱不能步行者，与桂枝加术附汤，兼服紫圆速愈，可谓妙矣。（此上焦得通，津液得下之旨，东郭夙入其室。拙轩曰：青洲翁疗梅疮结毒，顽结难愈者，用桂枝加术乌汤，兼用消毒丸，应手而痊。盖从此处夺胎来。）

一妇人年三十有五，背脊佝偻，身不能动摇，足屈而不伸，脉沉紧，其形如十岁许儿，即与理气汤，兼服紫圆。六月后，与慈菇汤，脚伸病方愈。

桃花汤治痢病便脓血极效。盖初起与之无益，其期在热气稍解，脓血不止。论曰：二三日至四五日，其旨深矣。

余常用桃花汤为散，白汤送下得效。若少阴病形悉具，特便脓血者，以真武汤服桃花散亦可。

世所称中风，多因癥瘕为偏害，宜诊腹以处方，故大柴胡汤加甘草，抑肝散加芍药等能治此证，其他如手足痹痿躄，亦世医徒拘其证，不察其因，宜矣不得其效也。

一老人痰喘气急，有癥瘕。烟柳安以为劳役，与补中益气汤，痰喘益剧。余诊曰：此人性豪强，壮年起家，故肝郁生癥，加之水饮聚结，以为喘急也。乃与宽中汤加吴茱萸，病安。后感寒为下利，因与真武汤，利止。以四逆散加薯蓣、生苄痊愈。

一男子犯寒夜步，因感冒，短气，手足微冷，医以为中寒，与四逆汤，服后短气益甚，咳嗽面赤，因与越婢加术苓汤顿愈。

病者目赤，眼睛不转如鱼目者，为难治之候。

病人不论缓急，将诊之宜，隔床望见其形气。形气缩小，神彩枯瘁者，死候。不必持脉而知之。

脱证误与攻击药，则爪甲忽失光泽，不可不知。

神阙脉亦为治诸病要诀。按之沉小不移者，形体虽虚，为实候，宜攻之。若浮芤无力者，为虚候。如水分之动，亦同之。

伤寒，舌圆厚者，又薄小者，皆为恶候。又始终白苔不变者，亦为难治候。又厚者，赤者皆为虚也。（卢不远曰：伤寒可以视舌识病，则风暑燥湿恐亦有定法，此言诚为隅反矣。）

脐下悸，按之与呼吸相应者，病人虽危笃，其死有间。脚气、瘰疬、湿毒三病，当脐上五六分，任脉外各一寸许，不拘左右，必有动气。脚气则弦急，痨瘵则虚数，湿毒则无定形。

凡大病，眼中爽者，恶候。不了了者，反有生意。痨瘵及杂病眼神与病相应者为佳。

诊大病，鼻梁亦为要诀，医书徒论明堂而不及此，为阙典。

腹胀，攻下无效者，有漫游散气则顿愈者，此因心下素有积，为胀满也。（按：《灵枢》云：夫胀者，皆在于脏腑之外，排脏腑而郭胸胁胀皮肤，故命曰胀。东郭所论，盖斥此等之证而言也。）

石膏非大剂则无效，故白虎汤、竹叶石膏汤、其他石膏诸方，其量过于平剂。世医不知此意，为小剂用之，譬如一杯水救一车薪火，宜乎？无效也。（拙轩曰：此言甚好。伤寒诸方之石膏，则剂可大，而服数不可多焉。至杂病，则非大剂决不能奏效，放胆用之而益可。况今医人恐石膏，殆如蛇蝎噫。）

感风寒，咽喉肿塞，药汁难通者，作驱风解毒汤加桔梗、石膏冷服极效。（拙轩曰：此证小柴胡加桔梗、石膏，亦奇中，青洲翁曾用之。）

伤寒，大热烦渴谵语，欲饮水数升者，固为白虎汤、承气汤的证。而又有假热者，有水邪者，故真武汤或犀角、生芐类有，时为帝医者，宜审脉证，谛腹诊以决真假矣。

伤寒，面合赤色者，升阳散火汤、犀角汤（医学纲目）间效。若服之二三日不愈者，多为戴阳，难治。

治疗有先后之序，紊之则无效。一病人足心至胯间烦热，日夜数十发，殆如有火往来，医以为脚气，治之不差。余诊之，脐右以至少腹，磊块应手，此属燥屎，因问其大便。曰：不通。乃作调胃承气汤与之，燥屎悉出，而后治其脚气诸证，痊愈。是其明征。

疝，阴囊肿大，与治疝诸方不愈者，与半夏厚朴汤加犀角速效。又经闭，与逐瘀诸剂不治者，与安中散、抑肝散等得效。是皆欲得南风，必发北牖之理，医不可不知此活手段。

小儿慢惊风，及中暑者，其口为如笑者，必死。

因毒气而声哑者，加喘气则多死。

吴氏所论疫，京师十年前大行，其后绝无。盖疫者，年年异其证，而发于柴胡者多，则募原说不为无理。（仙台工藤周庵著《救瘟袖历》论因时运异证，亦可参考。）

梅毒家，口中烂，耳鸣，咽喉腐蚀，头痛，肩背痛，声哑，吐沫，齿龈强直八证者，皆系轻粉毒，宜详之。

天庭色衰者为虚，色盛者为吉，色痿有雏纹者为难治。日月额凹陷者死，失色者为难治。鼻无生气或羸脱者死。耳痿失色者死。发际有白点者死。面冷，或鼻冷或少商穴冷者死。额上冷者死。此皆望色决死生之要诀也。（按：《医学正传》小儿门汤氏说云，山根若见脉横者，知两度惊。相书鼻为山根，山根有疾，尤非佳兆矣。然东晋谢安，北宋刘贡父俱有是疾，一则德望盖世，一则博识该览，居一代诸贤之右，亦不可拘。《物理小识》云：小儿乳哺时，母有孕，辄眉心黑，泄泻据之，则眉间亦可精察。）

胁下引背脊痛者，多属蓄血，不可概为悬饮。

世所称脓淋者，非淋，即《外科正宗》蚀疳也，宜解毒剂。

急喉痹，秘塞不能饮下者，与苦酒汤效，或平素患咽肿者亦效。一男患咽痛后，元气衰乏，下利咽肿而燥，难言语者，与苦酒汤，初痛楚不能咽，后快通愈。

病人绝脉者暴出，为恶候。微续为佳兆。不止脉，如厥逆亦然。

治病求本为要，譬如鼻痛、耳痛、耳聋，徒为耳鼻之治，此即舍本执末也。为医者，宜认其所以然而治之。

用方以活变为主，某方治脱肛，某药主下血，概用之者，不知活变也。一方以应万病，万病以归一方，是谓活变也。

心胸痞塞，用芍药甘草类不应者，半夏厚朴汤加芎䓖，轻其剂量而服之则效。（拙轩曰：如此条所言，东郭翁极得意手段，玩味有余，下条亦然。）

泄利与附子剂不止者，钱氏白术散奏效，此理可玩。

一妇人，羸瘦盗汗，下利十余行，腹中拘急，如摸罗网，不欲饮食，时喘者，与真武汤愈。

伤寒与下剂，以其脉沉实沉紧为的也。（此语，非大有见识大明脉理者不能道，诚与仲师用承气之旨符合。）

病人有心下痞硬，腹中拘急，而遗精或漏精者，概为下元虚，治之则痞硬益甚，先治其痞，则遗精亦随愈。

病咳血，心下有水，左肋及胁下拘急动悸者，与柴胡姜桂汤加吴茱萸、茯苓愈。此治腹而血自治也。（拙轩曰：翁之用四逆

散、柴胡姜桂汤、八味丸等，纵横颠倒，变化无方，实极得心应手之妙，他人不可及也。然精思求之，岂不得其仿佛乎。）

诸疮内攻，及脚气上冲，与木瓜、吴茱萸、犀角等无效者，四物加黄柏、山栀子，或四物加浮萍能治之。盖不制水湿而治血虚，最是上乘法。

生地黄能治心下痞硬，干地黄亦然，但其效不如生耳。

京师一时咳嗽大行，有人患之，诸药无验。荻野台州以为下元虚，与八味丸不应，诊之左肋拘急，因与四逆散加吴茱萸、牡蛎速愈。

一妇人，数日自汗不食，脚挛急，脐下有块而痛，其状颇似蓐劳，众医治之不愈。余以块为主证，与安中散，块渐消，汗随止痊愈。

久腹痛者，徒禁厚粱，而不减饮食，则虽方证相对，更无效。

腹痛发呕吐者，不详其因而治之，则误人不浅。鲜因者何？曰积聚，曰停食，曰蛔虫，曰水饮，曰瘀血，曰肠痈是也。积聚，心下痞硬，按之则反胀。停食，心下濡，按之如空。蛔虫，按之指下有气筑筑然。瘀血，多在脐旁及少腹，按其痛处块应手。水饮，其痛游走不定，按之则鸣动。肠痈，多右腹，按之左右异状，且手足痛处，则必觉润泽，右足挛急，小便淋沥。余多年潜心辨此六者，无有差忒。

风眼痛剧者，与紫圆六七分，大下之即效。（拙轩曰：专门眼科，曾有此快活手段耶。）

梅毒热甚者，以清解为主。若解热不彻，则多为沉痼废疾。此法医书未说及，

为可深惜矣。

偏枯证，有治不治之辨。病者握手者，决不治。试使握手仰卧，则其手必开，复起之则如故，是为恶候。

禁口痢者，胃口至胃中多蓄水饮，故水分动气甚，附子理中汤加粳米，或加薯蓣、生苄效。又将生鸡肝入末酱，煮熟取汁服之。

堀河丸太街一富商女，年十八，患麻疹，其状细小，欲发不能发，隐隐于皮肉，大热如火，呕逆，水药不能纳口。余以为热毒内攻所致，乃与调胃承气汤。病阻不能服，因延田中信藏诊之，曰：余有浴法试之。家人疑议。余曰：药不能下，施之而可。信藏乃以清酒和热汤盛之于盘内，使病者沐浴其中，须臾出之，温覆取汗，则呕吐忽止，疹悉发。（拙轩曰：魏氏《博爱心鉴》水杨汤浴痘儿之法，与此条同巧异曲）。治痘法以辨胃强弱为要，虽有下利烦渴，寒战咬牙等证，胃气强者可治，补泻之分，全在此一途。

老人顽癣，多因血液干燥，湿热熏肌表，故温清饮为的治，或加浮萍佳。

脚气动气甚者，四物汤或效。盖以水分动为标准也。

哕逆属胸中者，主橘皮、竹茹、丁香其属。腹中者，主附子粳米汤合甘草干姜汤。若有水饮，中气虚者，主香砂六君子加芍药也。

产前后口舌赤烂焮痛者，实者以麦门加石膏汤，三黄加石膏汤为主。在虚实间者，以加味逍遥散为主。极虚者，以附子汤加当归为主。若赤烂生白点者，为恶候，加下利者，为不治。

诸病，其脉时时变易者，属痫也。

余曾谓芍药缓肝，当归润肝，川芎疏肝，生地黄泻肝，其能各异，而要之不能出肝分。

卒厥，人趺阳脉应手者，为恶候。何者？胃气脱则趺阳反鼓动，宜审其神气有无。吐与利证异而因同，医当晓其理。

诸病凝结心下者，多属肝气。疫证亦多挟肝气，宜察焉。

赤游丹毒不早下之，则内攻为走马牙疳，宜凉膈散加犀角。

梅毒上攻，头上肿起为凸凹者，属火证，宜温清饮。梅毒动生火，不可徒为湿而治焉。

久病人，左右偏卧者，一朝忽得自由卧，则死期在近。

池田瑞仙（锦桥）诊痘甚粗，如不用意者，或人问之。曰：诊察过密则反失真，其妙存于目击之间。譬如睹刑人之就死地，虽刚强者，其气馁憔悴之状，在过眼之间，若熟视久之，则其形气与常人无异矣。余治妙法大王臣菅谷中务卿男，啖柿果伤胃，发大吐泻，四肢厥冷，过肘膝，换数百方，治之无效，束手俟死。余望之形容自有生气，因与理中安蛔汤，忽苏息矣。是前医则熟视刑人也，余则一见于道途也，可谓瑞仙真得实诣者矣。

患澼囊者足痿，就蓐则多不治。

结毒入眼，瞳仁陷缺者，为用汞剂之的，非他药之所治也。消息与汞剂，则瞳仁圆满复故。若不圆满，反紧小，神水流散者，不治。

因结毒成聋者，成青盲者，成声哑者，皆不治。但聋耳有所少闻者，远房服药则愈。

服轻粉口中腐烂者，石榴皮、松脂等份，煎服效。

凡与粉剂者，先与泻火药而后与之为佳。此与疗打扑者，先行拆水，而后服酒奏全效同一理。

会阴打扑，小便不通，但少尿血者，与桃核承气汤。若不瘥者，与大黄附子汤一帖，用附子二钱为佳。服之小便快利，血止为度。又因证可与八味丸。足真藤元志试效方云。（拙轩曰：会阴打扑，其证剧，并尿血涓滴不通苦闷者，内用甘遂、大戟峻剂，外施导水管。不然无救法。此条所言，盖属缓证。）

癥癖逼塞胸膈者，脉异左右。癖之所在，其脉必涩。癖之所无，其脉必数也。又有其人常脉迟，因癖而为动数者。

癥癖人横卧，有下癖而眠者，有上癖而眠者，审之其下癖者，必因胸中冲逆甚也。

舌色纯红而柔软，其形失常，干燥者，为参附所宜。与之舌色不变者，恶候也。若无汗谵语烦乱，舌上焦黑无芒刺，干裂成皱者，亦为附子所宜。盖此证，其脉虽浮洪，或弦紧，必无根抵，与附子。病势缓则脉必见虚候也。盖舌纯红者，属阴虚。而焦黑者，属虚火也。又有证具阳候，而舌上反无苔，润泽者，为恶候。若此证心胸有所闭塞者，与药开达心胸，则舌上生苔也，为佳兆。又虽与药制之，热愈炽，苔不更生者，为不治之证。又服药后，舌苔一去，其色不和者，有宜石膏者，有宜附子者，有宜地黄者，当审别焉。要之，舌与脉者，阴阳虚实之所判，不可不细精。

故吾门加四诊以腹舌而论定病因虚实也。世医不知之，执腹诊舍脉舌，可谓疏漏矣。（拙轩曰：宽政年间水户土田恕庵著《舌苔图说》一卷，据张路玉《舌鉴》等附以己所见，颇为详明，可谓得东郭翁之心者。）

舌上不论黄白，带光滑而干燥者，附子所宜也。其红色者，益为附子的证矣。

病人舌上白苔，其下含紫黑色如牛舌者，为恶候。此舌候兼面戴阳，则更为危矣。

按舌候，大概诸病无异，故疫痘皆同诊，但至结毒，则具一种舌色不可不辨。（白中带暗色者，及舌下赤色中成皱纹者，又紫色如牛舌者，皆属结毒也。）

崎岖德见茂四郎者（丝割符年寄），患鼻渊三年，诸医以为肺虚，百治无寸效。诊之，两鼻流浊涕如檐滴，脉弦紧，腹拘急。予曰：此系肝火熏灼肺部，上下气隔塞之所为。世医不知之，漫认为肺病，或误为风邪侵肺，徒用辛夷、白芷之类宜乎？不得其治也。乃与四逆散加吴茱萸、牡蛎服之。半月许，病洒然愈。盖此等病，宜详其脉腹而处方，不必四逆散也。

凡病人胸膈不开，则心下不宽，故欲制心下者，先治其胸膈，是医家一大紧要。窃比之于净土门一枚誓词。

一妇产后，经二旬，卒呕吐，数日不止，左胁下冲逆痛剧，与吴茱萸汤（参用洋参）忽安。

产后腰膝痿弱者，多系癥癖所为。盖其初妊时，患水肿或脚气，至产后气急者，与对证药，前证愈后，当详腹诊治癥癖，此证最要艾灸。若施汤液及艾灸瘾癖，为之压不差者，与桂枝加术附汤、麻黄附子细辛汤，而二三日或四五日之间，以紫圆下之则愈。此即先师东洞翁独得之妙，而余则因其证与四逆散、理气汤、十全大补汤等，时时以紫圆下之，每得效。

紫圆以荡涤胸膈为主，故发狂上炎甚者，及产后痿弱心膈气不能下降者，皆用之效。昔东洞先生曾以此方治龟胸龟背，即此旨矣。

目疾属内障者，艾灸最效。而专门者忌之为可笑，其他如黄风雀目，肝虚雀目、不知其辨动误治。盖黄风者，白睛中生细皱，发黄色，用滋阴明目汤、八味丸、单杨枹术等效。肝虚者，乌睛白睛如常，但觉昏暗，故为难治。

松原一闲斋者，吉益东洞山胁东洋师友也。本为若狭侯臣，尝治龟胸龟背及痿蹙沉痼者，用起废丸。其方大黄、生漆二味，研末为丸，未干时服一钱或二钱，服后大热，发赤疹为知，而因证与他药则痊愈。

一闲斋门人桥诰顺治治一妇人，头发发火，每梳之觉火气至，即见光，与三黄加石膏汤痊。予亲见一妇，归家衣里有爆响，投之于暗处皆见火，此皆肝火之所为，不足怪矣。（拙轩曰：明郎瑛七种类稿卷二十六有衣火一条，与此同日之谈。又见张芳洲杂言按，人发猫皮暗中以手拂之，常见灯光，且闻爆响。西洋人以为电气发出之验，不必肝火之所为也。医剩云：先考蓝溪公所识一贵妇，每暗中更衣，火星爆出，同妇女梳发于暗中，及猫儿背毛逆摩出火之类。盖体气盛者，偶有击而发光者，非真火也。）

十枣汤证，有下痢者，因上迫势甚，

而热下陷为利也，故与脱利其趣迥异。如柴胡、泻心，下痢亦然。

痘序下利，与伤寒合病下利同。但及十余日者，与少阴下利同辙，正为恶候。

大津小野又三郎者，患天行，发呃逆五六日，微利，其脉变幻无测，众医以为脱候，皆辞去。予诊视半日许，谓旁人曰：此脉非恶候，即肝火亢盛之所为，因四逆散加地黄、古金汁服之，脉顿定，诸证随痊。

便毒，无脓溃势，将消散者，内托剂更无效，与三物楸叶汤。若不起发者，加附子服之。无效者，概因疝瘕为之妨害，与四逆散加附子，奇效。若终始无脓溃势者，与芎黄散加荞麦，可下之。

小儿胎毒系先天，而世医不知之，或言分娩时误饮瘀血，为可笑。凡诊其毒，先以指头按肋下，必有凝结，而因其缓急，可察毒之轻重。又面色灰白，或暗黑，或过光泽，皆属胎毒也。若受父母梅毒者，最为难治。

其人平生一手脉不应者，偶有之，固无害。若四十以后，一手脉暴绝者，为恶候。此证多房者多有之，宜详。

大腹痛，服建中汤无效者，认水分动气，与莎苈汤则愈。又左胁下逆抢痛甚，与诸药无效者，有水分动，则与地黄剂效。

水分动有三道。属肝肾虚火者，为地黄、薯蓣、牡丹皮之所宜。其动在表泛应者，为茯苓之所主。其动无根蒂，脐中齐鼓激者，所谓肾间动，属不治也。

京师书肆梅村氏曰，江户千钟房中有治积气血奇方，名顺气散。即四物汤、香附子等份研末者。予以为此方有理，因制莎苄汤,屡验。

一男子年二十四,得病五年,右膝肿起如别束筋肉,不能行步,其状稍类鹤膝风,而诊其腹右,脐下拘急最甚,按之右足挛痛甚,其性急不能堪物。予以为肝癖固结之所为,即与大黄附子加甘草汤。数日癖块发动,病稍缓。因与四逆散加良姜、牡蛎、小连翘痊愈。此证世医不知,徒为脚疾,用威灵仙、杜仲、牛膝宜矣,不得其治也。当详其腹候而治之,此即余积年粉骨碎身之所得,殆为医家之新手段矣。(拙轩曰:此治验翁极得意手段,读者宜究心焉。)

发痫人事不省,药汁不下者,宜艾灸最要,大壮不彻者,昼夜灸至七日为度。伤寒发痫者,亦宜此法。大灸至痫瘥,则邪亦随解。此理医经所不阐,故世医恐热忌灸,可笑矣。(窦材曰:医之治病用灸,如做饭需薪。今人不能治大病,良由不知针艾故也。又曰:世俗用灸不过三五十壮,殊不知去小疾则愈,驻命根则难,故《铜人针灸图》经云,凡大病宜灸脐下五百壮,补接真气,即此法也。彼此同见,可谓海外子云矣。)

平素有疝瘕者,得大病,其块忽移处者,甚为恶候。

患梅毒不外达,蕴结脏腑,兼见疝瘕者,不可徒治疝瘕。因疝瘕不急于梅毒焉。如已形恶候者,亦当先顾疝瘕。

一闲斋门人桥诰顺治一婴儿,痘疹入眼,久未退去赤翳,用生地黄、芍药、川芎、当归制剂,日就愈瘳。是与余谓四味缓肝、润肝、疏肝、泻肝,分取其治肝病,同出一意焉。

伤寒误下成结胸,用陷胸法者,是误下。乃下不及病之意,故陷胸法再下之愈。(拙轩曰:此言未有见到者,曷能道之?误下误于轻下,正文原是失下,千古无人敢作如此解。)

承气汤攻梅,有捷于汞剂。

患瘵疾,便先溏者,建中剂可用。便未溏咳嗽,晡热喘哕,痰多者,非建中证焉,投之反剧。

瘵痨勿必由虚起,体质实者,遇折伤久延,疮疡久不收,亦致痨瘵,然亦实者成虚也。

伤寒七八日,不大便小腹高突者,为恶候。

大津小野又三郎者,患天行愈后,症似痨瘵,咳嗽盗汗,余与地黄剂,众医强欲用建中,五七日遂喘急,仍与地黄剂愈。(拙轩曰:建中法,必在瘵疾便溏者用之。)

久患便溏,到皮色皎白,肌肉脱削者,瘵疾已成。

痨瘵便先溏泄,艾圆灸天枢、膏肓、脾腧、关元亦愈,灸膏肓可三七壮,灸关元可五七壮。

发痫人,艾灸当有忍心。

梅毒亦能致痨疾。

瘵疾起时,有咳嗽者,必失血。

余尝用薯蓣生苄加入四物剂,治愈娠妊呕吐便溏,患白带不止,形体瘦。疝癖结块在腹亦愈。

癖块食积胸膈,紫圆效。

打扑瘀结,大黄䗪虫攻下即愈。余治一妇人打扑腹痛,月水欲来不通。萃罔青洲诊之曰:瘀结于腹。与余同惟他药,多剂不知,遂投大黄䗪虫剂,即见黑瘀行而愈。

痢疾不得进药为噤口痢，然积食不消，胸膈癖块结实亦哕噁，不可进药，勿谓一律噤口也。

婴儿吐乳，一吐直冲即止者，易治。吐了再吐，吐出顺口而流者，不易治。当分别诊之。

伤寒，失下多，误下少。

妊娠患伤寒，当下之候，大承气亦可投。

一妇人年二十有六，妊娠三个月有余，患伤寒已十日，手足冷，身热，昏呓瘛疭，大便秘结，口燥气盛，胎动不安，头额汗。众医以白虎证，用生石膏、知母、生苄多剂，未知，危已极。胸膈闷急，腹硬而痛，余谓承气剂可效，投之果愈。（拙轩曰：有故无殒。此之谓也，临危之治疗，不可以有犹豫之意，不独治妊娠伤寒，如见他证，亦当如是也。）

半身不遂，手足偏废，于左为多。

痘证白色顶陷，保元汤效。

患梅毒者，兼发痘疮，多危候。

偏废症，亦有梅毒成之者。

中风证，口开眼合，撒手遗尿，亦有治者。余常用六君子加姜汁而愈。为帝医者，宜审脉诊神而治。

伤寒病后，因劳而复者少，因食而复者多。

余治伤寒，有用承气法，大便至数十行，犹见胶黑黏腻之粪者，岂可执一下不可再下之说也。（拙轩曰：断病确然后，用药准。虽一下再下，自亦无妨。然于诊断，不可不加之审也。）

喉痹多有急不及药者，若可进药，须急投之。

产后治法，帝医必拘于生化汤，然亦有须审他证之急于去瘀生新也，不可不分别权衡。

产后中风，筋络拘急，手足瘛疭，四物合薯蓣、生苄、秦艽补之则易愈，不可概作风治。

腹诊似较脉诊有据，舌诊尤较腹诊有据。

先师东洞翁屡以紫圆治痰黏胶结气逆者，盖亦善用紫圆之妙也。然亦用之当者，方效。

松原一闲斋治一妇人，年三十有余，妊娠漏下，用补中益气合十全大补两剂，早晚间投而愈。又治一妇年二十妊娠亦患漏下，他医曾用过补中益气剂、十全大补汤均不见效，闲斋用地黄剂即愈。盖一为气虚，一为血热，体质不同，治疗岂可不谛脉诊证而分别也。

桂枝汤治痹痛，亦能奏效。

脚气上冲，先师东洞翁亦用紫圆治之。

艾圆灸足三里穴，可引脚气不上攻。

疮疡用艾圆隔姜灸，奏效甚速。

桃花汤治脾泄，亦可通用。

黄疸证，茵陈蒿汤不应者，合五苓散必应。

婴儿抽搐，不必一定因风、因痰、因食、因热，如久患泻利及大病后，抽搐更多，与附子理中汤，每每奏效甚捷。帝医有拘于惊风，用麻桂各法，不救甚多。（拙轩曰：唤醒群迷，活人之功大矣）。

艾灸之效甚捷，痹痛亦有不可用艾灸者。梅毒痹痛，多不可用艾灸，灸则反剧，当慎之。

按摩法宜于婴儿症，因其投剂易误也。

解毒剂治风疹见愈者，仍有梅毒夹症。

梅疮症，身体强壮之人，虽勿投剂，火毒渐清，用当归、生地黄、芍药各治肝药，每得愈。

患伤寒者，投承气汤大下，反见舌苔黄厚而焦者，必当再下。亦有下后热反盛者，亦宜再下之而愈。帝医多以一下，不敢再下。但余见因下而死者少，失下而死者多。

龟背龟胸，由梅毒而成亦多。

瘰疬亦有根于梅毒之作，不可不谛审也。

支饮，易为肿胀，理中法合金匮肾气法得效。

余治一男子喘症，遇夏季必作，冬时反愈，与他人患喘症者相别，青龙法投之不效，香需合六一散投之即愈。以治暑证之药治喘，盖其喘实因暑而起也。所以治病必求其本，谓可信。征韩一役患喘者甚多，青龙法皆不效，惜乎未谛审及此。

卒昏倒，汗出肢冷，面现红润者决死。

老人卒昏倒，脉见弦紧革等者，为恶候。如支饮亦然，其面戴阳者，尤为凶。（温公诗话云：平时充实而光泽可也。唯暴光泽特甚者，死兆也。是如草木将枯，精华顿发而生雀。伤司命者，不可不知矣。）

禀质强盛者，偶损下元，虚火上炎，加之以疫邪，医误为实，与大柴胡汤，一下忽脱者有焉。余故曰：视色不以目，听声不以耳。

咳嗽有自心肺者，有自胃中者，不辨之则治方无效。

腹痛，诸药无效者，香苏散加青皮、姜煎，奇中，妊娠大腹痛者尤佳。（征韩役先哲既发明之，而世医瞆瞆，实为可悯。）

患瘵疾者，襟际肉先脱，与他病羸瘦不同，宜熟察。（拙轩曰：此诊瘵疾一大候，揭出示学者，可谓深切。按：苏游传尸论云：此病若脊脊肉消，及两臂饱肉消尽，胸前骨出入，即难疗也。《灵枢·五变篇》云：臂薄者，其髓不满，故善病寒热也。东郭说，盖有所原焉。）

久患痫癖者，差后其性躁者，为恶候。

遗精白浊，属疝者多，概不可为虚，如强中病亦然。

下血，有下焦湿热而虚者，宜茵陈四苓加附子。属肠胃实火者，宜三黄汤。肠风下血，肠胃中蓄水饮者，宜四君子汤加黄芪、白扁豆。胃中及下焦虚寒者，宜真武汤。如痔下血，亦可因此法通治。

甘草粉蜜汤治澼囊病痛甚者效。

伤寒，以大柴胡汤或柴胡加芒硝汤下之，热除后，肝气大动，谵言妄语如狂者，与竹茹温胆汤则安。世医不知之，妄下误治者多矣。

瘰疬成劳者，与痔漏成劳者其理全同，但有上下分耳。（拙轩曰：不止瘰疬痔漏，凡疮口不收脓水多出者，皆成劳。血液亏乏故也。）

妊娠热郁，甚则多堕胎，麻疹疫毒最然，此因肠胃热甚，熏蒸子宫，故用大黄、芒硝无所嫌，巴豆亦时可用，所谓有故无损也。但疫毒行下夺有机，不可忽诸。

两胁凝结者，直灸章门则易激动，因先灸风市，则反奏效也。凡灸艾易激者，可善解此理。病在上者，先灸足，渐及腰，则上部宽不激动，因灸其部分则奏全效也。

是与大柴胡汤证候而阻其药者，反与理气汤利其气，而后事疏通，则不激同理，灸药之于疾病，岂有二致哉。

妊娠下部有水气，至产后不差，恶露不下，气息促迫者，先利其水，则恶露亦通。治发狂用泻心汤、紫圆者，专取诸快利胸膈也。东洞先生治龟胸龟背以紫圆者，恐不过此意。产后脚膝痿弱，与紫圆者，亦疏通胸膈气以下达也。

瘕癖冲逆心下及胁下者，其所冲之眼，必为邪视。又有因癖之左右而自异大小者。

妊娠呕吐不止，水分动甚者，小半夏加茯苓汤、粳米、薯蓣、生苄奇中。若中气虚极者，香砂六君子汤加粳米，各咬咀，为炒黑，别入洋参一分，水煎，少少服之效。

暴吐血不止或晕绝者，灸鸠尾穴数百壮奇效。（失血甚者，最要接续元气，不可畏其炎焰，专尚寒凉，逐渐消伐其元气。）

小儿吐乳不止者，对证方中加精品麝香皮效。（大人呕吐诸药无效者，麝香、桂心二味为末，调服效。）

马脾风麻疹丹毒三种，治法略同，而有马脾风异治者，如无价散是也。（此说太似粗，而细味之有理，精于治疗者自知之。）

余尝读先生所著《伤寒论正文解》，深知其识见超乘于古人。又读《导水琐言》《养婴琐言》，大见其治术入神。品特如《方意解》穿凿臆断，或戾古人立方之意。盖方论创于成无己，而吴昆、李中梓、柯琴、汪昂诸家，各有发明，然或有择焉未精，语焉未详者，方意之难解，振古而然，岂止此书哉。（拙轩曰：《方意解》一书极

辨矣。要之，一家言，仆亦不能信焉。）

荻野台洲

享和宽政之间，有以医鸣于京雒者二人，其一为和田东郭，其二为荻野台州。台州加贺入学医于越前奥村良筑，后游于崎阳受喝，兰术于译官某氏，业成悬壶于京师，最以治瘟疫著。当时四方之婴，沉痾痼疾者，不踵乎和田氏之门，则凑于荻野氏之堂，是以二氏治术超越于时辈，独得精诣，悉出于实验，为临证处方之助，岂为不可哉。余乃就其门生所笔荻野家口诀者，编纂以作医话，如其识见，则有台州园丛书数种，宜就看而已。

温疫，小便闭，烦躁或昏冒者，不治。若阴证，小便闭，少腹凝结按之不痛者，或小便数急淋沥者，俱与加减真武汤后，兼用辰砂六一散，小便得节度则治。（按：加真武汤说，见《温疫余编》。）

温疫阴证，虽不大便十日以上，不燥结者，不可妄与大黄。

温疫，舌心干燥者，胸中有热也。舌本干燥者，下焦津液枯竭也。舌上白苔如着糊者，少阴虚火炎蒸也。白苔如鹅口疮者，亦然。

温疫，舌两端有白苔，中央苔已脱者，及舌上润滑如朱者，是邪热陷于少阴也。可直与生地黄。若用附子，则倍加甘草。

温疫，热将解，小便频数者，热从小便去也。又有移热于膀胱而频通者，但热将解者，其色以渐清也。

温疫下血，疲劳甚者，宜参附养荣汤。

疫后健忘者，宜安神益志汤。

一老人患直中温疫，头痛如割，烦躁，

须臾不能卧，手足微冷，脉沉而数疾，与冷香饮子三帖，头痛半减，仍服前方四五日，痊愈。

直中温疫，头痛如裂者，肾厥之邪直逼于太阳经，故项背亦强也。一男子患此证，无热头痛如裂，一老医认为阳证，与大承气汤无效，更与柴胡清燥汤，遂不起，岂不浩叹哉。（按：台州潜心于吴氏，于达原逐邪之剂，莫所不试，而阴疫治法，亦发吴氏未言之秘，可谓吴氏之忠臣矣。）

膈噎者，以蓄血、痰饮、脾肾虚三者为因。因于痰者，饮食专噎于咽喉也。附子理中汤、旋覆代赭石汤、二陈汤类加松寄生用之，且灸身柱为佳。因于蓄血者，饮食专噎于胸中，且以右肋骨下有块为标的也。以温脾汤送下乌神散，或二方更服亦可。因于脾肾之虚者，饮食下胸中必觉摩痛，或食一纳口，则吐白沫数口也。先灸气海，次与松寄生油，又宜服炙猪肉煮汁，若得食其肉者益妙，此证最属不治。妇人之膈多属蓄血，亦不可不知焉。

臌胀，自心下渐及于大腹者，实也，宜生姜泻心汤、大半夏汤。自中焦臌胀者，宜温胃汤类。自下焦胀起者，宜壮原汤加木鳖子。此病以手鼓腹为鼓者，虚也。属不治，是为虚实之辨矣。血蛊者，自少腹胀起者也。先与生姜泻心汤，则其块徐徐消，然非长服无效。盖有血块，必停水凝结，其块益为大，故先利其水，而后治血分，则其效捷矣。或副用鳖甲丸，亦一策。

脚气一证，以槟榔为套药，大概宜槟苏散加木瓜。冲心者，以童便服槟榔末或紫雪五分，以童便灌下，此证多属不治。

热毒脚气者，以或有腹热，或其人自烦热，或灸之不堪热，为其征。凡灸之不堪其热者，多为冲心候。若脉数者益危，不可忽诸。若脉缓者，无冲心之患。干脚气证，灸之不甚痛者，无害，虽脉数亦可灸。

每年夏秋之际患脚气者，宜肾气丸料、风引汤（恐谓《外台》唐风引汤，非《金匮》方也。）类。其人寒时，预服肾气丸料，则至翌年不再发。

脚气麻痹及于口唇者，其毒深也。积年患之者，固无论矣。

脚气烦躁者，宜粒甲丸。

风湿脚气者，以疼痛为辨。疼痛者，必不冲心。若将冲心者，宜唐侍中一方。但痛轻者，宜六物附子汤。

云州侯（松江城主）患脚气肿满，侍医与以鲤鱼汤。虽小便颇利，其痛不可堪。因请，诊为风毒脚气，服杜仲汤，痛顿减，而小便日短少，其色渐赤浊，众以拟议，仍连进前方，其病遂愈。

凡水肿与鲤鱼汤者，以腹大满为主。若不腹满者，无效。小林大陵（京师医师）鲤鱼汤合苏子降气汤亦效。（鲤鱼治水病颇效，然脾胃不和便滑呕恶者，不可食。按《范汪方》有醋煮法，则为较和醋食当佳。）

凡治水肿，导水茯苓汤，以心下悸为主。若心下专有水气者，宜实脾饮。其他木防己汤、六物附子汤类，可随证而选用。

水肿证，有小便虽不多通，肿气减者，盖水之所凑气亦凑，气一散水亦减也。若内陷者，其气不振，故水不能流，以陷于里也。欲振其气者，宜真武汤、壮原汤类。其人自阴茎、阴囊肿者，亦虚肿也，宜肾气丸。

妊娠水肿，随胎气长而甚者，胎压水道也，分娩则愈。

子痫者，与芍药甘草汤加干姜副用童便可也。盖产前子痫，与产后痉无异，故又宜甘草干姜汤。《妇人良方》交加散亦治柔痉。产后之痉病与豆淋酒者，以酒气缓筋脉也。此等法不可拘，产后可，亦治杂病之痉矣。

痛风以发表为先务，宜越婢加术附子汤，最后与下剂为佳，宜神佑丸。此证不泄下水毒，则无全效。（痛风热甚者，与禹功散无效，不如神佑之捷。）

呕吐证与诸止呕药不应者，官参一味五分浓煎（以水二合，煮取八勺），去滓，伏龙肝末少许，取其澄汁服之。

吐唾不止，用安蛔药无效者，属《素问》所谓肾液，宜肾气丸。又有属胃上寒饮者，仲景曰：喜唾，久不了了者，理中丸主之是也。

胸痛证，有痰饮，有蓄血。痰痛多在左，血痛多在右。属痰者，清湿化痰汤、枳实薤白桂枝汤、控涎丹类选用之。属蓄血者，宜与大柴胡汤、龙胆汤、乌神散等。若妄投破血剂则吐血，不可不知。

真心痛者，饮麻油为佳。凡病属心脏者，多不治。

霍乱，多系于胃中停滞，故盛暑时，减饮食则无其患。小儿中暑霍乱，尤自饮食发，馒头类不可食。乳哺者患之少，其因饮食可知矣。热甚危急者，宜与竹叶石膏汤、白虎汤。干霍乱者，宜大承气汤。不可妄与瓜蒂散，调理当用附子理中加桂、补中益气加附子类。

疟疾，用达原饮加柴胡，其他九味清

脾饮类伍草果者，最可也。阴疟别无治方，用达原饮类。迨病发于昼间，宜截之。

左乳上痛而咳者，肺痈也。初起者宜四味薏苡仁汤、甘草干姜汤类。其人无故脐中腐烂出水者，属脾胃湿热，与平胃散加大黄，以赤乌散或奇良末贴脐中为佳。

眩晕有二道。因水饮昏倒者，宜苓桂术甘汤、奔气汤加茯苓类。盖奔气汤加茯苓主降下，更加附子推下之力反优。因气虚眩冒者，宜补中益气汤加附子。

心下有留饮痞硬者，生姜泻心汤主之。不痞硬者，宜茯苓饮、五苓散类。若留饮腹中有动气，或肾虚其气上冲者，宜桂枝龙骨甘草牡蛎加茯苓汤。癫痫者亦用此方，别有口诀赘焉。

血淋者，宜龙胆泻肝汤、八正散类。脓淋宜草薢汤。石淋宜透泉散，又以琥珀油涂导尿管，插入之于茎中，则石从坠。冷淋者，宜生附散。小便已恶寒者，此方最效。鸡卵制芎黄散亦治此证。

大便闭，用鸡卵制芎黄散奇效。其方鸡子去白止黄，以芎黄散和其中炼，将包湿纸埋之于热灰中，以灰冷为度，取出去壳，研末，白汤送下。

其人当右肋下有块者，必吐血。妇人经水不利而吐血者，属逆经，其血必黑，宜大柴胡汤、三黄泻心汤类。自肝脏发者，属蓄血，其血亦黑，并用前方。自肺脏发者，鲜血也，其血虽一滴，难治。先与加味百合地黄汤、犀角地黄汤类为是。酒客吐血，属胃中蓄血，宜三黄泻心汤。若不止者，属脾血，宜理中汤。盖下血久，则脾衰失裹血之职，自然止也。独步散能治吐血下血，衄而属鲜血者无效。下血者，宜食海鱼，不可食河鱼。（按：独步散，干柿一味为霜服。）

痢疾初起，以发表为紧要。若将禁口痢者，早可大下之，宜大柴胡加芒硝汤。禁口，药汁难下者，咽以生萝卜汁，则得能下也。冷痢者，多属泻心汤补中加大黄汤证，而附子之所治，亦往往有之。

咳嗽属阴者，难治。横卧则发咳，仰卧则不咳者，水饮所为也，宜神佑丸。子嗽者，因胎气生长，水停心下而为咳也，宜当归芍药散。

泄泻无异证者，宜胃苓汤、补中汤类。又有养胃汤、藿香正气散、真武汤所宜。若食即更衣者，属脾虚也。轻者宜补中汤，重者宜补中益气汤。久泻者，可理中焦，宜附子理中汤加赤石脂，或阿芙蓉丸。泄泻证多因不能泌别水谷，故宜分利水与糟粕。论云：下利不止，当利其小便是也。利小便宜春泽汤加附子。属中焦者，宜补中汤或生姜泻心汤。泄泻愈后，脉迟细而弱，至夜半或黎明而泻者，此命门真阳不足也，宜七成汤或参苓白术散主之。又有属实者，宜大黄丸类。

嘈杂者，水气挟火也，宜三黄泻心汤、生姜泻心汤。但心下不痞者无效。（按：心下不痞而嘈杂者，宜旋覆花汤。又吴茱萸一味煎服可也。《古今医统》云：嘈杂之为证也，倏尔腹中如火发，腔内空空，若无一物，似辣非辣，似饥非饥，似痛不痛，而有懊侬不自宁之状，得食暂止者是也。可谓说尽嘈证矣。）

黄胖，或以为感粪土气，亦非无理。何则？此病中人以上患之者绝无，中人以下往往患之也，宜皂矾丸。又男子脱血后，或女子薄血，作此状者，宜四味补血汤，非皂矾之所治也。（按：因食粪发黄者，《本草图经》秦艽条引崔元亮《集验方》云：夜食误食鼠黄，亦作黄识病。捷法云：鼠盗饮食五谷，遗粪在内，人不拣择，误食则生黄疸是也。）

风毒肿，多壮年者，老人甚少。两脚虽红肿，不能自溃。先可发散，宜一剂散后，可下之，宜禹功散。治法大抵同于痛风。

病人有呼吸乍失调度乍复者，不出五六日死。经曰：呼气出于肺，吸气入于肝肾。其失调度者，呼气不能归肾，上越于肝也。

心中时烦，唇红发作，有时时呕恶，闻食臭，颧骨红者，属蛔虫，理中安蛔汤加甘草、附子。

反胃者，断谷食，但饮白米饮，与理中、大半、温脾诸汤为佳。又有因水气发此证者，必心下悸，宜生姜泻心汤。（按：此证亦减饮。余闻台州有减饮论，未见。盖减饮事详见东坡集与孙运司书，可参考焉。）

穿踝疽，不辨足内外肿痛者，宜杜中汤加蝮蛇。病重者，副用禹功散。

解颅渐长大者，头骨开压额前肉也。当施绷带，初起者宜六味丸加鹿茸。此方能治解颅、五迟二证，盖本诸薛己之说。

蓐劳初起，宜当归建中汤。（按：《千金》内补建中汤主治可考。）

妇人肩背强急者，以坐药导带下则愈。若心下痞者，宜生姜泻心汤。（按：妇人肩背强急者，多系痃癖之所为，延年半夏汤最效。）

喘息急者，半夏为末，和生姜汁如曲服之，甚效。

津液虚燥，不大便而窘迫者，下焦气脱也。当升提其气，宜补中益气汤。若不窘迫者，宜六成汤。盖以补中益气汤无腹力，六成汤有腹力为辨。若六成汤证而无力者，宜加鹿茸。

竹叶除胸中烦热，竹茹主豁痰，所治各异。胸中烦闷者，栀子之所主。自心下及胸中者，黄连之所主，亦各有专长。

小儿夜啼，宜安虫散。（按：安虫散治虫动心痛。又小儿夜啼神效。胡粉炒黄、槟榔、川楝子去实、鹤虱各三钱，白粉一钱五分，铁器内火熬砒杵，共五味为末，每服一字，大者半钱，温米饮服。）

酒渣鼻，严禁酒。时时以三棱针刺去血，可与辛荑清肺饮。

脑漏者，脑中酿热，以出瘀涕也。古人以为脑移肺热，误矣。其初流黄汁，后变白浊，甚者溢于咽，且鼻中点滴连绵不止，其状虽似清涕，以纸拭之，干则发黄色也，宜脑漏一方。又似此证而鼻塞者，息肉也。其初生鼻中，渐逼鼻口，其色初白，次变桃花色，又一等甚者，色如李实熟，此证虽相似，以鼻塞与不塞为辨。鼻息治方见于方铃。又以瓜蒂末贴纸捻条，插入息肉上，则黄汁出而愈。

丹后宫津侯（松平伯著守）平素无他病，鼻常流清涕不止，余以为肺寒所为，以大枣煎汁服皂荚丸，灸大椎第一间，身柱，七日而愈。

梅疮属表证宜发表，杨梅一剂散加反鼻主之。其初与遗粮五宝丹等者，甚非也。疳疮，世贴膏亦非良策，但傅奇良末佳。

（按：杨梅一剂散方见于《外科大成》。）疳疮发阴茎，表者为太阳经证，杨梅一剂散主之。发横面者为少阳经证，恶候也。茎头下直筋不破溃为要，若破溃，则其毒忽上于咽喉及鼻梁也。烛泪疳，亦宜一剂散，兼用结毒紫金丹。

妇人妊娠，十指麻木者，系血热所为，此证夏月尤多，轻者不及药，分娩则愈重者，与柴苓四物汤。

妇人多属带下毒者，不可不谛。

奔豚气属虚，支饮属实。其证相似，而其治迥异，可不精诊哉？

水势盛于外者，卫气之衰也，宜黄芪汤。

梅核气，与半夏厚朴汤为法。然厚朴无真品，姑与生姜泻心汤可也。

杜仲汤能治脚挛急在右者，而不能治在左者也。

诊病人宜察眼中之了不了，与音声之爽不爽，此二者清亮，则不死。

痨瘵与虚劳易混。虚劳之热，浮泛无根据。痨瘵之热，熇熇熏骨，而眼中甚瞭，不如虚劳之目中不了了也。四花患门亦治痨瘵，而不能治虚劳。又妇人虚劳者，经水早绝，属血瘦也。痨瘵者，有至病末未绝者，乃知二病自异也。

暴得痿病，腰足两股皆不仁，蹙而不能步，脉滑而力者，先与瓜蒂散吐之，后以术附剂逐水则速愈。

雀目，当审腹候。若少阳经拘急者，宜抑肝散类。若因脾胃郁热者，宜平胃散加大黄或黄连，又用鸡肝亦佳。

积年发小疮痒不可忍者，可与杨梅一剂散加蝮蛇多量，外以西河柳煎汁浴之，此方亦治癣疮。

血燥皮肤为痒，及风热疮疥为痒痛者，宜当归饮子。凡一剂散证带血热者，非此方不能治。

漏风，当背七八九椎际恶寒者，属气虚，宜补中益气汤加附子。又觉手足爪间有风者，亦属漏风一种，宜补中益气汤类。

哕逆因胃寒者，宜丁香柿蒂汤，兼用龙眼皮为佳。因痰饮者，宜橘皮枳实生姜汤。

肺痿吐涎沫者，与甘草干姜汤，兼用皂荚丸。

鼻僻者多发中风，欲防中风者，宜灸章门穴。

中风证，气之所虚，痰必凑之，故以顺气导痰为治法。又中风未发时，头痛者，肾气厥逆也，为不治。

病人服甘遂、大戟、桃花、大黄类不下利，反腹胀满者，当和胃气，宜甘草干姜汤加芍药类。

带下之块，多在卵门下（斥卵巢耶），按之则如绵裹，觉温软也。又妇人脚痛属带下者，十有八九可详。

阴湿者，由谷气下流，宜减饮食，徐服萆薢汤类。若其证轻者，地黄、枯矾等份为末，和生姜汁贴之可也。

某侯一日垂钓于水滨，时有溺者自上流来，侯深悯之，命救之，几死，使侍医将一角末以管嗜鼻，须臾吐水数升，遂苏。台州园有雉鸡，误陷于井中，饮水数口，扶之出，殆绝，急将一角末五分和水服之，须臾吐水，霍然痊。乃知一角能解水毒也。

血证，脉弦数者，有不测之变，可恐矣。

下利兼脚气者难治，以下焦虚故也。其他下部有旧疾而并脚气者，不可不虑。

癫痫有因蓄血者，当卒倒吐涎沫时，必咯血，乃可去其蓄血。一妇人有此证，新产后霍然愈，乃蓄血尽故也。

喉癣，间有属胃热者，宜凉膈散类。

肠痈看法，往来寒热者，属右厥阴，无寒热者，属左阳明，是为左右别。又一种，有二便共闭者，为小肠痈，详于《外科大成》。夫病在大肠，则大便闭，在小肠，则小便闭，在中央，则二便共闭，理当然。而小大肠痈，多在右，其在中央者，形如便块，或于小便闭易混，学者宜于活物上而活看耳。治方不拘三痈，宜选用如神汤、四味薏苡仁汤、大黄牡丹皮汤。又有阴证者，当行附子也。若与下汤仍不通者，痈发于肠中，妨塞便道也。又便肠垢者，宜四味薏苡仁汤加大黄。最初宜如神加大黄汤，一等重者为大黄牡丹汤也。

缠喉风与喉痹易混。缠喉风发于喉中深处，不可针。喉痹发于浅处，宜针。若其肿深者，可吹入矾蚕。喉痹宜玄参、升麻，或清咽利膈汤，副用冰硼散。缠喉风即有一方主之。（按：一方未详，余与以驱风解毒汤加桔梗、石膏捷效。）

血虚肿气似黄胖，其肿虽及右肘上，不及左者，专在血分而不在气分也。古人以左右分气血，可谓不诬矣。

肺痈，其初痛阴阴，咳则引胸中，而其痛多在左，治宜在始萌。若至其吐脓如米粥，则百可治一二耳。

痘发热后，不见点，通身肿满而死者，是表伏之证也，名曰肉胀，治方早与反鼻剂，可发表。

齿痛，宜当归建中汤者外，以黑砂糖擦痛处则捷效。黑砂糖亦贴阴囊癞风并牛皮癣，不堪痒者立应。

口肿有牙宣与胃热之辨。牙宣者，上齿或下齿必发于一方，而后波及上下。如胃热则否。且虽两证同出脓血，牙宣者脓多，胃热者少，是为其别。牙宣宜滋阴降火汤，胃热宜清胃加生芐类。骨槽风自胃热来者，宜杨梅一剂散。

妇人妊娠七月以上，当与当归芍药散逐水理血，否则分娩后多患下利也。又产后下利者，多因肠胃为胎压制者，一时得舒畅，而水气下奔也。不如乘其势与生姜泻心汤，以尽水气也。

产后咳嗽，多水浸肺之所为，其治与下利略同。

痛风者，风热入骨节也，可发汗，宜麻黄汤，桂枝芍药知母汤亦主之。表证罢，当以禹功散下之。

三井某年二十有余，腹中拘急，大便硬，饮食如常，但欲眠不能眠，来请诊。诊曰：子不能眠者，非心气之所为，其病在胃中。经曰胃不和则卧不安是也。乃与桂枝加芍药大黄汤，一剂而知，九剂而愈。

妇人积年有水，块痛不解，或吐瘀液如淡黑色者，或如赤豆渖者，宜温脾汤，副用应丸。若有蓄血者，右脉闭塞，莫怪，是血压经也。又不论何病，右脉闭塞者，脾胃衰也，不可不知。

因蓄血腹大胀满者，与血虫异其证。发作有时，或至夜而胀，至旦则减之类，与桂枝茯苓丸料效。

小儿卒下利，发搐搦死者，所谓真中也。先与附子理中汤。余数年虽欲覃志焦

神救活之，未得其肯綮。

吐乳者，专用治吐乳一方，此证渐剧，摇头者不治。

急惊风者，宜桂枝甘草龙骨牡蛎汤。慢惊风因攻击发者，尤属虚，可禁针，宜甘草干姜或芍药甘草汤、抱龙丸。《幼幼集成》用灵砂亦效。

诸病拘急者，属闭证。仓卒勿错置，必有开期，纵使至死一旦解而毙。

崩漏轻者宜当归煎，重者理中汤，其最剧者加附子，兼饵食牛肉更佳。

芽儿衄血，且鼻塞者，皆属胎毒，宜五香加大黄汤。又育不育之辨，大抵俟五十日判然，详于《千金方》。

风水，肿自面来。经曰：面肿者风，足头肿者曰水是也。

诸疮翻花者，因荣卫衰也，宜黄芪剂。又痔疾翻花者，胃气下陷也，宜升提剂。痧病，或以为《左传》所谓蜮，又云虫名沙工，吐沙，人中之则为此证，此皆就"沙"字为说也。按此病本自沙漠之南来，故名痧。犹痘自北虏来，因名虏疮。疿疮自广东来，因名广疮也。不可深拘焉。

湿痹，但痹而无痛，其初痿弱，后发拘急也。病在表者，当发汗。手足屈而不可伸者，宜四物汤加犀角、桂枝。

一妇人年四十余，左足肿，膝大而痛，不能步行者有年，于兹来请诊。余诊曰：此证似鹤膝风而非也。鹤膝者，膝肿大，而膝已下必瘦。今不瘦者，是带下所使，而其病在表，可发汗。乃与杨梅一剂散，痛渐止，更逐带下毒而痊愈。

脏毒者，五毒郁热流注之所致也。其形状与痔漏类难辨识。然痔发于肛之左右，

而不关任督之脉。脏毒发于任督之脉，而不关肛之左右，是为别也。脏毒破血不止者，宜补血汤加干姜、附子，兼用独参汤。

风懿，舌根如痿，言语不了然者，盖中风之类也。又有痰迷心窍，舌强而语言不如意者，甚相似。然风懿者属阴，多不治。痰迷者属阳，多治。其痿者与强者，其治自别也。

肝疡，古来无明辨，此证肝脏中生疡，后见腹中，故不治。其初当脊之右，肝脏之里而发者，或可治，宜透脓散。此病与流注易混，世医动以肝疡为流注，误矣。盖肝疡比流注甚少也。

鳖瘕在右肋下而冒胃，按之则坚不痛，是属饮癖，不早治则后必至胀满，不可治，用白马溺为妙。

肺痈证，《张氏医通》特论之。初起当中府、云门而痛，后或吐血而死，为难治。其初轻者，宜沉香降气汤类。稍重者，宜补中益气汤合生脉散。

肺痈痛而咳，肺痿咳而不痛，肺痈不咳而痛。肺痈痛在一阳者可治，在二阳者难治。（按：末二句难解，姑书俟考。）

悬痈，生于会阴之侧，多由湿毒。脏毒，生于会阴真中。阴毒，肿自会阴上斜向肛门之傍，脓溃如刀割状。三者相似而异，悬痈、脏毒宜朴㦮石榴皮之剂，阴毒宜内托剂。

凡病人右身有所患，则当为血分治之，是为血证看法。

鼻痔嗜瓜蒂，世之所知。湿家头痛者，亦以瓜蒂末点纸捻入鼻中，嚏出而愈。

小儿头疮为胎毒，治之无效者，因母有带下，哺其乳而发也，速换乳母则愈。

妇人头疮，亦有因带下者，更与八味带下方，兼用坐药则愈。（按：八味带下者，系本朝制方。奇良、当归、川芎、茯苓、橘皮、金银花、通草、大黄，俱八味。）

吐乳，胃虚者宜附子理中汤、温脾汤类。若不愈者，与《本事方》青金丹。（按：青金丹治霍乱吐泻不止，乃转筋诸药不效。硫黄三两研，水银八钱。上二味，铫子内炒，柳木篦子不住搅匀，更以柳枝蘸冷醋频频洒，候如铁色，法如青金块方成，下再研如粉。）

神仙劳名，始见董西园《医级》（此书四部，舶来、荻野、福井各藏一本，余入江户）。此病盖因胃口蓄血而生，是以不食至数十年。蓄血能养胃气，故不死。用药亦非数年则无效。宜温胃汤，后以禹神散攻之。（按：医史《丹溪翁传》及垣赤道人《吹影编》论似此证者，宜参考。）

凡胃中阳气盛则不倾，若胃阳虚则必侧垂，水饮因乘之，名曰澼囊。然按之不应手，但以腹痛呕吐为征，宜温脾汤。若不愈者，服白马酪效。（按：《时还读我书续录》云：荻野台州曰澼囊者，《医学正传》引东垣云痞，为窠囊者，用红花、桃仁，据此则澼囊兼蓄血，宜温脾汤，兼用血剂失笑散类。余尝观所吐物，与温疫蓄血所下物同色，故知其兼血也。）

肠罩在脐下子宫内，几与胎相似，而经水将来，其痛不可堪者，服自马溺效。（按：用卤砂亦佳，后条可征。）

卤砂能治产后腹痛。

带下者，其病从带脉下流，故名带下。盖其始，水饮聚于冲脉，传于带脉，以入于子宫，与血凝结为带下也。故与生姜泻心汤去水饮，以坐药去凝结则愈。凡用坐药有法，深入子宫则其痛不可耐，若但在于阴口则无效，正在阴中稍近于子宫处为妙。妊娠者三月后，不可施坐药。固虽无害于胎，适脱胎则归其咎于此故也。（按：台州园坐药方：杏仁、甘草各三分，丁香一分，枯矾六分，片脑五厘，上五味为窜，三日一换之。）

妇人淋疾，与露蜂房散有捷效。（按：露蜂房能酿乳，今与淋同。其治妙。）

崩漏与带下同因，盖水血混淆则为带下，不混淆则为崩漏也。

肝气厥逆为耳聋。耳聋者，以瓜蒂散吐之后，与柴胡清肝散类。若虚者，先与清肝散。候其实可吐之，大率百药无效者，得一吐必愈。

带下有成虚劳者，其初以寒热往来也。夫带下，郁则生热，系少阳则成此证，子宫亦属阴厥，故睡觉时唇舌干燥也。

华冈青洲

青州学识、才力较之艮山、友松不无轩轾，而专以精思攻苦，踵事涉历之，故其治术多出人意表，盖青洲次诸彦之后，熏陶之力固多，加之治疡之声独擅海内，此其人与时为得宜也。

夫欲善外科，先宜精内科，何？则疮疡虽百端，不能出于阴阳虚实。苟审之而施之治法，则于外科无有间然矣。（青洲内外泛应，无不曲当，由其脉证分辨处，无不清晰，更由其内外合一处，无不贯彻也。）

学医者如宋儒穷理，不先格知人身道理，而后审疾病，则不能至极致矣。（拙轩

曰：青洲翁常诵。医唯在活物穷理之语，以教诱后进，洋学未辟之前，早着眼于此，故其截断之术，穷洋人所未穷之理，翁之于疡科，所谓斗南一人也。）

失荣、气瘿、委中毒三病，先哲以为难治，予亦未得其治。尝视桥本驿工匠某左颈下发如瘤者，因谕价者曰：此气瘿，恐数日后出血至死，果如其言。又视同病者，不过四五日进血而死。如委中毒，膝胫渐肉脱骨尖黑，蚀恶汁出而死，世医动谓治此病，审之时毒就足胫而漫肿者耳。

和州一妇人患失荣，疮未翻肉而口禁难饮食，试用五宝丹，肿稍减，口能食而遂死。又一人，与猛升汞丹，大瞑眩而病颇，差后再发至不起。

凡肿块有动气应手者，所谓动脉也，不可妄刺。误之则进血便死。

世所谓神仙劳者，与抑肝扶脾散，莪棱为主，兼服辰砂散，或左金丸则愈。肺部有毒者，必见数脉，不可忽。若微咳带咽痛，或吐白沫，脉数者，为瘵状，遂至死。

畜血下利者不可攻，攻之则反促死，宜谛其腹候及舌色，《千金》黄土汤或黄连解毒汤主之。

伤寒汗出恶寒，近衣被则汗益多，去之则恶寒反甚，数日不差，与柴胡桂枝干姜汤、桂枝加黄芪汤等无效。或谵语不食，终至危笃者。盖有二道焉，一则内热炽盛，津液溢表者为越婢汤；一则表虚多汗者，为温经益元汤（此证必舌上见白点）。

一处女年七八岁，两脚痿弱不能立，右足心发水泡，其状如火伤，刺之水出泡溃而外生红晕，按之微痛，经二日水泡及

足跗浮肿，指头色点黑。此痿弱更不能流通血气，故为毒肿也。先与桂枝加术附汤，时时以紫圆下之则愈。（此即东洞先生衣钵，东郭先生亦续其传灯。）

蝮蛇咬，内服乌头汤及紫丸，外涂柿实汁则愈。

石淋非生会阴者，多生在阴茎中。割断去之，缝合贴膏，内插鹤羽茎补便道为妙。

手足创伤，络喷血不止者，医或缝裁其络而血益甚，是与刺委中、尺泽，时缚其上际，则血愈出，其理同。

小儿解颅，初起者，急与葛根加术附汤，兼以紫圆攻之则效。其证已成者，攻之则促命也。（紫圆能治上部毒，七宝丸能治下部毒，或以乾坤为二丸名有理。）创家眼中见黄色者，脱血候。

咽喉创，系气道者，小则治，大则不能治。如食道创，虽稍大多活也。

破伤湿治方见《证治准绳》，然不如越婢加术附虎杖茎汤神效也。（拙轩曰：虎杖根解散凝结，虎杖茎治破伤湿，灸火热见《青洲医谈》。）

脏毒看法，先控肛门谷道，腐蚀为广阔，下如赤豆汁，其臭甚者，脏毒也。毒甚为翻肉者，多不治。

舌疳，疗之可救十之八九，先割去其腐肉，用熏药为主。然腐蚀及齿龈者不治。癫痫，眼目紧缩者，瞳子散大者，俱不治。

乳漏久不愈者，始以祛毒膏为纤，后以长肉膏换之，内服葛根加术附汤，兼用端的丸。又毒凝结者，大黄牡丹皮汤、伯州散选用。

腐骨疽，近胸腹及五脏者，不可纳纤，

纤之则反见脱状。

眼胞或唇吻生疙瘩者，向里面取之为妙。

肿疡见流注状者，不论何因，与越婢加术附汤而可。（此初起者。至日久者，不割破去脓，则无治法。）

黄瘅始萌，以三候为征，曰眼中黄，曰心下痞，曰小便黄是也。虽身色如故，有此三候，则为确矣。又瘅愈以眼黄去为征也。

喘息剧者，麻杏甘石汤或麦门冬汤方中加没食子效。盖没食子能祛胸中胶痰，而世医知者鲜矣。（拙轩曰：治破伤湿以虎杖茎，治喘息以没食子，皆翁之发明，亦穷理中之事。）

痫疾与汞剂，以小量长服为要。譬之如复天灌一壶水于地上，漠然无痕，以小酌屡注，则水自彻底焉。

走马疳，其毒甚猖獗。经日则烂龈腐骨，遂至死。若初起口臭出血时早施治，则尚可救。文化十年六月，一儿年八岁患此证，其腐已及齿龈，齿脱三四枚，服以芦荟消疳饮，兼以人中白散，不出旬日愈，齿再生矣。

痘疹虽出于后世，其证之阴阳，治法之温清，与痈疽无异。（许叔微曰：能医伤寒，则能医痘疹，能医痘疹则能医痈毒，彼自伤寒悟入，此自痈疽悟入，道异而理同，名工所见略相同。）

风眼破溃，出血不止者，犀角地黄汤兼三黄汤效。血止而痛不止者，与通明汤，外施蒸药则愈。

妇人头疮久不愈，诸药无效者，与桃核承气汤，兼用桃花散则愈，涂桃仁油亦可。

冷痢，误用疏涤剂，白脓反甚者，与东井和中汤效。

产后遗尿者，与参芪汤加附子效。盖方中益智倍加为妙。（又一方，红花、洋参各一两，上二味，锉用，鸢一羽去肠，纳之于肠中，烧存性，温酒送下。）

甘草干姜汤能治自汗盗汗，其理与承气汤治阳明自汗同。此汤又治胸胁偏痛，此皆毒迫于心胸所致也。世医不知之，徒就汗与痛施药宜矣，不得其治。

产后暴泄，与胃风汤速愈。若数十行后，心下痞满者，宜与生姜泻心汤。

或曰走马疳疔之类，或然。余视至其死者，与疔无异。喘家以紫金丹攻之，则吐浊唾臭痰而愈。白散亦能吐痰，然彼专吐在肺管者，此专吐在肺府者，其部位自异。

解颅初萌，与葛根加术附汤，时以紫圆攻之则愈。若渐甚如斗大者不治。又小儿四肢痿弱者，用前方而愈。是其证异而其毒同也。若痿弱脊骨突起者，及左右证异如偏枯者，不能急愈。

凡欲用麻沸散，先与半夏泻心汤疏心下，而后不用之则不能奏效。（此法自奥村叟吐法脱化来。）

夫欲与麻沸散，宜审其证。若血色不爽，胸中有滞痰宿水，或心下痞硬者不可与之。先治其证候，而后不施之，则误人不鲜。又服麻沸散不瞑眩则不可施术，误施术则亦害人矣。

服麻沸散，瞳子散大，脉弦数者，是为瞑眩之候。

发痫，角弓筋惕，气急促迫，或叫呼者，与甘草于姜汤效。

委中毒，初发寒热甚，委中肿痛，后黑色腐坏，针之黑血出，无脓气，膝盖肉脱，宛如天刑病，然其证固属不治。

气瘤、气瘿，不可妄下手，反生害。

痉病初发，必两腮刚强。先与葛根汤，可针于合谷及发际则治。若见脱候者，十全大补汤加荆芥、附子，兼用豆淋酒加荆芥。然角弓反张甚，水药不下咽者，及口开者不治。（传云：痉病握手者，刺合谷穴，其深一寸五分或二寸。刺发际以浅为佳，铁针尤良。）

破伤风，其初项背强或言语謇涩，寒栗者可治，宜葛根汤、续命汤类。无患子、虎杖茎二味煎服亦效。若至角弓反张则多难治，产后痉病亦同此法。

痉病脉浮涩为吉，若浮数者必再发。

一妇年五十余，患舌疳。其形舌傍疳蚀为翻肉，而腐烂及于齿龈。乃以腐药拔去其翻肉，服以黄连解毒汤，而外用熏药者，凡百日余毒尽病痊愈。

行熏药者，后不用下剂则无全功。舌疳者用紫圆，若由梅毒者，龙门丸主之。近世患真流注者甚少，今见流注状者，身体必为疮痕，与《外科正宗》所论大异。一人年二十余，腋下漫肿，按之少痛，其状似痞癖，而其左足有疮痕。因为外因流注，与越婢加术附汤，时时以紫圆下之愈。

留饮兼畜血者，非精腹候则难得其辨。

鹤膝风或结毒顽固难拔者，宜乌头汤、桂枝加术附汤等加角石。凡治毒难动者，为角石专长。

梅毒上攻，凝结头项者，与桂枝汤加茯苓、苍术、乌头、细辛、防风，兼用消毒丸、苓桂术甘汤。加附子能治黄胖病，胸中有动气者，为铁粉、蜀漆主治。

癫疝施针刺，清水出者不脓溃，血水交出者必脓溃，脓溃者反易治。

肠痔血出者，实证也。水血交出者，虚证也。

乳岩有经水者易治，经水断者难治。又乳岩者，怀孕则其核忽成大也。

胀满一证，有因水气者，有因气结者。水气者属实，故易治；气结者多虚，故难治。吉雄元吉曰：患胀满而死者，荼毗之肠中一块巍然存，视之坚硬如石。西洋人曰：腹胀病，动脉大管生如肉瘤者，四肢血脉为之妨害，渐至手足削小，或然狂痛血晕。其证相似而异不可不辨：狂者妄语不止，痛者易惊物，剧至角弓反张，血晕精神昏冒，甚者口噤。此证汗出，脉无胃气者死。

瘈狗伤，外贴中黄膏加杏仁、甘草，内服黄连解毒加木鳖子，兼食蟾蜍脍为良。脱疽觉痛者，未腐蚀也；不知痛者，既腐蚀也。

淋疾为小便自利者，与参芪汤加附子效。

肩凝腰痛，左手有创，右手有块，处处疼痛者，流注毒也。宜与越婢加术附汤，时时以紫圆下之。若虚脱者，宜参芪桂附剂。

金创在膈膜者，不论迟速必死。在脐上者为险，在腹者不用纻，近脏腑故也。矾石、巴豆、斑蝥、乌头等毒皆属热，故解其毒以冷水为佳。（按天地间不论草木虫石，凡称酷毒者皆辛热品也，故解毒药以苦寒为主，如黄连解毒汤、苦参汤是也。）

腐药最为瞑眩，不可不知。一病人臀上施腐药，其毒忽上攻冲心死。

腐药瞑眩，其证微者，恶寒发热，或渴或饮食不进。剧者烦渴，或烦闷，其毒迫于心下，遂至促命期。急当救之，宜黄连解毒汤、甘连加石膏绿豆汤等。

产后战栗者，血气新虚，邪气袭之也。先与荆芥沉香汤，或与十全大补加荆芥、炮姜，更虚者又加附子。盖战栗至四五发者难治，然脉缓者可愈，紧数者为不治。

产后血虚，舌赤烂痛者，八物汤加鹿胎霜奇效。鹿胎霜亦能治产后下血不止者。

身体疼痛，概因血气凝滞，如金创天刑为痛者是也，故与行气剂则愈。

癫疝病根抵于少腹，故大肠下垂阴囊也。宜先辨其难易而施治法。阴囊偏坠渐肿大者易治，阴囊有消长而痛引少腹者难治。余尝遭阴囊消长证，施针刺则大便随下，不堪臭气，大困矣。又有因梅毒偏坠成顽肉者，宜以剪刀割去之。若贴腐药反害。

胃脘痈，疑似肺痈，而不止肺部痛，亦连少腹吐脓血也。治法宜排脓散、桔梗白散。

小儿发解颅者，其初必发热，牙关紧急，天吊。宜先其时治之，葛根加术附汤，兼紫圆为得矣。若解颅证已具，多不治。

角弓反张无吐下者，急惊风也，搐搦上窜吐下者，慢惊风也。四逆汤、柴胡抑肝汤、惺惺散、清脾散，或的里亚加随证投之。后藤氏用柴胡加龙骨牡蛎汤，未知其应否也。急惊风则病间明了，慢惊风则病间似睡，以是为别矣。慢惊风则发以上必昏冒，多属不治。

偏枯不论老壮，可用桂枝加术附汤。其急迫者，以紫圆下之。诊其腹不拘急者可治，拘急者不治也。是气不能循环者，故虽下之拘急不解也。

中风偏枯，发作有时，多属痫家，桂枝加苓术附汤，时时以紫圆下之。药不久服则难治也。又妇人手臂屈伸不止者，痫也，大七气汤治之有奇效。（拙轩曰：以上数十则，尽是实际实语。翁精神之所注，百读不厌，学者宜奉为金科玉条）往年门

人服部方行（字子执村上医员），喜先生说，就其书中抄录之为叙。其略曰：先生医术内外一理，随证应变，浑从实际来。故方有准则，术有活用，后学不可以不研究焉。因请正于余，时方行婴脚疾，遽没后余有此著，乃删润其稿以表遗爱，且系以小诗云：多年曾乐与余游，岂计愁遗忽一秋，残月当窗人不见，满天风露滴空楼。

《先哲医话》卷上终

先哲医话　卷下

浅田惟常识此著

松山挺资刚校

绍兴裘吉生刊

永富独啸庵

独啸庵能脱洒风尘，义气慷慨，似不屑医，而至其失，鉴误治详录以为后图，是以年虽未满强仕，治术多可见者。今就其遗著钞一二云。

痢疾初起，尤可重发汗。而俟邪气聚于胃，与大小承气汤为得也（按疫痢汗下之机最为紧关）。其初发汗彻透，则十可治七八；若里证不失下剂之机，则痢后诸患无起；误其机则多至脱候。

伤寒二三日，脉沉数，虚里如奔马，或心下痞硬者，后皆为大患。

病势缓者，死生易审定，如痨瘵、膈噎、臌胀之类是也。病势急者，死生难预决，如伤寒、麻疹、痘疮之类是也。医须精苦，勿误此机。

癫痫固为难证，而男子情欲未发者，女子天癸未至者，灸药得当，则十可治四五。但禀之于先天者，决为不治。

家猪胆通壅滞，下逆气，功不让熊胆。熊胆多赝，非精鉴者不能辨也。（拙轩曰：按诸胆功用相均，牛胆、猿胆亦可代用，胜赝熊胆远甚。）

韩参润渴下气，其功过诸药。而世或谓韩参制焙失其性，不如芳野之产，可谓冤矣。（余闻之对马人韩参肥大，长四五寸者，人含之则走不必喘，虽冒烟火亦不为熏杀。又闻插花者言采牵牛花呋咀韩参，敷其茎中则不急萎。盖韩参当暑月浸诸瓯水，俄而喷出泡沫，如浊酢淖沸之状，故用之，足以见此说之确矣）。

今世患梅毒者，多兼气疾，故处方不兼理气之药，则毒气凝而不散。

淋疾、痔漏亦因气发者不为少，攻之，兼理气之药可也。

痿躄初发，其人无湿毒及瘀血之诸证，而心下痞硬弦急者，是为气疾，宜吐之，而后服泻心汤为佳。

痨瘵不可治，似痨瘵者可治；膈噎者不可治，似膈噎者可治。世医动谓能治之，盖其似者耳。

吐血因酒者易治，因气者难治；一发尚可，再发多死；吐血后见肿者危矣。

人多思虑，火易动火，动则津液涸。加之恣欲，则为肾劳，肾劳亦多气疾。

气疾为痿躄者，其阴多先缩少，及其将愈，其阴先舒畅。

梅毒禀于胚胎者决不治。假令一日得痤，后必发。为人父母者，可不慎之于其初乎。

痉病有表证，而手足拘挛瘫痪者，以葛根汤发之。表证既去，拘挛瘫痪不休者，与大柴胡汤而愈。

中暍吐泻、手足厥冷者有二途：一宜四逆汤，一宜白虎汤。医应湛思诊之。（霍乱热厥冷厥之辨，亦宜审之。）

《金匮》胸痹心痛之治方，多用桂枝、附子。而浇薄之世，人民黠而多欲，以郁蒸气火，故可芩连者多，可桂附者少。宜勿详其证候而误之。（仲景门墙之外别辟畦径，非精思治术者孰能为之。）

产后血气易涸，寻劳伤精神，则舌干泄利，发咳为劳。又新产时恶露不全尽，则凝结上冲，舌烂泄利，发咳为劳。（蓐劳说二途，诚不磨之论，专门产科恐未能明悉此义。）

伤寒二三日，心下痞硬，脉沉数者，后为大患，可微吐之。（伤寒行吐不可过二三回，得一快吐则止。用瓜蒂三分若五分其治一逆，则急者促命期，缓者为坏证。）

伤寒与承气汤不得下者，当行吐方，而后再下矣。（此谚所谓欲得南风，先开北牖之意。尿闭亦有此法。陈修园曰：譬之滴水之器，闭其上窍则下窍不通，去其上窍之闭，则水自通矣。用补中益气汤或吐法甚妙是也。）

伤寒外证已解，胸中有停痰宿水者，微吐之。

月事积年不来，心下痞硬者，及淋疾浊证，心下痞硬诸药无验者，当先与吐方，而后服对证药。

痿躄初起，暨病将发者，其心下有痞，则先吐之为佳。（荻元凯曰：暴得痿病，腰股两足皆不遂，脉滑而有力者，宜先与吐方，而后用乌附剂。）

欲决病之治不治，定死生之期者，当审腹中虚实。凡候腹之法，如易而实甚难。何则？有如虚而实者；有如实而虚者；有因邪而虚，邪祛而实者；有因邪而实，邪祛而虚者。其诀得于手而应于心，父不可以喻子焉。

水陆草木之花实不一。有乍开乍落者，有俟花俟萎者，有花盛而无实者，有无花而结实者，有花小而长存者，有花大而乍落者。疾病之染人亦如此，医当察其开落之机，慎芟刈之期。

医为病制，则虽药峻剂大，其病不易治也；医制病，则虽药慢剂小，其病可治也。医宜谋诸未病之日，征诸既病之日矣。（拙轩曰：医为病制、医制病语极妙，医书中无此文字，学者免为病制之医则难矣。）

阅诸病者不治而自愈者，百人之内不过六十。其余四十，十人者必死证，十人者难治，十人者险证，非良医不能救，特下工所疗者十人耳。世医不知此区别，漫忽施治，取狂妄之名，遂归罪于古方，何不省之甚哉？余奉古方，以汗吐下之方疗癫痫、痃癖、喘息、臌胀、膈噎之类数年，始知此区别。诊视不迷，左右逢源，而后信古人之技不在既病，而在未病也。

惠美宁固

独啸庵游艺州也，专讲吐方。始学之者为奥文叔，其次为惠美宁固。宁固亦与吉益东洞切劘古方，别为一家，其徒所著《宁固医谈吐方》，私录吐方，撮要斑斑，可以征古方之盛焉。

净心诚观曰：四百四种病以宿食为根本，三涂八难以女人为根本。又南海寄归传载断食疗病，据之则食之一途为病最多，而吐之一法祛病最为捷径矣。（拙轩曰：百病饮食为本，人唯与口谋而不与腹谋，故往往致灾。将食，问诸口曰可也，问诸腹曰未可也，乃止口从腹，从而后下箸，此是养生第一义。右出广濑梅墩涂说，虽不关吐法，语甚有味。）

水气妨气道，喘急肿胀者，宜镇气道水气，越婢加术苓，木防己加苓，兼服石中黄丸为佳。

食欲之害人甚于色欲，而世人徒知色欲之害，不知食欲之害，悲夫。

小儿疳眼，大人雀目，皆因胃中宿毒妨害精气之运用。小儿早断乳为饮食者，此证最多，按其腹必满，故祛胃中之毒为要。

伤寒病胃实，与水结易混。而水结证有宜下剂者，有宜附剂者，舌苔脉候当精思甄别。

消渴有因梅毒潜伏者，不可不知。

因阔逢（方名）瞑眩而口中腐烂者，将酽醋少少咽下为佳。若烦渴热者，白虎汤加黄连；咽喉及口中痛者，甘连汤加大黄、桔梗。

天行热病，两手或舌上瞤动者为凶候（此证有发病卒厥而死者，不可忽视）。病后秃落者，贴蒲黄霜为佳。（拙轩曰：此证反鼻霜，麻油调涂患处亦佳。）小便闭者，瓜蒌实二钱为散服效，此理可玩。

狂喘劳三病皆属胎毒。毒攻心中者曰狂，攻骨骱者曰劳，攻胸膈者曰喘。其根同而枝叶异也。若狂愈而为劳者死。

大便闭，与巴豆、大黄等不通者，他药中加木香效。（按：三和散中木香即此意。）渴有因水气者，有因热者，又有病将解而发渴者可辨。

伤寒有自得吐者为佳兆，若不吐则为结胸。若欲吐不吐者，可与一物瓜蒂散。动悸有因气血凝滞者，凡血气之所凝，皆为动悸不止，心下也。

喘家不可妄吐，苓桂术甘汤加苏子、杏仁佳。

秃落宜苓桂术甘汤，雀目亦与之。盖此二证为同。因何？则水气凝滞于头中，毛发不能为之荣，故秃落。水气壅遏于上部，精华不能为之注，故晡时失明，其理一而方亦活。（拙轩曰：融解贯通，圆机活法。）

黄胖，其因多属胃中不和。爪甲白剥者，胃气不足，气血不能达也。

一男子，头并两手振掉不止，得之二三年，腹中和饮食如故。余谓仲师所谓四肢聂聂之类，与防己茯苓汤愈。

和胃汤本于芍药甘草汤，故任脉拘急者与之尤效。若不差者为建中汤。盖此证疑似柴胡汤，然柴胡专系心下，此方全涉腹中也。

山锡杖，一名土山母，主瘀血痛，故能治产后手足疼痛。

小便闭，先与调胃承气汤加滑石为得。（按：鸡峰方治大小便不通、烦乱、四肢渐冷无脉，以大承气汤，此即通后窍而前窍自开者。此方即系前后双解，亦一手段。然施之于虚惫溺闭者，恐生大害，《金匮》八味丸主治宜参照耳。）

阴狐疝多难治，而胡芦巴丸能治之，

予近得之于江都医人稻村三伯者。

治舌疳，椰子油一味煮沸，以木绵浸之，色黄为度，将其绵贴疳上，以烧针熨其上，日二，以不堪其热为知。内服凉膈散加石膏，时时与豆黄丸下之。（拙轩曰：此方奇甚，他日须试之。烧针直刺疳上止腐蚀者，予亦屡用，十中可治三四。）

膫胀、瘰瘵、阴狐疝、膈噎、天刑、喘息、肺痿等概属不治，故不敢下手。

反胃先与柴胡泻心汤、陷胸汤等疏其胸腹，而后与吐剂则痊愈。

远年患腹痛者，吐之则愈。又安中散加姜黄苍龙丸奏效。

漆酒治瘀血痛，其效胜于起废丸。又能治旧腹痛，中其肯綮者，必发吐下。

凡欲行吐方，先审其腹候。其心下坚实者，与泻心、陷胸、柴胡之类制其胸腹之毒。一二月或三五月而与吐剂为得，不然则吐方无效，且不堪瞑眩也。（土生昌有尝从宁固受吐法。其说曰：凡用吐剂，先与黄连解毒汤六七日，而后用之。诘朝啜热稀粥一碗，禁午食。瓜蒂散六分，以豆豉汤送下，少顷为吐，吐了又与瓜蒂散如前法。又吐了更服盐汤一碗吐之，又将拈纸探吐，凡吐四次，始药力达肯綮，而后徐徐进热稀粥一碗。又与黄连解毒汤六七日，或兼用滚痰丸。此吐法之大概也，宜参用。）

心下有小块，或病毒妨气道短气者，不可吐。

服峻下剂以平旦为是，前夕宜减晚餐，其明服之。若食谷在胃，则反发呕吐，无药效。如微下法则非此例也。

用瓜蒂散（瓜蒂三分，赤小豆三分）

亦以平旦为是。服毕将吐者，一人持其首，一人按其章门穴，以要快吐，吐时宜少俯首。其人呕气不止者，药力在中也，宜强吐之或盐汤促之。胸中烦闷者，必发吐也。若欲止者，与砂糖汤。若病不瘥者，又当与独圣散三分（此机非熟达者难施用）。凡服瓜蒂散后下利者，为吐已之候。又发渴者及舌上发黄黑苔者，为毒尽之征。吐后一日禁食饵，至翌日少与糜粥，不可遽食膏粱油腻。若犯之，滞食至死。

淋疾，小便难通者，蚕沙二钱，滑石一钱，甘草五分，煎服顿愈。

老人患淋疾，四五年不治，或至死者，是积年之毒流注于膀胱也。其治在胸中，宜三黄泻心汤加阿胶、滑石，兼化毒丸。

淋疾，先施对证方药，外以手巾浸热汤蒸腰眼八髎边。又将阴茎插入竹筒中，蘸之于热汤中。须臾欲小便时，以手摩擦小腹通之（所谓泄闭术）。一蒸一擦互施之，下焦气运，小便分利。不然则虽服药无速效。

《千金》漏芦连翘汤，以川芎代漏芦效；大黄牡丹汤，亦以白芥子代瓜子。白芥子能散血故也。（按：《圣济总录》大黄牡丹汤用硝石、芥子，名大黄汤，与此说暗合。）

《外台》桔梗汤能治肺痈始萌者，虽证候未具，口有腥臭者，用之尤效，败酱或代荜茇。

小儿阴狐疝者，水气着经络，注阴囊者也。附子、茴香、甘遂之类为末，服之效。

小儿喜食烨炭或壁土者，轻粉、砂糖等份为末，糊丸服之。消疳饮紫圆亦效。

小儿聤耳，独圣散点入于耳中，则黄水出，即令儿横卧去其毒水。

哑者，系胎毒壅闭上部也。耳不聋者可治，聋者不治。

小儿初生，汤药不能下咽而溢鼻者，为恶证。

小儿惊风，角弓反张欲死者，红花、郁金等份为散，以新汲水送下得效。

生儿两手瞤动，如弄傀儡，脐下左边拘急者，与千金陷胸汤，兼用紫圆速效丸。

毒着胸中者，陷胸汤主之。

胡黄连能解胎毒，故古人往往用以治小儿五疳。今甘连汤加之特效。（此品《本草》云：治女人胎蒸，消果子积。亦可活用，橘宗仙院以此品一味为糊丸，治妇人恶阻不止者亦奇验。）

妇人赤白带下，其病多根抵于心下，故与三黄泻心汤加阿胶、滑石，兼用化毒丸。

凡不论男女，中年以上肠胃生癥癖，腹底如石者，及平生舌生黄黑者，若得新病，虽轻浅，荏苒延日，治之有法，当先治其新病。若误攻其癥癖，则反生大害。若新病瘥后，其症可攻，则当治其痼疾。（仲师先治其卒病之旨，其说最著明。）

妇人前阴生虫者，与汞剂效。（此恐阴虱，俗擦以轻粉速愈。）

妇人阴门大肿者，龙胆泻肝汤效。

妇人经事不调因饮食者，多下白浊污物，宜审耳。

一妇人崩漏百余日，众工束手，余与茯苓四逆汤加浮石愈。

子痫，世以为胎中子病，误也。此证多因催生，水毒冲逆者也，故与瓜蒂散吐之则分娩，而其证速愈。又与千金陷胸汤、熊参汤可。盖此证与产后痉病相似而大异。

妊妇恶阻，饮食不下，诸药无效者，宜桔白丸（恐桔梗白散为丸者）。

难产者，得小吐则愈，是升降气通故也。世医或用鹿角菜、云母，余概用瓜蒂。

一妇产后肿胀数日，气息促迫，喘满绝汗，小便不通，食不进。众医以为不治，余谓留饮之所为。与甘遂半夏汤一服，淡水吐出，须臾泻下如倾，诸证渐愈。

一妇平生便秘，心下动悸，加之头热不堪风寒，耳前后生疙瘩疮痒难忍，历三年而不愈，与反鼻解毒汤、芎黄散安。

产后胞衣不下，气逆吐臭沫者，多死。

产后血晕，有属水气者不可不知。

产后失心，不省人事者，得吐则愈。又有宜附子泻心汤者。

膈噎壮年者可治，四十以上者必不治。

膈证心下结块，累累如拳者为恶候。又舌上发紫色斑者同之。

人过强壮而发膈噎者，此年来宿毒凝结于胃中，渐上迫塞于喉间，胃中为之萎缩顽固，按之自心下至脐下如抚竹筒也。此证误与吐剂而不堪，瞑眩速死。世所谓肺痿、肺痈，间有属胃口留饮者，今以吐剂涌之，脓血黏痰多出于食道，不可概为肺而治之。

鼠毒散漫周身者，必发热，宜刺委中、尺泽出血。

中砒石毒者，与白虎加黄连汤，饮冷水亦佳。

桔梗能内托疮肿，治咽喉痛亦不过此意。此品生干尤效，水晒者无效。（《本草》称苦梗者，恐是生梗。）

桦皮能排毒气，永田德本多用之，曲直濑道三亦使之。（桦说见本朝《医谈青囊琐探》，未确。宁固单用桦皮，近是。拙轩曰：青洲翁荆防败毒散加桦皮，名十味败毒散，为诸疮套剂，盖本此。）

仙人草专治口中病，故泻心、陷胸等方中加之妙。

胀满、臌胀，其发非一朝一夕之故。若病欲解，发大热或发谵语者，为吉凶之界也。

胀满、臌胀绝谷者，与赤小豆、蘿等间效。

五宝丹能治痿躄，不可不知。（世医以五宝丹为专治上部结毒之药，故有此言。）

舌疳难治，但痛者可救。

吐血下血，色黑者不可止，鲜血者可止。灸命门捷效。

健忘属蓄血者，宜抵当丸。

头汗多因胸中逼迫，故结胸类必有之。

脚气冲心，与控喘（"喘"恐"涎"字之误）丹效。

脱肛不愈者，食鳖顿愈。若愈后发咳嗽者，遂成劳状死。

张子和曰：水病脉洪大者，可治，余验之，洪大者属实可治。若弦滑者必有急变。

婴儿顿嗽，与左金丸愈，蝙蝠霜亦效。（蝙蝠霜名独圣散片，仓鹤陵用鼹鼠霜亦效云。）

一士人年三十所，项背强直不能回顾，加之背肋牵痛，右胁下硬结如伏卵，扪之不堪痛楚。具状如木偶，起居动止皆废，众医治之无效。余诊之曰：他年肉食之所毒不祛，宿毒则不能愈。某曰：实然。去

年役于江户，屡食野猪，尔后发斯患。因以陷胸汤、桔梗白散吐下之，寻与国木汤加土茯苓痊愈。余常以土茯苓解肉毒，故加之。

小儿痘后颜色萎黄，吐乳者，上焦郁毒未解也，与紫圆三丸，日三服愈。

救急易方，以蜗牛水治消渴。余乃治消渴用蜗牛霜，反便捷奏效。因名三国散，取之于庄子则阳篇也。

一夫得病二三年，头面及两手大战掉，胸腹无余证，饮食二便如常。此病在络者，古人所谓四肢聂聂动也，宜防己茯苓汤。

霍乱不止夏月，四时共有之，小儿尤多。大抵理中汤主之。（按：《外台》有冬月"霍乱"字，可征焉。）

产后痿躄为难治。初服乌头桂枝汤，寻用荆芥汤而已。或间服汞剂效。

一妇乳岩肿起颇难治。一夜梦友人来告曰：宜当归生姜羊肉汤。余从其言用之，大托脓血，因兼用阔逢丸、梅肉丸等痊愈。（羊肉，吾邦乏用，今代用牛肉。）

水肿坚实，肌表见紫黑色者，属实也，宜发汗。一人年五十许，患此证，余与麻黄加术汤，发汗数日痊愈。

水病急大汗出，或急泄利，或急肿减者，反为恶候，不出四五日死。又有医数下之，续为大下利，肿气急减而死者。盖治水气之法，譬之于倾满盆泥水，急倾之则滓泥必着盆底，缓淘以倾之，则水与泥滓同去。故与汗下之药要缓攻，若急攻之则病去身毙，不可不慎焉。

仲师曰：水病脉出者死。譬之于溺水者，有生气者必沉，既死者必浮。其元气衰者脉自浮，元气不衰者脉自沉微。故水

病脉浮滑为凶，沉实为吉，圣训千古不磨也。

腋臭及䏺有脓者，皆属胎毒。

过酒后吐下或心下痛者，葛根黄芩黄连汤有效。（按：《伤寒论》酒客病不可与桂枝汤条，柯琴注云：仲景用方，慎重如此，言外当知有葛芩连以解肌之法矣，偶与此符合。）

下后心下痞硬不能食者，茯苓饮尤效。（按：吴氏曰疫邪留于心胸，令人痞硬，下之痞应去，今反痞者虚也。以其人或因他病先亏，或因新产后气血两虚，或禀赋娇怯，因下益虚，失其健运，邪气留止，故令痞满。今愈下而痞益甚，若更用行气破气之剂，转成坏证，宜参附益气汤。此与茯苓饮证相反者，若误投之过不旋踵。）

肺痈吐脓血，胸中痛者，与对证药，兼服伯州散则愈。

雀目与苓桂术甘汤加车前子为佳。

缩砂投酒中，酒忽化为水，故能解酒毒，又并消食也。

中河豚鱼毒者，可以蓝汁吐之，染匠新制者最宜。凡中毒，吐药为佳，蓝汁即其一也。

凡服吐剂，自辰牌至巳牌为佳；服下剂以人定后临卧为佳；利水之剂亦然。夫人日中百事纷错，元气为散，入夜安卧，精气下行，故通利之药最宜临卧也。

小儿常食多好恶，日羸瘦腹满者，由膏腴之毒熏蒸肠胃，故腹满肉脱，饮食为好恶也。治法宜驱肠胃之毒，流通津液。古人用消疳汤亦不过此意，然此证多属不治。

平素健啖者，有忽发身体强直或不遂

者，不可妄药，但减饮食则必自愈。（宁固曰：病多成于食毒，专用吐剂而于此证。云不可妄药，高出前人一筹。）

衄血诸药无效者，三黄泻心汤中加荆芥二钱奇效。（按：《卫生家宝》治血气妄行，其出如涌泉，口鼻皆流，侧柏散。侧柏叶、人参、荆芥穗共三味，此亦荆芥为效者，而其治虚实相反并存而可。）

福嵨慎独轩

慎独轩尝受松原一闲斋衣钵，林栖于芳野数十年，志不拘检，神情旷荡，无甚可否。是以其理疗自然融活，不似当时古方者流所为。门人中川故能记其成迹，著《芳翁医谈》，其可谓翁之忠臣矣。

凡腹有块而发挛急、气急等证者，不论血块、积聚，与起废丸效。

其腹中有块而腹里拘急，形体瘦削者，名曰干血劳，起废丸长服为是。

反胃难治，然驱除停饮，和胃气则得愈。宜长服小半夏加茯苓汤，时时以大黄甘草丸除其腐秽。

中风卒倒者难治，与附子泻心汤间得效。

偏枯，言语謇涩者，与麦门冬汤加石膏。但偏枯者，与续命汤。此证石膏最为主，一贴用至五钱。（偏枯用石膏，山胁东洋原之于续命、风引诸汤。翁亦同时同见，所以古方盛也。拙轩曰：麦门冬汤加石膏，似戾立方之本旨，然用之往往奏奇效，古方之妙不可思议。）

偏枯瘫痪及痿瘁麻痹者，皆系阳气衰废，故虽用乌附之类不能奏效，

休息痢因秽物不尽，宜服笃落丸下之，

兼用半夏泻心汤之类。

下利久不止，其证如休息痢而无脓血，惟水泻，时作时止，腹满时痛，泻则觉快，日渐羸惫，面色萎黄，恶心或吞酸者，非巴豆则不能奏效。故用笃落丸兼服半夏泻心汤为佳。紫圆治久痢亦此意也。

痫证百端，不可枚举，而眼胞惰，数瞬，呼吸促迫如唏之类，三黄泻心汤最效。若冲逆甚，自汗出者，前方加牡蛎。若见诸怪证者，兼用辰砂丸。

痫家概治千金温胆汤为最矣。凡诸证变出不定者，皆系肝胆之气郁，宜主此方，而勿眩其证妄易之。

上市买人之子，卒然厥冷、戴眼，不知人事。予以为痫，与三黄加芒硝汤，三日不差，因请治于松原白翁，翁与风引汤三剂而痊愈。一男子年十有八，素患口疮赤烂，一日直视不语，心下石硬，醒复发，予拟前治，与风引汤十帖，始知人事，后与三黄汤全安。

痫家舌焦或滑白如渍水者，内服麦门冬汤之类，外以黄连石膏末贴之则愈。

多罗尾候性躁拘物，患失精数岁，与人并坐而不自识。其漏泄诸治无效，予诊曰：此痫也。与三黄泻心汤痊愈。

内痔难愈者，内有结毒也。宜驱尽其毒，猥皮最效，如痔漏亦然。长服下剂可荡尽其毒，勿漫施外敷求速治。

病有不可不为者，如汗吐下是也，若失其机则病不治矣。有为之而不若不为者，如鹤膝风流注毒是也。何则？节脉有条理而皮外不可见，故妄施针刺则多害屈伸，若服托里之药，毒气外泄，终自脓溃，则无后患。余故曰：为之不若不为，治疮肿者不可不知。

瘈狗毒鼠，古今论其治，而至猫毒，寥寥无闻。予尝为家猫所咬，痛楚苦恼不可名状。因普检毒兽咬伤之方，将水晶一味煎服，其病霍然如脱。后复发，乃作黄连解毒汤加虎胫骨，兼服之数十日痊愈。

余尝见磨古镜者，将石榴皮磨之，银光剥尽为铜色，乃知水银之所忌。世解轻粉毒专用石榴皮，洵有以也。

水肿冲攻或脚气冲心垂死者，取巴豆一味，去皮碎，与赤小豆合炒，而去巴豆。赤小豆一味煎服之，则咄嗟奏效。或赤小豆汤方中用此品亦佳。

齿痛难堪者，宜桃核承气汤。（龋齿、龈疽、牙疳、骨槽，诸齿痛难堪者，余用之屡效。盖属血气冲逆者多故也。）

一人患哕五十日许，众医束手。余审其腹候，与建中汤二剂全止。（按：洋说以哕逆为膈膜挛急所致，建中汤所以效也，盖翁非信洋说者，治术精思，偶诣此耳。）

《外台》泻脾汤治癥癖成劳者，世所谓积聚之类有腹痛者，用此方往往奏效。

发狂者，与三黄加芒硝汤，兼灌瀑布泉为妙。灌泉法，使患者着襌以麻索缚之于梯，别以手巾覆其头，而后灌百会。又以手当额上，御眼鼻而灌天庭，次至胸间膻中，则其人易堪，而克奏效。（泉水浊者不佳，宜择清冷者。）

凡漫肿坚硬，皮色不变，而其势甚炽者，以矾石汤蒸之，则能消散，悬痈、淋漏、痔毒之类最效。又治瘫痪不遂不止，脚气冲心也。

娼妇始入妓院，与客接十日余，必发寒热腹痛，俗称曰淫腹痛。海萝。能治之。

如寒热不已者，宜小柴胡汤加海萝。（按：《兰轩医谈》载海萝汤治验可征焉。凡海草能避梅气，故京师妓院多食青海苔。《大和本草》云：杨梅疮家食昆布，面不发疮，是亦其一证。）

人中白能治血晕，不论产前后与金创损伤。以井花水送下少许，则晕立止。一妇人产后患口眼㖞斜，半身不遂，余与桂苓丸料加沉香、人中白而愈。以血分有病，人中白能治之也。（产前后口舌赤烂痛甚者，以人中白贴之效，以能之血分也。）

金创出血难止者，以纸条紧缚之，以淡红粉撒其间，随缚随撒，缠毕而妄动则血止。如其更甚者，敷矾石粉，痛发必止。

痫家有数证，而属火热者，属瘀血者宜甄别。舌上苔其色或黄或黑，常苦上冲，脉数而有力者，为火热，宜麦门冬汤加石膏，柴胡加石汤，瀑布泉选用之。兼见血证者为瘀血，宜三黄泻心汤加犀角、芒硝或沉香、姜黄之类。若手足瘛疭者，宜天麻。间有妇人老后自愈，即与患痫之妇产后不药而自愈者一理也。

禁口痢有宜半夏泻心汤加槟榔者，有宜真武汤者，不可概治。

妇人经闭成癥瘕者，成臌胀者，灸肾、大小肠、膀胱诸俞及腰眼，至十万壮以上则必效。

黄胖用铁粉而不效者，宜辰砂。

一人伤寒差后久不食，众医治之无效。余诊之腹中有动悸，与桂枝加龙骨牡蛎汤，食忽复故。

医有上工，有下工。对病欲愈，执方欲效者为之下工；临证察机，使药要和者为之上工。夫察机要和者，似迂而反捷。

此贤者之所得，而愚者之所失也。

人生固有自然之理，而疾病亦不外于人身，故医审其理而治之，否则施治益谬。是以长沙氏之书务矫其弊，不可鉴哉？

田中适所

本朝八九十年前，越前有奥村良筑者始阐吐法，而其门人永富凤介著《吐方》。考荻野元凯著《吐方编》，田中信藏著《医事谈》，皆绍述师说，所裨补不为鲜矣。

汗吐下异法而同归，可吐而不吐，同于可汗下而不汗下。而世医或遗吐之一法，故病处于不死不起之际者，比比有之。长门独啸庵特得其法，而其所著《吐方》，考皆有征验。

余从奥村先生学吐方十余年，而后行之，年不下数十人，颇知其效验。然至其机变则非言之所能尽，惟考征已明，试验必审，精与识合，胆与信符，而后可庶几焉。

凡欲行吐，当审腹候。按之不得其可吐之候者，虽上下坚实，不可吐之。

凡快吐者必快下，上窍开而下窍通也。而张子和更下之数十行，是宜权其势而斟酌之。

凡行吐法，得之于缓病，而后得之于伤寒卒病，则远害矣。

癫痫者，以三圣散吐之后，与铅丹剂佳。

喘息腹满者不可吐，宜回春紫金丹；若不满者可吐，宜瓜蒂散。

伤寒汗出不解，胸胁苦满，不欲饮食，大便或利或秘，舌上白苔，短气而烦者，当吐之。瓜蒂散主之。失吐者死。

发汗吐下后，心中懊憹结痛者，当吐之。失吐者死。（吐方或指栀子豉汤而言。）

盐汤吐痰，地黄吐蛔，五苓散吐伤寒，葱白头吐头痛。此数方非能吐，人惟在知其义对其证，而得其法耳。

反胃诸呕，少腹有块动悸，冲巨里，心中热痛，饥不能食者，不可吐，吐之必死。汗出而后蒸蒸发热者，属胃也。若胸胁满而呕者，其热虽潮，未可遽下之。世医不知此机，多方误投，轻至重，重至危，悲夫！

下利下重，虽脉洪数，当审其腹候。有宜汗，有宜下，有宜和，不可一概下之。下如鱼脑肝，食饮不下，脉细数者，数日死。能食而下脓血，久不已者，以肠痈药治之。下利咳逆，痛引胁下，不欲饮食，寒热去来，欲为劳者，急下之，宜十枣汤。

医之临病，犹将之对敌。苟不得其时，不知其机，则一败涂地。思之必精，察之必审，而误者未之有也。书云惟时惟机，天下之事皆然，不止医事也。

中风口眼㖞斜，或半身不遂者，与瓜蒂散得效。若卒中风者，无验。

痿躄多由热气上逆，故下焦气血枯燥而至足痿，此证必小便频数，大便秘，后遗尿失禁，甚则下血而死。与吐剂，而后与白虎汤为得。

耳病，用《宣明论》泻青丸效。

被灸火发壮热喘息者，小柴胡加黑豆、牡蛎尤效。

肠痈经日属阴者，薏苡附子败酱散加黄芪佳。若痛甚者，加没药。

痘疮至贯脓时，烦渴、闷乱、抽搦者，与风引汤效。盖此证痘科键用满天秋，《活幼心法》用辰砂益元散，而不如此方最捷矣。（拙轩曰：运用自在，虽存于其人，古方之妙也。西土之医家或乏此识，药方之日增月加，职斯之由。）

不由邪气而口中干燥者，属血虚，故虚劳多有之。发热亦有属血虚者，不可不知。

生姜发开心胸结邪，干姜温散心胸寒冷。使用虽多，不过此二端。世医无深知生干之别者，噫！

休息痢属疝者，宜当归四逆汤。

禁口痢不能纳药汁者，鲋鱼为泥，和以吴茱萸、麝香少许，贴之于脐中得效。

食伤不吐下难奈者，升麻、郁金二味煎服捷效。

霍乱转筋甚者，与理中加石膏汤为佳。（古人治转筋，以理中汤加石膏；治胞衣不下，以平胃散加芒硝，其意难晓。盖阴阳相摩，刚柔相济，妙在其中。适所得之于实验，其言非虚矣。）

福井枫亭

枫亭医术自是高手，京师人传其起痼扶衰，悬决生死日，时多奇验。今就其门人所记医按，提其要云。（拙轩曰：枫亭翁喜读《千金》《外台》，故其论病说方，多本其书。于先辈着鞭之后，欲别开生面，不得不假手孙王二氏也。满清医人无此见解。）

世有面色萎黄，肌肤干枯，如老鹙眼多眵泪，鼻流清涕，气逆，心烦，胸中怫郁。按其腹，鸠尾至脐腹任脉拘急，如张两纽，按之则痛，动悸甚，脉多滑，喜饮茶汤，或吃杂食。每眠睡心气懒惰，临事狐疑，或愤恚不乐，渐目下、足胫生微肿。或中年夭折，或痴呆全生者。医以为黄胖，或以为痛，治之无验。特不知此病本因情欲不遂，饮食失宜，不胜其劳，遂蕴蓄湿热。其热熏蒸，为面黄甚者，郁热消烁肝胆，忧虑恐惧，百事不决，昼夜不能眠，以致此病也。盖此证有虚实之分，肌肉敦阜者属实，身体羸瘦者属虚。虚证面部或足胫浮肿者无害，若实证历日，足胫、目下微肿者，脱候也，为可畏。余名之曰脾劳（《千金方》所谓脾劳，与此证大异。《本草》百病主治铁砂条所谓脾黄病，为稍近）。凡脾劳湿热泛溢于膜外为水肿者，宜《圣济》紫苏煮散。若郁热流于肠中为脱肛、痔疾者，宜润下剂；但便难者，宜脾约丸。若下利不食者，属虚也。若郁热侵胆府则善衄，移热于肝脏则善惊恐，热郁于胸背则肩强、左胁挛急，或咽喉不利如梅核气，或水饮客于冲脉咳嗽，或心下如盘，食不下，时吐逆者，宜半夏汤（《外台》方）。若暖气吞酸，心下痛者，宜四味枳壳散。盖此证郁热支冲脉，水饮不能为之流通，因心下悸。若认为留饮，治之反生害，但解其热则饮自去也。若其人羸瘦，津液乏少，心下动甚，目下微肿，耳鸣、目眩、头晕者，属虚候，宜沉香降气汤。若热传于大肠，下血见前证者，宜铁刷汤。若能食、下血不止者，宜赤小豆当归散。若下利腹痛，如五更泻者，宜真武汤。若腹鸣下利者，宜半夏泻心汤。若不下利，心下右边当委食之腑痛者，香砂平胃散。若左胁下至少腹挛急冷痛者，柴胡鳖甲汤。若热熏蒸胸背，涌痰咳嗽，喘逆肩息，似支饮者，宜九味半夏汤。若两肋急胀，腹满不能食，头痛壮热，身体疼痛者，宜延年枳实汤（《外台》方）。若旧年脾劳，冷热不调成癖积，食不下，虚满如水状者，宜前胡枳实汤。若性禀薄弱，忧思不遂，久郁不解，血液枯燥，往来寒热，盗汗咳嗽者，《圣济》所谓疢癖成骨蒸也，宜秦艽鳖甲散。若热熏蒸脾胃，及肝胆疑虑不决，心下如盘，舌上沉香色，其人如狂者，宜半夏汤加石膏。若心下痞闷痛，引乳下或冲脉支结，胸中牵痛者，宜柴胡白术散。近世患此病者颇多，盖现证有全似他病而属脾劳之变态者，有他病为主脾劳为客者，能审辨之，以处其方，则思过半矣。（此一种内伤病脾劳，名未知当否。然其反覆辨症处，溯流穷源，其次第用药处，得心应手。近患此病者最多，则其治法宜研究也。）

中风病，由《素问》单云风，刘河间以为火，李东垣以为内伤，纷纭难适从。但《外台》许仁则所论似是此证，先宜与千金竹沥汤。若不能服汤者，用乌犀圆可以开达咽喉。若胃气反逆呕吐者，百不治一。

一人年四十余，病温疫下血，后身重难转侧，四肢不收，口眼开脱，语言不出，其状如塑人，脉滑，舌上生芒刺，似欲冷饮。余以为下证具，即投以大承气汤，服之一帖，眼睛活动，语言少出，续服前方痊愈。又一人患同病而精神稍爽，瞳子和，口中津液黏涸不能语言，绝食数日，人以为死证。时患者动指，其状似欲饮水，因与之，少得语言。如此数次，余试与白虎汤遂愈。盖承气汤主精神昏愦不能语言，白虎汤主精神爽快，津液黏涸不能语言。

虽均属里实，二汤之所主自判然矣。（中西深斋名数解，有白虎承气辨颇明晰，而枫亭得之于实际，宜彼此参稽，处之无差误。）

肺痿有冷热之分，而《金匮》但载肺冷治方，不及肺热诸方。《千金》《外台》亦从无发明。特《圣济总录》人参养荣汤论肺热证治，余试之效。若其热盛者，宜秦艽扶羸汤、知母茯苓汤。若腹满者，秦艽鳖甲散加槟榔。盖肺热者多属不治，肺冷者反易治，不可不知。

世有咽喉不利，似膈非膈，声音如小儿弄草笛，不能卧，脉数急，忽吐脓血一升余而死者，此肺痈一证，最为难治。

奔豚证，桂枝加桂汤主泄气，奔豚汤主和痛。若此证喜苦味者，宜奔豚汤；喜甘味者，宜上方。

四饮中支饮最为可畏，此水饮停积胸膈间，支乘心故也。其初胸膈实痞强支心，心下反濡，咽喉喘逆气急不能卧者，《圣济》旋覆花汤尤效。若此证心下坚硬，水饮支结甚，或与此汤再复者，宜木防己及去石加茯硝汤。此二方外，余未见其效。（拙轩曰：支饮之证，古人所论不一。或以为心脏痞塞，或以为脾胃不足，或以为肾气亏乏，予谓不然。凡人心肺之下有所谓膈膜者，水饮瘀到其间，则上致肺气不利，下致胃气上逆，心下痞坚，是支饮之候也。《巢源》云：水饮过多，停积于胸膈之间，支乘于心，故谓支饮。出方读便解录为此条注脚。

水肿，下利者为恶候。先有水气而下利者，宜木防己汤，《外台》所论可征。先下利而后见肿者，属虚劳，为危候。脚气肿，下利者，急冲心而死。故水肿证概主利水，而禁下药，若服利水药下利者，亦为凶兆。

胸痹心痛，当心中及心下痛剧者，吐血而死，余往往视之皆然。

一人卒发心痛，手足厥冷，脉绝欲死。余投赤石脂丸料速愈。

妇人经水不调，小腹冷气，属于血者，温经汤奇效。经后腹痛者，亦属瘀血，宜滑石散（《无尽藏》）。若行经中腹痛者，属气滞，宜四乌汤。若经水不调，气滞肥满，有蓄血者，宜逍遥散、正气天香汤。若产后瘀血上逆者，辰砂最效。若行经前患头痛者，属饮，宜桂枝橘皮干姜等（《医通》）。

妊娠五月后坠胎者，概系癥块所为。早制其块，则多保全。先辈不知之，徒与滋补药更无效。（此说原于仲景，最有理。惟恐女科专门徒由父祖传，未尝留心古学，而讲求夫通变化裁之活用，固执温补为安胎之要药，受其害者不少。噫。）

产前水气，微者不足畏。若上部有水气，气喘逆者，产后忽冲心而死。或蓐中有肺血，干而吐血者，俱为可畏。又有产后汤浴，感湿邪为脚气肿者，不早治则为不测之变。

黄疸烦渴，吐逆腹胀者为恶证。若夜不得眠，烦躁热渴者，不出二三日而死。腹中有癥块而一身发黄者，名目癥黄疸，亦难治。

病者初脉沉数，忽变缓似病解，而其人气郁默默，欲卧身重，食不进，小便如柏汁者，即发阴黄之候也。

虚人疟热与劳热为易混。但疟脉弦大

而不数,劳脉数而不弦大,是为别。

虚人截疟以灸大椎为最其法,明旦三壮,午时三壮,将发时三壮。

疟病内热炽盛,频渴饮水,发露当风取凉,邪气不能发泄者,变为水肿,宜越婢加术汤。余尝治此证,水气除而后再发疟,是其征也。

霍乱发振寒者,阳气复之候,为佳兆。若虚人不堪,振栗者,宜四逆汤。

卒然发呕吐者,有霍乱,有卒中风。其证相肖,但中风吐后脉缓而不紧,手足不厥冷,呕吐中能左右手足动摇,吐止,半身不遂,昏睡,是为别矣。

世医漫认足肿为脚气,特不知脚气以疼痛或挛急或懈息或麻痹为征,不啻水气也。盖此病湿气胜则肿满,风气胜则不仁。有病在腹而后及足者,有在足而后及腹者,脉忌洪紧弦而不忌数,心下及人迎动高者最在所忌也。

余治脚气先辨表里,为治标。以肿满、麻痹、腰脚痿弱为表证,以发汗解毒为主。以风热炽盛,动气甚,气急腹满呕吐为里证,以降气利水为主。世医动以表证为危笃,以里证为轻,易治,方乖错,生不测之变,不鲜。

蛔虫有寒热之分。永田德本以太乙丸治热证虫积,以木香丸治冷证虫积为得。凡郁热盛于膈间,则必为蛔动。医概为蛔厥,治之误矣。(胃热吐蛔,吴又可既论之而无的治。陈治曰:温热病而吐蛔者,此胃热也。胃虚有热,虫随热气上行,亦吐出也,宜犀角黄连汤。伤寒辨注清中安蛔汤治胃实热,呕吐长虫亦为其合。治秋吉质曰:吐死蛔者属热,吐活蛔者多属胃寒。死蛔色白,活蛔微红色。是说似理而不可必矣。)

痢疾不论下利多少,以热之轻重为治法之标准。故先以调中汤(《外台》),发汗后参用大柴胡汤、芍药汤和解。若谵语、舌燥黑,赤白脓血下重甚者,以大承气汤、槟芍顺气汤下之,其热解则利自止也。

噤口痢虚烦,宜竹叶石膏汤,《百一选方》人参、黄连、陈皮、莲肉四味者亦佳。此证发哕逆者不治。

休息痢但下白滞者,宜真武汤加赤石脂。

张子和曰:凡头疮发肿疡处,水气必凑焉,故宜下剂。余本其说,头疮加苍术,即为去其水气也。其实者用牵牛子能奏效,亦同旨。

《金匮》泻心汤云:心气不足,吐血、衄血其主治,茫乎无据。按《本草》百病主治大黄条曰:下瘀血,血闷心气不足,吐血衄血,胸胁刺痛胀,同黄连黄芩煎服。余据此说,治吐血衄血,胸胁刺痛者,百无一失也。

凡下齿痛者,灸肩井即效。肩井者,系阳明经之所行也。又奥齿下龈肿者,刺之血出则愈。盖血气妄行,聚于齿龈之所尽故也。

骨槽风证详见《外科正宗》,此疮生于耳前颊骨,而腐溃穿孔,口中喷脓。其初欲发时,或为口眼㖞斜,后至上龈腐溃不能饮食,遂有至死者。若因梅毒为此形状者,去其毒则愈。骨槽初起者,宜《医通》茵陈散(茵陈、荆芥、薄荷、连翘、麻黄、升麻、羌活、僵蚕、细辛、大麻、黑丑,以上十一味)。

其人无咳，惟语声不出者，宜《外台》茯苓安神汤。平素嗜茶者多发此证，盖有治不治之别。属上焦虚冷者多不治。若上焦虚寒，语声不出者，宜《外台》黄芪理中汤；若咽喉肿或痒，咳嗽声不出者，宜《圣济》黄芪汤。

后世中惟外别设中暑名者，误矣！中暍、中暑及中热皆一病，非别因。东垣不知之，以动而得为中暍，以静而得为中暑，制清暑益气汤者，非矣。又世论古方者，谓伤寒外无中暍，亦益非矣。汉书武帝纪云：夏大旱，民多暍死。其来既在仲景前，且夏月身热汗出，恶寒，咽干，身重疼痛者，与仲景中暍门白虎汤，则其效宛如溉水于炭火。又夏月卧寐中感冷气，恶寒发热，身体疼痛者，随伤寒治法。与桂枝麻黄则霍然而愈。此二者岂可混焉哉。

后世以霍乱一证为止夏月者，误矣。凡有吐泻而挥霍撩乱者，四时俱有，《外台》《儒门事亲》可征焉。盖此证夏月多而冬月少者，冬时阳在内而温，夏时阳气走表，阴在内而冷，加之贪冷、饮冷食，故多发此证。其状似伤食，伤滞，然伤食、伤滞者，腹满痛而吐泻如倾，则明日霍然而愈。至霍乱则虽既吐泻腹痛不止，反发热身疼痛剧者，手足厥冷，烦闷燥渴。此证四时俱有而夏月者尤重，故世或以霍乱为中暑，益误矣。

凡霍乱心下痛者，必吐，脐下痛者，必下利。

理，治也；中者，指中焦胃气而言。乃胃中虚冷，水谷不化，变乱吐下。譬之乱线，渐理可治，故名理中丸。建，健也，即健胃中之意，故名建中汤。其义颇异，世医不知之，合为一方，名建理汤，非古意也。

半夏泻心汤，泻心下痞满也。后医以为泻心火，概治痫证，大误矣。

骨空论曰：冲脉之为病也，气逆里急。凡冲脉不足而血燥，故鸠尾下痞满，或气上逆胸中，腹皮如贴背，为心悬痛者，谓之胸痹。故桂枝枳实生姜汤、枳实薤白桂枝汤之所治，皆邪客于冲脉也。

心下动悸有三道：一为寒气客于冲脉，支冲任而悸者，炙甘草汤、大建中汤所治是也；一为因水饮而悸者，桂枝茯苓白术甘草汤、真武汤所治是也；一为有毒悸者，脚气冲逆是也。

凡狂痫证，狂走不安静者易治。惟妄言笑语者，即癫也，又名失心风，难治。《素问》论阳痫阴痫为可据。《本事方》茯苓散、宁志膏、狂气圆皆阴阳通治方也。夜不得眠者，宜《准绳》灵苑辰砂散。又吐唾不止者，宜《局方》养正丹。阳痫者宜灌水，其证剧者，大桶蓄水，乘病人不意，一时可灌沐。其实者，浴瀑水亦佳。是皆降阳气上升故也。

世称流注者，自胸至小腹腰间手足流转，甚则生块。其形平塌漫肿，以手抚之不坚，而肉底有块。其块溃则脓汁出，一块愈一块又随发。重者至生三四块终不治矣。此证发胸以上者为湿痰流注，发胸以下者为瘀血流注。发胸以上或手足者易治，发小腹或腰边者难治。瘀血流注者将发其块，则腰脚难屈伸，微热。有发作急者，不出一月而死；缓者，延半年或一年而死。其块将溃时，寒热特甚，不可妄与败毒散、小柴胡汤等寒冷药。陈氏用木香流气饮，然此证多属虚，其初宜益气养荣汤，虚惫者宜十全大补汤。又流注发小腹者，疑似肠痈，盖流注属虚，肠痈属实。故治法有补泻之别，不可混焉。

肺痈之为病，其气塞不通，热聚于肺中而致脓溃也。《金匮》所谓口中辟辟，燥咳，则胸中阴阴痛者，尤为的证，当早辨知之。临其未吐脓前，施之治。若失期则不可救，其初寒热往来，咳逆脓臭，短气不能侧卧，胸中痛，咽喉不利，呼吸宛如吹笛，是有物碍肺管故也，其脉滑实而数。未吐脓血时，咳则有如嗅瓶中腐水之臭气，病久者，其臭满一室，终吐脓血而死。吐脓血则如吹笛者忽止，即碍滞肺管者去也。古人试脓法，投水沉者为脓，浮者为痰。今视之痰，惟黏稠而已，至脓如炼葛粉，不可切断，是为辨矣。

支饮之为痞，古人以为心脏痞塞，或为脾胃虚弱，或为肾气不足。其说不一。余熟考之，心肺下有膈膜，其形如薄绢横覆。心肺水饮支乘于此处，则上使肺气不利，喘急烦满；下使胃气逆，至心下痞坚。是为支饮之候。《病源候论》云：水饮过多，停积于胸膈之间，支乘于心，故曰支饮是也。其脉弦紧或沉紧，至夜半后则必气急促迫极甚。其证疑似喘哮，然喘哮者胸中不利之所为，故惟觉咽下如塞而已。支饮者其初有胸痛而发喘，或手足厥冷不得卧，必面部及腹中四肢为微肿，或气急后有大浮肿者。其状虽似水肿之气急，水肿者初无气急，渐至肿满而气急；支饮者初为气急，而渐至为肿，是为其别矣。治支饮法以禁食为第一，严忌油腻辣酱等。若肿甚者要断盐，其法同水肿。又支饮似

悬饮而痛剧者，可以控喘丹下之，又与木防己汤。水气益甚气急者，可兼用甘遂末。若气急甚呕逆者，宜甘遂半夏汤。与此等方一旦虽得效，再发者难治。凡此证经一二年不愈者，不可妄攻，攻之则速虚虚之害。若实者，有因攻击脱死者，此病近世极夥，当悉意而治之。

白虎风始见于《圣济总录》，其证自肩端连头脑痛如啮，至夜半后则其痛益甚，而无肿气者也。凡痛至夜半后甚者，阴气凝结故也。又有白虎历节风相似而少异。历节者，散见诸书风湿，共通称之谓有热；而骨节痛者，白虎者谓无热，但阴气凝结而痛者，又有痛风者，谓有肿而痛，与此证自异。白虎风宜《圣济》羌活汤，兼用《本事方》麝香圆亦可。若与此方不知者，可与《金匮》乌头汤。

脚气说以《巢源》及《千金》《外台》为确，《外台》中苏恭说最可据。

肺胀为病，与肺痿、肺郁自异。盖斥肺叶怒张，而言其证咳而上气，有喘而气急，其状似支饮然。支饮之喘，其初有胸痛，或手足厥冷，气急不能侧卧。肺胀者，热势甚，上气卒发，目如脱，面部下部共浮肿而不至难侧卧，是为其分也。其说详见于《金匮要略》。

脚气，精神恍惚，发妄语，热甚有肿，上冲头面而赤，惊悸者，世医认为痫证疗之非也。凡大病见痫之形状者多至死，此非真痫证。《素问》所谓六经尽证也。

疝本因水气与瘀血为痛之病也，余故于大黄牡丹汤取牡丹皮、大黄、桃仁，于牡丹五等散取桂枝，于无忧散取牵牛子、木通，于四乌汤、乌沉汤取乌药，又加延

胡索一味，立为一方，以治脐下及脚挛急，阴囊肿或痛，或妇人引腰而痛，或痛引阴门，或阴户突出者，莫不有效矣。（世所谓福井八味疝气方是也。）

脾劳证，心下痞，腹中雷鸣，无痛而下利，利后心下不快，反痞胀者，半夏泻心汤主之。若脾劳下利而腹痛，无热，心下有水气而咳，或下部有水气，腹痛下利者，真武汤主之。此方亦用五更泻效。

钱氏白术散治脾瘅。脾瘅多属虚，消渴病中多兼此证。食物偏觉甘者也。

下血多属脾劳，而脾劳下血忌妄止血，是古所谓肠风属也，宜赤小豆当归散。若动悸甚，下血者，宜香艾汤。若牵挛下焦者，宜铁刷汤。此诸汤非止血剂，而下血自治也。（香艾汤，艾叶、香附子、甘草、生姜四味，系福井氏家方。铁刷汤出《局方》。）

凡失精者，多因下焦冷而起，故以汤火温腰。且每夜临卧灸三阴交，则免其患矣。古以失精属虚证，今视不必然，实者间有之。其人过食则往往为此证，故以节饮食为第一也。（按：远行者往往患之，亦同一般。又屡失精者，屈两脚而卧，则免此患。）

羚羊角治下血，其效优于犀角。犀角所主，多在吐血衄血。

后世吐血用升麻，下血用黄芩，一偏见也。升麻亦治下血，故《千金》云：无犀角以升麻代之。

阴毒病发于阴经，阳毒病发于阳经，故异名而已。朱肱以阴毒手足冷为阴寒盛者，用乌头、附子类，误矣。王安道辨之是也。此病《医宗金鉴》以为今痧病，似

可从。

天泡者为火烁疮，酷暑时发细疹，其色正赤，其初自胁下至肩背痛如针刺，而后发。触衣被则痛益甚，后皆为水泡也，用解毒泻心汤与荆防败毒散亦佳。

高阶枳园

枳园名经宣，字子顺。高阶氏文化文政之间，以医鸣于京师，救济之泽，洽于一时。致仕之后，隐于鹰峰，优游自养，卒年七十有三。枳园生于枫亭，台州东郭诸人，之后治术，融会颇有机警。所著医谱、方谱、药谱、认证录等，足以窥其一斑。今录一二以备省览。其他三角小林竹中有持诸人亦声誉相踵，而余未能详之，故期他日云。

诊病有四因、六证、十二候、三诊、七视。四因者，谓外因、内因、内外别因、内外合因。六证者，谓初、中、终、顺、险、逆。十二候者，谓寒、热、虚、实、浅、深、缓、急、平、间、常、变。三诊者，谓持脉、按腹、审禀。七视者，谓问原、寻证、望色、观形、听声、嗅气、谛习。盖此五法三十二则，乃和汉往圣先贤之遗训，而吾门之所历验，苟审诊视察病源证候者，不可不精究焉。

温疫初起，食不减，味不变，精神爽慧，起居如故者，必至热解食将进时，食反减。或绝谷元气衰弱者间有之，与轻疫食不减者不可混。凡瘟疫自初起至热解，食不进者不足深虑也。

其人卒然晕倒不省人事，醒后精神恍惚，或两脚痿弱不能起，尔后身体灼热，口舌干燥，时时谵语，或言语错谬，自汗

出，痰喘壅盛而烦躁，其状如中风，半身不遂，或下利呕逆，或四肢微冷者，医不知而为风，治之误也。是瘟病热剧，直传于里，元气衰弱之所致。虚禀者及老人多患之，选用柴胡润燥汤、柴胡瓜蒌汤。若痰喘者，宜蒌贝养荣汤，然多属不治。

瘟疫淹缠不解，或邪气沉沦，遽然变为脚气者，属危候。

瘟疫初起，手指微抽者，后必发痉，多难治。

伤寒、瘟疫、疟痢、霍乱，差后有发脚气者，或有病不解变成脚气者，世医不知，而为病后水气治之，遂至冲心而死，不可不慎焉。

产后脚气，四肢瘑痹，软弱难起居，心中烦悸，腹中不仁，体常烦热，或洪肿，或微肿，或胖胀，筋脉弩胮，或尪羸，筋脉挛急，小便不通，脉紧有力者，宜犀角麻黄汤。医不知，而见其头疼冲气恶露少等证，为血气之所为，与调血剂者，误也。

风肿之为病，在上则耳后项际，在中则胸膺肩背，在下则腿股胫腨。流注为肿，其状如痈，或壅或漫，或痛或不痛，或消散或溃脓，其初见憎寒壮热，头疼体痛等表证也。风肿在耳后项际者，大则如栾子，小则似梨子，而见前表证者，宜荆防败毒散。

风肿初起，不辨伤风时气者，见憎寒壮热，头疼体痛，而有表证解后发者，或有表证，中见肿胀而热随解者；或有寒热发作，有时如疟状；或有身热无间断，其状似温病者，俱皆自初为肿。而至其变，或未为肿，或有表证，绝无而但为肿也。

麻疹初起自汗出者，邪从汗而解；呕吐者，邪从上焦而解；吐泻兼发者，邪从上下二焦而解；鼻衄者，邪从血而解。皆麻疹之佳兆也，不可遽与止汗、镇兜、涩血之剂，疹快发则诸证自愈。

麻疹初起，与排毒、升麻葛根、解肌、越婢、连翘、凉膈等汤不发透者，乃为瘟气收束疹毒之所致，与启蕴汤以散瘟气，则必出透也。（按：启蕴汤系高阶之家方，柴胡、黄芩、厚朴、半夏、草果、枳实、甘草、生姜俱八味，盖九味清脾汤变制也。）

麻疹已出，其色如丹朱不红活，麻沙混淆不匀净，地界淡红或微暗，发热烦渴，睛多赤络，口臭甚，唇舌干燥或焦裂，躁扰不宁，小便涩少，大便不通者，乃为热毒内伏，燔灼血液之所致，凉血攻毒饮加犀角、石膏，或兼服独圣散、紫雪等。疹已出或焦紫或红斑，壮热如炙，烦渴引饮，小便赤涩，大便秘硬，口气如焰，惊狂谵语，烦躁不安者，宜郁金散。服后暂就眠，则精神即爽然。

癥之为病，上在鸠尾胁肋，中在脐上左右，下在少腹左右。或浮现于上面，或沉着于下底，或支两胁，或侵两肋。其形或圆或椭，或扁或厚。大者如拳毬、如盘鳖，小者似卵茄、似梨杨。或坚硬如石，或柔韧如肉，或软虚如绵。或牵掣肩背，或引拘脊膂。或疼痛，或不疼痛；或脐下无力，或腹内觉狭小。脉多沉迟者也。病在少腹，初起小如桃栗或鸡蛋，或似茄子、梨实，渐长大，久之其状如怀胎而正圆，或蹲踞不扁长，不成棱礴。大者充满腹中，宛如南瓜状，在正中或微倚左右，按之浮凸或沉着不移，其处无痛或虽痛亦不剧，月信以时下或经血过多。其块必臜胀，饮吃谈笑如故，但俯则觉妨碍耳，名曰肠覃。此证难愈，虽不愈不为大害。或其状如怀胎，经年月则渐减至如初，若当覃始萌时，早服通气松滞之剂，则或可防之，宜乌苓通气散。

解劳、缓痃二汤之所治，系将为劳之兆，故二方俱腹力虚软者，加人参；微咳者，加贝母、桑白皮；热深者，加地骨皮效。（枳园所自验，自古经方至俗间单方，而又出于自制者居四之一。如缓痃汤、润肺汤、九味柴胡汤之类，今用之屡得效矣。）

疝热甚时谵语，或口渴舌燥，或黄苔，或白苔，大便如热痢，小腹拘急，腰臀下迫难忍者，宜融疝散。窘迫重坠甚者，加大黄。疝无触犯之因，卒然小腹坚硬难忍，或从右或左上抢冲胁，胁气急，息迫，手不可近，烦闷扰乱，身热甚似温病，口渴舌燥，小便不利，大便秘，或呕吐恶心，或时呃逆，从少腹直上冲心下，或下牵阴囊，但坐不能卧，或肚腹膞胀，弹之为声者，名曰冲疝。其证多属热，宜融疝加大黄汤。

婴孩或幼少时颈有结核者，俗称为痨之兆，虽未必然，间亦有之，不可不知。（按：《金匮》虚劳篇云，肠鸣、马刀、侠瘿者，皆为劳得之。古人以颈核为劳，是其一征。）

虚劳初起，腹肚胀满，坚硬而痛，或引少腹。咳嗽盗汗有微热，食了腹乍膨闷，或食不进，大便多泻，甚者日四五行。或时下肠垢，下后腹中稍觉快。若不下则胀益坚实，而短气烦闷，颈脉甚动。或口咽干燥欲呕，或四肢微肿而趺上丰满，或喉间微响时鼻扇，或腹肚疼痛难忍，身体疲困者，吾门谓之腹胀劳。是素有痃癖而发劳者，多属不治。若与柴平汤、柴胡槟榔汤，大便渐硬，腹胀随减，痛止热退者为佳兆。此证在虚劳颇为逆候，世医不知，而漫认为胀满，大误也。

伤寒桂枝证兼呕吐者，多因停饮拒格微邪，故治停饮则邪从解，是以不与桂枝汤而与和解汤也。

发散剂加气药，则其效反捷，此气道疏而邪自祛也。如大邪非此例。（家君于二陈汤加葛根、羌活、桔梗，治轻浅风寒即此意。按丰公征韩之役人，多得外感，医投以不换金正气散无效。鬼将军部下有老医，与以香苏散立验。人问其故，曰：远征人多兼气郁，非气剂则不能达焉。北山寿安曰：近来医家惟以香苏散治感冒时气、气滞、头痛、痞满、脚气、皱脚等，而不言能解食毒之功，亦阙典也，皆与此条相发，宜参考焉。）

温病里证悉具，而舌上白苔滑者，认为脏结，不可失下，能审他证具，而可下之。平素大便秘涩者得温病，忽黏滑或鹜溏，此非因胃虚，邪气猖獗之所使，缓漫失下则胃气消烁噬脐，无及。

人方汤浴时，身如被束缚，或如灌冷水者，肌表有热也。

千金方以浮为表脉，以沉为里脉，而医家奉为典型。余质之于实际，浮有病散脱之候，沉有病收闭之候。而此二脉阴阳俱有之，概不可为表里。

夏月因暑热遗尿者，宜白虎加人参汤。（按：或云三阳合病条遗尿二字疑，当在发汗则谵语下，此说似有理，然有间属实者，宜于实际而征焉。）

有人临卧时肩背如负千斤重，渐及通身，须臾冷汗淋漓，烦悸难堪，而其苦顿止者，发中风或支饮之兆也。

风病昏绝，须臾醒，又发者为难治。

中风醒后，诸证稍缓，但肩臑接骨分离不遂者，为难治。若分离不甚者，间得痊。脚气无手足麻痹软弱，肿胀筋挛等，惟心下微急，小腹不仁，食如常，食已短气，卧则气息稍平，其人上体丰满，下部削小者，此欲上冲之候，不可忽视。

干脚气声嘎，咽中痰壅者，多死。

支饮、脚气、产后血气三病，其证大同，而其源大异，不可混治，宜以脉辨之。脉大按之虚无力者，支饮也。脉洪数按之紧有力者，脚气也。脉软弱而数，按之中止者，产后血气也。（按：此三病本不同证，亦有所区别，宜审焉。）

肺痿咳嗽，吐沫颇已，其人忽吐血发热者，为恶候。

久咳不止，唾血引红线或为点斑者属肺损。虽外候似轻，最为难治。余为制一方，即于桔梗汤方中加白及、桑白皮，名白及汤。

虚劳吐红不一，有痰中引血缕者，有痰中为粒颗者，其大或如蚕豆，或如赤豆、绿豆，见血虽小不可忽诸。

久咳唾血如红缕或为点斑者，此属肺损。他证虽微，终至难治，早可与白及汤。

世所谓不食病，即《医级》所载神仙劳之类。此证妇人尤多，男子至少，或馋嗜焦饼豆糕，或喜食果瓜生菜、昆布、海苔，其甚者绝谷粒，惟饮水，而肌肉润泽，卧起步动如常，小便能利，大便秘涩，口干贪饮以至年余，其病多出于郁气，故宜气剂，而不宜补住也。

人无故饮食减少者，将发大患之兆，当摄养。若缓慢失期，则药饵灸炳无及。盖此证有暴渐之别，暴减者可治，渐减者难治。一种有神仙劳者，虽不食，与此证自异。

哮喘脉数，属阴虚火动者，宜滋阴降火汤。若里邪实，大便不通，脉实者，宜承气汤。

幼时患哮喘者，一旦治之后，有发癫痫或心风者，又有痫疾者，皆系先天遗毒，故为难治。

幼少时患哮喘者，治之后多变癫、痫、狂、心风四病，或有不服药自变此四病者。又有初患痫，治后变哮喘者，又有幼少无事，壮岁始患此五病者，俱系先天遗毒，但因其人体气有迟速耳。吾门皆名之曰胎病。（胎病名出于《素问》奇病论，可以征焉。）

风痰家，时发热恶寒，头痛身体疼痛，或肩背强急，或咽喉签痛者，皆痰之所为，非感冒也，俗名曰痰风。

胸痹痛在皮肉间者，为恶候。

背胛或右或左拘痛，动摇则益剧，而其痛骤去者，多变为胸痛状，与胸痹相似，而筋脉纠戾之所致，故气息妨闷，饮食微噎，其痛亦与胸痹彻痛不同也。宜《本事方》桂心散。

哕逆，与热药无效者，属壅热，以泻心汤，麻沸汤服则速愈。（按：《万病回春》以黄连解毒汤、白虎汤治伤寒热证，医者误用姜桂等药，助起火邪痰火相搏而呃逆，即同旨。）

其人食味皆苦或甘酸，或涩者，将发噎之候。但觉苦者为易治。

打扑伤损，瘀血不去，历年后卒然气急，心下逆抢，或昏冒不知人，或妄语，或健忘者，是即瘀血作风状者。

水肿遍身满肿，惟两手臑肉脱而枯柴者，为不治。

妇人手足麻痹者，多七情郁结，经络凝滞之所致也。正气天香汤或香苏散、二陈汤相合加乌药。

妇人素郁闷，牝户觉痛痒，时水液渗出，饮食少思，肢体倦怠者，宜加味归脾汤。

心中失血养，则必为怔忡，故治此证宜选用四物八珍、十补、人参养荣诸汤，俱加麦门、酸枣仁为佳。

患肠风者，概为气急耳鸣，而偶无之，惟目眩头晕者有之，不可不知。

头晕属实者，宜防风通圣散加菊花。

其人无故梦寐恍惚，语言妄错，两手微颤，颜耳潮红，或时喜笑，或作持握状，剧则为瞪视状，须臾觉悟爽慧如故。此人多壮实，饮食失宜，七情乖错，因劳动倦怠，热痰壅蔽心窍之所为，名曰心慌，不急治则必发风痫至不救。其始如密佗僧圆而后宜清神汤，加减清神汤。

人值雨湿则必腰痛者，宜渗湿汤、除湿汤类。

人卒然盗汗出而不止，饮食起居如故，气亦爽快，大便自调，小便才少，是水饮渗溢毛孔之所致。早利其小便则愈，宜茯苓甘草汤，不必须止汗涩收之剂。若小便不利而汗自止者，后必发水肿或下利，不

可不知。

耳鸣惟闻鸣钟柝声，而不能闻他声者，欲聋之兆也。

痫疾有跗上或膝盖痛者，可不与历节混。

小儿十岁前后，肛门生小虫数十为群，或数百围如鬼灯状，痛痒难堪者，至弱冠多发痨瘵。

龟胸名恐不的当，称鸡胸似是。盖鸡胸病证在幼稚为疳，在少壮为痫也。

婴儿生七八月无病，至九十月渐肌肉肥胖，时时发热如外感，或如疟，吐乳，青便，顶颅光莹，囟门或填满或凹陷，睡中微抽者，将发阴痫之兆。庸医不知，认为胎肥，可笑。

儿四五岁鼻衄血，月一次或二三次，每次五六勺，多至数合。其血暗紫而稠黏，或鲜红而稀薄，当其发必气逆，面赤手足微冷，消谷善饥，大便秘，小便数也。此证有乳癖腹痛后发者，有痘后发者，《千金》竹茹汤方中去芍药、人参、术、桂，加麦门冬、黄柏、栀子、升麻效。（竹茹、甘草、川芎、黄芩、当归、麦门冬、栀子、升麻、黄柏，上九味，加茜根佳。）

百会边时时如有物冲，或时痛，或泪管无故而喷出者，是将发脑风候。

结毒有胎梅二因，而因梅者十之八，胎仅居其二。其状多属冷毒，而属热者甚少。

露败疮与漏疮同义，通诸疮而言，非一病也。但彼则漏泄，此则闭结，虽其状异，至其不痊一也。

梅毒有冷热之分，不可不详。冷毒尤少而热毒常多。冷毒属气而痊迟，热毒属

血而痊速；冷毒轻缓似易，热毒剧猛似险；又冷毒面色㿠白如常，热毒面色惨暗隐显不定；冷毒生疮多年不痊，而其势不剧甚，热毒则生疮浸淫为激发是为辨。世医不知，一概治之，误人最夥。（拙轩曰：梅毒分冷热，翁之创见，非经历深者不能也。）

流注毒，稠脓渐化为稀水者，非佳候。若脓止惟鲜血淋漓者，若虽能食神爽，死在近，不可轻忽。此与产后脱血其候同也。（败液流注，往往发此证，最为危急候。）

多纪桂山

桂山先生著书之富，从前医家无比，皆医林鸿宝，一日不可少，犹布帛菽粟，而治疗之盛，年不下七八百人，是以一匕之验，半句之话，亦可以范后生矣。

小野氏乃政年十八，妊娠弥月，胎水渐盛，遍身洪肿，下体尤甚，口舌生疮烂坏，不能啖盐味，日啜稀粥仅一二碗，小便赤涩，大便隔日一解，脉滑数有力。医以为胃虚不能摄水，与参术等药，势殆危剧，遽邀予理之。予曰：胎水挟湿热者，非胃虚也，投以猪苓汤加车前子、黄连、栀子。盖车前子一名苤苢，不止利小便，亦取毛诗云宜怀妊之意。服五六日，逐渐小水快利，肿胀稍散，口中亦和，饮啖复常。因改用紫苏和气饮加白术、黄芩，至月尽而诞男子，两全矣。

御药局小吏，儿生五个月，吐乳白六七次，无他证，惟面色青白，似稍疲倦，父母忧之，请理于予。予曰：此责在小方脉，敢辞焉。渠曰：凡小方理吐乳，非钱氏白术散、香砂六君子汤，则凉膈散、紫圆之类，其变慢脾者比比皆是。愿君别为

处置，以救豚犬命也。恳请不已，予因制一方以与之。半夏为君，茯苓为臣，藿香、伏龙肝为佐，丁香为使，生姜为引。每贴一钱，水煎。别以养正丹为散，以挖耳头挑散子入口中两麻子许，以前药汁送下，日五次。不浃旬而吐止，神色复故。此予常用理反胃方，藉以疗吐乳，未足以为奇。而世之哑科，徒守常套，而不知此等策，听其天殇，悲夫！

一商家仆，年二十岁，患脓淋数日，时时发微寒热，饮食少进。诊之脉沉小而数，腹中无病，第似神色不太乐者。予以为肝经湿热，与龙胆泻肝汤。后十余日，忽走使曰下血数升，命在须臾。余仓皇往诊。仰卧蓐气息绵惙，六脉洪数而虚，急灌独参汤，下咽即吐。寻之干呕，额汗淋漓，苦闷，吐蛔七条。试作小半夏加茯苓、乌梅、蜀椒汤与之，呕逆益甚。余沉思谓孙思邈以单甘草止吐，今用之蛔必安。因如法服之，吐忽止，气息稍平。时看护者将更蓐，除污蒉披衣，视下体阴囊破坏有孔，如剜双卵，坠在蓐，其大如鸡蛋而稍扁，色白而红缕缠绕。众惊愕报予曰：昔江篁南以阴囊破裂为千古稀见，况阴丸脱落者，可谓奇中之奇矣。虽然，人有阉豕，有犍，此皆割势而犹能生，此人梅毒结于阴囊，故有此变。与坏鼻、蜡烛疳亦同，调护得宜当不死。后调理果愈。

脚气所因，有湿邪中足，壅塞经脉而致者；有肾气不足，饮水失道而致者；有膏粱过度，脾胃湿郁而致者。故预防之法，忌久坐阴湿地，或着滋湿衣，或冒雾而行，或步久雨莽后地气蒸发之处。忌过食鱼鸟饼粢一切厚味，忌大酒及醉睡，忌房事过

度及醉后入房，忌久坐久立，及行步劳动俱失其常。慎此五者，则不止脚气，亦诸病不生，久视之要诀也。

小儿吐乳虽数端，大要不过虚实二途。盖有胎元胃虚，不能消化乳汁以分布下部而吐者；有饮乳过食结成癖积，拒格新乳而吐者；又有胎毒潜伏于肠胃之间，格拒乳汁或两者相搏遂为顽涎，结聚胸膈而吐者。此证特多富贵，而贫贱最少，故治法宜清凉者多，而又有宜温补者，又有不拘攻补从中治，消痰化食降气杀虫以奏效者，当审其证而治之。

虚劳及极虚证间有手指末节以下肿黑者，盖经脉不能盈四末，而瘀血败恶之所致，未知前人言及否。

余曾闻之于太田隆元水肿，并脚气心下痞硬者，有辨冲心与痞之诀，其痞浮显，按之易知者，无冲冲之患；其痞沉着按之难认者，反生不测之变，宜潜心辨之。

久病不问何证，胁肋骨露，歧骨如绞襞者，得生少。

仲景曰：少阴病脉微细，但欲寐，此少阴邪深入里，阳气衰竭故也。不止伤寒，诸久病语话饮食之际亦眠者，死候也。

《证治要诀》曰：诸中风忽吐出紫黑色者死。验之于诸病皆然，不止中风也。

医者对病人未诊之前，问其证候，胸中预拟其方，则诊毕后反失其真谛，宜虚心精诊，而后熟虑下按矣。

俗所谓疝泻、疝痢、疝淋者，医书所谓气泻、气痢、气淋是也。

欲识古人临证施治之妙，莫如善读其治验。予将掇其精英类为一书，而年老未果，哀矣。（读前辈成案，可拓后学之心胸，扩群医之见解，第变通则在善学耳。）

月信痛用桃核承气汤加附子效。盖本诸喻氏《寓意草》治伤寒后腰痛按。（一说云柳洲所发明。）

木乃伊、血竭二味等份为丸，能治干血劳。盖木乃伊活达瘀血，振兴真元故然。

半夏厚朴汤加浮石以治梅核气奇效。

麻疹余热不解者，宜柴胡四物汤。（莒庭曰：疹后大抵主清润，故宜此方。）

诸大患卒发呕者，多不治，如脚气冲心最然。

今时称淋者，多属梅毒疮疡。《经验全书》所谓内注下疳（用小柴胡加龙胆、车前子者）诸治要诀，所谓小便注杆甘疮类也。不可与古淋混治。（东郭亦有此说，而考证未确。）

一奴隶患手大指触物则气宇郁塞，不可名状，诸治无效。余以为血气流注，与活络流气饮速愈。

《痰火点雪》云：劳疾，左胁痛不能转身者，此乃肝叶已干，名为干血痛。肝经已绝，死不治。此说本于《直指方》，而其证今多有之，医误认为肝积，与熊胆等无寸效宜矣。（山田业广曰：《素问》刺禁论肝生于左，肺藏于右。其所谓生者，言生长其气于左，凡《素问》言生者皆同。言左者非言位置，肺藏于右亦然。验之于实际，病在左者宜疏肝泻肝，可以见也。）

《祝氏心医集》云：疟疾每日如期而至，名曰疟信。此当原证，发散未可，直攻未可，截也。或前或后，此正气渐旺，邪将不容，名曰疟衰，方可截之，试之甚理。

痢疾似虚而不虚，似实而不实者，用

参归芍药汤，兼聂氏治痢第三方，米糊为丸，白汤送下。

俗所传奇方者，多出于《本草》附方，不可不读。

水户侯（文公）有疾，其初登圊，大便不快下，胸懑短气。如此两三日或发或差，乃召余诊之。其脉滑数无根底，面色青惨，心下微满而拘急，腹里无动，脐下空软如绵。乃知其病上盛下虚，非一日之故也。但侍臣视其起居如平，无能察知病情者，余出语之曰：侯病虽似支饮，实由中气虚耗，殆为危证，治法宜峻补方中加沉香，更进黑锡丹以回阳镇逆，犹恐不及也。侍臣闻之，或惊惶或疑惑，不知所为。明日诊之，间吐痰沫，其色茶褐色，厥明又诊之，脉十动一止。因谓侍臣曰：此证此脉俱为脏气竭绝之候，恐有急变也。须灸天枢、气海、三里、绝骨等以培下元。医不信，逡巡进降气之剂，而至日晡将登圊，短气息迫，卒然昏倒。急使人召余至，则绝矣。余叹曰：侯之疾纵属不治，使侍臣早见其机，医察其微，则未遽有今日之变也。

多纪茝庭

夫医者，必取熔医书而后识见正，必参酌经方而手段精，必广疗疾疢而后运用极，故不明医经经方之旨者，虽业大行，侥幸不足。观明医经经方之旨者，虽一匙半剂亦具有规则。如茝庭先生，以名家子弟加之学术兼至，是以超逸前辈泰斗于一世。古人所谓读仲景书，用仲景之法，然未尝守仲景之方，乃为得仲景之心者，非耶？

文化丙子夏秋之交，江户大疫。其证初起，热势猖獗，直进于少阳，不日至精神昏愦，大概宜大小柴胡汤、黄连解毒汤，而及于阳明胃实者至少。尔后流行，往往类此，而如阴证甚鲜矣。余尝视先教谕治伤寒多用参附，故老亦言先年多阴证躁扰者。噫！风气变迁所使耶。（疫因岁运有变替，亦见于工藤周庵救瘟袖历，及荻野台州瘟疫辨。盖六气之环转，折神气之出入，阴阳消长之妙，虚实递更之变，首尾贯通者，惟仲师书为尔。后学当细心辨之。）

辛巳岁春来多旱，至夏秋之际炎热特甚，疫邪流行。其证不恶寒，肌热如灼，脉洪数或紧细，手腕颤掉，下利日四五行或溏泄过多，渴好冷水，舌上无苔而干燥，心下支结，腹虚满雷鸣，谵语或昏睡不语，吐沫，头汗甚者，呕逆上窜，速羸瘦，下黑血遂死。余以为是暑热侵肌肉，邪气著筋脉，津液干枯，血分沸乱，故至下血而极矣。治法清润补三法中兼利水而得效。盖比之于丙子之疫疾，其证候亦少异矣。

少阴病，轻证有既济汤与姜附益气汤之别。上焦津液干枯，其证似白虎汤，而脉浮数无根脚，腹部软弱且微利，虽渴无欲饮水数升之势者，为既济汤。若夫邪气缓慢，渐见谵语烦躁，肌热不甚，舌上濡润，所谓劳役感寒者，为姜附益气汤。此证三十年前多见之，而至近时惟见导赤各半汤、升阳散火汤等证，而此证绝少，时世之变亦可以知已。

冬月伤寒，发汗不解，下利，数行或不下利，三四日后热弥炽，谵语烦闷，口舌干燥，呼吸促迫，脉弦涩或滑数无根底，舌上黄润，心下痞，小腹无力，面赤耳聋。

余以为直中证，与以附子剂无效，后谓上热下冷，与干姜芩连人参汤，其效如桴鼓。

文政己卯仲夏至仲秋，都下痢疾大行，毙者不知数。其证皆热毒痢，邪气炽盛，下利至百余行。治法发表攻里，或清凉奏效。而偶有挟虚者，桃花汤所宜。若误投粟壳、诃子类必害。又虚家屡下之后，血水泄下，羸脱者，又腹里拘急，至夜燥渴，用地黄得效。

痢疾久不愈，舌上如粟粒，其色黄白或纯红，甚者及牙断，此证多属不治。又有舌上咽喉牙断，一面生厚黄白苔如鹅口者，有发吃逆者，皆为不治。（按：诸痢久不愈，口舌生鹅口疮者，皆胃气衰败之候，固为死证。）

痢疾发渴者多好热汤，不可概为阴而治寒，下剂间效。又痢疾手指逆冷者，属热，阳脱于上故也。又热痢失下，虚极者必手指冷至肩上，而足仅过踝而已，俱非温药所宜矣。

痢疾初起，脉数无伦，下利频数，精神不安，额上汗出，面部肉脱者，皆为不治。

文政庚辰春夏之交，淫雨数日，霁后暴催溽暑，时人发奇疾，其证如干霍乱，心腹卒痛暴热，脉洪大，心下支结，饮食不进，大便秘结，因与备急圆、大陷胸汤类，则反痛甚，热不去，徒生烦渴。余以为雨湿内郁，毒气上攻者，试与增损理中丸料（代白术以苍术），痛顿减，不日快复，遂活数人。后阅东郭《导水琐言》，京师亦行此证，东郭用《外台》桑白皮、吴茱萸二味者得效，盖一类也。（按：桑白皮、吴茱萸二味方，原治急喘，而东郭运

用之。元和纪用经名之降气汤。）

痘疹发热疑似者，诊虚里，其动亢盛及缺盆者，痘也，此动无者，他病也。余得此诀于小川柽斋，而验之果然。

梅毒虽分四证，不出二端。何则？下疳在肌肉而毒浅，故发则为杨梅疮。便毒著筋脉而毒深，故潜则为结毒。然亦有虚实之分，下疳其人虚者，毒易侵入，故其愈迟。便毒其人实者毒易外托，故其愈速。竟亦不出二端焉。

旧疾暴变者，多因邪气内伏。能认其候，不拘本病，直与发散剂则效，是即先治其卒病之意。

和田东郭以地黄治心下痞，盖本诸吴氏参附养荣汤治下后反痞之说，余以为地黄之痞与泻心汤之痞相似而异，腹部宗筋急，津液干枯，其势上迫于心下，故以地黄滋润筋脉则痞自愈。若饮邪并结心下，支满者，非泻心汤不能解，是所以相似而大异也。

世医将证候错杂难名状者，概曰痫证。盖本诸香川氏行余医言云。先教谕曰：痫本小儿病，在大人当称曰癫。如香川所谓痫证则大病奇论，所说气疾，戴复庵所谓心风为相近。余尝考其病由，系心肝胆三脏，有由心神虚祛与心气不宁者，有由肝气抑郁与肝气过亢者。如胆气亦由虚实证候各异。能读古人论此三脏病证者，则于其治法思过半矣。

难以小便黄白辨寒热，戴复庵既论之。而如以渴之冷热定阴阳，亦不可拘执。热利喜热汤，风湿欲冷饮，同类相求之理，不可不知。其他所喜冷热定病寒热，大抵为不差。

伤寒热剧证，用柴胡黄芩类，非多服则不能奏效。水气洪肿者，与淡渗药，非大剂则不能达力，屡验果然。

呕吐不止，诸治无效者，畑惟和诊曰：脉浮数属表邪壅遏，与葛根黄芩黄连汤速愈。又有同证者，片仓周诊曰：脉沉伏属郁热，与白虎汤果止。可谓二子诊异表里而并妙矣。

古方之妙，殆不可思议，今举其二三。如牡蛎泽泻散料（或加大黄）治实肿阳水，瓜蒌瞿麦丸治肾气丸证而嫌忌地黄者，黄连汤治霍乱吐泻不止，心腹烦痛者；栀子甘草豉汤治膈噎食不下者，苓桂甘枣汤治癖囊累年不愈，心下痛者；白头翁汤治肠风下血。余数年所实验桴鼓影响，妙不可言，用古方者岂可不精熟哉。（陈修园曰：旋覆代赭石汤，今于呕吐不止之证及哕逆，借用甚效者，取其重以降逆也。干姜黄连黄芩汤，今于食入即吐之证，取用甚效。又借用麻杏甘石汤治中暑头痛汗出而喘，口渴之外证，黄连阿胶汤治心烦不得卧之内证，借用麻黐豆汤育阴利湿，俱从小便而出之类，可知经方之变化如龙也。）

癖囊治方虽居多，无如苓桂甘枣汤者。余又以《三因方》补脾散炼蜜为膏，服得奇效。若便秘内实者，起废丸为妙。

《千金》紫苏子汤中当归取之于降气，《本草》云主咳逆上气是也。人参败毒散中枳壳取之于驱风，《本草》云主风痒麻痹是也。世医日用而无审其效用者，噫！余尝治一男子伤寒数日不差，谵语面赤，脉紧无力，微下利，上热下冷者，与姜芩连参汤无效，小河雄斋（吉益南涯门人）与当归四逆汤速愈。曰：往年患此证，柴田芸庵用前方得苏矣。

病人足指甲温而两胫冷者，多死。腿胫无水气但足跗肿者，亦危。

大病人忽两颊筋弛如落架风者，属不治。《和剂局方》乌荆圆主治云：头颔宽弹不收，手盛颔能食，盖此类。

哕逆诸治无效者，与熊胆效。又与左金丸料屡验。

脚气虽小便快利脉驶，胸动甚至冲心者，水毒外壅侵内也。又虽脉候胸动俱稳，小便不利以至冲心者，水毒内郁，遏脉动也。此二证系局外之变，不可不精思。

脚气下部无水气，胸背颈间面部或手背浮肿者，忽至冲心，不可轻视。如水肿上盛者，亦然。

脚气呕逆喘急者，为冲心之渐，不可忽诸。然复有似而非者，一壮夫脚弱胫肿，喘满短气，热炽，诊之疫邪挟痰者，乃与柴胡陷胸汤，兼服利水剂亟愈。又一人麻痹痿软，呕逆不食，诊之脚气兼蛔虫者，乃作肾气丸料与之，兼以乌梅丸而全治。此等诊在脉与胸动，而非精诣者难与言。（尝闻先生以一味连翘膏治脚气呕逆冲心者，可谓得古人不传之妙矣。）

脚气发热类风寒者，不冲心则为脚痿软，为可惧。救之，偏制脚气为妙，若真挟风寒者非此例，宜比较以辨其差。

诊视之际，有病情隐微难认者二端。一则痨瘵肝郁之类，始萌时感招外邪，外邪虽解，病不可愈者，内为有奸也。若徒为外感治之，则其取败，不鲜矣。一则旧疾人得疑似之新病者，假令如癥瘕之得肠澼，癖囊之得饮食伤。若拘执旧疾，不治新病，则其害在反掌。此二端最宜精诊熟察。张景岳曰：医有慧心，心在局外；医有慧眼，眼在兆前。其是谓乎。

病名古今异称。或一证及数名，极为繁衍。如一病蓄数义，最易致误，今举一二辨之。肿本痈肿，转为水肿之肿；疮本创夷，转为疮疡之疮；疳本蚀烂之义，而小儿嗜甘为病，亦名疳；痰即澹饮，古作淡，而后世概为稠涎之名；瘅热也，省文作疸，而转为黄病之名，又移为丹毒之名；瘤者悬赘也，后世转为丹溜之溜；悸，心动也，而古来概为动筑之义；奔豚，《难经》以为肾积，《伤寒论》以为气冲；咳逆谓咳嗽气逆，而后世谬为哕逆之名。此类宜甄别焉。（桂山先生《瘟疫类编》序，辨病名字义亦精晰，宜与此条参看资益。）

近来舶赍医书大率蹈袭陈言，未有所发明。而其序跋徒极称扬，顾不读古书者之所为。要之，优孟衣冠不过追时习钓名利耳。

读医经与他书异。若读《伤寒论》最当虚心平气，就其至平至易处，研性命之理，使文义与治术吻合符契，而后博征诸载籍，多验诸疾病，优柔厌饫浸润涵泳，真积力久，始足以应变无穷，此之谓善读者矣。世或有穿凿拘泥固执偏见者，有肤浅浮疏自夸心得者，有徒骛论辨而不察证治之要者，有专拘字训而不究微意之所在者，此皆不善读之过也。又有不学无术，臆测悬揣以为得经旨，闻有不合己意者，概谓之后人搀入，妄删改之，此所谓夏虫疑冰，越犬吠雪者耳。盖据经以洞病理，此其常；而亦有由验病而悟经义者，不可不识焉。（医之所贵者，力学之外又得名师益友，日举其所治之证与圣经之异同，合

而讲论，始知其妙。此亦由验病而悟经义之一端也。）

尝考诸家注释成聊摄，顺文直解，稍属浅拘，然创辟之功诚伟，能为来者所矜式。方中行亦出新裁，非无发挥，然凭其私颠倒经文，实作之俑。喻嘉言略本中行，更益端绪，后人何以崇信之至。柯韵伯学识颇高，最有所见而犹多臆断。程郊倩间话俚语，失解经之体，至论理精密，殆非诸氏所及。汪苓友处心平稳，疏通前注，虽未能脱陋习，固与专已守残相去悬隔。张隐庵及令韶率由旧本，不敢错易，盖不蹈时趋者。钱天来辨订不遗余力，然或失太凿，亦不无膠柱。《医宗金鉴》汇纂之治，殊为有益，其删章改句，无所不至，抑亦妄矣。（多纪柳沜曰：古人注张子《伤寒论》者，既无顺文释义之弊，克辟守陋袭膠之说，旨义明畅，别开生面者，柯韵伯《来苏集》是也。割裂旧章，以为类纂，虽不免妄改古书之责，错综有条，端绪井然，足以为临局施治之便者，钱天来《溯源集》是也。盖二家之集，精则精矣，奈何博辩冗议，读者不能骤窥其要焉。在泾之书，其说多原于韵伯，其分治法仿天来，而变其例更出新意，以启发之。辞约理该直截易了，双珠一贯斯供把玩，是亦活人之手段也。二子说议论切当，为后学楷，则当与吕沧洲论历代诸医文并传。）读书法务遵古人，古人之言既妥矣，固无须赘说；而徒斗博夸多，更生异见，右传左会，喋喋费解，谓之无用之辩，吾不取也。

凡读医经，遇训义有确据，则举其一二而足矣，不必取于繁冗也。

训诂虽精，而其义不切，于治术者未

为得也。训诂虽不精，而施之于疾病必有实效者，乃为得经旨矣。

凡立说者，非通贯全经则不可谓之尽理蕴，非该尽万理则不可谓之得经旨。矧乃欲以变律常，及拘于常而不通变者，皆善读之过也。讲研轩岐、长沙之经，决择历代良师之著，以切临病处药之际，是吾家为学之方，亦即吾家为医之诀。是以先君子搜罗天下医书以贻子孙，其意一在后之人善读而善用之焉已。（此数条为后学开正路，一一书绅之语。余尝谓自古以来医籍充栋，贤愚不等，偏见迂论者不可胜数。亦毋庸详辨博考，只验圣经贤传紧要之书，揣摩精究，自然学术自进。锁末字句置之不论，别风淮雨，何必一一查考耶。）

《先哲医话》卷下终

黄　跋

　　《先哲医话》上下二卷，日本信浓人浅曰：宗伯撰考文渊阁著录之书，凡医家类九十七部，一千五百三十九卷，列于存目者又九十四部，六百八十一卷，证之内外，药之气性，方之佐使，无不备也。然未有辑医论以成话者，医之有话实自宗伯始。夫医者，意也。病有万变，医无一定。自《和剂局方》专主燥烈香热之品，而刘守真救以寒凉。至于张子和，举一切病以汗吐下三法治之。东垣兴而重固脾，丹溪出而重滋阴，景岳作而重补阳。夫古之人覃精研思，竭毕生之心力以从事，当夫纵心孤往，必熟察夫天时之寒热，地气之燥湿，世运之治乱，人身之强弱。一旦豁然贯通，或凉或热，或补或伐，如良相治国，名将用兵，投之而无不如意。其一偏之论，皆其独得之秘也。或不察所由来，媛媛姝姝，守一先生之说，物而不化，是何异契舟求剑，以为剑在是乎。至鉴其无效，转谓古方适足以误人。如陈起龙、黄元御诋淇先哲不遗余力，抑又慎矣。盖先医真积力久而有所独得，单词片语皆精微之意行乎其间，虽涉一偏，学者能优而柔之，餍而饫之，用神而明之，用均无不效，又况其言之纯粹以精者乎。是卷搜罗名言，间附评论皆折衷精当，讬始于后藤艮山。艮山盖唱复古之说者，而末卷多纪茞庭之论，于读经之审运用之妙，尤三致意焉。非唯举先哲之法以示人，且示人以效法之方。浅田氏于此得其力勤，而用心苦也。日本之知汉医，自新罗百济来，逮隋唐而盛，其后李朱之说大行，丹水友松号倡复古医学，昌明至于今。此书所录自享元至文政凡十三人，取其尤著者耳。浅田氏名惟常号识此一号栗园旧幕府医官，今隐居不仕，以医名五大洲，著医书三十余种，斯其一也。顷疗余疾，因得读其书。他日归，将致之医院，以补《金匮》《石室》之缺云。

大清光绪五年闰正月岭南黄遵寓公度跋并书

书《先哲医话》后

　　岁遇丰熟，谷盈百室，露积如梁，而遗秉滞穗，犹且可拾，寡妇所利，较诸农夫所庆，虽有多少之等，岂异其坚栗乎。向栗园公著皇国名医传，叙先哲事迹，犹谷盈百室。然虽此篇属遗秉坚栗则同焉。后进尝其旨否所利不少，终善且多者，必有矣。因想初公苦学，盖亦不与农耕陇亩，蹈泥淖驱牛马，耘籽费精而时刻望秋异。今之学业殷，亦复与农遇丰熟黄云漠漠表嘉瑞同。吾曹推公为困窘，为仓城，则此刻告竣，其可庆乎！喜而跋。

今村亮谨识

　　赵云崧著《瓯北诗话》于唐宋明清四代，取十家以为学者之圭臬。从来诗话无出其右者也。栗园浅田君之著《先哲医话》，体例略似瓯北所载。十三家虽儒医异道。其为大家一也。予曾谓我邦文字之事输筹西土，独至医术洵有出蓝之妙也矣。清朝医家尤饮鹤、徐洄溪称为大家，徐氏《医学源流论》议论正大，学力可见。至读《兰台轨范》，则殆如出别手。尤氏《金匮翼》稍可见，《医学读书记》则甚少可取者，无他坐，文胜而实不足耳。此编之成，使辫发儿读之果何如哉？若有王梅庵其人，则叙而传之也必矣。然则君之此举可谓补医林一缺事矣。明治己巳晚夏朔。

后学　村山淳拜识

　　赵宋以降，诗话之夥，累积可拄屋。而至文话，则唯宋有王铚文话，明有闵文振兰壮文话，李云文话而已。如医话绝无，不亦杏林缺事乎，迩者读诗人征略引灵芬山馆文钞云，黄凯钧夙工于医，以济物为急，合善药以施，辑其所得为医话。瘟疫论类编序云，剑奎亦著《松峰医话》，而未见其书，每以为憾焉。栗园先生尝仿其目，辑皇朝名哲之说，名曰《先哲医话》。盖医有按，有话，医之有案犹吏之有按，断章取义有格定之式，而话则优游餍饫，入人心者深，是则不可不与诗文之话并存而传也。因校以授梓。

门人信浓松山挺谨识

陈氏幼科秘诀

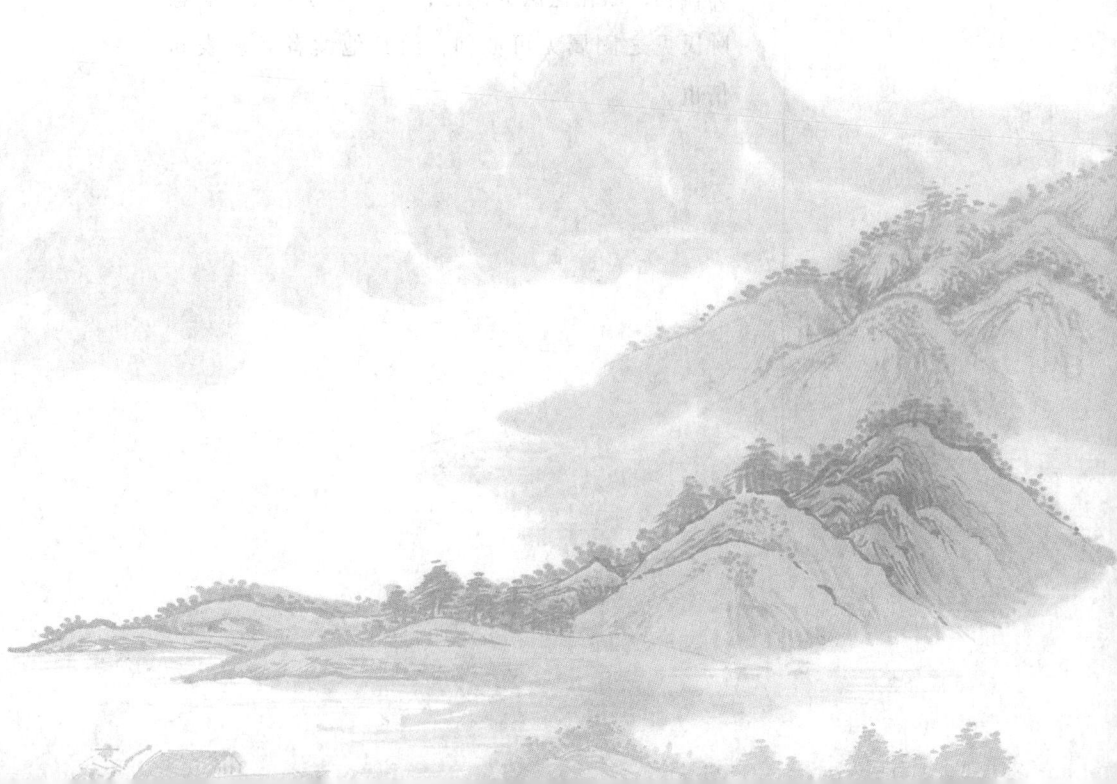

内容提要

　　苏州世医《陈氏幼科秘诀》一卷，吾国各科医家，凡以世医名者，无不怀口口相传之秘。偶有所得，未肯示人。致医书湮没，医法失传，甚至自己子孙有恃无恐，亦不他求参考。寖至徒读父书，草菅人命，犹曰吾家世医别有薪传，欺人自欺，罪不可逭。裘君吉生，昔以重价购得，爰即付刊，欲化世医为国医，将传秘方为公方。想陈氏见之固属无可如何，而其他读者必多表同情也。

目　录

陈氏幼科秘诀

著 者 佚 名

绍兴裘吉生录存

临安胡绘山校刊

初 生

小儿生下，以甘草、黄连、马料豆多煎汤与之服。盖秽吞胸中，吐以甘草；秽入腹中，利以黄连也。茯苓丸能治初生小儿腹满气短，不能饮乳。是秽物入腹所致，若胎中受寒，令小儿腹痛亦治。

茯苓丸

赤茯苓 黄连（寒证不用，宜用芍药）

蜜丸桐子大，乳汁下一丸。

沐 浴

宜益母草汤。令儿体滑，血脉流通，免生疮疾。

益母草 黄连各一两 蛇床子 苦参各二两 藁本五钱 朱砂 雄黄各一钱

又方，桃枝，梓枝。

煎汤临浴时加猪胆一个入内。

噤 风

噤风者，初生七日内忽然目闭、口噤，啼声不出，下青粪，舌上有脔肉如粟，吃乳不得，口吐白沫，大小便皆通。由在胎受热毒流入心脾，故见于喉舌之间。或初生时为风邪搏击所致，名犯风噤。口中白粟用绵裹，指蘸水擦破。百二十日内俱有此患。一口噤不乳，腹急多啼，牙关紧闭与撮口相似，赤者心噤，白者肺噤。

撮 口

撮口者，面目黄肿或赤，喘急啼声不出，由胎受热气兼风热入脐，流毒于心脾，故舌强唇青，聚口撮而饮乳有妨，若口吐白沫，四肢冷，不治。或肚胀青筋，吊肠卵疝，内气引痛，皆肠胃郁结所致，十救二三，月内尤急，周岁始免。用白僵蚕直而明亮者佳二条，去丝嘴，炙脆为末，蜜调敷人中即瘥。或研牛黄一钱和竹沥抹口中亦治。（按：牛黄要嫩黄轻虚，重叠可揭，气息微香，摩指甲竟透者。）

脐 风

脐风者，断脐后水湿风冷入脐，流于心肺，甚则发搐成惊。若脐凸四傍青黑，撮口不开，是为内撮。爪黑者死。用赤脚蜈蚣一条，蝎尾四个，僵蚕七条，瞿麦五分，为末。先以鹅羽管吹鼻内，得喷嚏啼哭为可治。后用薄荷汤调服，三者名虽不同，其原则一。皆因里气郁结壅闭不通，由断脐太短，结得不紧，外风入脐或牵动脐带，水入生疮所致。撮口尤其治当疏利，并用余家小红丸下之后，用抱龙丸、牛黄丸等。

心热发惊，面青啼不出，吐白沫，腹胀硬，脐四边浮肿，舌强不进乳，不与噤风同。初生小儿热在胸膛频频作声，弩胀，治法宜去风。此症眉青脸赤，勿用药。治儿口噤牙关闭者，用天南星去皮脐为细末，加龙脑少许和均，指蘸姜汁，同药擦牙上。

小红丸（又名辰砂丸）

全蝎去毒洗净，一两　南星一两　珍珠一钱　朱砂四钱五分　巴霜二钱五分

为末，糯米糊丸如芥子大，每岁三五丸，看小儿强弱用。十岁以外百丸方效，灯心汤下。须要活法加减用之，方称弄斧之手。如六七十丸、四五十丸。在用之者才酌。

抱龙丸

天竺黄一两　胆星四两　雄黄五钱

蜜丸，圆眼核大，约重一钱，朱砂为衣，每服一丸，薄荷汤化下，辰砂为衣亦可。

牛黄丸

枳实　黄连各一两　胆星二两　天竺黄五钱　天麻五钱　僵蚕　全蝎各三钱　雄黄三钱　龙齿煅，三钱　牛黄一钱　麝香　冰片各钱半

蜜丸蜡封，用则去蜡，薄荷汤、灯心汤化下。

气　闭

儿生一二日，大小便不通，腹胀满而欲绝，此胎毒之气郁闭所致。急令妇人温水漱口，吸儿前后心、脐下及手足心，共七处，各吸五七口，赤红色为度。气散而自通，不然救亦无用。服余家小黑丸及葱白散。葱白四寸，人乳内同捣如泥，敷入儿口，与乳，使吐后用当归散。

当归散

当归八分　木通六分　连翘五分　滑石六分　甘草稍三分

水一盅煎，不时服。

小黑丸

木香一两五分　丁香七钱五分　肉蔻曲包煨，十个　杏仁去皮尖，百廿粒　百草霜一两

巴霜前药每一两加巴霜一钱，丸法用法与小红丸同。

躽　啼

儿生下身青白无血色，日夜啼不止，体仰而躽，腹满不乳，大便青白，是在胎为风冷所伤而然。时时吐呃，或腹中如鸡子黄，接之如小鸡声而后出，若不急治则成痫，宜用余家小黑丸及养脏汤。

养脏汤

白术八分　芍药六分　茯神七分　川芎五分　藿香六分　甘草四分　木香三分　钩藤三分　泽泻　肉豆蔻各七分

水一盅，姜三片，煎服。

伤　风

风邪感于腠理，先入于肺，肺主皮毛，其身日夜发热无汗，鼻塞气粗，不恶寒而恶风，当风乃憎寒，呵欠烦闷，口中气热，当表散，宜加减芎苏饮。

芎苏饮

黄芩　柴胡　紫苏　前胡　枳壳　半夏　桔梗　防风　山楂　茯苓　陈皮　甘草　干葛

头痛加川芎或白芷；偏身及肢节痛加羌活；夹食去枳壳加青皮、枳实或苍术；四五日热不退加麻黄，服麻黄又不退，热入里也，去紫苏、枳壳、防风，加枳实、

竹叶、石膏，用余家小红丸下之。

有痰，前饮内加贝母、天花粉或胆星；热稍退而嗽，前饮内去紫苏、防风，加桑白皮、杏仁或贝母，先当用小红丸下之；嗽不转者，热郁在肺，而气不得宣通，加麻黄、石膏；嗽甚见血，加山栀、石膏；嗽久虽无血，亦加山栀；略有余热，前饮内去紫苏、柴胡、防风，加石膏。

儿百日内身热，当用脱甲散，四五日不止用小红丸。

脱甲散

银柴胡　龙胆草　知母　麻根各三钱　川芎　当归各二钱　茯苓　人参各一钱　甘草一钱　葱白头一个

煎服。

咳　嗽

咳嗽属肺，风热郁于肺则生痰，故嗽有喉间作小鸡声者，先用小红丸下之。不惟下痰，且肺与大肠相为表里，腑不实脏不能实也。大率顺气化痰清肺为主，宜清金贝母汤。

清金贝母汤

贝母　杏仁　桑皮　花粉　桔梗　枳壳　甘草　黄芩　木通　苏子　陈皮　茯苓

痰甚加胆星；食积痰去贝母，加制半夏、山楂；痰而嗽甚加山栀；喘加马兜铃或紫菀；嗽而血加山栀、石膏；嗽而气逆，倍苏子；嗽不转加麻黄、石膏；嗽久加款冬花、马兜铃，或瓜蒌仁、紫菀、五味、乌梅。

食积痰须用制半夏、枳实、青皮、枳壳，嗽甚，眼白上有瘀肉生者，此嗽伤血分也，宜服生地、当归入血分，槟榔下其气。

疟

疟者有暑、有痰、有风、有湿、有食。儿病多食风痰，无汗要有汗，散风邪为主。大人兼补，小儿不必，宜清脾退热饮。

清脾退热饮

柴胡　黄芩　枳壳　半夏　花粉　青皮　槟榔　山楂　常山　草果　茯苓　陈皮　甘草

暑加香薷，渴甚加石膏，湿加苍术。

有汗要无汗，扶正气为主。大人小儿俱带发散，用加减补中益气汤。

补中益气汤

人参　白术　黄芪　柴胡　归身　升麻　黄芩　陈皮　茯苓

加减法如前。

久疟一补一泻，柴胡、黄芩、枳实、半夏、槟榔、山楂、白术、茯苓、陈皮、甘草。

疟后寒热虽停，尚有余热，宜清脾退热饮去常山、草果，加地骨皮、知母，腹胀加桔梗、卜子。

疟母者，寒热时血气与邪相争，饮冷所致。结块在胁下，宜鳖甲丸、阿魏丸等。

鳖甲丸

生地　当归　川芎　红花　牡丹皮　槟榔　蓬术　香附　厚朴　鳖甲醋炙　穿山甲

尤妙。

阿魏丸

阿魏沸汤泡　雄黄研末，各二钱半　辰砂研末，一钱半

面糊丸，绿豆大。

胎疟　六七发过，即宜截，久则元气虚。久疟成劳，用四兽饮、截疟饮。

四兽饮

常山三钱　枳壳三钱　槟榔一个　生姜五片

水煎，五更服。

截疟饮

全归三钱　川芎三钱　甘草三钱　何首乌二两，新而大者佳

阴阳水各一大碗，煎一碗，临日面朝东，五更温服。

吐

吐症有五。一曰哯，乳哺过多，口角流出，满而溢也，勿与乳，则以陈米煮粥与食，勿药可也。二曰逆（上升为逆），气贵下降，消食顺气为主。三曰吐，为顿出有物无声，以苍术、藿香、二陈汤等。四曰呕，为渐出有物有声，亦用上方。五曰哕，即干呕也，有声无物，乃属火，最为恶候。生姜为呕家圣药，若儿伤食为多，不可与乳。乳味甘，令中满，且动舌筋，起胃火。初生小儿便吐，由拭口中秽血不尽，或食胞浆，故令吐多。用甘草、黄连汁或吾家小黑丸，不止服正胃散。伤食吐、冷吐可服温胃调气汤。

温胃调气汤

苍术（正胃气）　厚朴（泄中气）　半夏　香附（正气）　山楂　神曲　麦芽　藿香（正气）　干姜　茯苓

服此不止，若见是冷，可加木香、丁香、厚朴，次第加之。若是伤食，以枳实、青皮、槟榔次第加之。用前药又不止，是胃气因吐而虚，面青白，唇淡，精神少，可加人参。此症必眼眶陷下，方可用参，若不用参，恐虚极生风，传为慢惊。

暑月有热吐者，因冒暑或伤热食，致热气入胃，吐也。食与气相搏而吐也，其

症眼眶陷，唇燥，舌有刺，大便焦黄，射出如臭鸭蛋腥气，用水泼地令儿卧上，用黄瓜同卧。宜服清热之剂，如后吐泻论中清胃止渴汤可加减用之。初生小儿吐，余家小黑丸最妙。

吐　泻

脾胃俱虚，吐泻并作，伤食为多，四时俱有。或有春因于风，佐以防风、天麻；夏因于暑，佐以香薷、扁豆；秋因于凉，本方皆温剂，不必药佐。昏睡露睛，胃家虚热，睡不露睛，胃家实热。无论虚热实热，先用小黑丸微利之。亦有身大热而吐泻，皆伤风症，宜治风。不因吐泻而感之，伤食吐泻，乳食不化，或吐与泻皆酸臭，宜消食平胃汤。

消食平胃汤

藿香　厚朴　苍术　半夏　香附　陈皮　山楂　神曲　茯苓

泻色黄赤属热，加姜炒黄连，青白属冷，只用本方，甚则加木香、丁香、肉桂、干姜、肉蔻等。腹痛加砂仁，身热加柴胡。伤食重，枳实、青皮、槟榔可渐加。身凉吐沫，泻青白，呵欠，烦闷不渴，哕气，常见露睛，此病久荏苒，因成吐泻，急宜补脾。量加人参、白术、干姜、肉桂、附子、木香、丁香等。

身热或不热，眼眶陷，舌上有刺，唇燥饮水，泻焦黄臭，清胃止渴汤。

清胃止渴汤

人参　莲肉　柴胡　黄连　杏仁　陈皮　甘草　石膏　山栀　贝母　茯苓

若眼眶勿陷，且勿用人参，只用白术；眼眶已陷，断要用参。腹痛加砂仁，久渴而虚亦须加山药、白术。不止加肉蔻、诃子。冷泻色青白，面㿠白凄惨，去黄连加

附子、木香、苍术，甚则丁香、肉桂亦可用。此症手足厥冷为逆，急与人参、附子温其胃，不变慢惊。伤食泻粪色白，水谷不化，酸臭，去黄连加苍术、香附。泻而浮肿，小便涩少不行，是小肠渗入脾胃，宜利水汤。

利水汤

苍术（白术也可）　滑石　猪苓　泽泻　厚朴　陈皮　甘草　山楂　茯苓皮　赤芍药　车前子

用升麻、柴胡提其气，木香、天麻醒其脾，防风燥其湿。上吐清汁，下泻完谷，面白腹痛，手麻脚转筋，大叫哭，食乳即返，此因湿痰流注四肢，宜除湿化痰汤。若唇口干燥，司空黄色，勿用此方，亦用利水汤加天麻。

小儿吐乳或痰泻黄沫，唇深红，额汗自时出，若阴囊吊缩，牙龈黑色，女儿阴肿，勿必用医药。

霍　乱

其症脉多伏或绝，内有所积，外有所感，邪正相干，阴阳乖隔，留于中脘，阳不升，阴不降，吐利暴作。病在上焦，心痛而吐。病在下焦，腹痛而泻。病在中焦，心腹俱痛，吐泻并作。偏阳多热，偏阴多寒，甚则转筋，腹痛，手足厥逆。又足阳明胃经以养宗筋，暴吐暴泻，宗筋失养，故挛急，甚则舌卷囊缩。脾受贼邪，木来侮土也。吐泻尽，阴阳顺而愈矣。此症乃饮食所伤，切勿与谷食、姜椒等，必待吐尽泻尽，过一二时方与稀粥。若干霍乱，最是急症，不得吐利，阴阳闭而死矣。此干霍乱乃立见安危，惟用盐水灌之，令其大吐，或掘地穴以新汲水投之，搅取澄清饮之，或用手挖喉中探吐尤捷。有宜吐者，

虽已吐利，仍用二陈汤吐之，以提其气，又刺委中及十指出血。

凡霍乱用吐泻本方，因风加柴胡、防风，因寒倍半夏，因湿倍苍术、防风，因暑加藿香、扁豆，因食多用枳实、青皮。（治泄泻用益元散加白术末一两，每服一二钱，米汤调服。）

积

积者，停蓄之总名。诸书皆分五积属脏，六聚属腑。腑病不治自愈，脏病宜治，而脾脏尤难。丹溪只言积块有形之物在左为血积，在右为痰积，在中为食积；儿则有食积、乳积、气积、虚积、实积、惊积、热积、寒积，甚则为疟癖，为痞结，为癥瘕。又肝积为肥气，脾积为痞气，肺积为息贲，心积为伏梁，肾积为奔豚，治各不同。小儿只是去脾家食积而已。夫胃水谷之海，脾即夹肝附上，脾热则磨速而食易化，脾寒则磨迟而食难消，不消则变为冷积矣。大抵消食行气，开痰化血为主，只宜消之化之磨之，无下积之理。若积泻先当小黑丸下之，后即宜补，以人参、白术，磨以槟榔、枳实、山棱、蓬术辈。小儿只是食积多，痰与血少，其余更少。然食积为疳积之根，未至疳时不可用胡黄连、银柴胡、芦荟等寒药，祇宜温和药化之开之，余家小黑丸可用。若常服则用肥儿丸。

肥儿丸

炒陈皮四两　厚朴米泔水浸炒　麸炒枳实　炒卜子　炒青皮　姜炒黄连　白术　槟榔各二两　山楂　炒神曲　炒焦麦芽　连翘　龙胆草　蓬术各一两半　甘草一两半　米泔水浸炒香附四两

为末，蜜丸圆眼大，米汤化下。

若疳积，加芦荟、胡黄连、柴胡，名

玉疳深道丸，又名芦荟丸。必夜间发热，骨瘦如柴者方可加。

儿有积滞，面目黄肿，夜间身热，肚热尤甚，腹痛覆卧，或大便闭塞，小便如油发黄，泄泻粪白酸臭，吐逆宜化积健脾汤。

化积健脾汤（又名消积化聚汤）

陈皮　厚朴　苍术　半夏　香附　枳实　青皮　山楂　槟榔　茯苓　甘草

积甚加山棱、蓬术、草果，腹痛加砂仁、木香，积块而泻先用小黑丸，后服本方去半夏、槟榔，加白术、白芍。有痰去苍术，加海石、石碱；血积去厚朴、苍术、半夏，加当归稍、桃仁、红花，甚则穿山甲；气积倍香附，加桔梗、砂仁。实热加黄连，冷加木香、丁香，虚冷或下后积不除加丁香、肉蔻。若泻而至虚黄积，去枳壳、槟榔、青皮、白术，虚甚加人参，小便不利而肿加泽泻、猪苓。痞癖皆宜前方，惟痞乃腹胀胸满，营卫不得流行，宜小黑丸微利，甚则备急丸，后宜用白术补。或在皮里膜外亦宜本方。又用人参白术药间服。癥则伤食得之，宜消食，用本方；瘕则伤血得之，宜破血，是久积所致，药俱见前。余家肥儿丸是消积药，轻则可服，重则加三棱、蓬术，然当详其痰血而增入。

消积化聚丸

三棱　白术　黄连　茯苓　木香　归尾　麦芽　砂仁　红花　麦冬　枳壳　青皮　神曲　柴胡　蓬术　槟榔　制香附　桃仁　鳖甲　干漆　益智

蜜丸，米饮汤下三钱，空心服。

痢

痢，古滞下也。水谷为泻，下脓血为痢。赤属血，自小肠来，白属气自大肠来，皆属湿热。积者食积，滞者气滞，物欲出而气滞不出，则下坠，故先急后重。河间论行血则便自安，调气则后重自除，此法甚妙。仲景率以承气汤下之，量病加减。小儿先用小黑丸下之，后用芩连芍药汤，仍看其血病气病而为佐使，不可用涩药止之，久而虚者方可。

芩连芍药汤

芍药　茯苓　陈皮　厚朴　甘草　黄连　黄芩　枳壳　槟榔　山楂　木通

有血加当归或生地，血紫加桃仁、归梢，腹痛加砂仁，甚则少加木香，血痢不宜。噤口加连肉或乌梅，后重甚加升麻、柴胡，痢久亦加，恐元气下陷也。痢下青草汁者，风毒也，加防风或干葛；腹痛甚加乳香、没药，亦治瘀血。痢久加地榆、蒲黄。腹痛，肺金之气郁于大肠，以苦参、桔梗；痢如豆汁，湿甚也，加防风，九制苍术亦可。滑石亦可能利湿，小便少亦加之。积尽用白术健脾，调理气分，发呃用柿蒂、枇杷叶（去毛蜜炙）、丁香，久而虚者加诃子、肉蔻。力倦气少恶食，此挟虚也，宜当归（身尾）、白术、陈皮，虚极加人参补虚，虚回而痢自止；血痢久不止属阴虚，四物汤为主；痢久不瘥，脾气下陷，补中益气汤倍升麻、柴胡；痢久不瘥，后变为疟，身肿面黄腹痛或泻臭水，目无神，用余家大黑丸、木香饼相间服。前方加人参、白术、木香、肉蔻煎服。

小儿七八岁下纯血，勿以食积治，前方加当归或生地、地榆、蒲黄（醋炒）、荆芥、乌梅等敛血。血紫，先用归尾、桃仁行之，气血俱虚神弱，人参、白术、当归、白芍、茯神、黄连服之，并大黑丸及木香饼间服。疟变为痢，邪自外而深入五脏，此症难治。噤口痢，胃热甚也，用黄连一钱，人参三分，煎汁终日呷之；如吐，再吃一口，下咽便有生意。又用田螺捣碎，次下麝香再捣，合脐中缚紧，引下其热。休息痢，既息复作，当以虚治。下如尘腐者，如屋漏水者，下纯血者，大孔如竹筒者，唇如朱红者，如鱼脑色者，身热脉大者，俱不治。此论其大概耳。

大黑丸（又名保和丸）

炒香附一两　炒厚朴　醋炒青皮　陈皮　使君子　槟榔　醋炒三棱　炒甘草各五钱　炒神曲　姜汁炒黄连　炒麦芽　土炒白术　醋炒蓬术各一两　山楂一两半

蜜丸，圆眼大，每服一丸，空心米汤送下。

木香饼

木香五钱　炒陈皮二两　炒神曲一两　炒麦芽一两　煨肉蔻一两　人参五钱　厚朴五钱　煨诃子肉　炒扁豆各一两　炒甘草五钱

蜜丸，圆眼大，每服一丸，空心米饮下。

疳

疳者，干也，脾胃津液干涸而成。又甘也，恣食甘甜，成积生虫。积者，疳之母，有而不治乃成疳候。积久不除，脏虚成疳。又久病后不节饮食，或泻后脾虚，积热布五脏，积湿生虫亦成疳。儿为五疳，大人为五劳也。痨瘵肾虚，津髓枯竭。疳症脾虚，津液枯干，病久相传，五脏皆损。疳病眼涩，多因爱吃泥土、生米、桴炭等，喜卧冷地，身多疥癣，下痢青白及沫血，腹大青筋，耳鼻口生疮，虫痛叫哭，发穗，头大项小，脚手垂軃瘦瘁，饮水筋痿骨重，体骨如柴等，皆内无津液，脾胃受伤。又大病后或吐或泻，后妄施吐下，津液枯竭而得之。有因热证大汗大痢无禁，胃中焦燥得之。有因伤寒里证冷驶太过，渴饮水

浆变而成热，热气未散复于他染得之。又有癖病寒邪热胁下痛硬，不渐消磨，以硇砂巴豆峻攻津液，暴伤得之者。又有肝疳则膜遮睛，当补肝。心疳面颊赤，壮热；脾疳体黄，腹大好吃泥土；肺疳气喘，口鼻生疮，此虚者当补其母。肾疳体瘦，生疮疥。筋疳泻血，瘦弱；骨疳喜卧冷地；肉疳目肿腹胀，痢青色白色或沫，渐瘦弱，外证鼻下赤烂，自搔鼻头，疮不结痂，绕目生疮。诸疳皆依本脏而补母，则子自安。积久生虫，皱眉多啼吐沫，腹痛肚大，青筋，唇紫黑，肠头痒为蛔疳，宜川楝、鹤虱等。头皮光，急生疮，脑热发穗，多汗囟高为脑疳，宜龙胆草、苦楝皮、芦荟、黄连、青黛等。心肺壅热，烦渴乳食少，夜则渴止，为渴疳，宜龙胆草、乌梅、黄连等。毛焦唇白，额上青纹，腹胀肠鸣，泄下糟粕为疳泻，至于频下恶物为疳痢，宜白术、桔梗、厚朴、白芍等。虚中有积，肚胀，头面四肢皆肿，痢下腥臭为疳肿，宜芦荟、大腹皮、卜子、滑石、车前子等。潮热，五心烦热，盗汗，喘嗽，骨蒸枯悴为疳劳，宜黄芪、白芍、川芎、肉蔻、生地、人参、白术、鳖甲等。疳虫上蚀齿龈，口疮出血，齿色紫黑，下蚀肠胃，下痢肚烂，湿痒生疮，齿属肾，肾虚热，疳气直奔上焦，名走马疳。初日息臭齿黑，名崩砂。甚则龈烂，名溃糟。热血进出，名宣露。更甚者牙落，名腐根。腐根虽活，齿不生矣，而况焉能活乎？手足细，项小骨高，尻削体瘁，腹大脐突，号哭胸陷，是为丁奚。虚热食哕，颅开骨槁如柴，引饮，虫从口出，日渐枯槁，是为哺露，又重于丁奚。消疳，芦荟、干蟾、五灵脂、鳖甲。化积，枳实、蓬术、青皮、山楂、三棱、神曲、麦芽。健脾，人参、白术、厚朴、

香附。清热，柴胡、黄连、胡黄连、银柴胡、龙胆草、地骨皮、连翘、青黛。杀虫，雷丸、芜荑、苦楝根、鹤虱、使君子。疳泻，木香、肉蔻、诃子、砂仁。五脏疳方虽见论中，然亦当用前药，佐以五脏本药，不必拘安神地黄丸方也。五脏本药开后。

心疳：茯神、黄连、远志、琥珀、芦荟、钩藤、石菖蒲。

肝疳：生地、熟地、青黛、地骨皮、龙胆草。

脾疳：白术、陈皮、黄连。

肺疳：黄芩、桔梗、连翘、天冬、麦冬、防风、桑白皮。

肾疳：熟地、泽泻、山茱萸、牡丹皮。

肿 胀

肿胀虽均由脾胃之伤，而实有不同。气溢皮肤则为肿，气入于脏则为胀。人身心肺为阳而在上，肝肾为阴而居下，脾胃为阴而居中为土。经曰：饮食入胃，游溢精气，上输于脾，脾气散精，上归于肺，通调水道，下输膀胱，水精四布，五经并行。是脾具坤静之德而有乾健之运也，故能使心肺阳降，肝肾阴升，天地交泰，永无肿胀之病。此症因内伤饮食，外感风寒，致伤脾胃，十早。则清浊相混，隧道壅塞，瘀郁成热。热留已久，气化成湿，湿热相生，遂成浮肿、胀满。其为肿也，有食积、有水积；有泻痢日久脾虚，有伤寒下早。其为胀也，有痰热，有疳气，有食积。痞癖积肿在腰以上宜汗，腰以下宜利小肠。胀宜消导，有分道，有利小便，酌其虚实寒热而调治。

肿胀主方

茯苓皮　厚朴　苍术　半夏　香附（以上健脾）　枳实　神曲　山楂　青皮

（以上治积）　卜子（泄气）　猪苓　泽泻（利小便）　升麻　柴胡（升提气）

食积肿加槟榔、蓬术、麦芽、山楂、神曲。先下水肿加木通、车前子、滑石，小儿实食积，水肿多耳。伤寒下早，先调脾胃，期脏气充实，宜人参、山药、薏苡仁，久则肉蔻、诃子，寒则干姜、木香、丁香，热则黄芩、黄连，佐本方，本方仍去消食药。风邪入肺而气不宣通，肺叶胀，亦能作肿，以肺主皮毛故也。先自眼下卧蚕肿起，喘急，宜小红丸下之，后用桑白皮、桔梗、杏仁、天花粉、黄芩、贝母、枳壳、木通、防风、黄芪二分。防风泻肺实，得黄芪而功益神，故用芪。胀乃痰热，不用本方，宜半夏、贝母、胆星、枳实（消痰）。有风，防风、大腹皮、苏子、卜子、桔梗（利气）、猪苓、泽泻、车前（行水）。先服小红丸，食积先服小黑丸，后用本方。寒热虚热宜本方去苍术，加炒黄芩、黄连（利水）、猪苓、泽泻、木通、赤芍、车前、滑石、葶苈、商陆、木瓜。补脾，人参、白术、山药、薏苡仁、枳实、厚朴。消食，枳实、青皮、槟榔、蓬术、山楂、麦芽、神曲、三棱（分气）、香附、木香、藿香。泄气，大腹皮、苏子、桔梗、卜子。肺胀，桑白皮、杏仁。上身宜汗，柴胡、升麻、干葛；下身宜利小便，阳水宜黄芩、黄连、山栀、连翘，阴水宜丁香、香附、木香、草果、厚朴、干姜。风虽胜湿，宜防风、羌活、秦艽、椒目、天麻；又能健脾，陷下，升麻、柴胡；有痰宜利痰，贝母、半夏、胆星、海藻、昆布。

内消丸　治小儿五疳八痢，消食化积，除惊风外，百病可服。

三棱　蓬术　香附三味醋拌炒　槟榔　煨草果　青皮　枳壳　枳实二味, 麸炒　木

香　去核山楂　炒神曲　炒麦芽　炒砂仁
去白陈皮

等份为丸，砂糖汤调服。

辰砂丸　（又名大红丸）

川贝母　胆星　天花粉　桔梗　苦杏
仁　枳壳　黄芩各四两　前胡　防风　制半
夏　陈皮　全蝎　地骨皮　山栀各三两　黄
连　元参各二两

痘痧年不用连栀，此药消痰解毒，发
散痘痧，蜜丸约重一钱，辰砂为衣，每服
一丸，薄荷汤化下。

惊　风

惊风原是二症。惊者，急惊慢惊。风
者，中脏中风，此言风，热极生风也。惊
风本于心肝二脏，肝风、心火相煽发搐。
小儿脾胃弱，肝易凌之引动肝风。风主掣，
不得心火不能发搐。儿有病，气血错乱，
心神不宁，引动心火。火主惊，不得肝风
亦不发搐。此心与肝相兼为惊风之源也。
有惊风痰热四症，然后有搐搦掣颤及引窜
视之候，入候理得惊风定，随便与下痰药，
惊风不复复作矣。惊风是总名，急惊者惊
风痰热所致，慢惊者久病所得。久泻成慢
脾慢惊，久吐成胃虚。惊无阴因心经实热，
而阴不能配，阳盛阴虚之候。慢惊无阳因
脾土虚甚，而阳不胜阴，是阴盛阳虚之证。
急慢惊风，虚热寒实，天渊迥隔。急惊九
生一死，慢惊九死一生。凡搐时不得擒捉，
风气方盛，若一拘持，痰即流入脉络矣，
多致手足拘牵，与痫症同。初有痰热未成
惊风，先宜解利，解用柴胡、黄芩、干葛、
紫苏、枳壳、防风、天麻、半夏等，利用
小红丸。如无虚证，不得主用温补。虽热
甚不得便用龙脑、麝香，恐引惊入窍，且
伤真气。盖温则补邪，香则败真，心惊大

概过暖当风，多食辛辣，郁邪热于心而传
于肝，再受惊触。未发时夜卧不稳，啼哭
啮齿，咬乳，气促痰喘，鼻额有汗，忽而
闷绝，目直视，牙紧口噤，手足掣，此热
甚而然。发则身热面赤，引饮，口中气热，
二便黄赤，眼上视连劄，项背强直，痰涎
潮响，脉数可辨。盖心有热，肝有风，心
藏神，肝藏魂，风火相搏，神魂易动，故
发急惊，关格不通，先用小红丸下之，或
用㗜鼻散与龙脑麝香开关，又须茯苓、木
通利小便。退热、治惊、化痰、驱风药多
寒凉，概宜勿用。若遇庸手，无深病而攻
之，反致痰热入经络，却成惊痫重症，宜
定惊顺气，清热化痰为主，柴胡（平肝）、
黄连（泻心）、枳实（顺气消痰）、贝母
（泻痰）、天麻（治风）、陈皮（泻痰顺
气）、防风（治风）、苏子（顺气）。清热，
黄芩、黄连、山栀、龙胆草、连翘、犀角、
灯心、寒水石；消痰，枳实、胆星、天花
粉、半夏、天竺黄、贝母、牛黄、珍珠；
治风，羌活、防风、柴胡、僵蚕、天麻、
蝉蜕；治惊，全蝎、雄黄、朱砂、琥珀、
钩藤；开窍，麝香、石菖蒲、龙脑。用抱
龙丸、苏合丸、牛黄丸、辰砂丸俱可。

惊风死症歌

项软多无力，喉间似锯牵，面红妆色
见，目睛杳无光，鱼口开粗气，脚冷直偏
长，啮衣胡乱咬，瘀血泻于肠，睛开还又
合，浑身硬似僵，十般惊后病，休用更
思量。

脉　法

急惊，风关黑纹直者，死。慢惊，气
关紫纹两条传至风关者，死。无此虽凶

无妨。

慢惊慢脾

慢惊因久病之后，诸经已虚，又过用凉剂，致脾胃微弱，四肢无力，身体倦怠，面㿠白，眼不开，似搐不搐，时时瘛疭，精神昏愦，唇口俱白，脉或浮或沉，身或温或凉，本无热或壮热，本无痰而喉如拽锯，一团虚热痰也。脾胃虚弱，土受亏而木来侮，亦见惊搐，诸症俱渐缓，故名慢惊。以怯弱之儿大病之后，或外感风冷，脾胃益虚，风乘而入，逐风不可，驱惊不可，只宜温补，无汗下之理。若错用下痰药，痰随气降，气随痰绝矣。温补宜用：

茯苓　陈皮　天麻　防风　山药　扁豆　白术　全蝎　僵蚕　白附子　姜制半夏

弱甚加人参，不食加莲肉，寒甚加木香、丁香。纵急惊传来，用胆星化痰，白术调胃，勿用凉药。

慢脾惊多泻而得，胃虚惊久吐而成。脾肺子母也。脾胃一虚，肺气先病，则先顽痰。痰者，肺内所流，作小鸡声，时后瘛疭，眼偏开，由惊入也。宜用：

人参　白术　山药　肉蔻　木香　僵蚕　全蝎　天麻　丁香　白附子

有痰加半夏、胆星、贝母，甚者可用黑附子。

暑日热甚吐泻，亦成慢惊病。原药具吐泻门，寒甚可加附子。

儿月内温壮，翻眼，握拳，噤口，咬牙，身腰强直，涎潮呕吐，搐掣惊啼，腮缩囟开，或颊赤面青，眼上视，不可误作慢惊脾风，妄用温药，要视其眉间红赤鲜碧色者可用。

防风　黄连　枳实　胆星　全蝎　天麻

甚则牛黄丸、小红丸，猪乳化结。

风毒惊瘫鹤膝候

四肢痿痹不伸，胀痛不能忍者，风毒之气。宜：

防风　半夏　枳壳　羌活　天麻。

在上用升麻、桔梗，在下用牛膝、木瓜。儿心悸不常，及偏身肿痛，或手足不随，为惊瘫。若治稍缓，臂腕膝胫骨节之间流结，项核或膝肿，而肉消骨露如鹤膝状，并宜发汗，使腠理开通，则风热可治，而湿亦可去，使风不生而痰不作。莫作疮痈论，用黑牵牛半生熟为末，加入五苓散内酒调服。

痫

其症与惊风相似，血滞心窍，积惊成痫。外症神气怫郁，瞪目直视，面目牵引，口噤流涎，腹胀手足抽掣，似生似死。或有声无声，或背项反张，或腰脊强直，发而时醒者，为痫。若强硬终日不醒，为痉痓矣。要分阴阳，先发热惊掣啼叫为阳痫，大便实，小便赤，脉浮。病在脾在肌肤易治，勿用温药。反是病在脏在骨髓难治，为阴痫，勿用寒药。亦当于仰覆卧参看，惟利惊却风化痰为要。有犬羊牛鸡猪之异。儿有热痰，一不饮乳，眠睡不稳，常时惊悸，即用小红丸，减其盛气为妙。风痫者，汗出解脱，风乘虚入，初屈指如数，是有热生痰。惊痫者，震骇恐怖或打坠。积惊初时，精神恍惚大叫。食痫者，食时得惊，停宿结聚，初时吐乳不食，大便酸臭，先寒后热。三者具用小红丸下之，后以：

胆星　半夏　神曲　天麻　防风　枳

实　苦杏仁　苏子（或叶）　陈皮　全蝎
青黛　黄连　僵蚕　天竺黄　白附子

风痫加羌活、蝉蜕、独活，惊痫加远志、茯神、石菖蒲，食痫加青皮、芦荟。

癫痫狂痉四症，皆始于心。心者，神明之舍，常欲安静。内邪、外热，脾胃虚而不能制肾水，遂精神失守，恍惚多惊，四症作焉。重阴则癫，重阳则狂。痫则身软而醒，痉则身强而温，癫则悲喜歌哭，狂则谵语不食，弃衣而走。痫则卧地，嚼舌吐沫或作诸兽声，痉则反弓痰壅，皆风涎流滞心胞络也。失治则伤心，心伤则神去而死，宜清心消痰顺气为要。

贝母　胆星　紫苏　枳实　陈皮　黄连　青黛　远志　茯神　半夏曲　石菖蒲

腹　痛

食积痛，面黄腹胀，夜热日凉，宜小黑丸，甚则备急丸。饮食乍伤脾而痛，大便去而痛止，亦宜用小黑丸、备急丸下之。食得寒则凝，得热则散，更宜行气。有虫宜追虫散，又有痰痛，痰因气聚而滞，阻碍道路，气不通脉，小便不利，先宜小红丸，后服枳实、朴硝、石碱、半夏导痰开郁。若痛有常处而不移，是死血，宜归尾、桃仁、蓬术、枳实、青皮、砂仁、红花。腹鸣作痛，是水欲下而火欲上，宜二陈汤加黄连、山栀。脏寒有水而鸣，宜分三阴部分：中脘太阴，脐腹少阴，小腹厥阴。儿只是伤食，食积与虫宜消食止痛，开郁行气，先用小黑丸，备急尤妙，后用本方。

消食止痛本方

厚朴　苍术　制半夏　香附　枳实
青皮　陈皮　槟榔　砂仁　山楂　甘草
茯苓

痛甚加木香，食积加蓬术、三棱，伤食轻则本方去槟榔，虫加川楝、鹤虱，痰去厚朴、苍术，加见论中。死血用论中药，可加大黄；水下火上，本方去苍术、槟榔，加论中药；脏寒本方倍青皮、枳实，加木香、丁香或厚朴、干姜；热痛不宜本方；血虚腹痛白芍药汤治。

虫

脏腑强盛，诸虫不为害，惟虚怯则湿热生虫，虫行求食作痛。上唇有疮，曰惑虫蚀其脏；下唇有疮，曰狐虫下食其肛。胃热则虫动，动则往来上下，心腹痛，面㿠白，叫哭仰体扑手，心神闷乱，吐涎沫或清水，沉沉默默。贯心者，心痛甚死；不贯心亦死。上半月虫头向上，可投药易治；下半月虫头向下，难治。若病急，先以肥肉汁或糖蜜引转其头，然后用追虫末药。面黄上有白团印是虫症，好吃布是肺虫，吃栲炭是肝虫，吃盐是肾虫，吃茶叶是心虫，吃酸物是胆虫，吃土是脾虫，各随本脏施治。脉当沉，若弦，今反洪大是虫；虚小者生，紧急者死；寸脉沉滑是寸白虫。

陈皮　半夏　枳实　青皮　槟榔　蓬术　鹤虱　芜荑　雷丸　使君子　川楝根
（已上虫药可选用）

心　痛

心属少阴君火，为脏腑之主，精神之舍，邪不能干。干之则伤心而神去，必面目俱黑，手足青至节，为真心痛，且发夕死。今之心痛乃胃气当心作痛，治之痛止。若食后痛，治法须分新久。初起时明知受寒伤冷物，可用温散，如草豆蔻、枳壳、枳实、山栀等，丹溪用麻桂。若脉坚实用温利药，如备急丸，丹溪用陈气汤。稍久则成郁热，若更用温散，宁无助火为痛乎？古方多用山栀为主，佐以姜汁。痛无补法，勿用人参、白术。此症不过痰火与食积耳，若大吐大泻尤妙。痛攻腰背，发厥呕吐，诸药不纳者蛔虫，用鹅翎探出痰碗许而痛止。总宜消其痰、降其火。新者温散之。

降火消痰本方

枳实 枳壳 山栀 黄连 川芎 陈皮 白桔梗 花粉 香附 姜制半夏

新者去黄连，加麻黄、厚朴，痛甚加元明粉、石膏；火加青黛，痰甚加海石、胆星。喜食热物，必有死血停胃口，宜桃仁承气汤下之。一疗：

延胡索一两 厚朴五钱 滑石五钱 红花五钱 归梢五钱 红曲五钱 桃仁三十粒

研如泥蒸饼丸，湿流胃脘作痛，宜小胃丹。有虫攻心作痛，论见虫门。寒邪客心胞络作痛，又有痞癖上攻心作痛，为抱心顺气理中汤。

乌药 香附 苍术 甘草 干姜

或用枳壳、青皮、木香、蓬术、半夏，或枳实亦可，丹溪用草豆蔻。寒热俱宜，治九种心痛：石菖蒲、赤芍、木通、五灵脂。

咽 喉

喉痹是风毒之气客于喉间，与血气相结而成肿塞。水浆不可下，甚者脓溃，名缠喉风。毒攻心腹而死，攻心则闷懊，闷懊则死矣。或为单双乳蛾，最为急症，多属痰热。先用吐法，甚者针刺去毒血，服甘桔汤。

甘桔汤

甘草 桔梗 元参 连翘 防风 荆芥

暑

小儿脾胃虚弱，腠理开疏，暑气乘虚而入，有似惊风者，宜香薷饮，黄连解毒汤俱可，六一散调服。

脱 肛

夫肺与大肠为表里。肛者，大肠之门。肺经实热则秘结不通，肺若虚寒则肠头出露。有因泻痢久，脾土虚，不能生肺金，故肛门脱而不收。宜补脾温胃，使金受母之益而气实，次则内投固肠之剂，外用敷洗之药。

敷肛散

龙骨煅 赤石脂煅 诃子肉各三钱

共为末，每用四五分敷上，每日敷三次即愈。先用荆芥穗、香附煎汤洗之。

又方五倍子灰、鳖头灰，敷妙。用净旧鞋底烘热托上。

热

小儿禀赋纯阳，血气热，易生热。有五脏热，五心烦热，四肢壮热，痰涎壅盛，目涩多渴。若上冲咽喉则与气血相搏结成喉闭，宜凉膈散。

凉膈散

山栀 薄荷 黄芩 连翘 元参 桔梗 陈皮 花粉 甘草 石膏 竹叶

甚者朴硝、大黄可加，或止加大黄。

黄 疸

此皆湿热蒸于脾胃，如合面相似。脾胃象土，其色黄，故发于外。生下黄名胎疸，母脏有热熏蒸于胎故也。若黄疸变黑疸，难治。治疸以利小便为主，小便利则黄自退，从食积来者亦可行，方内加食积药。

赤茯苓　陈皮　猪苓　泽泻　木通
茵陈　黄芩　黄连　枳壳　山栀　山楂
苍术。

重加大黄、槟榔。

淋证（附白尿）

诸淋皆肾虚所致。心为火，肾为水，水火平永无此疾。水火不平，心火燥肾水，肾虚小肠膀胱皆生热，故诸淋之证生。淋有五：有膏淋，如脂膏浮于水上，此肾虚不能制其肥液而不行也。有热淋，下焦有热，热传于肾，流入于胞，其溺黄涩热极，或出鲜血，茎中痛甚，甚至令人闷乱，遍身有汗而后流出，治法并宜行滞气，利小便，解邪热，平心火。心清则小便自利，而血不妄，切不可用补药。气得补而愈胀，血得补而愈涩，热得补而愈盛，愈痛也。亦有肾虚受寒，为冷淋。其症先寒战而后热，宜微温。

五淋主方

赤茯苓　陈皮　甘梢　山栀（化肺气）
车前子　木通　莲肉　黄连　块滑石　猪
苓　泽泻　瞿麦　灯心　升麻炒　柴胡炒

膏淋加黄柏，冷淋加沉香、木香，热淋宜本方加淡竹叶，血淋加蒲黄、地榆，石淋加生淡竹叶，利小便药内少加升麻、柴胡，不然气不行也。

儿溺白尿，由饮食不节，致伤脾胃，胃中浊气渗入于膀胱，故清浊不分，尿白如米泔也，宜燥中宫之湿。用：

厚朴　苍术　半夏　枳实　青皮　山
楂　香附　茯苓　陈皮　甘草

亦有心膈伏热者，宜清心利水。以：

黄连　莲肉　茯苓　甘草梢　陈皮

厚朴　猪苓　车前子　滑石　泽泻　灯心

眼目赤肿

暴眼赤肿，此肝热也。初起必因风，不可用寒凉之剂，四五日方可用。当先羌活、柴胡，散风后用当归、黄连等。

川芎　当归　黄连　山栀　连翘　防
风　元参　陈皮　羌活　甘草　赤芍　龙
胆草

有医加木贼、决明、蝉蜕、蔓荆子。

痧疹

痧疹，腑病也。发独藏肺经，虽是胎毒，多带时行。大抵冬温宜发痧，与发痘相类。痧则变多，比痘尤重，稍感寒或食生冷，疹则隐于肌肤而喘，遂致不救，非若痘症有色可验，有朝数可据也。发必身无毫缝，红肿方为发透，不然而喘作矣。其初发必极热或寒热兼发，形类伤寒，目泪咳嗽，烦躁，鼻流清涕。以火照之，隐隐于皮肤之中；以手扑之，磊磊于肌肉之内。乍隐乍见，随出随没，没而复出，现而复隐。根窠若肿是兼瘾也，皮肤若赤是夹斑也。锦纹明润为顺，紫黑暗惨为逆，若略现复隐，此又逆之甚者也。治宜微汗以疏其气热，清利以泄其邪。鼻衄则热解，肺开窍于鼻也。泄泻毒下，肺与大肠为表里也。所畏干热，不妨咽痛。出太迟宜发表，太密宜解毒。衣被不宜过热，大忌清凉，疹则隐矣。方书用黄芩、黄连、人参，谬矣。余家治此名称独步，旧用升麻汤，当归腻膈，芍药酸寒，皆所不宜。余家世用防风汤。

防风汤

防风　荆芥　贝母　鼠黏子　桔梗

枳壳　干葛　地骨皮　川芎　木通　天花粉

未透用麻黄，色太赤用连翘、黄芩，甚则用石膏、山栀、元参，色白淡用当归，嗽甚用桑白皮、杏仁，或加麻黄。始发而嗽，肺气泄也，不治无妨；疹后而嗽，尤宜泄肺。喘甚倍加杏仁、麻黄、苏子，或紫菀、马兜铃、款冬花，甚则倍生甘草、桔梗、鼠黏子。小便涩用黄芩、山栀、木通。余家不拘时候，专主前方，稍加酒以助药性，人尤不知也。或疹时而吐泻大作，发喘或身汗不止而喘，黄芪与防风并用。防风泻肺实，得黄芪而功益神效也。前此症发一周时，今有十日半月者，必眼红脚底赤，方为发透，不然则为凶症。出用温和，透用清凉，不易之定论也，亦必尽退方免后患。

痧疹后四危症

其一肌肤壮热，是毒入诸脏，肉消骨立，发枯肤悴，此名痧痨，十难救一。用：

黄芩　黄连　山栀　龙胆草　芦荟　当归　郁金　干蟾头。

甚则用银柴胡、胡黄连。余家肥儿丸用之颇效，又名芦荟丸。

其一咳嗽胸高气喘，是毒留肺经，或不禁酸寒所致。用：

葶苈　杏仁　天冬　麦冬　石膏　知母　苏子　马兜铃。

如面青声嘎不治。

一其走马牙疳，口齿生疮臭烂，若黑色如老酱，画碎无血出，与走入咽喉者不治。

一其痧痢赤白，治如痢法，加防风、连翘。赤痢用扁豆、柏叶、荆芥穗、樗皮、滑石，又外用芫荽煮酒，苎麻和酒遍身括之。令毛孔开，疹易透也。凡痧不得透，用绵纱煮浓汤，饮之立透。又有一种疑痧，世人不知，儿生月内外，斑驳如疹，而不咳嗽。此是胎中受热，血气热凝，一吃后天乳汁，气冲而血未和，乃有此症。切莫认为痧子，余家遇此，亦移是疹，乃迁就之说也。

凡疹方出已出，俱忌：猪肉、胡桃、荸荠、橘子，一切生冷之物。

已出后又忌：鸡、鱼、盐、酸，辛辣。

食鸡令再出，食盐、酸令咳嗽不止，食五辛令生惊。得此诀者，识之。

《陈氏幼科秘诀》终

秋疟指南

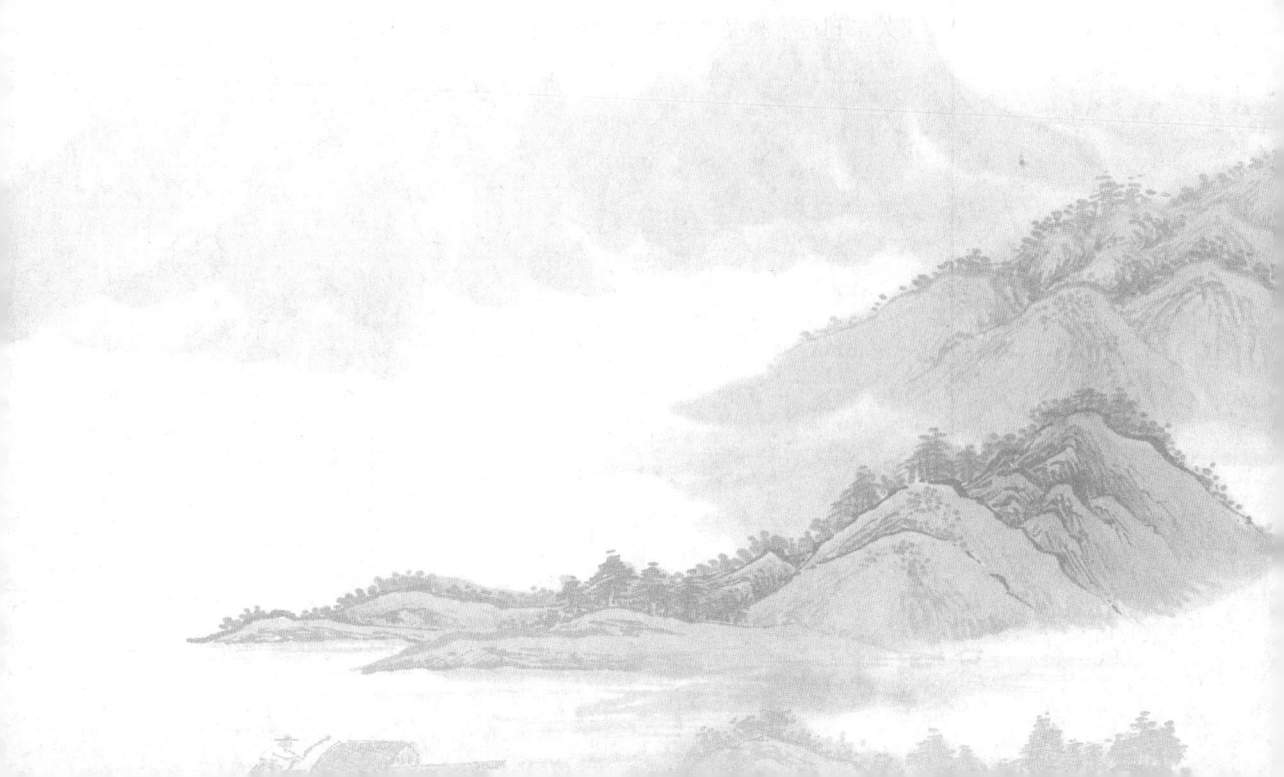

内容提要

　　《秋疟指南》一卷，粤潮林德臣先生著。为阐发秋疟专门之书，辨论透彻，学理精深，参以平日经验，虽以专治疟证名，然实为治暑热各证别具见地之特著。其用药立方，且仍皆本经旨，无一处臆说杂其中者。近年南方各省，温暑诸症多似疟疾，治不得法，轻症以至于重，重症以至不起，本书足救是弊。社友何约明君自南洋邮寄，久未刊行，颇受各方督责。兹得付印，聊免罪过。

序　一

　　人之一身阴阳，不得其本，或伤天时，或失调摄，皆足以致病。而秋疟一证千原万变，尤为复杂难治。医者苟非寝馈《内》《难》，会通古今，无由药到病除。兹得李伟人君刊送吾邑名医林德臣先生所著《秋疟指南》一册，读之如饮上池，使斯民而免夭扎，未尝不多李君之功。今先生既归道山，恨无一面之缘，又不禁重致憾于是书也。因附绍兴裘君重刊，以广其传焉。

　　　　　　　　　中华民国八年大埔何约明志于南洋槟屿大山脚医寓

序　二

　　尝读《礼》至医不三世，不服其药，窃叹医理甚微，苟非岐轩之术传自一家，《灵》《素》之经学专三代，则业无秘授，而所云得医之意，察脉之真者，必无由操其旨也。今吾邑中德臣林先生自伊祖父以来，学有专门，先生得所宗而衍家传之秘者，既历五世于兹矣。乃秘授已得其真而又力学沉思，以研究《灵》《素》之篇，《金匮》之卷，是以五气五色五声察其微，阴淫阳淫风淫知其变。吾邑中远近知名，延请调治者应手生春，非幸致也，盖由能会意而通变也。许允宗曰：医者，意也。吕子曰：病万变，医亦万变，能知变法，始号良师。夫病之奇而善变，莫如湿热夏暑，沾染病发于秋，其变状多端。古人传秋疟一书，未畅其旨。先生习是书，力叩其局，本生平所会心者，条分缕析，又以阐前人未发之意，而剖示变态，为后人治病之津梁。此书一出，岂但有功于一乡一邑哉，且有功于一国一世，传万世而利赖无疆焉。陆宣公曰：不能为良相，当为良医，以救活天下。先生其有意于二公之言乎，幸毋将此书秘于一家，而付诸梨枣，以传四方可也。先生闻吾言粲然一笑，乃徇所请类次之而梓行于世云。

　　　　时在黄帝纪元四千六百零八年重阳前一日通家弟蓝麒祥拜题

序　三

医学一门，群生之性命所系，其道最重，其业亦最难。非素有真积之学，不可以为医，非实有康济之心，更不可以为医。晚近以来，医风不振，操是业以游于世者，大抵薄涉浅尝，撷拾方药，即汲汲惟利是图已耳。甚有侈语西医反薄中医为无用者，其粗浮怪诞更不足道，而能疾痛相关，慎审明辨，不致贻误生灵者有几哉。惟德臣林先生医自祖传，兼承庭教，恍然有感于庸医误人，倦倦以济世为心者久之。愈阅历，愈悚惶，时加博览群书，进而上取《内经》《难经》及《金匮》等篇，而力穷其奥。凡内因外因与不内外因之故，莫不究其然，更究其所以然。而暑疟一症则研究尤精，取效亦尤多。近十年来，秋疟之发，他医茫无所措者，一经诊治，无不应手立效。庚戌春，爰自取其素所经验者笔之于书，随病辨证，随症立方，先分出数十种，辑为二卷，余待后续。盖为便世用非炫长也，余与交久，知其学且知其心，书成索阅，益叹条分缕析，理法依古，变化从心，触类引伸，皆发前人所未发。准此以治，实足为生人造福，非学有本原，心存胞与，其孰能与于斯。急劝付梓，以公诸世，庶赞化调元，群生有赖，而业斯道者亦或有所愧励云。

黄帝纪元四千六百零九年仲秋月弟蓝宝琼谨识

自　叙

　　余自幼遵庭训，诵读《灵》《素》微言，讲求长沙要旨，及博览名家著述，无隐不彰，无微不阐，灿陈如日月，了然如指掌。夫复何论。然犹有不尽详于著述者，暑疟一门，未释其义，故余参考诸书，补遗是篇之辨证，惟念生人之苦莫甚于病，病者必求安于医，医者必求效于药。表里阴阳不容混治，差之毫厘，失之千里，可不慎欤！尝观夏暑发于秋者，或为寒热，或为单热，变状繁多，医无定案，伤生非浅，实堪浩叹。惜乎《内经》起其端而未畅其说，长沙统其治而未分其条。苟不潜心玩索，未易领会。是以余不揣固陋，乃依《灵》《素》为经，长沙为纬，兼研求先祖家君医案证论，及平日凡所治疗之经验者，随证制方，爰辑卷帙，诸君赠名曰《秋疟指南》。虽属管见，或有小补于世，阅者幸垂谅焉。

　　　　　　　　　　　中华民国元年岁次壬子仲春月大埔林天佑德臣氏自识

凡　　例

是书乃阐发秋疟之专门，即俗所谓单烧寒烧是也。上卷治疟之寒热，下卷治疟之单热。

是书辨证原委，皆祖于《内经》，辨症虚实，多法于伤寒。然仲景书治伤寒之专科，人所共知，统治于诸证，世所鲜及。兹按六经传变，而治暑疟之证变随手取效。凡经验之案，原文附录，庶同志者乃便参考。

是书之辨证，首重表里阴阳，及阳证似阴，阴证似阳之疑似处。

是书之阐明秋疟，悉辨阴阳相搏，金火相争，至于半表半里之柴胡证，不能紊治。

是书本系平日参考诸书，触类引伸，治疗经验之医案日弥久而稿弥多，遂成治疟专科。同志索抄依用，皆羡效力颇宏。怂恿付梓，以公诸世。金愿派金共成美益，余恐重违其意，爰辑成卷帙，以副诸公乐善之心。

暑疟原无专书，治疟者遂少效验，同志诸公以是书证治系发前人所未逮，方便于世，利用无穷，因题赠书名曰《秋疟指南》。

是书仅陈某症拟某方，犹有二三方而未悉载者，因症候变状多端。故删繁就简，愿顾同志诸君将全卷细为参阅，自得其义。

暑疟变症虽可按六经互参，至用药又当权暑湿之标的。

是书原未完卷，因徇诸君子过为奖藉，督促梓行，故将既编辑之原稿先付剞劂，余后续就。

目　录

秋疟指南　卷一

大埔林德臣　著

大埔何约明藏本

绍兴裘吉生校刊

秋疟原委论说

问曰：夏伤于暑，不遽发热，乃至秋而发者，何也？曰：经云暑热侵于皮肤之内，肠胃之外，营气之所舍，经隧之界分。时值盛夏，阳气从内而外出，卫气仗此犹能慓滑以悍御，至秋阳气敛，脏气自外而入内，由是暑气与卫气并立，邪正相争，寒热交错，阳胜则热，阴胜则寒，病则多头痛而兼自汗。或有饮食积于中，湿热蓄于内，暑湿与积热相搏，其势益张，宜香薷蠲暑饮主之。

用药须知论说

经云：善治病者治表不治里，然六淫之邪皆伤于肤表腠理之中，故凡邪从表来，必令仍从表去，病方易已。是以陷邪入里诸药，当知禁忌。知母、石膏镇陷，肌腠致密三焦，乃足少阴阳明之药。羚羊、犀角清心肺而凉肝，入手太阴足厥阴之药。龟板、龟甲滋肾养肝而入血分，乃足三阴之药。沙参、骨皮保肺养阴。白芍、生地平肝凉血。以上诸味俱陷邪之类，不可不慎。盖暑淫薄于肌腠，溜于经舍之间，感秋敛之气乃发。或为寒热，或为单热，变

状不一。尝见暑疟初作，辄误以知、膏、羚、犀、龟、甲、地、芍等类致陷。暑邪入里，病势弥深。轻者则绵延难愈，邪热重者则危殆悉至，曷堪名状。兹因世所罕言，特表而出之，为医界之方针。犹愿卓识者毋怪，吾恣意妄谈耳。

暑湿燥之寒热证辨

经云：逆夏气则太阳不长，心气内洞，秋为痎疟。盖由过劳致汗液大泄，则心间内虚，暑淫乘虚而凑之，薄于心脾，溜于经隧之舍。燠热内蕴，阴液日耗，邪热日炽，至秋而燥金收敛，蕴暑受秋燥之敛束，其势必张。由是两相搏激，则亢害有燎原之势，故阴欲入而阳拒之则寒，火欲出而阴格之则热，金火相争故寒热往来，口渴心烦，头痛，但热时多兼自汗，或谵语，脉数大而带弦，或细小伏涩不一。自制香薷蠲暑饮主之。

香薷三分　黄芩三钱　杏仁钱半　赤苓钱半　麦冬二钱　粉葛一钱　生甘六分　川连一钱　花粉钱半　滑石二钱　元参钱半

如大便秘加大黄钱半，水二碗，煎至一碗服之。

此节言阴欲入者，燥金之阴也，火欲

出者，暑热之阳也。或问曰：经云秋令阳气敛藏，阴气外出，此又云阴欲入者，何也？曰：阳气敛藏者，即肌表之阳也。然肺主皮毛而温肌腠，所谓阴欲入者，皆言肺，乃手太阴之阴也。其辞似异，其义皆同。

风疟兼暑疟之寒热证辨

且夫东南属巽位而近赤道，地势卑而多湿，斯民感受暑湿者众。故秋病风疟，亦必多兼暑湿而发越也。然风疟之所由来，缘秋令阳气敛藏，阴气外出，而偶受风邪，薄于经脉，邪欲深入而经脉之阴气欲出，是以邪正相搏，故寒热往来，遂引内郁心脾之暑淫腾腾而发于是。头痛口渴溺赤，或舌苔焦黄，甚或谵语，皆暑湿所由生。脉诊带浮滑兼数大。凡有头痛，渐渐微恶风热，则多兼自汗。自制解肌蠲暑饮主之。

枳壳八分　桔梗八分　麦冬三钱　香薷三分　黄芩二钱半　杏仁钱半　生甘六分　滑石三钱　粉葛钱半　生扁豆一钱　川连一钱　元参钱半　防风四分

水二碗，煎至一碗服。

盖言心脾者，心主血脉，脾主肌肉。

暑疟发早晏及间日论说

问曰：暑疟发于日早晏者，何也？曰：缘其邪注于伏膂之内，循冲脉上行者，其气日高，发作日早。邪薄于背脊之间，循卫气下行者，其气日下，发作日晏。又问曰：暑疟有间日而发者，犹有发于三日者，何也？盖因其邪薄于里阴，横连于募原，经所谓其道远，其气深，其行迟，不得与卫气并行，须至间日内着于里阴之邪，方

得外出，与卫阳之气交并，疟乃作也。但邪薄募原，与六腑相连，更深一层者，所以间二日乃作也。然审脉之躁数为阳，静细为阴，须圆机而裁之。

暑邪从太阴湿土化寒证辨

问曰：犹有暑薄心脾，兼口干溺赤而发，尝见服参术温补而取愈者，何也？曰：此乃偏于纯阴之体，中州虚，湿邪从太阴湿土而化寒，故与温补之剂自能获效。然右关之脉或虚而大，或濡而细，尤须侦察耳。

暑疟有汗无汗证辨

问曰：暑疟之证，热时恒多自汗，何也？曰：缘暑湿之淫皆伤肤表，腠理不密则汗泄矣。然有无汗者，何也？盖由卫阳盛实，则玄府秘密而无汗，或偶受风寒，表阳被郁而无汗，或肺有留热，鼻孔干燥而无汗，或由阴气内虚，阳气独发而无汗，或由津液内夺，阴虚发热而无汗，或由心火独盛，面色红紫而无汗。司命者更当详察，圆机消息耳。

暑疟有先热后寒先寒后热证辨

问曰：暑疟之寒热，犹有先热而后寒者，何也？曰：即经所谓夏伤于暑，其汗大出，腠理开发，因遇夏气凄怆之水，寒存于腠理皮肤之中，至秋先受伤于风而后受伤于寒，故病则先热而后寒，病以时作，名曰温疟。如先受伤于寒而后受伤于风，病则先寒而后热，病以时作，名曰寒疟。夫风邪伤人，无有常处，或中于头项，或中于腰背，或中于手足，然风气留于肌腠

筋骨之间而不移，卫气行至风邪所薄之处，邪正相应而病作。所谓病以时作无早晏者，应时而作也，乃风邪常留其处之故，病则头痛口渴而无汗，脉诊带浮数有力，宜解肌蠲暑饮加减主之。

枳壳八分　桔梗八分　麦冬二钱　香薷三分　黄芩二钱　杏仁钱半　生甘六分　滑石三钱　粉葛钱半　川连一钱　羌活五分　淡竹叶钱半

水二碗，煎至一碗，中部服。

疟病初作但寒未热证辨

问曰：暴受风寒，遂成寒疟，发则但寒而未热者。何故？曰：苟因寒邪客于肌腠，即欲内薄，而经脉之阴气外出，邪与阴气相搏，发则但寒而未热，留连一二日，肌腠之邪必郁而成热，与经脉之阴气相激，遂发寒热往来之证矣。

暑疟喜饮热茶证辨

问曰：寒热往来，口渴唇白而喜饮烧茶，愈滚愈快，倾壶可纳者何？曰：此乃阳明偏旺，或肺有积热，中气盛满，喜饮烧者，同气相求也。唇白者，血由邪遏，不达于四白也（即口唇也）。甚或脉且小弱或微而数，同志者须当慎察，幸勿以中土虚寒为例，卤莽误事也。宜香薷蠲暑饮，倍用麦冬、花粉主之。

盖疟之寒热往来，寒时喜饮烧，病之常情。此所谓喜饮烧，言其愈壮热愈喜烧也。

疟之寒热服辛散温补证辨

问曰：暑疟之寒热往来，有服桂枝汤而即愈者，有服羌防辛散而即愈者，有服参术温补而即愈者，何也？曰：此非暑疟也。苟因暴受风寒，薄于经脉，邪欲内搏，值经脉之阴气外出，邪正相争而作，故服辛散等剂皆能取效。邪尚在肌表未曾深入故也。尝见有误服辛温之剂，遂成潮热谵语，甚则撮衣撮空，皆兼暑暍所致也。愿同志者慎之，幸甚。

小柴胡汤辨论

问曰：暑疟忌用小柴胡者，何也？答云：昔贤设立小柴胡，乃少阳经之和解法也。伤寒篇云：邪在上者吐而越之，邪在表者汗而解之，邪在里者下而夺之。惟少阳经有汗吐下之三禁焉。盖少阳乃半表半里之枢，半阴半阳之界。若误于汗，变生谵语。若误于吐，变生惊悸。若误于下，变生漏利。故立小柴胡而和解耳。且少阳之脉必带弦，其见证皆肋痛、耳聋、口苦、目眩而带呕，寒热往来如疟状。尝见世医治暑疟者，妄拟小柴胡为的剂，贻害之甚，曷堪名状。何也？人但知少阳居脏腑之交，表里相争则寒热生焉，殊不知暑疟注经隧之舍，阴阳相搏，亦寒热生焉。其症虽相类，其因实各异。苟不明辨妄，拟于彼紊治于此，轻则留连难已，重则危殆悉至，鲜有不伤生之误。所谓药能救人者，亦能杀人。如水能浮舟者，亦能覆舟。正此义也。惟愿肩斯道者，当深究细绎，庶我同人共登仁寿矣。

冒受暑风湿流经络酒湿肺郁证辨

寒热往来，数日不已，忽然四肢瘛疭，口眼歪斜，此乃冒受风邪所致。所谓暑风者，此也。拟香薷蠲暑饮加粉葛三钱、羚羊一钱、防风一钱，水煎与之，数剂痊愈。

寒热往来，兼骨节刺痛，四肢著痹，或膜肿身重，难于转侧，此乃暑湿流于经络，注于骨节之间所致。拟香薷蠲暑饮加木瓜八分、防己钱半、生苡米二钱、灵仙八分。水煎服而愈。

寒热往来，兼头面浮肿而黄滞，或两眼朦视，或胃脘作痛，审其平素嗜酒，是酒湿伤蒸所致。拟香薷蠲暑饮加葛根三钱、葛花二钱、枳椇子三钱，水煎与之，数剂而愈。

寒热往来，咳逆，而兼心胁满，痛引少腹，甚则难于转侧，此乃肺金不利，清肃不行，三焦不通，少阳不升。拟香薷蠲暑饮加桑椹二钱、覆花一钱、紫菀一钱、柴胡八分、大黄钱半。水煎与服，数剂而愈（桑椹即桑子）。

暑疟欲解战汗狂言证辨

问曰：疟之初作，服蠲暑饮二三剂，病可遂愈。尝有服药后疟势益作者，何也？盖因其邪深入心脾，或兼积热内蓄，服汤后必将战汗而解，或从下泄而解。故疟势益作，甚或狂言妄语，宜加大黄二钱，将方再进数服，自能获效。然此证情状是为吉兆，譬以天雨将降，则六合阴晦，郁气炎蒸，必待雨后则天霁晴和，万物方苏。

问曰：疟之所作，尝见服汤后间有奄然发狂，濈然汗出者，何也？曰：即伤寒篇云，阳胜阴虚者，将振汗而解，必奄然而狂，邪随汗解，其病遂愈。

暑邪深浅证辨

问曰：药饵中病，随手取愈，理固然

也。间有调治经旬越月而愈者，何也？曰：惟当审辨邪热深浅，质体强弱。然暑热薄于皮肤之内，经隧之舍，则治疗易痊。更有误投陷邪药饵，或邪薄于三阴三阳，或邪薄于五脏，或兼五郁见证，此皆其邪固蓄，病势弥深，诚难速效。治当和缓。兹将《内经》辨论五郁发病，及三阴三阳五脏病证原委附录，以便参考。至于邪热深浅，质体强弱，愿同志者圆机化裁。尤须合参五运六气，有太过不及之岁，有正化对化之年，及天符岁会之变，宜详慎焉。五常政大论曰：必先岁气，无伐天和，无盛盛，无虚虚，无致邪，无失正，斯为良工。

五郁病证

六元正纪大论曰：金郁之发，民病咳逆，心胁满，引少腹，善暴痛，不可反侧，嗌干，面尘色恶，山泽焦枯。水郁之发，民病寒客，心痛，腰椎痛，大关节不利，屈伸不便，善厥逆，痞坚腹满，阳光不治。木郁之发，民病胃脘，当心而痛，上支两胁，膈咽不通，食饮不下，甚则耳鸣眩转，目不识人，善暴僵仆。火郁之发，民病少气，疮疡痈肿，胁腹、胸背、面目、四肢膜愤胀疡痱，呕逆瘈疭，骨痛，节乃有动注下，温疟，腹中暴痛，血溢，流注，精液乃少，目赤心热，甚则瞀闷懊憹，善暴死。土郁之发，民病心腹胀，肠鸣而为数后，甚则心痛，胁膜，呕吐霍乱，饮食注下，胕肿身重。此五郁之病尝见随六气而发，司命者宜参考焉。

三阴三阳经气疟证辨

经云：寒热往来，令人腰痛头重，寒

从背起，熇熇喝喝然。热已，汗大出，此乃足太阳膀胱经气之为病也。夫太阳之脉起于目内眦，从头下后项，连风府，行身之背，所以腰痛头重，寒从背起，皆太阳之经气致病也。宜羌活蠲暑饮主之。

羌活四分　青蒿五分　杏仁钱半　花粉二钱　麦冬二钱　生甘五分　川连一钱　条芩三钱　滑石二钱　淡竹叶一钱　白薇一钱　生僵一片　大枣一只

水二碗，煎至一碗服之。

经云：寒热往来，令人肢体懈惰，恶见人，见人则心惕惕然。热甚而汗大出，此乃足少阳胆之经气为病也。所以肢体懈惰而恶见人者，皆少阳甲木失生升之条达，抑而不畅之故。宜柴胡蠲暑饮主之。

柴胡八分　杏仁钱半　赤苓钱半　生甘五分　青蒿五分　条芩二钱　麦冬二钱　川连一钱　桂枝钱半　滑石二钱　泽泻钱半　连翘一钱　姜枣引

水二碗，煎至一碗服。

经云：寒热往来，令人寒则洒洒淅淅，寒甚乃热，热则汗出，喜见日月烛光之气。乃快然。此即阳明胃之经气为病也。盖阳明本是阳热之气，喜见光者，从其类也。宜葛根蠲暑饮主之。

葛根二钱　杏仁钱半　麦冬二钱　滑石二钱　条芩三钱　赤苓钱半　生甘五分　川连一钱　淡竹叶一钱　青蒿五分　花粉钱半　白薇钱半　大黄钱半　姜枣引

水二碗，煎至一碗服。

经云：寒热往来，令人不乐，好太息而不嗜食，寒热甚而汗出，病至则善呕吐，此乃足太阴脾之经气为病也。所以病至不嗜食而善吐，皆太阴之湿土所致。然意藏于脾，故病则令其意不乐也。宜白术蠲暑饮主之。

白术二钱　川连一钱　赤苓二钱　生扁豆钱半　条芩二钱　麦冬二钱　滑石一钱　杏仁一钱　生甘五分　青蒿五分　川朴一钱　半夏一钱　陈皮一钱　姜枣引

水二碗，煎至一碗服。

经云：寒热往来，令人多热少寒，且兼呕吐欲闭，户牖而处，此乃足少阴肾之经气为病也。盖肾司寒水而主闭藏，故其病则欲闭户牖而处者，阴主静也。凡病绵延难已，宜茯苓蠲暑饮主之。

茯苓二钱　川连一钱　生甘五分　青蒿五分　条芩二钱　麦冬钱半　钗斛钱半　竹茹一团　滑石一钱　泽泻钱半　半夏钱半　大黄二钱　陈皮一钱

姜枣引，水碗半，煎至八分。

经云：寒热往来，令人腰痛，少腹满，小便不利如癃状。其气不足，意多恐惧，腹中悒悒不舒，此是足厥阴肝之经气为病也。然厥阴之肝脉环阴器，抵少腹，而主疏泄，肝不条达则疏泄不行，故溲溺不利如癃状。腰痛，少腹痛悒悒者，皆肝气不舒之所致。宜柴胡桂枝蠲暑饮主之。

柴胡一钱　桂枝钱半　条芩二钱　麦冬钱半　川连钱半　杏仁钱半　赤苓钱半　滑石一钱　生甘五分　青蒿五分　黄柏八分　丹皮一钱　姜枣引

水二碗，煎至一碗服。

五脏疟证辨

经云：肺疟者，令人心寒，寒甚乃热，热则善惊，如有所见。然肺为心之盖，肺邪干于心则令心寒热，心气虚则善惊，如有所见矣。

经云：心疟者，令人心烦甚，欲得清水，反寒多不甚热。盖心乃阳中之太阳，心气热故令心烦之甚，欲得清水而自救。然热极则生寒，所以反寒多而热不甚也。

经云：肾疟者，令人洒洒寒，腰脊痛，宛转，大便难，目眴眴状，手足寒。夫肾与膀胱相为表里，故邪干于表则令人洒洒恶寒，腰脊虽痛而能宛转，邪热灼阴液则大便难，热极则目眴眴然而不明。

经云：胃疟者，令人目病也，善饥而不能食，食而支满腹大，盖胃司受纳，故胃疟者令人病饥而不能食。中焦受邪，不能运化，故食则支满而腹大。然阳明之脉起于鼻，络于目，所以胃病令人目皆痛也。

经云：脾疟者，令人寒，腹中痛，热则肠中鸣，鸣已汗出，但脾乃阴中之至阴，腹乃脾土之城郭，故湿热内攻则腹痛，下行则肠鸣，上蒸则汗出也。

经云：肝疟者，令人色苍苍然，善太息，其状若死者。苍乃东方之青色，主春生之气，生阳不升则抑，抑不舒故善太息，其状若死也。

暑疟证十余天，寒热已解，时复烦热头痛，或时胸前胁肋痛，或时心栗而不安。

大便难，此阳明余热未解，宜用芩、连、麦冬、生军、菊花之类，审病体强弱裁之。

暑疟证十余天，寒热已解，舌苔微黄，稠涎满口，腹胀硬而拒按，大便难，此阳明热甚，宿食壅滞，宜用芩、连、枳实、酒军、麦冬、川朴、甘草之类，审病机裁度。

暑疟之脉有弱涩、伏涩不一，皆由热

邪壅遏，气血不宜所致。犹有两寸关有力，独两尺微弱无力者，慎勿轻投药饵，误汗则亡阳，误下则伤阴，须先补益，用潞党、淮山、茯神、甘杞、炙甘、巴戟、钗斛、麦冬之类，或建中汤甘杞甜蓉。若热势盛者，少加芩连而御之。候两尺有力，乃施去邪之剂，方为稳当。

寒热往来，服蠲暑饮不解，遂致蒸蒸发热，或致日晡潮热，或微烦溺数，腹满便结，俱皆阳明胃实所致，宜调胃承气汤加味主之。

大黄三钱　玄明粉二钱　羚羊一钱　条芩四钱　麦冬二钱　生甘六分

水二碗，煎至一碗，空心服。

寒热往来，口渴头痛，误以辛温劫散之剂，遂蒸蒸发热，或谵语昏狂，或日晡潮热，溱溱自汗，皆误于劫汗伤津，益助邪热所致。宜调胃承气汤加减主之。

条芩三钱　大黄三钱　麦冬二钱　川连钱半　生甘六分　元参钱半　知母钱半　生栀钱半　元明粉一钱

水二碗，煎至一碗服。

寒热往来，寒轻热甚，口干头痛，身疼，脉数滑，或浮大无汗者，此乃兼受风寒邪气覆郁，卫气盛实之故，宜香薷蠲暑饮，可比例而参用之。每见妄施以羚羊、犀角、石膏之类，逆折其热，则表阳愈郁而郁热转剧，医以珍珠、贝母之辈重复清之，遂引外邪内陷，则热势弥深，危殆悉至。由是邪热内扰，烦躁狂谵，五心发热，舌苔黄燥，齿焦眼热，甚或身重难转，昏昧沉迷，三焦不通，二便燥秘。种种危候，粗工之误。尝观高车驷马之名工比比皆是，余每遇患此症于垂危之际，遂拟雨泽汤与服，二三剂后，若得漐漐自汗者，则诸恙易已，同志者宜当参考。

东洋参一钱　黄芩二钱　香薷三分　防风一钱　麦冬三钱　川连一钱　花粉钱半　生甘五分　滑石三钱　柴胡八分　粉葛钱半　生栀钱半　青蒿五分　杏仁钱半　大黄钱半

水二碗，煎至一碗，中部服。

寒热往来，口渴自汗，脉数而小，医以乌梅、龟甲之类而截其疟，遂引外出之邪复陷于经脉，以致似寒不寒，似热不热，昏沉似醉，神明不定，表阳被郁，四肢瘛疭。种种恶候，皆误于敛补之过耳。若因循不治，焉得不夭折而毙也？遂以香薷蠲暑饮，与二三剂得汗而解，继用清肺饮，洋参、沙麦冬、石莲、茯神、生芍、玉竹、钗斛与之疗痊。

暑疟证有日夜恶寒身热，热不甚剧，引衣自覆，头额痛，口燥渴，脉数大，舌胎黄。

大便难，此阳明有积热，宜蠲暑饮加生军、菊花、苍耳子、防风主之。

暑疟证，寒热往来，遍身痛楚，口燥头痛，脉数或伏涩，此是湿热壅滞，经络不通，荣卫不宣。宜香薷蠲暑饮加生军二钱、防风一钱、青蒿八分，连服数剂后遍身汗越，其病自痊。

暑疟初作，有妄施温剂杂药以致三焦闭塞，荣卫不通，四肢逆冷，人事昏迷，心中躁闷，口燥舌焦，六脉伏涩或数涩。宜香薷蠲暑饮加生军、青蒿、防风之类与之。必使寒热振作，漐漐汗越，病机乃转耳。

暑疟初作，妄投鳖甲、羚羊养阴等类与之，疟病遂已。其人烦躁，卧寐不宁，

或口燥头痛，或心中烦冤，或腰腹疼痛，或二便秘涩，此乃邪陷入阴，宜速投香薷蠲暑饮。仍使寒热复作，漐漐汗越，邪从表解而后可。若大便秘甚，当加生军、元明粉。

暑疟证，或寒热，或单热，其连日服药，连日汗越，令邪从汗解，病势自然日退。尝有不明此义而虑亡阳，妄施药饵而敛汗。致遗其害，可胜言哉。

问曰：害热往来，腹痛而逆气冲胸，浑沦如卵者何？盖由暑暍挟痰饮随肝火而上越也。然木旺则克土，故为腹痛。肝之性最善逆于上，遂引痰饮冲胸，浑沦有物状，觉如杂卵大，忽升忽降，其痛若刺，此乃有形之痰随无形之火而升降耳。自制柴芩和解饮主之。

柴胡八分　生栀钱半　黄芩三钱　杏仁钱半　茯苓二钱　川连一钱　麦冬二钱　陈皮六分　半夏八分　生甘五分　青蒿五分　枳壳六分

水碗半，煎至八分服。

寒热往来，头痛微汗，口干燥咳，气逆不得卧寐，皆由暑暍挟阳明燥热而烁肺，肺热甚则引风而煽火。治之之法，宜八分滋燥，二分疏散则得矣。若以风寒同例，妄投辛散之风药，恐必致金破音伤。然风药属辛，辛耗肺气，风药属燥，燥劫阴液。且肺乃诸脏之华盖，主治节而濡津液，其喜润而恶燥，今既伤于暑燥，若更误于风燥，祸不反掌而得乎？自制滋燥饮主之。若大便燥秘加大黄。

花粉二钱半　赤茯钱半　生甘八分　黄芩三钱　枳壳八分　杏仁钱半　覆花一钱　麦冬三钱　紫菀钱半　川连一钱　桔梗八分　元参

二钱半　防风五分　蜜杷叶钱半

水碗半，煎至八分服。

寒热往来而腹痛下痢，里急后重者，皆由肠胃叠积，浊滞不行。与湿热蒸酿，搏结于冲任之分野，逼迫成痢。由是湿伤气则多白，热伤血则多赤，如气血俱伤，则必致赤白兼半。工治者行阳明之壅滞而后重自已，宣气血之郁热而赤白自除。自制涤垢饮主之。如小便不利加滑石。

黄芩三钱　赤芍钱半　粉葛钱半　麦冬二钱半　枳壳八分　生甘六分　秦皮五分　川连八分　花粉钱半　粉丹一钱　桔梗八分　油归八分　杏仁钱半　酒大黄钱半　红多加白头翁二钱　白多加橘红五分

水二碗，煎至一碗服。

寒热往来，口苦目眩而脉带弦数者，乃兼少阳半表半里之证。小柴胡汤主之。若口渴自汗，溺涩者，除半夏加天花粉、赤茯、泽泻、麦冬治之。

柴胡八分　沙参二钱　半夏八分　赤茯钱半　条芩二钱　天花粉钱半　麦冬二钱　泽泻钱半　生甘六分

水碗半，煎至八分服之。

寒热往来，头痛口渴，表散之剂过劫其汗，遂致烦热尤炽，口愈渴，溺愈涩，此为劫汗伤津所致。若脉虚者，宜沙参、洋参、麦冬、五味之类以保脉生津，幸勿以利水攻散之剂重竭津液，变生危候。试举一隅以为例，则三隅知所反焉。愿同志者慎之慎之。

寒热往来，医以峻表其汗，遂致烦热益甚，自汗不已，口渴溺涩，寝寐不宁，脉尤数而有力。宜速救几灭之真阴，庶几免夭折之冤也。宜以生地黄汤加味主之。

生地三钱　沙参三钱　粉丹八分　茯神一钱　羚羊一钱　麦冬二钱　怀山药一钱　生芍钱半　钗斛钱半　贡阿胶钱半　洋参一钱　五味十粒

水碗半，煎至八分服。

寒热往来，口干脉数，医以羌防之剂过发其汗，以致神昏语乱，但热不寒，溲溺短赤，皆由误汗伤津，津竭则燥热愈炽，势所必然。宜当保津液而清燥热，致令阴阳和而津液自通。拟用清燥生津饮主之。

东洋参二钱　羚羊一钱　生甘五分　条芩三钱　花粉二钱　麦冬二钱　莲子心一钱　川连一钱　香薷二分　生栀钱半　元参钱半

水碗半，煎至八分服。

寒热往来，脉数而滑，误以汗下后脉更数而有力，心益烦，肢体益躁，皆由服药不当，劫血伤津所致。斯际犹恐危殆悉至，圆机之士宜详审施治而起沉疴。若口渴舌燥者，拟用生地黄汤加味，以救阴液，服二三剂后，脉见调匀，惟热势犹炽者，除地、芍、沙参，加芩、连而导暑湿。

生地二钱　怀山药钱半　沙参二钱　洋参一钱　莲心一钱　生芍一钱　茯神钱半　麦冬钱半　丹皮一钱　钗斛钱半

水碗半，煎至八分服。

此证服六味汤二三剂后，脉犹数而鼓指，或口渴引饮，当用四物汤加甘杞、巴戟等类，或加参附，随病机裁度。

寒热往来，口干头痛，医以防风、荆芥、羌独活之剂过劫其汗，以致四肢微急，溲溺不利，至因循失治，遂成痉证。或四肢劲急，或背反张，此由劫汗太过，津液内竭，筋失濡养，故成痉急之证。拟用归芍八味加减主之。

当归二钱　熟地三钱　茯神钱半　粉丹八分　麦冬二钱　苁蓉钱半　生芍钱半　苏淮钱半　泽泻一钱　萸肉四分　甘杞钱半　洋参一钱　钗斛钱半　川芎一钱　川连八分

水碗半，煎至八分服。

暑疟证，或寒热，或单热，若身热自汗，小便数而短赤，此湿热为患也。若疟势悉轻，犹自汗多而小便数短，切勿再行渗利，恐亡走津液。宜生脉散加味主之。洋参、麦冬、五味、生芍、生甘。

暑疟之寒热，或单热，服汤后疟病遂除，或烦而不寐，或时有微热，或肢节烦痛。若小便不利者，是膀胱湿热未解，宜猪苓汤主之。猪苓、泽泻、赤茯、滑石、贡胶、麦冬、钗斛。

寒热往来，误以劫散太过，以致自汗身热，头眩心悸，肌肉瞤动，其身战耸，四顾傍徨，无可置身之状，即太阳篇反谓振振欲擗地，欲辟虚而就实也，即此误汗亡阳之变故。拟真武汤加味以救逆。肩斯道者不可不慎。

白术二钱　炒芍钱半　甘杞钱半　茯苓钱半　焙附钱半　潞党三钱　大枣一只　归身钱半　五味十粒

水碗半，煎至八分服（加丽参更妙）。

此证犹有热壅经络，以致肌肉瞤动，因劫散太过，其瞤动之势益甚，临证者审之。

寒热往来，医乃辄投知膏、犀角、大黄之类，遂引暑湿之邪陷入膀胱，以至小腹硬满，溲溺短涩，两腿无力，胸中气逆，时兼昧冒，此皆初时孟浪施治之咎。盖太阳之气生于下焦，贯膈布胸中，以达肤表。苟误陷邪药饵，更兼峻下太过，遂成阴气

弥胸，以致宗气不利，清阳不升，浊阴不降，暑湿不解。兹拟清暑益气汤加减，与数服遂痊。

野生参一钱　归身一钱　茯苓一钱　陈皮六分　车前一钱　白术钱半　茯苓二钱　泽泻钱半　泉曲一钱　潞党三钱　炙甘八分　麦冬一钱　滑石一钱　蜜升麻三分

水碗半，煎至八分服。

此证若小腹不满而溲溺自利者，当除滑石、茯苓、车前、泽泻等类，加升阳补益之剂。如若小腹满痛，溲溺自利，大便黑色，或漱水不欲咽，是血瘀膀胱，宜桃仁承气汤主治。

暑疟证，寒热往来，医以辄投石羔、大黄、知母、犀角等类，遂引疟邪内陷于里，以致似寒不寒，似热不热，遍身疼痛，腹中气逆，上冲于胸，剧则时兼冒昧，此皆外邪入里不受邪，宜香薷蠲暑饮主之。必令寒热复振，邪从汗解方可。

寒热往来，口渴头痛，误用劫夺之剂，用致烦热日甚，躁无宁时，或四肢微冷，诊脉微细者，乃亡阳之机。宜投四逆汤加味主之。此与太阳篇劫汗亡阳之证互参。

黑姜一钱　甘杞钱半　茯苓钱半　焙附一钱　炙甘六分　潞党三钱　归身钱半

水一碗，煎至五分服。

寒热往来，因以峻下伤脾，以至腹满急痛，脉诊弦小。拟小建中汤加味服之，急痛遂愈。然腹满寒热如故，拟四君子加芩连，审热势裁之。

桂枝五分　生芍三钱　甘杞钱半　黑姜五分　炙甘八分　白术钱半　大枣五粒

水一碗，煎至八分（另入饴糖五钱，令烊尽服）。

寒热往来，头痛口渴，小腹满痛，溲溺短涩，此由湿热流入膀胱，气不运化之故。宜五苓散加减主之。

猪苓钱半　条芩二钱　莲心一钱　麦冬钱半　泽泻钱半　茯苓二钱　滑石三钱　花粉钱半

水碗半，煎至八分服。

寒热往来，诊脉浮而虚，医以苦寒之剂直折其热，脉反浮大而鼓指，更以大黄实之类重复下之，遂致脾元受伤，腹胀而鼓，神明若失，虚气上逆，里急后重，危症蜂起。皆缘不辨症之虚实，妄投药饵之误也。遂拟归芍六君加味主之。

当归钱半　潞党三钱　茯苓钱半　首乌二钱　枣仁八分　白芍钱半　白术钱半　炙甘五分　甘杞二钱　龙眼十只　焙附一钱

水二碗，煎至一碗服。

寒热往来，脉浮细而无力者，有用以凉散之剂，内攻其里，外攻其表，以致表里俱伤，四肢微厥，神明若失，时兼漏汗，皆由不审脉证之虚实，妄施攻伐之过耳。遂用芪附六君汤加味主之。

野参一钱　茯神一钱　白术钱半　甘杞钱半　枣仁一钱　焙附一钱　五味十粒　炙甘六分　酒芪八分　首乌钱半　归身一钱

水碗半，煎至八分服。

寒热往来，脉浮小或迟细，医以大黄、枳实之剂峻下之，寒热如故，反渴而喜饮，溲溺短涩，与以谷食则呕，此本由中土虚寒，复误于攻下，中州失健运之常，胃阳失司纳之权，故与以食则呕，津液致伤，内生虚燥，故口渴而溺涩。尝见假实假热之误治，即经所谓虚其虚之义也。若不明辨脉证之虚实，重复误于攻下，祸有不旋踵乎。遂用四君子汤加味主之。

洋参一钱　白术钱半　生芍一钱　茯神钱半　炙甘六分　扁豆钱半　潞党钱半　苏淮钱半　车前一钱　建莲一钱　大枣一只　陈仓米一勺　归身一钱　龙眼五粒

服一二剂后，谷食渐进，口渴渐除，寒热如故者，加香薷、杏仁。

此证犹有误下后，以致泄利口渴者，当用芪附六君加熟地、酒芍、五味等类，亟先救其里寒，俟利以意消息之。

寒热往来，口干头痛，审右关脉虚弱者，此皆由中气虚乏，宜白术蠲暑饮加减主之。

潞党二钱　白术钱半　茯苓钱半　泽泻钱半　生扁豆钱半　条芩钱半　川连一钱　麦冬钱半　香薷三分　羌活四分　生甘五分

水炖半饥服。

寒热往来，口干不渴，咳嗽而遗小便，脉虚弱者，乃脾肾两虚，膀胱失职，宜小建中汤加味主之。俟小便不遗，随证化裁。

安挂心六分　生芍三钱　炙甘六分　白术钱半　甘杞钱半　人枣五粒　饴糖六钱　甜蓉二钱　潞党二钱

水炖半饥服（凡用饴糖，将药掷出味，去渣后入饴糖，令烊尽温服）。

若寒热往来，口干燥渴，咳嗽遗溲，是湿热为患，不可不辨。

暑疟寒热，苟因峻下以致腹满泄利，姜附六君加车前、粟谷、五味主之。若腹胀而溲溺不利，遍体晦黄，皆由峻下伤其脾元，劫夺津液所致。药饵不当，暑湿不解，瘀郁肌表，遍体晦黄，寒热如故，诊脉或迟弱或虚大不等，宜四君子加味主之。热势轻者，加姜附、野参，圆机裁之。

潞党三钱　茯神钱半　炒扁豆钱半　洋参八分　川连一钱　於术钱半　炙甘三分　炒苡米钱半　建莲二钱　木瓜六分　当归一钱

水碗半，煎至八分服之。

诸证若曾经误于，汗下劫夺，以致虚证蜂起，虽寒热如故，亦亟当固本为要，庶免虚其虚之患。同志者合细绎之。

治暑疟虽可与伤寒互参，然用药当权暑湿之标准臂之作，文不合于古不佳，不离于古又不佳，宜圆机消息。

寒热往来，以汗水伤津，以致溲溺不利，更误以苦寒之剂，渗利其小便，遂成微热胀满气逆，剧则膜胀昏迷而里急。皆由津液内竭，脾肾两伤，当速扶元气而起垂危之疴。自制保元汤与之。服后病势稍定，更加参附服之遂愈。

潞党三钱　於术钱半　炒芍钱半　淮膝一钱　炙甘五分　炒洋参一钱　甘杞钱半　首红钱半　巴戟二钱　五味十只　茯神一钱　当归二钱　枣仁一钱　龙眼肉一钱

水一碗，煎至八分服之。

寒热往来，舌干口渴，虚气上逆，溅溅自汗，腹濡满，脉濡数，医误汗下之剂，以致脉反数无伦，身热昏迷，剧则狂妄而欲走。此由阴精素夺，既误汗伤津，更复误下伤血。若小便尿血者更剧。自制补阴益气汤主之。

生野参一钱　潞党二钱　沙参三钱　苁蓉二钱　丹皮一钱　生芍钱半　当归二钱　车前一钱　甘杞三钱　钗斛钱半　五味十粒　麦冬钱半　川芎一钱　生地二钱　牛膝一钱　苏淮钱半

水碗半，煎至八分服。

寒热往来，脉虚而数，医不审治，误于汗下伤阴，遂致小便尿血，淋漓刺痛，宜生地六味汤加味主之。

生地四钱　茯苓钱半　粉丹钱半　麦冬二钱　苏淮钱半　钗斛钱半　生芍钱半　车前一钱　泽泻钱半

水碗半，煎八分，空心服。

寒热往来，口渴而脉濡数，旬日病已，遂致口气臭秽，两颊黑肿而硬痛，或生于左或生于右，亦不等。皆由苦寒太过，胃阳被遏，火毒凝聚所致，是为危候。宜自制升阳益胃汤主之，可全万一之幸。

生芪四分　川芎八分　潞党二钱　白术一钱　白芷八分　茯苓钱半　当归一钱　麦冬钱半　生甘六分　野山参一钱　粉葛一钱　沙参三钱　羌活四分　赤芍一勺　钗斛钱半

水炖和童便徐徐咽之。

外敷法

川芎一钱　生川乌八分　人言少许　白芷一钱　苏珠三分　梅片三分

共研细末。此散均三次，用马鞭草捶烂，合敷患处。

此人言即砒霜。凡用者宜小心收贮，庶免贻误。

寒热往来，半月后乍愈乍作，越月不已。忽然大寒大热，兼下痢赤白，气急神困，阴阳欲脱之势。诊脉虚小而数。余忖危则急宜固本为要，遂用生丽参一钱，磨人乳均二三次服，及拟六君子汤加味主之。

潞党钱半　茯神钱半　归身八分　甘杞钱半　麦冬钱半　於术八分　生甘五分　生芍钱半　首乌钱半　五味八粒　沙参二钱

水炖服。

此汤服后次日，疟症顿除，气息颇顺。惟下痢益甚，滞涩之极，继用益中汤加酒芩、酒军、麦冬等类与之，数剂后诸恙悉退。按：此证初时药饵不当，致陷暑热留连于脾胃之故，益中汤加味列左。

（此方服后下痢稍轻，即除酒军加酒连，或加潞党、洋参，审病势化裁。久病之人肠胃必虚，当顾虑元气为王道）。

沙参二钱　建莲钱半　酒芩一钱　酒大黄一钱　油归六分　苏淮钱半　炙甘三分　生甘三分　麦冬一钱　生芍钱半

水炖，中部服。

寒热往来，与以凉散之剂服之，寒热悉退，惟头痛不已，面色红而娇嫩，脉带数而无力，此乃阳虚所致。兹拟以独参汤服之遂安。

生野参钱半　龙眼肉　麦冬　茯神为引

寒热往来，服凉散之剂诸证悉除，惟头痛不已，溺时尤甚，此乃阳虚所致。宜独参汤主之。

寒热往来，服汤后遂已。惟饮水不下咽即吐，溺时则昏冒不省，欲死之状，片时乃复醒。此是中气虚寒，清阳不升之故。宜独参汤主之，或加焙附。

暑疟之寒热，旬日而愈。惟头痛不已，诸药罔效。延余诊视，右手脉俱浮濡，皆阳虚所致。遂拟参附汤加熟地与服而愈。

高丽参一钱　焙附钱半　老熟地一钱

水炖，空心服。

附滑石石膏辨论

滑石其质轻清，性味甘淡而寒，泄心肺之热邪，上开腠理，下达膀胱，行水道，通九窍，疗呕吐，解烦渴，乃治暑疟之圣药也。然暑为阳邪，尝见病作，皆寒轻而热甚，熇熇喝喝之势而莫制，故拟蠲暑饮。

取用芩、连、滑石、麦冬等类而清内蕴之燠热也。石膏气味辛而寒，无毒，主惊喘寒热，口干舌焦，腹中坚痛，阳明热盛，故仲景治太阳风寒两伤之病，必审其烦躁无汗而喘渴者，拟大青龙汤，用石膏而清内热之法也。治阳明发热微恶寒之病，必审其口干舌焦，大渴而自汗，拟用知母石膏而清胃火之法也。切庵谓石膏能发表，殊属不合经旨，今特订之。尝观世医治暑疟，妄拟石膏之贻害，卷面既详言矣，兹不复赘。

石膏大黄区别论说

余于己酉仲夏，寓茶阳之精舍，有客邹生问曰：石膏大黄。皆阳之凉药，尝见区别之用，有如风马牛不相及者，何也？余曰：子之顾问，诚医界之方针。医能洞察表里阴阳之辨，则用药自知间不容发。尝考昔贤辨证立方，理精法密，疗表惟恐陷邪，攻里犹恐伤阴。加一味则不同方，减一味则不同治。井井有条，不容苟混。然石膏性寒，清胃火而疗肌热，色白以入肺，质重而镇坠。盖暑疟初作，忌其镇坠而陷邪，故当禁用焉。大黄性寒而味苦，能荡涤里阴之壅热。但暑疟初作，尝有熇熇喝喝之势，欲救一线之阴，则大黄须急用焉。所谓区别之用者，此也，客唯唯退谢。

附录陶节庵《伤寒摘要》

节庵云：伤寒汗下不愈而过经，其证尚在而不除者，亦温病电。经曰：温病之脉，行在诸经，不知何经之动，随其经之所在而取之。但暑疟传变，亦或有之证，故略引举于左，以便参考。如太阳证头痛恶寒汗下后，过经不愈，诊得尺寸俱浮者，太阳温病也。如身热目疼汗下后，过经不愈，诊得尺寸俱长者，阴明病温也。如胸胁痛汗下后，过经不愈，诊得尺寸俱弦者，少阳病温也。如腹满咽干，诊得尺寸俱沉、细，过经不愈，太阴病温也。如口燥舌干而渴，诊得尺寸俱沉，过经不愈者，少阴病温也。如烦满囊缩，诊得尺寸俱微缓，过经不愈者，厥阴病温也。发汗后，昼烦夜静，不呕渴，无表证，脉微沉，干姜附子汤。

阳微发汗，躁不眠，与大下后复发汗，昼日不得眠，至夜安静，身无热，干姜附子汤。汗下后，病不解而烦躁者，茯苓四逆汤，俱谓阳虚烦躁也。

又有不烦便作躁闷者，此为阴盛拒阳也，欲于泥水井中卧，饮水不得入口者是也。四逆汤主之。

发汗后，其人脐下悸，欲作奔豚，茯苓桂枝白术甘草汤。

太阳病发汗不解，欲发热，心下悸，头眩，肌体胭动，振振欲擗地。真武汤。

身热头痛，脉反沉，若不瘥，身体疼痛，当救其里，四逆汤主之。烦热者，不经汗吐下则为烦热，与发热有异也。经曰：病人烦热，汗出则解。如未作膈实，但当和解，微热而已。若心下满而烦，则有吐下之殊也。先烦而悸者为实，先悸而烦者为虚。虚谓心中欲呕欲吐之貌。阳明病，心烦喜呕，壮热往来，心下悸，小便不利，小柴胡加茯苓汤。

烦热为扰乱，而烦躁乃愤怒，而躁谓先烦渐至躁也。有阴阳虚实之别，心热则烦，阳实阴虚，肾热则躁，阴实阳虚。烦为热轻，躁者热重。所谓烦躁者，先发烦而渐至躁，所谓躁烦者，先发躁而后发烦也。太阳中风不得汗，烦躁者，此邪在表而为烦躁也。羌活冲和汤。大便不通六七日，绕脐痛，烦热发作有时而渴者，此为躁屎，乃邪气在里而烦躁也。大承气汤。太阳不得汗，医以火劫取汗，火热入胃，此劫令烦躁。小柴胡加牡蛎汤。

太阳中风，自汗脉浮缓，用桂枝汤。

汗出，而渴，小便难，五苓散。不渴者，茯苓甘草汤。

自汗出，小便难而用桂枝，惟加甘草白芍。

自汗出，小便不数，心烦微恶寒，脚挛急，宜桂枝附子汤。

自汗出，小便数，心烦微恶寒，脚挛急，宜干姜甘草汤。

阳明汗多而渴，发热谵语，大便硬，调胃承气汤。

太阳病发汗，遂漏不止，恶风寒，用桂枝附子汤。

若小便自利而汗出，为津液少，不可攻利，宜蜜导煎通之。

若汗多者，胃汁干，急下之，用大承气汤。

汗多而渴，勿用五苓散。

汗不止，无他证者，粉扑之。服桂枝汤大汗出，烦渴不解，脉微洪大者，白虎加人参。下后不可更用桂枝汤，若汗而喘，无大热者，麻黄杏仁甘草石膏汤。

阳明汗多，夜不便不利，若小便反利者，屎虽硬不可攻下，宜蜜煎导法。若误攻之，则津液竭绝。

伤寒寸脉迟者，不可汗。尺脉迟者，不可下。宜先服小建中汤。

三黄石膏汤

有伤寒发热，脉大如滑数，表里皆实，阳盛拂郁。医者不达，既发其汗，病势不退，又复下之，大便遂频，小便不利，五心烦热，两目如火，鼻干面赤，舌燥齿黄，大渴过经，既成坏证，亦有错治，诸温而成。此症者又八九日，既经汗下，脉洪数，身体壮热，拘急沉重。欲治其内，由表未解，则里证又急趑趄，不能措手待毙而已。殊不知热在三焦，闭涩经络，津液枯涸，荣卫不通，遂成此症耳。

石膏两半　黄芩七钱　黄连七钱　黄柏七钱　淡豉二合　麻黄一钱　栀子三十个

上每服一两，水二盅，煎服。未中病再服，其效如神。

伤寒既经汗吐下误治后，三焦生热，脉复洪数，谵语不休，昼夜喘息，鼻加衄血，病热不解，身目俱黄，狂叫欲走。三黄石膏汤主之。

阳毒伤寒，皮肤斑烂，身如凝血，两目如火，十指皮俱脱，烦渴躁急不宁，庸医不识，莫能措手，命在须臾，三黄石膏汤主之。

妇人血风证

妇人因崩漏大脱血，或前后去血，因而涸燥。其热未除，循衣摸床，撮空闭目，不省人事，扬手掷足，摇动不宁，错语失神，脉弦浮而虚。内有燥热之极，气粗鼻干而不润，上下通燥，此为难治。宜服生地黄连汤。治男子失血多者，有此证，其妙不可胜言。方列下。

川芎七钱　生地七钱　当归七钱　赤芍三钱　栀子三钱　黄芩三钱　黄连三钱　防风一两

上每服五钱，不煎，清饮徐徐呷之。脉实可加大黄下之。

大承气汤，气药也，自外而之内者用之。生地黄连汤，血药也，自内而之外者用之。气血合病，循衣摸床，治同。自气而之血，血而复之气者，大承气汤下之。自血而之气，气而复之血者，用生地黄连汤主之。二者俱不大便，此是承气汤对手。又与三黄石膏汤相表里，是皆三焦胞络虚火之用也。病既危急，只得以此汤降血中之火耳。不但妇人用之，男子去血过多而有此证者，皆有服之，无不效。予固表而出之。

升阳散火汤

此汤治患病人叉手冒胸，寻衣摸床，谵语昏沉，不省人事。俗医不识，见病便呼为风证，而用风药，误人死者多矣。殊不知肝热乘于肺金，元气虚不能自主持，名曰撮空证。小便利者可治，小便不利者不可治。

人参　当归　柴胡　白芍　黄芩　甘草　白术　麦冬　陈皮　茯神

有痰者加姜汁炒半夏。大便燥实，谵语发渴，加大黄。泄者加升麻、炒白术。

水二盅，姜三片，枣二枚，捶法入金首饰煎之，热服。

益元汤

治有患身热头痛，全无不烦，便作躁闷，面赤，饮水不得入口。庸医不识，呼为热证而用凉药，误人死者多矣。殊不知元气虚弱，是无根虚火泛上，名戴阳证。

焙附　甘草　干姜　人参　五味　麦冬　川连　知母　葱　艾　姜一片　枣二枚

水二盅，煎之临服，捶法入童便三匙，顿冷服。

潮热属阳明证，旺于未申，一日一发，日晡而作也。邪入胃腑为可下之证，设或脉浮而紧，潮热而利，或小便难，大便溏者，热未入腑，犹带表邪，当先和解其外。如小便利，大便硬，方可攻之。若潮热于寅卯则属少阳，潮热于巳午则属太阳。是又不可不辨也。

阳明似疟，烦热汗出，日晡发热，脉或浮或虚者，桂枝汤。脉实者。承气汤。妇人热入血室，其血必结，亦如疟状，小柴胡汤。病人热多寒少，脉微弱者，无阳也，不可发汗，越婢汤。

病人热多寒少，阳乘阴也。若尺脉迟，为血少，先以黄芪建中汤养其荣卫。脉不迟，却以小柴胡汤、越婢汤选用之。

以下引陶节庵摘仲景伤寒要旨。盖暑疟与伤寒来路虽各别，然其六经见证之寒热虚实概可互参。兹细究暑疟传变，或尝有之证。故略引举于上，以俟同志者参考。余未经验，故未另录方治，以待完卷补及。

卷 二 序

文章以独开生面为奇，术业以独出匠心为贵。业如医学，尤以无因究因，无法立法为高。自轩岐《内经》、卢扁《难经》、华元化之五禽图、孙思邈之《千金方》出，天下后世之潜心于医学者，宗厥经旨，著述为书，而病药之真诠，医治之妙诀，阐发既无遗蕴。惟秋疟一道则尚阙如，后之人遂不禁有遗憾焉。今读林德臣先生所著《秋疟指南》一书，上卷治疟之寒热证，辨表里阴阳寒热虚实，一证一方，条分缕析，皆发前人所未发，诚寿世之金针。读至下卷，热疟证辨条内，自制救阴逐暑饮等方，乃泄中寓补，保存津液为宗旨。余如承气汤，以救一线之真阴，龙牡汤以靖龙雷之潜伏，真武汤以镇元阳之外泄，四逆汤以镇真阳之上越，芪附汤以救脾肾之两伤，参附汤以治阳虚之头痛。细味其调剂之宜，支配之妙，诊治之灵，运用之巧，真如神龙出没，变化莫测，洵千百世之利用无疆也。余与交久，知先生医传五代，学有真源。先生又能以锦心为苦心，推究因中之因，法外之法，疟病遂有一定之指归，医治遂无不测之态度。所谓良医功同良相，非先生谁与归。

时在中华民国壬子年春月愚弟杨光焯拜题

秋疟指南　卷二

大埔林德臣　著

大埔何约明藏本

绍兴裘吉生校刊

暑湿燥之单热证辨

暑湿之单热，多由肾阴素亏，兼胃阳偏盛所致。然阳明为资生之海，气血之源，苟因胃阳偏盛，津液自劫，不能存精于肾，以致肾阴日夺，阳热日炽，久则膝理不通，气血不宣，诚为燔郁之亢阳矣。故其病作，则熇熇然有如焚天之势而莫御，浑身壮热，头痛口渴，舌苔焦黄，大便秘结，溲溺赤涩，或兼腰痛，或腹中饱滞而欲呕，甚则神昏谵语，舌苔焦黑，昼夜不已。尝见此证绵延难愈，多属危候，皆由阴液内竭而然。诊脉数而大小伏涩不一，剧则脉数大而弦，甚者更属难治。同志者宜详审焉。拟用救阴逐暑饮主之。

大黄三钱　麦冬三钱半　淡竹叶钱半　生栀二钱　条芩四钱　云连八分　滑石三钱　杏仁钱半　花粉二钱　青翘四分　连翘钱半　元参三钱　玄明粉一钱

水二碗，煎至一碗服之。

此方服三五剂后，若濈濈自汗者则易痊。审病势稍轻，当除杏仁、青蒿，减轻大黄、滑石、条芩等类。若与服数剂后，犹见熇熇暍暍之势，此乃燠热内剧，当加入羚羊、犀角等类与之。然邪热深浅，质体弱强，尤须侦察，圆机裁之。

青蒿味苦寒而芬芳，得春阳之令最早，清肝胆之血热，解心脾之暑毒。宜采嫩叶，童便浸一宿，日晒干，存用乃效。

暑湿之单热，犹有阴液素亏，复以远行劳倦，汗液大泄，暑淫乘虚而薄之，遂致阴液日耗，阳热日盛，久则气血不宣，膝理燔郁。诚为偏阳之体矣。病则浑身壮热，头晕疼，口燥渴，舌焦黄，大便秘，溲溺赤。拟救阴逐暑饮主之。热已，稍有微汗者易痊。《内经》云：热病犹有恣意酒色者，阴气先竭于内，阳热独滞于中，故病则心中恶热烦冤，欲呕，热则四肢更剧。尝有兼伏暑内蕴者，致阴液愈耗，阳热愈炽，病则热势尤倍。然头晕口渴，舌苔焦黄，大便秘，溲溺赤，甚则谵妄者，皆暑湿为患也。拟救阴逐暑饮加减主之。若审暑邪遂轻，又当地黄汤加钗斛、甘杞、甘蓉、龟甲等类滋之温之之法。

大黄三钱　条芩四钱　云连一钱　花粉二钱　麦冬四钱　元胡粉一钱　淡竹叶二钱　生栀二钱　生竹茹一钱　滑石二钱　钗斛钱半　元参三钱

水炖半饥服。

暑疟之单热，犹有心中烦冤，口渴引

饮，浑身壮热，汗出淋漓，四肢微厥，此兼卫阳表虚所致。拟救阴逐暑饮加桂枝、生芍主之。若审六脉数实有力，又宜除去桂芍，加元参、元明粉。

大黄四钱　麦冬三钱　花粉二钱　生栀钱半　滑石二钱　条芩四钱　杏仁钱半　川连钱半　淡竹叶钱半　桂枝五分　生芍钱半　生甘五分

半饥服。

暑疟之单热，犹有兼肺家燥热者。然肺乃诸脏之华盖，主治节而濡津液，内则洒陈脏腑，外则充肤泽毛，有如雨露之润焉。苟因肺有燥热，复以伏暑内劫，遂令治节不行，津液不濡，腠理不通，阳热日剧，故病则浑身壮热，鼻孔焦燥，头痛口渴，二便不利，甚则昏沉谵语。拟救阴逐暑饮加味主之。

麦冬五钱　大黄四钱　滑石三钱　生栀二钱　条芩五钱　杏仁二钱　云连一钱　淡竹叶钱半　花粉二钱　枳壳三分　桔梗三分　元明粉一钱　柿霜钱半　元参三钱

水二碗，煎至一碗，半饥服。

或问曰：经云魄汗未尽，留连肌腠而发热者，何也？

答曰：魄汗乃肺之合也，经气归于肺，肺朝百脉，输精于皮毛，主行荣卫，温分肉，充腠理者也。然津液发泄之处，谓之腠。文理缝会之中，谓之理。因偶受风寒，邪汗未尽，郁于肌腠，则皮毛闭密，腠理不通，经气适旺，而经俞之窍皆闭矣。夫经者径也。邪已不能过于经，则留连腠理，随表阳以化热故耳。拟用桂枝白虎汤主之。

桂枝一钱　石膏二钱　知母一钱半　甘草六分　糯米一勺

或问曰：经俞、经隧、经舍，何谓也：答云：各司其道。经俞者，通脏脏之窍道也。经隧者，乃气血之历界也。经舍者，犹行人之传舍也。

暑疟之单热，尝见兼卫阳。盛实者，病则熇熇发热，口渴头痛而无汗。盖由卫阳盛实，腠理下通，玄府致密，气不泄越而然。诊脉多带浮大滑数，宜香薷蠲暑饮加减主之。

条芩四钱　淡竹钱半　杏仁二钱　滑石三钱　生甘六分　大黄三钱　麦冬二钱　赤茯二钱　川连钱半　青蒿五分　粉葛钱半　羌活八分　玄参钱半

水二碗半，煎至一碗服之。

此方服三五剂，病势稍退者，减除香薷、大黄、羌活之类，加沙参、骨皮、石莲之味，犹须察病势之重轻，审质体之强弱，当圆机裁酌耳。继用清补饮主之。

沙参三钱　麦冬钱半　生甘六分　骨反钱半　洋参八分　茯神钱半　石莲钱半　苏淮钱半　生芍钱半　银柴一钱

水二碗，煎至八分，中部服。

夫暑伤于夏，秋病为疟，势所必然。犹有兼暴受风热而伤卫阳之气，遂挟内伏之暑淫交并而作，故熇熇发热，溅溅自汗，口渴头痛。凡淅淅微恶风寒，脉诊带浮数而有力。拟用枳桔蠲暑饮主之。

青蒿五分　麦冬三钱　川连钱半　粉葛一钱　天花粉二钱　杏仁钱半　滑石三钱　条芩四钱　赤茯一钱　生甘六分　枳壳八分　桔梗八分　大黄钱半　元参钱半　羌活六分

水二碗半，煎至一碗服之。

余按：阳明篇疗经验者，引举于上。经云：火劫伤阴，逼血从大肠以下奔，以致便血者，调胃承气汤加黄芩、生芍。或热从下奔，泄泻浊秽者，加芩连。或里急后重，兼赤白者，加芩连归芍枳桔。若胃阳偏盛，病则蒸蒸壮热，溱溱自汗，口渴舌焦，甚则潮热昏狂，神明撩乱，脉洪长数大者，调胃承气加黄芩、麦冬、花粉之类。尝有阳明热盛，误以温劫，以致气血流溢，遍体蒸黄，气粗喘促，或头汗出，齐颈而还，乃阳热上越，不能下纳于阴之故，是由火逼血瘀，自制保津消暑饮主之。犹有寒热往来，误以温劫，邪热益盛，津液倍竭，以致气血流溢，湿热外瘀，肌肤微肿，遍体蒸黄，溲溺短涩，甚则气粗喘逆，此乃热逼湿瘀。自制栀子黄柏汤治之。有兼胃阳偏盛，津液素亏，阳明之气上逆，撩乱神明，烦躁谵语，苟误劫散，邪热伤阴。逼血妄行，保津消暑饮加犀角、丹皮主之。暑疟昏沉，寒热往来，误以劫散，遂兼阳明积热上壅，谵语喘咳，目睛瞭瞭，不得瘃寐。甚则两睛直视，不能活动，宜速驱阳热而救垂绝之阴，保津消暑，玄明粉易朴硝，加枳实、花粉、犀角主之。尝有疟病初发，寒热往来，投以劫散，致腹满喘促，燥渴谵语，循衣摸床，小便利者，保津消暑，加元参、花粉治之。若溲溺不利，则津液内涸，膀胱化源竭绝，不可为力矣。此证若体羸脉虚，不堪任下者，先以六味生地黄汤加生丽参与之，待病机裁之。

问曰：伤寒之承气用朴硝，暑疟之承气用明粉，何也？曰：伤寒泻其实，暑疟泻其热。证热而不实，恐朴硝之过峻而伤阴。若是结实之证，亦当用朴硝，不能胶固耳。

调胃承气汤

大黄三钱　元明粉二钱　生甘一钱

水炖，半饥服。

保津消暑饮

沙参二钱　大黄二钱　麦冬二钱半　花粉钱半　条芩三钱　生甘八分　生栀钱半　元明粉钱半　正羚羊钱半　钗斛钱半　元参二钱

水二碗，炖至一碗，半饥服。

栀子黄柏汤

生栀二钱　茵陈钱半　黄柏钱半　大黄钱半　生甘八分　条芩钱半　麦冬钱半　川连一钱

若大便燥秘，倍大黄，加元明粉

水炖，半饥服。

暑疟症，初则寒热，继则变单热不甚剧，越月不已，忽然遍身及头面起黑点，如乌豆大，满腹刺痛，痛剧则吐黑血。此皆误于陷邪药饵，致引暑热内陷太阴，遂拟蠲暑饮加大黄、栀子主之。服二三剂后即下黑血，诸恙悉除。

条芩三钱　滑石二钱　赤茯钱半　生甘五分　大黄钱半　杏仁钱半　泽泻钱半　生栀钱半　花粉钱半　麦冬二钱　青蒿三分

水炖，半饥服。

暑疟证兼阳明，素有积热者，则潮热谵语，溱溱自汗，舌苔焦黄，口渴引饮，或腹满痛，大便燥秘，脉洪大滑实。宜大承气加味主之。

大黄三钱　条芩四钱　生栀钱半　生甘八分　朴硝二钱　麦冬四钱　枳实钱半　天花粉二钱

水二碗，炖至一碗服。

暑疟证留连数日，遂致神昏谵语，腹满口干，舌苔焦黄，四肢微冷，脉沉有力。此由热壅阳明，即《伤寒论》中所谓热深厥深之义，阳极似阴之证也。宜大承气汤加味主之。

大黄三钱　枳实钱半　麦冬三钱　条芩四钱　朴硝钱半

水二碗，煎至一碗服。

问曰：暑疟有留连数日后服白虎汤而已者，何也？答曰：此兼阳明散漫之邪，其证必烦热自汗，口渴引饮，舌苔黄厚，脉诊浮洪滑实者，宜白虎汤主之。若疟之初作，即有如上之证脉，亦当与救阴逐暑饮为稳当，未可概例散漫之邪。若六脉浮虚有汗，生脉饮主之，速扶元气而救津液，犹恐阳亡阴竭之变，不可不早虑及此也。

阳明篇云：散漫少者，邪未深入，胃腑未曾结实之故。暑疟不可同例混治也。至于方药乱投，留连日久之变态，或清或温，以意消息，圆机度之。

白虎汤

石膏钱半　生甘八分　知母钱半　糯米一勺

生脉散

洋参钱半　麦冬一钱　五味十粒

暑疟证尝有经旬越月不已，忽然遍体及头面起水泡，与水痘相似，实非水痘，极其晶亮，此乃初时药饵不当，暑湿不解，外瘀腠理，卫气不宣。拟用元参连翘蠲暑饮。与二服，得濈濈自汗而解。

元参钱半　云连钱半　赤茯钱半　麦冬钱半　杏仁钱半　香薷三分　生甘六分　连翘钱半　条芩钱半　泽泻一钱　滑石钱半　粉葛钱半　防风五分

水二碗，煎至一碗服之。

暑疟之单热口渴无汗，旬日不已，药饵无效，更有兼肾精素夺，水亏火旺而作

者，则挟龙雷之火以上奔，甚则心君撩乱，神明不定，浑身微热，昼夜不已。脉诊多弦紧涩数，或剧而脉数乱者，斯际用药最难措手，拟于温则阴液愈劫，拟于清则龙雷愈奋。余尝偶幸中之方列左，而待司命者裁之。继用加味地黄汤。

生龙骨五钱　生牡蛎三钱　麦冬五钱　焙附一钱　甘杞二钱　骨皮钱半　生丽参一钱　钗斛二钱

水炖服。

加味地黄汤

大熟地四钱　丹皮一钱　萸肉六分　钗斛钱半　苏淮二钱　泽泻一钱　生芍钱半　茯苓钱半　车前一钱　麦冬钱半　巴戟二钱半　甘蓉三钱　龙骨三钱　焙附一钱

水二碗，煎至八分，冲童便半杯，空心服。

肝肾本同宫，肾虚则肝无滋养，致龙雷之火陡升莫制。故先拟龙牡汤而靖龙雷，继用加味地黄汤滋之温之也。

暑疟证，犹有兼阴虚发热者，脉则细数无力，两尺涩数，必有津枯口干之征，临症者审之。夫阳气卫于外，为阴之藩篱，阴气荣于中，为阳之营守。阴阳相济，其体乃治。苟因精神过度，远行劳倦，嗜欲斫丧，以致阴液内耗，阳热独盛，故热必外蒸于肌表，遂成恶热之证。拟用生地黄汤加味治之。

苏淮二钱　川连八分　石莲肉钱半　生地二钱　麦冬一钱　生芍钱半　泽泻八分　茯神钱半　粉丹八分　元参二钱　钗斛钱半

此证若无内热外渴之症，审右尺虚甚者，须除川连、麦冬，加焙附主之。然病势有兼于阳虚阴虚者，当舍其病而固其本

为王道，同志者宜圆机度之。

暑疟证有兼阴虚发热者，医更杂投以攻劫之剂，以致溲溺不利，四肢拘急。剧则眼睛直视，遗溺谵语，或腹胀气逆，皆由肾精劫夺膀胱，化源竭绝所致，此乃危候。拟用加味地黄汤主之。

老熟地三钱　茯神钱半　焙附二钱　甘杞二钱　巴戟钱半　苏淮二钱　金石斛一钱　萸肉八分

水二碗，煎至八分服。

此证若审六脉虚弱无力，或弦大者，宜四物汤加丽参、焙附、甘杞、苁蓉、巴戟等类主之。若兼恶寒自汗者，当参太阳篇桂枝汤加焙附以救津液之法，加丽参更妙。同志者合细绎之。

暑疟证犹有以手扪其肌肉不热，病人竟自言热，须重按于筋骨之间，始得热气蒸手。此由阴液素亏，内热自炽。审六脉细数者，宜六味汤加减主之。

生地二钱　苏淮钱半　泽泻八分　石莲钱半　沙参二钱　生牡蛎二钱　生芍钱半　茯苓钱半　粉丹八分　骨皮一钱　钗斛钱半　生龙骨三钱

水炖，半饥服。

此证若审六脉沉而有力，舌焦口渴，二便不利者，宜当以羚羊、犀角、大黄、麦冬之类主之。

问曰：暑疟暴发则昏沉不省而兼烦躁，诊其六脉皆和，药饵无效，遂致不治者，何也？答云：此由：肾精素夺，阴液内竭，更兼泄汗太过，心气暴灭，元阳离决之所致。故诊其六脉皆和者，即俗所谓油未灯光之义也。余尝拟龙骨牡蛎汤而求万一之幸耳。

生龙骨两半　生牡蛎一两　丽参二钱

水炖，不拘服。

暑疟之单热，旬日不已，脉浮大鼓指，肌肉瘦烁，口干微汗，心烦不寐，此由肾精内夺则生烦，阴血内虚则生热，阳极阴消则肌烁。若误攻之，必重伤阴血，更为危殆。宜六味地黄汤加味主之。

大熟地三钱　怀山二钱　茯苓钱半　川芎八分　生芍钱半　泽泻一钱　粉丹八分　钗斛钱半　沙参三钱　当归钱半　甘杞钱半　老山洋参一钱

水碗半，煎八分服。

暑疟证有兼肾阴素夺，元阳之真气浮越于外发热者，则身重嗜寐，昏沉倦语，脉沉无力，并无里实内热之征，甚则扬手露足，心烦体躁，或反躁烦不寐者，难治。拟用真武汤加味主之。

焙附二钱半　白术二钱　炒芍钱半　茯苓钱半　甘杞钱半　黑姜一钱　当归钱半　熟地炭二钱

水一碗，煎六分，和童便二匙服之。

人之声出于肺，声之根出于肾，下焦之生气不足，故懒言嗜卧，身重沉困。暑疟证本发热，然有兼肾精素亏者，更误以劫汗攻下，遂至元阳益泄，烦热益炽，默默昏寐，身重疼痛，口和语倦，脉沉无力。虽无里实内热，尚有因虚阳上逼，舌胎带黄色等证。拟真武汤，与五剂病势遂轻，继加丽参、当归、甘杞等类，调治而愈。

焙附二钱　白术钱半　干姜八分　茯苓一钱　炒芍钱半　熟地炭二钱

水一碗，煎六分，和童便二匙服。

盖阴虚发热之证，虽热不甚剧，面色必娇红而无尘垢，舌苔或有带黄色，亦必薄滑。至于元阳欲脱之际，其热必剧，回阳之药当倍用。抑或补阴益阳，抑或补气回阳，此又不可不审。

暑疟寒热往来，经旬不已，继则单热无寒，热已微汗，至十余天反寒栗鼓颔，半时许则蒸蒸发热，溱溱自汗，熇熇喝喝之势，寒不知引衣，热不知去衣，至天明热退，默默无言，神明不定，身重难转，六脉濡软，右关尺尤甚。此由肾精素夺，阳浮于外之险证。遂拟真武汤加味。与三四剂，其疟遂除，神明渐定。

茯苓二钱　酒芍二钱　熟地炭二钱　黑姜钱半　焙附钱半　白术三钱　丽参钱半

水炖，空心服。

暑疟证，服药后有身热谵语，四肢厥冷，下利清谷，脉沉无力。若烦躁不寐者，难治。宜用四逆汤加白术、茯苓主之。

黑姜钱半　焙附二钱　白术钱半　茯苓钱半　炙甘八分

水炖，空心服。

诸证悉皆经验，服汤后加减，略举一二以告同志。

暑疟证，医以过服凉剂，以致昏沉嗜卧，默默无言，剧则昏迷不省，身重睛露，脉沉无力。此乃脾肾将绝之危证。拟真武汤加参芪与之。三服病机遂转，继加当归、潞党、龙眼等类。

茯苓一钱　炙芪钱半　干姜钱半　野山参钱半　白术二钱　焙附三钱　炒芍二钱　炙甘八分　甘杞二钱　地炭钱半

水炖，空心服。

暑疟证有兼脾肾两亏者，重复误于攻下，以致真气外泄，烦热无可以置身，欲坐卧于泥水之中，真液内竭，欲引水而自救，故渴饮不绝。脉多沉微，黄色，或兼舌苔黄色。宜芪附六君加味主之，加丽参更妙。

潞党三钱　茯神钱半　生芪六分　归身钱半　龙眼肉十只　白术二钱　炙甘八分　焙附一钱　炒芍钱半　大枣二个　甘杞二钱　巴戟钱半　老熟地钱半

水碗半，煎至八分，和童便二匙服。

暑疟证，重复误于攻下，以致里虚外热，面赤身热，腹痛咽痛，下利清谷，四肢厥逆，脉微欲绝者，四逆汤加味主之。

干姜一钱　炙甘八分　白术钱半　焙附钱半　潞党二钱　桔梗八分

水一碗，煎至五分，入童便二匙，空心服。

暑疟有发热烦躁，大渴不止，脉虚大而无力者，此属阴血虚竭所致。拟用四物汤加味主之。

熟地二钱半　生芍钱半　沙参二钱　甘杞二钱　龙眼二只　归身钱半　川芎一钱　潞党二钱　炙甘六分　大枣二个

水一碗，煎至五分，空心服。

暑疟之单热口渴，留连多日，更兼误于攻下，以致腹满膜胀，气粗而喘，脉诊带弦者，此乃肝木乘脾所致。宜柴芍六君汤加味主之。

柴胡八分　生芍二钱　潞党三钱　茯神钱半　甘杞子钱半　白术钱半　炙甘六分　巴戟钱半

水碗半，煎至八分服。

问曰：暑疟病于冬者，假也。盖由感受暑邪之轻微，溜于经隧之处界，伏而不泄。虽遇秋燥之敛束，邪之势微不足以泄，其气必期冬令肌表固密，诸火内藏，暑假内藏之火互相纠郁，酿成熇喝之威。由是欲张其怒，遂与阴气相搏，故凛凛而寒。寒不甚剧，寒已则热，热亦不甚剧，或遍身疼痛，心烦不寐，或口渴溺急，作止无常，或一日一发，或间日而发，宜香薷䕷暑饮。审病势裁之。犹有寒栗鼓颔，壮热昏狂者，必由阳明偏旺，或阴液内夺。同志者当圆机消息耳。

暑疟证烦热头痛，燥渴溺涩，脉带弦。其呕吐痰饮，臭味酸秽，此乃暑热挟肝火以陡升，逼津液而成饮。饮即有形之火，火即无形之饮，饮随火而升降，火引饮而逆行。拟用柴苓汤主之。

赤茯钱半　柴胡一钱　白茯苓钱半　条芩三钱　竹茹一钱　半夏一钱　生甘六分　麦冬二钱　滑石钱半　羚羊一钱　玄参二钱　云连一钱

水碗半，煎至八分服。

暑疟之单热，苟因数下而伤脾胃，以致胸腹膜胀，胸中气逆甚则神明若失，脉益洪大而鼓指。此乃阴寒鼓舞而见假实之证。兹拟六君加味汤主之。若胸腹膜胀，及小腹满痛，溲溺不利，脉诊得洪大而弦者，此是肝木贼脾，及膀胱之化源竭绝，难以救疗。聊拟独参汤，亦求万一之幸也。

独参汤

生野山参二钱

用水一大杯，炖至半杯服。

归芪六君加味汤

生芪八分　潞党三钱　茯苓钱半　何首乌钱半　归身钱半　白术二钱　炙甘六分　大枣二个　焙附六分　甘杞钱半

水一碗，煎半碗，空心服。

暑疟证，烦热口渴，自汗身重，腹中濡满，脉诊微洪而数，此乃暑喝挟胃阴燥热，与太阴湿热纠郁致病。夫脾专主腹，又主四肢，因旋运不行则腹中濡满，然阳明又主肌肉，因胃阳热炽，则烦热身重，口渴自汗。拟用清胃和中饮主之。

条芩二钱半　川连一钱　麦冬钱半　生扁豆一钱　花粉钱半　白术一钱　莲心一钱　泽泻一钱　滑石一钱

水碗半，煎至八分服。

暑疟证，脉证疾躁，不为药解，此即阴液外脱，阳热内陷。经所谓阴阳交错，即此义也。故主不治。

暑疟证，不为药解，呃逆不止，甚则其气从脐下上冲，连连不断者，此即肾气欲脱之危症。主不治。

暑疟证，服汤已，病不解，谵语狂言，直视遗尿者，此肾绝也。主不治。

暑疟证，烦热不止，汗如贯珠，循衣摸床，喘汗不休，皆阳衰邪盛。主不治。

经云：瘅疟者，肺素有热，气盛于中，而偶受风寒，内藏于心，外舍分肉之间而发，发则阳气独盛，阴气内虚，不能与阳争，故单热不寒，令人消灼肌肉。

《金匮》云：阴气孤绝，阳气独发，发则热而少气烦冤，手足热而欲呕，名曰瘅疟。若但热不寒者，邪气内藏于心，外舍分肉之间，令人消灼肌肉。

按：此二案大意相同，然阳极则阴消，故肌肉消灼，此昔贤皆指风寒而言，故用桂枝白虎汤乃能获效。但此伏暑假秋燥而发者，相去天渊，不同例也。

红花退热奇案

有友患单烧，辄投石膏白虎及羚羊、

犀角之类，遂致热势倍炽，心如火焚。病者竟以冷水帕自放心胸而求苟安，须臾莫离。医者更拟大黄、朴硝等类与之，亦皆罔效。由是热势日亢，病势日危，彷徨无策，将束手而待毙。乃所谓斯热病而用斯凉剂，服之无灵，修短亦委天命耳。气息奄奄之际，遂拟西红花二钱，麦冬三钱，川连一钱，与服，病者自觉如饮冰雪焉。及后热势顿轻，继服生六味地黄汤而愈。人皆骇奇。余曰：非奇也。此乃误服石膏、知母、羚羊、犀角之证验耳。何也？余审读《内经》，明言暑侵肌表，故首论邪从表来，必令仍从表去，病方易已。缘伊热疟初作，妄用闭门留寇之类，复引暑邪内陷心胞，致令烦冤倍甚，如火薰熏，更加自误。以冷水沾，以致腠理愈密，三焦愈闭，热势益深，病势益剧。且燠热内踞心胞，为巢为穴，蔓延绎络，诚阳亢之赤地，炎蒸日久则血液槁瘀，如燔如炙，危殆悉至。特要红花假连麦为向导，直入心胞，荡其巢穴，涤其瘀垢。虽酷烈之势，悉随响应而解散，顷刻转为清凉境界矣。故所病者，有若饮冰雪之清焉。继及六味地黄汤，濡养心液则诸恙遂瘳，犹有谓大黄、朴硝皆荡邪涤热，何以无效？殊不知彼乃足阳明胃腑之药，此乃手厥阴胞络之病。彼此天渊，须当缕析证因，口碑载奇，命曰奇案。

暑疟之寒热，误服陷邪药饵，迄致咳嗽气逆，越日一发如痛状，数月不已。拟用香薷蠲暑饮加党参、生苡米，与服数剂而愈。

暑疟之单热，初时杂投药品，延至数月不愈，乍愈乍作，或间日一发，或三五日一发，服温清补泻皆无效。拟用蠲暑饮加大黄、桑皮、石莲，与服数剂而愈。

暑疟之寒热，因误于药，邪陷太阴，遂生燥咳，或微发寒热，时作时止，数月不已，如痨火之状。拟用香薷蠲暑饮加桑皮、紫菀、覆花、生芍等类与服，诸恙渐愈。

暑疟之寒热，苟因妄投药饵，邪气流连不解，数月不已，拟用补益增寒热，拟用清则生泄泻，遂用莲淮六君加川连、麦冬、车前、扁豆等类，与服数剂而愈。

附录唐容川先生痢证方治诸方列下

痢为病，发秋天，古名肠澼，又名滞下。今名曰痢，而又不爽利也。与洞泻相别天渊，四季皆有。此症惟秋时，此病为更多。所以秋时此症更多者，盖五行之序由春入夏，为木生火，热气主事之时也。由夏至长夏，六月为火生土，是为湿上主事之时。热来蒸湿，合气为暑，故六月节名小暑、大暑。至秋以后则土来生金，湿热当止，故其节名处暑。言暑气自此止也。暑止则热气变为凉气，而凉风至矣，湿气变为清气，而清肃降矣。如此则秋金气旺，木火自戢，中土不致受邪矣。若其人之肝木太旺，遇金来制之，而木不受制，遏郁生火，则热气不退，火反克金，金气不得清肃，因之湿亦不化，与热相蒸，蕴结血气于三焦肠胃之间，酿为腐秽胶黏之汁则成痢矣。盖人身肝主疏泄，疏者条达而止也，泄者顺利而下也。木气不疏则郁，郁者草木多而壅遏也。木气大泄则暴注，暴注者泄力太过之故也。然使金不与木争，则泄而不敛，何至滞塞哉！惟当秋金收敛之令，肺气不应受邪，故金必与木争，木愈旺则金愈收，足以逼迫艰涩而成里急后重也。

银菊花（治白痢之轻药也）

银花三钱　白菊三钱　生白芍三钱　杏仁三钱　连翘二钱　桔梗三钱　栀子二钱　木香一钱　牛蒡子三钱　甘草一钱

用水三茶碗，煎取碗半服。如有宿食加生大黄五钱。

白虎汤（治白痢之重证也）

研生石膏三钱　煅石膏三钱　甘草一钱　粳米三钱　再加淡条芩三钱　白芍三钱　杏仁三钱　桔梗二钱　厚朴一钱

此方合痢证有外寒者，再加葛、荆芥。小便不利者，再加桑皮、滑石。此治白痢之良方也。

白头翁治红痢

白头翁五钱　黄柏三钱　黄连三钱　秦皮三钱

用水二碗，煎取一碗，最妙。白头翁能平木疏肝，息风清火，使下迫之气条达而上也。

金花汤（治红痢，今名黄连解毒汤）

黄连三钱　黄芩三钱　黄柏三钱　栀子三钱　加杏仁三钱　槟榔三钱　当归三钱　地榆三钱　赤芍二钱　荆芥一钱　生地三钱　青蒿三钱　生甘一钱

水煎服。

霹雳散（治痢证胀闭，有宿食发呕等症）

生大黄一钱　黄芩三钱　吴萸一钱

用水二碗，煎取一碗，先服半碗，得快利即勿服，如不快利，再服一次，此药只呵服二次，不可多服。

大承气汤（治奇恒痢）

生大黄二钱　厚朴二钱　枳壳一钱　芒硝三钱

先煎二味，既成后入芒硝三沸，取汁服。咽痛呛略愈即止，再加减金花汤。

三黄酒（治痢证发呕吐者）

（按：发呕吐食不食，真噤口，呕吐止，即能进食）

黄连一钱　黄芩三钱　生大黄二钱

用好烧酒二碗，煎成一碗，徐徐咽下。如不饮酒者，用水一碗，加酒一杯，煎服徐咽，呕吐止即勿服。

救胃煎（治噤口不食）

生地三钱　白芍三钱　黄连三钱　玉竹三钱　炒枳壳八分　杏仁三钱　桔梗二钱　石膏四钱　麦冬三钱　花粉三钱　生甘一钱　黄芩三钱　厚朴一钱

上水三茶碗，煎取碗半，服必舌上有津液则进食矣。

开噤汤（治噤口不食）

人参二钱　麦冬三钱　煅石膏三钱　栀子二钱　川连二钱　黄芩一钱　黄柏一钱　生地三钱　当归三钱　射干二钱　杏仁三钱　槟榔一钱　枳壳一钱　生甘一钱　花粉二钱

此为治噤口痢之主方。生津进食，除肠胃中之炎症，力量周到，再加白头翁则详尽无遗矣。

归地养荣汤

当归三钱　生地三钱　怀山三钱　麦冬三钱　白芍三钱　莲子心三钱　桑叶三钱　荷叶三钱　钗斛三钱　玉竹三钱　甘草一钱

水二碗，煎取一碗，痢愈后多服，大补益元气。

调胃承气汤

生大黄三钱　芒硝二钱　生甘一钱

水煎二味，既成，再入芒硝二沸，即取服，得愉利即止。

桃花汤（治痢证不后重者）

赤石脂一钱　糯米五钱　黑姜一钱

右三味久煎成汤，服之能温补止涩，为虚滑痢之主方。不后重下痢者乃用。

清宁丸（治休息痢）

生大黄四两，用薄荷拌酒蒸一次，去薄荷，干后，用去糟米酒半斤，好烧酒四两，泡二七日，在饭上蒸一次，再搅一次，再晒露再蒸干，再加酒至大黄烂如泥，为丸如绿豆大。每服或一钱或五分。大便微下则愈。

乌梅丸（治虚滑久痢不后重者）

乌梅十枚，去核　川连三钱　黄柏一钱人参一钱　桂枝一钱　细辛一钱　焙附一钱当归一钱　花椒一钱　干姜二钱

上为末，用乌梅饭上蒸熟，捣和加蜜为丸如梧桐子大，每服三十九，米饮下。

附录经验奇恒痢证

余治族人始患痢，日夜数十行，红白相间，六脉大，服芩连导滞等类罔效，继则病势日剧，渴饮热汤乃快。延余诊视，六脉数大无伦，遂拟归芍六君加味取效，继用归脾汤而愈矣。

老山洋参一钱　生芍钱半　於术一钱　酒芩八分　焙附一钱　甘杞二钱　归身二钱　吴萸制川连八分　炙甘八分　潞党二钱

水炖，空心服。

附经验鼠疫证治

鼠疫为患，皆由阴阳不齐，时序不和，天降异灾，地生热毒，惟鼠质最热，鼠性最灵，先感召其热毒而死，沿门合境皆是。继则伤于人。然受病之因不一，或内因积热而引外毒，或由窍道感受地气之热毒，或由口鼻感触死鼠之臭秽，或由鼠虱而伤人之肢体。鼠疫之名由此来也。究竟其毒，直中阳明，当慎于始，始则病形未彰，起居如常，或口燥咽干，或似饥非饥，或饥而不欲食，或卧寐烦躁，或困倦欲卧，或四肢酸痹，或遍身旋痛，或头眼晕痛，或乍寒乍热，或咳嗽腹痛。以上诸证，皆受病之始，如有一二证，即系此病之发。见端便应作时疫调治，庶几有万全之功。然邪气伤人，必乘虚而凑之，若素有旧病之人，必从旧病先起，无论头痛腰痛，胸腹气痛，切不可概旧例而治之，必须按此方而服之，可保无患耳。

药方

连翘二钱　粉葛根二钱　玄参五钱　丹皮三钱　牛蒡二钱　条芩六钱　麦冬五钱　赤芍三钱　大黄三钱　紫草五钱

用水三大碗，煎至二大碗，半饥服。若大便秘结，加玄明粉一钱半，调药水服，必须连服数剂。二便通利，病退为度，毒气甚者，必下黑血而愈。如肢体有结核者，加西红花二钱，桃仁一钱半，犹有肢体结而不痛，无憎寒壮热者，此由鼠虱所伤之，轻病不药可愈。

食之物须知

患疫症者，仅可用薯粉作羹，绿豆山薯煮汤食之（山薯即番薯）。

切戒饮食

鼠疫切忌粥饭，即饭汤亦不沾唇。然粥饭入胃，浊气归心，最助阳明之热毒。若误食米谷必殆。切忌黄糖白糖，甜气入脾，最助邪热。切忌冷水，若误食之，则血液瘀滞；切忌生青瓜果，若误食之，患

同冷水无异;切忌晕腥、鱼虾、酒面等类,若误食之必殆。须要肠胃热毒泻尽,憎寒壮热顿除之后,方可用米少许,和绿豆煮粥,渐次饮之。

论疫之重证

盖阳明为资生之海,气血之源,主肌肉而润宗筋,故毒中阳明则肢体疼痹,憎寒壮热,或口渴引饮,或药不下咽,或腰腹胀痛,二便秘涩。犹有结核者,多生于两胯两胁,两胯犹多,亦有生于肢体左右上下不等。究其结核之由,皆缘井荥腧原经合之筋脉互相交错之处,值其虚者,毒必凑之。气血与热毒互交,纠结则核生焉。然多生于胯胁者,何也?胯为阴包之界,胁为大包之属,乃宗筋之要道,热毒流壅于胯胁,则宗筋凝滞,枢要不通,机关不利,故核多纠结矣。核之形或大如鸭卵,如覆杯,小则如龙眼,如钮仔,或红肿而痛,或肿而不痛,有隐隐而痛,有痛楚难堪,须知痛甚必由其毒甚所致。最忌针刀,若卤莽误用,必殆。治之之法,总要用药得宜,必令泻尽肠胃黑秽之毒物,毒物荡尽则憎寒壮热自除,诸恙自已。如果核不消散,由其自然而有脓水,谨慎药饵,和缓调理,可保平安。历验不爽,列方于左,必须连服数剂,俟毒尽为度。

连翘三钱　玄参一两半　条芩一两半　紫草一两　丹皮八钱　大黄六钱　丹参四钱　牛蒡三钱　麦冬一两半　公英五钱　生地二两　赤芍五钱　粉葛三钱

水煎,临服加西红花二钱,玄明粉三钱(冲),药水调匀,均三五次服。如质体强旺,壮热盛者,用大黄一两或一两半,玄明粉易朴硝五钱,审病势度之。如果憎寒壮热,遂除核不消散者,宜生地四物加减。

生地五钱　生芍一钱半　条芩三钱　连翘一钱半　玄参三钱　归身一钱半　麦冬三钱　紫草四钱　牛蒡子一钱半　公英三钱　桃仁一钱　角刺二钱

此方可连服十帖或五帖,当审质体强弱,病势重轻。同志者圆机裁度。核色红者加大黄二钱。色白者加党参二钱,川芎一钱。痛者加乳香六分。如结核处痛甚者,宜用生地四两,银花二两,紫草四两,乳香三钱,没药三钱。浓煎乘热频频洗之。另用大黄末加梅片少许,蘸蜂糖涂患处。此证按法调理,有十余天而出脓水者,有月余而出脓水者。至出脓水时,宜生熟四物汤加减。

生地四钱　当归二钱　钗斛一钱半　生甘八分　玄参二钱　熟地四钱　生芍一钱半　紫草三钱　麦冬三钱　老山洋参一钱

此方可服数剂。如脓水未干,加苏淮三钱,茯苓二钱半,川芎一钱,党参三钱,当归三钱。或倍用洋参,或加白术,圆机之士,宜活泼度之。

论疫之危证

夫阳明居中土,乃多气多血之海,万物所归,无所复传。故毒壅胃腑则肾水暴竭,津液骤涸,所以毒攻于肾则躁烦腰折,咽喉肿痹。毒攻于肝,四肢瘛疭,循衣吐血。毒攻于脾则腹胀气促,身重难转。毒攻胃脘则呕逆难咽。毒攻于心则妄语昏狂。毒攻于肺则咳嗽痰血。毒攻督脉,巅顶若劈。毒攻筋脉,四肢抽搐。毒攻冲任,则血逆而吐。毒攻于脑则头痛而晕。以上诸证，危亡旦夕，附方于左，以求万一之幸。

生地三两　条芩二两半　玄参二两半　丹皮一两　正犀角五钱　麦冬二两半　大黄一两半　紫草二两　正羚羊五钱　赤芍五钱　当归三钱　生甘二钱

水煎，临服加西红花三钱，朴硝五钱，冲药水服，均数次服之。

附医家小说

间尝读孔子鲁论于南人一章，有曰：人而无恒，不可以作巫医。盖孔子所以述南人之言者，惟恐人立心无恒，致使作辍鲜终，未尝以巫医为贱役。而朱子独释巫医为贱役。巫之道，吾不可知，以医为贱役，余殆有所未解，何也？窃思医之源流，创自神农，天生神圣，以救万民者也。是以神农发明本草，轩辕作《灵经》，岐伯详《素问》，伊尹作汤液，长沙著《伤寒》，卢医著《难经》，和缓辨膏肓，削骨疗医华佗之发起不诬，笔点龙睛，思邈之真诠尚在。据考千古名医，非圣君贤相，即仙风道骨之流，以医为贱役者，果何谓哉？虽然，朱子亦贤人也，揣其所以为是言者，岂真无谓哉。勿论他人，即鄙人亦尝遇之。余犹记托迹三河，遇富贵家后裔，延余诊其少君。入门伊始，扫榻欢迎，诚而且敬。及诊视后，且言病机不治，余欲他往，奈殷勤挽驾，停留一夕，岂料坐谈间毫无礼趣，且童仆无告，问其居心，厚薄不可知，而其视医为贱，向则昭然若揭。予始疑朱子之说者。予转服朱子之言，不我欺也。然而予说是言未终，有博学先生执余手而言曰：如子之言，其置天生神圣之神农辈为何地？且视仙风道骨之流为何人乎？遂各粲然一笑而起。

《秋疟指南》终

宋本备急灸法

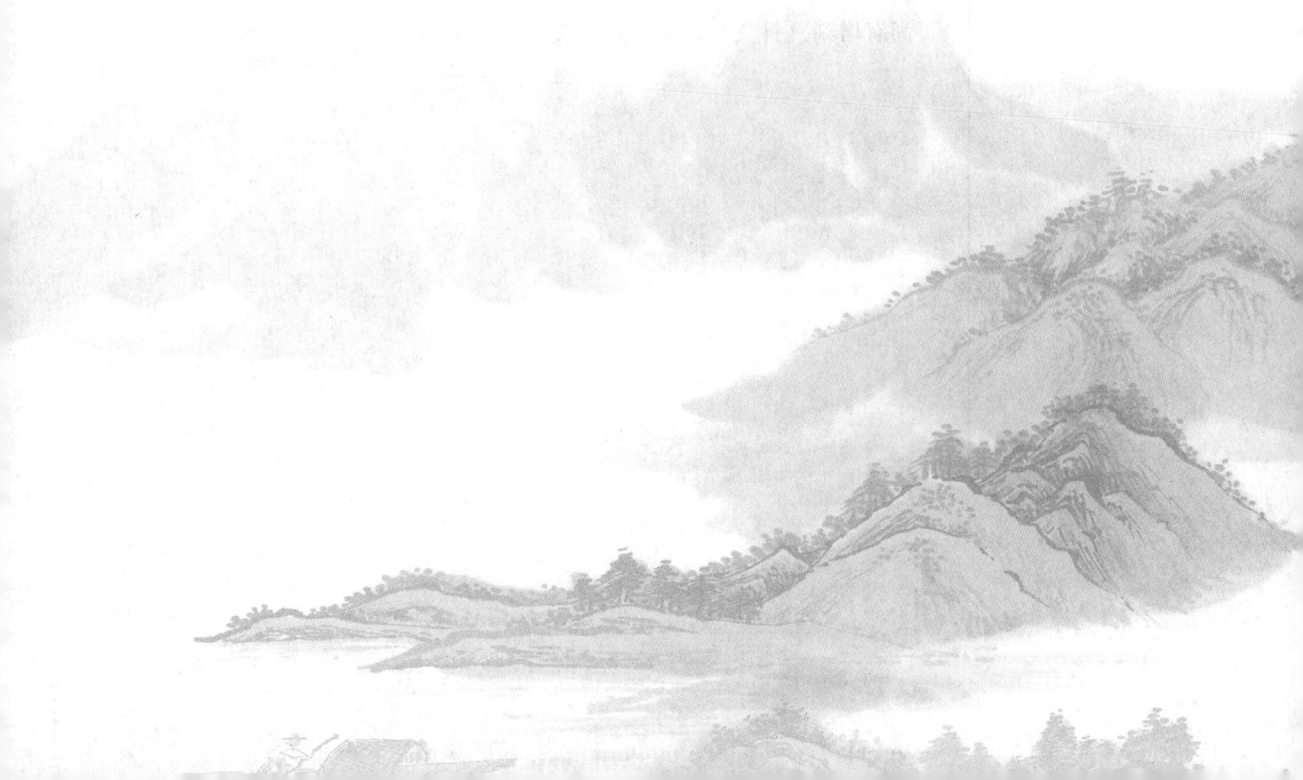

内容提要

　　《宋本备急灸法》一卷。夫灸治之法，吾国发明最早，且亦为特具效验之一种疗法。日本医学改革，惟传自吾国之灸法，至今研究不遗余力。是书所列灸法，似别具真传，为南宋孙炬卿先生旧刻，即著《鸡峰方》张焕先生所著。本国亡佚久矣，日本人仿宋影刻。前数年社友李程九君寄自河南之抄本，裘君吉生将旧藏原刻本校对补正。尚有增刻《针灸择日编集》一卷，容再续印。

序　一

韩昌黎曰：善医者，不视人之瘠肥，察其脉之病否而已矣。脉不病，虽瘠不害。脉病而肥者死矣。然世有痈疽发背之疾，其起也渐，其发也烈，人往往忽于微芒而昧于不自觉，一旦发暴盛肿，猝不及治。若再误于庸医，靡有不戕其生者。至如穷乡委巷，医药何求？奇疾乍婴，徒嗟束手。余愧不知医，每念及此，未尝不怃焉伤之。贵阳陈衡山齄尹嗜古笃之，尤喜搜石渠《金匮》之书，曾于扶桑都市得南宋孙炬卿旧刻，团练使张公涣所著《备急灸法》一卷。以畀余曰：此灸法中国不甚概见，盖以世失其传耳。食者习焉不察，每易忽之，苟得此编，按图点穴，如法炷灸，则消患未然，化艰为易。其方药味无多，见功速甚，诚为济世救人之宝筏。余尝考针灸科，居十三科之一，宋熙宁元丰间特提举判官设科以教之，当时已信行如斯，其应效有可想见者。细绎此卷，觉男女老少童稚、内外杂症无不可疗，其中骑竹马灸法之良，更他人所未及论。《抱朴子》云：百家之言与经，一揆，譬操水者，器虽小而救火同焉。犹施灸者，术虽殊而救疾均焉。况返死回生，孰如灸法之神且速耶？良友针砭之投，何敢自秘，爰将原本并余所得《针灸择日编》一并付梓，俾广流传，亦以副衡山济世深心。此二书流落东瀛垂数百载，几无知者，今后归之中国，遍起沉疴，庶知广陵散犹在人间也。

光绪十六年岁次庚寅仲夏上杭罗嘉杰少畊氏识于日本横滨理解

序　二

余十有三岁而失所怙，母氏以教为爱，骗四十无所成，自谓膝下之药有足以尽此身者，忽抱终天之恨，泪涸而痛不定。试为陈之母氏，素患头风，岁十数作，作必呕痰，加以昏眩，因得默斋抚干叔父乌辛茶方，干是作少疏，虽作亦易愈。近时乌附不易得，每闻入京有便，必以买川乌为先。或它出亦预合数服以进。前数年或鼻塞不通，或脾弱无味，随证审方，储材合剂，或丸或散，朝构暮成，未尝敢求诸市肆。头风则年余不作矣。矧又饮食顿怃，但觉脚力微怯，岁旦家常茹素，饭则尽碗羹，亦称美。炬卿私渭吾母今年七十而胃腑如此，眉寿何疑者。越八日忽有小红粟粒发右耳旁，次日右颊右日颇肿，命医视之。用药敷贴，脓毒渐出，谓可徐徐抽减，谨重太过，专守头面，不可妄施针砭之说。有令灸三里穴下抽者，医持不可。未几，其肿愈坚，似疮而根则大，名疔而反无脓，外不热而内不疼。旬日后始窘甚矣。吾母至，谓炬卿曰：汝抄方嗜药，胡为不晓。此证仓忙中罔知所措，更医亦云无策。母氏神识了然，以至不救。日月不居，俄至卒哭。客有携示蜀本《灸经》与竹马灸法者，备述克验，内在鬓疽、丁疮乃知咸有灸法，而竹马一法则诸证无不治。痛哉，痛哉！何嗟及矣。炬卿平时每虑风在头目，犹谓老人脱有隐疾，可以延寿，幸而头风已痊，又孰知危证之窃发，喜未几而痛罔极哉。此所以仰天捶心而呕血也。世有此方，吾不早得而见之，吾母不存而其方则存，其方存而后之人有早得而见之者，庶几乎吾母虽无及而犹及人也。遂与乌辛茶方并刊以传焉。吾母山阴博古石氏也。

淳佑乙巳五月朔孤学乡贡进士孙炬卿序

备急灸法

古人云：凡为人子而不读医书，是谓不孝。则夫有方论而不传诸人者，宁不谓之不仁乎？然方书浩博，无虑万数，自非夙昔究心，未易寻检。本朝名医团练使张涣著《鸡峰普济方》外，又立《备急》一卷。其方皆单行独味，缓急有赖者，张公之用心其可谓切于济人者矣。仆自幼业医，凡古人一方一技，悉讲求其要，居乡几四五十载，虽以此养生，亦以此利人。仆今齿发衰矣，每念施药惠人，力不能逮。其间惠而不费者，莫如针艾之术。然而针不易传，凡仓卒救人者，惟灼艾为第一。今将已试之方，编述成集，锓木以广其传。施之无疑，用之有效，返死回生，妙夺造化。其有稍涉疑难之穴，见诸图书，使抱疾遇患者，按策可愈，庶几少补云。

宝庆丙戌正月望杜一针防御壻携李闻人耆年述

目　录

宋本备急灸法

李程九录存

裘吉生校刊

屈指量法例

以薄竹片或以蜡纸条，量手中指中节横纹，取上下截齐断，为一寸，男左女右。

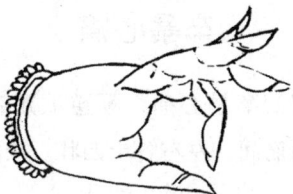

诸发等证

葛仙翁刻石江陵府紫极宫，治发背、发肩、发髭、发鬓、发肋，及一切恶肿法，已上数种，随其所发处名之也，其源则一，故灸法亦一本。然数种中，死人速者，发背也。其候多起于背胛间，初如粟米大，或痛或痒，色赤或黄，初不以为事，日渐加长，肿突满背，疼痛彻心，数日乃损人，至此则虽卢扁不能治矣。惟治之于初，皆得全生。其余数种，皆依法早治，百无一死。凡觉有患，便用大蒜切片如钱厚（如无蒜，用净水和泥捻如钱样用之），贴在疮头上（如疮初生便有孔，不可覆其孔），先以绿豆大艾炷灸之，勿令伤肌肉，如蒜焦，更换，待痛稍可忍，即渐放炷大，又可忍，便除蒜灸之，数不拘多少，但灸至不痛即住。若住灸后又肿又痛，即仍前灸之，直

候不肿不痛即住。每患一个疮，或灸三百壮、五百壮，至一二千壮方得愈者，亦有灸少而便愈者。若患三五个疮，并须各各依法灸之，灸后不肿不痛则愈矣。男女同法。孙真人治石痈亦如此法灸之。石痈者，其肿发至坚，如石有根，故名之也。灸之石子当碎出即愈。

此系当头用大蒜灸法，议论互见后竹马灸法中。

肠痈

孙真人治肠痈法云：肠痈之证，人多不识，治之错则杀人。其证小腹重而硬，以手抑之则小便如淋状，时时汗出而恶寒，一身皮肤皆甲错，腹皮鼓急，甚则转侧闻水声，或绕脐生疮，或脐孔脓出，或大便下脓血。凡有此证，宜速灸两肘尖各百炷，炷如绿豆大，则大便当下脓血而愈。依图取穴。

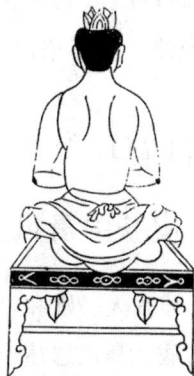

男女同法

丁 疮

黄帝、岐伯、孙真人治丁疮法：丁疮者，其种甚多，初起皆一点突如丁盖子，故名之。发于手足头面者，其死更速，惟宜早灸。凡觉有此患，便灸掌后四寸两筋间十四炷，依图取穴。

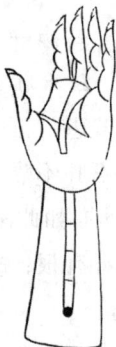

男左女右

附 骨 疽

黄帝、歧伯、孙真人治附骨疽亦如治丁疮法灸之。其附骨疽者，无故附骨而成脓，故名之。多发于四肢大节筋间，虚人及产妇偏发腿胫间。其候先觉痹重，或痹疼，或只烘烘然热，动摇不便，按之应骨酸痛，经日便觉皮肉渐急，洪肿如肥人状，多作贼风、风肿治之，因循多致死。凡有此患，宜早灸之，依丁疮图子取穴灸之，男左女右。

图子见前丁疮门。

皮肤中毒风

张文仲、孙真人、姚和众治皮肤中毒风法：毒风之病，其候忽然遍身痛痒如虫啮，痒极搔之，皮便脱落，烂坏作疮。凡

有此患，急灸两臂屈肘曲骨间各二十一炷。依图取穴。

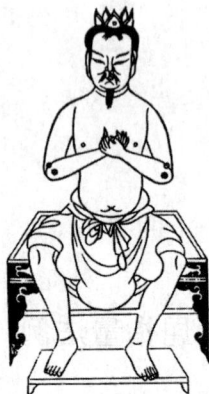

男女同法（即曲池穴是也）

卒暴心痛

甄权治卒暴心痛，厥逆欲死者，灸掌后三寸两筋间，左右各十四壮。依图取穴。

转胞小便不通

葛仙翁、徐嗣伯治卒转胞小便不通，烦闷气促欲死者，用盐填脐孔，大艾炷灸二十一炷，未通更灸，已通即住。

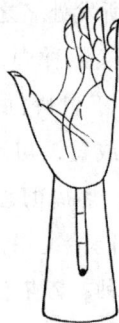

男女同法

霍 乱

葛仙翁治霍乱已死，诸般符药不效者，云此法特异。起死回生，不在方药。大抵理趣精玄，非凡俗所知。急灸两肘尖各十

四炷，炷如绿豆大。依图取穴。

男女同法（此灸穴与前项孙真人治肠痈穴同）

图形已见前肠痈门。

霍乱转筋

孙真人治霍乱转筋及卒然无故转筋欲死者，灸足两踝尖各三炷，炷如绿豆大。转筋在股内灸两内踝尖，转筋在股外，灸两外踝尖。踝者，即俗称脚块子是也。

男女同法。

风牙疼

葛仙翁、陶隐居治风牙疼不可忍，不能食者，灸足外踝尖三炷，炷如绿豆大，患左灸右，患右灸左。

男女同法。

足踝备载《明堂灸经》。

精魅鬼神所淫

华佗治精魅鬼神所淫，癫邪狂厥，诸般符药不效者，用细索并两手大指缚之，灸三炷，每炷着四处，半在肉上，半在甲上，一处不着则不验。灸之当作鬼神语，诘问其略，即解脱之令去，其人遂苏。依图取法。

男女同法。

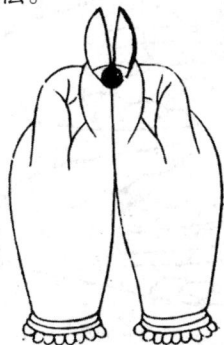

夜魇不寤

葛仙翁、陶隐居、孙真人治魇死法云：凡夜魇者，皆本人平时神气不全，卧则神不守舍，魂魄外游，或为疆邪恶鬼所执，欲还未得，身如死尸。切忌火照，火照则魂魄不能归体。只宜暗中呼唤，其有灯光而魇者，其魂魄虽由明出，亦忌火照，但令人痛啮其踵及足大指甲侧即活（痛啮即重咬，踵即脚跟也）。皂荚末吹入两鼻亦良，经一二更不活者，灸两足大指上各七炷，炷如绿豆大，依图取法。妇人扎脚者，此穴难求，宜灸掌后三寸两筋间各十四壮，此穴即前项甄权治卒暴心痛穴也。各依前图取之。

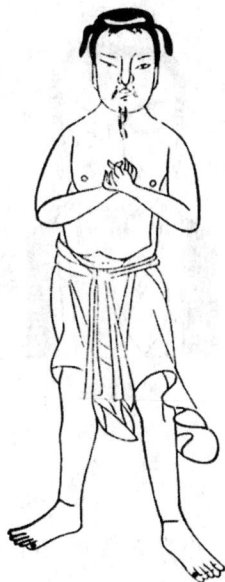

卒忤死法

扁鹊、孙真人治卒忤死法（忤死即今人所谓鬼打冲恶尸厥也）：急以皂角末吹入两鼻即活。若经时不活，急灸掌后三寸两筋间各十四炷，此穴即前穴甄权灸心痛者是也。图子见前。讫如身冷口噤者，灸人中三炷，炷如粟米大。依图取法。

溺 水

葛仙翁、孙真人救溺水死，用皂角末吹入谷道中（皂角无用石灰），但解开衣服，灸脐孔三五十壮，水从谷道中出即活，此法治溺水经一宿犹可活。又孙真人云：冬日落水冷冻，身强直，口眼闭，尚有微气者，用灶灰一斗，锅内炒令暖，以布三五重暖裹，热灰熨其心头。灰若冷，可即换。熨得心暖气通，目转口开，以温薄粥令稍稍咽。仍依前法灸之即活。若不先熨暖其心，便向火炉逼之，则身中冷气与火气争即死，切宜戒之。

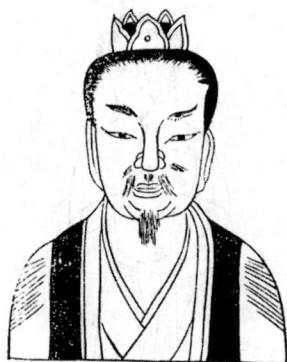

男女同法

自 缢

太仓公、孙真人救自缢死法云：凡救自缢者，极须按定其心，勿便截绳，当抱起解之。其心下尚温者，先用皂荚末吹入两鼻，用旧毡一片盖其口鼻，令两人用竹筒极吹两耳即活。又鹊法用梁上细尘少许，入四个竹筒内，一个令四人各执一个，同时吹两鼻两耳，用力极吹。更灸手足大指横纹中各十炷，即活。依图取穴。如妇人扎足者，只灸两手大指上二穴。

急喉痹

孙真人、甄权治急喉痹，舌强不能言，须臾不治即杀人。宜急于两手小指甲后各灸三炷，炷如绿豆大。依图取穴。

鼻 衄

徐文伯治卒然鼻中血出不止（病名鼻衄），用细索，如左孔衄缚右足，右孔衄缚左足，各小指，两孔俱衄则俱缚两足各小指（如妇人扎脚者缚膝腕）。若衄多不止者，握手，屈大指，灸骨端上三炷，炷如粟米大。依图取法。

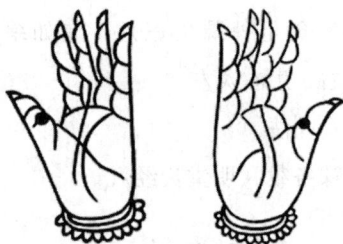

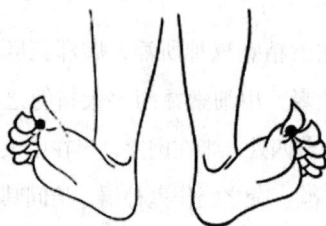

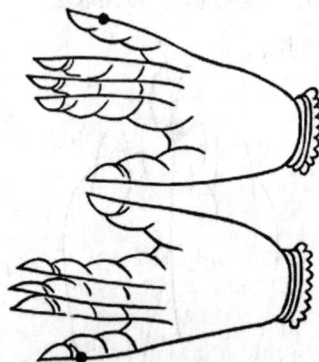

男女同法

妇人难生

张文仲治横产手先出者，诸般符药不效，急灸右脚小指尖三炷，炷如绿豆大。如妇人扎脚，先用盐汤洗脚，令温，气脉通疏，然后灸，立便顺产。

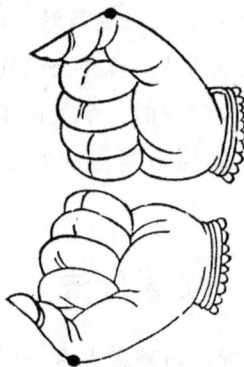

男女同法（右衄灸左左衄灸右）

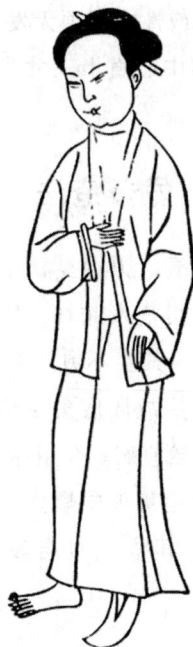

男女同法（右衄灸左左衄灸右）

小肠气

孙真人、甄权治卒暴小肠疝气，疼痛欲死法：灸两足大指上各七炷，炷如绿豆

大。（此穴即是前葛仙翁、陶隐居、孙真人治魇死穴也。依图取穴，灸之可即愈）

图子见前治魇死门。

一切蛇伤

孙真人治一切毒蛇咬法：急于新咬处灸十四炷，则毒不行。如无艾处，只用纸捻，燕之极痛即止。

又夏月纳凉露卧，忽有蛇入口，挽不出者，用艾灸蛇尾即出。如无艾火处，用刀或磁礶周匝割蛇尾，截令皮断，乃捋之，皮脱肉脱即出。

又方，割破蛇尾，入蜀椒三二颗即出。

治犬咬

岐伯、孙真人治疯犬咬法：即令三姓三人于所咬伤处，各人灸一炷即愈。

治狂犬所咬

孙真人治狂犬咬法：春末夏初，犬多狂狝，其时咬伤人至死者，世皆忽之不以为事。其被咬人则精神失守，发为狂疾。诸般符药治疗，莫过于灸。便于所咬处灸百炷，自后日灸一炷，不可一日阙。灸满百日，方得免祸，终身勿食犬肉、蚕蛹，食之毒发即死。又特忌初见疮较痛止，自言平复，此最可畏，大祸即至，死在旦夕。若被咬已经三四日方欲灸者，视疮中有毒血，先刺出之，然后灸。

上诸灸法皆救仓卒患难，所有人神血支血忌，及大风大雨，病人本命，并不避忌。务发敬信心，疾速检用，得此本能，多多转授他人，庶几与我同志也。

点灸法

凡点灸时，须得身体平直，四肢无令拳缩，坐点无令俯仰，立点无令倾侧。灸时孔穴不正，无益于事，徒烧好肉，须忍痛楚之苦。凡病先灸于上，后灸于下，先灸于少，后灸于多，皆宜审之。

下火法

凡下火点灸，欲令艾炷根下赤辉广三分。若三分孔穴不中，不合得经络，缘荣卫经脉气血通流，各有所主，艾穴不中，即火气不能远达，而病未能愈矣。

用火法

古来用火灸病，忌八般木火，切宜避之。八木者，松木火难差增病，柏木火伤神多汗，竹木火伤筋目暗，榆木火伤骨失志，桑木火伤肉肉枯，枣木火内伤吐血，枳实火大伤气脉，橘木火伤荣卫经络。有火珠耀日以艾亟之，遂得火出。此火灸病为良，凡人卒难备矣。次有火照耀日以引之，便得火出，此火亦佳。若遇天色阴暗，遂难得火。今即不如无木火也，灸人不犯诸忌，兼去久疴，清油点灯，灯上烧艾茎，点灸是也。兼滋润，灸后至疮愈易安，且无疼痛。用蜡烛更佳，诸蕃部落知此八木火之忌，用镔铁击磻石得火出，以艾引之，遂乃著灸。

候天色法

凡点灸时，若值阴雾大起，风雪忽降，猛雨炎暑，雷电虹蜺，灸暂时且停，候待晴明即再下火灸。灸时不得伤饱大饥，饮酒大醉，食生硬物，兼忌思虑愁忧，恚怒呼骂，吁嗟叹息，一切不祥，忌之大吉。

定灸多少法

凡灸头四肢，皆不令多灸，缘人身有三百六十五络，皆归于头。头者，诸阳之会也。若灸多令人头旋目眩，远视不明。缘头与四肢肌肉薄，若并灸则气血滞绝于灸下，宜歇火气少时，令气血遂通，再使火气流行。候炷数足，自然除病，宜详察之。

定发际法

凡灸发际，如是患人有发际整齐，依明堂所说易取其穴。如是患人先因疾患后脱落尽发际，或性本额项无发，难凭取穴。今定患人两眉中心直上三寸为发际，以此为准。

发灸疮法

凡著灸疗病，历春夏秋冬不较者，灸炷虽然数足，得疮发脓坏，所患即瘥。如不得疮发脓坏，其疾不愈。《甲乙经》云：灸疮不发者，用故履底灸令热，熨之三日即发，脓出自然愈疾。今用赤皮葱三五茎，去其葱青，于煻灰火中煨熟，拍破，热熨灸疮十余遍，其疮三日自发，立坏脓出疾愈。

淋洗灸疮法

凡著灸治病，才住火便用赤皮葱、薄荷二味煎汤，温温淋洗灸疮周回约一二尺，以来驱令逐风气于疮口内出，兼令经脉往来不滞于疮下，自然疮坏疾愈。若灸疮退火痂后，用桃树东南梢枝、青嫩柳枝皮二味等份煎汤，温温淋洗灸疮，此二味偏能护灸疮中诸风。若疮内黑烂溃者，加胡荽三味等份煎汤，温温淋洗，灸疮自然生好肉也。若灸疮疼痛不可忍，多时不较者，加黄连四味等份煎汤淋洗，立有神势。

贴灸疮法

春取柳飞花如鹅毛者，夏用竹膜，秋用新绵，冬用兔毛，取腹上白细腻者，蜇儿眼上者更佳。

骑竹马灸法

治发背脑疽，肠痈牙痈，四肢下部一切痈疽、丁疮、鱼脐、鬼箭、瘰疬等，或胸腹不测，风瘴肿瘤，紧硬赤肿，恶核瘰疬发奶之属。先令病人凭几曲手男左女右，看臂腕节中间有一偃孔，令把臂相对者以朱点定了（有图在后第一），次用挺直其臂，如持弓之直，却见先来用朱点定偃孔处正在臂节横纹上，就以篾自横纹贴肉量至中指肉尖而止，不过指爪（有图在后第二）。次用屈中指，侧看中节有两斜横缝，就用篾压定截断，此是一寸，须量横纹各一则，乃各一寸也（有图在后第三）。次用竹扛一条两卓子前后阁起，以毡褥被帛等藉定令稳，令病人脱去衣，解开衬裤带，骑定竹扛，用身壁直靠，尾闾骨坐于竹扛上，两足悬虚，俱不要着地，悬身正直，要两人左右扶定，勿斜侧僵曲，要以尾闾骨正贴在竹扛上，却就竹扛上用初头自臂腕量至中指肉尖，竹篾子自尾闾骨量上背脊之心，尽其所压之篾而止。却用前所压横纹二寸则子横安篾尽处，用朱点定两头是穴，相去各一寸也（有图在后第四），各灸五壮或七壮，艾炷及三分阔，以纸轴艾作炷，十分紧实方可用。壮数不可灸多。不问痈生何处，已破未破，并用此法灸之，无不安愈。盖此二穴心脉所起（忽遇点穴近疮，或正在疮上，不问远近，只要依法灸之，切莫生疑），凡痈疽只缘心火流滞而生，灸此二穴，心火即时流通，不过三日可以安愈，可谓起死救危，有非常之功，屡施屡验。盖《素问》云：诸疮痛痒，皆属于心。又云：荣血不调，逆于肉理而生痈肿，灸此二穴，心火调畅，血脉自然流通，胜于服药多矣。灸罢谨口味，戒房事，依法将理，依前法一灸七壮了，经半日许灸，疮内流水甚多，觉火气游走，周遍一身，蒸蒸而热。再视正疮岸肿已消减五六分矣，至第二日五更，艾火盛行，咽喉焦枯，口舌干燥，小便颇涩，四肢微汗，略觉烦躁，当是艾火流通使然。遂投乳香绿豆托里散（方在后）。良久，诸证渐渐释去，视其疮岸已消，第三日果安愈矣。俱灸，疮岸发异常，如虫行状，流清水，四五日方定，此诚可谓活人良法也。仍服五香连翘汤（方在后），此以疏散郁毒之气，甚则转毒散（方在后），或凡黄元，以防毒内攻（方在后）。更在识轻重缓急，分阴分阳而服药。或胶醋熨散；或膏药涂贴，如外科常法治之（醋熨法在后）。

先曲手看臂腕节中间，有一偃孔便是。臂节横纹端的中心，令对坐，把臂之人以朱点定。

次用挺直其臂，如持弓之直，却见先来用朱点定偃孔处，正在臂节横纹上。就以竹篾自横纹贴肉，量上至中指肉尖而止，不过指爪。

次用屈中指侧看中节屈处，有两斜纹，此是量寸法所用。两头各一寸之则以薄篾量二寸折断篾。

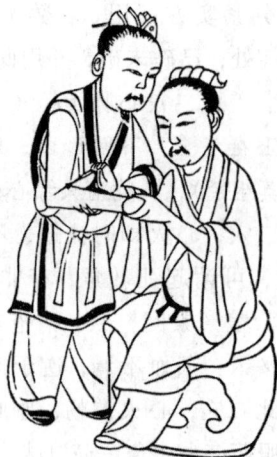

第一图形

次解衣裤等，用身壁直靠尾闾骨，坐于竹扛上，两足悬虚，俱不着地，要两人扶坐，以尾闾骨正贴在竹扛上，却就尾闾骨上用初头竹篾子量上脊背之心。盖所量之篾而止用朱点定了，却用前所量二寸，则子横安点处，两头是穴。

次用纸轴艾令实切为艾炷，身壁直坐，即安艾炷，难安时微用津唾占黏之。略才曲身，其穴便差，切不可曲身。

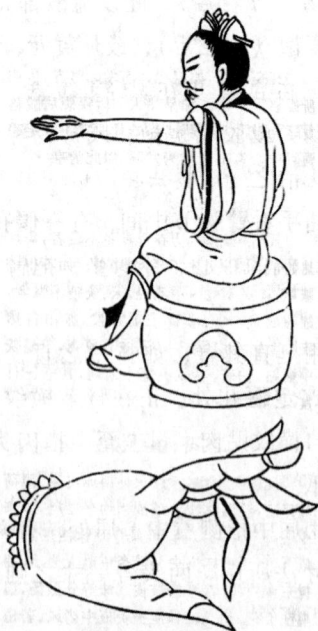

第二三图形

江西传得元本云：余既躬获异效，深愿家家自晓，人人自理，不陷枉亡，亦仁人之用心也。每恨婴此疾者，轻委庸人，束手待毙。余目睹耳闻，不知其几人矣。此灸法流传数十载，但人每意其浅近而忽之，且以其灸法之难，或疑而已之。今亲获异效，寻穷其原，如秦缓视晋侯之疾，确然知其在肓之上膏之下。然攻达之难，药石所不至，寥寥千载，至唐而孙真人出焉，始洞彻表里，垂法万世，以膏肓穴起人之赢疾，世皆称验。惟痈疽之酷，方论甚多，皆不保其全活。今予发明骑竹马灸法之良，其殆孙真人发明秦缓膏肓之绝学，庶几脱人于虎口之危而奔人之急，当如拯溺救焚也。膏肓之灸，固为良法，痈疽之灸，尤为效验。膏肓但能灸背穴于未危之先，而骑竹马灸实能脱人之危于将死之际，故不得不委曲而备论之。盖此二穴正在夹脊双关，流注之所。凡人荣卫周流，如环无端，一呼脉行三寸，一吸脉行三寸，呼吸定息，脉行六寸，一日一夜一万三千五百息，昼夜流行，无有休息，故一日一夜脉行周身，共计八百一十丈。此即平人常经之数，唯痈疽之疾，血气流滞，失其常经，况人一身荣卫循度，如河水之流，其夹脊双关乃流注之总路，如河之正道也。皆自尾闾穴过，又复通彻百骸九窍大络，布达肤腠，无所不周。灸法云：凡痈疽只缘心火留滞。《素问》云：诸痛痒疮，皆属于心。又云：荣血不调，逆于肉理则生痈肿。今此二穴所以为效者，使心火通流，周遍一身。盖妙在悬一身骑于竹扛之上，则尾闾双关，流注不得。俟灸罢二穴，移下竹扛，其艾火即随流注先至尾闾，其热如蒸，又透两外肾，俱觉蒸热，移时复流足涌泉穴，自下而上，渐渐周遍一身，奇功异效盖原于此也。且遍搜百家议论，皆以痈疽发背之患为最惨。如治法则专以当头灼艾为先尝，一日二日三四五日灼艾者尚不保其全活，至十日已后，虽当头灸之无及也。然此法似未尽善，惟骑竹马灸法，虽经日危甚，不问痈生何处，已破未破，一例灸之，无不痊愈。此法最为简易，而效验异常，真神仙垂世、无穷之惠也，但恨得之之晚，慨念平昔观其长往者哽然在念，今遇此良法，躬获大验，岂收私秘，欲广其传，冀同志之士，见而勿叹。或好生君子，转以济人，其幸尤甚。

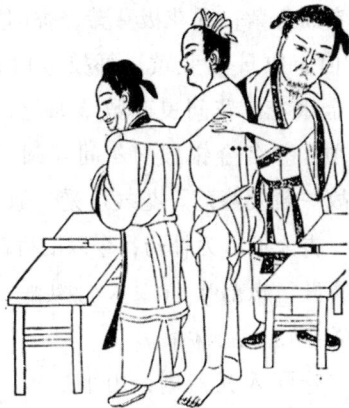

又云：余三十余年，每见患痈疽发背之疾甚多，十中仅得一二活者，惟是着灸早则犹有可治之理。倘始末不能灼灸，则疮势引蠹，内攻脏腑，甚则数日而至于不救。要之富贵骄奢之人动辄惧痛，闻说火艾，嗔怒叱去，是盖自暴自弃之甚者。苟不避人神，能忍一顷之灸，便有再生之理，自当坚壮此心，向前取活以全肤体，不致枉天，岂不诚大丈夫欤。

又云：痈疽发背，要须精加度疗之于示危之先，庶收万全之效。勿以势缓而忽视，勿以势急而怆惶。其势既见，不问其他，便先要隔蒜当头灸之，使毒发越于外，

则不致内攻杀人之速也。其患处当头得灸，便成疮口，良久火艾既透，则疮口滋润，或出恶水，痛势亦定，兼服五香连翘汤。纵使未能顿减，其势亦少缓矣。更以骑竹马法灸之，则随即见效。若得疾已过七日，则不须用蒜当头灸之，只用骑竹马法灸之，仍服五香连翘汤，甚则转毒散，立见功效。此所谓要识轻重缓急也。

又云：余亲以灸法灸人甚多，皆获奇效。如遇灸穴在所发之疽相近，则其灸罢良久便觉艾火流注，先到灸处，其效尤速。若离所发疽边，则不甚觉其火气流注，灸疮亦发迟。然痈疽在左则左边灸疮先发，在右则右边灸疮先发。盖艾火随流注行于经络使然也。灸者宜预知此意，不须疑惑，但要依法灸之，使毒散越，不致内攻，便有向安之望。

又云：尝究痈疽之作，皆积微而至著。及其热之骤也，如山源之水一夕暴涨，不能小决，使导乃筑塞之势则大决，伤人必多矣。势既奔冲，治之宜急，苟徒以猛烈之药外涂肌肉，闭塞毛窍，使毒气无所从出，是谓闭门捕贼，必有伤主之害也。法当自外以火艾，引泄毒气，然后分阴阳而服药可也。分阴阳服药说，备载绍兴官库所刊李迅与兴明州医家所刊李世英痈疽方论。

绿豆乳香托里散方（托毒气不入心）

绿豆粉一两　乳香半两

上为末，和匀，生甘草水调下。

国老膏方（使毒气不入内）

甘草大者，二两，细锉，长流水浸一宿，揉令浆汁浓，去尽筋滓，再用绢滤过，银石器内慢火熬成膏，以瓷器收贮

每服一二匙，和酒调服，白汤调下亦得，微利为度。

五香连翘汤方（疏散郁毒之气）

木香三分，不见火　沉香三分，不见火　连翘全者，去蒂，三分　射干三分　升麻三分　木通三分，去节　黄芪三分　楝无叉附者，生用　丁香半两，拣去枝，不见火乳香半两，别研　大黄微炒，半两，锉　甘草半两，生用　麝真者，一钱半，别研　独活三分，买老羌活用　桑寄生三分，难得真者，缺之亦可

上十四味为粉末，和匀，每服三大钱，水一盏，煎至七分，去滓服。并滓煎，用银器煎药，入银一片同煎亦得。

转毒散方（利去病根不动元气）

车螯紫背光厚者，以盐泥固济，煅通红，候冷净取末，一两　甘草一两，生用　轻粉半钱

上一处为细末，每服四钱匕，浓煎瓜蒌一个，去皮，煎酒一碗调下，五更服，甚者不过二服。

矾黄元方（专托毒不攻内）

白矾一两，为末　黄蜡半两，溶开和白矾末

上旋为元，如绿豆大，每服五十元，用温酒和些煎熟麻油送下，不以时候醋熨法（未成脓熨之则散，已成脓熨之则出）。

牛皮胶铫中略入水溶释，摊刷皮纸上，中心开一圆窍，如此作数片，却以胶纸贴疮上，就以窍子出了疮头，以出毒气。用好醯醋以小锅煮在面前，令沸，用软布手巾段两条蘸醋，更互熨之（用竹夹子夹上）。须乘热蒸熨数百度，就胶纸上团团熨，不住手，纸破再换。如痒愈熨，切不可以痒而止。如有脓从窍中流，更熨勿歇，落熨三五日，不妨暂时歇熨，时更以好拔毒膏药贴之，仍出窍。子以泄毒气，其熨时直候疮有血水来，痒止痛止，然后住熨，或要住熨而胶黏于背，可煎贯众汤洗之，即脱一面熨了，一面看阴阳证随证用药，此法甚简而功甚大，委有神验，切不可忽。

醯醋，即米醋也。

鹭鸶藤酒

李氏方云：病痈疽人适有僻居村疃，及无钱收买高贵药材，只得急服鹭鸶藤酒。不问已灸未灸，连服数剂，并用盒法（方在后），候其疽破，即以神异膏（方在李氏集验背疽方论）贴之。亦屡用取效应。发眉发颐发背，但是肿发，尽量多服，无不取效，前后用此医，田夫野老，百发百中。

《苏沈良方》云：鹭鸶藤一名忍冬草，叶尖圆，蔓生，叶背有毛，田野篱落处处有之。两叶对生，春夏开，叶梢尖，面色柔，绿叶微薄，秋冬即坚厚色深而圆，得霜则叶卷而色紫，开花极芬芳，香闻数步。初开色白，数日则变黄，每枝黄白相间，故一名金银花。花间曳蕊数茎如丝，故一名老翁须，一名金银股。冬间叶圆，厚似薜荔，故一名大薜荔。花气可爱，似末利、瑞香辈。古人但以为补药，今以治疽奇验。

鹭鸶藤　嫩苗叶五两，不得犯铁器，用木捶碎　甘草一两，生锉为粉末

上二味同入瓦器内，用水二碗，文武火缓缓煎至一碗，入好无灰黄酒一大碗，同煎十数沸，滤去滓，分为三服，微温，连进一日一夜，吃尽。病势重者连进数剂。既云可作补药，必然无虑伤脾，服至大小肠通利为度。

鹭鸶藤圆形，又名甜藤

盒散痈疽法

鹭鸶藤取叶不拘多少，入砂盆内，烂碾，入无灰黄酒少许，调和稀稠得所，涂盒患处四围，中心留一大穴，以泄毒气，早晚换盒，不可间断。

治头脑上痈肿，川芎通气散

天花粉洗净为细末　川芎不见火，为细末穿山甲头项上甲，炒为细末

上等份，每服五钱，重用瓜蒌一个，取子并肉研细，入无灰黄酒一碗，浥之，滤去滓，重汤煎熟，却将此酒来调药食后，稍空服，连进数剂，并用前方鹭鸶藤酒每碗加川芎末三钱，重调下，与通气散更互服之。及急，剃去发用前方盦法。大凡痈疽服药，须是作急，连进方能救疗。

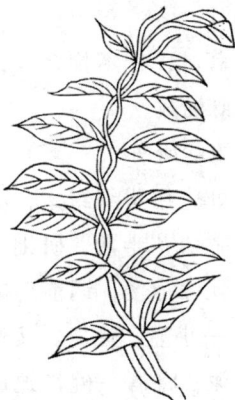

竹阁经验备急药方

石氏常服治头风乌辛茶

川乌一只，生，去皮　高丽细辛二钱　茶芽二钱

上哎咀，作三服，每服水两大盏，姜十片，煎至七分，临发后连进，或呕痰即愈。近见桃溪居士刘信甫所刊事证方中有麝香散、茶芽汤，大略相似，但用川乌草乌不同耳。近时川乌既难得，今并载以资速辨。

麝香散

治头风及偏正头痛，夹脑风连眉，骨项颈彻腮顶疼痛不可忍者，累有神验。

草乌二两，用大者，炮裂去皮尖，锉如豆大，入盐炒黄色　高丽细辛二两，锉　草茶四两，略研

上三味共为细末，每服一大钱，入麝香少许，蜡茶清调下。

茶芽汤

治偏正头疼，恶心呕吐不止者。

生草乌半两，去皮尖　高丽细辛半两　茶芽一两

上为粉末，每服四钱，水二慢，慢火煎至六分，去滓温服，一服取效。

小托里散

顺气进食，排脓去毒。

香白芷　山药　白蒺藜　桔梗　栝楼根　甘草

上等份，共炒为末，每服二大钱，北枣一个，生姜三片，水一盏，煎至六分，空心服。

人有患痈疽者，每以十补托里散为第一药。然数年以来，人参与银同价，当归又数倍之，非富贵之家安得入口？偶得此方，颇便贫者，本出刘涓子《鬼遗论》。余幼子八九岁时，右腿因闪肭生脓，不纪针砭，曾服有效。

瓜蒌酒

治一切痈疽。

大甘草半两，为粉末，生者　没药二钱半，研　大瓜蒌黄熟者，一个，去皮，连子切碎，俗所谓杜瓜是也

上三件用无灰酒三升，熬至半碗，放温服之。再进不妨。欲大便，略通，加皂角刺七枚同煎。

此治腋下忽有硬核，痈肿不可下臂，久则生脓，及妇人奶痈，男子便毒，最验。瓜蒌最通乳脉，妇人有奶乳不通者，服之乳至如泉。

治腿髀间生肿毒，名曰便毒

大甘草　地榆　地骨皮一名枸杞，其根即是，取生者，洗去泥，用之尤验

上三味等份锉了，和匀，分三服，每服水一碗，煎至七分。先将生乌豆一掬嚼

细，围疮四边，令周匝留疮口，用大葱白捶扁，与疮长短相似，安于疮口上，煎药熟即将药滓乘热覆盖于乌豆及葱白之上。将手护定，恐药滓撒落，仍乘热服药，却将第二服药候药熟即扫去前药滓及葱豆，别嚼豆，用与葱白如前法。第三服即就药滓用片帛缚定，坐卧任便。其疮未结者立消，已结者易破，已破者疮口易合。须空心连服三次，神验。

治髭痈

人有摘须误断忽须根，赤肿生脓，甚者杀人。

取桑树上耳，烂嚼禽敷，一夜须根可出，肿亦退。

治紫癜风

榆树皮烧存性，细研为末，糟茄蘸擦一二次即除。

治脱囊

曾有小儿发热，作惊，啼哭不已。视其外肾则红肿，囊皮脱去，曾用之神验。

朱陵土此是烧人地上赤土，约是人尸腰间所临之处，不拘多少，取研为细末

上用水调鹅毛刷敷，土干则嫩肉已生于里矣。

治喉闭，脓血胀塞，喉中语声不得，命在须臾

用真鸭嘴、胆矾为细末，将箸头卷少绵子在上，先在米醋中打湿，然后蘸前药末令人撑患人口开，将箸头药点入喉中肿处，其脓血即时吐出，所患即愈。如不能开口者，只用生姜一块如栗子大，剜一小孔，入巴豆肉一粒在内，更用麻油小半盏，安沙盆中，将生姜磨尽为度。竟以姜油灌入喉，如即时吐出脓血，其效尤速。若喉中未生毒，方觉难进食，便以下红叶同甘草少许入蜜些子并皆烂捣如泥，用绵子裹

如圆眼大，外以线系定，令线要长，直入喉中，以风涎出尽为度。

胆矾绝难得真者，只用薄荷一握，皂解一挺，同捣真汁，滴入即破，尤为简便。

治汤火所伤

酽米醋，将多年旧窗纸蘸湿，轻轻贴其上，自然肿消。

治蛷螋叮

山上蕨萁叶，叶不拘多少，烧存性研细末，轻粉麻油敷。

治一切毒蛇所伤

于所伤处先用头绳缚定，不可令毒气流行，急用香白芷半两，研细末，以麦门冬洗，连根叶浓煎汤，调前药末服之。却急讨笆杨叶一小篮，烂捣。又加生姜二十文，再捣如泥，将酒一碗许逗起，绞取药汁两碗，先将一碗更入酒半横许，令热，和药汁一碗服之。其滓盦所伤处，外以绢帛缚定。如过一二时，如前法再服一碗，不三四遍即愈，屡用有功。

治眼目暴肿，疼痛出血

春夏之月人患此者，谓之天丝毒。治法最不可不审，余居江之南有小儿忽两眼肿起，疼痛出血，或令赎药局中眼药熏洗者径成青盲。旁复有一人如此，遇田夫相教，曰：我有草药，正治此证。亟取而用之，毒涎从口中流出，次日即平复。

茧漆树叶（不拘多少，捣烂成胶，和面和眼壅洗，仍却以滓汁位盦眼上）

鹰鹘鹳鹤之类，春夏多食毒蛇，抛粪空虚，间或悬在树梢，遇风飘扬，细如丝尘，人有当之者，则为天丝毒。此方固尝传得，今始信为神妙。

治肾脏风

凡阴囊湿痒，臂腕髀旁，指缝肘头生疮，搔起白花不可住手者，皆此证也。

旌德草乌四两，不去皮

上分作四堆，每堆入盐一两，先取河水一碗（不要江溪井水），却将第一堆同水入铫内煮干，又将河水一碗入第二堆，同添再煮干。又将河水草乌如前法至第四堆，候水干（次第煮者欲要生熟得宜），取出切片子，先用麻油少许抹铫内，却将草乌片炒黄色，地上出火毒，研为细末。又入好土朱一两，米醋糊为元，如梧子大。每服四十元，空心食前酒下。如觉麻人则减元数，不觉麻人则增元数。尽此一料则疾去矣。

治小儿误吞铜钱入腹者

羊胫炭（即炭中极小坚硬，掷有声者）

上为细末，米饮调下。少顷炭即裹钱随粪出来，累有神效。亦治诸般鲠及小儿误吞棋子者。

治久患脾寒，寒热不已，或一日，或间两三日，或半年三年者，无不克验

朴硝二钱，用乌盏于火上镕释

上用热酒一盏，候朴硝释时，倾在酒内，乘热于当日身上寒凛凛发作时服之。斗发一次，更不再作。

治男子妇人小便卒不通方　妊妇有临月患此者，累得效。

裹茶蒻一两，烧灰存性，研　滑石半两，细研

上同碾匀，每服一二钱，用腊茶少许，沸汤点入生麻油二三滴服。

治一切发背痈疽，延开不已，须用围住方

台乌研为细末

上用蜜水调敷四边，早晚换敷，则毒肿不开，旋敛于中，其效捷甚。

治一切赤肿疖毒，初发便贴，无有不散

黄头浆粉炒，十分，黑色，一两　黄柏皮半

两，炙

上为细末，用芭蕉油调敷（东阳陈氏专施此药）。

治一切疮疖，已溃未溃皆可贴

五倍子一两　白矾二钱

右为细末，用井花水调傅。

治下血不止，及肠风脏毒败证，灸法

量脐心与脊骨，平于脊骨上灸七壮即止，如再发，即再灸七壮，永除根本。

治噎疾灸法

脚底中指中节灸七壮，男左女右。

治男子遗精白浊，起止不可者，灸法

先点丹田穴，更向上去些，小灸七壮（脐下一寸为丹田）。

治汤火所伤，又神验于前者

或用灶底黄土，或用无名异，皆为细末，用冷水敷傅，痛即定。无瘢痕人家尤易取办。

治一切嗽疾不问新旧，熏喉法

款冬花约一分　鹅管石约一分　雄黄约一分之半

右为极细末，用无雄乌鸡子清调（头次生下者是无雄），次将白纸一方，以所调药刷一半，候干卷成小筒，将一半无药处捻定，于无灰火上烧浓烟，直安入近喉处，闭口使烟气冲入。觉必要嗽，须略忍住。便以冷茶清呷数口（此用先办），随即哕出痰数口，无不瘥者（闭口熏烟时更记牢，捻鼻孔，莫令出烟）

治脚气风湿气贯法，四肢疼痛

四味理中汤去人参，加红曲，为细末，热酒调服。

治臂痛指弱，此由伏痰在内，中脘停滞，四肢属脾，脾血相搏，茯苓圆

赤茯苓一两　半夏三两　枳实半两　风化朴硝一分

上为细末，姜汁糊为元，梧桐子大，每服三十元，姜汤下。余以前红曲理中汤并下，效尤速。

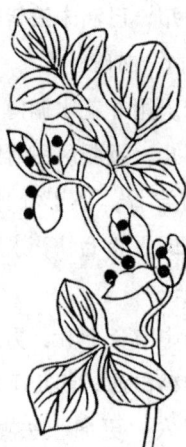

（近秋方生子，叶厚若有微毛，大率似柿叶，与篇豆、猫儿豆相似而非，不可误用）

治髀间发肿 此因败精滞气，加以阴湿，名曰髀毒。及肾痈未散，自腰以下一切肿毒，咸治之。

焰硝一钱重，通临安买盆硝有锋芒者，草店中味咸者不可用

上为细末，用热酒调，极空心服之。放微温，不可太温，不可便吃热食，恐作吐，觉小便微疼时，是毒从小便出去，一溺便安。觉未退，再进一服，无不效者。毒作而肿甚如蒸饼大者，亦泄去。且不用破，又不动元气。士大夫有服之累效者。

治从高坠下，擿扑闪肭，专能散血疏气

黄熟茄种连皮肉薄切，红瓦上焙干，入糖甏收贮。临时研为末，入乳香少许，酒调下，能饮者以醉为度（虽气欲绝者，急撬牙灌入）。

治刀伤竹木刺破，专能止血定疼

三叶豆，又名卫客龙，五六月采取，晒干为末，掺患处。

此二方桃源张寺丞面授，累试有效，不可忽之。

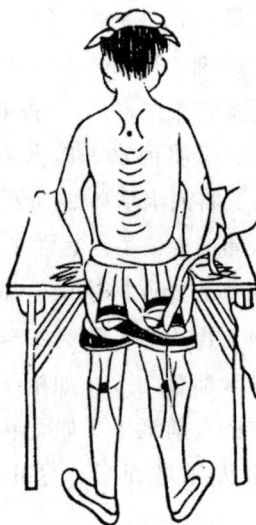

（两脚曲腘内摺缝中间，寻两筋之中取穴，两脚齐灸三壮即愈。仍倚物立定，取穴并灸。若痛发时灸尤验）

治赤眼及睛疼多泪，暴赤肿者，一宗方

宣药：雄黄解毒元，量虚实下。贴药：蛇莓草（春间生红霉子，不可食者）洗净捣烂，摊青纱上，盦眼如冰。又泡真北枣，取肉渗以脑子，或薄荷煎贴太阳，亦并用青纱体衬如当三钱大。搐鼻药：郁金、真焰硝各少许，略入脑子。洗药：四物汤加防风、黄连、杏仁、赤芍药。服药：三黄散，用黄芩、黄连、赤芍药、龙胆草、大黄、汉防己、木香等份，为细末，食后温酒调下。点药：带皮生姜一块，镔箸荡成小穴，入蜜搅匀点之。盖血得热则散，专用脑子，医家所忌。虚证者当先补肾，别有方法。

贴一切肿毒，凡欲结痈疖之未成者

用酸米醋一盏，皂角一条，捶碎同煎至七分，以成片，牛皮胶同浸碗碟中，令软，随大小点赤肿上。

治腰疼，甚至不可抬举者

治风蛀虫牙

篱上雀梅藤，收于刀上，取油沥，将

小白螺窠惹湿成元，塞患处，一塞一定。

治奶痈

车螯壳

上烧成粉，为末，米饮下，生用尤妙。

《宋本备急灸法》终

医源

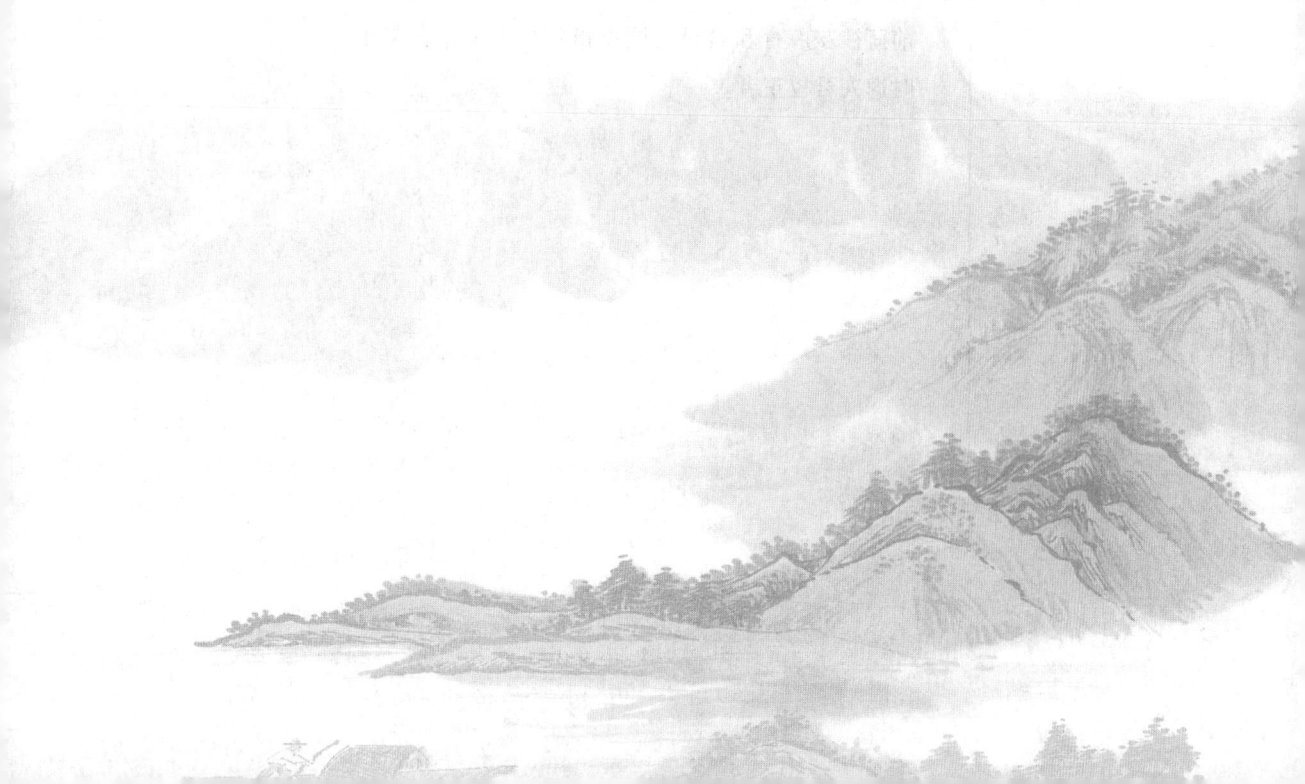

内容提要

　　《医源》一卷，本书多发明经旨之言，较之《石氏医原》尤见精湛。间于疟痢两证，列论为尤详尽。如疟论大纲，疟脉辨，治疟大法，瘅疟论，论《内经》《金匮》温疟治法，疟母论，疟母问答，痢疾大纲，治痢大法，痢疾不可利小便辨，痢疾不可发汗辨等，各立专论。余如痰饮、虚劳、咳嗽，亦多发明。原题芬余氏著，不详其姓氏。前荷社友卢育和君录自同里萧衡先君藏本，又由时逸人君校正者。

序

《医源》一书为芬余氏遗著。尝闻吾友萧君衡先曰：余家宝是书，沿留三代，已百年于兹矣。先父介春氏以医名噪于仪征，凡四十余年，宿所根据者惟是而已。先祖吉林氏在清道光年间亦为仪邑名医之冠，声播一时，凡教授及门弟子全以是书为依归。又云：余先祖幼时得是书于某君，某君乃芬余氏之高足云云（萧君对育言时佚其姓名）。此乃萧君亲口对育所言也。育闻而羡之，因力请萧君假我一阅。蒙萧君当时取出，育乃得而见焉。惜苦时匆促，所得无多，而大义微言已略知梗概。去年春，与时君逸人赵君托莘同阅绍兴医报，知是社为保存国粹起见，搜罗先哲未刊之遗著。嗣后育之投稿也、订报也，于函中曾谈及是书，蒙裘吉生先生函催索阅书数至矣，育遂晤萧君而道及之，萧君亦欣然允诺，慨出是书。育重录一通，循其章法，仍其句读，明知辗转抄传，难免讹误，而匆匆驹隙，未遑细研究也。因托逸人君详加校正，今书既成矣，付梓将有日矣，爰不揣谫陋而为之序。曰：凡成一书，前辈毕一生之精力，其材其识远乎，尚矣！然不能冀后世之必传者，其故有数端焉。一以后人编订玉屑夹沙，一以录校非人，致多误会，一以木板易朽，鱼鲁难分。其最大之原因乃系夫著者精神之趋向，泥古者薄今，趋时者废古，宗丹溪者视温热如寇仇，信养葵者斥寒凉如蜂蛋，故于十百千万之典籍求其允执厥中、不作偏倚之论者，实难其选。且地之习尚不同，人之性情各异，古册流传方沿所不能划一者此也（如《寿世保元》盛行于西川，《救偏琐言》盛行于北京之类）。今夫《医源》一书芬余氏著之，萧氏藏之，未尝不费生平之精力者也。育之重录，逸君之校正，报社之发刊，未尝不费一时之材力者也。然冀其信用社会，流传后世，尚未可必。吁！书籍之能流行也，岂非戛戛乎其难之哉。虽然是书论止四十八篇，而谈生理、谈病理、谈症治、谈药，头头是道，纤细无讹，且对于李东垣、朱丹溪、赵养葵、张景岳、喻嘉言诸家之论说多所辨正，洵足为国医学极有研究之价值者也。有识者试鉴阅之，方知育言为不廖云。

民国八年菊月朔日育和氏序于北沙东城外容膝寄庐

校正 《医源》 序

洄溪老人曰：经学之不讲久矣。惟知溯流以寻源，源不得则中道而止，未尝有从源以及流也。不佞校正《医源》竣矣，不禁心有感焉。《医源》者，医学之源也。谓医学之源仅在夫是，岂其然乎！且生理、病理、症治、方法、药物诸科，各有天然范围之限制，若笼统混而言之，果为可耶？说者谓市井乡间之间以医鸣者众矣，往往得一方，明一法，辄矜为枕秘，虽骨肉不相告。故业医者虽多而著书者甚鲜也。浅焉者无论已，等而上之叶天士、费伯雄、王九峰辈名高天下，声盛一时，其所遗著果何如也？子独斤斤乎是，毋乃过矣，不佞有感斯意，遂缺者补之，讹者正之，字句文义之间略为修饰之。若其立论初意，未尝稍有移易也。承育和君来命，重加编订，加以批按，不佞以俗务羁縻，未遑细辨，而自惭学识浅陋，故敬谢不敏。附述于此，以志愧疚。呜呼！吾国医学一科，为理想之医学也，哲学之医学也，故注重天时也，阴阳也，五行也，八卦也。所谓形上之道迥非形下之器也。然以讲气化，谈神志则可，若症治方药诸项而全混乎，此恐多窒碍也。保存国粹，诸君其各慎之。不佞于是书中略见一斑，爰不辞而为之序，以就正于天下之有道云。

孔子纪元二千四百七十年夏历八月二十二日逸人氏识于江左之研究医事社

目 录

医 源

芬余氏著

仪征萧衡先藏本

仪征卢育和重录

仪征时逸人校正

绍兴裘吉生刊行

人身一太极说

太极者，天理自然之道理，气象数之统名也。故天地者，太极之巨廓也。其间动静互根，五行顺布，无物不有，无时不然。其理则致中致和，其气则充塞縻间。人身者，一小太极之巨廓也。其中有精、有气、有精神，即其静而所生之阴也。气即其动，而所生之阳也。神即主宰，其动静之间而互根不息者也。以五行言，心肝为木火之一源，肺肾为金水之同宫，中宫脾土为之维持调护，此即其五行顺布也。理即其仁义礼智信之具于性者，气即其脏腑阴阳之充乎形者，与夫地宁有殊哉。然天地备太极之全体，而阴阳或有歉期，气数容有否泰，此天地囿于气质之偏而不能尽太极之道也。故自古调元赞化，帝王有裁，成辅相之责。人身备太极之中和，而或内耗其精，外劳其形，阴阳有偏胜之虞，水火无既济之用。故圣人补偏救弊，而岐黄操司命之权。然则圣人之治天下也，使之风雨时山不童泽不涸，人和年丰，天地自然之道无所歉缺矣。岐黄之治人身也，为之损有余补不足，阴阳和、气血平，不夭不折，而人身自然之道无所乖戾矣。古人云：不为良相，当为良医。盖其功用则一也。

女子二七男子一六说

经云：女子二七而天癸至，男子一六而精道通。余尝考之河图，而知此乃天地生成之数也。《易》曰：天一生水，地六成之，天三生木，地八成之。河图之外阴而内阳也。夫外阴而内阳者，女子也。方其幼时，天一天三之阳虽具，而地六地八之阴未盈，至二七则盈矣。生数立而成盈数，阳逐阴归而月事来矣。故二七者，八与六之数也。又曰：地二生火，天七成之，地四生金，天九成之，河图之外阳而内阴也。夫外阳而内阴者，男子也。方其幼时，地二地四之阴虽具，而天七天九之阳未充，至一六充矣。成数满而生行，阴随阳发而精始通矣。故一六者，七与九之数也。然则《内经》之言本河图生成之数也，益信矣。

观河图而测五脏病情说

病情莫外乎阴阳，而病证莫重乎五脏。五脏各具阴阳，阴阳别乎形气。余尝体诸河图，验之人身，而知病之及五脏者，有伤五脏之形体，有伤五脏之气体。形体伤者伤在后天，犹河图之成数坏也；气体伤者伤在先天，犹河图之生数坏也。以肾脏而言，腰股板重，两足跗肿，耳闭不能听声者，伤其天一之阳也。咽痛颐红，气急咯血，小水黄赤短涩者，伤其地六之阴也。其至阴痿不举，遗尿不禁，则天一之阳将尽，而地六之阳随之矣。强阳不倒，小水断流，则地六之阴将尽，而天一之阳随之矣。以心脏而论，惊悸怔忡，神呆气怯，盗汗不止者，伤其天七之阳也。烦躁健忘，舌强难言，善笑无休者，伤其地二之阴也。至于昏沉不语，汗出如珠如油，则天七之阳将尽，而地二之阴随之矣。脉促无神，狂言如见鬼状，则地二之阴将尽而天七之阴随之矣。以肝脏而论，筋脉拘挛，积聚募原，目盲不能远视，伤其天三之阳也。筋脉劲急，两胁胀满，头晕不能俯仰者，伤其地八之阴也。至于手足痿废，遍身青紫，则天三之阳挦尽而地八之阴随之矣。直视摇头，神魂飞越，则地八之阴将尽而天三之阳随之矣。以肺脏而言，少咳少嗽，自汗痰壅者，伤其天九之阳也。少咳少嗽，无汗虚喘者，伤其地四之阴也。甚至痰如蟹沫，声如雄鸭，则天九之阳将尽而地四之阴随之矣。肌肤甲坼，血如桃片，则地四之阴将尽而天九之阳随之矣。以脾脏而论，食而不饥，四肢痿软，五更溏泄者，伤其中五之阳也。食而易饥，四肢妄动，大便燥结者，伤其地十之阴也。甚至饮食不进，完谷不化，则中五之阳将尽而地十之阴随之矣。大肉尽脱，便如羊屎，则地十之阴将尽而中五之阳随之矣。以五脏之阴阳合河图生成之数，其见症有如此者。至于病情病证，数之可千，推之可万。有一脏见一二证者，有统诸脏而各见数证者，原非笔墨能尽，然举其要领，不过伤阴伤阳之两途而已。学者诚能体河图生成之至理，调五脏阴阳之偏胜，伤阳者补之以阳，伤阴者补之以阴，其于医也，思过半矣。

制方本于洛书说

人身之病万有不齐，治病之方不可胜纪。有以一方加减而分为数方者，有以数方增损而合为一方者，必先明制方之义，用方之机，然后可以千变万化，应用无穷。余尝玩洛书之象，穷其义，识其机，而知制方之不外乎是也。洛书之数，九一三七五为阳，二四六八十为阴。阳数用奇，阴数用偶。制方之数，君一臣二，君三臣五，属奇。君二臣四，君二臣六，属偶。奇制用阳，偶制用阴。阳居四正，其象光明，辛甘发散之所以为阳也；阴处四偶，其象幽暗，酸苦涌泄之所以为阴也。自洛书之上下观之，则为天地之法象。在上者，阳数多，阴数少。在下者，阳数少，阴数多。故上行之剂必以阳药为主而阴药佐之，本乎天者亲上也。下行之剂必以阴药为主而阳药佐之，本乎地者亲下也。自洛书之左右观之，则为阴阳之道路。左之阴多于右，右之阳多于左，右之阴少于左，左之阳少于右。故左行之剂必于阴药之中发之，以阳始不滞于血也。右行之剂必于阳药之中濡之，以阴乃不散其气也。以洛书而统观之，则五十居中，一三七九之阳居外，二四六八之阴处偏。即《内经》所谓调气之方，必别阴阳，定其中外，各守其乡之意。至于洛书备五行而布列九宫医方，具五味而分行九窍，洛书纵横不离五十医方，始终不外脾胃，洛书以五十居中而宰制八方医方，由脾胃而宣通十二经络。洛书有乘有除，乘则数进，除则数退，进退以五为主。方制有加有减，加则制大，减则制小，大小因脾胃为宗。宁静之剂取其养正，即洛书之对待则生也。劫夺之剂取其驱邪，即洛书之逆行则克也。洛书之数，上之九根于下之一，下之一生乎上之九，下之六根乎上之四，上之四生乎下之六，即此可悟金水同宫，上病治下，下病治上之机。左之三母乎右之七，右之七通乎左之三，左之八贯乎右之二，右之二通乎左之八，即此可悟木火一源，虚则补贯，实则泻子之义。医者诚能玩洛书之象而会其义，识其机，则千方万方可以自我而制，不必蹈古人之辙而已，与古人之方无不吻合矣。不然，虽以伊尹之七方，之才之十剂，仲景之一百十三，以及古人见闻之所志举之罗列于前，而不明生克乘除之理纵横变化之宜，适足以眩耳目、扰神明耳。

阴阳升降论

天地之道，阴阳而已矣。阴阳之理，升降而已矣。自开辟以至混沌，一大升降也。小儿一岁有一岁之升降，一日有一日之升降，人身之道亦然。以一岁言之，自冬至一阳生，以至芒种而此阳之升极也。自夏至一阴生，以至大雪此阴之降而极也。所谓一寒一暑，岁序行焉。一岁之升降也，一日之内，子半而阳生，寅卯而日出于天阳之升也。午半而阴生，酉戌而日入于地阴之降也，所谓日往月来而晦明成焉。一日之升降也，考之先天，八卦自震而乾，为阴之升，由巽而坤，为阴之降。大圆图之自复而乾自垢而坤，无不若合符节。人与天地为一，少而壮，壮而老。一大升降也。小而日兴夜寐，一日之升降也。气出而呼，气入而吸，一息之升降也。昔古圣

人先天而天，弗违后天而奉天时，其与天地之阴阳升降，无少差谬，故阴阳不能犯而寒暑莫能侵。至庸庸者流，外为风寒所逼，内为色欲所伤，一身之内，非阳伤则阴损，阳伤者不升，阴损者不降。不降不升而生生之机息矣。病之纷然杂出者，可胜道哉。神农氏出，悯人民夭枉，辨药性以夺造化微权，嗣后岐黄传《内经》，以及历代名医咸有著作，而其大要皆以辨药性之阴阳，以治人身之阴阳，察药性之升降，以调人身之升降而已。故经云：调气之方，必别阴阳。阴病治阳，阳病治阴。又云：阴胜则阳病，阳胜则阴病。又云：阴阳之要，阳密乃固。两者不和，若春无秋，若冬无夏，因而和之，是为圣度。夫所谓调治阴阳而和之者，即其因病立方。高者抑之，下者举之，微者调之，其次平之，盛者夺之，寒热温凉，衰之以属，随其所利之大法也。故吾人业医，必先参天地之阴阳升降，了然于心目间，而后以药性之阴阳，治人身之阴阳，药性之升降，调人身之升降，则人身之阴阳升降自合于天地之阴阳升降矣。

辨赵氏人身一太极图说

太者，大也。极者，至也。太极者，大之至极而无以复加之谓也。大之至极者，体于天地，故曰天地一太极。大之至极者，体于人身，故曰人身一太极。然太极之所以为太极者，全在阴阳之下，离不杂处，见中和之妙。天地之所以为太极者，全在日月之运行，上显不息之功。人身之所以谓太极者，全在心肾之上下相交处，妙互根之用。濂溪周子实有见于周流太虚，莫非阴阳五行对待流行，故既列其图，复为之说，以指出天人一贯之道。无如世远年

烟，羲皇心法不明，图象久成绝学，遂令性理一书所载五图不能无谬。养葵赵氏作《医贯》，大旨独揭出命门一义，反复发明，诚足以开聋起瞶。惜乎所列诸图，犹仍其误，其第一图乃是一空图〇，无阴阳无动静，则两仪四象八卦从何处而生？其第二图⚉阴阳截分，左黑右白，中一空圈，意欲附会命门在两肾中间之说，而不知有对待儿。

脏腑体用相资说

人身五官百骸，有表里则有阴阳，有阴阳则有体用，以阳为体者则以阴为用，以阴为体者则以阳为用。此体用相资之道也。内而脏腑，莫不皆然。脏实而处内，以阴为体者也。腑虚而处外，以阳为用者也。如心与小肠为表里，心为之体则以小肠为心之用，而诸经之阴翳皆从小肠下泄，俾君主之官得以当阳而治。设无小肠以为之用，则乾清宫内皆是阴翳障塞，而神明不能出矣。故治心病用心药，养其体也，佐以利小便药，通其用也。以小肠为体则以心为小肠之用，而诸经之阳光皆得从心健运，俾受盛之官得以宣布化物。设无心以为用，则君主失职，莫为支分派别，而化物无所出矣。故治小肠病用小肠药，疏其体也，佐以清心药，滋其用也。肺与大肠为表里，以肺为之体，则以大肠为之用，而水谷所腐之糟粕皆从大肠外出，俾相傅之官得以辅君出令。设无大肠以为之用，则清肃府中尽为浊气熏蒸，而治节不能出矣。故治肺病用肺药，从其体也，佐以大肠药泻其用也。以大肠为体则以肺为大肠之用，而水谷所化之精微皆从肺经四布，俾传导之官得以扫清污秽。设无肺以为之

用，则升降无权，清浊混淆，而变化不能出矣。故治大肠病用大肠药，涤其体也，佐以肺药，助其用也。肝与胆为表里，肝为之体则以胆为肝之用，俾躁急之性济以柔和，故卒然临之不惊，无故加之不怒。设无胆以为之用，则将军之官必失之一往直前而谋虑不能出矣。故治肝病用肝药，疏其体也，佐以胆药滋其用也。以胆为体则以肝为胆之用，俾畏葸之性助以刚果，故见义必为信道必笃。设无肝以为之用，则中正之官必失之萎靡犹豫，而决断不能出矣。故治胆病用胆药，理其体也，佐以平肝药，达其用也。脾与胃为表里，以脾为体，则以胃为脾之用，俾主输之性必赖胃之充塞，乃得行其化长收藏。设无胃以为之用，则谏议之官未邀升斗之禄，何以施其膏泽乎？故治脾病用脾药，治其体也，佐以胃药，治其用也。以胃为体，则以脾为胃之用，俾主纳之性必赖脾之运化，方得遂其清升浊降。设无脾以为之用，则仓廪之官必至水谷腐烂，将何以调其五味乎？故治胃病用胃药，治其体也，佐以脾药，滋其用也。肾与膀胱为表里，以肾为体，则以膀胱为肾之用，而汪洋之水有所依归。设无膀胱以为之用，则作强之官终不能鉴龙门、穿碣石，旁开一路，以为之趋，而伎巧无所施矣。故肾病用肾药，治其体也，佐以膀胱药，泄其用也。以膀胱为体，则以肾为膀胱之用而清浊所归，能出能藏。设无肾以为之用，则州都之官非城门不闭，即管钥不开，而津液莫能藏，气化莫能出矣。故膀胱病用膀胱药，治其体也，佐以肾药，治其用也。

阴阳对待流行说

人身之阴阳，有对待，有流行。对待

者，一而二也，流行者，二而一也。非对待无以立阴阳之用，非流行无以见阴阳之用。故人之心肾二也，气血二也，水火二也。上下各有其位，左右各循其途，两者相为对待依附而不可离也。然水中有火，火中有水，气以行血，血以行气。心根于肾，肾根于心，二者又无始无端互为其宅而不可分也。夫心肾，阴阳之根抵也。言心肾，而水火气血皆在其中矣。今但以心肾言之，心为离火而实火之主，肾为坎水而实水之源，故坎中之阳必升，升则阴随阳发，十土由兹而癖，八木由兹而茂，而两丁之火乃光焰烛天矣。离中之阴必降，则阳随阴敛，五土由是而阖，九金由是而凝，而壬癸之水乃滔滔不竭矣。即如四时之运行亦然。春夏阳之升也，而浓云骤雨，草木敷荣，非阴随阳发之征乎！秋冬阴降敛也，而万宝坚凝，冰霜凛冽，非阳随阴敛之象乎？然此阴阳升降，流行不息，偏不倚无过不及者，有中道焉。过则必至于亢害，不及复至于凝滞。在天地为时令之失正，在人身则寒热之偏陂。古之圣人与日月合其明，四时合其序者，体其道也。

阴阳刚柔论

《易》曰：立天之道曰阴与阳，立地之道曰柔与刚。天以气言，故曰阴阳也，地以质言，故曰柔刚。此天地之相为环应，并行而不相悖者也。故春夏阳之出也，阳出而地乃辟，辟则土膏动而万物敷荣。秋冬阴之入也，阴入而地乃阖，阖则坚冰至，万物敛藏。所以人身之应乎春夏者，神气舒展，体骨柔和，应乎秋冬者，精神爽健，体骨劲强，盖合乎天地阴阳刚柔也。苟当秋冬之令而不能闭藏，则来春无以为发生之机矣，焉得无病？当春夏之令而不能发

舒，则阳气内郁而不伸矣，又焉得无病？经云：冬不藏精，春必病温。盖言闭藏者，不能闭藏也。又言：伤寒变热病，盖言发舒者不能发舒也。然则司命者，可不于天地之阴阳刚柔一参究乎？

心肾主病论

人身坎水实根于离之真阴，故人不能节欲则肾水亏，肾水亏必至心阴亦亏，心阴亏则水失其主而无以镇阳光。由是火炎烁金而成咳嗽之症。且心生血者也，真阴亏而不能制火，则所生之血不随心阴下降，反随炎火上升之性，由吐咳而出矣。且心之真阴不特为肾水之根，而诸脏之阴皆根于此。此处一亏，则相火无不俱动，在肝则无水以滋木而火炽，在肺则无水以四布而金烁，在胃则无水以存津而土燥。诸脏亦无不有血，既为邪火煎熬，则津液之未化血者熏蒸而为痰涎，已化血者亦随火动而上逆妄行，此咳血吐血之所必至也。人身离火实根于坎之真阳，故人或思虑劳倦则离火不足，离火不足，必至肾阳亦不足，肾阳不足则火失其原而无以消阴翳，由是水泛土湿而成中满泻痢之证。且肾纳气者也，真阳亏而不能制水，则水谷所化之精气不得随坎阳上升，皆从顺下之性，随地道而去矣。且肾之真阳亦不特为离火之原，而诸经之阳悉原于此。此处一亏，则癸水尽足为患，在肝则无火以达之而木郁，在肺则无火以温之而金寒，在胃则无火以化之而土滞，诸经亦无不有气，一为阴寒凝涩，非至便闭中满而气不能通。即至下利不禁而气不能收，此又中满泄泻之所必至也。

虚火实火辨

当观人身之火，其患有二：感于外者火自外入，动于内者火自内生。外入者，六气时行之火由上而下者也，实火也，故其见证自经及腑，自腑入脏，初则发热咽痛，继则咳嗽呕吐，渐至饮食减少，大便或溏或秘，小便或数或涩。《内经》所谓因形伤气，从阳注阴者也。从阳注阴者，还从阳治，阳道常饶，宜清宜泻，忌补忌温，故仲景于三阳证治除麻桂发表之外，凡一切外火传入之证，皆用青龙、白虎、承气、猪苓等汤，始终以存阴为主。内生者，七情妄动之火由下而上者也，虚火也，故其见症自脏达腑，自腑达经，始而遗精便泄，继而饮食减少，渐至咳嗽，呕吐，发热咽痛，《内经》所谓因气伤形从阴注阳者也。从阴注阳者，还从阴治，阴道常亏，宜温宜补，忌泻忌清，故仲景于三阴证治除厥阴风火独盛之外，凡一切内火上越者，皆用真武、理中、白通、四逆等汤，始终以扶阴为主。虚实既判，治法迥殊。乃今之医者一见发热咳嗽等证，即是虚火，亦不知用甘润生津之品养阴退热，而专事寒凉，岂知寒凉久服，必至伤脾，脾伤则不能为胃行其津液，而布精于肺，肺虚则不能下生肾水而水亏，水亏而命门之火无制，反随少阴之络上克肺金。虚者固因虚，实者亦虚矣。当此之时，犹不知壮水导火之法，见其咳嗽声哑者，则用贝母、百合，咽痛口破者，则用元参、薄荷，发热不止者，则用黄芩、骨皮，气逆喘急者，则用苏子、橘红，小便短涩者，则用车前、泽泻。不辨其火之出自何经，传于何络，见症治症，以病试药，逮至木焚川竭，火烁金流，犹谓病实，难医而不悔，叹惜哉！

先天后天说

人身先天无形之主气，所谓一太极也。至动而生阳，静而生阴，则一分而为二矣。动极而静，静极复动，循环变化而五气顺布，则五地见矣。故周子曰：五行一阴阳也，阴阳一太极也。然虽有太极阴阳五行之异名，而其实一，气之往来无间而已矣。人身太极，本之天地，受之父母，所谓天命之性，妙合于构精之始者也。至于胎育成形，先天已落后天之中矣。所以降生之初，有清浊厚薄之不同，则有生以后，亦遂有强弱寿夭之不齐。此皆非药石所能治，而其所可调养补益者，则惟后天之形质耳。至于先天，何由致力哉？然先天者，后天之主宰也，后天者，先天之宅宇也。后天损坏而先天亦从之去矣，譬之屋宇损废而人犹能安其宅乎？故培养后天，亦正所以防卫先天也。近代医书景岳谓两仪动静为五行之先天，先天者，性道也，五行寒热为两仪之苗，其先天乃上年之稻粒，今虽不见稻粒而稻粒之精神实寓于苗中。苗则在后天，后天者，变体也。冯氏又谓：右尺命门火之元阳生，右关脾土，脾土生，右寸肺金自下而生上，此先天之元气。至于火生土，土生金，金生水，复至自上而生下，此后天之元气。其说纷纷淆乱，难以为训。至先天属肾水，后天属脾土，其说似为近理，然此犹在后天中认识先天也，亦未为确论。余因特为是说以质高明，今试以物，譬之如今岁之后天之形质也。然稻粒犹有形者也，其稻粒之精神凝结于不见不闻者，乃其先天也，所谓上天之载无声无臭者是矣。

君火相火说

今夫火者，人身之充周而无间者也。故外而耳目之所以视听、手足之所以持行，内而五脏六腑之所以游溢精气而变化糟粕者，莫非火之运行之不息也。经曰：君火以明，相火以位，其义不昭然耶？乃东垣云相火者，下焦包络之火，元气之贼也。丹溪述而证之，至景岳复起而辟之，谓轻清而光焰于上者，火之明也，重实而温于下者，火之位也。又云：邪念之火为邪气，君相之火为正气。正气之蓄为元气，凡火之贼伤人者，非君相之真火，皆邪火耳。邪火可言贼，相不可言贼。夫东垣、丹溪直将相火认错，固无足论，即景岳之说，亦属支离。其于经旨，君相之义均失之矣。余谓君火者，主也，明者，虚灵不昧之体。相火者，佐也，位者，靖共尔位之职。君授命于相，相奉命于君，故经云：心者君主之官，神明出焉。又云：主明则下安，以此养生则寿，主不明则十二官危，便道闭塞而不通，以此养生则夭。可见心为君主，故君火断属于心，而相火独归重于命者，以命门为火之所从出，诸经生化之本源也。君明则相良，故心无邪妄之私，相亦无邪妄之作。至于相火妄动，贼伤元气者，是犹权臣窃柄误国也。然其始亦由于君主之不明，而反为相火所役耳。譬之尧舜在上而水火工虞各有专司，自成无为之治，犹君火相火之助为理也。而相火之不可言贼也明矣。桀纣在上：廉来十五国，皆助虐之臣，以至身弑国亡，犹之君火不明而相火为害也。其不可以邪念之火为邪气，而君相之火为正气也亦明矣。故人身不可以无相火，犹君之不可无臣也。若以相火为邪火，臣其妄动而必使之安静无为，

是犹豢养其臣而不授之以职，君亦何贵有是相乎？人身亦不可专任相火，犹臣不可无君也。若即以相火为正气而任其妄动，以致心为形役，是犹欺君虐民之臣而无以制之，则相反足以贼其君耳。然则君火相火必如何而后可以相与有成也。意者，惟其有交泰之象乎。

真阴真阳论

经云：水火者，阴阳之征兆也。则是言阴阳者，莫过于水火矣。无如近代医书言水言火每分途而歧视之，而火阳根阴，水阴根阳，终莫之究。至赵养葵始以肾水属坎，指出真阳在坎水之中，为人身命脉之源，而独惜其以坎阴二爻，一属阴水，一属阳水，谓人身真阴亦即在是。更牵附六味、八味二方，强古人以就己之绳尺。呜呼！赵氏真阳之说，可谓发前人所未发，但既识真阳在坎水之中，而独不识真阴所在乎？盖未观乎八卦河洛也。观八卦则坎之对待者离也，知坎中之有阳，则知离中之有阴矣。视河洛则一六水之对待者，二七火也。知六之有一则知七之有二矣，明此阴阳对待互根之理，则人身之肾水固真阳所寓，不可不保，岂离为真阴之所藏，而遂可忽视乎哉！盖真阳不亏，斯坎六之水不至泛滥瘀滞，犹江汉之潮汐，任呼吸之往来而不爽其期，真阴不亏，斯离七之火不至飞扬燥烈，犹灯烛之光照资膏油之涵养而长明。古人云：壮水之主，以镇阳光，补离中阴也。益火之源，以消阴翳，补坎中阳也。

外感内伤合河图生数成数说

上古圣人视河图以明阴阳之道，五行

之理，天地之所以成变化而行鬼神者，要不出此。人身一天地也，则其为生为成者，亦岂外是哉。故天一生水，地六成之，在人身则为肾。地二生火，天七成之，在人身则为心。天三生木，地八成之，在人身则为肝。地四生金，天九成之，在人身则为肺。天五生土，地十成之，在人身则为脾。故人俱阴阳五行，无异于天地，亦无异于河图也。但天地之阴阳五行，往来阖辟，尽其道之自然。人身之阴阳五行，或外为六气所感，内为七情所伤，五行戕贼而病之纷然杂出者，不可胜数矣。然概而论之，其端有二：一在富贵之子深居简出，体无劳倦，而其病即生于饱暖淫欲之中，故外感之气少而内伤之病妥。至内虚而外感亦易入矣，此犹河图之生数有亏而成数亦因之而损也。一在贫贱之人，冲风冒雨，手足勤够，而其病每生于饥寒困苦之间，故内伤之疾少而外感之气多。至外感深则内伤亦因之矣，此犹河图之成数不立而生数难独存也。病虽杂出，而斯二者之相为表里其大概也。是在司命者，因人审疾，察其内外先后，而施治得宜，则人身之阴阳和合，五行顺布，犹之天地河图也。

脾阳合中五说

今夫万物之所以托命者，土也，而五行亦无土不成。故土者后天之根本，而金木水火之枢机也。洛书一图中五称为皇极焉。盖天地太和之气，而万物之所以生长收藏者也。在人身则为脾，内而脏腑，外而肢体百骸之所资养，而气血之所从生也，且水得之而不泛，火得之而不炎，木得之而畅茂，金得之而坚凝，况饮食入胃，得脾为之健运，则清者由是而上升，浊者由是而下降。脾土一伤，则一身之枢机不灵，

而百体皆困矣。经云：有胃气则生，无胃气则死。盖言土为后天资生之本，而即洛书之中五也。夫中五阳也，病则不能运，因之上有中满腹胀不食等证，病则不能化，必至下有泄泻下痢清谷等证，皆五土之失职也。故仲景有建中、理中之制，他如四君、六君子诸方，所以培中五建皇极之意也。夫或曰脾土属阴，何以为洛书之中五曰脾土体阴而用阳者也。其质虽阴，而其健运之机则阳也，非洛书之中五而何？

龙雷相火辨

《医贯》有龙火雷火之说，喻人身虚火上炎，得水则炽，不知其性而水折之，适足以光焰烛天，穷物方止。识其性而以火逐之，则炎灼自消也。后世景岳、冯氏莫不附和其议，不知其说则是而取，譬而非也。夫龙雷乃天地蒸郁之火，阴随阳发之象也。阴随阳发，而阳复为阴气所抑，郁则阴阳相争，搏而成声，辄为电矣。此龙雷之所以作也。然当炎夏之时，其阳必胜，其阴必负，阳胜阴负则其气伸散。故一时浓云骤雨，得雷奋风散而蒸郁之火豁然解矣。此犹人身外为风邪闭塞，邪热拂郁，头痛恶寒，轻则必用麻桂等汤，重则必用青龙白虎，外发其汗，内清其热，而邪由是退也。然则龙雷可以譬人身之实火，而不可以譬人身之虚火明甚。夫人身之所以虚火上炎者，皆由于真阴之不足也。真阴者，离中之一阴也，离火体阳而根阴，故离阳虽升，离阴必降。真阴亏则不能下降，而下交于坎，而坎之阴亦亏，坎根阳者也。坎阴亏则坎中之阳无所附而飞越，惟参附八味等剂热药冷饮，乃能引而归之，此犹天地九月之候，以阴剥阳，阳气外越，将为纯阴之卦，必急求一阳来复，庶可二阳

三阳开泰，以复其初也。故参附八味之回阳，即大易来复之意，而岂龙雷得水则炽，得火则灭之验哉。

天根月窟说

康节诗云：天根月窟间来往三十六宫，都是春，诚以人身之真阴真阳上下相交循还不息也。盖天根者，坎中之一阳也。即复卦之初九也。有此一阳而三之木、七之火、九之金、莫不始此焉，故不曰天而曰天根，以见阳之所从生也。月窟者，离中之一阴也，姤卦之初六也，有此一阴而四之金、六之水、八之木，莫不肇此焉。故不曰月而曰月窟。以见阴之所由始也。斯二者在天地则为日月，故日往则月来，来往不息而天地始成。其为天地也，于人身为心肾，子半而肾阳上通于心，午半而心阴下交于肾，其气之一呼一吸而往来不穷者，此人之所以生也。然此往也来也，日月之往来，天地以无心而成化也，心肾之往来，至人以有心而无为也。故邵子下一间字，以见自然而然，无所矫强，故往来虽似不间，而实行所无事，俊人不识此理，心多妄动，而真阴渐耗，肾因纵欲而真阳亦亏，甚至水火不交，反泰为否，其原总由水火失职，不相往来耳。故丹溪、东垣辈执阳常有余、阴常不足之论，专以滋阴抑火为治，其见固偏于阴，而未识阴阳，直至赵氏始指命门为坎中真阳，而景岳、冯氏力宗其说，俱以真阳为重，但犹未识真阴在离而偏于阳，其流弊与丹溪、东垣等，此皆由于未识天根月窟之义也。今特以邵子诗而为之解，以明人身之阴阳互根。其往来不息者，实与天地之道吻合，不得以一人之意见妄为轻重于其间也。

论饮大纲

饮者，水气也。身中有饮，犹地中有水。地非水不能灌溉万物，人非饮不能滋润百骸。但地中之水流行则为泉为潮，长发万物，壅塞则停污，横决则泛滥，反为万物之害矣。身中之饮，运行则为津为液，滋养百骸，瘀滞则胀满，逆行则呕吐，反为百骸之病矣。然水之所流行者，土中之阳为之也，阳衰则泛滥，阳郁则停污。饮之所以运行者，脾中之阳为之也。阳衰则胀满，阳郁则呕吐。故经云：太阴所至为积饮，否隔畜满。又云：中满腹大，其发濡滞，诚以太阴所至纯是湿土用事，湿甚则阴衰，不能为胃行其津液，又不能散精上归于肺。饮与湿合，遂随经横流而病成矣。然湿性就下，虽有五脏留伏之不同，未有不本于脾者也。随脾经而下决小肠，丙火搏击于内，以至沥沥有声，谓之痰饮，犹水之畜积，沟渠郁蒸而败浊也。随脾经而旁决于少阳，阻抑左旋之道，以致咳唾引痛，谓之悬饮。犹水之壅过高原而为悬河也，随脾经而外决四肢，郁于皮毛、肌肉，当汗出而不汗出，以至身体疼痛，谓之溢饮，犹水之不归河道，汪洋四出而为泽水也。随脾经而上决于胸中，阻其宗气，致短气不得卧，以至其形如肿，谓之支饮，犹水之不趋汀海，别开一迳而为支河也。总之饮为阴体，以阳为用，阳衰则失其所用而饮愈甚。饮甚则害其所用而阳愈困。故水在心则心之阳受困，不能传化于小肠，致坚筑短气。水在肺则肺之阳受困，不能传化于大肠，致吐涎沫。水在脾则脾之阳受困，不能传化于胃，致少气身重。水在肝则肝之阳受困，不能传化于胆，致胁满嚏痛。水在肾则肾之阳受困，不能传化于膀胱，致心下悸。五脏之阳一亏，皆足以为害。而所以统摄诸经之水者，尤当专责其中州。盖阳盛则土足以制水，阳衰则水反足以侮土，使不早维昏垫之灾，急思奠安之法，始而伤于在表之阳，继而伤于在里之阳，始而伤于五脏之阳，继而伤于胸中之阳，几何不横流四决，神州陆沉者哉！

痰饮辨

痰与饮虽同出一源，而变现各别。痰为火化，因热而浊，饮为水积，因寒而清。余细绎《内经》，止有积饮、溢饮、悬饮等症。凡论饮证中绝无一说及痰者。惟《金匮》中有痰饮之说，然与溢饮、悬饮、支饮、留饮、伏饮数条并列，亦不过就饮证中推出有痰症耳，未尝指饮症皆属于痰也。后人以饮为痰，溷为一证，千百年来无不沿习其误，以致一切饮症认作痰治，百无一效。虽丹溪之明哲，犹有百病皆痰之论，此等大纲，可不条分而缕析之哉？夫痰与饮实有阴阳之分，水火之别，断断不可混淆者。即以痰饮二字之义揣之，痰字从火从炎，皆火之为病，阳也。虽有痨瘵等证，咳嗽吐痰，病实虚寒，然根究其源，亦必阴虚火炽，相火上升所致。其余显然属火者，夫人知之，兹不赘及。凡水皆可曰饮，酒亦曰饮，饮者，其物之濡柔者也。病谓之饮，必因其脾阳困败，土衰不能生金，清肃不行，水精不能四布，因而留伏于经络，横决于四肢，非若痰之胶稠凝结可比。即伤寒中之水气，亦是饮中之一证也。如此分别，泾渭了然，而治法亦迥异矣。

留饮伏饮论

留伏二义，《金匮》论之最详。嘉言先生谓留饮者，留而不去，留饮去而不尽，则名伏饮。伏者，伏而不出也。究竟留伏二字未有分别。余按：留饮全属于水，因五脏阳衰之处而得据其间。伏饮则平素痰气内结，先已暗损胸中之阳，水饮外入，挟痰而伏匿于大气难到之所，流注于中州要害之地，随经深藏结穴，阻抑阳气上升之路，较之留饮更胜十倍矣。再以《金匮》文义细详之，其言留饮者五，伏饮者一。一曰心下有留饮，其人背恶寒，冷如掌大。夫心下者，胃脘之上也。背为胸之府，水饮留止于心下，不特胃脘之阳不振，而督脉之阳亦衰。况胃之俞穴各开一寸五分，上下各离一寸，恰如掌大，故独此处恶寒，此饮之留于心而征于背者也。一曰留饮者，心下痛引缺盆，咳嗽则转甚，言水饮留止胁下，胁下为厥阴少阳专主之地，况少阳之脉由缺盆过季胁，上出肺络，水饮偏阻，生气不达，故吊引缺盆而痛，咳则转甚，此饮之留于胁而征于经络者也。一曰胸中有留饮，其人短气而渴，四肢历节痛。夫胸中者，枢机开发之所也，水饮留于胸中，开发之机不利，阳气阻遏于上，故气短而渴，阴寒凝滞于下，不能宣达四肢，故历节作痛，此饮之留于胸而征于上下四旁者也。一曰脉沉者，有留饮，言水饮内郁，脉必失其阳和发越之象，此饮之留于经而征于脉者也。一曰病者脉伏，其人欲自利，利反快，心下续坚满，此为留饮欲去故也。言脉伏不显，水精填塞，窍随胃气不得转输，自利则水似有去路，而仍续坚满，通而复积，有欲去而不去之势，此饮之留于胃口而征于去就无常者也。至伏饮，则曰膈上病，痰满喘咳，吐发则寒热背痛，腰疼，目泣自出，其人振振目瞤而剧，必有伏饮，言胸中乃阳气所治，水邪挟饮而伏匿之，阻遏手足阴阳升降之路，吐发则阴阳相乘而寒热，阳乘阴而郁于下，背痛腰疼，阴乘阴而逆于上，目泣自出，阴阳交争，内外相并，一若伤寒病之振振身瞤而剧，此饮之伏于膈上而征于时作时止者也。观《金匮》留饮五条，证虽不同而源则一。一因督脉之阳不伸，一因卫外之阳不伸，总由一经阳气不伸之处而留止也。若伏饮则尤甚焉。凡手足三阳皆为阻遏，故留饮尽属水而常主于动，伏饮兼有痰而有时则静，留饮尚有驱逐之法，伏饮但有温和之法。虽不立方，而轻重缓急，从可类推矣。

饮证属阳虚论

按：饮证数条，《内经》《金匮》皆责之太阴，吾故曰脾阳不足，积水停污所致也。而嘉言云：饮因于湿，有热有寒。言虽近理，实则模糊，不得不为之辨。天地江淮河汉，水行地中，振而不泄者，皆大气为之包举。人身之水注于经络，贯乎百骸，泽于皮毛，皆脾气为之摄运，苟中宫之阳一败，非泛滥则停污矣。即有湿热郁蒸，变而为败浊者，似属元阳为害，不得概指为寒然。讵知其为阳气困极，虚阳脱于外乎？譬诸沟渠之水积而不流，有经寒冱而凝结者，有经烈日而秽浊者。经寒冱而凝结者，地之阳气不通于外也。经烈日而秽浊者，地之阳气尽浮乎外也。均谓之阳虚可也。然则饮症之属寒也，可知矣乎夫。

痰饮悬饮溢饮支饮论

饮之为患，《内经》独主于脾，以脾为至阴之脏而不至阳之用，且与胃相为表里。胃为水谷之海，水谷入胃，全赖脾阳为之运化，故脾有一分之阳，能消一分之水谷，脾有十分之阳，能消十分之水谷。水谷过多，则胃中之阴胜于脾中之阳，始也饮自外入而不消，继也饮自内生而益甚，不特伤脾中之阳，并伤心肺肝肾之阳。《金匮》统四纲以正其名，分五经以畅其治，无不从一源而出。一曰痰饮，有火炎之象，以其人素盛今瘦，肌肉消化为痰，心气阻遏，下迫水饮而沥沥有声，必至坚筑短气。一曰悬饮，有倒悬之象，以饮后水流胁下，附于募原膈膜之间，肝气内结，咳嗽则吊胁作痛，自必胁下支满。一曰溢饮，有横散之势，以饮水流行，达于四末，肺气不宣，郁于皮毛而不汗出，自必上泛而吐涎沫。一曰支饮，有旁开之象，以其形如肿，中宫失其健运，脾气内郁而至倚息不得卧，自必少气身重。至于水在肾，心下悸，即是痰饮之一证。观伤寒门中水饮在心，心下满而悸，虽见证略有差别，而治法则一。盖以肾水最易凌心也。故仲景即于四饮之中分括五脏，非以四饮之外另有所谓五饮也。后人不察《金匮》之义，妄生五饮六证之说。海藏于五饮汤下云：一留饮在心下，二支饮在胁下，三痰饮在胃中，四溢饮在膈上，五悬饮在肠间。不必问其论症之失，即其论五饮所注之部位已背乱经旨极矣。况欲以一方而统治之，则大要论所谓谨守病极，各司其属，有者求之，无者求之，盛者责之，虚者责之之说，将何词以解也？

治饮大法

《金匮》论饮，重在阳衰，治法重在逐水。逐水之法贵因势利导，或使之外出从汗解，或使之内泄而从利解，无多歧也。其中浅深表里之别，大要以身之胸中为里之表，肌肉为表之表，脏腑为里之里。表之表者皆可发汗，里之表者皆可利小便，里之里者皆可利大便。发汗以身重疼痛四字为关键。利小便以支满眩冒四字为关键。利小便以辣坚满痛四字为关键。见证虽错出不一，立主方虽轻重有殊，然能握此意为治饮心法，已恢恢乎游刃有余矣。

治饮证无吐补法论

探吐之法本之仲景，独至饮症二十余条未有一语论及，后人以痰赅饮，遂各以吐法争长，贻害于人，至今尤烈。不知痰由内生，风火所成，其质胶黏，其性炎上，故痰有吐法，饮由外之寒冷所蓄，其性润下，其质濡柔，故饮无吐法。况水饮上出为逆，下趋为顺，故仲景施治，但分浅深远近，使由地中行耳。其浅者、近者，用青龙、苓桂术甘泽等汤，如疏瀹决排，使之注江注海而会归有所。其深者、远者，用甘遂、半夏、十枣、厚朴、大黄、葶苈泻肺等汤，如开导昆仑，通调星宿，使流远而源清。后之学者昧于至理，不辨为饮为痰，辄行吐法，致冲胃之气上逆，胸中之阳大伤，目眩神昏，饮仍不出，中气一馁，反逼处一团，为害益甚。问有明哲之士，不行吐法，又疑《金匮》治饮诸方为峻猛而不敢用，日进参芪术甘培土制水，不知水未泛滥而培土，则土厚而水不能浸。水既泛滥而培土，则土厚而水益壅闭，譬淫雨似暴注，平地成渠，将疏导以行之乎？抑提防以壅之乎？试观今之黄河，日夜官吏巡视，鸠工奋筑无间，而西风一浪，终罹其祸。可见治水不师神禹则无功，治饮不宗长沙则多害。明乎此，则知吐法固断无之理，即温补亦属善后之方，而非正治之法也。

咳嗽大纲

先哲谓咳无痰而有声，嗽有声而有痰。如此分别，以咳专属火，而嗽则专属乎湿，遂开出后人许多清火清痰之法，致治咳者百无一效。及考之《内经》，但有咳论而无嗽论。而咳论一篇又谓属寒，何彼此相悬若此耶？余谓咳嗽一症，有咳而不嗽者，未有嗽而不咳者。是嗽不可以赅咳，而咳已足以赅嗽也。但阅名家方论，每专责之于肺，而《内经》则言五脏六腑皆令人咳。且详言五脏六腑所见之症，盖以咳之为病，虽见端于肺，而所以致咳之原，则变现而难测。有肺经自受邪气而病咳者，即《内经》所谓皮毛先受邪气，其寒饮食入胃，从胃脉上至于肺，肺寒则内外合邪，因而咳之，则为肺咳是也。有因他经先受邪气，传入肺而病咳者，即《内经》所谓乘春、乘夏、乘至阴、乘冬，五脏各以其时受病，非其时各传以与之，而为心咳、肝咳、肾咳、脾咳之类是也。又有因咳久牵动他经之气，而他经之气上逆于肺，而病咳愈甚者，即《内经》所谓五脏之久咳乃移于六腑，而为胃咳、胆咳、大肠咳、小肠咳、膀胱咳、三焦咳之类是也。大抵肺经本病之咳多属于寒，以肺为体阴而用阳，内外之寒邪相合以伤其用，所以必咳也。若他经传入之咳恒乎暑湿燥火，以他经各传其类而受邪，从肝传入则兼风兼燥，从心脾肾传入则兼暑兼湿兼火，各以其邪合之而成咳也。盖肺之为脏，脉络窍管甚多，有脉络、丝络、孙络，有大管一小管二十四，其位至高，其体至虚，不能客纤毫之物，惟一团清肃之气弥沦于内，呼则气出，吸则气入，为一身之橐籥。外邪犯之则呼气为之不舒，内邪侵之则吸气为之不转。设于此时不解散其相合之邪，使之呼吸自利，则本经之水精既不能四布，而脉络窍管中所蕴伏之阳气反郁蒸而化火化痰。咳病其何时已耶？彼君相火之刑金，土虚不能生金，木盛反侮其所不胜。咳之见端虽在于肺，而致咳之原仍在于心肾肝脾也。又安得见咳治咳，而专责之肺乎？余是以折衷仲景之五方，而深服嘉言先生此类之说也。

治咳大法

《内经》论咳，博而且详。但文义浩衍，学者有望洋之叹。余遑不自安，虽于大纲中已发明其扼要，然有论无方，终未为后学周行也。因再取论咳一篇，反覆穷研，乃知其总结处全在聚于胃、关于肺二语，虽不言治而治法已寓其中矣。盖肺为脏腑之华盖，而气为之主，胃为脏腑之海而气为之统，气之出入在于肺，气之枢机在于胃。咳嗽虽有五脏六腑之分，内伤外感之别，而咳嗽之因大要有三：一由于气之滞而不宣，一由气之逆而不顺，一由气之虚而不固。外感者，其气多滞，当于散邪中兼利气。内伤者，其气多逆，当于养阴中兼纳气。久咳者，其气多虚，当审其由。由于外感也，于补气之中兼以散表。由于内伤也，于补气之中兼以滋阴。总以气之未动者无扰，已动者得平。不碍其气之出入枢机，为治咳第一关键。

治咳用干姜五味子说

肺，阴经也，而所以通调水道，下输膀胱，水精四布，五经并行者，实阳为之运也。若内外之寒邪相合，阻遏阳气，阳气之郁于内者欲发越而不发越，则咳病生焉。干姜乃辛温横散之品，所以横散内郁

之阳气而解散相合之寒邪者也。然肺之阳气固贵有以发越于外，而尤贵者有以退藏于密。盖非发越无以为退藏之用，非退藏无以为发越之根。干姜虽能解散寒邪，而辛温太过设无物以监制之，则肺为娇脏，畏热畏寒，而寒去热留，反耗阴精，变为喘促等症，未可知也。仲景以五味子配之，五味虽酸涩甘苦咸毕具，而酸涩为多。本草言其入肾而有纳气之功，肾者肺之子，正肺气退藏之所也。用之一以制干姜之辛热，一以保肺家之精液，一以使肺气下归于肾，而藏子宫，得金水相生之妙。观仲景于伤寒证中，凡兼咳嗽者，即小青龙、小柴胡等汤，必加五味、干姜，可知五味、干姜乃治咳之圣药。用五味子所以保肺之体，用干姜所以达肺之用，诚有缺一不可者。细考《金匮》治咳五方，止有一方不用干姜，而所不用之故，全在冲气之逆与不通，进退其间，原不在咳满禁忌之例。至于五味，则断未有不用者。今人不知五味与干姜并用之妙，又不解其与表散药并用则有敛而不敛之权，执定表邪禁用之说，置而不用，无怪乎治咳者之百无一效也。

风寒暑湿燥火致咳总论

六气皆能乘肺而令人咳，其寒乘于肺者，仲景有专方，而暑湿燥火之咳亦散见各门，无如后世未得仲景之旨致学者，无处分辨。余因再以暑湿燥火之咳，逐一明辨，庶开卷可了然也。夫暑湿多盛于春夏，以春分后地气上升，天气下降，二气交而土膏水源润木泽，人身应之，暑湿之病见焉。燥火多盛于秋冬，以秋分后天气不降，地气不升，二气分而草木黄落，山水涸，人身应之，燥火之病见焉。故暑病皆从外之内，郁于阳明，伤胃家之阴。伤于阴者

衰其阳，治法不离白虎越婢之类。湿病皆自下之上，乘于太阴，伤脾家之阳。伤于阳者泄其阴，治法不离天水五苓之属，而燥则有内外之分。或津亏而燥淫于内，或风胜而燥淫于外。淫于内者滋润其内，二冬贝母是也。淫于外者凉解其外，薄荷桑皮是也。火则有上下之辨，或从下而之上，相火动而连及君火。或从上而之下，君火动而渐及相火。君火动者折之以黄连，相火动者引之以地黄。至于治法精微各门，另有精蕴，余不过略露一斑，以申明暑湿燥火，皆非肺家本病，见仲景设法之密耳。

申明《金匮》治咳五方

咳嗽一症，《内经》有论而无方，《金匮》有方而无论。余既于《内经》论咳之义一一发明，而又取《金匮》五方再加阐发，犹未申明治气之说也。夫肺统一身之气，气和则水精四布，而宣化有权，气逆则肺窍窒塞，而清浊不行，故咳甚则呕逆。咳久则喘急伤肾，呕逆伤胃。胃者中焦也，肺气之所出入也。喘急伤肾，肾者，下焦也，肺气之所由纳也。然仲景仅言冲气而不及胃气、肾气者，乃古人片言居要之体。盖胃气肾气动尚有不兼冲气者，未有冲气动而不及胃气肾气者。况冲任二脉与肾之大络同起肾下，出胞中，又与胃脉并行，久咳不已，自必胃虚不能统气于中，肾虚不能纳气于下，冲脉之火挟之直行而上，虽以形寒饮冷首推小青龙汤一方为主，而其斡旋之深心，有不可不知者。首条言服小青龙汤，已可知小青龙固治咳之圣药也。一变而至多睡口燥，寸沉尺微，手足逆冷，气从小腹上冲胸咽，即仿伤寒门中之奔豚治法，重用桂苓加五味甘草，治其冲气，冲气即低，又一变而更复渴，冲气复发，

仲景于此辗转沉思，或因小青龙汤治合邪而误动冲气，或因五味甘草汤治冲气而移合邪，然治咳满不得不加姜辛，治冲气不得不用桂苓，无如咳满止、冲气发、冲气低、咳满作，顾此失彼，将何以为后学之准绳？而孰知仲景有一证即有一方，有一变即有一法？云服之当遂渴，可见服之遂渴以细辛、干姜为热药，助冲任之火上熏于面，热如醉状，下流阴股，小便难，今反不渴，其责不在细辛、干姜而在胸中素有支饮，致水气凌心，时冒作呕，故仍用桂苓以防冲气，但纳半夏以去水，水去呕止，又一变而其人形肿，则在内之支饮虽去而在上之肺气未和。有水邪流注皮肤之象，当用表里两解之定法，而麻黄在所必用矣。如察其人手足痹痹则阴血素亏，不能充溉经络。倘用麻黄以动阳气，势不在发，厥而不已，惟独任杏仁之苦降。俾清无上逆胸咽等症，不过胃家津液大耗，热邪上炽可虞。非加大黄急存胃汁，至瓮干杯尽嗟无及矣。观《金匮》六条，仲景层层剥进，商出治法，犹且再三致意详慎，而后学者不讲明其所以然，其意何哉？

虚劳大纲

虚劳一症，《内经》所谈甚广，析无尽义。凡外感六淫，内伤七情，正气日亏，邪火日炽，展转乘于脏腑而成偏胜，或大骨枯槁，或大肉陷下，如先贵后贱，病从内生，名曰脱营。先富后贫，病从外生，名曰失精。始乐后苦，皆伤精气，纵酒多欲，精气竭绝。又曰：阴伤者，烦劳则张，精绝，因而强力，肾气乃伤，高骨乃坏。因而大怒，则形气绝而血菀于上。仲景统括《内经》之义而知劳伤则精伤，精伤则气伤，气伤则形伤。《内经》之见证不能尽

举，而可一以贯之也。于是立虚劳一门，独以劳为首重，以劳未有不虚，亦《内经》精气夺则虚之旨也。而其扼要，又以精气二字为主。夫精充则能生气，气足则能化精，精气两相眷恋，方为平人。精亏则不能生气，气衰则不能化精，精气而相离失则成劳证。虽有盗汗、自汗、午后发热、咯血、咳嗽、饮食少进，甚则咳痰泄血，咳血吐血，衄血，身热脉数，肌肉消瘦，怠堕嗜卧，足软足酸，骨软，种种见证不一，要不外自外而内者，从上而之下，自内而外者，从下而之上，以致伤精伤气也。学者诚能于上下内外之间权其轻重，握奇之要，将在斯矣。后人不知仲景之意，妄分五蒸六极，七伤，二十三蒸，二十六蒸，三十三种注，九十九种注。欲识源于万派，寻大道于歧途，良可慨也。

治劳大法

虚劳证治，自《金匮》而下，方书汗牛充栋，一切滋阴降火、补肾补心、补肝补脾补肺之说，各各不同。较之《金匮》，洵加详尽。而按方施治，每无定效。盖虚劳一症，未有不始于营卫不和而渐至上损下损者，亦未有不终于营卫不通而甚至过胃过脾者。夫营为水谷之精气，卫为水谷之悍气，卫气行阳二十五度，营气行阴二十五度，日夜流行不息，充周脏腑，何劳之有？惟其不和则营之在内者不能为阴之守，而有亡血失精等证。卫之在外者不能为阳之固而有盗汗烦热等证，不和则有偏胜。营属阴而易偏于弱，卫为阳而易偏于强，偏强偏弱，势必相失而不通。营不通于卫而弱者益弱，卫不通于营而强者益强。弱者益弱，非脱出于外即匿伏于内。强者益强，非蒸灼于上即煎熬于下。脏腑之阴

津且有立尽之势，而气急声哑骨痿等证所必至也。惟长沙早见及此，于将成未成之际，不离桂枝建中为加减，渐和其营卫而不嫌其缓。于既成之后，不离大黄䗪虫为加减，急通其营卫而不嫌其峻。后人不解此旨，设出补肾、补心、补肝、补脾、补肺等汤，千蹊万径，徒眩耳目，岂知营卫不和不通，纵有仙丹，亦不能舍营卫而运行脏腑。有心斯道者，可不知通和营卫为治劳第一义耶？按：劳之为病，形与精多不足之证也。《内经》云：形不足者，温之以气，精不足者，补之以味。仲景大小建中等汤气温而平，味甘而厚，正《内经》补形补精之旨。今人置而不用何其愦愦耶（育附）！

申明《难经》虚劳论

再阅虚劳一证，《难经》独窥底蕴。曰：损脉之为病，奈何？一损损于皮毛，皮聚而毛落。二损损于血脉，血脉虚少，不能荣于五脏六腑。三损损于肌肤，肌肤消瘦，饮食不能生肌肤。四损损于筋，筋缓不能自收持。五损损于骨，骨痿不能起于床。自上下者，过于胃则不可治，自下上者，过于脾则不可治。夫上下者，阴阳之根蒂也，脾胃者，上下之枢机也。且脾属己土，腑于离，胃为戊土，脏于坎。脾中有己土，故能降，胃中有戊土，故能升。然则脾胃者，非阴阳一大关钮乎？观夫此，可知损于心则不特血脉不能荣于脏腑，而胃中之阴亦已暗耗矣。损于肾则不特骨痿不能起于床，而脾中之阳亦已暗伤矣。过胃过脾不易易哉。治者于未过之时，乘脾胃两经之合体未亏，犹可藉后天而培补先天，犹可藉饮食而充养精气。俾下入之邪未过脾者得专在补气，而为戊土立根。上

人之邪未过胃者得专在固精，而已土筑基。中焦有主，上下有权，升降渐合其宜，精气日归于足，此越人深得《内经》玄旨，着着皆治病之先机也。即《金匮》所载诸方，亦不外乎是。

虚劳脉论

虚劳之脉专以胃气为本。《脉经》云：有胃气则生，无胃气则死。虽百病皆然，而实辨劳脉生死之吃紧关头也。观《内经》论重虚之脉，既以寸虚、尺虚定虚脉之大概矣，而又结之曰：如此者滑则生，涩则死。诚以上下皆虚之候，精气久伤，所赖后天之水谷入胃，犹可积味化精，积精生气。滑脉虽属血虚，然实系水谷之气充盛于中，故呈指下者觉往来流利，设反是而为涩，则先天精气既脱于上下，而后天水谷复竭于中州，生机灭矣。然此特揭出劳脉生死之机，决其可治不可治耳。而未滑未涩之先，其正有许多脉象可令人寻会者，仲景于此一条曰：劳之为病，其脉浮大。夫胃中水谷之气，别为营卫，营行脉中，卫行脉外，营充乎卫，卫充乎营，此平人之脉所以不浮不沉，不大不小也。惟劳伤其精血，则营亏不能充卫，卫为水谷之悍气，而无营以济之，故浮越于外，而见盛大之象。仲景即于卫气有余处反看出营气不足，以见虚劳之亡血失精多伤营分也。推而至于诸芤动微紧，为男子失精，女子梦交。极虚芤迟为清谷亡血失精，虚弱细微者，善盗汗，无非荣卫相失而见此种种偏陂之象。迨夫营行日迟，卫行日疾，一变而细数，再变而急促，则营亡而卫亦随之矣。有志生人者，可不体《内经》之意，遵《金匮》之法而急通其营卫，全其胃气也哉？

大黄䗪虫丸合陈大夫百劳丸方论

《金匮》云：五劳虚极，羸瘦，腹满不能饮食，食伤、忧伤、房室伤、饥伤、劳伤、经络伤、营卫伤、伤气、伤内，有干血，肌肤甲错，面目黯黑，缓中补虚，大黄䗪虫主之。此总结上七条病情之造于极点者而出其治法，后人不知立言之要，后于五劳之外又分出七伤，何其梦梦。况曰食、曰忧、曰房室、曰饥、曰劳、曰经络、曰营卫、曰气，此八者不特可以该五劳，并可以该万病。仲景恐学者不能细心体认，千头万绪，何处寻踪，故总提五劳之下，自为注解，以见凡一切外入内生之病，延绵日久，皆足成劳。观许州陈大夫百劳丸之名，其义可知矣。方下云：治一切痨瘵积滞，未经药坏者宜服。仲景授而悟之，思人身精气游溢，则化精化气，气血郁结则为滞为瘀，凡饮食起居，过时失节，皆能扰乱气血。气乱则卫在外而为固者反乘于营，而血为之溢。血乱则营在内而为守者反乘于卫，而气为之塞，各失其常道，阴日亏而阳日盛。经曰：阴虚则下脘不通，言气不能统之也。阳盛则上焦不通，言血不能濡之也。由是随其气血不通处成瘀成积，以致五脏失其滋养，征于外而羸瘦不能饮食，肌肤甲错，面目黯黑，枯槁之状非一端可拟，但未经药坏，胃气未为所乱，都作一服，大夫不嫌其过峻，已经药坏，胃气已为所乱，宜变当归乳没之油滞而妨胃者，改用甘草杏仁以和之，地黄芍药以润之。其蠕动唼血之品虽同，而缓急轻重大相径庭矣。仲景犹恐人虑其猛峻，置而不用，故复结一语曰：缓中补虚。岂非以此方为治痨之第一神药者耶？

辨用大黄䗪虫法

虚劳治法，长沙以后千百年来名医迭起，议论愈多，治法愈杂。专用知柏四物滋阴者不足论矣，即用地黄、归脾、四君、八珍以补脾肾者，亦不过苟延岁月而已。余思仲景之法虽失传，然见今之幼科，治小儿疳积有得其旨者。夫小儿之疳积，多伤于饥饱，大人之虚劳多伤于精气。受病之因虽不同，而见证之情则一也。其眉疏发落与《难经》损于皮毛，毛聚而毛落者何异？五液俱少，与《难经》损于肌肉，肌肉消瘦，饮食不为肌肉者何异？行立时艰，与《难经》损于筋，筋缓不能自收持者何异？手足瘫软，与《难经》损于骨，骨痿不能起于床者何异？即皮肤枯槁，朝凉暮热，腹胀青筋，两目无光，与《金匮》羸瘦腹满，肌肤甲错，面目黑暗，亦无稍异也。倘用滋补之法，立见其毙。余每选古名家相传效方，尽以消积利气为主，投之辄应。盖积滞去则机关自利，营卫行则肌肉渐充。大人虚劳同此积滞，同此营卫，后学者何不因小儿所致疳积，推而知大人所致之虚劳，因先哲疳积之效力，推而用仲景之大黄䗪虫丸也。

疟论大纲

疟之一症，余博览方书，议论纷纷，莫宗一是。求之《金匮》脉证治法，昭昭矣。更求之《内经》，益知疟之一症，或先伤于风，后伤于寒，先伤于寒，后伤于风，未有不从风寒所伤而得之者。盖惟寒故能时止，惟风故能时作。经云：疟生于风。又曰：风气留其处，故常在疟。气随经络，沉以内薄，卫气应，乃作同一气也，而分

为风气疟气。可知仅伤于风而不伤于寒，则为风气。既伤于寒，又伤于风，则为疟气。观经之论疟，先热后寒，先寒后热，其义益昭然矣。夫风气之始入也，必伤卫气，卫气伤则风气弥沦于卫气所行之处而常在。在太阳则显头痛项强，在阳明则显目痛鼻干不眠，在少阳则显胁痛口苦呕吐等证。风气不去，卫气不复，必漫无止。其疟气之始入也，则兼伤营气，营气伤则气潜伏于营舍之空窍，随营气不复，漫无止期。疟气之始入也，则兼伤营气，营气伤则气潜伏于营，舍不空窍，随营气所行之经络转入转深，故必待卫冲行于营气之相应而始作。在太阳则亦显头项强，痛在阳明亦显目痛鼻干不眠，在少阳亦显胁痛口苦呕吐等证。卫气既过，疟仍止息，于是知疟气异于风气而时作时止者，此中有机在焉。机动则发，机静则止，机毁则愈。吾得而譬之于弩，弩之为物，有倚伏，有感触，有交会。倚伏者，即《内经》先伤于风，后伤于寒，如弩中之矢也。感触者，即《内经》先伤于寒，后伤于风，如弩上之弦也。交会者，即《内经》卫气并居，营气相合，如弦与矢相接之时也。其日作者，机近而发速，《内经》所谓风无常府，卫气之所发，邪气之所合，则其府也。其间日而作者，机远而发迟，《内经》所谓薄于五脏，横连募原，道远气深行迟也。其间二日而作者，机深以伏而发益迟，《内经》所谓阴邪内伏，阴与阳争不得出也。其日早日晏者，机或由上而渐下，或由下而渐上，《内经》所谓日下一节，其作也晏，日上一节，其作也早。其或休数日而作者，机深以固，与气俱并，《内经》所谓邪气与卫气客于六腑而有时相失，不能相得也。其有疟不应者，犹弓矢虽张，其机

不动，《内经》所谓病异形者，反四时也。如刺疟篇云：足太阳之疟，刺郄中出血，足阳明之疟，刺足阳明跗上，足少阳之疟，刺足少阳，知机之所在而毁之也。足太阴之疟，呕已乃衰，即取之足少阴之疟，其病难已。足厥阴之疟，刺足厥阴，见血。脾疟之刺足太阴，肾疟之刺足太阳，少阴胃疟之刺足阳明，太阴横脉出血，以及脉满大急，刺背俞。脉小实急，刺指。并脉缓大虚，不宜用针。脉不见，刺十指间出血。虽刺法种种不同，其机则一也。《灵》《素》治疟大论，莫详于此，迨后世刺法置而不讲，长沙研求要领，随证立方，补《内经》之未逮，虽方药与刺法治各不同，而辨证搜根知机则一。观其论疟有云：弦数者，风发也，饮食消息止。玩消息二字，机字显然意表，余故揭出一机字为治疟法之大纲云。

疟脉辨

世谓疟疾皆属少阳，嘉言先生发明《金匮》亦谓少阳而兼他经者有之，他经而不涉少阳者必无之。事是说不特与《内经》诸条刺谬，抑且与《金匮》诸方不合。后人悉宗其说，遂致弊端种种，遗流至今。皆立言之病也。余考仲景有云：疟脉自弦，弦数者多热，弦迟者多寒，弦小紧者下之瘥。弦迟者可温之，弦紧者可发汗、针灸也。弦数者，风发也，以饮食消息止之，此仲景揭出疟脉之总纲，示人扼要之大法。盖疟者，阴邪也，弦，阴脉也。其所以弦者，以少阳擅枢机之用，枢机利则开阖自如，枢机不利则出入窒碍。况人身脏腑经络各有枢机，如五脏之枢机少阴主之，六腑之枢机少阳主之，经络之枢机营舍主之。邪气客于枢机，欲退而之外不得则为寒，欲进而之内不得则为热，故邪在少阴。亦有脉弦寒热，邪在少阳，亦有脉弦寒热，邪在十二经之营舍。亦莫不有脉弦寒热，正以邪之所凑，必窒碍其枢机也。疟邪始终在枢机，则始终有寒热，则始终有弦脉，如以弦为少阳之一脉，少阳脉亦未尝本弦，弦不过少阳之病派也。即《内经》论春脉多弦，亦不过仿佛稚阳之初动，略见为弦，以应春生之令，而非若疟脉之弦也。《脉经》云：弦如始按弓弦状，试将三指初按弓弦，其意象如何？苟心领神会，实有枢机窒绊坚涩，欲开不开，欲合不合之象，余故曰谓疟脉必弦则可，谓弦属少阳则断断不可也。

治疟大法

按：疟症《内经》有十二经之分，寒温瘅之辨。仲景表章《内经》，述寒温瘅三证，增出一牝疟，而独无十二经之说，后人不深维其意，遂执定疟脉多弦一语，而有专主少阳一经之论。除少阳一经之外，别无治法。不知《内经》以经络为主，故于府舍上定早晏而分浅深。仲景则以营卫为主，故于寒热上别阴阳而分轻重，是以《内经》论刺全在腑舍求原，仲景立方尽在寒热起见。如先寒后热者，知其先伤于寒而后伤于风也，则以和营之剂兼以疏卫。先热后寒者，知其先伤于风而后伤于寒也，则以疏卫之剂兼以和营。寒多热少者，则以甘温之品少佐辛凉，热多寒少者，则以辛凉之品少佐甘温。但寒不热者，寒伏于肾也，则以镇涩之剂少佐升发。但热不寒者，热客于心也，则以升发之剂佐以镇涩。仲景制方，一毫不苟，有如此者。

瘅疟论

治疟之法，专以一机字为主，前篇已露一斑。近代针刺不传，而欲以汤药补偏救弊，调营卫而和阴阳，舍《金匮》其奚从焉？观其重引经文云：阴气孤绝，阳气独发，则热而少气烦冤。手足热而欲呕，名曰瘅疟。邪气内藏于心肺，外舍于分肉之间，令人消铄肌肉。此条文义虽以嘉言先生之敏悟，尚支离强合，未悉其旨。窃谓瘅者热也，心者阳也，两阳相合，几何不至心阴消灼，况又言肺素有热，厥气上逆，有所用力，又显三脏受伤之原，阴阳两脱之象。故岐伯独于瘅疟一证前后辨论，较他症尤详。仲景会《内经》之意，有一症即设一法，至稍涉心肾者，必郑重以出之。其独取《内经》前条阴气孤绝至名曰瘅疟一段，取后假邪气内藏于心肺至令人消铄肌肉一段，削去中间相续成文，以见下一段即是上一段之注解。谓邪气内藏心肺，肺气不得下通而金水断源，心阴不能下降而木火沸腾，所以不必再引厥气上逆而可知阴气孤绝矣，不必再引肺素有热而可知阳气独发矣。若外舍分肉之间，令人消灼肌肉，以脾主肌肉，又主四肢，邪之所凑，其经必虚，而况兼孤绝之阴、独发之阳，上下内外相为捍格乎！所以不必再引有所用力而可知少气烦冤，手足热而欲呕矣。噫，瘅疟之暴与阴毒之惨，初无少异，由此可见，疟气之留于皮毛肌肉筋骨六腑募原者犹浅，伤于五脏者深。疟气之行于阳而阳处，胜行于阴而阴胜，阴阳虽偏而胜复得以相乘者，犹浅。但寒不热，但热不寒，阴阳重复而上下各为一偏者深。疟气之连及他脏者犹浅，动关心肾者深，司命者使不于极寒极热之时，速为拔邪救

正，延至日久，阴气下竭，阳气上脱，虽有善者亦无如之何矣。故仲景独揭瘅疟经文，冠于篇首，不立治法，其示后人之意微矣。

论《内经》《金匮》温疟治法

温疟一证，有指为春温者，有指为伤寒坏症者，议论纷纭，错出不一。考之《内经》，则冬中于风寒，气藏于骨髓，伏于肾脏，至春阳气大发，犹不能自出。复因大暑，灼肌消腠理发泄，然后有所用力，动其肾气，始得自内达外。发则先热后寒，求之《金匮》，则以为脉如平人，无寒但热，不过骨节烦疼，时时呕逆而已。《内经》言之甚重，《金匮》言之甚轻。夫《金匮》章《内经》，何轻重相悬若此？余深维其义而知。《金匮》一条正因《内经》言温疟之重，为之防微杜渐，而出一证，示人以未雨绸缪之盖。盖冬日风寒深藏骨髓，至于三春阳气大发之时，一切昆虫草木莫不闻雷起蛰，疟邪何物而竟深藏不出耶？纵寒为阴邪，内舍于肾，为阴寒固结而不能自出，而风为阳邪，自当随少阳木火之性发见于外，纵不能遽发于外，亦必显谷出不出之象而有骨节烦疼，时时呕逆，身热等证。于此际而商治法，惟即用白虎以解阳邪，加桂枝以通营卫，先使风性之善行数变者尽为驱除，而后阴寒之内伏者孤而无助，庶不至脑灼而肌消。且精积气充则命门之火升如旭日，即寒邪亦不治而自散。若其人真火衰微，不能解散，必因有所用力，动其肾气，而后与汗俱出。但阳邪即去，势必多寒，使此时而治，非其治则阴邪为害亦正非浅，故又后出多寒者名曰牡疟一条，补其未逮，而用龙骨之体阴而用阳者，合蜀漆轻扬上越之物，直入肾

脏，俾所伏之寒一吐而出，此实仲景隐会《内经》温疟一条为极重之证而分作两层治法，以杀其势之意。然不仍其名曰温疟，而变其名曰牝疟者，盖以肾为牝脏，热少寒多，无温之可名也。设此种重证不得仲景，此种分治必待脑烁肌消，风寒俱发，而阴阳两虚，嗟何及已。

疟母论

疟母之说，《内经》独无。盖上古治疾多用针刺，不致疟气久留。惟《金匮》有云：病疟以月一日发当十五日愈，设不瘥，当月尽解。如其不瘥，结为癥瘕，名曰疟母，急治之，宜鳖甲煎。夫疟邪之初入也，必先伏于营舍，而发则由于卫气。人身之有营卫，犹天之有日月，日月之行于天也，至半月必一大交会，营卫之行于身也，至半月亦一大交会。夫此交会之际，正营卫两旺之时，疟邪何物，而犹得伏于营舍耶？意必有渐入渐深，流经附骨，非随少阴而隐于腰脊，即随少阳而结于募原。募原者，少阳脉之尽处，章门之穴也。上有膈膜，下为软胁，疟邪据之，如依山傍水，稍有触动则随气上攻而作胀，略得安静则恃险内伏而不见。设不急用鳖甲煎破其坚垒，延之日久，必有滋蔓难图之势。今每见患疟经年，遂成疟母，正气日益消，邪气日益炽，不攻则据中，有耗精血，攻之则邪气散漫，往往变成臌胀等证，岂非不遵仲景急治之法，以至于此乎！

疟母问答

或曰：疟母之结于胸中，其义何居？余曰：疟邪在外则藏于营舍，在内则藏于腰脊募原，此数处皆有空隙，邪得入而居

之。若胸中至高之界，至阳之分，宗气之所发原，大气之所周流，所谓握寰中而运四方者也。即伤寒中风亦不能骤犯，而况疟邪乎！然其所以结于胸中者，非失于调养即失于药石。因其数发不止，日服悍勇之剂，俾脾阳困败，中气不支，疟邪因此而上逆作胀，乃更用宽中理气之剂，愈胀愈消，愈消愈胀，始而随气凝结，继而如铁石不动矣。则疟母之结于胸中，岂细故哉。余故曰：治疟之法，断无犯及胸中之阳为第一要义也。

痢疾大纲

痢疾一证，古今治法非不珪璧琳琅，棼然几案。然究之，皆各眩己长，自鸣一得，求其有精微之蕴、会归之旨，终难其人也。余尝考《内经》肠澼字义，谓澼漂絮也，又谓肠中水也，以水而如絮漂泊肠中，非寒湿之凝结，即湿热之郁蒸。譬之污秽之水，得烈日曝晒，因如絮漂泊于上，得严寒冰冻亦如絮漂泊于上，而清水流泉则无也。可知痢疾之源莫不因于湿，而推其源则有二：一者湿兼于寒，一者湿兼于热。盖夏间阴气逼伏于内，阳气浮散于外，恣啖生冷则湿随寒入，暑热暴郁则湿随热入。至秋金司令，阳气将为内敛，而从前所积寒湿热湿之伏郁于内者，触动而痢作矣。总之，或寒或热，虽有不同，而湿之一因实为枢纽，此义如炉冶分金，最为捷要。再详《内经》之义，盖觉彰明较著矣。所云肠澼便血，身热则死，身凉则生，岂非因湿热扰乱，阴已消耗，而复见表热，则内外燔灼，营阴有立尽之势乎？又云肠澼下白沫，脉沉则生，脉浮则死，岂水因寒湿内著，脾阳已困，而反见浮脉，则内外相失，胃气有坐亡之机乎？究《内经》

之义，参诸《金匮》数条，若合符节。夫痢疾不外乎寒热，寒热不外乎暑湿。盖当盛夏之时，阳气尽发于表，太阴湿土用事，兼之淫雨阴晦，湿气内侵，则太阴受之，受则必传少阴，所以久痢必关脾肾。脾虚则失其健运，不能为胃行其津液，上输于肺，而悉从下注；肾虚则失其闭藏，不能为小肠通其化物，下达膀胱，而直走大肠，此《内经》之奥而仲景之秘也。观仲景于《金匮》下痢一门，即将《伤寒论》中少阴下利数条治法参入，其意可知矣。盖寒湿、湿热之邪，感即直入于内，虽与伤寒自表而入者悬绝，而于寒邪之直中少阴、热邪之传入少阴者初无少异，故于寒温、温热之极重者，概以少阴下利之方治也。此仲景一定之法，嘉言先生疑有缺文，谓后人借以补入，是亦智者之一失也。考痢疾一证，古谓之肠澼，又曰滞下。其致病之由无不以夏伤于暑一语为铁案。夫夏伤于暑，即仲景所谓中暍。随感随发，顷刻僵仆，其来暴，其中速。至痢则始于微，积于渐，发于秋。寒湿湿热不同，轻重缓急亦异。余推原其故，谓因于暑则可，谓伤于暑则不可也。盖时当六月，四阳浮于外，二阴伏于内，脏本寒也。其在富贵之子，高堂大厦，凉风自生，而又羽扇瓜梨恣啖，传为中寒而作痢矣。此因于暑之一验也。资贱之子作劳不息，挥汗如雨，张口抬肩，仅存喘息，由是生可啖也，冷可饮也，河水可浴也。夜则坐于风而卧于露也。剥肤之热即消而脏寒，寒之证旋见，此又因于暑之一验也。余究其受病之源，而知得之寒湿者六七，湿热者二三。如太阴阳明论曰：饮食不节，起居不时者，阴受之。阴受之则入五脏，入五脏则填满闭塞，下为飧泄，久为肠澼。细参经旨，未有一言及

暑热者，奈因近代医流不知伤暑之因，胶执暑为热毒，概以芩连之属，佐以破坚消滞之品为治痢金丹。噫！未之思耳。虽然大行酷热，暑毒中人，酝酿而为痢，必须以苦寒之品解之。盖有之矣，而认为一定之常例则不可，是又在参证与脉而酌夺也。

治痢大法

湿乃痢疾之根源，少阳乃治痢之线索，何也？湿邪夹寒热直入少阴太阴两脏，太阴为本，少阴为标，少阴生木者也，太阴畏木者也。少阴亏则木失其滋养而生气不伸，太阴亏则木乘所胜而生气下郁，故痢疾之见证虽非一端，而腹痛雷鸣始终兼有。《金匮》云：六腑气绝于外者，手足寒。上气脚缩，五脏气绝于内者，利不禁。下甚者，手足不仁。夫手足，脾所主也，而至不仁脚缩，则脾阳困疾，木邪结塞，为何如也？施治者不可不早为培补脾阳，提出少阳生气，俾中州之土有主，输化有权哉。近代粗工，泥定后重为气滞而不敢用，不知少阳生气不升则肺气奔迫于大肠，未有不后重者也。泥定腹痛为食积而不敢用，不知少阳生气太升则木邪横克于太阴，未有不腹痛者也。泥定赤色为暑热而不敢用，不知少阳之生气不升则木火剥削肠胃之膏脂，未有不赤色者也。若必待不后重、不腹痛、不赤色而后用培补，势必至六腑气绝于外，五脏气绝于内而后已也。况余之所谓补土者，原非峻补之偏见也。审其为热也，则加以苦寒，审其为寒也，则加以辛温。始终总以土中提出少阳为治痢一大关键。

痢疾不可利小便辨

世谓痢乃热邪内蕴，致膀胱气化不行，

小便黄赤不利，当利其小便，分其热势，则下痢自止。此说遂牢不可破，岂知夏秋之交津液外泄，小便本少，再兼热邪内蕴，阴已消灼无几，更欲利之，是重竭其阴也。余因考之《金匮》，治法不下数十余条，未有言利小便者，但有一条曰：下利气者，当其小便利。后人遂以为证据，不知此泄泻非论痢疾也。盖气者，膀胱之气也。不曰下痢而曰下利，气是膀胱之气，并于大肠而下之，故当利其小便，使复还膀胱之气。若果是痢疾，何此独添一个气字哉？粗工不察，专守其说，一见小便短少，即用木通、车前、猪苓、泽泻之类，愈服愈少，以至点滴皆无，反变出发热口渴，岂非阴竭之一验乎！余尝以补脾升清阳之法，正所以利小便也。使清气上升，津液下降，甚至兼以养阴，使肾水内充，虚阳有附。服之数日，短少者转长，黄赤者转清。治经千百，无不如鼓应桴也。

痢疾不可发汗辨

痢疾发汗之说，不知何人作俑。嘉言先生又从而知之，谓冬月伤寒，已称病热，至夏暑湿热三者交蒸，其热十倍，故下痢必先从汗解表。噫，以此引证，诚大谬矣。夫冬月阳在内而阴在外，夏月阴在内而阳在外，故伤寒应发热而不发热为重，以其寒外束而内无阳也。痢疾不应发热，发热则死，以其热外淫而内无阴也。此正当与伤寒对看，不得与伤寒同一例也。明乎此，则知伤寒宜发汗而痢疾不当发汗矣。又谓失于表者，外邪但从里出，不死不休，故虽百日之远，仍用逆挽之法引其邪而出之于外，此说尤为误人。夫久痢皮肤枯槁，津液已竭，汗从何来？逆挽之法，阳气下陷或偶中之，不可为例。至邪从外解，则断无之理。故仲景特申明下痢攻表之戒，谓汗出必胀满下痢，阴已内泄，发汗再使外泄可乎？至《金匮》所云下痢腹胀满，身体疼痛者，必温其里，乃攻其表者，以外兼表证也。设无身体疼痛，其不可攻表明矣。业医者不于此等大关键处急为加之意哉？

《医源》终

马培之医案

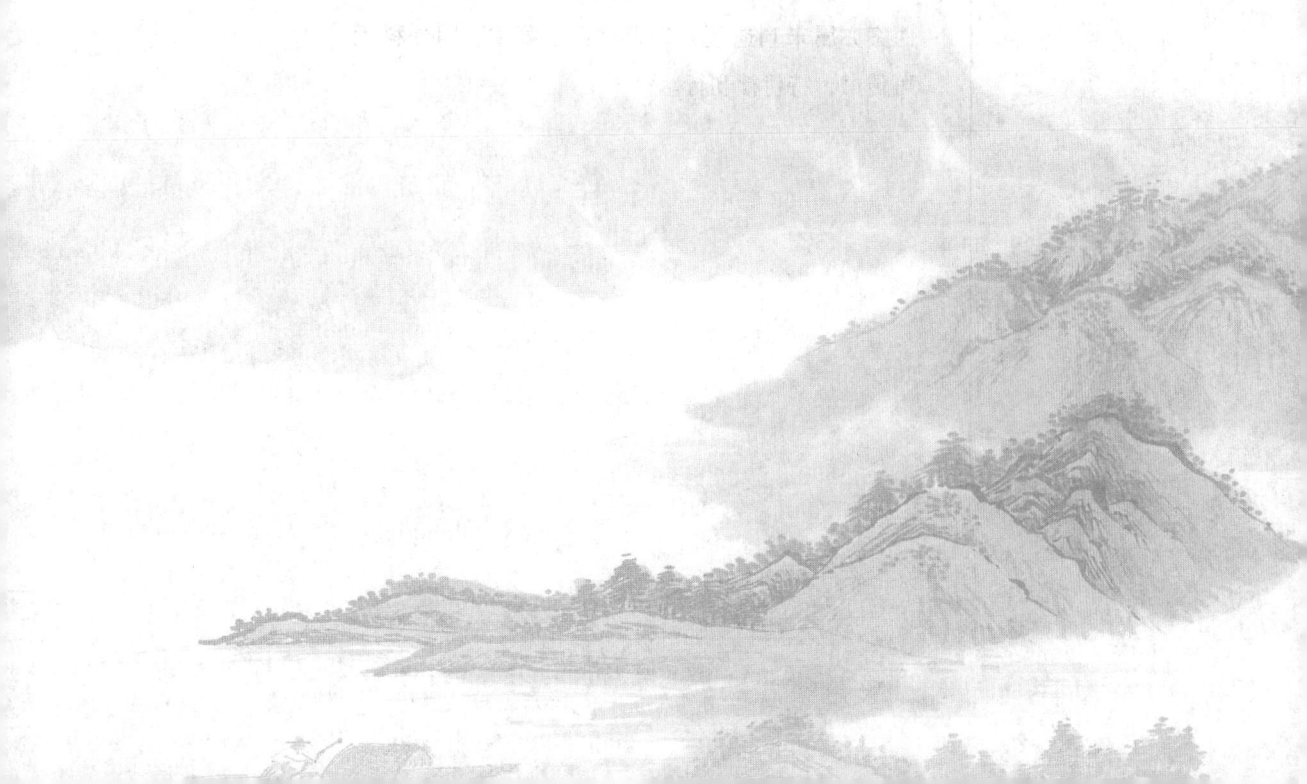

内容提要

　　《马培之医案》一卷，所记如疔毒、骨槽风、舌菌、牙岩、对口瘰疬、失荣、乳岩、井疽、肾石疽、附骨疽、俞发、流注、胃脘痈、鹤膝风、麻风、鸡胸、龟背、肠覃，皆属大症。前清征君马培之先生著。先生于外科特具卓识，市上《外科全生集》即经先生评注者，前有先生医论一卷，本社刊于月报古籍选刊中，阅者咸知希世之珍，医案亦属未刊遗稿，为裘君吉生藏本。因外科无可传书，特付社刊行。

目　录

马培之先生医案

江苏马培之遗著

绍兴裘吉生校刊

疔 毒

黄鼓疔，走黄疔毒，散温肿及胸颈内热，便闭，防其内陷，拟化疔解毒。

地丁草　银花　赤芍　大贝　连翘　黄芩　花粉　人中白　元参　薄荷　桔梗　淡竹叶　野菊花头

疔红肿便闭，脉实者，必须用鲜生地、黄连、木通、生军之类。

蛇头疔，破溃，指节须脱，急宜清解火毒。

连翘　银花　甘草　黄芩　丹皮　花粉　赤芍　地丁　大贝　菊花

锁口疔，疮头不硬，致毒气走散，急为清散。

牛蒡子　甘菊　银花　赤芍　连翘　地丁草　大贝　草河车　淡竹叶　野菊花头

血 痣

额颅血痣翻花，上及腮门，下至眼胞，肉翻峥嵘，振动出血，脉数细，左弦，阴伤，心肝火旺，宜犀角地黄汤治之。

犀角　鲜生地　连翘　赤芍　元参　粉甘草　象贝母　粉丹皮　知母　侧柏叶　藕节

骨槽风

腮颊为手阳明所过之地，骨槽风症缘阳明湿热与外风迫结而成。其来必骤，盖火性急故也。今外溃已久，牙关不开，缘颊车中坚硬未消，开合不利。古之用中和汤者，因从病久脉虚，故用黄芪之补托，四物之养血，桂心、白芷以散结邪，银花、花粉、元参、贝母之清化蕴毒。前言所议极是。但阳明多气多血之经，温补过施恐有偏弊之患，拟照古之中和汤不增不减可也。

川芎　当归　白芍　生地　肉桂　黄芪　花粉　粉甘草　桔梗　大贝　银花　红枣

骨槽风，颊车内外俱肿，内溃流脓宜清胃解毒自主外溃为要。

川连　石膏　元参　花粉　羚羊角　丹皮　赤芍　银花　甘草　黄芩　淡竹叶　芦根

骨槽风，溃后筋脉急缩，以致牙关紧强，兼之余蕴未清，腠理结核，两耳作鸣而音不聪，厥少不和，阳浮于上。拟养阴清肝，兼和脉络。

北沙参　菊花　当归　白芍　广皮　石决明　白蒺藜　夏枯草　泽泻　丹皮　甘草　荷叶

丸方

川芎　当归　半夏　僵蚕　大贝　陈皮　茯苓　白蒺藜　北沙参　夏枯草　元参　白芷　甘草　海螵蛸

蜜水法丸，早膳后服三钱。

骨槽风症，窦汉卿名穿珠穿腮，心法曰：牙上发、牙槽发，二者皆以手少阳三焦、足阳明胃二经风火是。夫手少阳之经系手走头，足之阳明系头走足。恙由手经而入，始则牙痛颐肿，面肿上过太阳，继入阳明，则由项及胸。初时先下于前，嗣又慢补于后，以致毒火蕴遏，伤阴耗气，不能去毒化脓，散漫无定，脉象左部散大，右部濡小，舌喝目定，阳缩，头面无华，汗多，气血两败，已成陷症。药病不能医，命由天定，非人力所能挽也。拟方尽人事而已。

西洋参　茯苓　甘草　银花　花粉　川石斛　麦冬　大贝母　绿豆

昨晚进汤药虽有转机，脉仍未起，未可为恃。原方中加生地五钱。

骨风溃久，牙骨已损，完功不易，当以补托。

黄芪　当归　党参　甘草　白术　白芍　川芎　肉桂　大生地　花粉　红枣

舌菌

舌为心苗，肾阴不足，心火肝阳上升，发为舌菌。舌尖肉翻如豆，内热呛咳，头眩，心神不安，肺肾亦亏。当滋水制阳，兼清肺肾。

鲜生地　川贝　桔梗　元参　蒲黄　连翘　沙参　麦冬　丹皮　茯神　川石斛藕

牙菌

牙菌落而复生，肝阳火郁不解，幸软

而不坚，可无足虑。惟营血素亏，肝阳化风，左半头痛，脾土又弱，腹痛便溏，右脉较起，脾肾渐有充旺之机。肝气虽强，水足而木自柔和，虚阳自不上潜。仍从脾肾进治。

潞党参　白术　归身　白芍　枸杞子　杜仲　炙甘草　破故纸　黄芪　广皮　煨姜　红枣

牙岩

肝火上升致发牙岩，内外穿溃，肉翻峥嵘，高年得此恶候，极难调治。姑拟养阴清肝胃积热。

羚羊角　大贝　甘草　元参　连翘　细生地　丹皮　花粉　石斛　麦冬　芦根

脉神较起，惟肉翻峥嵘，左腮上腭出血数次，火郁阴伤。当养阴清肝。

生地　西洋参　玉露霜　川石斛　白芍　南沙参　左牡蛎　黄柏　蒲黄　怀山药　山萸肉　黑元参　坎板　人中黄

胃火上升，牙岩溃腐，肉翻且坚，难治之症。勉立一方。

羚羊角　花粉　连翘　大贝　鲜生地　麦冬　甘草　元参　桔梗　生石膏

此方服四剂后痛定肉平，颇效。复诊，加黄柏、芦梗。

舌岩

心脾之火夹痰上升，舌岩坚肿，破碎，饮咽不能，症非轻浅。拟清火化痰。

麦冬　粉蛤　海藻　大贝　元参　僵蚕　桔梗　橘红　生甘草　连翘　蒲黄　地栗　竹茹

吹青阳柳华散，加琥珀、橄榄灰、蒲黄、冰片，已渐软，然未可恃，原方加羚羊片、丹皮。

舌疳

肾阴不足，心火肝阳上亢，发为舌疳。舌根破碎成窟，不时内热，舌为心苗，肾脉贯肝膈，循喉咙，挟舌本，肾阴不升，心火不降，未济之象也。恐酿成舌疳大患，法当滋水制阳为治。

生地 石斛 元参 麦冬 女贞子 象贝母 甘草 桔梗 丹皮 玉露霜 甘蔗

心脾火郁致发舌疳，舌根肿溃，连及咽喉，症非轻候。宜养阴清解。

细生地 丹皮 大贝 连翘 元参 生蒲黄 蛤粉 麦冬 甘草 桔梗 黄柏 竹茹

舌糜于左，心火上盛，肾水不足，谨防舌疳之患。

西洋参 麦冬 甘草 青果 六味丸

锁喉毒

锁喉毒外肿内闭，痰鸣气促，险症也。

羚羊 蒌仁 牛蒡子 橘红 元参 射干片 桑皮 僵蚕 连翘 竹油

锁喉毒外肿已退，痰鸣亦减，仍从前方加减。

照前方去连翘，加桔梗、丹皮。

锁喉毒渐能哺乳，哭声不出，喉外尚肿。

牛蒡子 蒌仁 杏仁 桑皮 贝母 橘红 苏子 僵蚕 竹油

盘槽痈

盘槽痈月余，自左及右间溃流脓，腮外坚肿，硬势又将破溃，发热便闭，食少

哕恶，脉细神疲，阴伤胃热不化，症属不轻，拟以甘寒清解。

鲜石斛 贝母 银花 桔梗 丹皮 使君子 元参 甘草 连翘 天花粉 橘红 茯苓 枳壳 芦根

盘槽瘰腮外肿，势难消，究须外溃，精神虽起，而热渴哕恶未减，饮食未增，阴分大亏。症非轻候，姑拟养阴清胃。

鲜石斛 怀山药 麦冬 茯苓 银花 花粉 白扁豆 北沙参 毛燕 使君子 象贝母 谷芽 糯稻根

对口

对口由七情发者宜补，六淫发者宜散宜发。素有湿与热相搏，敛发偏脑疽，溃久脓多而硬不消，当以消化。

南沙参 丹皮 苡米 连翘 大贝 甘草 银花 赤芍 藕 功劳叶

对口脓已渐清，肿亦渐消，似可收敛，仍以前法加减。

前方加当归，去功劳叶。

风湿热交熏于上，偏对鬓疽肿硬有头，惟对口疮根散漫，均非小恙，腑气不爽。宜内疏黄连汤加减。

薄荷 黄连 赤芍 当归 连翘 陈皮 银花 生甘草 桔梗 大贝 黑栀 淡竹叶

瘰疬

肝气夹痰凝滞，颈左右瘰疬丛生，中脘不畅。当养阴清肝化痰。

川芎 当归 香附 夏枯草 陈皮 海藻 茯苓 广郁金 僵蚕 大贝 佩兰 橘叶

肝火瘰疬颈项，自胙至胯发热，脉数，

遍体经络挛痛，宜逍遥散加减主之。

当归　薄荷　黄沙参　连翘　粉甘草
赤芍　僵蚕　丹皮　柴胡　大贝　夏枯草

失　荣

肝郁不舒，气火夹痰，凝结颈左，失荣坚肿，筋脉攀痛，宜清肝解郁。

川芎　当归　白芍　生地　夜交藤
僵蚕　蛤粉　大贝　钩钩　夏枯草　丹皮
金橘叶

失荣坚肿，痛攀肩背，原方加黑山栀三钱，去夜交藤、钩钩。

操劳思虑，郁损心脾，木失畅荣，气化为火，阳明浊痰藉以上升，致颈左坚肿，成为失荣。焮热刺痛，痰火交并络中，投剂以来，肿热略减，惟动则气升，饮咽作阻。卧则渐平，肺为气之主，肾为气之根，水不养肝，蛰藏失职，肝逆直奔，肺胃职是之故。宜滋水柔肝，纳气归肾。但舌苔白滑而两边尖，渐缝阴分固伤，上焦痰气痹郁，似宜先清其上，兼平肝木，俾郁解痰消，饮食畅进，嗣后再商补肾。

服清肺化痰之药。

肝郁夹痰，项右失荣，坚肿，经今五月，胸背颈项攀痛，肝脾两伤，气血并损。姑拟益气养荣。

当归身　党参　冬术　白芍　川芎
清半夏　陈皮　炙甘草　炒生地　佩兰
红枣　煨姜

乳　岩

乳头属肝，乳房属胃。胃与脾相连，乳岩一症，乃思虑抑郁，肝脾两伤，积想在心，所愿不得，志意不遂，经络枯涩，痰气郁结而成。两乳房结核有年则攀痛牵连筋，肝阴亦损，气化为火，阳明郁痰不解，虑其长大成为岩症，速宜撤去尘情，开怀解郁，以冀消化乃吉。拟方候裁。

西洋参　童便制香附　青皮（蜜炙）
川贝母　全瓜蒌　赤白芍　毛菇　陈皮
夏枯草　清半夏　当归　佩兰叶　红枣头

乳岩破溃，乳房坚肿、掣痛，定有翻花出血之虞。难治之症。姑拟养阴清肝。

中生地　当归　白芍　黑栀　生甘草
羚羊片　丹皮　瓜蒌　大贝母　连翘　蒲
公英

乳岩一年肿突，红紫甫溃，两目筋脉掣痛，难治之症。勉拟养阴清肝。

北沙参　麦冬　大贝　丹皮　当归羚
羊片　黑栀　连翘　甘草　泽兰　夏枯
草藕

肝郁乳核气化为火，抽引掣痛，恐酿成乳岩大症，宜清肝汤主之。

当归　瓜蒌　丹皮　夏枯草　连翘
大贝　黑山栀　泽兰　北沙　白芍　金
橘叶

血不养肝，肝气郁结，右乳胀硬，乳头掣痛，势成岩症。急为清肝解郁，冀消化为要。

全瓜蒌　青皮　甘草　白术　薄荷
当归　柴胡　白芍　黑栀　丹皮　蒲公英
橘叶

暴怒伤阴，厥气火偏旺，与阳明之痰热交并于络，以致乳房坚肿，颈颜连结数核，或时掣痛，已成岩症，脉数右洪，气火不降，谨防破溃。急为养阴清肝。

羚羊片　天门冬　全瓜蒌　大贝　丹
皮　黑栀　鲜石斛　连翘　泽兰　赤芍
黑元参　蒲公英

气虚生痰，阴虚生热，气火夹痰交并络中，乳岩坚肿，痛如虫咬。此阳化内风，动扰不宁，每遇阴晦之日，胸闷不畅，阴亏液燥。宜养阴清气化痰，缓缓图之。

天冬　羚羊　夜合花　橘叶　郁金　海蛰　蒌仁　茯苓　川贝母　泽兰　连翘　勃荠

乳核掣痛已减，肝火未清，脉尚弦数，仍以前法。

全瓜蒌　白芍　当归　丹皮　夏枯草　连翘　北沙参　大贝　黑栀　泽兰　合欢花　橘叶

肝气夹痰，左乳房结核三月，幸未作痛，可冀消散。宜清肝散结。

当归　柴胡　连翘　赤芍　香附　僵蚕　青皮　大贝　夏枯草　瓜蒌　蒲公英　橘叶

井疽

五脏之尊，心为之主，以肾过用，肾水下亏，水不火，心阳扰动，营不内守，则腰痛咯红，继患井疽。外溃已久，不时嘈杂，气馁中虚，当营卫并倍，兼以养心。

当参　茯苓　参须　远志　牡蛎　甜冬术　怀药　归身　白芍　陈皮　柏子仁　生地　红花

蔽骨疽

肝气夹痰凝滞，蔽骨发为痰疽，已溃，一头肿硬不消，又将破溃，脉来两尺弦数，荣血已亏，阳明痰气不清。宜养荣和卫，兼化痰软坚之治。

当归　清半夏　陈皮　茯苓　瓜蒌仁　广郁金　大贝　左牡蛎　苏根　佛手　敷海浮

蔽骨疽肿硬较松，脓亦较厚，仍和荣化坚。

前方去苏根，加泽兰、连翘、藕节。

蔽骨痰疽，脓成将溃，当以清托。

南沙参　大贝　陈皮　连翘　甘草　川石斛　当归　茯苓　蒌仁　藕节

石疽

石疽乃气血冰凝成此恶疾，起自左腋结硬，渐次硬及乳房、肩臂颈项，木肿，日夜掣痛，气血俱虚，难治之症。姑念远来，勉方冀幸。

党参　大熟地　上肉桂　焦白术　大白芍　全当归　川芎　茯苓　香附　炙甘草　桑皮　红枣头

抑郁伤肝，思虑伤脾，肝脾荣损，气动于中，木火夹痰上升，少阳经气郁结颈左，发为石疽。硬坚如石，肩项酸胀，牙紧喉痹，脉细神羸，已入沉疴，势难挽救。姑念远来，拟方回府调理。

党参　冬术　当归　川芎　白芍　香附　大贝　清半夏　陈皮　茯苓　甘草　煨姜　红枣

心肝抑郁不遂，气化为火，火与痰升，颈左发为石疽。坚肿色红，势将外溃，溃则难愈。姑拟养荣清肝化坚。

北沙参　川芎　白芍　元参　香附　清半夏　大贝　当归　连翘　中生地　左牡蛎　橘叶

肝脾郁结，气与痰滞，石疽坚肿，咽肿喉痹，牙紧颈酸，项胀，厥少不和，经络壅塞，七情至伤之病，治调非易。脾胃又薄，便溏，食入作呕吐，慎防脾败。姑拟扶土和中，冀其纳谷为幸。

焦白冬术（枳实二分同炒）　佩兰　木香　枳壳　砂仁　陈皮　潞党参（藿香炒）　半夏　郁金　谷芽　炙甘草　茯苓　金橘叶

治虚劳呕吐方。

呕吐已止，饮食加增，石疽肿亦较退，似有转机。但牙紧未松，喉痹未舒，脉沉弦涩，阴伤木郁，痰气凝痹。上尚在险途，恐未为可恃。姑从原法治之。

党参　冬术　川芎　当归　半夏　砂仁　陈皮　枳壳　佩兰　广郁金　白芍　橘叶

石疽肿硬稍松，七情至伤之病究难消散，因日来饮食加增，精神稍复。姑拟原方进治。

党参　当归　清半夏　佩兰　冬术　白芍　陈皮　炙草　川芎　茯苓　大贝　老姜　橘叶

日来精神饮食倍增，石疽坚肿亦见收束，是万亿之幸也。宜香贝养荣汤主之。

党参　当归　白芍　陈皮　白术　川芎　茯苓　清半夏　大贝　香附　炙甘草　牡蛎　红枣　橘叶

恙势日见起色，宗前法治。

生地　蒲黄炒　当归　陈皮　大贝　白芍　潞党参　川芎　茯苓　香附　清半夏　牡蛎　远志　金菊叶　红枣　姜

石疽肿势稍加，且作胀痛，肝火复升，宜和荣化坚，兼舒肝郁。

前方去生地、远志，加夏枯草。

石疽复肿，又复作吐，心胸懊侬，肝胃气逆，极虚之体，攻补两难。属在险途。姑拟香砂六君汤加味主之。

当参　冬术　当归　佩兰　广皮　茯苓　谷芽　木香　砂仁　清半夏　炙草　郁金　生姜　枣

痰气血积于肝络，少腹两旁，石疽坚肿，木不知痛。姑拟温消，冀其不溃乃吉。

当归　赤芍　桃仁　茯苓　肉桂　清半夏　陈皮　甘草　延胡　楞子　生姜

湿瘀凝滞经络，委阳穴石疽坚肿，色紫焮，及内侧足肚木肿，夜分热痛。将来难于收敛，急为利湿化凝，以冀收束为要。

生首乌　归尾　甘草　没药　连翘　川萆薢　赤芍　桃仁　黄柏　泽兰　怀牛膝　广皮　桑枝

郁怒伤肝，气滞于络，络血因之留阻，胸胁作痛，继之乳根坚肿，石疽大症，脉来弦强，动劳喘气，自汗盗汗，肝阴伤，肾气不摄，症势极重。拟育阴柔肝，以化坚结。

北沙参　牡蛎　当归　大贝　白芍　远志肉　泽兰　茯神　丹参　广皮　橘叶　瓜蒌子　藕节

疵疽

疵疽右膝漫肿而热，疡科重症。姑拟利湿化凝，保其不溃乃吉。

归须　赤芍　川牛膝　没药　川黄柏　防己　桃仁　白芷　甘草　制半夏　泽兰　茯苓　桑枝　藕节

附骨疽

附骨疽破溃成漏。

大生地　山萸肉　当归　远志　泽泻　甘草　鹿角胶　怀牛膝　白芍　茯苓　白术　红枣　桑枝

串臂漏

串臂漏久，肌肉僵硬，体质亏弱，不易速愈。煎剂培养气血，兼清湿热，晚进丸药，退管化坚，缓缓调之。

生首乌　苡仁　当归　槐角　丹皮　皂角刺　金银花　大贝　生甘草　茯苓　红枣

肛　漏

肛漏一年，阴气耗泄于下，阳伤于上，冬春咳嗽恶寒，肝气拂郁，肚腹作痛。入夏以来呛咳益加，咽痛妨食，痰多作恶，腹痛频频，大便时溏，脉来尺寸弱而急，肺肾并亏，肝木侮土，势入损门，殊属重候。拟养荣柔肝，兼补肺滋肾。

东洋参　白芍　当归　炙甘草　冬虫草　怀山药　莲子　沙苑子　甜杏仁　大生地（蛤粉炒）　橘红　大麦冬

肛有漏卮，阴气先亏于下，子病及母，致生喘咳，宜金水并调。

北沙参　女贞子　全归　马料豆　沙苑子　怀山药　怀牛膝　大麦冬　茯苓　杏仁　莲子

肝　痈

肝痈背肋肿痛，一月迩来咳嗽气急，痰腥肢冷，汗多，或作蜕热，脉虚细，症势极重，碍方以望转机。

首乌　半夏　茯苓　北沙参　杏仁　蒌仁　粉蛤　麦冬　川贝　橘红　梨

肝气夹痰，凝结于络，左肋结硬漫肿，势成肋痈，发热，胸痞不舒，宜疏肝化痰解郁。

生首乌　香附　赤芍　半夏　僵蚕　新绛　枳壳　泽兰　茯苓　青皮　郁金　葱管

肋痈硬痛发热，胸脘阻隔，半月未得更衣。宜疏肝和胃，兼以通幽。

广郁金　蒌仁　枳壳　赤芍　旋覆花　山栀　藕根　桃仁　通草　青皮　半夏曲　佛手　荸荠

肋痈即肝痈也，乃痰气血滞于肝络，

肝胀成痈，外溃两月，肉腐外紫，胸背骨胀，内热咳嗽，短气，脉数，肝肺两伤，荣阴大损，势入损门。姑拟清养。

北沙参　杏仁　丹皮　淮药　大贝　川石斛　麦冬　蒌仁　茯苓　藕　枇杷叶

肋痈溃久，肋骨伤损，不易完功，宜内托。

生地　当归　白芍　怀山药　粉甘草　茯苓　玉竹　料豆　陈皮　象牙屑　红枣

附　论

《素问》以肝痈两胠满，卧则惊，不得小便。又曰：期门隐隐痛者，肝痈。其上肉微起者，肝痈。未能详言。后陈远公曰：人素多郁怒，致两胠胀满，发寒发热，继而胁疼，手不可按，火盛烁乎肝血，此肝叶生疮，在左不在右。左胁之皮必见红紫五色，以化肝消毒汤。丹溪治以复元通气散、柴胡清肝汤，溃后八珍、六味滋补脾肾法，致难稍备，究未详明确当。肝之脉从股阴入毛中，环阴起器，抵少腹，上贯肝膈，布胁，至期门而终。肝气壅滞，故胀满不得小便。肝病发惊骇，魂不藏，故卧则多惊，故肝盛则两胠痛，怒火动则烁肝血，血凝气壅则肝胀生痈，手不可按，毒聚而未成。若皮现红紫之色，内脓已成，发越于外之象也。嗜酒之人每多此患，酒入于胃则肝横胆浮，肝即横则气血不能顺行，胃中痰浊亦旁流于胁。痰气血交混，结而为痈。又有闪气之人，亦生此患。闪则气滞，而血亦滞，久而不愈，亦发痈疡。小儿亦见有之。小儿之生，乃因痰热入于肝络，先咳嗽而后胁肋肿胀，但此症初生，病者因不生痈而医者总云肝气，十有八九一派辛香耗气，迨至胁肋肿胀，姑知生痈。必呼吸不利，转侧不能，手不可按，症明且确，医者岂可自恃万能，按脉即晓，以肝气治，贻误匪浅。肝火甚者，脉必弦数，挟瘀者脉弦涩，挟痰者脉弦兼滑，治与肝气迥殊。伤于此者，不知几何，故谆谆辨论，临症之时不可不审也。用特列方于后，并录治验数则，以便参观。

一方化肝消毒汤

当归　白芍　银花　黑栀　甘草

此用归芍入肝滋血，甘草缓肝，栀子清肝，银花解毒火平肝，缘血生而痛自止。

二方柴胡清肝汤

治怒火上升，憎寒恶热，肝胆风热疮疡。

柴胡　黄芩　甘草　南沙参　川芎　黑栀

三方复元通气散

治闪挫气血凝滞，腰胁引痛。

小茴香　延胡　陈皮　甘草　炙甲片　白丑　木香

四方六味地黄汤

治肝痈溃后发热，虚羸脉数，服此以滋肝肾。

大生地　山萸肉　泽泻　丹皮　怀山药

五方八珍汤

治肝痈溃久，气血俱虚，脉弱。

当归　川芎　白芍　生地　党参　白术　茯苓　炙甘草

六方清肝活瘀汤

治闪挫胁痛，瘀凝于络，肋骨肿胀者。

当归　赤芍　新绛　桃仁　青皮　广郁金　参山七　枳壳　苏根　泽兰　瓦楞子

七方疏肝流气饮

治肝痈初起，左胁掣痛，呼吸不利。

苏根　枳壳　通草　广郁金　延胡　青皮　佛手　当归　乌药　香附

八方舒郁涤痰汤

治肝痈六七日后，胁肋微肿，或兼咳嗽，大便不利

香附　当归　佛手　橘红　蒌仁　广郁金　茯苓　苏根　枳壳　参三七　半夏　竹茹

加味金铃子散

川楝子　延胡　青皮　赤芍　甘草　黑栀　枳壳　通草　橘红

肺痈

肺痈一年，咳吐脓血，发热脉数，势入损门。当养阴清痰热。

南洋参　杏仁　苡米　橘红　象贝　鲜百部　蛤粉　麦冬　丹皮　花粉　梨片

肺痈咳吐脓血之后，而夜分呛咳不止，入暮作寒，肢冷体痛，肺胃荣卫皆虚，肝阳不降。宜养肺胃，兼以柔肝。

当归　炙甘草　首乌　怀牛膝　北沙参　杏仁　橘红　蛤粉　茯苓　紫菀　怀山药　榧子

风阳外受，肺胃之痰热内蕴，咳嗽发热，胸胁作痛，防成肺痈，急当清降。

薄荷　杏仁　桑皮　通草　茯苓　橘红　枳壳　川贝　苏根　蒌仁　枇杷叶　茅根

痰气蕴结肝肺，咳嗽发热，痰腥，胁痛，防成肺痈，当以清降。

南沙参　杏仁　百部　蛤粉　川贝　丹皮　橘红　通草　蒌皮　枇杷叶　竹茹

漫心痈

悲哀伤中，气凝血结，脐上脘下结硬

作痛，已成漫心痰。寒热泻黄，脉弦，夹有暑邪，殊非小恙。姑拟宣畅气血，散结化痰之治。

柴胡　葛根　薄荷　郁金　赤芍　川贝　枳壳　赤芍　青皮　通草　制半夏　荷叶　佛手

马刀疬

劳倦致伤，加复忧思，郁结颈左右，发为马刀。坚肿如石，痛掣头脑，脉细软，气血两亏，生气日残，极难调治。姑拟养荣扶土，以化坚结。

川芎　当归　白芍　熟地　白术　党参　炙甘草　茯苓　陈皮　大贝　香附　肉桂　煨姜　红枣

复诊，原方加牡蛎。

血虚肝火，夹痰凝结，颈右发为马刀结核，坚肿，硬如石，发热，脉细。症势极重，宜和荣化痰，缓缓取效。

当归　怀山药　党参　香附　北沙参　大贝　石斛　茯苓　佩兰　制半夏　广皮　红枣

脉弦右滑左关且劲，荣阴不足，厥阴气火内动，夹痰上升，凝结少阳之分。颈右发为马刀结核，坚肿，治调不易，拟养荣清肝化坚。

川芎　当归　白芍　生地　制半夏　僵蚕　广皮　香附　大贝　北沙参　石牡蛎　橘叶

复诊加山慈菇。

木郁较舒，马刀结硬稍松软，宗前法治。

川芎　当归　白芍　生地　人参须　陈皮　香附　大贝　牡蛎　山慈菇　半夏　远志　橘叶

郁怒伤肝，思虑伤脾，痰气郁结，颈

右马刀疬，坚肿，头半掣痛，症势非轻。宜养荣清肝化痰，更宜屏去尘情，勿怒勿劳为要。

当归　香附　茯苓　川芎　白蒺藜　白芍　半夏　大贝　牡蛎　杭菊　僵蚕　陈皮

马刀疬为疡科，要连投解郁清肝，头痛已平，目能启视，似有转机。但午后微恶寒热，痰疬坚肿如故，木郁不达，宜逍遥散合化坚汤主之。

当归　白芍　半夏　香附　白蒺藜　柴胡　陈皮　大贝　牡蛎　橘叶

肝气夹痰，凝结左腋，挟瘿马刀，胀及乳房，焮热作痛，防其破溃，溃则难愈，宜清肝化痰。

瓜蒌　大贝　清半夏　泽兰　赤芍　僵蚕　夏枯草　当归　香附　连翘

复诊加海藻、青皮、橘叶。

少阳相火夹痰上升，颈右马刀肿硬，误施针砭，焮肿益甚，掣痛不休，血出头晕。症属不治，勉立一方。

鲜生地　元参　黑栀　大贝　赤芍　羚羊角　麦冬　丹皮　连翘　知母　侧柏叶　黄芩

肾俞发

黄芪　当归　首乌　苡仁　花粉　丹皮　绿豆

肾俞发，漫肿不能转侧，呼吸作痛，湿气化痰。

乌药　五灵脂　半夏　延胡　赤芍　当归　桂枝　独活　秦艽　桑枝　好黄酒

少腹痛

少腹痛症有气血凝滞者，有湿热流注

小肠者，有寒湿郁结而成者。羔起去夏，少腹梗硬，攻冲作痛。少腹乃广肠部位，肝脉游行之所，肝气拂郁，寒邪乘之，肠胃之气火失利，血随气阻，日久正虚邪凝愈甚。自冬及春，愈形高肿，色红而软，内脓已成，定须外溃。然肠膜受伤，恐粪秽并出，且饮食少进，溲出便闭，内热舌干，脉数，阴伤热郁，倘大脓后胃气不苏，元气不续，深为可虑。若论疡科治法，当补托毒之剂，然虚不受补，清则碍脾，治当舍外而从内。议调胃育阴，阴充便自通，胃和而食自进矣！

生首乌　怀药　柏子仁　茯苓　谷芽
北沙参　广皮　当归　玉竹　毛燕

肠痈外溃，已得微脓，且秽从孔出，浊气外泄，大非所宜，脉象难和，食难渐进，惟虑正气与浊气并出，有上下交脱之虑。急当原方加白芍、参须、熟地。

腑气已通，原方加党参、石斛，去柏子仁、生首乌。

肠痈溃后，脓少气多，肿平一半，脉静身凉，一夜神安熟寐，是属佳兆。黎明之际，外患复增，肿痛，卯时气虚滞于大肠，邪正交攻肠膜，损伤恐难完固。当阴阳并补，兼以护膜，保无更变乃佳。

潞党参　怀山药　炙甘草　象牙屑
茯苓　广皮　当归　玉竹　大熟地　白芍
参须　黄丝绢

肠痈一月，少腹内硬，拘挛作痛，小溲浑浊如脓。宜化瘀利湿。

萆薢　茯苓　怀膝　赤芍　泽泻　车前　黄柏　延胡　归尾　杏仁　蒌仁
藕节

气血凝滞，少腹硬痛，小溲不爽，寒热，势成肠痈，急为流气化痰。

归尾　桃仁　延胡索　青皮　山楂肉

枳壳　乌药　五灵脂

肠痈一年，内膜已伤，形衰脉弱，难治之证。

十全大补丸（又服琥珀蜡矾丸）。

肠痈外溃，秽从孔出，肠膜穿破，极难收口。宜十全大补加味主之。加木香、黄肉、黄丝绢。

肠痈内硬较松，脓亦较清，尚宜前法加减。

当归　鹿角胶　怀牛膝　泽泻　萆薢
甘草　蒲公英　肉桂　苡仁　赤苓

缩脚痈

缩脚痈两旬，右胯掣痛，兼恶寒热，急为疏解。

独活　防风　桂枝　川牛膝　左秦艽
全蝎　五灵脂　赤芍　当归　半夏　陈酒

缩脚痈三月，右胯掣痛，筋掣，大肉渐瘦，阴分已亏，络中寒湿不解，势成残废。当养荣温经通络。

生地　当归　独活　怀牛膝　炮姜
木瓜　天麻　附子　鹿角屑　桑枝　陈酒

湿瘀滞于肠胃，致成缩脚肠痈，右胯拘掣作痛，少腹肿硬，势将成脓。宜利湿化瘀。

归尾　赤芍　怀牛膝　茯苓　延胡
桃仁　青皮　生首乌　丹皮　半夏　金银
花　藕节

缩脚痈，腿痛筋吊，急为和荣通络。

归尾　川怀牛膝　桃仁　秦艽　威灵
仙　桂枝　丝瓜络　赤芍　红花　独活
桑枝　陈酒

流　注

脉象两关细弦而右兼涩，脾有湿痰，

肝气大旺，荣卫不利，以致胸腹不舒，腰髀作痛，不能转侧，左肋痰注成漏，间日必服通利之剂，而胸腹顿舒。然取快一时，恐伤胃气，宜和荣卫化痰，兼平肝木。

当归 茯苓 黑丑 川楝子 青皮 苡米 陈皮 丹参 怀牛膝 半夏 郁李仁 丝瓜络

木旺水亏，脾多痰湿，肝风晕厥之疾数年，去冬渐至卧床不起，肝肾血液俱疲。春分后木挟相火用事，湿痰随风火之气充斥三焦，眩晕发热，遍体作痛。疑以旧恙复萌，讵知模骨之旁结为痈毒，约半月有余，是穴乃肝经部位火湿凝聚络中所致，肝热最易上升，湿火熏蒸胃腑，始则发热谵语，后渐热退神安。乃湿热之邪归并下焦，是外患之见，端非旧恙之复萌也。现已成脓半月，未得更衣，齿干苔燥，阴伤而湿火不化。症虽属外，而药饵尤当治内。幸脉冲和而关微弦象，似可无虞。拟用甘寒育阴，兼和中润下之治。

南沙参 麦冬 川石斛 大贝 柏子仁 瓜蒌仁 苡米仁 茯苓 天花粉 藕 青皮 甘蔗

流注臂臑已成，右肾俞穴结肿，痛难转侧，为患最剧，急为和气化痰。

苍术 乌药 半夏 全蝎 当归 川芎 桂枝 苏叶 赤芍 陈皮 独活 酒

背俞痰注痛，脓从肋缝而出，难以速愈，兼之发热面浮，胸腹饱胀，泄泻，脉滑数，痰湿滞脾症，非轻候，当先其内。

小川朴 茯苓 神曲 砂仁 鸡内金 苡米仁 麦冬 枳壳 青皮 生首乌 鲜荷叶

肾 岩

肾岩乃疡科恶候，鲜有收功。经治以

来，翻花肿硬虽见松轻，究未可恃也。仍宗前法进步。

红枣 藕 怀山药 当归 黄柏 泽泻 茯苓 知母 麦冬

坚岩肿势较平，慎防出血，拟方多服保守而已。

怀山药 当归 川连 生地 黄柏 赤白芍 泽泻 龟甲 茯苓 知母 乌鲗骨 丹皮

玉茎者，即宗筋也，乃肾脏之主。又十二经络之总会马口，端属手少阴心经。肾脏阴虚火郁，心肝二脏之火复会于此。始时茎头马口痒碎，渐生坚肉，业已年余。今夏破溃翻花，出数次，火郁日久，必致外越，血得热而妄行。经云：实火可泻，虚火可补。且龙雷之火不宜直折，脉细数，阴分大伤，急当峻补真阴，兼介类潜阳之法。俾龙雷之火得以归窟，而外患方保无虞。

西洋参 麦冬 丹皮 天冬 小生地 元武板 粉草 泽泻 白芍 藕

脱 囊

脱囊黑腐，温邪内逼，哕恶泄泻，脉细，舌白，高年重症，慎防呃脱，先为和中止泄。

川朴 菖根 枳壳 车前子 左金丸 茯苓 藿梗 广皮 半夏 大腹皮 炙甘草 荷叶 土灶心

伏兔痈

伏兔痈漫肿内硬，已延两月，发热口干，脉虚数，宜养温通经络。

中生地 怀牛膝 肉桂 当归 陈皮 炙甲片 黄柏 制半夏 赤芍 甘草

桑枝

伏兔痛溃久，湿热上升，腮龈口舌糜腐，先为清解。

元参　川毛连　桔梗　连翘　花粉　粉丹皮　甘草　黄芩　灵根

眼胞痰瘤

眼胞属脾，脾气呆钝，湿痰浊气上升，滞于膜里，眼胞痰瘤数年，日渐肿大下垂，将来定须外溃，宜和荣化痰泄浊。

川芎　当归　南星　桃仁　清半夏　僵蚕　茯苓　陈皮　海藻　大贝　元参姜

痰瘤渐松，前方加白芥子、毛慈菇、荸荠。

脾肚发

脾肚发外，溃烂势大，当以托里。

当归　甘草　连翘　银花　大贝　花粉　黄芪　赤芍　陈皮　绿豆

肠覃

脉来左部细弦，右部沉涩，荣血不足，肝气不强，脾气不利，气血与汁沫凝结肠外，结为肠覃，状如怀子。幸月事仍以时来，法宜养荣，兼流气化凝治之。

怀牛膝　丹参　川楝子　桃仁　青皮　上肉桂　当归　乌药　香附　延胡　瓦楞子　降香片

胃脘痈

胃脘痈硬于右，呼吸转侧不能已，半月余，势将外溃，宜理气化痰。

炙甲片　制半夏　延胡　赤芍　生首乌　白茯苓　陈皮　青皮

舌根痈硬痛，大便闭。通降法。

生军　牛蒡子　僵蚕　赤芍　连翘　橘红　风化硝　元参　薄荷　竹叶

鹤膝风

鹤膝风肿痛稍减，宗原治法。

当归　没药　川黄柏　桂枝　怀牛膝　苡米　五加皮　独活　丝瓜络　苍术　川草薢　茄皮　桑枝

附　论

鹤膝风症，前贤以足三阴亏损，风寒湿三气袭于经隧，其治皆以辛温开发，宣通经络。予谓又有不然。若肝肾阴亏，夹湿热者，岂可以辛温例治，如的系三气杂成，宗右法。又有湿痹一症，与鹤膝风相似，不可不明辨也。痹则两膝肿痛，或足踝不肿，虽三月五月之久而腿肉不消，筋脉不拘，鹤膝则二月后大肉枯细，屈不能伸，以此为辨。而治法亦殊。痹证属实，鹤膝夹虚，有单有双，如肝肾阴亏，阳明湿热下注，膝肿热痛。若进辛温，是助其热，亏其阴，必致肿溃为败症。始宜通络利湿，继以养阴清络。若初起肿痛，按之不热，虽寒热者以万灵丹汗之，用独活渗湿汤、防己桂枝汤。日久腿足枯细者，古之大防风汤、胜骏丸、三痹汤等方选用。脉见细数，虽风寒湿之症，过饵温热，恐湿寒化热，亦致酿脓。凭脉用药，认症分湿与热，最为的当。至外治者诸方，详载于后。

一方通络利湿汤

治鹤膝肿热作痛。

大豆卷　防己　赤芍　秦艽　川牛膝　川草薢　干地龙　归须　黄柏　白茄根　桑枝

二方养阴清络饮

治鹤膝肿热日久，夜分痛甚者。

炙鳖甲　秦艽　黄柏　炙龟甲　地龙
川石斛　独活　赤芍　川牛膝　当归　川
萆薢　苡米仁　桑枝

三方独活汤

治鹤膝风因风寒湿。初起肿痛寒热者。

独活　防风　苍术　黄柏　当归　秦
艽　防己　萆薢　赤芍　川牛膝

四方防己桂枝汤

治寒湿鹤膝初起，肿痛无热者。

桂枝　川萆薢　独活　秦艽　川牛膝
白茄根　木防己　赤芍　苍术　炙没药
全当归　炒桑枝

五方防风汤

治三阴不足，风邪乘之，两膝作痛，
膝肿而腿细。

潞党参　黄芪　熟地　木防风　怀牛
膝　熟附子　甘草　羌活　川芎　生白术
全当归　川杜仲　桑枝

六方独活寄生汤

治肝肾虚，风湿入络，足膝掣痛痹。

独活　云茯苓　防风　大生地　桑寄
生　细辛　秦艽　川芎　大白芍　桂心
人参　杜仲　当归　怀牛膝　生甘草

七方三因胜骏丸

治鹤膝风，膝肿腿细，手足寒挛，走
注疼痛，三阴不足，寒湿气侵者。

熟地　附片　当归　苁蓉　破故纸
苍术　全蝎　槟榔　怀牛膝　萆薢　乳香
木香　射干　炙没药　木瓜　防风　天麻
枣仁　川羌活　巴戟肉

上药为末，烂蜜法丸。

八方三痹汤

治寒湿痛痹，膝踝肿胀，三阴不足。

川芎　当归　白芍　生地　防风　秦
艽　黄芪　茯苓　炙甘草　牛膝　独活
川杜仲　桂心　细辛　羌活　续断　党参

九方史国公药酒

治手足拘挛，半身不遂，或腿膝痹
痛，鹤膝等症。养血祛风，壮骨，健脾
渗湿。

羌活二两　防风二两　白术二两　当归二
两　川萆薢二两　杜仲二两　松节二两　虎骨
二两　杞子二两　蚕沙二两　秦艽四两　鳖甲
二两　茄根八两　苍耳四两　川牛膝二两

上药用好陈酒三十斤煮服。

外治丹散

洪宝丹

治膝盖肿痛而热，皮色不变，用葱汤
调敷。

地骨皮散

治鹤膝肿热痛甚者，用车前子草打汁
调敷。

冲和膏

治膝肿而潮热者，用醋调敷。

鹤膝散

治鹤膝因受风湿肿者。

白芷四两　陈酒二十两

煎稠去渣，以笔醮酒涂。

香桂散

此散治一切风寒湿气，筋骨疼痛。温
经通络，掺膏药上贴之。

生附子二钱　麝香二分　川乌二钱　细辛
二钱　木香二钱　炙没药二钱　肉桂二钱　草
乌二钱　丁香二钱　樟冰二钱

共为细末，随症听用。

麻风论

麻风古称疬风。疬者，荣气热，脏气
不清，故使鼻柱坏而色败，肌肤疡腐，风
寒客络脉而不去，名曰疬风。方书俱以风
药混治，又无先后之分，并有蕲蛇、虎骨、
山甲走窜，蜈蚣温而有毒，眼之未有不燃

发者。予阅历多多，是症风湿、湿毒、毒疠诸种，有肌表经络之殊。肺司皮毛，胃主肌肉，肺虚则腠理不密，胃气薄则肌肉疏豁，易于触受，或暴露阴湿晦雾，或坐卧湿地，气血滞而不行。初起一点麻木，不知痛痒，毛窍闭塞，汗孔不透，渐次延及遍身，斑如云片，微微扛起，或白或红。然在上者多风，风为阳邪，阳从上受，白而红者风兼热也。在下多湿，湿为阴邪，从下袭红而扛者，湿兼热也。毒疠则由口鼻吸入，阳明独受其邪，血壅热蒸，初起身面疙瘩成块，扛起日久，脚指常起疱，鼻柱坏，节脱气移，肌肤疡腐。始时均宜汗解，开通腠理，用万灵丹汗之。风胜者消风散、蒺藜丸，湿胜者苦参丸、渗湿汤。毒甚者双解散、通圣散、羚羊角散、解毒汤俱可选用。以上皆发于肌表。肺胃受病居多，若在经络则四肢指节作麻，拘掣肉削，日久足破掌穿，上部面颊麻木，口㖞，目泪眼翻，皆风湿入于经络之见证。初起亦宜汗解，次以蒺藜丸、苦参丸、消风散、利湿汤、通经汤选用，忌辛辣炙煿酒醋等物，避风雨，戒房帏。十中犹可保全六七，病者勿以初起而忽诸。

万灵丹

治痈疽诸发等疮，初起憎寒壮热，浑身拘急疼痛，并治疠风，麻木不仁。

茅术二两　何首乌二两　羌活二两　荆芥二两　明雄黄六钱　甘草一两　川石斛一两　川乌二两,姜汁炒去皮尖　全蝎炙,一两　防风一两　细辛一两　全当归一两　朱砂六钱　麻黄一两　明天麻一两

上药细末，炼蜜为丸，朱砂为衣，每服一钱。用葱头两枚，豆豉三钱，煎汤下，服后进以稀粥，助令汗出。避风寒，忌生冷，戒房事，孕妇忌之。此方屡试屡验，

故有万灵之名。

防风通圣散

此足太阳阳明药也。外为六淫所伤，气血怫郁，表里丹斑，瘾疹疠风，肿块红热服之。

防风二两　荆芥二两　连翘二两　麻黄二两　薄荷二两　川芎二两　归须二两　赤芍二两　白术二两　山栀二两　大黄二两　芒硝二两　黄芩四两　石膏四两　桔梗四两　滑石八两

上药为末，蜜水泛丸，服三钱，开水下。

双解散

治阳明吸受毒疠，观面四肢肿起块，唇翻目红，多泪，用此发表攻里，大便实者宜之。

大黄三钱　金银花三钱　元参二钱　防风一钱　荆芥一钱　甘草一钱　连翘二钱　熟石膏四钱　花粉二钱　甘菊花三钱　黄芩钱半　赤芍钱半　淡竹叶三十一片

上药水煎服。

羚羊角散

治肺胃吸受毒疠，斑红作肿，目赤泪多，四肢筋脉作痛，体虚者宜之。

羚羊片钱半　元参二钱　知母钱半　川黄柏一钱　连翘钱半　马齿苋三钱　赤芍一钱　甘草五分　杭菊钱半　蝉衣八分　白蒺藜三钱　荆芥一钱　浮萍三钱

上药水煎服。

育阴化疠汤

治阴虚湿热，毒疠蒸于阳明，斑红肿，脉虚数，不胜攻表者。

南沙参三钱　当归钱半　甘草五分　大胡麻三钱　赤芍一钱　甘菊钱半　白蒺藜三钱　米仁四钱　荆芥一钱　浮萍钱半　川石斛三钱

马齿苋三钱

上药水煎服。

苦参丸

治麻风发于腿足，云斑麻木，或红或白。

苦参二钱　川牛膝四两　苍术四两　荆芥六两　当归四两　甘草二两　浮萍四两　豨莶草　枫子肉二两

炒黑浆丸。

渗湿汤

治麻风下部发斑，或踝跗肿胀，指掌起泡，漏蹄等症。

苍术钱半　当归二钱　川牛膝钱半　苡仁四钱　草薢二钱　甘草八分　黄柏钱半　泽泻钱半　五加皮钱半　苦参钱半　大胡麻三钱

利湿通经汤

治四肢麻木，指节拘挛。

威灵仙一钱　桑枝三钱　当归二钱　秦艽五钱　蚕沙三钱　豨莶草钱半　甘草节八分　苦参一钱　苍术一钱　苡仁三钱　大胡麻一钱　五加皮钱半　川牛膝钱半　川续断钱半

养血祛风汤

治麻风块斑退，汗孔未透，服之和荣顺气，以达肌表。

川芎八分　乌药八分　秦艽钱半　甘草八分　大胡麻三钱　当归二钱　丹参钱半　云苓二钱　川断钱半　草薢草钱半　苍耳子钱半　白蒺藜三钱　白术一钱　桑枝三钱

解毒汤

治麻风面肿，腥而出水，掌穿臭秽，足腐肿胀者。

黄柏一钱　丹参二钱　云茯苓二钱　川草薢二钱　川牛膝钱半　泽泻钱半　花粉二钱　赤芍钱半　小生地　粉甘草一钱　大木通一钱　马齿苋三钱　桑枝四钱

消风散

治疬风身面白斑，麻木，汗孔不开，起于面者，乃肺经受毒。

荆芥一钱　当归五钱　防风一钱　苦参一钱　白芷八分　川芎五分　甘菊钱半　蒺藜三钱　浮萍一钱　大胡麻三钱　蔓荆子五钱

蒺藜丸

治疬风身面白斑，或微红扛起，肺胃受毒。

白蒺藜一两　苡米四两　防风四两　干浮萍四两　苍术四两　川牛膝四两　黄芩四两　大胡麻一两　荆芥四两　当归四两　苦参一两　赤芍四两　甘菊四两　枫子肉二两，炒黑

上药研末，水泛为丸，每服三钱，毛尖茶送下。

鸡胸龟背

鸡胸龟背，古方书列于一门，未能条分缕晰，治法甚略。予按：鸡胸发于肺，龟背则肝脾肾肺皆有之。肺位最高，处于胸中，积而生热，肺气上浮，胸骨高起，是为鸡胸。咳嗽或无，气粗必见，日久羸瘦，发热毛焦，唇红面赤，即成气疳之候。气疳者，即肺疳也，宜清降肺气，气降痰消，胸骨自平。又有鸡胸龟背并发者，肺有痰热，客风从风门而入于肺，其背疬于脊之第三椎，乃肺气壅遏，胸背之骨撑凸而起。有单脊凸而胸不高者，其候短气头低，兼咳嗽，腰背板强，久则两足软弱，甚至不能站立。肺为肾母，肾为肺子，清肃不降，肾水不生，肺虚不能荣运，脏腑灌溉经络，上元竭而下源愈。经云：所谓肺热叶焦，为痿躄是也。虽然下枯，还当治肺，肺气清肃，金来生水，子受其荫矣。古方之龟胸丸用硝黄，未免伤其正气。龟背，之用六味鹿茸，奈地萸之滞腻，鹿茸

之助阳，非不中病，必致增剧。且肺为清虚之脏，病在上者只可轻清。余经验数方录后，以为后学者参考，非可云法，聊补前人之未备耳。

枇杷叶膏（自制）

治鸡胸及龟背，肺俞脊庀发热，咳嗽，气粗喘促，呼吸有痰音者，其叶气味俱薄，肺胃二经之药清肺降气，开胃消痰。

鲜枇杷叶五斤，拭去毛。煎浓汁去渣滤清，熬至稠厚，加冰糖十两，溶化收膏。

清肺饮（自制）

治鸡胸内有痰热，兼受外风者。

杏仁二钱　苏梗一钱　瓜蒌皮三钱　川贝母一钱　橘红一钱　桑叶一钱　枳壳八分　枇杷叶三钱，去毛　牛蒡子　桔梗一钱

加味泻白散（自制）

治鸡胸气粗身热。

桑白皮二钱　苏梗一钱　川贝母一钱　橘红一钱　甘草三分　瓜蒌皮三钱　杏仁二钱　地骨皮钱半　茯苓二钱　雪梨三片

加味白薇汤（自制）

治肺胃痰热壅于膈上，身热咳嗽，气粗痰鸣，口干作渴。

白薇二钱　蒌仁三钱　橘红一钱　杏仁二钱　象贝二钱　丹皮五钱　桑白皮二钱　青蒿一钱　竹茹一钱　浮石三钱　雪梨三片

麦冬汤（自制）

治肺虚有热，胃有湿痰。

南沙参三钱　麦冬二钱　橘红一钱　瓜蒌皮三钱　蛤粉二钱　清半夏一钱　川贝一钱　茯苓二钱　苡米三钱　竹茹六分

补肺清金饮（自制）

治鸡胸龟背，脉虚数，身热少食者。

怀山药三钱　北沙参三钱　麦冬二钱　杏仁二钱　蒌皮三钱　茯苓二钱　橘红一钱　川石斛三钱　毛燕二钱　莲子十粒，去心　大贝二钱

金水平调散（自制）

治鸡胸龟背，内无痰，脚弱不能站立。

麦冬二钱　茯苓二钱　女贞子三钱　料豆三钱　玉竹三钱　当归钱半　毛燕三钱　怀牛膝钱半　旱莲草钱半　北沙参三钱　怀山药二钱　桑寄生三钱　红枣三个

龟背庀

龟背乃先天肾亏，冷风入脊，或痰饮攻注，或闪挫折伤，或肾肝虚热，婴儿脊骨柔脆，强坐太早，皆能致之。背之中行属于督脉，旁开则足太阳膀胱，与肾为表里。腰为肾之外郭，肾脏亏虚，膀胱之腑焉能自足。督脉为阳脉之海，其为病也，腰似折，髀不可以曲，督脉与膀胱之经皆取道于脊，一着风寒湿邪，则经气不行，腰脊板强，渐至脊庀成为龟背庀。于脊之第三椎者，肺脏受病已评于前，庀于第五椎以下者，厥阴肝经受病，十椎十一椎者，属太阴脾经，十二椎以下者，足少阴肾。其在肝者，脊背强痛，牵引胁肋，肝脉布于两胁也。疏肝流气饮。若兼咳嗽气粗，必兼治肺，在脾经者始悠悠腹痛，始所不觉，三日五日一作，三五月后腰背渐强，脊渐凸，行则伛偻，温脾饮主之。亦有腹不痛者，和脾通络散。在肾者，腰脊强痛，痛引股腿，日久精血衰夺，筋骨不荣，两足瘫软，独活汤、安肾丸主之。若痰饮攻注，兼于经隧而脊凸者，久之必发陈痰，脊两旁作肿，或串腰腿，漫肿不痛，脉象双弦，或兼缓滑，二陈竹茹汤。虚羸食少发热者，六君子汤合何首乌鳖甲煎。若肝肾虚热，阴精被耗，骨枯髓减，宜以地黄汤合二至丸。闪挫折伤，必瘀血凝滞经络，当活血通经络。但此症治之贵早，用药得

宜，犹可保全，若成痰外溃，十无一愈。今之治者见脊疴腰背作强，总属虚寒，不分何脏，不究所因，一概温补。邪留不去，痰湿不行，变成残废，枉致夭亡者多多矣。有嗜欲伤肾之人，精衰血惫，腰痛脊疴者，非温补三阴不可。然宜辨阴中水亏、火亏，盖为水脏，在卦为坎，而真阳寓焉。水亏者，补元煎、左归丸之类，火亏者，归肾丸、赞化血余丹之类。填精养血，俾精来生气，气来生阴，精血充旺，庶无痿废之虞。

一方疏肝流气饮

治风冷着于肝俞五六椎，两旁作痛，牵引胁肋。

当归二钱　丹参二钱　白蒺藜三钱　乌药八分　茯苓二钱　秦艽钱半　川断肉五钱　红花钱半　橘络八分　老姜一片

清肺和肝饮

杏仁二钱　橘络八分　云茯苓二钱　枳壳八分　佛手钱半　瓜蒌皮二钱　丹参钱半　蒺藜钱半　当归钱半　秦艽钱半　川楝子切，钱半

温脾饮

治寒客太或痰滞于脾，肚腹悠悠作痛，腰瘀伛偻。

当归钱半　焦白术一钱　茯苓二钱　乌药八分　小茴香八分　延胡钱半　姜半夏一钱　白芍钱半　炙草四分　川厚朴一两　川续断钱半　煨生姜二片

和脾通经汤

治脾俞脊疴，两旁作痛，行则伛偻，腰脊板强。

当归　木香　丹参　秦艽　焦白术　独活　川续断　红花　怀牛膝　桑枝　姜

独活汤

治寒客肾与膀胱之经，腰脊痛引股腿。

独活一钱　秦艽五钱　炙没药八分　怀牛膝钱半　五加皮钱半　当归钱半　丹参钱半　巴戟肉钱半　川续断钱半　狗脊三钱　广木香四分　红枣三个　桑枝三钱

安肾丸

治肾虚脊疴，足痿疼痛。

鹿角霜三钱　焦白术钱半　肉桂三分　当归二钱　川续断钱半　独活八分　怀牛膝五钱　大生地三钱　菟丝子五钱　巴戟肉钱半　红枣三个　桑枝三钱

导痰汤

治湿痰攻注，背俞脊疴作痛，脉小滑者。

制半夏钱半　陈皮一钱　木香四分　当归二钱　独活一钱　五加皮钱半　生白术钱半　怀牛膝钱半　川芎八分　竹茹八分　生姜一片

首乌鳖甲煎

治龟背虚羸，食少发热者。

生首乌三钱　焦冬术钱半　茯苓二钱　炙鳖甲四分　生姜二片　甘草四分　东洋参钱半　姜半夏钱半　陈皮一钱　红枣三枚

活血通经汤

治闪挫折伤，腰痛脊疴者。

当归二钱　延胡钱半　生地二钱　丹参二钱　木香四分　独活一钱　桃仁钱半　炙没药一钱　红花五分　怀牛膝五钱　桑枝三钱

地黄二至丸

治肝肾阴虚生热，背疴足弱，小溲不利者。

大生地二钱　女贞子三钱　泽泻钱半　怀山药二钱　当归钱半　怀牛膝钱半　旱莲草钱半　丹皮一钱　川断钱半　桑枝三钱

加减左归饮

治真阴不足，不能滋养荣卫，腰酸痛。

大熟地四钱　龟甲胶钱半　山萸肉钱半　云茯苓二钱　菟丝子三钱　鹿角胶钱半　怀山药二钱

加减右归饮

治三阳不足，腰腿冷，足弱。

熟地黄四钱　杞子二钱　肉桂三分　杜仲三钱　当归二钱　菟丝子三钱　萸肉钱半　怀牛膝五钱

赞化血余丹

此丹大补气血，壮筋养骨，有培元赞育之功。

血余三钱　熟地黄四钱　鹿角胶五钱　桃肉二枚　小茴香八分　杜仲三钱　柑子二钱　老台人参三钱　云茯苓二钱　巴戟肉二钱　苁蓉三钱　菟丝子二钱　生首乌三钱　当归二钱

风　注

风注一症，古书未载，头额间忽然肿起，软似绵，大如馒头，木不知痛，按之似有痒状，此风入腠理，卫气滞而不行。有肿及头半者，宜以万灵丹汗之，内服疏风流气饮，外以洪宝丹敷之，五七日即消散而愈。予见有肿而日久不消者，医者疑其脓，遂用刀针窜空半头，未能收功。凡遇此者，禁用刀针，极宜慎之。

疏肝流气饮

青防风一钱　川抚芎八分　陈皮一钱　炒僵蚕钱半　甘草五分　赤芍一钱　荆芥穗一钱　全当归钱半　白芷八分　菊花钱半　乌药八分　葱白头三个

恙因折伤，起见瘀血凝滞，脚跟疽外溃两月，肿胀不消，防成多骨，宜养血化毒。

当归　赤芍　川草薢　川贝母　苡米　陈皮　泽泻　忍冬藤　生首乌　怀牛膝　甘草　桑枝　红枣

复诊

当归　生首乌　牛膝　云茯苓　苡米　川草薢　大贝　忍冬藤　赤芍　粉甘草　广皮　甜冬术　桑枝　红枣

足跟疽溃久，窜及内踝，又将破溃，夜分发热，汗出即解，虚中夹邪，先为和解。

生首乌　炙鳖甲　当归　川贝母　威灵仙　云茯苓　制半夏　广皮　青蒿　柴胡　炙甘草　生姜　枣

湿热下注，小便后白浊点滴，法以分清。

川草薢三钱　黄柏淡水炒，八分　炒知母钱半　赤苓三钱　远志八分　泽泻盐水炒，二钱　茅术八分　石菖蒲五分

别服威喜丸（白浊最妙，每服三钱）

久患小便淋滴近带，白浊绵绵，气化失职，湿热下坠。拟开太阳法。

桂枝三分　白术八分　猪苓二钱　赤苓二钱　泽泻二钱

淋浊不止，阴头碎痒不时，肾虚湿热不化，满身筋骨微痛。

大生地四钱　茯苓三热　怀山药二钱　泽泻钱半　丹皮钱半　益智仁八分　五味子炒，四分　麦冬五钱　萸肉钱半　莲子五粒

湿热下注，小便浑浊如膏，遇劳即发，五淋中之劳淋是也。

黄柏八分　知母钱半　赤白苓各二钱　海金沙三钱　泽泻二钱　石菖蒲五分　田字草即河边头四瓣如田字，或仿佛如乌菱丘

脊曳酸痛，时时遗泄，督脉交亏也。

沙苑子二钱　茯苓三钱　金樱子钱半　远志八分　黄柏三钱　归身二钱　牡蛎钱半　山药三钱　萸肉钱半

梦泄频频，心肾不交故也。宜清心寡欲为安。

制半夏钱半　米仁三钱　枣仁二钱　稽豆衣三钱　茯苓三钱　橘白三钱　金樱子三钱　左牡蛎四钱　远志炒，一钱　莲子七粒

阳物作痛而胀，总是膀胱湿未清。

川草薢三钱　黑栀二钱　甘草梢四分　瞿麦钱半　木通八分　泽泻钱半　车前子三钱牛膝梢钱半　赤白苓各二钱　淡竹叶一钱

小溲痛，或有瘀腐，渐化湿火。

冬葵子二钱　秋石四分　萹蓄钱半　甘草梢四分　牛膝梢钱半　川黄柏一钱　龙胆草六分　赤白苓各二钱　寒水石钱半　淡竹叶一钱大淡菜二只

火郁于膀胱，下为癃闭。

细生地四钱　竹叶一钱　甘草梢四分　车前子三钱　牛膝梢二钱　赤芍钱半　麝香冲，二厘

湿热溺血。

川草薢三钱　车前子三钱　茯苓二钱　小蓟炭二钱　麦冬钱半　莲肉七粒　甘草梢四分

按：疏肝流气饮以下备案，皆属补遗。

《马培之医案》终

类证普济本事方续集

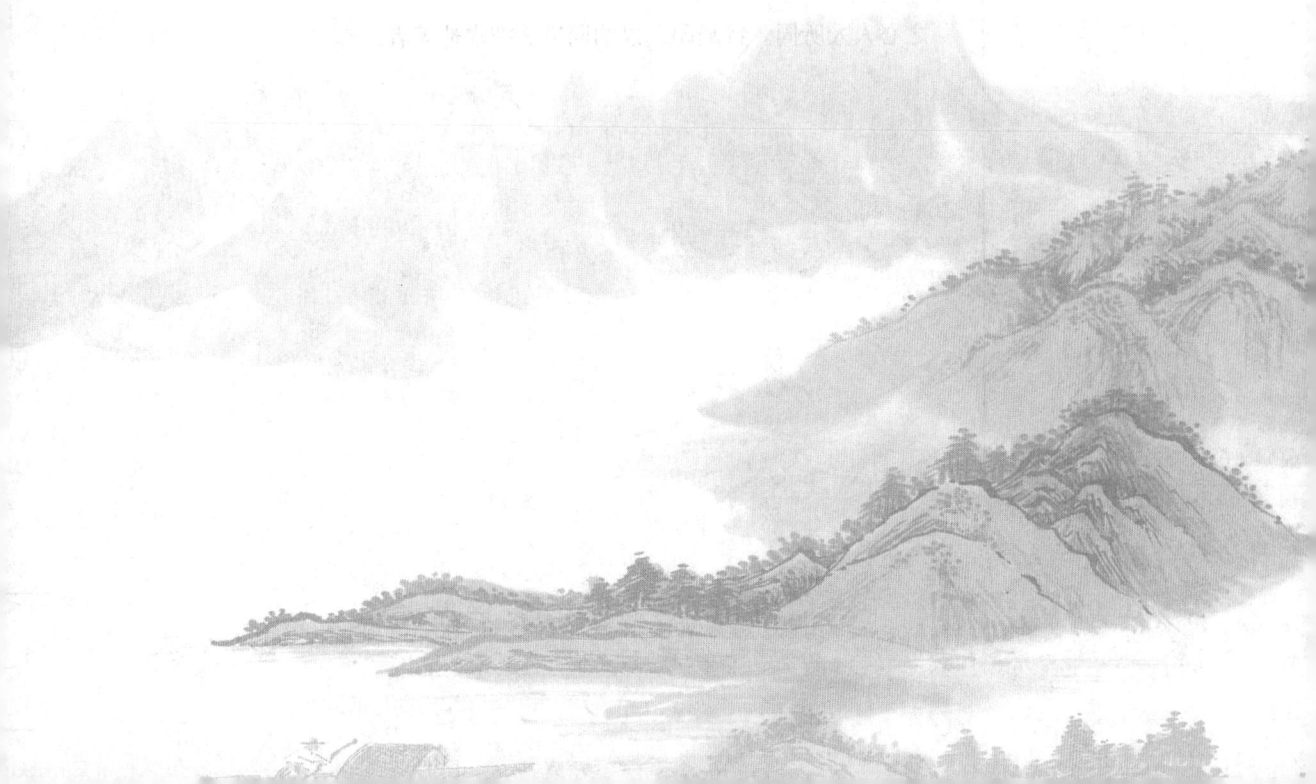

内容提要

　　《本事方续集》十卷，宋·许叔微先生著。市上流传先生所著《本事方》十卷，为清·叶天士研究医学得力之书。惟《续集》十卷吾国素无传本，且未见著于各家书目，因之吾医绝未知有是书。本社主任裘君吉生得日本刻本而藏之，所谓礼失求诸野，洵不诬也。其间所载各方，较《初集》十卷中尤为详备。此种秘笈，凡吾医家必欲鉴赏之心人人所同。特翻印，以饷同道之搜求遗著者。

目　录

类证普济本事方续集　卷一

宋　许叔微先生　著

绍兴　吉生裘庆元　校刊

治诸虚进食生血气并论

夫人禀阴阳、五行、运气、荣卫而保全其身一，凡身中或有毫杪疾患无非因脏腑虚冷，脏腑虚冷则荣卫不调，荣卫不调则疾生矣。又况虚冷之极又能生其虚阳，或手足腰肾及眼目口齿三焦六腑值病之亟则各能死人。且如左右手三阳三阴十二经脉，皆须用有胃气或加之有疾，而无胃气者不问病之轻重，不救。何谓须用有胃气？缘胃受谷气，谷气生则能生气血，气血壮则荣卫不衰，荣卫不衰则病自去矣。如五脏六腑表里之间皆出自谷气而相传授生气血而灌荫五脏，或气血不足则五脏六腑荫无所自。况加之于忧愁思虑、喜怒不常、起居劳役、饮水不节、房事过多、冲雪冒霜、伏暑郁热，损失耗散，则病生焉。且如季春、季夏、季秋、季冬，一十八日之间，脾土于此时旺极，每遇此际，肾水受克，故当补肾。所以心、肺、肝、脾、肾各有衰旺，各有相生、相克。如心克肺，肺克肝，肝克脾，脾克肾，肾克心，遇旺则克之愈甚。凡受克处，故宜补。然春补脾，夏补肺，秋补肝，冬补心，古之贤人平居无病，亦常用方药法度调护脾胃，使进饮食而全谷气，凡百皆得其宜。如今之庸医用意皆错，姑举一二而为证然。且如肾经衰败，则以天雄附子之类而言补肾，

且肾本属北方壬癸水，喜湿恶燥，反用天雄附子至燥药，岂能补乎肾耶？况肾经虚则乃五脏六腑衰极而渐至肾，则诸病生焉。凡下部肾经虚者不必补之，至妙之法有二：一则但补脾护胃，使进饮食而全谷气；一则所谓生血气者，可每日夜半子时，乃北方正候当此之时，肾水旺极，则摄血化精，精气全则实，肾经不虚，病自去矣。男子则摄血化精，女子可通月事。若谷气不全，则气血不生。气血不生，则当夜半子时，肾水虽旺，则血不能偿，其肾所摄无精可化，丹田不固，肾自虚矣。以此观之，凡肾经并五脏虚败，医者不识源流，枉用其法，初不能损于病乎？今则具列先补脾胃、后调气血二方并法，悉皆备集，予不欲私为已有，用传好事云耳。

戊巳圆

治丈夫、妇人禀赋怯弱，饮食无味，气血衰败，肌肉不生，项背拘紧，腰脚无力，胸膈膨胀，多睡少寤，终日昏朦，夜多异梦，及积年脾虫，时下恶心，噫酸吐水，小儿吐乳，大人反胃，并皆治之。此药能护脾开胃，进饮食，长肌肉，生气血，化精益髓，全胃气，丹田不竭，肾经不虚，是此药功也。

茴香三两，拣净　甘草一两，炙　浮椒五两，乃胡椒也，拣净　人参一两　白术二两　朱砂半两　白茯苓三两　香附子半两

上为细末，生姜汁打面糊为圆，如梧桐子大，每服二十圆，空心白汤送下服。

又方

石菖蒲二两　白茯苓三两　白术二两　茴香一两半　青皮一两　枳壳一两，麸炒去穰

上为末，每服二大钱，枣汤调，空心服。

又方

枳壳二两　木香一两半　丁香半两　青皮一两半，去白　牡蛎二两半　甘草　白茯苓一两

上为细末，米饮送下三钱，不计时候。

又方

治大人、妇人、小儿唇青面黄，肚里冷痰牵引小腹，以至反胃换食呕吐，口苦舌干，少寐多癙，脚手不掣，远年日近一切脾胃冷病悉能除愈。有一妇人年四十余，患十年反胃，面目黄黑，历三十余人医不取效，脾腧诸穴烧灸交遍，其疾愈甚。服此药不五七日间，顿然无事紧忍，服至一月日遂去其根。自是服之不三五服，些少脾疾立便痊平。能全胃气、生肌肉、进饮食、顺荣卫，常服大有补益，悉试悉验，幸毋忽焉。

人参一两　茯苓二两　附子七钱重，炮，去皮脐一两　牡蛎一两，煅　粉草半两　草芪一两，盐炙

上为末，每服三大钱，盐汤点服。忌生冷、油面、黏腻等毒物，无不效者，甚妙。

又方

浮椒二两　茴香二两　粉草一两

上三味每为末，服二钱，热汤点服。忌毒如前。

化癥圆

治丈夫、妇人、小儿年深日近沉积癥块。面色黄青，时上抢心，吐水吞酸，舌生白沫。妇人积年月经不调，渐成血气或蛊块，中焦之间复如杯碗，连年累月，渐至瘦瘠，寒热往来；一切脾胃受寒久不痊愈之疾，并皆治之。

巴豆五两，去油膜　蓬莪术三两，醋煮　三棱三两，醋煮　丁香皮二两　木香一两半　厚朴三两　石菖蒲二两　良姜一两　虻虫一两半　川牛膝一两　香附子四两　石莲二两

上为细末，稀面糊为圆，如小绿豆大。积年癥瘕成块，第一服用熟水下二十圆，自后每日三圆五圆，更量虚实加减与之，五日去尽积块。日近脾胃有积者，每服五圆饭饮吞下，一服取效。妇人血气成块及血瘕，每服二十圆，苏木用酒、童子小便各一半煎五七沸，令温，空心吞下。自后每日用温酒下三圆，其血块逐旋消，从大小二便去尽，自知。小儿蛔虫腹痛不能忍，日夜叫唤，百药不救者，橘皮汤下七圆，立效。诸虫皆下，常服白汤或姜汤下三五圆。中酒及酒积大便鲜臭者，白汤旧酒各半，吞下七圆，立效如神。一切噎塞，心下硬痛，皆用枣汤下五圆，不拘时候。

卫真汤

治大人、妇人元气衰惫，荣卫怯弱，真阳不固，三焦不和，上盛下虚，夜梦鬼交，觉来盗汗，面无精光，唇口干燥，耳内蝉鸣，腰背倦痛，心气虚乏，精神不宁，惊悸健忘，饮食无味，日渐瘦悴。外肾湿痒，夜多小便，腰重冷疼牵引小腹，足膝缓弱，行步艰难，妇人血海久冷经候不调，或遇期不至，或一月两来，赤白带下，漏分五色，子宫感寒，久不成孕，并皆治之。此药大能生气血，遇夜半子时肾水旺极之际偿肾收摄，男子摄血化精，实丹田填五脏，诸病未萌之前皆能制治，使不复为梗。是药也，每服多寡具列在前。

川当归三两　人参一两半　金钗石斛五两
茯苓　木香　肉豆蔻　山药各三两　生地黄
二两半　熟地黄三两　丁香一两　青皮一两
川牛膝二两，童子小便、酒各半，浸一宿

上为细末，每服三大钱，温酒调下，
盐汤亦得。空心食后一服。妇人诸疾，用
童子小便同温旧酒调，空心下。

丙丁圆

生血养气，升降水火，化精补肾。

附子一个九钱重者，炮　川乌一个七钱重者，
炮　当归二两　赤芍药五两　沉香五两

上为细末，浸当归酒，煮稀糊为圆，
如梧桐子大，朱砂为衣。每二十圆，渐加
三十圆。食前空心盐汤酒下，妇人淡醋
汤下。

又方

治男子、妇人一切虚冷之疾，活血驻
颜，减小便，除盗汗，治妇人久不生产，
似滞疾而非，其时有遗沥，并皆治之。功
验不可具述。

苍术　吴茱萸　破故纸　胡芦巴已上各
一两　川姜　草乌已上各半两，并炮　山药二两

上各炮治，同为末，腊糊圆，如梧桐
子大，每服十五圆，空心温酒盐汤任下。
妇人艾醋汤下，日二服。丈夫四十岁已上
者，可常服，耳目永不昏聋，髭发不白。

又方回阳小浴法

川乌　沉香　紫稍花　蒺藜　蛇床子酒
浸，一两　菟丝子各等份

上为末，冷热水如圆，如弹子大，每
服一圆，汤三大碗，椒二合，葱二握，用
阔口瓶同煎二碗，去却葱根椒，安身于瓶
口上熏，如入得手则浴之，冷便止。女人
带下赤白者，依此熏之。留取药，得三次
温过熏洗，妙。

又方

治后生、大人、妇人房事不节，渐至
虚损，行步如踏空，夜梦从高坠下，及梦
大小诸般水等，并皆治之，常服永无虚病，
虽二十岁亦可服。

人参　白茯苓　川牛膝酒浸，一两　地
骨皮真者　川当归　熟地黄各等份

上为末，炼蜜为圆，如梧桐子大。每
服三十圆，温酒或盐汤空心下。常服只二
十圆，用三五匙干饭压下；服三五日后，
每日饱饭后及临卧时服。局中鸡苏圆五十
粒不嚼破熟水吞下，次又服前药，百病皆
去，虽百岁须发不白。此药余日二十，岁
服之不歇，甚妙。

又方

治后生丈夫酒色过多，下元虚惫，膝
软乏，小便滑数，外肾湿痒。

菟丝子五两　石莲肉二两　白茯苓一两
山药二两　茴香二两　五味子五两

上为末，稀糊为圆，如豆大，每服四
十圆，温酒或盐汤空心下。如脚气及脚膝
无力者，木瓜酒空心五十圆晚餐前再服，
立效。

又方

补虚损，老少皆可服，一切虚证并皆
用之。

人参　桂　茯苓　黄芪　熟干地黄
川芎　甘草　川当归各等份

上各依法事治为末。每服二大钱，水
一盏，生姜三片，枣子二枚，同煎至七分，
空心服。

又方

治劳嗽及虚证及鼻流清涕，耳作蝉鸣，
眼见黑花，一切虚症，丈夫、妇人皆可服，
少年服亦不妨。

北五味子二两　鳖甲三两厚物　地骨皮

三两

上为末，炼蜜圆，如梧桐子大。空心食前温酒或盐汤任意服三十五十圆。妇人醋汤下。此方，乃曲江人家秘方，余服之大有功效。处方有理者，人皆钦羡。妙甚！妙甚！

又方

补虚损，治劳倦，一切虚极欲垂死者。

甘草三两　苍术一斤，米泔浸一宿，切作片子用　韭白一斤细切，同令盦过一宿　川椒四两　草乌半斤，水浸一宿切作片子同盐四两，令盦一宿，次日炒干

上共为末，用好旧糟六斤，同捣三五十杵，令匀为圆，如梧桐子大。每服二十三十圆，空心温酒盐汤任下，妇人淡醋汤下。

又方

治胸满气噎，下部冷，腹疗痛。

半夏八两　生姜六两　橘皮四两　桂二两　吴茱萸五两，汤泡洗一次

上哎咀，用水十升煮取四升，分五服，冷又再温，空心食前服。余少年时，曾患脐腹疗痛，初不疑其虚，遍服诸家药，无获效者。余遂诊之，则觉是虚证，合此药。一剂服未至半剂，顿然痊瘥。

又方

治下部冷极，脐下及小腹痛不可忍者，一服取效。

赤石脂　干姜各十两

上二味为末，面糊为圆，如碗豆大。每服十圆至三十圆，空心饭饮下，日三服。

御方二仙散治肾气

蓬莪术一两　茴香二两　阿魏三钱，真者

上三味为末。每服一钱，温酒调下。

金锁正阳丹

砒一两，火煅　巴豆十两，去油　乌头一两，炮　木鳖六个　雄黄半两

上以上并为末。用黄腊沥青好者各一两半，黄丹一两，朱砂一两半，细研，溶热入前项药末，乘热圆，如鸡头子大。每服一圆，常服，空心盐汤下。小肠气痛，炒茴香、酒冷下，木通煎汤下。滑肠脱肛，干姜、艾同煎，酒温下。心气痛，烧钱淬醋下二圆。气块、哨干，拧子下一圆。妇人红脉不行，及产后诸疾，当归酒下。眼多冷泪，盐椒汤下。

《类证普济本事方续集》卷一终

类证普齐本事方续集　卷二

宋　许叔微先生　著

绍兴　吉生裘庆元　校刊

治诸积热等疾

治脚气，毒遍内外，烦热不解，口中生疮。狂走毒厉，及解中诸热药毒、邪热、卒黄等，解虫毒、鬼魅野道热毒，又治，小儿惊痫热病。

寒水石　石膏　磁石　滑石

已上四味各三斤，捣末，用水一石煮至四斗，去滓入后药。

玄参　羚羊角四两　升麻五两　丁香木香半两　甘草八两

已上六味捣为末，入前药汁中，再煮去一斗五升，去滓，入下顷二味。

朴硝三斤　硝石好者二斤

已上二味入前药汁中，微火煎，不住手持柳木篦搅，候有七八升许，投在水盆中。半日久欲凝后，却入后顷二味。

朱砂三两　麝香一两三钱　重乳细

已上三味，入前药汁中，拌调令全匀。

右当寒之二日，每服一钱匕或二钱，冷水调下，大人、小儿仔细加减，食后服。

又方

治大人、小儿五脏积热，烦躁多渴，唇裂喉闭，目赤鼻衄，额颊结硬，口舌生疮，阳明证伤寒发狂，见鬼谵语，大小便秘，一切风壅并皆治之。

川大黄　山栀子仁一两　朴硝二两　连翘　薄荷二两　甘草一两　干葛　赤芍药一两

上为锉散，每二钱水一盏。入竹叶七片，蜜三匕，同煎至七分，去滓，食后服。法阳明证伤寒，空心下，此药局方亦载，缘味数与药不同。予唯一之用，大佐段妇忽患热病，欲死，付之一服，立效。后来屡服屡验，伏幸毋忽。

又方

白术　荆芥　赤芍药各三两　大黄　车前子各二两，生　木通三两　甘草二两　川当归二两

上为细末。大便秘结，米泔调三钱，空心服。上膈壅热，或生赤丹，或如痛疖，用水二盏煎三大钱服。小便结如淋状，用芦根打碎净洗，煎汤调下。五心烦热，生姜一片同煎三钱服。此方初来之不得，后费数缗转托来之，至三方始得之，屡服有效。

东京金宅龙脑圆

治胸中郁热，肺热喘嗽，口臭喉腥，脾疸口甘，丈夫吐血，妇人血崩，并皆治之。

龙脑　薄荷五两　真蒲黄一两　麦门冬二两　阿胶一两　甘草一两半　人参一两　川当归一两　黄芪一两半　木通一两　生干地黄　柴胡半两

上为末，炼蜜，圆如梧桐子大。每服二十圆。病上焦，饭后用熟水吞下，微嚼破更好。病下焦，空心服。小儿加减与之。

此药大有奇效，不可尽述。

又方

治男子、女人、小儿胃中客热，口臭牙宣，赤眼口疮。一切疮疹，已发未发或可服之。

熟地黄　生地黄　天门麦　黄芩　枇杷叶　山茵陈　枳壳　金钗石斛　甘草已上各三两　犀角三钱

上为末。每服二钱，水一盏煎至七分，去滓，食后临卧温服。小儿一服分作二服，更斟酌与之。此方得某一品之家，其间用犀角一味，甚有道理，百发百中。予族中有一仆，牙宣口臭，牙齿渐至颊落。予与二服，立愈。服之无不效者。《本事方前集》所未载此数方，缘得之不易。今不欲为之已有，不能广利一切，谨附此，与众共之，明医者必叹赏。

又方

解一切暑毒欲死者，使服之立苏。

半夏四两，醋一升半，煮尽醋焙干　甘草一两　桂半两　赤茯苓二两　白茯苓一两

上为末，用生姜汁作面糊为圆，如○大。每服五十圆，热水下。予夏月登途，尝备此药于箧笥中，诸缓急及仆价门，每日一服，终无伏暑之疾，奇验不一。

治诸风等疾

治八般头风

草乌尖　细辛等份　黄丹少许

上为细末，苇管搐入鼻中，立效。

治偏头风（王荆方云：禁中秘方）

上用好萝卜自然汁一蝉壳样，患人仰卧，右疼注左，左疼注右，或两边皆疼皆注之。虽十年患者亦效。王荆公患十二年，用之立效。后医数人，皆愈。

治头痛及脑风神砂圆

盐　硫黄各等份

上为末，水调生面为圆，如梧桐子大。每服十五圆，用薄荷茶食前下。荆芥酒亦得。

又方定头疼

杨梅青　硝石　地龙各等份（道按：杨梅青即空青无水者）

上为细末，搐鼻立效。上件四方得自至人，累试有验。余乡间有富室就余传此方，修合施人。

治偏正头风，夹脑风，并一切头风，不问年深日近，克日取效，名透顶散

细辛长白者，三茎　瓜蒂七个　丁香三粒　糯米七粒　脑子一豆大　麝香一黑豆大

上先将脑、麝乳钵内研，令极细。却将前四味碾内，事治为末，入乳钵内，荡起脑麝令匀。用瓦罐子盛之，坚闭瓶口。患人随左右搐之一大豆许量，久出冷涎一升许，即安。

清头风，去风邪，顺真气

羌活　僵蚕各一两　白蒺藜去尖，炙，一两　甘菊一两　白附子一两　朱砂一两　麝香一两

上为细末，每服一钱，薄荷茶酒任意调下。

治丈夫、妇人风虚头疼，气虚头疼，妇人胎前产后伤风头疼，一切头疼并皆治之

茵陈五两　麻黄　石膏煅，留性，各二两

上为末，每服一钱，脑茶下，食后服。服毕仰卧。

治风屑极燥无时

此乃气虚风侵，邪于皮表而生焉，须此药治之甚妙。

藜芦根

上一味，不拘多少，为末。先洗头，须避风，最好候未至十分干时，用药掺定。须用药末入发至皮，方得紧缚之两日夜，次日全无，亦不燥痒。如尚有些少，可再用一次，立效。

又方

香白芷　零陵香各等份

上为末，如前法用之。候三五日后篦去，再付三二次，终世不生。

治头风荆芥散（王大医方）

荆芥　石膏各等份，煅

上为细末，每服二钱，姜三片，葱白三寸和须，使水一盏，同煎至七分，食后服。

治偏头风方

猪牙皂角去皮筋　香白芷　白附子各等份

上为末，每服一钱，腊茶下。右疼右侧卧，左疼左侧卧，两边皆疼仰卧，食后服。

治急中风，口闭涎上欲垂死者。一服即瘥

江子二粒，去皮膜　白矾一块，如大拇指大，末之（按：江子即巴豆）

上二味，于新瓦上煅，令江子焦赤为度。为末，炼蜜丸如鸡头大，每服一圆，用绵裹于患人口中，近喉，如良久吐痰，立效。

治头风，头晕目旋，太阳穴痛，不思饮食

藿香　茯苓　香附子各一两

上为末，每服二钱，茶清调下，日三服。

清头目，避风岚气

苍术四两　荆芥　甘草各一两

上三味为细末，每服一大钱，沸汤点，早晨服。凡入烟瘴之地，宜修合随行。余

昔入广，合合一剂，每日一服，及归不染瘴。而至仆价门亦尝与之，无染瘴疾者，又况能清头目，效验多端。

治大人小儿惊风退热取涎牛黄散

朱砂一钱　麝香一字　脑子真者，半两　水银一钱　牛黄一字　狗黄一字　雄黄一字　令香半两（道按：狗黄即狗宝，令香即零陵香。）

上为末，将前四味为末，顿处，后四味末放一处，临时和匀，每服一字或半钱，薄荷汤入金银箔同调下。如用取涎，入江子二粒去油，药二钱，和匀可服半字，薄荷茶清调下，量大小虚实加减与之。

生津液玉液膏

紫苏四两　板桂半两　甘草　白梅肉各二两

上，将上三味为末，捣白梅肉为圆，如鸡头大，每服含化三圆。

治一切头疼

防风　川芎各一两　附子七钱，重者一个，炮，去皮脐

上为末，每服一字，荆芥薄荷茶调下。

治伤寒头疼并太阳头疼及一切头风

川乌炮　草乌各半两　麻黄一两半　川芎　防风　羌活　土龙去土　全蝎十个　雄黄三钱

上为末，每服半钱，食后清茶调下。

又方

川芎一两　细辛半两　香附子　羌活　苍术各一两　薄荷二两　甘草三钱　白芷二两　甘菊一两　荆芥二十文　茵陈五文

上为末，每服二钱，茶清调下。妇人产后伤风头疼，用当归末、石膏末同调下。

头风方

香附子一斤，炒赤　乌头一两，炒赤　甘草二十文

上为末，炼蜜，圆如弹子大，每服一

圆，葱茶嚼下。

治缠喉风

白矾半钱　乌鸡子清

上二味调匀，灌入喉内，立效如神。此方活人不记数，幸勿忽。

治中风手脚不遂，此方甚妙

穿山甲二两　川乌头二两　红海粉一两

上为末，每服半两，用生葱自然汁调成膏，厚作饼子，约径寸半阔。左患贴左脚，右患贴右脚。贴在足掌心内，用旧绢片紧扎，定于密房中无风处椅子上陲。用汤一盆，将有药脚浸于汤中，用小心人扶病人。若汗出，即急去了药。出汗遍身，麻木即轻减，渐至无事，此妙不可言。

治大风神效追命散

川大黄　皂角刺各半斤　川郁金五两

上三味为细末，每服三大钱，用真大枫油入无灰酒，温，调药末，临睡时服。脏腑转时只就地上取下虫。如疾多年其虫色黑，日近者其虫色赤。隔三两日再服，直候无虫，方是病瘥。即止其药，只服平常风药及诸补药，此药大有奇效，下药切不可许病人知，恐虫藏匿则病难愈。六十日内，用清斋，戒房色，歇却一切俗念，亦不可嗔怒，常净口念阿弥陀佛及救苦难观世音菩萨，遍数百万声最好。缘此疾乃业障果报，若用药医得病可之，后恐促其寿，故用念佛忏悔。伏幸听信斯言，至祝。

治风解毒雄黄救命散

雄黄二钱重　川郁金二钱重　巴豆四十粒，去油

上为细末，用醋糊为圆，如绿豆大。每服三圆至五圆，茶清冷下。治病于后：治缠喉风，走马风，喉闭，卒中仆地失音以至牙关紧急，不知人事，每服七圆，热灌茶下。甚者不过二服，吐涎立苏。有至死者，但心头暖，用铁物抑开口，之药咽喉，无不活者。或吐或泻，些少不妨。或上膈壅肿，并宜服之。小儿惊风，量太少打加减与之。

治一切风中及左瘫右痪口眼㖞邪一切风疾

皂角三茎，刮去黑皮并子。一茎酒浸，一茎烧留性，一茎炙　薄荷三两　黑牵牛三两　何首乌十二两

上先将皂角为末，入水得其中，熬成膏，却入后三味，捣一二千杵为圆，如梧桐子大。每服二十圆，茶酒任下。

《类证普济本事方续集》卷二终

类证普济本事方续集　卷三

宋　许叔微先生　著

绍兴　吉生裘庆元　校刊

治诸气冷等疾

治一切气疾，丈夫妇人撞心冷风并治之

香附一斤，炒　陈皮四两　甘草一两

上为末，每服二钱，空心盐汤点服。

治妇人血气刺痛、大小腹痛并血脉不调，走疰疼痛并治之

川当归　白芍药各二两　香附子半斤
山慈菇三两　熟地黄二两　甘草一两

上㕮咀，每服三钱，水一盏，乌梅一个，荆芥少许，同煎至七分，温空心服。如腹中冷痛不止者，加阿胶二片同煎，立效。

治妇人室女血气刺痛不可忍、夜叫唤、可怜者一服见效

云台子　肉桂　良姜　没药各等份

上干焙为末，每服二钱，乳香酒调下，热服，不拘时候。

和气散　治丈夫、妇人一切气疾他不瘥者

甘草炙，半两　白及一两　地骨皮一两
藿香半两　山蜈蚣一两　白芷一两　红内消半
两　木香半两　山慈菇一两（红内消即何首乌）

上焙为末，每服二大钱，空心盐汤点服。余乡曲有一老医数世习医，凡妇人气疾惟凭此药，百发百中。家有十口，只以此药养家。

治小肠气痛不可忍者

乌药捣研，好旧酒浸一宿　高良姜　茴香舶上者，三味各一两　青皮二两

上为末，每服二钱，遇发时热酒调下。

又方

杏仁一两　葱白和桵捣焙干，半两　舶上茴香一两

上为末，每服三大钱，空心温胡桃酒调下。

治膀胱气

青矾一两　白矾一两

上用小瓦罐子一只入药于罐内。用麻皮缚紧，盐泥如法坚牢固济，炭五斤煅令通红，尽炭为度。取出入地穴内，去火毒二宿。为末，醋糊为圆，如绿豆大。每服十圆，空心盐汤下，或白汤亦好。

治疝气

官桂半两　蛇床子一两半　柴胡　细辛
白芷各二两

上㕮咀，每服五大钱，水二升，葱白和须二茎，椒五十粒，同煎至七分。于瓶口上熏合，微汗出，再暖通手，洗。妇人带下赤白，熏之亦效（妇人用可加紫苏一握）。

又方

大蒜三个　韭菜一握　鲜菜一握（道按：鲜菜即生菜用菘叶）

上用大砂瓶内煎令百沸，乘热熏之，候入得手则洗之，如冷则再暖，日三次，立效。

治疝气立效散

川芎　川楝子　青皮　舶上茴香　桃仁　黑牵牛已上各一两，焙

上焙干为细末，每服二钱，无灰酒一盏，煎至八分盏，温服。

灸法：治肾气外肾肿，小肠气痛，腹内虚鸣

灸风市穴五七壮，灸气海穴七壮，灸脐左右，各去一寸半，两穴各七壮。

上，予曾患此疾，灸之立效，后来不发，甚妙。

治腋气

夜明砂不拘多少，为末

上用豉汁调涂，立效。

又方

铜青　米醋　调成膏。

上，先净洗腋下，用轻粉掺过，却使上件膏涂之，立效。

又方

腻粉　明矾　红丹各等份

上为末，临睡时抹之佳。可使半月日去根。

治小肠寒方

枳壳一两　舶上茴香一两

上为末，每服三钱，临发时空心热酒调下。

又方

木香一两　天南星半两　良姜半两，与天南同用麸炒，令赤色

上为末，每服二钱，水无灰酒一盏，煎三两沸，空心服。此二方曾医生专修合，货卖供五口。

治小肠气痛撞腹面青唇黑欲死者

木香　茵陈　芫花　甘遂各等份

上件为末，每服二钱，水一盏煎至七分，去滓温服。服此药后，应犯甘草药皆不得喫，恐与甘遂相反故也，其药甚妙。缘处方者有理，屡有效验。

又方

川楝子　茴香　川乌炮　破故纸各等份，各炒，令黄色

上焙干为末，酒糊为圆，如梧桐子大。每服二十圆，盐汤温酒任下。忌生冷、动气、一切毒物。

治远年小肠气众医不瘥者

硫黄　舶上茴香炒令黄，不可犯铜铁器，各等份

上为末，每服五钱，用热酒调，空心温服，本事方续集永除根本。

治膀胱气金莲散

巴豆一百粒　川楝子二十四个，汤浸去薄皮，切作片子

上二味用麸二升同炒，令黄赤。去麸与巴豆不用，只将川楝子一味为末。每服三钱，温酒调，空心下。余阅古今一切名方，无如此方奇特效。

治诸腰痛等患

治腰痛疼用转下脓水

黑牵牛　白术各一分　桑白皮一两　木通半两

上为细末，每服三钱，茶清调下，四更时服，转了粥补。

又方治久患腰痛

石甜瓜一两　附子炮了，半两　冬瓜皮半两　槟榔　木香　乌药各半两

上为细末，每服一大钱，温酒调下，临睡服。此日只午后申时先吃了晚饭，申时当后不得吃食，专候临卧时服药。

治腰脚筋骨疼软无力酒浸牛膝圆

牛膝三两，炙黄　川椒半两　附子一个，十钱重者，炮去皮脐

上㕮咀，用生绢作袋子，袋盛，缝结其袋口。用无灰酒一斗，春秋浸十四日，夏浸七日，冬浸十日。每日空心饮一大盏，候饮尽酒后，出药为末，醋糊为丸。每服二十丸，空心温酒盐任下，忌动风等物。

治五般腰疼

巴豆五个，每个用湿纸裹煨令熟，去壳取肉，去油，只使半出油半微去油　五灵脂半两，炮　黑牵牛瓦上炒　白牵牛同，各三钱重　狗脊半两　草薢三钱重　没药三十文　胡桃两个，取肉研为膏

上件为末，将前胡桃膏入醋糊为圆，如梧桐子大。每服十五圆。风腰痛，豆淋无灰酒下。气腰疼，煨葱白酒下。败精腰痛，茴香酒下。失血腰疼，当归酒下。打扑腰疼，苏木酒下。

又方治五种腰疼

狗脊　草薢　菟丝子各二两，酒浸，焙干，别研

为细末，炼蜜如此○大。每服三十圆，用草薢二两，浸酒三日，取酒服药，空心食前服。

又方

治遍身皆痛，如劳证者。伤寒身体疼者，不可服。但少年虚损冷惫、老人诸疾，并皆治之。

黄芪　人参　甘草　附子炮　羌活　木香　知母　芍药　川芎　前胡　枳壳　桔梗　白术　当归　茯苓　半夏各半两　柴胡　鳖甲各一两　桂心　酸枣仁各一分　杏仁半两

上为末。每服一二钱，水二盏姜三片，枣子三枚，乌梅三个，葱白三寸，同煎至七分，空心温服。

异功散

治妇人血冷气痛，心胸烦闷，不思饮食，四肢无力，头目昏疼，寒热往来，状似劳倦，并皆治之。

牡丹　芍药　白芷　干姜已上各三钱　当归　陈皮　官桂　乌药　玄胡索　川芎　苦梗已上各半两

上为末，每服二钱，生姜三片，酒水各半盏，煎至七分，温服。初生时宜服此药，每日三服，七日后渐减服数，至十日满，永无疾病。服后些少腹痛不妨事，勿嘈嗜。

治诸脾胃等疾

开胃进食丁香汤

藿香半两　巴豆二十粒　丁香四十九粒　粟米一合

上先将粟米、巴豆肉同炒，令赤色，去巴豆不用。只使粟米与丁香、藿香同研为末。每服二钱，米饮调下。

大黄汤

治冷涎反胃，其候欲发时，先流冷涎，次则吐食。此乃劳证，治之不早，死在旦夕。

大黄一两　生姜自然汁半茶盏　炙大黄令又淬姜汁中，如此淬尽，切焙为末

上每服二钱，陈米一撮，葱白二茎，水一大盏，煎至七分。先食葱白，次服其药，不十日去根。

又方治反胃吐食

白矾二两　黄丹一两

上二味为末，入瓦罐子内，煅令如蒸饼虚空，取出，以净纸承顿地上盆盖，一出火毒，再为末。用药饼为圆，如绿豆大。每服三五圆至七圆，空心温酒下。更量老

少虚实与之。

又方

治宿食不化，呕吐酸水，胸膈痞闷，冷气腹痛，肺寒咳嗽，并皆治之。

陈皮四两　生姜一两半　甘草一俩，炙

上咬咀，炒令黄赤色，焙干，研为末。每服二大钱，盐汤点服。

又方

乌梅二个　缩砂三粒　胡椒二十四粒　丁香十四粒　巴豆四粒

上为细末，研饭为圆，如此○大。每服七圆，橘皮汤下。

治脾疼不问新久

高良姜　红芍药各等份

上为末。每服三钱，水一盏，煎五七沸，食后服。

治丈夫、妇人、老少远年日近反胃吐食方

五灵脂

上一味不拘多少，为细末。用黄犬胆汁为圆，如龙眼大。每服一圆，好酒半盏顿汤，瓶头温磨开服不止，再服，不过三服即效。

又方

治胸膈不快，酒食所伤，渐成反胃，令干呕。

丁香　巴豆　乌梅各二十个好完合者

上三味皆不去油壳并核，捣三五千杵成膏。入早米饮一两，同捣又二千杵，令极匀细，众手圆如○大，慢火焙干，净纸承顿地上，出火毒。每服五圆或七圆，茶酒熟水任下。如呕吐酸水、心腹气痛臌胀者，橘皮甘草汤下。

治伤积有滞食，呕酸饲气，心腹气膨，小腹不仁，或时溏泄

高良姜　陈皮　莪术　乌梅　生姜

甘草　干姜已上各等份

上用好红椒二十粒，去子，同研为细末。每服二钱，水一盏，姜三片，煎至七分温服。

治丈夫妇人心气刺痛不可忍者

头发烧灰仔性，为末　丁香七粒

上为末。酒一盏，煎十数沸，温服立效。

治恶，心反胃

厚朴姜汁浸，炙　苍术　橘皮　甘草各三两

上为细末，每服一大钱，空心盐汤点服。

东京王先生传脾疼药方

江子半两，新瓦器中炒令黄色　杏仁半两，同　牵牛半两，同　橘皮一两，同

上件并为末，用醋糊为圆，如○此大。每服十圆，姜汤下。妇人血气，醋汤下；产后气痛，艾汤下五圆。丈夫酒食所伤，随物下。小儿惊热，饭汤下；疳积，饭饮下；蛔虫腹痛，史君子七牧为末，汤下。

治脾疼不可忍及疗冷气疼

陈茱萸二两　浮椒一两　蚌粉一两，炒赤色

上件为末，散糊为圆，如梧桐子大。每服五圆，用浸酒盐汤任下。遇发时服。甚者不过二三服，立有功效。

治脾积气痛，妇人诸般气痛

香附子五两　莪术　甘草各二两

上事治令净，研为细末。每服二钱，入盐少许，百沸点，空心热服。

又方

良姜四两　甘草一两　桂花半两

上为末，每服一大钱，入盐汤点服。

治脾疼神效方

荔枝核

上一味不拘多少为术。每服二钱，热醋汤调下。

官方七香圆

丁香　檀香　丁香皮　木香　陈皮　甘松　三棱　莪术　缩砂　白豆蔻已上各半两　香附子四两

上为末。用曲饼汤泡和药为圆，如绿豆人。每服二十圆，细嚼生姜汤下。

治中酒不醒兼有酒食伤

巴豆一粒　乌梅二个　丁香三粒　胡椒五粒

上同捣为细末，入饭同杵二三千下，为圆如〇大。每服五圆七圆，细嚼丁香汤下。小儿一圆与服。

《类证普济本事方续集》卷三终

类证普济本事方续集　卷四

宋　许叔微先生　著

绍兴　吉生裘庆元　校刊

治诸口舌牙齿等患

治上膈热极口舌生疮

腻粉一分匕　杏仁七粒，不去皮类

上二味临睡时细嚼，令涎出则吐之，用温汤漱口，未全可久合用。

又方

胆矾一块子

上用百沸汤泡开，含漱一夕，可瘥八分。

又方

五倍子不拘多少

上为末，糁在口疮上，后用茶清灌漱，立止。

治口舌生疮

甘草五文　白矾十文

上为末，含化。咽喉痛亦治之。

治满口生疮，此因虚壅上攻口舌生疮

草乌一个　南星一个　生姜一块

上焙干为末。每服二钱，临睡时用醋调，掩子贴手心、脚心来日便效。

治口鼻生疮

上好生姜一块，临睡时细嚼含，睡不得开口生气。眠著不妨睡觉，治一切牙疼。

川升麻　当归　川郁金　细辛各等份
荜茇　白芷　荆芥已上比前药三分之二，各等份

上七味为细末，用瓦合子贮之，紧闭合口。每用少许揩在患牙痛处，温荆芥汤灌漱立效，甚者只二次。

取牙痛令落不犯手脚

草乌十五文　荜茇同　川椒三十文　细辛同

上为细末。每用少许揩在患牙里外，不过三五次，揩其牙自落。

又方定牙痛

上用三脚牙不拘多少，盐泥固济，火煅通红，出火毒，次碾为末。每月些少顿蛀牙孔内，立效。临用药时，入乳香少许，令匀同用。若先将乳香交和之后，恐过。即（即当作却）药性其效较缓，是故临用和匀。

治牙疼

雄黄　没药等份　乳香少许

上为末。若左边牙疼，用药搐左鼻孔，次将药吹入左耳；右边牙疼。则搐右鼻孔及吹入右耳，无不效验。

治牙齿动摇（摇下有髭字）须黄赤，一服髭乌牙牢妙

生姜半斤　生地黄一斤，各洗令净，研取自然汁，滓留取

上不蛀皂角十茎，括去黑皮并节。将前药汁蘸皂角，漫火炙令黄，用药汁尽为度。并前药滓同入瓷罐内，用火煅留性为末，牙齿动摇，用药揩牙龈上髭黄，用铁器盛药末，用三钱汤调。过二日将药汁蘸须。临睡时用。次早已黑，三夜三次用之，

其黑如漆。妙甚！妙甚！此方乃得自阎知府宅。贵宦常用，屡有效验。

治牙疼

鹤虱　细辛　白芷　甘茄各等份（道按：甘茄即寻常茄子也）

上件为末。每用少许揩痛处。如有蛀孔。用饭圆药末塞入孔中，立效。

取蛀牙本分法

硇砂三钱匕　朱砂一钱　硼砂成块，一钱匕

附子尖十四个　信砒二钱匕，色黄白有光星者，已上各末　川乌尖七个　蟾蜍七个，已上同为末

上和匀，五月五日合者佳。点药于牙根上，良久用手指揩下，次用后敷药。

防风五文　荆芥同　乳香十五文

上为末。揩牙落处并用些子塞牙落孔子。此三方余见一道人货药取牙，一日常货三两贯钱。余厚赂之，始传得妙。

治蛀牙疼

上川乌大者一个，旧糟内藏著。候一月日透内后，出，切焙干，入细辛，同为末，揩痛处效。

又方

川乌　草乌各一个　白附子半两　附子脐三七个　朱砂少许，别研

上为末，和匀。每服二钱，酒水各半盏，同煎至七分，候冷服。临卧时不得再吃热物。

治一切牙疼风齼，热龈常出鲜血，渐至崩落，口臭不可近人者，并皆治之

大黄米泔浸　生地黄

上二味旋切，各用一片二片合定，贴所患牙上，一夜即愈。未全可，则再如前法再用。如说话，恐引风要津液清痛处。

治牙痛

川乌　阿魏　朱砂各等份

上将阿魏醋浸，入蒸饼，搜作团子，切片焙干。同三味为末，敷牙龈上，不可漱口。良久或咽下去亦不妨，药清尽，又使。其效如神。

治牙疼

土驹一个（道按：土驹当作土狗，考《本草》蝼蛄一名土驹。）

上一味，用旧糟裹定。次将纸裹，浸火内，令焦，去糟。只将土驹为末，敷牙疼处，立效。

治牙崩

信砒　红丹

上先将砒霜顿在铁香匙上，却以红丹盖定。文武火上煅，令烟尽为度，研为细末。先用枳壳荆芥汤灌漱，吐去，将前药末揩牙上，不可吞。直候涎多吐下。又须用前汤灌漱，立效。

治诸眼目等患

治诸眼患

因热病后毒气攻眼生翳膜遮障，服此药后遂旋消退，不犯针刀。

青箱子　防风　枳壳已上各一两　茺蔚子　细辛各半两　枸杞　泽泻　生干地黄　石决明各一两半　黄连半两　川当归二两　车前子　麦门冬二两

上各如法修事，焙干为末。炼蜜，圆如梧桐子大。每服三十圆。饭饮吞下。忌一切毒物。

又方

治因五脏热毒壅盛，气攻两眼，赤肿疼痛，或生翳膜，怕日羞明，迎风滴泪，并皆治之。

黄芩　大黄　石膏　羌活各一两　蛇蜕一条

上为锉散。每服半两，朴硝少许，通草二寸，水一大碗，同煎至六分，临睡温

服。泻一两行不妨，次将温粥补。自后每服只三钱重，不用朴硝水煎服。忌热物及不得啼哭使怒。

又方

防风　白蒺藜各一两　羌活一两半　甘菊三两

上为细末。每服二钱，盐少许，百沸汤点，食后服。

又方　治肾经虚冷，水候不升，不能上荫肝木，致令眼目昏暗，或赤肿痛痒，须用此药方能治。

川芎　荆芥　天麻　川乌　乌药　羌活　黑牵牛　川当归　金钗石斛已上各等份

上为细末，炼蜜圆，如豆大，朱砂为衣。每服一圆，薄荷茶嚼下。

治丈夫、妇人、室女、小儿诸般赤眼、针头圆

川乌尖七个怀干　白僵蚕七个　硼砂十文

上为末，用猪胆取汁调药，不令稀用。成软块摊在碗内，荆芥、艾各一两，皂角一茎，烧烟将药碗高覆熏之。常将药膏搅转，又摊又熏，皂角荆芥艾尽为度。再搜成块，油单裹定，入地中出火毒。冬天两日，夏天一日夜，春秋一夜，取出圆如针头大。每服一圆，入眼中妙。

治眼疾穿针散

木贼半两，去黑，不要尘者　香附子　细辛　菊花　羌活各半两

上为细末。每服二钱，用好茶少许同点，食后服。

治清盲萤眼法

上令患人至黄昏时，寻萤儿宿处，惊令飞起，即念咒。咒曰："紫公紫公，我还汝盲，汝还我明。"如此三日，自可。此法虽传得后不曾试，尚恐有妄。

治眼生翳膜及内外障

乌贼鱼骨一名海螵蛸　生箸脑少许

上二味，碾令极细。铜箸点，热汤洗铜箸三五次，点立效。

又方治眼目赤肿或痒或痛，上膈壅热而成

大黄　苦葶苈各一两

上焙干为末，炼蜜，圆如龙眼核大。每服一圆至二圆，用山栀子仁汤嚼下，量大小加减与之。

又方解热眼

大黄　甘草　当归　赤芍药

上为细末。每服二钱，汤调下，食后服。或以一钱末，汤洗尤妙。

治暑月或行路目昏涩多眵黏者

生龟龟当作龙脑　薄荷五七叶，手揉烂

上用生绢烈汁，滴入眼中妙。

治眼洗肝散（此与别方不同钱）

大黄　甘草　黄芩　赤芍药　甘松各三钱　干葛　当归　熟地黄　山栀子仁各半两

上为细末。每服二大钱，第二次米泔调。

治风痛眼洗肝散

黄芩　甘草各半两　菊花　人参各一两

上为细末。每服一钱，熟水调下。各用忌毒。

治久患壅毒风热翳膜并内外障眼

真宣连去毛　黄柏　秦皮

上三味等份为末。每服一钱，水一盏，煎五七沸，用夹绢滤去滓，承热汤洗。候药冷便住。再暖又洗，滓又并煎洗。

治气毒赤肿热痛眼

好真连半两　生龙脑自然汁半盏

上二味煎取一盏，点洗之。饱食后服一呷。须用人实壮可服，虚薄者不可服。

洗眼明睛散

马牙硝一两　青矾少许

上二味研匀，用水调文武火煎干。出火毒一宿。次用蔓荆子、防风二味为极细

末，各三钱重，入前二味，同拌匀。每服一字，用百沸汤泡洗。

治风毒眼患

何首乌　荆芥　甘草各等份

上为细末，用砂糖为圆，如弹子大。每服一圆，食后薄荷茶嚼下。

治眼慕（慕当作暴）赤泪肿疼痛

木贼半两　细辛半两　草乌一两　龙脑半两

上锉。每服三大钱，水一大盏，黑豆半合，煎至一两沸。入砂糖一块如大弹大，煎至八分。去滓。食后温服。忌毒、煎油面、鲊酱、热物及不得嗔怒、房色等事，则使易获痊安。

治赤肿眼

上以白姜术水调，贴脚掌心。又以土朱蜜调，睡贴眼上。

又方清眼疼难忍者

川当归　防风　细辛　薄荷各等份

上为细末。每服二钱，麦门冬熟水调下。食后日午、夜卧各一服。

又方

白芷　赤芍　防风　细辛各等份

上为末。每服三钱，水一盏，砂糖二钱，同煎七分，去滓。温服，不拘时候。

治久年眼生黑花不忍者

椒目一两炒　苍术二两炒

上件为末，醋糊为圆，如梧桐子大。每服二十圆，醋茶送下。不过十日取效。

点眼水膏

鹅梨（道按：鹅梨即梨肥大者）一个　鹰爪黄连半两

上用砂瓶一只，先入梨，次入黄连末，候初冬第一次下雪时，取雪满铺入砂瓶内。油单封口，入地五寸深。候立春日交春时候过了取出，点眼或温过洗妙。

治眼目诸疾点眼膏子

羊胆一个

上一味入蜜一钱在胆内，线扎定，坩锅内满入水煮熟，冷水内浸，取出候干。顿人角罐内，竹箸点眼四角，立效。

神验点翳药照水丹

朱砂半两　海螵蛸一钱

上二味乳钵内细碾。水飞过，澄取。又用黄蜡少许溶，旋入药。待要用时，就火旋，圆如萝卜子大。临睡时，用一圆点人眼角，紧合眼睡著。次日用温汤洗下。未全退者，更用一服，极妙。用此药后，或更以所吃药与之尤妙，明医者自能。

斟酌但眼患，比他疾不同。

治男子妇人血灌瞳人及睛疾

生干地黄　大黄各二两　朴硝一两　没药半两

上为细末，每服一钱，熟水调下。

治倒睫烂眩

蜜一两　虢丹五钱，重

上二味漫火熬成膏，入轻粉五文，令熬黑色，逐时泡沫点之。

点冷泪眼二霜膏

南硼砂一钱　蕤仁十四粒，出油　姜霜末半钱　脑子少许

上乳钵为细末，用糖半两研匀为膏。铜箸点之，立效。

治诸般眼患菊睛圆

甘菊花　川芎一两　甘草一两　天门冬四两

上为细末，炼蜜为圆，如〇大。每服十五圆至十圆，熟水吞下，日三服。余寓衡阳日，有一妇人患眼十年余，与此药十服瘥。

《类证普济本事方续集》卷四终

类证普济本事方续集　卷五

宋　许叔微先生　著

绍兴　吉生裘庆元　校刊

治诸喘嗽等患

治远年日近喘嗽

皂角不蛀者三大茎

上一味刮去黑皮，刀切开去子。每子仓内入巴豆肉一粒，合就麻皮缚定，用生姜自然汁和蜜涂，令周匝漫火炙。又涂又炙，以焦黄为度。擘开去巴豆不用。以好明矾一两枯过，蓖麻七个，姜汁和蜜涂炙前三味为末。却以杏仁二两去皮尖，研成膏，却与前药和匀。每服一钱，用梯（梯当作柿）子干炙过，候冷点药，细嚼。临睡服。忌热毒、鱼鲊鲑鲞、油面酒、米醋、煎煿熟毒等物。

治十六般哮嗽

黄明胶二两，锉炙　马兜铃　甘草炙半夏姜汁浸三日　杏仁去皮尖，已上各一两　人参半两

上为末。每服一大钱，水一盏。随病有汤使煎至七分，临睡食后服汤，使于后。心嗽面赤或汗，流加干葛煎服（早吃晚饭）。肝嗽眼中泪出，入乌梅一个。糯米三（三当作十）四粒煎服。脾嗽不思饮食，或一两时恶心，入生姜三片煎。胃嗽吐逆，吐酸水，入蚌粉煎。胆嗽，令人临睡用药半钱，茶清调下。肺嗽上喘气急，入桑白皮煎。膈嗽咳出痰如圆块，生姜自然汁调药咽下。劳嗽，入秦艽末同煎。冷嗽天晓嗽甚，葱白三寸，同煎。血嗽连顿不住，当归末枣子同煎。暴嗽涕唾稠，入乌梅、生姜煎。产嗽背甲疼痛，甘草三，同煎。气嗽肚痛胀满，入青皮去白同煎。热嗽夜甚，蜜一匕，葱白同煎。哮嗽声如移锯，入半夏二个同煎。肾嗽时复三两声，入黄芪白饴糖煎。上件十六般嗽疾依法煎服，无不效验。此方乃都下一家专货此药活十余口，余因中官厚赂钱物，方始传得，屡试有验。

治远年日近哮嗽妙方

砒一钱　面一钱　海螵蛸一钱

上三味为末，水调作饼子。漫火炙黄，再研令细。每服一字，用井花水调一大呷，空心服。良久吐出为度。小儿加减与之，忌食毒物。

治鱼哮

古老钱七个　白梅肉七个

上水一大盏，浸两宿。每服一茶脚许，空心服。良久吐恶物。

治膈上有痰川芎圆

川芎二两，细锉，漫火熬熟　川大黄二两，蒸令极熟

上件焙干为末，用不蛀皂角五七挺，温水揉尽，绢滤去滓，瓦器中熬成膏。和前二味为圆，如绿豆大。每服十五圆，生姜汤下，小儿三圆。

补肺法

地黄二斤，生净洗　生姜四两　杏仁二两

蜜四两

上捣如泥，瓦合盛饭上，蒸五七度。每日五更挑三匙咽下。

治气喘咳嗽

大黄半两　葶苈子一两，净洗，瓦上炒

上为末，炼蜜，圆如梧桐子大。每服五七圆，用桑白皮汤下。

又方

草乌五钱重　麻黄三钱重

上为末，每服三大钱，萝卜一个同煮，令熟，只吃萝卜妙。

又方

天南星二个大者　蚌粉　甘草等份

上为细末。每服一钱，水一盏，姜三片，煎至七分，临卧温服。

治暴嗽

白矾一两，细研　砒霜一钱

上为细末，砒霜安放茶盏底，却将矾末铺盖，火煅为末。乌梅肉圆，如绿豆大，朱砂为衣。每服二二圆，紫苏汤下。

治久年日近喘嗽

蝉蜕一两，去头足　五灵脂半两，生　蚍半两，生用　雄黄生　杏仁去皮尖，各半两　轻粉一两　淡豆四十九粒　马兜铃一两，生

上件除出轻粉，研为末。用生姜、葶苈自然汁合药圆，如〇大。每服一圆，临卧细嚼，生姜汤送下，忌毒。

定喘

天南星　半夏　青皮（炒令黄）　白矾炒，各等份

上为末，每服一钱，好北枣去核入药在内，细嚼咽下。

治诸般嗽

甘草十三文　滑石　葛根　桂枝　桂花各十文　瓜蒌一个和皮子使　山药二两　蚌粉黑色者　苦参各五文

上为末。每服二钱，姜五片，枣子三枚，水一大盏，入蜜同煎至八分服。

治劳嗽

青黛三钱　辰砂一分　雌黄　雄黄　白矾　信砒各一钱，并生用

上并为末。淡豆豉一百粒汤浸去壳，研如膏。入前六味，圆如梧桐子大，每服一粒，临睡，冷茶清下。

化痰涎方

明矾一两，枯过　白僵蚕半两，去头脚丝

上为末。研生薄荷令烂，和圆如绿豆大。每服二十圆，薄荷汤下，日三服。

治嗽

不蛀皂角去黑皮　干姜　板桂去粗皮，各半个

上为末。炼蜜为圆，如梧桐子大，每服十五圆，姜汤临睡时下。

治诸般嗽疾

天南星　半夏各一两，各使姜汁浸一宿　猪芽皂角去黑皮并子　杏仁去皮尖，面炒黄　青黛各半两　焰硝三钱　巴豆二十一粒，去壳生用

上一处为末，姜糊圆，如绿豆大。每服七圆，临卧姜汤下。

治诸瘰疬等患

治诸瘰疬

朱砂　砒霜　硇砂　马牙硝各等份

上乳钵内研细，面糊搜如香附子状。相疮口大小作之，尽送入疮口。若肿时，用薄荷研细涂之，待收口了，却将大柏皮并白丁香并为末，尽入孔中。如边不干，却用：

江子乃巴豆也，去壳，不拘多少

上用麻油煎令赤，火气后去巴豆入蜡合如膏，看疮口大小涂之，及将白及末水调涂疮上，立效。

又方

密陀僧十文　青矾五文

上二味为末，干糁，更用面糊搜药作
奄贴之。候疮干，更上药三五次。然后用
白及、黄柏皮二味水调作奄贴之，无不
效者。

治鼠疬瘰疬

刺猬皮瓦上燥

上一味研为末，入水银粉，干敷。

又方

田螺壳烧灰留性

上一味为末，敷之妙。

又方

黄荆子（又名蔓荆子）　乳香　甘草
各等份

上为末。每服一钱，热汤调，食后良
久服。

又方

土附子一个洗　盐三升　小便五升

上三味同浸半月日取出。将附子黑皮
阴干为末，用黑豆烂煮研为膏，圆附子末，
如梧桐子大。每服七圆，温酒早晚下，
二服。

治漏疬

蛇菰子不拘多少按：蛇菰予未详，一作蛇床子

上一味瓦上燥干为末，用纸捻搭入疮
内，立效。

治诸鼻耳等患

取鼻痔

巴豆十二个，去壳　阳起石一钱　石莲肉
三十个

上为末。每用半字许搐入鼻内，又用
绵块子蘸药塞入鼻中，其痔内化烂出了。

又方

蝎稍一钱　巴豆五粒，去油　丁香五粒

白丁香七粒

上为细末。用螺青一字和匀，用内消
膏药溶开，入上件药搜圆，如龙眼核大。
用一圆安鼻内。

又方

苦丁香乃苽蒂，十四个　赤小豆　丁香各
十四个

上漫火焙干为末。入脑子少许，口内
先含水，次将小竹管吹药入鼻中，半盏茶
末多，入尽为度。候头疼时取下。

消鼻痔方

瓜蒂四钱，炒　甘遂同　白矾半钱，枯过
螺青半钱，炒　草乌尖同，炒

上为末。用真麻油搜令硬得些子不可
烂旋圆，如鼻孔大，用药入鼻内，令达痔
肉上，其痔化为水，肉皆烂下。每日一次，
妙不可言。

治耳聋

鼠胆二个

上一味滴入耳中，三次便立效。

又方

海螵蛸

上一味为末。吹入耳中，数日瘥。

治耳出脓水不止，俗呼油耳

白矾烧灰

上一味为末。吹入耳中，三次立效。

治诸虫及虱等入耳

白胶香

上一味烧烟熏耳中，令知耳孔内暖，
虫自出妙。

治蜓蚰入耳

半夏生

上一味为末，麻油调涂耳门外，虫闻
香自出。

治飞虫入耳

上用好酸米醋一味，滴入耳内，虫必

出。不出即死。曾有一人被焦虫入耳，其虫口硬如铁，但身软，用此药滴之立死而出。

治酒渣鼻及妇人鼻上生黑刺者

生硫黄十文　轻粉同　杏仁五文

上为末。用饼药调，临卧时涂，早则洗去。

治鼻不闻香臭，多年者亦治

生葱一味

上将葱分作三段。早用葱白，午用葱管中截，晚换葱管末梢一截。塞入鼻中，令透里方得。不二三日用之便闻香。

《类证普济本事方续集》卷五终

类证普济本事方续集　卷六

宋　许叔微先生　著
绍兴　裘吉生庆元　校刊

治诸疔痈等患

化毒方

治一切痈疽疮疖。未成者速散，已成者速溃，败脓自出，无假手挤，恶肉自去，不犯针刀。服药后疼痛顿减，此其常用者效也。此方得自于都下异人，时有苦背疡者七十余头，诸药试遍不获痊效，众医环立如堵，出是方示之，相目而笑曰：是岂痈背所用药耶？固谓之曰：古人用方自有意义，观其所用药性平和，纵未能已疾，必不能坏病，服之何害。乃治此方药与之，以熟酒一升许下药五六钱。少顷顿减七分，数服后，疮大溃，脓血流逆，若有物自内托出。服之半月，疮口遂合，若未常有所苦者。又有苦腹疾者，其痛异常，医者莫晓，时意谓此药大能止痛，试与饵之。当日下浓二三碗许，痛亦逐止。思察之乃腹痈也。又一老人，忽胸间发肿，根脚甚大，毒气上攻，如一瓢然斜捕顶右不能转动，遂以此药与服。明日肿毒既散，余一小瘤，如粟米大。又明日，怗然如故无事。又一人发脑，疑此不能救，遂殒于庸医手。次年其子复苦此疾，与父无异，病状一同，因惩父之失，纵饮酒服此药而至，不觉大醉，竟日滚卧地上，及至酒醒，病已去矣。又一妇人发乳燃肿疼痛，日夜叫声不绝，

哀苦之音皆不忍闻，自谓无生理。又有一妇人，股间发肿，大如杯碗，服此药皆脱然如失物。是药济苦者不可记数，姑摭一二以示大略。大抵痈疽之作，无非气血凝滞，风毒壅结，或饮酒食热物过多，房室虚甚，荣卫不调所致。治之不早，则外坏肌肉，内攻脏腑，去生远矣。详味此方，其所用药皆发散风毒，调理气血，排脓止痛，生肌长肉等药，五毒不试而坐收疡医十全之功，其可悉述乎（悉述作尚已）。

人参用新罗者、团结重尖滋润者，洗净去芦，薄切焙干　防风择新者，净洗切焙　当归取川中来者泽大今泽作择，今作个。如马尾状，滋润甜辣者，香芬者，温水洗，薄切焙干　黄芪川绵者为良状等（状下有如字，等箭误）。干者，长一二尺，不开者洗净，寸截，捶碎，擘如丝状，以盐汤浸透，微火炙酥，再锉入众药中　芎藭川中者为上，今多止是抚芎，不用净，洗净焙干　厚朴宜用梓州来者，厚而紫，掐乏油色者佳，去鹿（鹿当作粗）皮切，姜汁淹一两，焙炒　白芷　桔梗以有心味苦者为真，无心味苦者荠苨，切勿误用。洗净去头。薄切焙干，入众药桂宜用卷薄者，古法带皮桂每两止取二钱半，用一两者当卖四两，内取一两好者，不见火　甘草生

上十味，选药贵精者，皆取净，晒干极燥方秤。人参、当归、黄芪各二两，其他七味各一两。除桂外，一处为末，入桂令匀。每服三钱，渐加至五六钱，热酒调。日数服，以多为妙，服至疮口合，更服为

佳，所以补前损杜后患也。不饮酒者，浓煎木香汤下。然不若酒力之胜也，或饮酒不多能勉强间用者，酒调下，并木香汤解酒，切效，当不减于酒也。

又方治一切恶核瘰疬痈疽等病及恶肿

青木香　沉香　乳香　麝香　升麻　独活　连翘　桑寄生　木通　夜干（道按：夜干即射干）已上一两　大黄五两

上㕮咀乃为锉散也。锉令如麻豆大也，每服四钱，水二盏，煎至一盏。已上去滓，取八分清汁，空心热服。半日已上未利，再服，以快为度。或下恶物未生肉已前，时服不妨，以析毒热之气。或有人使竹沥、芒硝，恐用药之人不能斟量，是故不载。知者当自相度用之。

又方治痈疽发背、丹疹、赤肿恶肉、时行热毒变作赤杂及眼赤痛生障医病方

黄芩　白及　麻黄去节　漏芦真者　白薇　枳壳麸炒，去瓤　升麻　白芍药　川当归　川牛膝　甘草各二两

上为粗末。每服四钱，水一盏半，煎至七分，空心热服。或利一二行，如未利再服，可加芒硝三钱。未成者散去，已成者立溃痈疽。药中无如此三方妙绝，余每用济人不少。凡有患痈疽发背等疾，服此二三药获安之后，宜常服四物汤、交和黄芪建中汤，空心煎服。御未来，恐疾再作。传其难又兼费财，不秘者者下有欲天下人安故也七字。

治发背内溃及诸恶毒冲心，呕吐、疼痛不可忍，三两服可救一命。应干疮毒痈疽等疾每日一服，无不除愈。内托毒气使出及外，不至内攻乳香散

绿豆四两　乳香一两

上二物再同碾极细，每服一钱，新汲水调下。水不宜多，要药停在胸膈也，甚妙。

治诸水肿气疾

治十肿水病并根源证状方法

一蒸水，先从左右肋肿，根在肝，药是大戟。

二赤水，从舌根起，根在心，葶苈子。

三黄水，从腹肿起，根在脾，甘遂。

四白水，从脚起，根在肺，藁本。

五黑水，从阴（外肾也）肿起，根在肾，连翘。

六玄水，从面肿起，根在外肾，芫花。

七风水，从四肢肿起，根在骨，泽泻。

八石水，从肾肿起，根在膀胱，桑根白皮。

九蒿水，从满腹肿起，根在小肠，巴豆。

十气水，或成或衰，根在腹，赤小豆（道按：成当作盛字）。

上十般肿病，各有根源，种种不同。看十肿病根，除一味用，将九味等份，遂味用。制者依法修治，焙为细末，炼蜜为圆，用赤茯苓汤吞下，不拘时候。其圆如梧桐子大，每日三服。忌盐一百二十日。缘盐能化水故也。然忌鱼酢、面食、一切毒物，及生冷等物及不得行房事。此病去生甚远，取死将近。或得良医医者，得余此方，慎勿轻贱。虽千金难换，但余欲天下人安故也。用此方获瘥之后，更用后来补药：

补药方

肉桂去粗皮　青皮去白　干姜汤洗　莪术醋煮软　川芎　肉豆蔻　鸡心槟榔　桔梗各等份，依法制治

上等份，事治为末。每服三钱，百沸汤点服，空心食。前日午食、前晚食前各一服。前项二方治水肿病。余见乡人有患水疾，半年后得名医获瘥。余遂日计来此医人，多酬黄白之物，遂得此二方。余试用之，百发百中，获济者无数。世间所有水病方药无此二方之右者。余初出《本事方》前集尚有此，后集二帙，初深秘之，今见前集已盛行于世，此后集今亦略传一二。仁者使天下皆得，跻尽天年，毋罹枉毙云。

治妇人经脉不通，即化黄水，水流四肢，则遍身皆肿，名曰血分。其候与水肿相类一等，庸医不问源流，便作水疾治之，非唯无效又恐丧命。此乃医杀之也，宜用此方力效。

人参　川当归　瞿麦穗　大黄湿纸裹，二升米上蒸，米熟去纸，焙干　赤芍药　桂去皮　白茯苓已上各半两　苦葶苈炒，二分

上为细末，炼蜜圆，如梧桐子大。每服十五圆，空心米饮下，渐加二十圆，止于三十圆。每无不效者。

治诸泻痢疾（附大便秘）

治冷热痢疾（无疾字有等患二字）

罂粟壳二两　白姜三钱重　甘草五钱重芥叶半两　（白姜即干姜）

上件㕮咀，分作三服。每服入蜜十文，用水一盏，煎至七分，温服，空心下。

治一切痢

砒霜　黄丹各等份

上同研细，用黄蜡溶和药末为膏，旋圆如绿豆大，每服三圆，饭饮下。小儿圆如粟米大，饭饮下。忌荤腥。

治赤白痢

赤芍药　香附子炒，去毛　地榆等份

上二三处为末，留心认记。赤痢用赤芍药末，一钱，香附子末半钱，地榆末例用一钱，蜜一匕，水一盏，煎五七沸，空心温服。白痢，香附子末一钱，芍药半钱，地榆一钱，蜜一匕，水一盏，同煮至七分，空心温服。日二服，小儿加减与之。

治脾胃有积，脏腑不宁，冷热相搏，遂成赤白痢疾。不思饮食，腹痛不可忍，并皆治之。

罂粟壳四两，蜜炙　川当归半两　甘草同炙　白芍药　桂去粗皮　诃子　白善土（道按：白善上即白亚土）煅各半两

上为细末。每服五钱，沸汤点服，空心服。或用生姜二片，枣子二枚，同煎至七分，空心服尤妙。

又方

茱萸　黄连　阿胶　白芍药等份，同炒令焦黄色

上为细末，面糊为圆，如梧桐子大。每服三十圆，陈米饮下，小儿十圆。

又方

黑豆五十粒　陈皮半两　罂粟壳十四个甘草三寸

上四味半生半炒，用水一碗，药散四钱，煎至七分，空心温服。尽此一剂，无不效者。

治泻痢

白石脂　干姜等份

上为末，面糊为圆，如梧桐子大。每服三十圆，饭饮，空心送下。霍乱吐泻，浆水下。

治水泻并赤白痢

草乌大者，一两半

上将一半烧灰，一半生用，为末，醋糊为圆，如绿豆大，每服七圆。赤痢甘草汤下，白痢干姜汤下，水泻井花水下，并

空心服。忌腥臊（臊下有热毒生冷四字）。

治大便秘结

大黑腰枣三个

上将枣子擘开。去核。水银粉于枣核孔中塞满，湿纸裹煨。用生葱、茶清嚼下。

治大人、妇人膈上虚发，肺腑痰壅，调三焦，开胃口。大小便秘结不通及肠风等疾并皆治之

麻仁八钱重（按：麻仁上阙他药）

上为末。除出麻仁研为膏，次入前药，炼为圆，如梧桐子大。每服二十圆，空心茶酒任下。

治大便秘结搜风宽肠

青皮去白　威灵仙去头，洗，各二两　大黄一两半　大戟一两　牛蒡子四两，新瓦上炒

上为末。每服一钱，人实壮每服三钱，蜜酒调下，服毕漱口。

治肺脏风毒热壅鼻塞口干大便秘

枳壳一两，面炒，去穰　川朴硝一两　川大黄同　牛蒡子半两，炒　苈苈二分　郁李仁一两半，去皮

上为末。每服一大钱，蜜水调下。忌一切热毒等物。

治大小便不通行滞气五宣散

瞿麦　木通　甘草　虎杖　滑石各等份

上㕮咀。每服二大钱，水一盏，灯心数茎，煎至七分，临卧时温服。

治大小便秘结日欲死者

推车七个（车下有客宁。道按：推车客，蜣螂一名）　土狗同（如男子病，推车客用头，土狗用身；如女人病，土狗用头，推车客用身）

上新瓦上焙干，为末，只一服。用虎目树皮（虎目树，椿一名）向南者，浓煎汁调服，经验如神。

治赤白痢

罂粟汤一贴，局中者　加白术半两

上将白术分作二分，罂粟汤全贴，只作一服。煎入白术一半，服毕。再将滓加白术一半，甘草三寸，木瓜三枚，同煎又服，立效。

极妙痢药

石榴皮　陈皮　甘草　川当归　罂粟各半两

上将上件五味㕮咀。用水十盏，煎取三盏次用下药：

茯苓七钱重　粉草同　北枣子七个

上为末。将煎药汁入此三味，再煎。五七沸，去滓，空心温服。甚者不过两剂，小可痢则一剂效。

治痢妙应圆

黄丹三钱重　巴豆四十九粒，去油

上二味研为末，黄蜡溶开，入药调匀。候冷取出，安瓦合子盛。要用时，旋圆如绿豆大。每服四五圆。赤痢甘草汤下；白痢干姜汤下；赤白痢相杂，干姜甘草同煎汤下，可加乌梅同煎；水泻米汤下；疟疾桃叶七片揉水，面北五更初下，发日服。

救命延年治丈夫妇人一切重痢

黄连六两　干姜　当归川者　阿胶各三两

上三件为末。用米醋煮阿胶，令消尽（须用，则料得醋恰好，不可剩）。将药末搜醋，圆如梧桐子大。每服三十圆，饭饮吞下甚妙如神。痢方中之魁也。

治痢疾

黄连　巴豆去壳，各三两

上二味和炒赤色，各研为末。以绿豆打糊为圆，如〇大，作记认，二处安顿（巴豆末作一处圆，黄连末别作圆）。白痢，黄连圆二十粒，米汤米泔下；赤痢，巴豆（豆下有圆字）二十粒，用井花水下。

治妇人胎前产后赤白痢

生姜_{年少者百钱重，年老者二百钱重，时自然汁} 鸭子一双，打碎入姜汁内搅匀（时作取双作只）

上二味煎至八分，入蒲黄三钱重，煎五七沸，温汤空心服，立效。（此二方授于抚州章道人　道按：鸭子即野鸭卵，俗名阿比留多方古）。

《类证普济本事方》卷六终

类证普济本事方续集　卷七

宋　许叔微先生　著

绍兴　吉生裘庆元　校刊

治诸痔疾（并论五痔）

大凡五痔，皆因虚惫，恣食五辛五味、鸡鱼而成。热毒壅入大肠，津液不通，气血凝滞。久坐久忍不粪水，冷入河水洗，酒后行房，及暑月行路坐诸热地又移坐冷，种种能成斯病。

一者肛肠生肉，肾痔鼠妳或似樱桃，或似大豆，时时出血，又如出脓，名曰鼠妳痔。

二者肛边大乳痛肿，无脓血，名曰酒痔。饮酒便发。

三者肛边努核，疼痛难忍，粪则有血。或因忧愁思虑，冷热不调，无时而发，名曰气痔。或大便涩难，气结不通，下血面黄，食少无味，名曰劳痔。

四者大便后下诸脓血，更加痛涩，肛肠努出，名曰脱肛痔。

五者气攻两肾腧，大便不通，粪血色，下赤黑，毒热不消，肛门湿痒，一似虫行，名曰风热内痔。

五痔者因房室大劳，多食鸡鱼陈久之物，即成斯疾也，熏洗痔方。

枳壳不拘多少

上为末。每服二钱，水一盏，砂瓶内煎百沸，先去瓶上坐熏，后却泻出，通手热洗，妙。

治痔下肿痛

枳壳一两，陈粟同炒令黄赤，粟不用　青木香一分

上为末。每服二钱，饭饮调下。

治痔漏疮方

鸡子一双，煮熟去黄，取白切焙　白矾明者，如皂角子大，匙上焙过片，三两

上为末，先用温汤净拭干。用纸捻点药，送入疮孔内，立效。一日三易。

治痔方

信砒一两，煅令烟尽　谷精草三钱　白矾一两　硇砂三钱

上为细末，绵块点药扑上。如痔干，可用调敷。

治因痔疾阻碍大便秘结

牵牛　青皮　威灵仙　大戟　大黄

上为末。量人大小，每服一钱、二钱至三钱，用蜜酒调下，须用冷熟水漱口。

治男子妇人诸般痔漏

黄牛角　狼毒等份

上为末。粪花漏，每服一钱，甘草汤下。合官漏，酸醋调一钱。滴珠漏，山栀子三个煎汤下半钱。荣漏，姜汤调下半钱。肠风，米饮下一钱。

治痔

神香（道按：神香即香木类返魂香一名）明者烧灰，多烧则有灰

上一味烧，苦竹沥调敷。

治痔诸痛

大蜈蚣一条　大青州枣三个　白矾一块，如枣大

上将蜈蚣、白矾二味为末。用枣肉圆，分作二圆。烧烟用竹筒透引，烟熏痔妙。

治肠风痔漏

赤芍药　官桂　甘草炙，已上等份

上咬咀，每服二钱。生姜二片，白矾一块，水一盏，同煎至七八分，去滓，空心服。

又方

鸡冠花不拘多少

上一味，浓煎汤，每服一盏，空心下。

治痔漏，此因大肠感风热而生

生砒一字　水银一粒，如米大　腻粉一字　真麝一粒，如小豆大

上件并入乳钵内，研令极细。如痔或有珠子者，将白矾汤净洗拭干，用手捻药揩在痔肉上，揩得痒时便是药行。一日二次，用又洗去，五日后住药，见效。如成有孔，即用纸捻子引药送入。令彻其内，更用纸塞孔。新一日两次，使药自能生合。

治风痔漏不问有头羌羌头定三日安

藜芦烧灰。半两　白角针不用皮、条、炒，二钱　天麻半两　干姜同　莲子草一两　真麝半钱　橘子　硫黄一两　明矾同研　苦瓜蒌一个，大者　（道按：藜芦即藜芦。白角针即皂角刺，莲子草即旱莲草）

上将瓜蒌开一孔，如小钱大，入矾并硫黄在内，却将元掩合定，藤纸糊，却瓦罐子盛坐砖上，炭火煅令烟尽为度。瓶内闭死，候冷取出，研细。同前六味药末和，令匀，炼蜜圆，如梧桐子大。每服十圆至十五圆，空心温酒下，日三服，二日见效。忌油、面、腌藏牛马肉、鱼腥、生冷、行房、行远、劳力，一切忌之。

圣方痔药

白矾　血俞　石竹各半两　胡椒二十粒（血俞即蛞蝓，石竹即瞿麦）

上用瓦罐盛泥固济，猛火煅通红，取出，去泥用药，细研为末。五更时用，不语，津调敷痔头上，不过三服效。

治肉痔大肠头痛

仙茅　白术　石卷柏各一两　郁李仁三钱

上件为末。每服一钱，薄荷酒下。

治痔方

白矾　乳香各一两　泥矾少许

上为末。用好醋二升熬成膏，痔上点之效。

治痔头疼痛有疮脓水不止方

朱砂三钱　砒半钱　麝好者，二分　巴豆一粒，去油　安息香一分　阿魏一分，面裹煨熟

上为末，蒸饼为圆，如绿豆大。每服空心枳壳汤下一圆，不过十日取效。

理痔方

五灵脂四钱　腻粉半两　麝香三十文

上研为末。先用甘草汤洗，后用津唾调抹痔上，痔湿则干扑。

熏痔方

官桂五钱　蛇床子半两　蛇蜕一条

上为末。每用一钱。汤煎熏洗。

传痔方

斑蝥十个　轻粉半钱　马牙硝三十文　好红椒一钱　黄皮半钱（道按：黄皮即陈皮）

上为末，先用皂角、荆芥洗令净，拭干。用麻油调药敷。

收痔方

白敛　白及各一两　黄皮二两

上为末，入轻粉、麝香各少许，麻油调敷立收了。此药不能去根，但缓急展限而已。

治肠风痔漏

鲫鱼一个

上将鱼破开，去尽肠，入白矾令满，瓦上烧过，并为细末。用鸡毛卷药，敷之立效。

治肠风痔漏

大黄　当归川者　苦参　牙皂去皮

上等份为末。醋糊圆，如梧桐子大。每服二十圆，空心温酒下。

治痔疾肠风

半夏汤泡洗七次　黄芪　枳壳去穰

上为细末，姜汁糊圆，如此○大，每服三十圆，温酒空心下。

治痔漏下血不止及收痔

城市河中水

上一桶水，脱衣坐水中频洗，即止痔亦可。不过三五次，立效。

治诸痔疾

涂杉即杉本涂上被埋者　朴硝　大黄　侧

柏各等份

上咬咀，瓦罐内煎二十沸，安身于罐上，坐熏其痔疾。堪手下则洗之，效。

又方

枳壳　甘草　香附子炒，去毛

上各等份为细末。每服二钱，米泔调下甚妙。此方乃吴知府宅方。

治肠风痔漏

穿山甲一两，火煅焦烟　麝香一钱

上为末，每服一钱，空心饭汤下。

熏痔方

鼠郎度（道按：鼠郎，和名伊多知）

上一味，瓶内烧烟，坐身于瓶口，熏三五次，除根。

又方

上用降真香烧烟，熏妙。

《类证普济本事方续集》卷七终

类证普济本事方续集　卷八

宋　许叔微先生　著
绍兴　吉生裘庆元　校刊

治诸打扑伤损等疾

治打扑伤损

川乌　草乌各一两

上为末。用生姜汁调作掩子，贴损处，又线缚定。

治打损接骨方

接骨木半两乃蒴藋是　好乳香半钱　赤芍药　川当归　川芎　自然铜各一两

上件为末。用黄蜡四两溶入前药末，搅匀，候温软，众手圆如大龙眼。如打伤筋骨及闪抐著疼痛不甚忍者，用药一圆，好旧无灰热酒一盏，浸药，候药渍失开，承热呷之，痛绝便止。若大段伤损碎折，先整了骨，用前药贴了。然后服此，表里两次无不效者。此二方是一副，不可分开。余得之费数十缗，今不敢秘。

治打扑伤损

草乌五两　没药三钱　自然铜半两　青皮二两　苦丁香十个，甜瓜蒂是

上为末。每服二钱，用温无灰酒调。吃黑水牛肉、萝卜，只得使盐。此二物之外并皆忌之，不得吃。

治打扑伤损定痛掩

木瓜　术　密陀僧等份

上为末，入面少许，调作糊，贴痛处。

又方

草乌　白僵蚕　苍术各等份

上为末，姜汁调，贴痛处。

治打扑肉损筋骨疼痛

没药　乳香　芍药　川椒去子及闭目者　川芎　当归各半两　自然铜三钱半，炭火烧

上为细末，用黄蜡二两溶开，入药末，不住手搅匀，温圆如弹子大。每服一圆，用好酒煎开、消尽，乘热一服吃尽。看那处痛向痛处卧，霎时服三五圆，立效。

治打扑伤损

生葛根

上一味捣烂，用米醋调开，摊痛处，绵缚定。

又方

右野柳树根细杵，用米醋调开，摊痛处。古甘橘叶、白酒糟，杵细、缚痛处。或大段痛，用火烧，令用红醋并米泔泼地上，急铺席。患人去席。上卧，蒸出汗。内则服药，外则贴掩，则易安。

治打扑伤损筋骨

上夜合树皮四两，炒干，末之。入麝香、乳香各一钱重。每服三大钱，温酒调，不饥不饱时服。

治刀箭伤血出不止并骨折

槟榔一个　木香　胡黄连各三钱重

上为末，敷疮口上，血止又接得骨。

治筋骨诸疾、手足不遂、行动不得、遍身风疮左经圆

草乌白者去皮脐　木鳖子　白胶香　五

灵脂各三两半　　川当归　　班蝥百个，去羽足，醋煮

上为末。用黑豆去皮，生杵，取粉一斤，醋糊，共搜杵为圆，如鸡头大。每服一圆，温酒磨下。筋骨疾但未曾针伤炙损者，三五服立效。此药曾医一人软风不能行，不十日立效。专治心、肾、肝三经，通小便，除淋沥，通荣卫，滑经络。此方传自净因寺圣僧处得之，大有奇效。

治打扑伤损肿痛伤风

天南星　　半夏　　地龙各等份

上为末。用生姜薄荷汁调，贴痛处。

治诸寒疟等疾

治脾胃有积，久不克化。或原有此证，遂成寒疟之疾，或先寒后热，或先热后寒，或但热不寒，或但寒不热，或疼谵语。除伤寒之外，是疟疾者皆治之

人参　　木香　　官桂　　白术　　茯苓　　黄连　　附子　　柴胡　　黄芪　　厚朴　　甘草　　麻黄各二钱重　　肉豆蔻十个　　槟榔五个

上㕮咀。每服三大钱，水一盏，生姜三片，乌梅一个，同煎至七分，入酒少许。又煎三五沸，温服此药，兼治虚弱之人。

又方

白姜　　良姜半炒半生，各半两

上为末。每服二钱，猪肾、酒调下。

治久患劳疟

柴胡　　恒山各一两　　秦艽　　甘草各半两

上㕮咀。每服五大钱，酒水各一小盏，童子小便半盏，同煎至五分。当发日，五更初，面北服。

治久疟久痞

川乌大者二个，生去皮脐

上为末。每服一大钱，水一碗，枣七个，煎至七分。五更时，冷服。

又方

粉霜　　朱砂各一钱重　　绿豆粉七钱重

上件为末，糊为圆，如此〇大。每服一圆，冷水五更初下。忌生冷物。

减疟丹

螺青　　硫黄　　官桂　　白矾　　巴豆去油，各等份

上件药，取五月五日为末。面南用粽子角为圆，如梧桐子大。每服一圆，用新绵裹，男左女右耳内安，发日用之。

又方

良姜　　白姜各等份

上二味，火上留性，为末。每服三钱，雄猪胆一个，水一盏，温和胆汁调下，立效。

治寒疟劳疟方

龟甲不拘多少

上一味，醋炙，令黄为末。每服二钱，温酒调下，空心食前及临卧时各一服。

治疟疾方

大蒜一头，分开四方

上每一片内入巴豆肉一粒，湿纸裹，煅熟。去巴豆，研入黄丹为圆，如鸡头大。每服一圆。先发寒用桃枝七寸，东向者煎汤，发日五更向北服。如先发热，用冷水送下。未全安次发，又可进一服，即除根。

《类证普济本事方续集》卷八终

类证普济本事方续集　卷九

宋　许叔微先生　著

绍兴　吉生裘庆元　校刊

治诸肠风酒痢等疾

治肠风泻血

牵牛五两　牙皂三两，不蛀者

上二味，水浸三日后，除皂角，将酒一升煮令干，焙为末。炼蜜圆，如此〇大。每服七圆，空心温酒下。空心日午夜卧各一服，或转下黄物不妨，病可。后常每日服五圆，饭食送下。

又方

皂角树荂（道按：荂字蕚，通音）

上新瓦上焙干为末。每服一钱，温酒下。

治丈夫泻血妇人血崩溃入大肠出血

豆蔻　槟榔各炒紫色　罂粟壳烧灰

上三味等份，不拘多少为末。每服二钱，饭饮调下，空心服。

治肠风下血

核桃壳　茧退　皮鞋底　赤鸡冠花各等份

上四味烧灰为末。每服一钱，温酒调，空心下。

治肠风

小赤豆一升

上一味，瓦上炒令黑色，为末。每服三钱，粥饮调下。日三服，各饭前服。

又方

瓜蒌三个

上一味烧灰，留性，为末，每服三钱，米汤调，空心下。

又方

蕨菜花（道按：蕨菜花即蕨菜嫩芽也）

上不以多少，文武火焙干为末。每服三钱，饭饮下。

又方

金星草三两　陈干姜同

上为细末。每服一钱，新汲水调下空心。

治肠风

绵瓜不拘多少，一名蛮瓜，一名天罗，又名天丝瓜，其实皆绵瓜也（道按：绵瓜即丝瓜）

上一味烧灰存性，（性下一有温字）酒调二钱，空心下。

治肠风并脱肛及有血

蛇床子不拘多少

上一味炒为末。去大肠脱垂处，贴立收，妙甚。

治肠风及脱肛不收有血下

不蛀皂角五茎

上一味捶碎，水一碗，揉令皂角消尽。绢二重滤过，取十分清汁，将脱肛肠浸在药水中。其肠自收，不用手荡。如大（道按：大下脱肠字）收了，更用汤烫其腰肛上下，令皂角气行，则不再作三次荡。

治肠风

五倍子　白矾各半两

上为末，顺流水圆，如梧桐子。每服七圆，空心饭饮下，忌酒。

治肠风脏毒，丈夫妇人皆治

大蒜二头，纸裹煨熟，研成膏　淡豆豉二合，水润去皮，研成膏

上为圆，每服二十圆，米饮送下空心（上字下有同字）。

治肠风脏毒酒痢下血

黄连　生姜

上二味煎汤下二气再，次服五块圆，圆方于后（再字作丹字）。

五块圆

五倍子　槐花尘者　白药好者，各等份

上焙干为末，酒糊为圆，如此〇大。每服二十圆，空心米汤下，日三服。

又方

川当归　枳壳　侧柏叶　尘槐子　芍药　百草霜下有各一两三字

上锉同一处，炒令烟微起，末之。每服二钱，空心温酒调下，日午米汤调下，各饭前服，甚妙。

治诸寸白虫等患

取寸白虫

锡灰　木鳖各一两　芦荟二十文　黄丹　轻粉各十文

上为末，猪膏油圆，如〇大。先斋一日，晚莫吃饭，次早五更温水吞下，分作二服。

又方

锡灰十文

上为细末，用枣肉为圆，如梧桐子大。只作一服。先斋一日，次日五更（更字下有先字）吃烧炙淡猪肉一片，次用温水送下。

又方

用生芥叶细杵井花水解，取汁一盏。五更初先吃炙猪肉一片，次服芥汁，已时下了。

取寸白虫

芜荑十文　鸡心槟榔二个　榔芽草半两（道按：榔芽草即狼牙也）　雷丸三文　轻粉少许

上为末。每服二大钱，四更时茶清调下。隔夜点取茶，四更时取清。

摧取寸白虫方

巴豆七粒，去壳出油　皂角去皮取末，一钱

上用京墨磨醋糊为圆，如此〇大。只作二服，五更初。橘皮汤下。

取寸白虫方

苦绵瓜子不以多少

上研为末。每服二钱，好酒半盏，空心调服。

取寸白虫方

画粉（道按：画粉即白垩土也）　密陀僧各等份

上为末。每服二钱，用麻油调服，空心下，顷刻成涎取下。

又方

定粉（道按：定粉即锡粉）

上细研。每服一钱，生麻油调。五更服，晚取下。

治妇人诸疾

治妇人血脉不调往来寒热状似劳倦

川当归　川芎　甘草　黄芪　桂去粗皮，各一两　熟地黄一两半　白术半两　白芍药二两　柴胡半两　阿胶半两

上为细末。每服五钱，枣子一枚，水一盏半，煎一盏，空心温服，白汤点服亦得。常服不生带下，调血脉，养子宫，终

身无病。

治妇人冲任虚损，月候不匀或来多不断，时复淋沥，或过月不来，或房中去血过多。又治损娠，小腹急痛，发热，下痢，手心烦热。又治久无子息，并宜服之

吴茱萸三两，去闭目者，沸汤洗净三次　川当归　半夏各二两半，制　麦门冬去心，五两　芎劳　人参　芍药　牡丹皮　桂去粗皮　阿胶炒　甘草炙，各二两

上为锉散。每服三钱，水一盏半，生姜五片，煎至八分，去滓热服，空心食前。

治妇人赤白带下

龙骨半两　舶上硫黄三钱

上为末。每服半钱，无灰旧酒空心调服，三服。不问远年日近，尽令痊效。

《类证普济本事方续集》卷九终

类证普济本事方续集　卷十

宋　许叔微先生　著

绍兴　吉生裘庆元　校刊

治小儿诸疾

治小儿十种丹瘤肿毒所起形候并方法

一、飞灶丹，从顶头起，肿光；

用葱白研取自然汁涂。

二、吉灶丹，从头上红肿，痛；

用赤小豆末，鸡子清调涂。

三、鬼火丹，从面起，赤肿（大作火）；

用灶心土、鸡子清调涂。

四、天火丹，从背起，赤黑；

用桑白皮末，羊脂调涂。

五、天灶丹，从两臂赤肿，黄色；

用柳木烧灰，水调涂。

六、水丹，从两胁肿；

用生铁为末，猪粪调涂。

七、胡次丹，从脐上起，黄肿；

用槟榔为末，醋调涂。

八、野火丹，从两脚赤肿；

用乳香末，羊脂调涂。

九、烟火丹，从两脚，有赤白点；

用猪槽下土，麻油调涂。

十、胡漏丹，从阴上起，黄肿；

用屋漏庭土，羊脂调涂。

上此十种丹毒，变易非轻，治之或缓，能终不救。余不惜此方能逐一仔细辨认，依此方法治之，万不失一。如经三日又愈，

病入脏腑则终不可救，不可缓也（又愈字当作不治，病字作攻字）。

治小儿急慢惊风、四肢逆冷、眼张口噤、涎不止保命丹

虎睛一个，将瓦上安之，以豆盖定，漫火逼干　箭头朱砂半两　蜈蚣二条，去头尾，赤脚者　麝半钱　全蝎半钱　天麻一分

上为细末，炼蜜为圆，如此〇大。瓦罐贮之，又入脑麝窨定。急惊风，薄荷蜜汤化下；慢惊风，薄荷汤化下，各三圆。更量儿大小加减与之，些少惊悸亦可服之（按：慢惊属虚证，与急惊未可同治）。

又方

赤脚蜈蚣一条，去头尾　蝎稍　草乌尖七个　半夏三个

上焙干为末。入麝香三十文，轻粉半钱匕。用生姜自然汁圆，如此〇大。每服三圆，金银薄荷汤化下，次用生朱砂调涂病儿脚中心妙。

治小儿毒气攻腮肿赤可畏者

皂角二两，去根（道按根当作核）　天南星二钱，生用　糯米一合，为末

上为细末。姜调涂，立效。

治小儿惊风

茯苓　甘草　朱砂　青黛　腻粉

上各等份，入麝香少许。每服一钱，蜜水调下。

治小儿惊热

蝎七个　天南星取心为末，一钱　人参　蛇蜕各三钱重

上为末，薄荷、蜜汤调下。

治小儿风毒

白牵牛一两，半炒　大黄三钱　青皮　甘草　朴硝各一钱重

上为末。每服一钱，砂糖水调下。

治小儿遍身浮肿方

黑牵牛三两，炒　青木香　青皮　防风　槟榔各一两

上为末，面糊为圆，如芥菜子大。每服二十圆，桑白皮汤下。

消毒顺气饮

人参　茯苓　甘草　升麻各等份

上为细末。每服半钱，生姜一片，枣子半盏，煎至一大呷许，温服，不计时候。

治小儿吐泻不止

龙骨火烧留性　滑石　定粉各等份（道按：定粉即锡粉）

上为末。每服一钱至二钱，热水调下。

治小儿痫疾

天南星

上一味，炮裂出火毒，去黑皮不拘多少，为末。每服半钱，生姜、薄荷、蜜、酒调下。

治小儿疳积黄瘦吐食

川乌一钱　定粉三钱　芥灰二钱　龙骨同上

上为末，滴水为圆，龙眼核大，作饼子。每服一饼，饭饮磨下。

治小儿疳积秘方芦荟圆

芦荟　荆芥　黑牵牛　青皮各等份，事治

上精细事治，炮制为末，面糊为圆，如大粟米大，儿一岁以一圆，或二圆亦不妨，自虽减与之

治小儿癫痫欲发、眼暗、瘈疭、声恶，嚼舌，雌黄圆

雌黄　黄丹各一两，少炒　麝香一钱，研

上为末。拌令极匀，用牛乳汁半升熬成膏，入前件药术，杵三五百下，圆如绿豆大，每眼三圆，温热水下。一日三服。此方得自于明医之家，后余尝传与一贫医，因是药医道大行。

治小儿惊风积热

全蝎七个，去毒　蝉蜕二十一个　甘草　天南星夫者一枚，炮令香

上为末。每服半钱，水半盏，薄荷七小叶，煎至七分，温服。

治小儿惊热

寒水石二两　甘草一两　马牙硝四两重　朱砂一分

上件为末。令极细，次入脑、麝各三十文，炼蜜搜和。圆如龙眼核大，用瓷罐盛之。每服一圆或半圆，量儿大小强弱与之，薄荷汤候冷调下。

治小儿哮喘

黄丹　砒霜

上各生用为末。用枣肉为圆，如麻子大。每服二三圆，临睡冷茶清下。

治小儿赤热肿胀

川大黄　白矾

上二味等份为末。用冷水调作奄子，贴眼上，立效。

治诸杂病等方

治骨鲠

白茯苓

上一味，临时细切，研为末。以所鲠骨煎汤调下。

治果报面生瘟瘤方

上用艾圆灸十粒，即用醋磨雄黄，涂

纸上，剪如螺蛳奄子大，贴所灸处。更用膏药重贴。二日一换，候痒，挤出脓如绿豆粉，即愈。

治盗汗

威灵仙　甘草各半两

上为末。每服三钱，温酒调下。

治盗汗外肾湿

人参一钱　苦参三钱重　龙牙草同上（道按：龙牙草《纲目》马鞭草下出之，俗云金水引草）　麻黄根同上

上件为末，炼蜜圆，如此〇大。每服三十圆，炼麸汤下。

治脚汗

白矾　干葛等份

上二味为末。每服半两，水三碗，煎十数沸，热洗。逐日一次，经三五日自然无。

治疥不以新久方

白芜荑一两　槟榔　吴茱萸各半两　硫黄二钱重，别研

上为末。麻油调，抓破揩。载《袁州公使库本》。

宣积手心握药便通

巴豆　干姜　韭子　良姜　硫黄　甘遂　白槟榔各等份

上为末，研饭为圆，如此〇大。用时早朝使椒汤洗手了，麻油涂手掌口握药一粒，移时便泻止，即以冷水洗手。

宣积药

巴豆一百粒，去壳，水洗四十九次　五灵脂　白姜　赤茯苓（茯苓下有各一两三字）

上为末，用醋糊圆，如绿豆大。每服五圆，冷茶清，五更初服。或欲泻止，冷水洗手、面、脚三处，立佳。

《类证普济本事方续集》卷十终

曹仁伯医案论

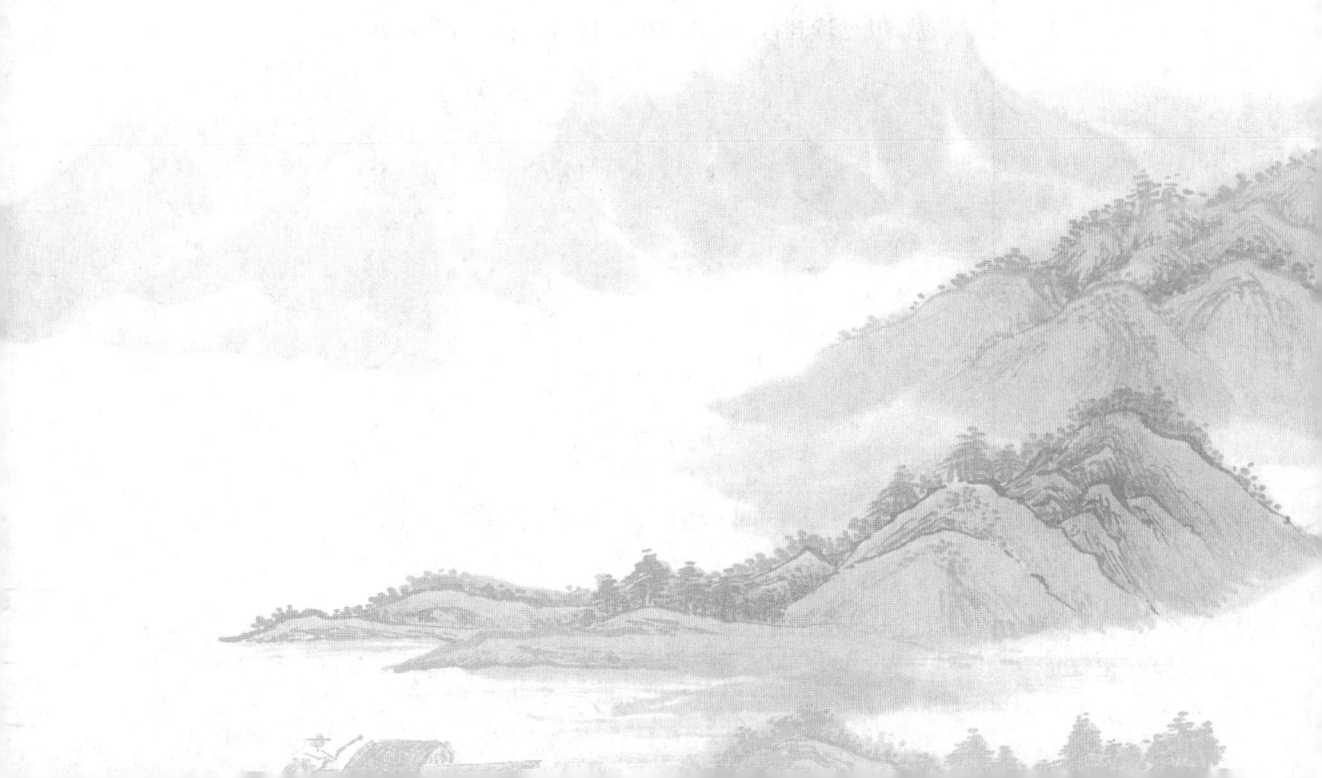

内容提要

　　《曹仁伯先生医案论》一卷，曹仁伯先生所著。先生医案在《柳选四家医案》中略见数则外，馀惟前年常熟社友张汝伟君寄刊之《琉球百问》一书也，无锡社友周小农君转代借得。本书稿，凡所录方案证论皆属上本《素》《灵》奥旨，下采百家精华，其灵机活法又别具天资；至观其病家之住址，皆来自四方，则知先生之盛名遍及遐迩。凡已读刊行先生之书者，自知本书之价值也。

目　录

仁伯医案论

清　曹仁伯　遗著

无锡　周小农　参

绍兴　裘吉生　刊

藩署萧四爷治验丸方

人年四十阴气自平，从古至今，未尝不若是也。惟尊躯独异者，正气不足，湿痰素多，阳事早痿耳。予偶阅医书，夜卧臂在被外者，每易招寒而痛。妇人露臂枕儿者，亦易受凉而痛。此尊躯之病，虽非得于被外枕儿，而其起痛之因，本因于卧在竹榻。竹榻之性寒凉者也，日日卧之，则寒凉之气未有不袭筋骨。较之前二条之偶伤经络者更进一层，所以阳气不宣，屈伸不利，痛无虚日，喜热恶寒矣。仲景云：一臂不举此为痹。载在中门风中也。实非真中而却类中之机，岂容忽视？现在治法，首重补阳兼养阴血，寓之以驱寒，加之以化痰，再取经络通之，则一方制度自不失君臣佐使焉。

大熟地八两　归身四两　赤芍二两　附子二两　党参四两　於术四两　茯苓八两　黄芪二两　半夏四两　虎掌一对　阿胶三两　橘红二两　姜黄一两　桂枝一两　沉香五钱　甘草一两　枳壳二两　海桐皮二两　风化硝一两　西羌活一两

为末，取竹沥一茶碗，姜汁二匙，和入淡蜜水，泛丸。

卫道观前头鸣右盛

头为天谷藏神者也。面无精彩，头苦常鸣，岂非天谷内虚，神色无华乎？然头鸣右盛，痰火必多，不得不兼顾之。

大熟地　天冬　党参（三味煮膏）
制於术　黄芪　龙眼肉　炙草　茯苓　远志肉　石决明　枣仁　木香　半夏　橘红　阿胶　竹茹　甘菊

为末糊丸，三钱，盐汤下。

德清某

营血本亏，阴火又旺，责在先天。后天脾气不健，肝木乘之，所进饮食生痰、生饮，贮之于胃，尚可从吐而出，相安于无事，迟之又久，走入膜外，气道不清，胀自作焉。脾为生痰之源，胃为贮痰之器。若非运化中宫，兼透膜外，则痛势有加无已，成为胀满，亦属易易耳。然脾统血，肝藏血，病久血更衰少。治以化痰，不得不佐以和养。古人之润燥互用，正为此等症而设。

杜苏子　白芥子　当归　茯苓　炙草　生於术　半夏　莱菔子　大腹皮　白芍　车前子　海蜇　大荸荠　陈皮　真厚朴

嘉兴吴

大小便易位而出，名曰交肠。陡然气乱于中，却为暴病也。迟之又久，肠间秽物归并膀胱，一饮一食都从小便而出。比之交肠症似是而实非者，良由瘀血内阻，大肠废而不用，幽门辟为坦径，阑门不司泌别，舍故趋新，舍宽趋隘，日痹一日。窃恐元气不支而败。此时论治必须故道复通，瘀血渐消，庶乎近理。

旋覆花　青葱　新绛　归须　柏仁　荠菜花　首乌

另用旧纱帽一顶，炙灰。每服一钱五分，煮酒下。

安徽程

先生之病，素禀湿热，又挟阴虚之证也。湿者何地之气也，热者何天之气也？天地郁蒸，湿热生焉；天地交泰，纲蕴生也。生生不息之机妙合于其间，禀而受者。湿热元气混合一家，出自先天，牢不可破，较之外感内伤之湿热属在后天者一扫而净，岂可同日而语哉！设使薄滋味，远房帏，不过生疮动血，幼年所患等症而已。惟事膏粱，更多嗜欲，外增湿热，内耗阴精，则脏腑荣卫常有春夏之情，而无秋冬之气，无怪乎其亥年之气风火相煽，耳苦于鸣，岂非阳气万物盛上而跃之一验乎？当斯时也，静以养之，则脐冷齿痛以下见症之外，犹可相安于无事，何乃火之添油喜功生事，陡然头昏面赤，一派炎炎之势。甚至火极似水，阳不成其为阳，热不成其为热，肝经之火、督脉之阳亦从而犯上，失其本来之面目。夫近闻引火归源，以为甘温能治火热之计。嗟乎！未闻道也。甘温能治大

热者。良以下极阴寒，真阳上越，引其火归其源，则坎离交媾，太极自安。若太阴湿热蒸动而上者，投以清滋，尚难对待，断不敢以火济火，明犯一误不可再误之戒。然清已有法，滋亦不少，饮食能增，身体能胖，外有余矣。而色色不能久立久坐者，即病机中万物阴阳不定未有主也之条，际此外盛中空、下虚上实，用药实难尝见。

东垣之清燥汤、丹溪之虎潜丸，润燥合宜、刚柔协济。张氏每赞此两方，始克有赖，何乐而不即用之耶？无如药力之所以载行者胃气也。胃属阳明，阳明中土万物所归，湿热窃踞亦久已，熏蒸传为吐血，嗽痰，鼻塞，噫气，气便失调，正是九窍不和，都属胃病。欲安内脏，必先清其外腑，又为要着。至于秋末冬初病甚者，十月坤卦纯阴，天已静矣，而湿热反为之动；肾欲藏矣，而湿热反为之露，致邪令正失，能不令病者之更进一层乎？附方谨覆。

青盐四两　甘草八两　荸荠一斤　海蜇二斤　草薢一两　饴糖八两　刺猬皮一两五钱　橘叶五钱　霞天曲一两五钱　十大功劳叶一斤

共为细末，竹沥水，泛丸。服完后，合虎潜丸全料，同合常服。

杭州汪

细绎病源，阳分比阴分更亏之候也。阴亏而用十全养荣等法，责重乎阴，寓以阳药，本属和平之剂。良以秋分在即，燥气加临，不敢责重乎阳，以燥就燥反增燥病焉耳。然于膏方下之后，日可附桂斟酌用之，一语早已言之，非见不到也。盖天地之气清矣半月一更，人身之气亦半月一更。八月而至九月，气已二更，病势不除，饮食反减。明明阴得膏滋而无病，阳得膏滋而更衰，一月之间阴阳偏胜，一膏之内

功过相抵。可叹补偏救弊，因时制宜，应接无暇也。所言念七念八九两日，霜降始寒，寒气外侵，痰饮内动，动见青黄绿色水，尚属阳明胃腑。至于黑这一色，已自阳明胃底而来，肾虚水泛，脾虚积饮，已见一班。然神气困倦，面色青浮，脉见双弦，以始阳气不充，痰饮内聚宜矣，而反忽然牙齿浮疼，加以口舌酸泔，呃忒于胃，卫逆于胁，变出一番火气者，肝火也，肝气也。气火之横逆，不外肾虚，无以涵木，木须顺乘脾土。此等气不足，即是寒之根抵；及见气有余便是火之形状，所谓本寒标热证是也。夫惟本寒标热，岂阳气之虚，较之阴气更进一层耶？此时论坎离，当然不定，始可阴霾四散，宗风虚则炽痰寒则壅之训而出一星附散法，以助脾阳。俾虚风寒痰不相互结，非独分解病情，而且土旺用事更合机宜。如一立冬，又不可以纯阳无阴之品施于久病阴血本亏之体。冬月宜藏之令者，以此方分两三次，一日进一服。参入前定滋方中，只取五钱，清晨服下，傍晚再服水泛金匮肾气丸钱半，淡盐汤送下，以占冬至阳生，弗药有喜。至于黑锡丹、控涎丹，本来合式因病处方，随机应变，相时而动者，须烦两先生权之。

嘉 兴 张

细绎病源，本属暑湿热三气之因也，始而湿秘，后以热结，所感暑邪能不久变乎？然此初、中、末三者，而道其常，尚未言其变。所变者何？昔肥今瘦，瘦人多火，湿已化火，火已就燥，而况更有变者。痰结肺经，而取效葶、杏，热结肠间，又增大便如栗。甚至肺与大肠相为表里，二金同受火刑，皮肤燥脱，岂非湿生痰，痰生热，热生风之一验乎？若夫水液浑浊皆

属于热，内热生痿，不能起床，鼻之燥、耳之鸣，眼之泪，热象不一而足，阴亦不一而伤。至于口中不渴，似属令人不解，然亦不难。日久病入络，络亦主血，血主濡，所以但干而不渴耳。宗无阴则阳无以化例，请政。

鲜首乌　姜炒山栀　石决明　方解青盐　杏仁　牛膝　柏子仁

薛家湾郭

阴络伤则血溢，血内溢则后血。血之从后出者已经数载，时发时止，惟有盛于去年也。今春荣血日亏，卫气益虚。虚则气不摄血，亦因咳而来，阳络更伤，中焦失守，不独肝肾内虚，无怪乎其浮肿于前，喘促于后。甚至饮食不思，恶心欲吐，脉而数疾无伦，竟有阴从下脱，阳从上脱之意焉。急急大补，俾得抱一不离，已恐鞭长莫及。

人参　麦冬　五味子　坎炁　牡蛎龙骨　河车　川柏　茯神　蕤仁　枣仁

转方加黄芩、灶心土，余依上法。

薛家湾郭复诊方

喘之一证，已得大补而平，可见肝脾肾三经亏之已极，姑置勿论。现在脉芤且弦，其名为革，以昭血络空虚元气难摄之意。夫惟元气难摄，所有温邪下注为便溏，外走为浮肿，上逆为咳痰；甚至阴络伤、血内溢之下，更有阳络伤、血外溢之症。似此中虚少纳者，遇之窃恐不堪磨耐，仍起风波而败，不可忽略。

制川附七分青盐下拌　大生地二钱　白芍一钱　阿胶一钱五分　炙草四分　人参七分五味子七分　麦冬一钱五分　牡蛎一两　伏龙

肝一两　乌梅一钱

昆 山 陶

湿有五肥，人之湿多起于脾。脾主湿，又湿主土，土气不旺，湿邪无路可出，出则变而为痰，化而为热，所为湿生痰，痰生热是也。湿热痰体已既有年，姑置勿论，且论病经两候痛泻起因，继寒热往来，一日日三度发其间，呃忒频频，七日而止，显系冷风外感，内从少阳而入，里气不纳，上逆冲激，出入无定使然。当时汗出太多，虽有口舌呕恶等症，却难和以小柴胡汤。现在汗已不少，吐亦未除，下亦通矣，三法自尽，而疟疾仍作，胸前痞闷，右脉大虚，邪气还盛，汗吐下三法既不可施，惟有和寒温三例尚可以行。常见丹田有热，胸上有寒，白胎滑者，仲景曾有一方，喻氏师之以为和上下法之计；又见汗吐下三法之后，胸前作痞，噫气不舒者，用旋覆代赭石汤，通其阳，镇其逆。俾得呃不再起，想亦未始不合也。然以此治法不独为新病而设，即旧时之湿热生痰亦与焉。和方之制，和其不和也，不和于已虚之后。窃恐虚波暗起，不可忽略。候诸高明先生政。

川连　干姜　炙草　覆花　赭石　人参　半夏　桂枝　茯苓　陈皮　白芍　草果仁　生姜　红枣　附子青盐拌炒　生於术姜水拌炒焦

又 转 方

今晨寒热又作，来势颇轻，呕亦稍松，苔亦尖薄，所受风寒湿热却有暗化之机，似属佳兆。无如脉之弦滑都带空象，元气阳气实已内虚。虚而有邪，不得不扶正化邪为法。盖恐邪未尽而正先尽耳。

制川朴　於术　人参　桂枝　草果仁　干姜　炙草　茯苓　川连　覆花　赭石　陈皮　白芍　姜　红枣　制半夏

又

二爷之病，风邪外感，内蒸湿热痰浊。古人所谓夹病，此等症是也。何以见之，风入少阳，则为寒热往来，半在表，半在里，出而与阳争则寒，寒宜不饮，入而与阴争则热，热宜发渴。今寒时喜热饮，热时反不渴，若无湿热痰浊，何以如是耶？是以舌苔满布，面已晦滞，脉已带滑，尽见空濡之象，欲去其风，必须化湿化痰化热，以除兼夹之邪，则风邪寻路而出，不被兼夹所持矣。然热自痰生，痰从湿化，即欲化痰化热，先宜化尽湿邪。嘉言云：舍助阳，别无驱湿之法。明示人以温通为主，将来附子理中连理辈一定章程。其中损益尤须临病斟酌，活法在诸高明公也。设使兼夹之邪日化一日，而疟机未脱，仍可用小柴胡汤和之，或寒热渐轻，但师其意不取其方，亦未为不可然，而诸高明白有见识，不必多言。此亦因主人之嘱，聊以应命焉。

绍 兴 邵

东方生风，风生木，木生肝。肝居人左，全赖血以濡之，又为刚脏根，凭水以涵之。肾水本亏于下，心血更耗于上。肝失养，惟横逆，有升无降，无怪乎其卧则血归于肝之候。魂不藏，气反逆，少腹一冲直至胸膈，心为之悸，身为之摇，风从内起。始而母病及子，继以子病及母。所谓诸风掉眩，皆属于肝，亦谓上升之气自肝而出，此等症是也。夫肝者将军之官，非气不和。下滋肾水，上清心火，以养木，仍不出乎专理肝经例治。舍许学士真珠母一法，而谁请政？

石决明　熟地　茯苓　党参　枣仁　归身　沉香　犀角　柏子仁　龙齿

西汇胡

天之热气下，地之湿气上，人在气交之中，无隙可避，虚而受者，即名曰暑。暑之为言，有湿有热，不言而喻矣。夫暑先入心，暑必伤气，气分之湿不为之先除，则所蓄之热必不能外出。所以暑湿热三气交蒸之初，务须消去其湿，正合古人消暑在消其湿之旨也。然湿邪一去，热气即从外达，又名暑热，不名暑湿。一气而有两名，前后之用药有异。盖以热则阴伤，气亦更弱。无怪乎鼻衄旧恙上从清道而出，身体困惫，饮食渐减，脉转弦数，阳分更热，口内知干，种种见虚中有实之象。但暑邪一证，河间每论三焦。现在头额昏蒙，邪热偏于中上，惟衄去过多，虚在下焦阴液。如此细诊，断在少阴不足阳明有余，有何疑惑哉。拟张景岳玉女煎法，俾得中下焦热气上熏于肺者，悉从暗化，而下焦之阴气亦不再伤，仍不出乎刘氏三焦治例。未知是否？候西耕先生政之。

细生地　煨石膏　怀牛膝　麦冬　知母　九牛二虎丸　左虎掌十二两，酥炙　茯苓五两，人乳拌蒸，晒　牛肋骨九根，要用第三根者佳，酥炙　牛膝五两，盐水炒　大力子二十两，生晒　白蒺藜二十两，去刺　小川芎一两，生晒　归身五两，酒炒　黄芪五两，蜜炙　沙参五两，盐水炒　雄乌骨鸡一只，将鸡干去毛杂，煮烂连骨重打如泥，酥炙

共为细末，炼蜜和丸，桐子大。每服四钱，朝以开水送下。

松江朱

左升太过，右降不及，何经之病？曰右肺，左肝，肺肝同病，自然升降失常。然肺为五脏华盖，肝脉布于两胁，此左升仅属肝，右降反属肺矣。何也？盖肝体在旁，肺体在上，只就位置而言。若论其作用，内经又曰：肝居人左，肺居人右，右之不降，正失其清肃之用也，左之过升，肝反多所生逆之用也。横逆之邪，加于清肃之所，木寡于畏，反侮于金，无怪乎半身以左之气旋于右，既不能透澈于上，亦不能归缩于下，有时邪之相争，盘旋胁部，直宜待得矢气，则快然。如衰者，木究不能上克于金，而仍下制于土地也。夫土曰稼穑，作甘者也；木曰曲直，作酸者也。口甘带酸，痰唾亦然何？莫非土受木乘之过，木亦太刚矣哉？谁能柔之，惟有左金一方，以为克木之制，则木正其体，金得其用，可患升降之不得其常耶？

左金丸

又

接续手札，荷蒙锦念。谢谢！细绎病源，所云气火益炽等症，即古语云气有余便是火。气从左边起者肝火也，左金丸主之，当归龙荟丸亦主之。然左金一丸，如水投石于前自宜，以当归龙荟丸继之于后，未常不可为法也。设使以当归龙荟丸即日为之，聊应台命宜矣，无如我先生有"为痛为血不可不预防也"一语，断非无稽之谈，出而高明者，弟始而骇然，继而茫然，自亦不知其笔从何处着也。然在望一方者如饥如渴，以速为贵。而弟亦刻无宁晷，不过夜以继日，有者求之，无者求之，必得左宜之右无不宜之要法，然覆书非敢缓

也，盖有待也。端午日，下问者少，小徒聚在一堂，讲论百病皆生于气，遂有九气不同之说。气本一也，因所触而为九，怒与思为九气中之二焉。思则气结，《内经》自为注脚之。思则心有所存，神有所归，正气留而不行，故气结矣。先生有之不必言矣。至于怒则气上，甚则呕血，恐则气逆筋缓，发于外为痈疽。古人亦载气门，以昭邪郁必变，久病入络，非无意也。先生博学而预料之，小徒强志而问及之。弟即从此领悟：怒有形于外者，亦有不形于外者。形于外者每出于暴怒，暴怒伤阴；不形于外者，名曰郁怒，郁怒伤肝。然视履考详，而阴伤于暴怒者，未必有之；言辞安定，而肝伤于郁怒者，岂曰无之。惟其郁也，木即不能畅茂条达，反来横逆，则气郁于中者，势必火炎于上，金受火刑，有升无降。痰血热辨，一病于肺；痞满闷塞，再病于脾。脾肺同病，则胃家之痰食无力消，胆经之水火从而和之，将来血溢于痈，痈肿于经络，增出一番新病。诚不能不未雨而绸缪者也。然为痈为血之枝叶，仍不外乎气郁之火为根，治病必求其本。因思"气从左边起者"条内，有"久患气结诸药不效者，先服沉香化气丸以开其结"之文，不独将来之变病可以预防，即现在之气火升腾亦为要着。而况右脉弦强则土郁夺之之法，本来郑重者乎，但沉香化气丸重剂也，权宜也，元虚久病之体不能不用，不可多用。清晨只服八分，晚服逍遥六君辈调之，以为实必顾虚之计，未知是否？

朝服沉香化气丸，晚服逍遥散、六君汤（北沙参、半夏易川贝）。

甘露华

大少爷之病，伏暑晚发之病也。暑邪者何？天之热气下，地之湿气上，人在气交之中，无隙可避，感而受者。假使发于当时，其邪易达，其气未深耳。惟深伏三焦，直至秋晚而发，道远气深自内达外，焉得见轻。所以病经十有三日，日重一日矣。然伏邪仅在三焦，不逢寒热分争之下，所见者无非胸前痞闷，口中甜腻，二便失调而已。兹乃肢麻不已，更见厥逆，显系所患之邪不从三焦而出，反入于肺肝。肝者将军之宫，其性横逆，上犯肺气则见为厥，傍流中土则见为麻，麻厥并至，不惟热盛，亦且肝伤逆矣。然肝阳之逆，暑气之侵，原非无故而作，良以风喜伤肝，未平之前先招风气，引动伏邪。加以阴气素虚，肝失所养，所谓最虚之处便是客邪之处。三焦久病累及乎肝，最为恶候，能不虑其虚不化邪、厥逆频频乎？所幸者，胆受暑。胆属少阳，其机不枢，有出入之意焉。是以寒热之势变为寒热往来，间日而作，俾得从此渐轻，不独肝脏之邪可以外传于腑，即溜在三焦者，亦可望其归并也。但少阴本虚，脉弦而芤，最怕欲化不能，亦恐半途而废，邪实正虚，用药最难入手。然就寤言不寐，多梦纷纭，邪在胆经为甚，惟有十味温胆汤加减，似属左右咸宜。未知是否？候政。

十味温胆汤加羚羊角、龙齿、省头草。

朱家角邵

四太爷之病，肝肾素虚，肺胃新感之病也。夫肝属乙，肾属癸，乙癸同源，病则本重。但病者多花甲之年，即使不病新邪，筋骨间早已空虚，何堪再经磨耐，又意寒热陡发，直至一候有余而解。解则急急补之，犹恐填而不足，乃又经复食消克等剂，在所必需。幸而外热遽减，里热不清，已虚而益著。其虚咳嗽更剧，渴，痰黏腻，出而不爽，气息短促，形神困顿，饮食不思，病势有加。无已因病致虚，因虚更病，互相为患者也。至于苔色，或黄或白，现在又多剥象，左胁曾疼，两膝常屈，卧床不起，小水仍黄，干而未渴，加以音不扬，睡中语，显系肺胃两经之热。既不能从外而泄，又不能从上而清，邪无出路，断无中道而立之理。势已逼入下焦，两伤肝肾。所谓最虚之处，是客邪之处是也。然邪之所凑，其气必虚，留而不去，其病为实。实则泻之，虚则补之。以使补不足，其邪泻，不伤其正，一举两得，方合实必因虚之计，此等之法，似属从证，而未言脉。然所诊之脉，岂有不合之理。右寸关部弦而且滑，左尺关部细而且数。数则为热，滑则为痰。弦主乎肝，细主乎肾，岂非肺胃两经之热痰正甚，肝肾两经之虚气大昭，无怪乎其气从左逆，卧不能，侧更著。上实下虚之症焉为日已久，肺失清肃之司，相传无权；肾失封藏之本，作强无主。而来喘息标本两治，否则气不归原，难下其旋见吉兆，三才汤合十味温胆汤两经法加减。

生地 人参 天冬 竹茹 橘红 茯神 枣仁 归身 羚羊角 川贝 桑皮 骨皮 蛤壳

复诊

清养之下，弦滑脉象较昨颇缓，然肺受热伤每易成痿，不可不虑。

方加冬瓜子、丝瓜络。

又 方

喘出于肾，关于肺。标本同源，病始而邪甚，继以正衰，大非久病所宜。热在上焦者，因咳为肺痿，仲圣早已言之。非无意肺之一脏，外为热火所烁，内被肝火所逆，金不生水，水不涵木，木反侮金，其畏如虎。转与复脉汤治其下，苇茎汤治其上，以冀弋获。

炙草 人参 生地 麦冬 阿胶 冬瓜子 丝瓜络 莲根 苡米 川贝 知母 桑皮 骨皮 蛤壳

未录住址姓氏

细绎病原，总不外乎燥之一字。燥万物者，莫燥乎火。火有虚实，火稍清而虚，火之上炎不能归缩于下也。是以黄痰之外，更见粉红，舌干糙燥，便结小坚，肌肤干热，甚至手震睡语，以昭热极生风，液涸风动之象焉。何必以脉之左者反浮、右者反细，而后知五志厥阳之火亦从而暗燥之其金乎？当此肺已虚矣，束手无策，然又不能坐视。惟有资液救焚汤，虽曰鞭长莫及，亦不得不以润万物者，莫悦乎泽之思，以冀吉人天相。

资液救焚汤

芦墟东茜墩陈

夏间伏暑，直至秋末而发，亦云晚矣。晚则其道远，其气深，横连于膜原，外发于阳明。所以初发之时，仅见蒸热，难得汗泄，而不能解。今已二十日矣，曾经化火，发渴发干，阴分必伤。伤阴化燥，本属暑邪见症，而况阳明中土万物所归，尤易化火伤津者乎？然阳明化火伤津，不过清之养之而已，尚可有为。无如所患之症，火内挟饮食之积，结而不开，盘踞小肠，上升则口糜，下注则便泄，泄还不已，转而为痢，其色黄而带灰白，便则多痛，以昭邪盛则实之意焉。设使胃家气旺，肾脏不虚，而用攻克之剂，尚可以胜其任者，原为幸事然，而饮食不思，神情困倦，面白带青，肌肉暗削，小便不多，少阳阳明两经之正气索然，津液先涸，须急补助，已恐鞭长莫及也，岂能再用攻克？诊得右脉弦数，左脉细小。细小为虚，弦数为实，虚中有实。法补实则碍虚，补虚又碍实，用药实为两难。惟有猪苓汤一法，最为瘥后伤阴所合。然下焦可治，而中焦之结者、肝阴之亏者，仍未得以兼治，参入六一散方，佐以芍药甘草汤，为一方而三法备焉之计，以冀弋获。否则悠悠而脱矣。候诸高明先生政之。

猪苓　阿胶　赤苓　泽泻　红曲　甘草　芍药　滑石　取荠菜花一两　荸荠四个　海蜇一两

煎汤代水。

又

进猪苓汤后，所见下痢已减其半，所化之邪亦减其半。所以唇之肿者能消，齿之垢者能清，以及右脉之弦数者能缓能和，似属佳兆。然左脉细小，按之仍属无神，且兼关部带弦。弦主乎肝，细小无神又主乎真阴不足。惟以不足之真阴，难以涵养肝木，肝木顺乘土中，尤为易事。如土中尚属有权，往往于病邪消化之后，胃口渐开，生机可望。此乃胃中之津液早被热气所伤，又为下痢所劫，一伤一劫杳不思谷，干呕恶心，所为津劫病至，津竭祸来，此等症是也。若论上肠盘踞之邪，痛势仍然，按之未减，而其位置则已近于小腹，而不连于胁部，势欲下行，还未归并大肠。即

使贻患将来，不过为痈为血，尚可徐图。惟此虚态百出，变生眉眼，能无惧乎？然则不得不宗七虚七实、扶正为先之训，回元气于无何有之乡，再图侥幸。候政。

人参　五味子　麦冬　银花　甘草　荸荠　海蜇　白芍　青皮　丹皮　川贝　橘白　牡蛎　花粉　人中白　取炒香谷芽五钱

煎汤代水

又未录住址姓氏

惊悸起因，传为颤振，继以瘛疭不宁，左脉细软，右关弦数，数则为火，弦则为痰，细软又主乎虚。虚在肝肾，兼以痰火，结在脾胃，所以肢体软弱，口燥身疼也。连日固本，既属安适，可无更张。惟痰火内胜，不以十味温胆法加减佐之，以为标本兼顾之计，俾得虚不再虚，未知是否？同石盘竹香先生议。

人参　大熟地浮石拌炒　枣仁　归身　天冬　大生地　茯苓　橘红　竹茹　川贝　柏仁　龙齿　石决明

次　诊

病颤振振，乃阴气争胜，颤则阳气不复。其势之来，上冲则鼓颔，四散则肢动。至于肉𥆧筋惕，不过来势之轻者。治此病者，平补镇心而已。惟肝不藏魂，瘛疭失常，胆又内怯，惊悸时作，加以痰火串入，用法须兼备免厥塞拟方。侯石盘竹香先生均政。

龙齿　人参　归身　远志　茯神　橘红　枣仁川连三分拌炒　胆星　石决明　半夏竹沥拌　秫米　竹茹　钩藤

再　次　诊

颤振不发于冬至，已责阳气不复。此

在冬至以前发者，尤为阳气不复，不言而喻。至于阴气争胜似未明言，而知阴气之得争以胜者为阳气不充未经来复之故。阴气何能争胜然，阴之争胜固明，而其所争所胜之阴究系何物邪气？曰肝属阴，痰亦属阴，痰生于脾，脾经所生之痰，内因肝经之阴火下动，动则生风，阴痰亦随之而逆，此颤振之所来也。岂独诸风掉眩皆属于肝而已哉？惟本有惊悸，此因颤振而更剧，无怪乎有瘛多瘛少等症也。

人参　冬术　茯神　炙草　半夏　陈皮　大生地　麦冬　归身　白芍　枣仁　远志　秫米　石决明　竹茹　钩藤

先服磁朱丸三钱，陈皮汤下。

唯亭陆

阴亏之体，肾家一水本来不胜两火。此《内经》仅道其常也。此间更有变者，烦劳之下，火从内起；炎暑之时，火自外加，内外两邪合而为一。以肾水久虚者当之，则阳络受伤，血从外溢，溢而未清，变为咳嗽。甚至有声有痰连连不已，饮食虽可，肌肉暗削。自秋徂冬，正属金水相生之候。是以见症尚和，自觉相安于无事，而不知仲春水旺亦反侮金。金者肺也，肺失清肃则音不扬，咽中痛，其喉为痹，以昭一阴一阳之火气内结，金受其累矣，渐成损症也。然脉形细数，尚未见促，阴火虽旺，阴液未竭，缓以图之，日进滋补，俾得夏至阴生，可下其旋元吉。现在脉虚火甚，物虽下咽，最为吃紧之时。非清不可，非补亦不可，斟酌于二者之间，惟有钱氏阿胶散法可以加减用之，以合式。拟候政。

阿胶　马兜铃　炙甘草　牛蒡子　花粉　猪肤　川贝　秋石　凤凰衣　麦冬

粳米　珠粉　大生地　杏仁

另用水泛六味丸三钱，清晨淡盐汤送下。

平望陆

红疹属血，白㾦属气，气血同病，㾦疹并发。发则病宜解矣，神必清矣。此乃既发白㾦，又发红疹，而神反昏沉，身热不退，气息短促，加以舌缩质红，其苔灰薄，遍身自汗，足胫逆冷，甚至下唇震动两手然。昨多喜笑，小便自遗，本来咳嗽，今反寂然，水饮与之则咽，不与亦不思。诊得右寸脉形滑数，关部濡软，左手皆见细小，按之模糊。想是风邪外感引动伏邪又被湿痰所阻，元气受伤，走入手足厥阴也。势已危笃，每易悠悠而脱，邪从汗出，元气亦与之俱出。正在势不两立之时，用药再为棘手，勉从虚羸少气之例立法，以冀邪尽而元气不与之俱尽，现为第一要着。

竹叶　石膏　人参　麦冬　川贝　炒谷芽　生地　花粉　远志　茯苓　钩藤　牛膝　甘草　犀角

昆山陈

胃脘当心而痛，继以形寒发热，如疟而作，甚至呃忒频频。此系温邪外感，秽邪内踞，加以湿痰食滞交结中宫也。今使中宫之阳气内旺，所受之邪容易化达。而此间元气本虚，诸邪又伤于后，无力消除，病延多日。所以脉象空弦，神情困倦，非补不可之时也。但舌苔白腻，干欲热饮，下体先痹。今更作麻，哕逆恶心，邪恋肺胃，而肾气亦衰，用药极难兼顾。然温养中宫，佐以上下之品，俾得一举而三善备焉，以冀即日见痊瘥为幸，否则气息易喘，恐增额汗。拟候诸高明先生政。

人参　於术　川附　干姜　炙草　覆花　半夏　厚朴　丁香　麦冬　藿香　木瓜　赭石　茅根　枇杷叶

又

进前剂，麻痹得和，四肢亦缓，且得吐出陈腐酸苦，其色若尘，此皆得温而通也。然呃忒频频，气自短促，呻吟不绝，哕逆呕恶之象仍不陡除。神情困倦，左脉细空，右脉弦急，大便溏黑，喜饮热汤，湿痰邪滞之外，更有瘀血在里。邪从上出，不自下行，已为逆症，而况呕吐之时，曾经额汗，能不虑其虚波暗起而脱乎？哕逆吐逆无不由乎气之所载，气若不平，诸症何从化解？前方加减，先使气平为要。

覆花　赭石　半夏　洋参　牛膝　槟榔　沉香　杏仁　刀豆子　乌药　柿蒂　大补阴丸

又

呃忒日轻，呕恶日重，此即陈腐之邪内阻气机，为呃者都从呕出。所以一则见轻，一则见重也。然病根欲拔，而其所出之路逆而不顺，上而不下。失胃气下行为顺之理，却为累事。昨夜额虽无汗，今朝脉尚弦急，呻吟未绝，所留陈腐之邪尚在中宫。犯肺为咳，犯胃为呕，直从中道而出，又带呃逆。必须去尽宿邪，庶几有望。

指迷茯苓　苏子　白芥子　刀豆子　厚朴　茅根　枇杷叶　竹茹　洋参

又

荡涤宿邪之下，呕恶大减，呃忒更缓，脉象稍和，呻吟渐除，大便叠通。无乃胃有下行为顺之兆乎？去痰莫如尽，尚须磨荡下行，继之于后，可下其旋元吉。

二蚕绵　当归　川芎各三两，水五大碗煮至烂。晒干，煅存性入后药　卷心荷叶四两四钱，取阿胶一两五钱，酒浸拌蒸晒七次者佳　大熟地三两　砂仁末四钱，酒煮　香附四两，盐水浸三夜，童便浸五宿，日夜各拌晒，酒炒　杜仲三两，盐水炒　真於术二两，米泔浸一宿，土炒　川断一两六钱，酒炒　细子芩一两六钱，酒炒　归身二两，酒炒　奎白芍一两六钱，酒炒　甘草六钱，蜜炙

为末，蜜丸，每用二钱。朝晚两服，砂仁汤送下，至七个月不必服。

梨里王

阳络伤，血外溢，溢之后，脉宜静。此乃脉细而数，数则为热，细则阴亏。所以气息短促，胸臆隐痛，面色痿黄，语言无力，小水清白，大便漆黑，心悸少寐，气逆或闷。动则火升，倦则阳举，无一而非虚阳上扰，阴血下虚，气不归源之象。气有余便是火，气不足即是寒，不足之气反见有余，此非真火，乃是虚寒。阴不恋阳，血难配气。欲降其气，必须补阴，不言而喻。拟方请政。

人参　五味子　燕窝　枇杷叶　苡米　橘红　石决明　玉竹　冬瓜子　川贝母　麦冬　茯苓

又　诊

胸胁闷痛，比之午间大减。良以上焦瘀血渐从活动而清，所进养阴利肺法似属合宜。然气息之短促未长，火升心悸，口燥颧红，脉细，仍数阳气外露，阴血内亏。若能呼吸调和，即是其旋元吉。请政。

人参　五味子　麦冬　白芍　苡米　橘红　石决明　茯苓　玉竹　冬瓜子　阿胶　丝瓜络

接服方

大生地　麦冬　北沙参　茯苓　甘草

枇杷叶　阿胶　石决明　百合　败龟甲
燕窝　白芍　骨皮　玉竹　茯神

常 熟 俞

肝藏魂，肺藏魄，魂升魄降，一阴一阳之别也。此间之病，魄之降者一无所关，魂之升者独擅其奇。始而见所未见，今又闻所未闻。男女话长，分居左右，此无他；婴儿姹女，天各一方，而实黄婆之媒以合也。夫黄婆属土，土中湿热生痰，以致天五地十之生成，失其所主，累及肝魂，魂不附中，而出之于上，欲治其上，势必先奠厥中。

六君子汤　加獭肝　另磁朱丸

杭州钟徐若泉令
亲姚名琨先生字来

幼时瘦弱，阴虚也。痘后头痛，肝邪旺也。不论外感何邪，头必痛者，阴虚肝旺容易上升也。十三四岁精气通，真元早泄，此时反胖，且兼痰火头疼，喜于敲者，郁得敲而松也。每发于春秋，甚于长夏，春分以后秋分以前，温热令行也，补则病无增减，虚能受也，即服消痰清火亦不见其长短，有病则病当之也。胸腹胀痛而用消克暂快一时，胃得下行为顺之常也。从前痛时在额，此更前后左右引及者，肝有伏风，善行数变，不惟痰之为物，随气升降，无处不到也。口中之臭、鼻间之热，胃逆上冲也。睡不足，如在云雾之中，腰脊不能支持，诸阳气浮而无从也。手足之热，黄白之苔，面发之块热而且痒，有时头晕，阳明中土万物所归，上而跃也。竹沥可医，上病降而下之也。饮食芳香可受，否则不能者，胃少冲和之气也。不欲水果，脾不耐寒也。又恶甜腻，胃多湿热也。偏喜肉食、水畜、咸寒，疗肾气虚热也。近

更胖者，温热痰火扶助，一身元气扩充，脾胃反见有余也。因男子二八而精通，通在十三四岁时，肝之疏泄早行，肾之封藏不固，如此犹可相安于无病，不过知其阳之太过而已。乃于幼时瘦弱，已昭阴气之虚；痘后头疼更著，肝家之旺。甚至不论何部从外而感，痛如应响，每发于春秋，甚于长夏。明明春分以后，秋分以前，在天地郁蒸湿热大行之时候，土中素有之湿热，尚且同声相应，而况二五妙合之时，早以湿热为种。身中常行春夏之生长，而少秋冬之收藏，大生广生之候，即大病特病之时。张氏云：素禀湿热而挟阴虚，此等症是也。虚则补之，实则泻之，各得其所。故免久而生气之弊。然阳明中万物所归，湿热痰火无不归之于胃。此口中之臭，鼻间之火，黄白之苔，手足之热，面发之块痒而且热之等象，失其下行为顺之常，有升无降，病无虚日矣。一俟肝阳化风，习习内动，头之自额而痛者，前后左右靡不引之，以昭风性善行数变，愈转愈深。且至于睡不足时，如在云雾之中，腰脊不能支持，诸阳气浮，无所依从，间或眩晕并行，出于不意，阴虚则失基，亦云甚矣。若论头痛，发明只须竹沥一味可以愈者，降而下之也。此乃暂行之事，而胃少冲和，所食者仅以芳香可受；脾难健运，所食者竟以水果为嫌。所恶之甜腻，所喜之肉食，一因湿热内多，一因阴气虚极，不问可知。自始至终，既不外阴虚湿热，无怪乎其驾驭湿热者反能扶助作为，已胖而益胖也。然阴虚与湿热又不两立，窃恐中年以后贻患无穷也，不能不早为之计焉。附方请政。

大熟地八钱　丹皮三钱　泽泻二钱　怀山药四钱　云苓三钱　白芍二钱　石决明三钱　黄柏一钱　知母二钱　青盐二钱　甘菊一钱　女贞子三钱　旱莲草三钱　沉香化气丸三钱

为末，取忍冬藤五斤，洗净寸截，煎汤，去渣，成膏。入前药量，加白蜜糊丸。每服三钱，早晚两服，盐汤送下。

洞庭山徐严少宰妹

始而脚痛，继以头疼。陡然昏不知人，手振肉瞤，动气故。筑牙关与两目上视，面黄颧红，唇上色青，其下亦然，呼吸痰声。左关已无脉，寸部甚微，右尺亦绝，关前独大且滑。其人不吐，鼻且不煽，汗亦不出，四肢厥冷，诸医束手，都以真珠母丸法应酬而剧，此痰祟附于肝经，扰乱不宁，以致地水火风无不上加于天也，古来无此成方，以意逆之，一剂而活动，二剂而舌伸，三剂而能言。归语门人。

茯神五钱，朱砂拌　沉香三分　金器四钱　磁石四钱　獭肝一钱　人参一钱　竹沥一钱五分，入姜汁一匙冲　甘菊一钱五分，炒

先以乌梅肉擦开牙关。

嘉庆乙亥元和时疫论

将欲施药施医施棺于郡邑之中，则必先解囊后劝善，劳心劳力，日费经营，乃可以有为也，然而求活人甚众之举不易得焉。备其药得医省其棺，昔之所难者，今于是乎见之，元和实推为善之乡。当年赈济尚有余赀，仍思设法以公诸贫民，有绅士焉忧上天之疫疠，有富贵者焉患生人之夭札。时维初夏，正暑湿热三气将蒸，又值乙运之岁金不及，亥年之风木偏淫。不惟木寡于畏，反侮其金，而且凶年秽乱之气亦被其扇动于中，人在气交，无隙可避，是一人中其气则为湿温、一方染其气即为时疫之候也。周邑尊既理荒政之余，望其气而异之，集医问乃病，答曰：乙为从革，

炎火盛行，亥属厥阴，风淫所胜，风火相煽，则吴又可瘟疫论之见证，不一邪之盘踞于膜原者，势必从九窍传而出，即外起之因内兼之证，以末治之亦不能出此范围也。况吴又可论瘟疫及张石顽论时行疫气、周禹载论湿热暑疫，均值大挠甲子以来第七十三甲子，厥阴司天，少阳在泉，风火用事之时。后先阐发精义入神，会元之司天如斯，值之司天亦未必不如斯。于是邑庙为局，病者接踵而至，门庭若市，内外分科，大小异位。余时切一脉浮不沉而数，望一舌白苔满布，问其所苦，则凛寒发热，昏昏不爽，余曰：达原病。旁一后生曰：如用此法治之，苔必转黄，而邪达矣。服之果然。及问后生为谁，曰徐淡安先生之高弟徐铁峰也。伊父雪峰本属老医，家学渊源从于局中，可谓好学不倦者矣！可谓与人为善者矣！当如同善者如管佛容吴云门先生，冀百数十人分手而治，论表里分界者有人，大剂清凉者有人，下而再下者有人。或湿多而仿湿热混淆之治，或气异而采芳香逐秽之品，或败毒，或消毒，或解毒，粲乎隐隐，各得其所，畴不仰体，痌瘝在抱之心，共相逐疫，效技于堂庑之中哉！外之往视，诸徒一如局中论治，死生若判霍然而愈者，实不胜枚举已。乃设席延医，继以观剧，咸赞且贺曰：见公之作，知公之志。爱民如子，岂不欲救民于衽席？绅之积善余庆，岂不欲周急而扶危？富之好义施财，岂不欲博施而济众？医之婆心一片，岂不欲起死而回心夫？然设是局也，岂博乐善好施之名欤？将使继公之理者，见其实惠知其真心也。

《曹仁伯医案论》终

南病别鉴

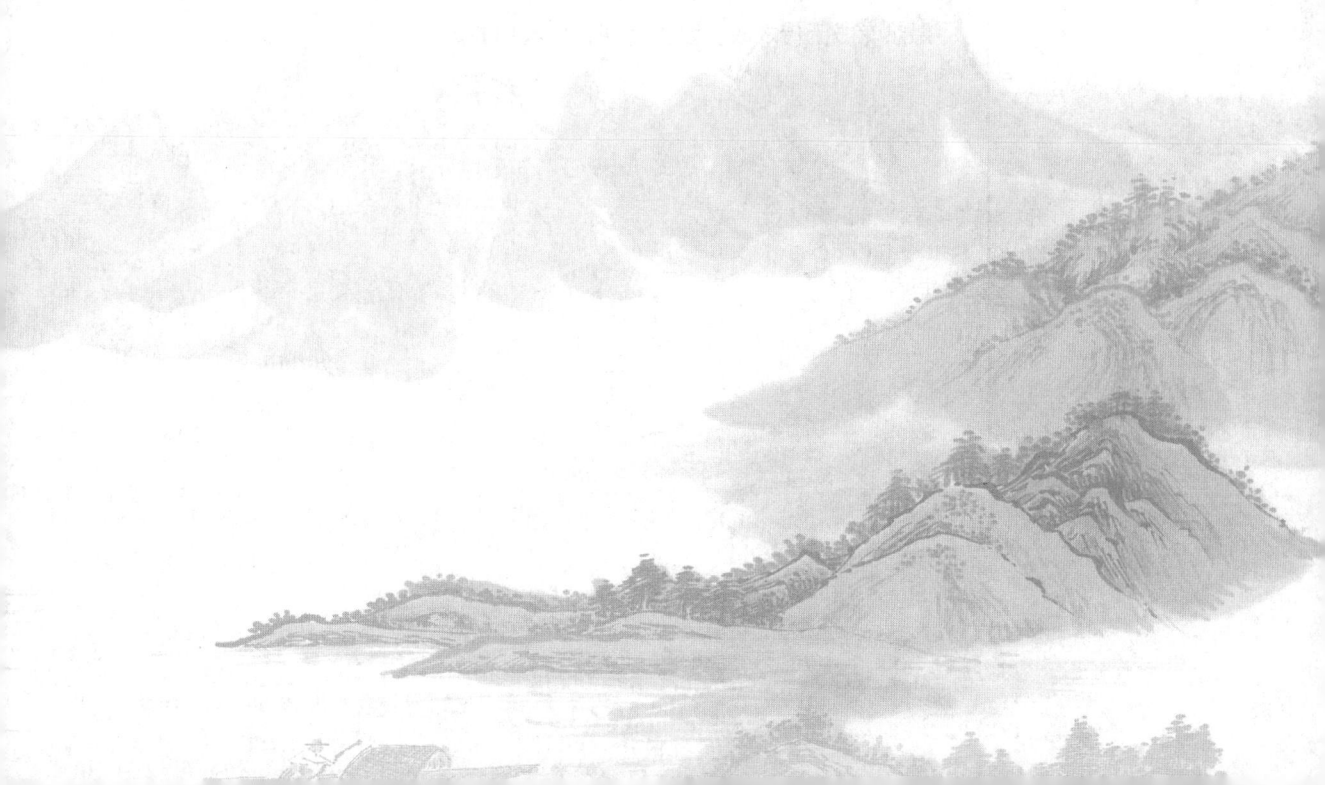

内容提要

　　《南病别鉴》三卷，附节录辨证一卷，清·吴门宋佑甫先生增注，叶香岩、薛生白、薛望公三先贤之著作也。宋氏为望公先生之外孙，学有渊源，以南方人多温热证疗治之法，自与北地伤寒有别。本书刊本少见，裘君吉生向高德僧君借录，以世之治温热证多泥于伤寒之法，不是妄汗，必是失下。此皆不读温热诸家之书之故，亦即少有温热专书流传之故。爰亟付刊，以救偏弊。

序 一

《考工记》谓"材美工巧然而不良，则不时不得地气也。"于是以橘踰淮北为枳、鹳鹆不踰济、貉不踰汶，明迁地弗良之意，一再曰"地气然也。"乌乎！不得地气不能成良工，不察地气又曷为良医哉？九窍之变犹是也，九脏之动犹是也。然而，齐与楚言语不通，嗜欲，同焉，燕与越言语不通，嗜欲不同焉；不同者地也，即气也。言语、嗜欲，其气之常，疾病则其气之变也。用治齐者治楚，吾知其必难已。用治燕者治越，吾知其必增剧。无他，常者不能同而变者反能同，未之有也。伤寒者北方之病也，而南人有病辄曰伤寒，何也？仲景之书遍天下，人习诵之，而忘其地气之不同也，不几用治齐者治楚、治燕者治越乎，已乎？剧乎？国朝康熙间，吴中名医辈出，香岩叶氏、一瓢薛氏为最著，叶有《温证论治》、薛有《湿热条辨》，皆发明南人之病，不宜概用伤寒法；厥后公望薛氏有《伤寒辨证歌》，名虽袭北，治实偏南，不外叶、薛宗旨。宋君佑甫为公望外孙，治病之暇，取叶书详注之，复合二薛所著，函三为一，题曰《南病别鉴》，将授诸梓，问序于余。余不知医惟寻厥，题名证以考工，佑甫其能察地气者乎！佑甫为医其良者乎！

光绪九年岁次癸未五月元和顾文彬撰

序 二

康熙朝吾吴叶香岩先生，医名重当代，同时有一瓢徵君继起，有松心孝人号称鼎足。惟先生最为正宗，足资后学模楷，所传世著作几种，皆及门采辑医按，乃最著名者也。此《温证论治》一编较《舌鉴舌辩》更加明晰，今得佑甫世棣逐条诠疏，尤觉精详。佑甫为薛公望先生外孙，好学深思，治病往往出人意表而一轨乎正。岂非渊源有自耶！兹将付，手民属书缘起。

时光绪巳卯四月南宫后生徐康

序　三

　　医书自《灵素》《金匮》后，代有名贤著作，几于汗牛充栋，求其能上继岐黄真传而有益于后学者，渺不可得。推原其故，盖由食古不化，致古人著作之精心晦而难明，或更妄求异说，自作聪明，或各立门户，好为奇僻，于南北地气之分，性质强弱之异，概置勿论。无怪医道竟成绝学也。近有叶香岩先生《温证论治》、薛一瓢先生《湿热条辨》、薛公望先生《伤寒古风》，议论精醇，根柢深厚，五行尽其变，五土异其宜，实上继《灵》《素》《金匮》之一脉，而大有功于后世者也。惜香岩、一瓢两先生之书，虽会稽章虚谷注释，而未得其详，医家深以为憾。兹宋君佑甫于治病之暇，朝夕披览，详加注释，俾前人之著述瞭如指掌，真后学之津梁也。犹忆余十年前得不寐疾，辗转床褥，午夜彷徨，遍访时医，尽皆束手，后得佑甫诊治，应手而愈。至今年逾六十，日高三丈，犹作酣眠。始知佑甫于此道中，不知几费揣摩，斯能臻此妙技，古人所谓三折肱者，真无愧焉。余故尔得而为之序。

光绪己卯春仲既望弇山毕长庆撰

序　四

天下至难为者莫如医，天下至易为者亦莫如医。必欲穷经义、索病源、对症施药务求中肯，此固难为者也。苟其不读古人书，不问病人因，妄曰凭脉知病，任意书方，偶然中病，愚夫愚妇奉以为奇事，既暗被他伤，医家病家茫然不知，此又易为者也。然以难为者与易为者较，岂独不可同日而语，殆有为善造孽之分欤？《内经》徵四失论曰：诊病不问其始，忧患饮食之失节，起居之过度，或伤于毒，不先言此，卒持寸口，何病能中？妄言作名，为粗所穷，此之谓也。此固不在医林，可置之勿论。夫司命者，望闻问切之外，尤须分别土地人情，如北方地寒人强，伤寒最多，故仲景立麻黄桂枝汤等，原有《伤寒论》可稽。而江以南，地卑湿多，人情柔弱，患伤寒者不过百中一二，患湿热者十之八九。若以治伤寒者治湿热，岂非大相径庭耶！余自幼喜读医书《素》《灵》《内经》、仲景《伤寒》、《金匮玉函》等书而外，诵至叶香岩先生《温证论治》、薛一瓢先生《湿热条辨》。及外祖薛公望公《伤寒古风》三十一首，每朝夕服诵而不忍去，知其于江南人病最为合法。惜香岩先生论口授门人随笔记录层次未楚，虽后人稍为分排，而不有注释。余因之或参经旨，或集陈言，或从素见，增在句读之下，非敢云注，以畅其说耳。稿既成，忽有人告予曰，会稽章君名虚谷者，会有注释，予即购而阅之，竟超出万万。于是复加删易，大半遵章君之注，不过使繁者简之，晦者显之，间或参以己见而标之。其《湿热条辨》章君亦详注矣，而外祖公望公《伤寒古风》已瞭如指掌，不敢谬加一词。因袭三家名言，付之剞劂，为案头课徒之余事，名之曰《南病别鉴》，谓与北方病迥异也。是为序。

光绪戊寅孟春上浣平江宋兆淇佑甫氏序

序　五

　　扫叶庄，一瓢耕牧且读之所也。维时残月在窗，明星未稀，惊鸟出树，荒鸡与飞虫相乱，杂沓无聚。少焉，晓影渐分，则有小鸟闹春，间关啁啾，尽巧极靡，寂淡山林，喧若朝市。不知何处老鹤横空而来，长唳一声，群鸟寂然。四顾山光，直落檐际，清静耳根，始为我有。于是盥漱初毕，伸纸磨墨，将数月以来所历病机与诸子弟，或阐发前人，或据己意，随所有得，随笔数行。录竟读之，如啖齑羹，寸寸各具酸咸。要不与珍错同登樽俎？亦未敢方乎横空老鹤一声长唳。

薛雪书于扫叶山庄

序　六

　　薛氏《湿热论》乃家藏秘书，先君素精医理，于是书尤深宝之。盖其辨晰受病之原委，多由阳明太阴两经表里相传，其见之也确，其言之也详，其治之也各得其宜，可为后世法，莫能出其范围者。我吴处江以南，地气卑湿，患是病者最多，而治之者或称为湿温伤寒，未能辨析，岂知如论所云："湿热之病不独与伤寒不同，且与温病大异"哉！俊不敢独秘亟寿枣梨，以公同志，俾审病者不致歧误焉。

道光九年九月元和李清俊跋

目　录

南病别鉴　卷上

叶香岩先生　　著

吴门　宋兆淇佑甫　增注

绍兴　裘吉生庆元　校刊

第一论　温病大概

温邪上受，首先犯肺（风从寒化属阴，故先受于足经；风从热化属阳，故先受于手经），逆传心胞（心肺最近，邪盛伤营，即传心胞）。肺主气属卫，心主血属营。辨营卫气血，虽与伤寒同，若论治法，则与伤寒大异（伤寒由太阳而传入他经，当先辛温发汗；温邪由肺入胃，当先辛平解表）。盖伤寒之邪留恋在表，然后化热入里。温邪则化热最速，未传心胞邪尚在肺。肺合皮毛而主气，故在表。初用辛凉散解。挟风，加薄荷、牛蒡之属；挟湿，加芦根、滑石之流。或透风于热外，或渗湿于热下，不与热相搏，势必孤矣。不尔（初当辛平解散。若过凉遏邪，邪反内走；用温发汗，劫津化火），风挟温热而燥生，清窍必干，谓水主之气不能上荣，两阳（风与热也）相劫也（有阳虚，气不化液而燥，治宜甘温；有积饮，液不上升而燥，治宜甘辛；有阴液枯涸而干燥，治宜酸甘。此风热劫烁其津液，治宜甘寒）。湿与温合蒸，郁而蒙痹于上，清窍为之壅塞，浊邪害清也（渗湿透热，佐以芳香）。其病有类伤寒，验之之法：伤寒多有变症；温病虽久，总在一经，为辨。

第二论　化热入营

前言辛凉散风，甘淡驱湿。若病仍不解，是渐欲入营也（由气入营）。营分受热，则血液受劫，心神不安，夜甚无寐，或斑点隐隐，即撤去气药（如从风热陷入者，用犀角、竹叶之属；如从湿热陷入者，用犀角、花露之品），参入凉血清热方中。若加烦躁、大便不通，金汁亦可加入，老年及平素有寒者，以人中黄代之，急速透斑为要。若斑出热不解者，胃津亡也。主以甘寒，重则玉女煎，轻则梨皮蔗浆之类。或其人肾水素虚，病虽未及下焦，每多先自彷徨（惊疑恐惧之貌，盖肾水虚则生恐也）。此必验之于舌，如甘寒之中加入咸寒（舌光红或灰薄而燥，宜咸寒滋养，如生地、元参、龟甲、阿胶之类，质绛而中心干厚焦燥者，生地、阿胶、龟甲中加元明粉、大黄，以下之）。务在先安未受邪之地，恐其陷入耳。若其邪始终在气分流连者，可冀其转汗透邪，治宜益胃（此法极难详辨。盖汗由胃中水谷所化，气旺邪与汗相并而出。如仲景服桂枝汤后啜稀粥者是也。若胃虚发战，邪不能出，反从内入也，要在辨邪之浅深。若邪已内入，欲行此法，反见助邪，为害矣。如风寒温热之邪在表者可行，若暑疫等邪，初受即在膜原，而当胃口，断无益胃助邪，虽虚入必先开达，误用即为害不浅也）。令邪与汗并热达腠开，邪从汗出，解后胃气空虚，当肤冷一昼夜，待气还自温暖如常矣。盖战汗而解，邪退正虚，阳从汗泄。故渐肤冷未必即成脱证，此时宜安舒静卧，以养阳气来复。旁人切勿惊惶，频频呼唤扰其元气。但诊其脉，若虚软和缓，虽倦卧不语，汗出肤冷，却非脱证。若脉急疾躁扰不卧，肤冷汗出，便为气脱之证矣（此正不胜邪，《内经》言阴阳交交者死也）。更有邪盛正虚不能一战而解，停一二日，再战汗而解者，不可不知。

第三论　邪留三焦

气病有不传血分者，邪留三焦，犹之伤寒中少阳病也。彼则和解表里之半，此则分消上下之势，随证变法，如近时杏朴苓等类，或如温胆汤之走泄，因其仍在气分，犹有战汗之门户，转疟之机括也（不入营而传心胞，即传于三焦。盖三焦主升降出入，表里之气全赖三焦以出入，法当转其气机，虽温邪不可用凉药遏之。故只宜辛平甘苦顺其升降，转其气机，开透汗化疟之门户）。大凡看法，卫之后方言气（卫行脉外），营之后方言血（营行脉中）。在卫（必恶寒）汗之可也（宜辛平表散），到气（不恶寒而恶热，小便色黄）才宜清气（方可辛凉，亦不可太凉，反使邪不外达而内闭）。乍入营分（脉数舌绛），犹可透热，仍转气分而解（开达即所以转气分），如犀角、元参、羚羊等物是也。至入于血（舌深绛，烦扰不寐，或夜有呓语），则恐耗血动血，直须凉血散血，如生地、丹皮、阿胶、赤芍等物是也。若不循缓急之法，虑其动手便错，反致慌张矣。且吾

吴湿邪害人最多，如面色白者须要顾其阳气，湿胜则阳微也。如法应清凉，用到十分之六七，即不可过凉。盖恐湿热一去，阳亦衰微也（阳虚者本多痰湿，受寒湿非姜附术苓不能去，受湿热亦必黏滞难解，须通阳明化湿，过凉则湿闭而阳更困矣）。面色苍者须要顾其津液，清凉到十分之六七，往往有热减身寒者，不可便云虚寒而投补剂（阴虚者内火易动，湿从火化，易伤阴液，阴伤则阳少依附，但当和胃不可偏阴偏阳），恐炉烟虽熄，炉火犹存。须细察精详，方可少少与之，慎不可漫然而进也。又有酒客里湿素盛，外邪入里，与之相搏。在阳旺之躯，胃湿恒多（如身黄如橘子色而鲜明者，此阳黄胃湿，用茵陈蒿汤）。在阴盛之体，脾湿亦不少（色如熏黄而沉晦者，此阴黄脾湿，用栀子柏皮汤或附子理中汤）。然其化热则一，热病救阴犹易，通阳最难。救阴不在补血，而在养津与化汗（津液虚则汗无由化，养津则汗自出）；通阳不在温，而在利小便（膀胱者州都之官，津液藏焉，气化则自能出矣），较之杂症有不同也。

第四论　里结阳明

三焦不从外解，必致里结。里结于何？在阳明胃与肠也（无形之邪，依有形之物而搏结，如痰滞湿是）。亦须用下法，不可以气血之分，谓其不可下也（不下，势必蒸烁伤阴）。惟伤寒热邪在里，劫烁津液，下之宜猛；此多湿邪内搏，下之宜轻（如小陷胸汤、黄连泻心汤）。伤寒大便溏，为邪已尽，不可再下；湿温病大便溏，为邪未尽，必大便硬，乃为无湿，始不可再攻也。再人之体脘在腹上，其位居中，按之痛，或自痛，或痞胀，当用苦泄以其入腹

近也，必验之于舌（全凭舌苔之色），或黄或浊（湿与温合蒸），可与小陷胸汤或泻心汤随症治之。若白不燥（全是寒有痰湿），或黄白相兼，或灰白不渴（皆阳不化邪，阴浊凝阻），慎不可乱投苦泄，其中（即胃中）有外邪未解，里先结者（宜先通气滞，杏蔻橘桔之类），或邪郁未伸，素属中冷者（当加姜）。虽有脘中痞痛，宜从开泄，宜通气滞。以达归于肺。如近世之杏、蔻、橘、桔等轻苦微辛具流动之品可耳。又有舌上白苔黏腻，口吐浊厚涎沫者，其口必甜，此为脾瘅。乃湿热气聚与谷气相搏，土有余也。盈满则上泛，当用佩兰叶芳香辛散以逐之（更当看其舌本，红赤为热，当清凉泄浊，色淡不红，脾虚不能摄液而上泛，当健脾降浊）。若舌上苔如碱者，胃中宿滞挟浊秽郁伏，当急急开泄，否则闭结中焦，不能从膜原达泄矣。

第五论　白　舌

舌苔白厚而干燥者，此胃燥气伤也（白厚本是浊邪，热烁津伤，浊结不化，当先养津化浊）。滋润药中加甘草，令甘守津还之意（其人必素属中虚，故可用甘草）。舌白而薄者，外感风寒也，当疏散之。若薄白而干者，肺液伤也，加麦冬、花露、芦根汁等轻清之品，为上者之上也（肺位最高，轻清乃得，若重浊与肺无益，而反伤及胃）。若苔白而质绛者，湿遏热伏，当先泄湿透热，防其即干也。此可勿忧，再从里而透于外，则变润矣（泄湿用辛开苦降，湿泄自然热透，热透自然舌干。再用苦辛凉从里透外，则胃气化而津液升，舌即润。汗作而邪热随解）。初病即舌干（津液素亏），神不昏者（幸而未入心胞），急宜养正，微加透邪之药。若神已昏，此

内匮不可救药矣。

第六论　黄　舌

前云舌黄或浊，当用陷胸泻心，须要有地之黄（如草生地上，必有根脚，无根即为浮垢，刮之即去）。若光滑者乃无形湿热，已有中虚之象，大忌前法（若妄行攻泻，必致表邪入里，为结胸、痞气、腹胀等症）。其脐以上为大腹，或满痛，或胀（不因药误，病出自然）。此邪已入里，表症必无，或存十之一二，亦须验之于舌，或黄甚，或如沉香色，或如灰黄色，或老黄色，或中有断纹，皆当下之。如小承气汤加槟榔、青皮、枳实、元明粉、生首乌等皆可。若未现此等舌，不宜用此等药。恐其中有湿，聚太阴为满，或寒湿错杂为痛，或气壅为胀（皆有实、寒、热，总以利气和气为主），又当以别法治之矣。

第七论　薄黄舌

黄苔不甚厚而滑者，热未伤津，犹可清热透表（辛开透发，从汗而解）。若虽薄而干者，邪虽去而津受伤也（当以养津为主）。苦重之药当禁，宜甘寒轻剂以养之。

第八论　绛　舌

热邪传营，舌色必绛（指舌本言）。绛，深红色也。初传，舌色中兼黄白色（指舌苔言），此气分之邪未尽也，泄卫透营两和可也（仍从表解）。纯绛鲜泽者（言无舌苔、胃无浊结，邪已离卫入营），胞络受邪也，宜犀角、鲜生地、连翘、郁金、石菖蒲等清泄之。延之数日，或其人平素心虚有痰（必有舌苔，但心血虚者，舌质多不鲜明，或淡晦无神，邪陷多危而难治，

于此可卜吉凶），外热一陷，里络即闭，非菖蒲、郁金等所能开，须用牛黄丸、至宝丹之类，以开其闭（若邪火盛而舌质赤，宜牛黄丸。虚而色淡晦者，宜至宝丹，以牛黄丸太寒故也），恐其昏厥为痉也。

第九论　燥绛舌

舌绛而干燥者，火邪劫营，凉血清血为要（胃无浊邪则无厚苔。邪热入营，则舌质色绛，虽薄苔必黄又加干燥，则火邪劫营）。色绛而舌心干者（舌全绛心干），乃心胃火燔，劫夺津液，即黄连、石膏亦可加入。其有舌心独绛而干者（四边有苔或黄或白，独绛而干只在舌心），亦胃热而心营受灼也，当于清胃中加入清心之品；否则延及于尖，为津干火盛之候矣。舌尖独绛而干（热止在心），此心火炎，用导赤散，泻其腑：若烦渴烦热，舌心干，四边色红，中心或黄或白者（舌四边红而不绛，中兼黄白而渴，故知其热不在血分），此非血分也，乃上焦气热烁津（热在气分者，必渴。热在血分者，但口干而不渴。多饮能消水为渴。不能多饮，但欲略润为干。如血分无热而口干者，阳气虚，不能生化津液，宜辛润，如姜、附之类），急用凉膈散，散其无形之热，再看传变可也；慎勿用血药，反致滋腻留邪。至若舌绛，望之若干，手扪之原有津液，此津亏，湿热熏蒸将成浊痰蒙闭心胞也（胃以通降为用，浊降则清升而化津液。热邪入营，郁蒸胃中浊气成痰，反以蒙闭心胞，即成昏厥，当急疏其胃，降浊以清营热）。舌色绛而上有黏腻似苔非苔者，中挟秽浊之气，急加芳香以逐之。舌绛而抵齿难伸出者，痰阻舌根，有内风也（内风上炽，当开降中加辛凉咸润，以息内风。脾肾之脉皆连舌本，

亦有脾肾气败，舌短不能伸出者，其形貌面色必形枯瘁，多为死证。不独风痰为患也）。舌绛光亮，胃阴亡也。急用甘凉濡润之品。舌绛有碎点黄白者，将生疳也；大红点者，热毒乘心也，用黄连金汁。有虽绛不鲜干枯而痿者，此肾阴涸也，急以阿胶、鸡子、地黄、天冬等救之，缓则恐涸而无救也。

第十论　紫　舌

热传营血，其人素有瘀伤，宿血在胸膈中，舌色必紫而暗，扪之潮湿（不干，故为瘀血）。当加散血之品，如琥珀、丹参、桃仁、丹皮等。否则瘀血与热相搏，阻遏正气，遂变发狂。如狂之症，若紫而肿大者乃酒毒冲心（急加黄连）；紫而干晦者，肝肾色泛也，难治（肾色黑，肝色青，青黑相合，而成紫晦，故曰难治）。

第十一论　淡红舌

舌淡红无色（心脾气血素虚），或干而色不荣者，乃胃津伤而气无化液也。当用炙甘草汤（养血养气以通经脉，则邪自可去），不可用寒凉药。

第十二论　芒刺舌

凡舌不拘何色，生芒刺者（苔必焦黄，或黑，或无苔而绛，若苔白，或淡黄，胃无大热，必无芒刺。或两边有小赤瘰，是营热郁结当，开泄气分。上焦热极者，宜凉膈散散之），皆上焦热极也。当用青布拭冷薄荷水，揩之即去者轻，旋生者险。

第十三论　血迹肿大舌

舌苔不燥，自觉闷极者（脾阳弱，浊

壅不行），脾湿盛也（虽有热邪，当先辛开泄湿，而后清热，切不可先用寒凉遏闭）；或有伤痕血迹者，当问曾经搔挖否，不可以有血而便为枯症，仍从湿治可也。再有神情清爽，舌肿大不能出口者（或兼唇肿），此脾湿胃热，郁极化风，而毒延于口也，用大黄摩入当用剂内，舌胀自消（神清邪在脾胃，神昏即在心脾两脏）。

第十四论　如烟煤舌

舌无苔，有如烟煤隐隐者，慎不可忽视。若口渴烦热而燥者，平时胃燥也，不可攻之，宜甘寒益胃（此阴虚而燥）。若不渴肢寒而舌润者，乃挟阴证，宜甘温扶中（此阳虚不可用苦寒，只宜甘温，不可用苦温）。此何以故？外露而里无也（外露热象，里无热也）。

第十五论　黑舌

舌黑而滑者，水来克火，阴证也，当温之（附、桂之类）。若见短缩，此肾气也，为难治。若加人参、五味子，或救万一。舌黑而干者（黑燥无苔，胃无浊邪），津枯火炽，急急泻南补北（黄连阿胶汤）。若黑燥而中心厚者（胃中有垢浊与邪热相结），土燥水竭，急以咸苦下之（元明粉、大黄）。

第十六论　粉白滑舌并斑疹

舌白如粉而滑（浊邪甚盛），四边色紫绛者（热邪亦重，热为湿遏），温疫病初入膜原（外通肌肉，内近胃腑，即三焦之门户，而实一身之半表半里也），未归胃腑，急急透解（吴又可达原饮加减），莫待传入而为险恶之症。且见此舌者，病必见凶，

须要小心。凡斑疹初见，须用纸捻照（热闭营中多成斑疹。斑从肌肉而出，属胃；疹从血络而出，属经。其或斑疹并见，此阳明经腑皆热），看胸背两胁，点大而在皮肤之上者为斑。或云头隐隐，或琐碎小粒者，为疹。又宜见而不宜多见。按方书谓斑色红者为胃热，紫者热极，黑者胃烂。然当看外症所合，方可断之。春夏之间，湿病俱发斑疹为甚。如淡红色，四肢清，口不甚渴，脉不洪数（虚斑也），此非虚斑，即属阴斑。或胸前微见数点，面赤足冷，或下利清谷（阴斑也），此阴盛格阳于上（内真寒外假热，逼其无根之火上浮，必面赤戴阳），当温之（如白通汤之类，热药冷服，不然拒格不受而吐矣）。若斑色紫而点小者，心胞热也（点小即是从血络而出之疹，热在心胞）。点大而紫，胃中热也（从肌肉而出，为斑热在胃）。斑黑而光亮者（光亮，元气犹充，故可救），热毒极炽，虽属不治，然其人气血充者依法治之，或可救之。若黑而晦者必死（黑晦，元气败）。黑而隐隐四旁赤色者（四旁赤色，气血尚活），乃火郁内伏，大用清凉发透，间有转红而可救者。又有夹斑带疹，皆是邪之不一，各随其部而泄（或经或腑）。然斑属血者恒多，疹属气者不少（热在胃，本属气分，见斑则邪属血矣。疹从血络而出，本属血分，然邪由气而闭其血方或疹也，故治斑疹必当两清气血。况欲透发，必通其血中之气，如赤芍、郁金、归须之类，以佐犀角、元参等。如清气分则用知母、石膏，以芩连佐桂枝亦可，通营清热也）。斑疹皆是邪气外露之象，发之时，宜神情清爽，方为外解里和。如斑疹出而昏者，此正不胜邪而内陷（虽用扶正开泄，如人参、至宝丹之类，总归死者十之八九），或

胃津内涸之候矣（昏而声音洪厉，力气尚强，舌干黑无苔，用大剂滋养，鸡子黄、生地黄、阿胶之类，或可救之。苔黑中心燥者，救阴中加咸苦下之，亦可救之）。

第十七论　白㾦

白㾦小粒如水晶色者，此湿热伤肺，邪虽出而气液枯也，必得甘药补之（此言病久宜然）。若未至久延，气液尚在未伤，乃为湿郁卫分，汗出不彻之，故当理气分之邪（辛温疏表，如苏梗、藿梗，使气伸汗出，邪达而愈）。枯白如骨者（枯白如暴露人兽死骨色）多凶，气液竭也。

第十八论　齿血

温病看舌亦须验齿。齿为肾之余（肾主骨，齿为骨之余，故齿浮龈不肿为肾火水亏也），龈为胃之络（胃脉络于上龈，大肠脉络于下龈，皆属阳明，故牙龈肿痛为阳明风火或湿遏火伏）。热邪不燥胃津，必耗肾液，且二经之血走于此处，病深动血（邪热入胃必连大肠，血循经络而行，遂动血上溢），结瓣于上。阳血色紫，紫如干漆（阳明之血）；阴血色黄，黄如酱瓣（少阴之血）。阳血若见，安胃为主（鲜地、霍斛、石膏、知母之类）；阴血若见，救肾为要（生地、阿胶之类）。然豆瓣色者多险。惟病尚不逆者，犹可治，否则难治矣。此何故？阴下竭、阳上厥也（水不胜火）。

第十九论　齿燥齿枯

齿若光燥如石者，胃热甚也。证见无汗，恶寒，卫偏胜也（卫阳内郁，表气不通，故无汗为卫偏胜）。辛凉泄卫，透汗为要（泄卫发汗，内热即从表散。凡恶寒而汗出者，为表阳虚，腠理不固，虽有内热亦非实火）。如枯骨色者，肾液枯也（齿燥有光，胃液虽干，肾气未竭。如枯骨色，肾液大败），为难治。如上半截润（当作燥，观"下水不上承"句可知），为水不上承，而心火上炎，急宜清心救水（黄连阿胶汤），俟枯处转润，乃妥。若咬牙切齿者，湿热化风，痉病也。但咬牙者，胃热气走其络也。咬牙而脉症皆衰者，胃虚，无谷以内荣也（胃中空，内风乘虚而入其络）。此何以故？虚则喜实耳，舌本不缩而硬、牙关咬定难开者，此非风痰阻络即欲作痉症，用酸物擦之即开。酸走肝，木来泄土也。

第二十论　齿垢

若齿垢如灰糕样者，胃气无权，津亡而湿浊用事，多死（齿垢由肾热蒸烁胃中浊气所结甚，色如灰糕则枯败，而气津俱亡，肾胃两竭。惟有湿浊用事，故知必死）。初病齿缝流清血，痛者为胃火冲激（出于牙龈属阳明，故痛），不痛者为龙火内燔（龙火谓肾火，宜壮水主）。齿焦无垢者，死（齿焦肾水告涸无垢，胃液亦竭，故死）；齿焦有垢者，肾热胃劫也（有垢者火盛，而气液未竭，用调胃承气，微下胃热），当微下之，或玉女煎清胃救肾可也（肾水亏者用之）。

第二十一论　妇人温病

妇病与男同，但多胎前、产后及经水适来适断。大凡胎前病，古人皆以四物加减用之，谓恐邪来害妊也（然邪犹在表分，当从开达外解，倘执用四物反引邪入里，轻病变重，故必审其邪之浅深而治，为至要也）。如热极者，有用井底泥及蓝布浸，冷覆盖腹上等（须见邪热逼胎，有胎动不已之象，急清内热，可用此治，否则致热内走，反伤其胎），皆是护胎之意。然亦须看其邪之可解而用之。如血腻之药不灵，又当审察（不灵当作不宜，断无试之不灵而后更之，清热解邪勿使伤胎，即为保护，若助气和气之药犹可酌用，若滋腻补血本元未伤而用之，恐反遏其邪），不可固执。仍宜步步保护胎元，恐正损邪陷也。至于产后，方书谓慎用苦寒，恐伤已亡之阴也。然亦要辨其邪能从上中解者，稍从证用之，亦无妨也（上者如宣肺之类，中者如疏中和中之类）。不过勿犯下焦（谓肝脾肾初治不善，邪陷入脏即死）。且属虚体，当如虚怯人病邪而治（此法最妥）。况产后当血气沸腾之际，最多空隙，邪必乘虚内陷，虚处受邪，为难治也（产后大伤下元，若禀质阳虚者，偶伤寒邪，饮食泻痢不止，脾肾气脱，往往二三日即死。其阴虚者，肝风易炽，热邪乘之，即成痉者有之，故最为难治。阳虚者扶阳为主，阴虚者养阴为先）。如经水适来适断，邪将陷于血室少阳（冲脉为血室，肝主之。少阳为肝之表，其脉起于气街。气街又阳明胃经之穴，故云隶属阳明也）。《伤寒》言之详悉，不必多赘。但数动，（当作变动，或竟作温邪亦可）与正伤寒不同，仲景立小柴胡汤提出所陷热邪（从少阳提出），参枣以扶胃气（必胃无邪及中虚之人方可用之，否则助邪为害，因冲脉隶属阳明也）。此惟虚者为合治。若热邪陷入与血相结者，当宗陶氏（陶节庵有《伤寒全生集》）小柴胡汤去参枣，加生地、桃仁、楂肉、丹皮，或犀角等（此因邪血结）。若本经血结自甚，必少腹满痛。轻者刺期门穴（在左胁）；重者小柴胡汤去甘草，加延胡、归尾、桃仁；挟寒加肉桂，心气滞加香附、陈皮、枳壳等（此血结为主）。然热陷血室之症，多有谵语如狂之象，与阳明胃热相似。此等病机最须辨别，血结者身体必重，非若阳明之轻便者。何也？阴主重浊，络脉被阻，身之侧旁气痹，连及胸背皆为阻室，故去邪通络正合。其病往往延久上逆心胞胸中痹痛，即陶氏所谓血结胸也。王海藏出一桂枝红花汤，加海蛤、桃仁，原欲表里上下一时尽解之，此方大有巧妙也。

血室者营血停止之所，经脉留会之处，即冲脉是也。冲脉者奇经八脉之一脉也，起于肾下，出于气街，并阳明经夹脐上行至胸中而散，为十二经之海。王冰曰："冲为血海。"言诸经之血朝会于此。男子则运行生精；女子则上为乳汁，下为月事。伤寒之邪妇人则随经而入，男子由阳明而传。以冲之脉与少阴之络起于肾。女子感邪，太阳随经便得而入冲之经并足阳明；男子阳明内热，方得而入也。冲脉得热，血必妄行。在男子则下血，谵语；在妇人则月水适来。盖言男子，不独谓妇人也。《针经》曰："妇人热入血室，有须治而愈，有不须治而愈。"假令妇人中风，发热恶寒，经水适来，得之七八日，热除而脉迟身凉和胸胁下满，如结胸状、谵语者，此为热入血室，当刺期门穴，随其实而泻之。假令妇人中风七八日，续得寒热发作有时，经水适来适断者，此谓热入血室，其血必结，故如疟状，发作有时，小柴胡汤主之。二者须治而愈者也。若发热，昼则明了，夜则谵语，如见鬼状，此热入血室，无犯胃气及上二焦，必自愈，是不须治而愈者也。谵语为病邪之甚者，何不须治而愈耶。且胸胁满如结胸，谵语是邪气留结胸胁而不去者，必刺期门，随其实而泻之。寒热如疟，发作有时者，是血结而不行也，须小胡汤散之，二者既有留邪必须治之可也。若发热，经水适来，昼日明了，暮则谵语，此经水既来，以里无留邪，但不妄犯，热随血散必自愈。经曰："血自下，下者愈。"故无犯胃气及上二焦，必自愈。所谓妄犯者，谓恐以谵语为阳明内实，攻之犯其胃气也。此无胸胁之邪，恐刺期门犯其中焦也。此无血结，恐与小柴胡汤犯其上焦也。小柴胡汤解散则动卫气。卫出上焦，动卫气是犯上焦也。刺期门则动营气。营出中焦，动营气是犯中焦也。《脉经》曰"无犯胃气及上二焦"，岂但言药不言针耶？

邪入血室，仲景分浅深而立两法。其邪深者，如结胸状。若谵语刺期门穴，随其实而泻之，是从肝而泻其邪，亦即陶氏所谓之血结胸也。其邪浅者，往来寒热，如疟状而无谵语，用小柴胡汤是从胆治也。盖往来寒热是少阳之证，故以小柴胡汤提少阳之邪，则血室之热亦可随之而出。以肝胆为表里，故深则从肝，浅则从胆，以导泄血室之邪也。其言小柴胡汤惟虚者合治，何也？盖伤寒之邪由经而入血室，其胃无邪，故可用参枣。若温热之邪先已犯胃，后入血室，故当去参枣。惟胃无邪及中虚之人方可用。须知伤寒之用小柴胡汤者，正防少阳经邪乘虚入胃，故用参枣先助胃以御之（如上言，法宜益胃）。其与温热之邪来路不同，故治法有异也。

《南病别鉴》卷上终

南病别鉴　卷中

南园薛生白　　著

元和　李清俊春泉　勘正

慈溪　洪旭照四轩　叅阅

平江　宋兆淇佑甫　手辑

绍兴　裘吉生庆元　校刊

湿 热 论

湿热证，始恶寒，后但热不寒，汗出，胸痞，舌白或黄，口渴不引饮。

此条乃湿热症之提纲也。湿热病属阳明太阴经者居多，中气实则病在阳明，中气虚则病入太阴。病在二经之表者，多兼少阳三焦；病在二经之里者，每兼厥阴风木。以少阳、厥阴同司相火。阳明、太阴湿郁生热，热甚则少火皆成壮火，而表里上下充斥肆逆，故最易耳聋、干呕、发痉、发厥。而提纲中不言及者，因以上诸症皆湿热兼见之变局，而非湿热病必见之正局也。始恶寒者，阳为湿遏而恶寒，终非若寒伤于表之恶寒。后但热不寒，则郁而成热，反恶热矣。热甚阳明则汗出。湿蔽清阳则胸痞。湿邪内盛则舌白。湿热交蒸则苔黄。热则液不升而口渴，湿则饮，内留而不引饮。然所云表者，乃太阴阳明之表，而非太阳之表。太阴之表四肢也，阳明之表肌肉也，胸中也。故胸痞为湿热必有之证，四肢倦怠肌肉烦疼，亦必并见。其所以不干太阳者，以太阳为寒水之腑，主一身之表，风寒必自表入，故属太阳；湿热不尽从表入，故不必由太阳。况风寒伤营

卫，营卫乃太阳所司；表湿伤肌肉，肌肉为阳明所主。寒湿之属太阳者，以太阳为寒水，同气相求也。湿热之属阳明者，阳明为中土，火化从阳也。湿热之邪从表伤者，十之一二由口，鼻入者十之八九。阳明为水谷之海，太阴乃湿土之脏，故多由阳明、太阴受病。膜原者外通肌肉近胃腑，即三焦之门户，而实一身半表半里也。邪由上受，直趋中道，故病亦多归膜原。要知湿热之病不独与伤寒不同，且与温病大异。温病，乃太阳少阴同病；湿热，乃阳明太阴同病。而提纲中反不言及脉者，以湿热之症脉无定体，或洪或缓、或伏或细，各随症见，不拘一格，故难以一定之脉拘定后人眼目也。

湿热之病阳明必兼太阴者，人徒知脏腑相连，湿土同气，而不特此也，当与温病之必兼少阴比例。少阴不藏，木火内燔，风邪外袭，表里相煽，故为温病；太阴内伤，湿饮停聚，客邪再至，内外相引，故病湿热。此皆先有内伤，再感客邪，非由腑及脏之谓。若湿热之症不挟内伤，中气实者其病必微。或先因于湿，再因饥饱劳役而病者，亦属内伤挟湿，标本同病。然劳倦伤脾为不足，湿饮停积为有余。所以

内伤外感，孰多孰少，孰实孰虚，又在治病者之临症时权衡矣。

湿热证，恶寒无汗，身重头痛，湿在表分，宜藿香、香薷、羌活、苍术、薄荷、牛蒡子等味。头不痛者，去羌活。

身重恶寒，湿遏卫阳之表证，头痛必挟风邪，故加羌活，不独胜湿，用以祛风。此条乃阴湿伤表之候。

湿热证，汗出，恶寒发热，身重，关节疼痛，湿在肌肉，不为汗解。宜滑石、豆黄卷、苓皮、苍术皮、藿香叶、鲜荷叶、通草、桔梗等味。不恶寒者，去苍术皮。

此条外候与上条颇同，惟出汗独异，更加关节疼痛，乃湿邪初犯阳明之表，故略见恶寒。及至发热，恶寒当自罢矣。用药通阳明之表，而即清胃脘之热者，不欲湿邪之郁热上蒸，而欲湿邪之淡渗下走耳。此条乃阳湿伤表之候。

湿热证三四日，即口噤，四肢牵引拘急，甚则角弓反张，湿热侵入经络脉隧中。宜鲜地龙、秦艽、威灵仙、滑石、苍耳子、丝瓜藤、海风藤、酒炒川连等味。

此条乃湿邪挟风邪者，风为木气，风动则木张，乘入阳明之络，则口噤走窜，太阴之经则拘挛。故用药不独胜湿重用息风，一则风药能胜湿，一则风药能疏肝也。选用地龙诸藤者，欲其宣通络脉耳。或问仲景治痉，原有桂枝汤加栝楼根及葛根汤，二方后人屏而不用，岂宜于古者不宜于今？即今之痉者与厥相连，仲景不言及厥，岂《金匮》有遗文耶？余曰：非也。药因病用，病源既异，治法自殊。故同一发痉，而伤寒与湿热之病因不同，伤寒之痉自外来，症属太阳，治以散外邪为主；湿热之痉自内出，波及太阳，治以息内风为主。盖三焦与肝胆同司相火，中焦湿热不解，

则热甚于里，而少火悉成壮火，火动则风生，而筋挛脉急；风煽则火炽，而识乱神迷；身中之气随风火上炎，而有升无降，常度尽失，由是而形若尸厥，正《内经》所谓"血之与气并走于上，则为暴厥"者是也。外窜经脉则成痉；内并胆中则为厥；内外充斥痉厥并见；正气犹存一线则气复返而生，胃津不克支持则厥不回而死矣。所以痉之与厥往往相连，伤寒之痉自外来者安有是哉！

暑月痉证与霍乱同出一源。风自火生，火随风转，乘入阳明则呕，贼及太阴则泻，是名霍乱。窜入筋中则挛急，流入脉络则反张，是名痉。但痉者多厥，霍乱无厥者。痉则风火闭郁，郁则邪势愈甚，不免逼乱神明，故多厥。霍乱则风火外泄，泄则邪势外解，不致循经内走，故少厥。此痉与霍乱之分别也。然痉证邪滞三焦，三焦乃火化，风得火而愈煽，则逼入胆中而暴厥。霍乱邪走脾胃，脾胃乃湿化，邪因湿而停留，则淫及诸筋而拘挛，火郁则厥，火窜则挛，又痉与霍乱之遗祸也。

痉之挛急乃湿热生风，霍乱之转筋乃风来胜湿。痉则由经及脏而厥，霍乱则由脏及经而挛。总由湿热与风涌乱，清浊升降失常之故。夫湿多热少则风入土中而霍乱，热多湿少则风乘三焦而痉厥。厥而不反者死，胃液干枯火邪盘踞也；转筋入腹者死，津液内涸，风邪独劲也。然则胃中之津液关系顾不钜哉？厥证用辛开，泄胸中无形之邪也。干霍乱用探吐，泄胃中有形之邪也。然泄邪而胃液不上升者，热邪益炽；探吐胃液不四布者，风邪益张，终成死候，不可不知。

湿热证，壮热口渴，舌黄或焦红，发痉，神昏，谵语或笑，邪灼心胞，营血已

耗。宜犀角、连翘、羚羊、生地、元参、银花露、钩藤、鲜菖蒲、至宝丹等味。

上条言痉，此条言厥。湿邪暑邪本伤阳气，及至热极逼入营阴，则津液耗而阴亦病，心胞受灼，神识昏乱。用药以清热救阴、泄邪平肝为务。

湿热证发痉，神昏笑妄，脉洪数有力，开泄不效者，湿热蕴结胸膈，宜凉膈散。若大便数日不通者，热邪闭结肠胃，宜仿承气微下之例。

此条系阳明实热，或上结或下结，清热泄邪，只能散络中流走之热，而不能除膈中蕴结之邪。故阳明之邪，仍假阳明为出路也。

湿热证壮热烦渴，舌焦红或缩，癍疹，胸痞，自利，神昏痉厥，热邪充斥表里三焦，宜大剂犀角、羚羊角、生地、元参、银花露、紫草方、诸水金汁、鲜菖蒲等味。

此条乃痉厥症之最重者。上为胸痞，下挟热痢，癍疹痉厥，阴阳告困，独以清阳明之热救阳明之液为急务者，恐胃液不存，其人必自焚而死也。

湿热证寒热如疟，湿热阻遏膜原，宜柴胡、厚朴、槟榔、草果、霍香、六一散、苍术、半夏、石菖蒲等味。

疟由暑热内伏、秋凉外束而成。若夏月腠理大开，毛窍疏通，安得成疟？而寒热有定期如疟之发作者，以膜原为阳明之半表半里，湿热阻遏则营卫气争，症虽如疟，不得与疟同治，故仿吴又可达原饮之例。盖一由外凉束表，一由内湿阻遏也。

湿热证数日后，脘中微闷，知饥不食，湿邪蒙绕上焦，宜藿香叶、薄荷叶、鲜稻叶、鲜荷叶、枇杷叶、佩兰叶、芦尖、冬瓜仁等味。

此湿热已解，余邪蒙闭，清阳胃气不输，宜用极轻清之品，以宣上焦阳气。若投味重之剂，是与病情不相值矣。

湿热初起，亦有脘闷懊恼、汗出口渴、眼欲闭、时谵语，浊邪蒙蔽清阳，属在上焦者。宜用枳壳、桔梗、淡豆豉、生山栀涌泄法。若投轻清剂，又与病情不相当矣。此说须与第九第十两条参看。同一邪在上焦，而第九条属虚，此说属实，且同一实症，而第十条邪在中焦，此说邪在上焦，临证者当慎之。

湿热证初起，发热汗出，胸痞口渴，舌白，湿伏中焦，宜藿香、蔻仁、杏仁、枳壳、桔梗、郁金、苍术、厚朴、草果、半夏、石菖蒲、六一散、佩兰叶等味。

浊邪上干则胸痞，胃液不升则口渴，病在中焦气分，故多开中焦气分之药。

此条多有挟食者，宜加瓜蒌、楂肉、菔子。舌根现黄色，即是挟食症。

湿热证数日后自利，溺赤口渴，湿流下焦。宜滑石、猪茯苓、泽泻、萆薢、通草等味。

下焦属阴，太阴所司阴道虚，故自利。化源滞则溺赤，脾不转津则口渴。然必不引饮，太阴湿故也。湿滞下焦，故独以分利为治。

此条药味独用分利，然症兼口渴、胸痞，须佐入桔梗、杏仁、豆卷开泄，中上源清则流自洁矣，不可不知。以上三条，皆湿重热轻之候。

湿热之邪不自表而入，故无表里可分。而未尝无三焦可辨，犹之河间治消渴以三焦分者是也。夫热为天之气，湿为地之气，热得湿而热愈炽，湿得热而湿愈横。湿热两分，其病轻而缓；湿热交合，其病重而速。湿多热少，则蒙上流下，当三焦分治。若湿热俱多，则下闭上壅而三焦俱病矣，犹之伤寒门二阳合病、三阳合病是也。太阴湿化，三焦火化。有湿无热，止能蒙闭清阳，或阻于上，或阻于中，或阻于下。湿热一合，则身中少火悉化壮火，而三焦相火有不皆起而为暴者哉？所以上下充斥，内外煎熬，最为酷烈。兼之木火同气，表里分司，再引肝风，痉厥立至。胃中津液几何？其能供此交征乎？至其所以必属阳明者，以阳明为水谷之海，鼻食气，口食味，悉归阳明。邪从口鼻而入，则阳明为必由之道路也。其始也，邪入阳明，早已先伤其胃液。其继也，邪盛三焦，更欲取资于胃液，司命者可不为阳明顾虑哉！

或问：木火同气，热甚生风，以致痉厥，理固然矣；然有湿热之症，表里极热，不痉不厥者何也？余曰：风木为火热引动，原因木气素旺，肝阴先亏，内外相引，两阳相煽，因而劲张。若肝肾素优，并无里热者，火热安能招引肝风哉？试观小儿，一经壮热便成瘛疭；以纯阳之体，阴气未足，故肝风易动也。

湿热证舌遍体白，口渴，湿滞阳明。宜用辛开，如厚朴、半夏、草果、干菖蒲等味。

此湿邪极盛之候。口渴乃液不上升，非有热也，辛泄太过即可变而为热，而此时湿邪尚未蕴结，故重用辛以开之，使上焦得通，津液得下也。

湿热证舌根白，舌尖红，湿渐化热，余湿犹滞。宜用辛泄，佐以清热。宜蔻仁、半夏、干菖蒲、豆卷、六一散、连翘、绿豆壳等味。

此湿热参半之证，而燥湿之中即佐清热者，亦所以存阳明之液也。

上二条凭验舌以投剂，极为临证时要诀。盖舌为心之外候，浊邪上薰心肺，舌苔因而转移。

湿热症初起即胸闷不知人，瞀乱大叫痛，湿热阻闭中上二焦。宜草果、槟榔、鲜菖蒲、六一散、芫荽，各重用。或加皂角末、地浆，水煎服。

此条湿热俱重之候。而去湿药多，清热药少者，以病邪初起即闭，正未有伤。故以辛通散邪为急务，不欲以寒凉凝滞病机也。

湿热证四五日，口大渴，胸闷欲绝，干呕不止，脉细数，舌光如镜，胃液受劫，胆火上冲。宜西瓜、白汁、金汁、鲜生地汁、甘蔗汁。痞闷再磨郁金、木香、乌药、香附等味。

此营阴素亏，木火素旺者。今木乘阳明而耗其津液，然幸无饮邪，故一清阳明之热，一散少阳之邪。不用煎者，取其气之全耳。

湿热证呕吐清水，或痰多黏腻，湿热内留，木火上逆。宜温胆汤加瓜蒌、碧玉散等味。

此素有痰饮，而阳明少阳同病。故一以涤饮，一以降逆，与上条呕同而治异，正当合参。

湿热证呕恶不止，昼夜不瘥欲死者，肺胃不和，胃热移肺，肺不受邪也。宜用川连三四分，苏叶二三分，两味煎汤，呷下即止。

肺胃不和，最易致呕。盖胃热移肺，肺不受邪，还归于胃，呕恶不止。若以治肝胆之呕治之，误矣。故必用川连以清湿热，苏叶以通肺胃，则投之立愈。以肺胃之气非苏叶不能通也，分数轻者，以轻剂能治上焦之疾故耳。

湿热证咳嗽，昼夜不宁，甚至喘而不得眠者，暑邪入于肺络。宜葶苈子、六一

散、枇杷叶等味。

人知暑伤肺气则气虚，不知暑滞肺络者则肺实。葶苈引滑石直泻肺邪，则病自除矣。

湿热证十余日后，大势已退。惟口渴汗出，骨节疼，隐痛不已，余邪留滞经络。宜元米汤泡於术，隔一宿，去术煎饮之。

病后湿邪未尽，阴液已伤，故口渴身疼。此时救液则助湿，治湿则劫阴，宗仲景麻沸汤之法，取气不取味，走阳不走阴，佐以元米汤养阴逐湿，两擅其长也。

湿热证数日后，汗出热不除，或痉，忽头痛不止者，营液大耗，厥阳风火上升。宜羚羊角、蔓荆子、钩藤、元参、生地、女贞等味。

湿热伤营，肝火化风上逆，血不营筋而痉作，上升巅顶则头痛；热气已退，木气独张，故痉而不厥。投剂以息风为标，养阴为本。

湿热证胸痞发热，肌肉微痛，始终无汗者，暑邪伏于膜理内闭。宜六一散一两，薄荷叶四五分，泡汤调下即汗解。

湿热发汗，昔贤有禁，此不微汗之，病必不愈。盖既有不可汗之大戒，复有得汗始解之治法，临证者当知所变矣。

湿热证按法治数日后，忽吐下一时并至者，中气亏损，升降悖逆。宜生谷芽、莲心、扁豆、米仁、半夏、甘草、茯苓等味，甚极者用理中汤之意。

升降悖逆，法当和中，犹之霍乱用六和汤也。若太阴惫甚，中气不支，非理中不可。

湿热证十余日后，左关弦数，腹时痛，时圊血，肛门热痛，血液内燥，热邪传入厥阴之阴。宜仿白头翁汤法。

热入厥阴而下痢，即不圊血，亦当宗

仲景治热痢法。若更逼入营阴，安得不用白头翁凉血而散邪乎？设热入阳明而下痢即不圊血，又宜师仲景治下痢谵语用小承气之法矣。

湿热证十余日后，尺脉数，下痢或咽痛，口渴心烦，下元不足，热邪直犯少阴之阴。宜仿猪肤汤凉润法。

同一下痢，证有厥少之分，则药有寒凉之异。然少阴有便脓血之候，不可不细审也。

湿热证身冷脉细，汗泄胸痞，口渴舌白，湿中少阴之阳。宜人参、白术、附子、茯苓、益智等味。肥胖气虚之人，夏月多有是病。

湿邪伤阳，理合扶阳逐湿。口渴为少阴证，焉得妄用寒凉耶？

暑月病初起，但恶寒，面黄，口不渴，神倦，四肢懒，脉沉弱，腹痛，下痢，湿困太阴之阳。宜仿缩脾饮、冷香饮子，甚则大顺散、来复丹等法。

暑月为阳气外泄，阴液内耗之时。故热邪伤阴，阳明灼烁，宜清宜滋。太阴告困，湿浊迷漫，宜温宜散。古法最详，医者鉴诸。

湿热证按法治之，诸症皆退。惟目瞑则惊悸梦惕，余邪内留，胆气不舒，宜酒浸郁李仁、姜汁炒枣仁、猪胆皮等味。

滑可去著，郁李仁性最滑脱，古人治惊后肝系滞而不下、始终目不瞑者用之，以下肝系而去滞。此湿热之邪留于胆中，胆为清静之腑脏而不泻，是以病去而内留之邪不去，寐则阳气行阴，胆热内扰，肝魂不宁，故用郁李仁以泄邪；必用酒浸者，酒入于胃先走于胆也。枣仁之酸入肝安神，而制以姜汁者安神而又兼散邪也。用药至此，乃谓善于驱遣者也。

湿热证曾开泄下夺，者，恶候皆平，独神思不清，倦语，不思食，溺数，唇齿干，胃气不输，肺气不布，元神大亏。宜人参、麦冬、生谷芽、川石斛、木瓜、生甘草、鲜莲子等味。

开泄下夺，恶候皆平，正亦大伤，故见症多气虚之象，理合清补元气。若用泥滞阴药，去生便远。

湿热证四五日，忽大汗出，手足冷，脉细如丝，或绝，口渴茎痛，而起坐自如，神清语亮，乃汗出过多，卫外之阳暂亡，湿热之邪仍结，一时表里不通，脉故伏，非真阳外脱也，宜五苓散去术，加滑石、酒浸川莲、生地、芪皮等味。

此条脉症全似亡阳之候，独于举动、神气中得其真情。噫！此医之所以贵识见也。

湿热证发痉神昏，独足冷阴缩，下体外受客寒，仍宜从湿热治，只用辛温之品煎汤熏洗。

阴缩为厥阴之外候，合之足冷，全似虚寒矣。乃谛观本症，无一属虚。姑知寒客下体，一时营气不达，不但症非虚寒，并非上热下寒之可拟也，仍从湿热治之，又何疑耶？

湿热证初起壮热口渴，脘闷懊恼，眼欲迷闭，时时谵语，浊邪蒙闭上焦，宜涌泄，用枳壳、桔梗、淡豆豉、生山栀，无汗加葛根。

若病退后脘中微闷，知饥不食，是余邪蒙绕上焦，法宜轻散。此则浊邪蒙闭上焦，故懊恼脘闷；眼欲闭者，肺气不舒也；时谵语者，邪逼心胞也。若投轻剂，病必不除。经云："高者越之"，用栀鼓汤涌泄之剂引胃脘之阳而开心胸之表邪从吐散。一了百当，何快如之！

湿热证经水适来，壮热口渴，谵语神昏，胸腹痛，或舌无苔，脉滑数，邪陷营分。宜大剂犀角、紫草、茜根、贯众、连翘、银花露、鲜石菖蒲等味。

热入血室，不独妇女，男子亦有之。不但凉血，并须解毒，然必重剂乃可奏功。

湿热证上下失血或汗血，毒邪深入营分，走窜欲泄。宜大剂犀角、生地、丹皮、赤芍、连翘、紫草、茜根、银花等味。

热逼而至上下失血、汗血，势极危而犹不即坏者，以毒从血出生机在，宜大进凉血解毒之剂，以救阴而泄邪，邪解而血自止矣。血止后，须进参芪善后乃得。

湿热证七八日，口不渴，声不出，与饮食亦不却，默默不语，神识昏迷，进辛香凉泄、芳香逐秽俱不效者，邪入厥阴，主客浑交。宜仿吴又可三甲散、醉地鳖虫、醋炒鳖甲、土炒穿山甲、生天虫、柴胡、桃仁泥等味。

暑湿虽伤阳气，然病久不解，必及于阴，阴阳两困，气钝血滞，而暑湿不得外泄，遂深入厥阴，络脉凝瘀，使一阳不能萌动，生气有降无升，心主阻遏，灵气不通，所以神识不清而昏迷，默默也。用直入厥阴之药，破滞通瘀，斯各脉通而邪得解矣。

湿热证口渴，苔黄起刺，脉弦缓囊缩，舌硬谵语，昏不知人，两手搐搦，津枯邪滞。宜鲜生地、芦根、生首乌、鲜稻根等味。若脉有力、大便不解者，大黄加入亦可。

胃津劫夺，热邪内扰，宜润下以泄邪，徒用清滋无当病情。故仿承气之例，以甘凉易苦寒，正恐胃气受伤，胃津不复故也。

《南病别鉴》卷中终

南病别鉴　卷下

薛望公　著

外孙　宋兆淇谨　校字

绍兴　裘吉升庆　元刊

辨表分寒热第一

昼夜头疼浑不了（先提清表分），身热脉浮邪在表。病症看来似一般，表寒表热须分晓（点出眉目）。或有汗，或无汗，汗多汗少且莫管，只就脉浮中分出两条线（是最着眼处）。表寒浮紧或兼弦，表热浮数兮或兼滑、长与弦缓。寒者身疼惯怕寒（以下旁证之），频求衣被遮温暖。热者虽然也畏风，无风便欲开帷幔。寒不渴兮热或渴，寒舌白苔热黄泽，寒者口和热口苦，寒减食兮热能食。表寒散以辛温味，表热辛凉非一例。表寒切勿先消食，惟恐引邪入里去。表热切忌用辛温，变成燥热为难治（以治法为收束）。

辨表分虚寒虚热第二

头痛（表也）脉浮（或兼大兼弦，或兼数兼弦）按无力（虚也），表分虚同寒热别；表若虚寒必恶寒，若进辛温汗难出（若用辛凉必致汗多而近于亡阳矣。此下言服辛温之后变象）；气扰翻教身体麻，或大热兮或微热；胸前微满且欲呕，口淡或渴或不渴。表如虚热口亦淡，必兼微渴思润泽；服过辛凉身反痛（此下是服辛凉后变象），舌形定现微苔色。不论大汗与无汗，

但查热势加猖獗。两症皆须补益来，寒加姜桂（宜用桂枝汤加芪术，甚则加人参、干炮姜之类，如血虚无汗，可加当归、红花，和其阴血）热芩柴（宜柴芩归芍芪术之类，甚则加人参）。

辨里寒第三

里寒脉沉紧，或兼缓与迟。恶寒骨节痛（五字是表证）；表证似而非。胸腹满痛且欲呕，或吐或利俱有证；或热或不热，手足指冷厥；喉有冷涎苔白滑，或如猪腰或茶褐。此宜桂枝汤，去芍加干姜，里寒温补是良方，甚则加桂附，可以复其阳。

辨里热第四

里热脉沉（主脑）数，或缓滑以长；无论其神昏与清，无论其身热与凉。唇焦齿黑谵语现，舌短苔黑或起芒；裂破出血反不渴，或渴饮冷小溲长，或利清水或便硬，声音洪厉力气强；狂发登高弃衣走，否且循衣而摸床；面目或赤或不赤，其色垢（即不赤，亦面垢）浊如熏黄。此宜芩连石膏类，甚则芒硝与大黄。

辨里虚寒第五

里若虚寒者，脉必沉而缓（主脑），微

细按无神，救之惟愁晚。手足常四逆，面色青黑暗；渴而不欲饮，但觉口中淡；惟喜极热汤稍解，胸中满或呕；或吐或下利，或不大便心下悸；心烦喜躁不思食，蹉卧恍惚每独语；舌带淡墨色，或如猪腰或糙米，或白苔而润，或无苔而燥，短缩不能伸，望之萎且槁。理中四逆急温之，否则神昏汗脱了。

辨里虚热第六

欲知里虚热，脉沉而数按无力（主脑）。身热退不净，口渴神恍惚；与汤则饮之，不与亦不讨；有时思食来，食到便先饱。舌上略觉燥，得汤燥即好；或有微苔或无苔，或淡红色，（淡红色香岩先生用炙甘草汤，谓津伤而气无化液也，不可用寒凉药）如桃腮。此为里分少津液，泻心导赤佐生脉。

辨假虚寒第七（实热内伏也）

脉沉细兮或缓长，出则迟兮入则疾（主脑），或伏筋骨按有力（沉实也，本宜下）。口中不渴舌燥短（邪入营分，往往不渴，四逆谓热深，厥亦深），不但身凉且四逆，神昏谵语口目动，状若惊风作痉厥；或利清水（热泻）或不便，解下或如烂桃色；人事不知歌且哭，身轻偏自能起立（大证据）；或吐蛔虫口苦辣，小便行时长且赤。此是虚寒假证现，应须解毒和凉膈。

辨假实热第八（虚阳上浮也）

脉浮而大或洪数，无奈按之全不见（主脑）；任他热势如燎原（浮大洪数却是热象，按之不见全是虚证，然邪盛之脉亦有按之不见者，不可不慎也），真底实板已

先现。苔白或黑短不燥，或如猪腰或米糙；面目俱赤为戴阳，谵语发狂手足躁；或有汗兮或无汗，坐卧只求井中蹈；舌肿唇焦齿出血，渴饮汤水常不绝。内是真寒外假热，理中八味合生脉。煎成冷饮，代茶汤，庶几虚火归源得。误服芩连增躁渴（变成死证），庸医到此休饶舌。

辨渴第九

渴证须分寒与热，热者脉数而口苦（主脑），身热汗出喜冷饮，或兼汤水百杯可（大证据）。此宜花粉与川连，加味参同伴白虎。虚寒而渴者，脉必细兼迟，即教洪且大，终是数而虚（主脑）。渴喜极热汤，稍温便嫌冷，有时思得水（大证据），仍复不能饮。此宜生脉中，姜附辛以润；又有汗下之后亡津液，生津之品始为得。不宜凉药不宜温（生津为主），何况诸多辛与热（此非口渴乃口干，浊属实热，干为津亏，当生津，如酸甘化阴之类）。

辨舌第十

胃气现于舌，上有淡白苔。俗医漫消食，必致光无苔。调理到思食，苔白渐生来。君不见病有（厚苔），厚苔满舌者；忽然退去光而燥，乃为胃气绝之徵。从此参详便分晓，又有大红舌色无苔者，君火之色浮于外，盛极将衰欲化灰（无病之人亦常有之，宜用附子），引火归源才得退（舌色纯红，必肾气素虚之人，无他症而忽现此舌者，用附子引火归源固合，又若敖氏《伤寒金镜录》载纯红为将瘟舌，乃热蓄于内而病将发也，不问何经宜用透顶清神散，搐鼻法亦不可不知），又有舌黑如淡墨。更不须问燥与湿，总归肾水克心火。阴盛阳

衰须早识，除非黑起芒刺燥而裂，阳邪热结何消说。

辨虚寒舌燥第十一

舌燥有多般，或淡黄或淡白，或起微刺或灰色，更有望之如燥扪之泽（望之燥，扪之泽，《温证论》言舌绛望之似燥，手扪之原有津液，此津亏湿热熏蒸，将成浊痰蒙闭心胞也），其色或紫而或黑，必兼吐利而厥逆，神昏谵语词謇涩（舌燥而语言不清，因燥而不清可治，舌黑而语言不清，所谓口虽欲言舌不得前，死证也）脉形微细定如丝，或虽洪大终无力（虚寒定案）。急用生脉以养津，附姜苓草和芪术（俗医为五味味厚，多则用十余粒，少则七八粒，此不通之论，必须钱余方效）。

辨实热舌燥第十二

实热舌燥先有地，或黄或黑起芒刺（《温证论》凡舌不拘何色生芒刺者，皆是上焦热极也，当用青布拭冷薄荷水，揩之即去者轻旋，生者险）。即使苔轻偏破裂，必兼身热焦唇齿。渴喜饮冷面目赤，并无吐利与厥逆。谵语便闭诸症现，洪数滑长脉可验，白虎承气随变换（随证变换也）。

辨寒头痛第十三

寒头痛脉浮而紧（主脑），或弦或沉更兼迟。恶风与寒四肢冷（大证据），头喜热物包裹之（更有刘河间论头痛属热者，亦恶寒喜热，缘热为寒闭则其痛甚，热气流通则痛止也，然止后必复作而，益甚为验脉，亦必有异）。理中参入桂天麻，附子细辛重者加，少佐羌防法亦佳。

辨热头痛第十四

热头痛脉浮而数，或滑而长亦有诸，口苦舌干渴欲饮，痛连风府与风池，恶热其常恶风暂，此为风热症已显。羌防柴葛连翘芩，甚则石膏用之验。

辨虚头痛第十五

虚头痛脉弦而大，弦则为寒大则虚（主脑）。痛极不堪喜得按，日夜呼叫语声嘶（大证据）。其痛或专在额上，偏头皆痛亦有之。急宜参苓芪术加附子，此症失治危即死。

辨风寒骨痛第十六

风寒骨痛脉弦紧（主脑），或迟而缓亦有准。身热恶寒手足冷（大证据），舌上白苔口不渴。拘挛偏体酸难忍，甚则上呕下利并。桂枝汤内用天麻，有湿去芍加附稳。

辨虚骨痛第十七

脉弦而大数无力（主脑），或发热兮，或不热恶风兮，拘急口淡兮，神思恍惚（大证据）痛在骨节兮，服发散药而痛愈剧，此神气伤也，合用桂枝与芪术。大凡人身诸骨节，其数三百有六十，是神气之所游行而出入。君不见仲景新加汤，重用参姜以复阳（桂枝汤加参姜）。

辨虚寒腹满第十八

脏寒生满（出《内经》）病，脉迟缓兮或沉紧，或虚大兮按无力。腹满时减减又甚，不欲食兮食即呕，或泄泻恶寒兮，而渴喜热饮。姜桂香砂温散之，不应再加参术耆。

辨实热腹满第十九

脉沉而实（主脑）兮，或滑与长兼，腹满（证据）不减兮，减亦不足言（二句出《金匮》）。大便虽解而不畅兮，或得解而少宽。满腹硬痛不可按兮，无吐晕等虚证之相参。此宜枳朴以消之，甚则加大黄参其间。

辨虚寒不大便第二十

大便不通群呼热，不知寒凝亦敛结。腹不满兮口不渴（疑案），白滑苔兮弦紧脉（定案）。此属虚寒无浪攻，照常饮食（切不可饥）且从容。迟之一二十日后，温补足时气自通。

辨实热不大便第二十一

脉数有力长滑甚，烦渴腹满按之硬，或潮热兮食即胀，时有浊气从后进，此为胃热宜下之。（凡服下药燥粪已来，又得溏泄，此已解也。如服下药但利清水一二次，又无燥屎痞满如故，此未解也，再当下之。如服下药二三次仍不通者，此肠胃枯涩也，当下取之，取之而不通者死），一有虚证须细审（大约实证一下即愈。一有虚证便须细审，即必当下者，亦只用凉隔以微利之，解毒以和之；陶氏黄龙汤，以补而下之）（陶节庵黄龙汤即大承气汤加参、归、草、桔、姜、枣）。

辨小便不通第二十二

小便不通分虚实。虚则三焦失其职，屡经利水不相合，此宜金匮肾气丸，治其三焦决渎官，象牙生煎服亦安。实者人素

强，或好食热物，肺热不能通水道，以致膀胱成热结，宜用猪苓、泽泻、栀滑石，用后仍不效，须向膀胱寻外窍，经说毫毛是其应（经曰：三焦膀胱者，腠理毫毛，其应是三焦主腠理，膀胱主毫毛。膀胱有出窍而无入窍，济泌别汁而渗入膀胱者也，毫毛是其外窍。譬如水注塞其上窍，则水不能出矣。如人不虚，利小水而仍不通者，宜发其汗，外窍通而内窍亦通，此所谓开鬼门也），改从发汗最为妙。又有动其胞中血，虚寒实热随症别，虚寒便温补，热则清热而养血，因症施方不可执。

辨呕第二十三

其人受暴寒（审问），或食生冷物，吐酸（证据）并干呕，平胃正气合脉滑（主脑）。胃有余饮，冷不喜热（证据），服温热药呕愈甚，黄连竹茹佐姜汁（温热证肺胃不和，每有呕吐用黄连四分，苏叶五分，泡汤吃，即止），兼虚参以参加入。脉或虚大数（主脑）无力，呕吐清涎（虚寒呕证据）及冷沫，胃虚不能容谷食，闻食即呕（胃阳竭矣）食反出，人参理中最为良，丁香附子加亦得。脉滑有力（主脑）症不虚，胸满按之痛（证据）愈剧，合用朴实与二陈，此谓中焦之呕（东垣语）从乎积。

辨吐蛔第二十四

热厥吐蛔蛔必多（凡属吐蛔无论热与寒，切忌凉药），人情清楚脉形和，随生随吐无烦躁，泻其湿热勿蹉跎。厥阴伤寒属风木，吐虫兼吐水清绿，手足厥冷（主脑）烦躁甚，乌梅丸义君须读。

辨汗第二十五

虚汗须分阴与阳，阳虚（凡服发汗药不可太过，过则反致阳虚。如服一剂无汗，再作汤与之复无汗，此营卫乏绝，法当养阴辅正而再汗之。三治无汗者死）自汗补其卫（其人素虚或劳伤，或大病后腠理虚，阳不能卫外而为固，则自汗。宜用参芪五味苓术，甚则加桂附，如干姜、半夏、陈皮开达之药皆不可用），盗汗归之阴气虚，参甘归地从其类（人卧则血归于肝，阴虚而不可为守则盗汗，宜参、苓、芪、术、五味、归、芍、生熟地之类）。惟有阳明邪并来，热气熏蒸毛窍开，汗出溱溱常不止，但宜凉解得和谐（汗有心家血液之汗，太阳津液之汗俱不可出，惟阳明水谷之汗虽出无害，故阳症伤寒，热气熏蒸，毛窍开发溱溱而自出，亦犹滚汤盛于器中，热气上蒸而外湿也。若汗不出热气不得泄，必郁而发黄，即宜用清凉以解其热，而汗自止，不必用止汗之药）。更有伤寒病久无汗出，大剂参芪柴桂合，顿然出汗退其热，景岳书中亦曾说。

辨谵语第二十六

谵语是多言，皆因胃液干。就中谵语有实象，谵字从严侃侃然。旋转风轮难自主，才呼李四便张三。郑声气短神萧索（郑声者，声如郑卫之音，不能正也。孔子曰：恶郑声之乱雅。《乐经》曰：虚则郑声。盖因汗下过多，表里虚竭，以致阳脱阴胜，其人正气衰而本音失，精神夺而语句重，手足并冷，神昏舌短，音响模糊，与谵语迥不相同，此症十无一治。不得已，姑与独参汤或白通汤）郑重频烦不厌复，一样逢人讲话多，不曾说南又道北。设使语郑大半属无稽，是则名为妄，虚实皆有之。若夫似睡非睡间，隐隐约约如交谈，此为独语未全乱，各从脉症细详参。

辨面目赤第二十七

面目赤有三，须从脉症参。阳气郁于表，辛凉可散焉，里热熏于上，白虎及黄连。无根火外浮，此是内真寒。八味生脉煎冷饮，假对假兮古所传。

辨下利第二十八

下清谷者为虚寒，下清水者为实热。惟有脓血稀溏和汁沫，此三件中细详别。假如作呕不食兮，腹痛喜按；心恍惚而烦兮，或动悸与头眩；燥而不欲饮兮、头眩耳鸣而口淡；后重逼迫兮，既解而仍不减。脉弦数而虚大兮，皆虚寒之外现。苟脉症之反是兮，即实热之证验。

辨厥第二十九

手足冷时为四逆，厥者其冷过肘膝。仲景伤寒俱禁汗，无论阳厥与阴厥。阳厥是传经病，自三阳进入阴。热极必兼胜化行，还有始热终寒因药误，也能转入阴寒路，执定传经亦是错。阴厥是直中，喻氏《中寒论》当诵。寒邪斩关直入来，急救真阳休梦梦；还怕热邪深入血，顿然厥冷身无热。君不见吞痧样子忌热汤，不比中寒一例说。总之脉症要详参，茎草拈来生杀间。阳厥谵渴阴吐涎，阳者身轻阴者踡。复看其人唇爪甲，青紫为热青黑寒；又有痰厥食厥和尸厥，病久阴阳二气虚亦厥。各等各样在准绳，步步须求脉症合。

辨腹痛第三十

腹痛是虚喜揉按，虚者必寒病涉阴。脉迟缓兮或虚大，诸多虚象察其因。理中桂附可施行。热者面黄泽，加以长滑脉；宜用黄连苦清热，少佐姜萸亦相得（治脾寒泄泻腹痛，仿仲景温下之法，先去其滞而后调补，勿畏虚以养病）。更有欲呕不呕腹痛多，寒热其如错杂何。黄连汤内干姜桂，好共参甘两下和。食痛应消食（凡治伤寒，须按其腹痛与不痛。硬与不硬。若腹中痛与硬者，此燥屎也。脐下硬而痛者，此燥屎与蓄血也。脐下筑筑然痛上冲于心者，此奔豚气也。腹中气响下趋者，欲作泻也。燥屎者，小便不利而脐下如疙瘩状。蓄血者，小便利而脐下如怀孕状），难在虚寒兼食积。学士温脾法可宗（许学士有温脾汤，见《本事方》。许叔微温脾汤：干姜、肉桂心、热附子、炙甘草、枳实、厚朴、大黄），化为煎法尤熨贴（有虚寒之人患腹痛，服温补药而相安。时止时作痛仍不解，甚则利清水或白沫，此虚中有实，或先有宿食在肠不曾去，或病中肠胃虚不能运化，所食之物停于肠中，即一二块宿粪亦能作楚。宜用温补药煎好，去渣入大黄一钱，不甚虚者可加一钱五分，滚四五沸服之，宿食自下，正气不伤而病随愈。此屡试屡验之妙法也）。虫痛面黄吐涎沫，食酸即安甜即剧。虚实寒热要分晓，杀虫方中求配合。气痛因郁恼，必连胃脘与两胁，病久人必虚，滋补兼疏郁。痛不可近者，按之濡软为蓄血，不比硬满为热结。重则桃仁承气汤，轻者宣通微下夺。别有吞痧一症现，湿热熏蒸邪变幻。急刺委中出血良，磨服玉枢丹亦善。最怕是三阴寒证，认为痧不饮温汤，饮冷茶，乱进丹丸

并放刮，临危空白悔前差。

辨脉脱第三十一

六脉俱脱者，大命垂危矣（神昏脉脱者死，神清脉脱者亦死）。通脉四逆急服之（仲景四逆汤中姜附草，三阴厥逆太阳沉，或益葱姜参芍桔，通阳复脉力能任），还怕脉因暴出死。但得脉来微续生，更需附子四五枚，人参小半斤，周时服尽休间断，随进米粥始回春。参力偶不继，前功必尽弃，平时无学力，到此滋疑惧。每见虚寒之极服温补，躁乱不宁（换阳也）呕且吐，此为药力尚未全，切莫心疑换别路。大约三阴病症露危剧，急则六日或三日，缓则行期十二日。幸而君火未全衰，反见舌干等症出，更须姜附助其阳，渐得阳回舌生液（景岳六味回阳饮，又增地、归、姜、附、草、人参。）诸虚剧甚阴阳脱，此剂扶危力可任，四味回阳用理中，以术易附力加雄。元虚虚脱垂危顷，温服徐徐定有功。若见舌干投凉剂，坏（切戒！切戒！）乃百年人寿事。起手果然认得真，断不朝三与暮四。君不见景岳全书用法精，十补一清巧相济。又不见嘉言寓意重叮咛，阴证转阳必自愈。济困扶颠道在斯，一有游移便错去。更有虚寒服药来，温补不安凉适意。两寒相得从其类，正气败坏决不治。至于实热失汗下，脉伏似脱君休怕。大承十枣用即安，神气分明现真假。须知实热治可缓，凉泻一投拨便转。不比虚寒救济难，仁术全凭思与辨。

司天在泉歌

子午少阴君火天，阳明燥金应在泉。丑未太阴太阳治，寅申少阳厥阴联。卯酉

却与子午倒，辰戌巳亥亦皆然。每岁天泉四间气，上下分统各半年。

卯酉与子午倒，辰戌与丑未倒，巳亥与寅申倒。

子午年（少阴君火司天，阳明燥金在泉），

丑未年（太阴湿土司天，太阳寒水在泉），

寅申年（少阳相火司天，厥阴风木在泉），

卯酉年（阳明燥金司天，少阴君火在泉），

辰戌年（太阳寒水司天，太阴湿土在泉），

巳亥年（厥阴风木司天，少阳相火在泉）。

《南病别鉴》卷下终

南病别鉴　续集

吴门　宋兆淇佑甫　著述

绍兴　裘吉生庆元　校刊

看病须必先识病

凡看伤寒，至要看各经中死证，死脉亲切，须一一理会过，免致临病疑惑。但见死证，便以脉参之，如果有疑，切莫下药，虽至亲央浼，亦莫乱治。倘有挫失，咎将归己。

凡看伤寒，初学后生须要治其病之可晓者，缺其不可晓者，胸中证不明白，有一毫疑惑，不可强治。故君子不强其所不能，若不量力私于亲故，或见利而动，轻易玩弄，视人命如草芥，非君子之用心也。谨而敬慎！毋怠毋忽！

初得伤寒一二日，头痛恶寒皆除，便觉胸中连脐腹注闷疼痛，脉沉有力，坐卧不安，上气喘促，不候他证便可下药。若头项强痛，恶寒发热，每日如此，不以日数多少，尚在太阳经，止宜发汗，要随在其所见之表里而治之，不拘于日数也。若烦渴欲饮水，由内水消竭，欲得外水自救耳。大渴欲饮一升，止与一半，常令不足，不可过饮。若恣饮过量，则为水结之证。射于肺为喘为咳，留于胃为噎为哕，溢于脾为肿，蓄于下焦为癃，皆饮水之过也。

病若经十余日以上有下证者，止宜大柴胡汤，恐承气太峻。盖伤寒过经，则正气多伤故也。

病七八日，未得汗，大便闭，发黄生斑，谵语而渴，越脾桃仁汤主之。

病八九日，已汗下，脉尚洪数，两目如火，五心烦热，狂叫欲走，三黄石膏汤主之。病五六日，但头汗出身无汗，际颈而还，小便自利，渴饮水浆，此瘀血证也。看上中下，分虚实而治之。犀角地黄汤治上，桃仁承气汤治中，抵当汤、抵当丸治下。病六七日，别无刑克证候，忽然冒昧不知人事，六脉俱静，或至无脉。此欲汗，勿攻之。如久旱将雨，六合阴晦，雨后庶物皆苏，换阳之吉候也。

夫今人治伤寒，一二日间，不问属虚属实，便用桂枝之类以汗之。三五日后，不问在表在里，便用承气汤之类下之，多致内外俱虚，诸变蜂起。大抵病人虚实表里不同，所以邪之传变有异，岂可以日数为准？盖有即传者，有传一二经而止者，有始终只在一经者，不必拘"始太阳终厥阴"也。

阴　证

初病无热，便四肢厥冷，或胸腹中满，或呕吐，腹满痛，下利，脉细无力。此自阴证受寒，即真阴证，非从阳经传来，便宜温之，不宜少缓。经云：发热恶寒者发于阳也，无热恶寒者发于阴也，治宜四逆汤。凡腹满腹痛，悉是阴证，只有微甚不同，治难一概。腹痛不大便，桂枝芍药汤；

腹痛甚，桂枝大黄汤。若自利腹痛，小便清白，便当温，理中四逆看微甚用，轻者五积散，重者四逆汤，无脉者通脉四逆汤，使阴退而阳复也。

阴毒病，手足指甲皆青。脉沉细而急者四逆汤，无脉者通脉四逆汤，阴毒甘草汤，脐中葱熨，气海、关元着艾可二三百壮；仍用温和补气之药，通内外以复阳气。若俱不效，死证也。

凡看伤寒，惟阴证最难识。自然阴证，人皆可晓，及至反常则不能晓矣。如身不发热，手足厥冷，好静默，不渴，泄痢，腹痛，脉沉细，人共知为阴证矣。至于发热面赤，烦躁不安，揭去衣被，饮冷，脉大，人皆不识，认作阳证，误投寒药而死者多矣。必须凭脉下药，至为切当。不问浮沉大小，但指下无力，按至筋骨全然无力，必有伏阴，不可与凉剂，急与五积散一服，通解表里之寒，随手而愈。若内有沉寒之甚，须用姜附以温之秘之，勿泄。脉虽洪大，按之无力者，重按全无，便是阴证。凡治伤寒，服药不效，斑烂皮肤，手足皮俱脱，身如涂朱，眼珠如火，燥渴欲死，脉洪大而有力，不知人，宜三黄石膏汤主之。

凡看伤寒，须问病人有何疼痛处，所苦所欲，饮食大便，并服过何药。问有吐蛔者，虽有大热，忌下凉药，犯之必死。盖胃中有寒，则蛔上入膈，大凶之兆，急用炮姜理中汤，加乌梅二个，煎服，蛔安，却以小柴胡汤退热。盖蛔性闻酸则静见苦则安故也。

凡看伤寒，有口沃白沫，或唾多，或流冷涎，俱是有寒，吴茱萸汤、理中真武汤之类，看轻重用。切忌凉药，杂病亦然。或用甘草温补元气，四君子汤加附子片，

血虚用仲景八味丸。

伤 暑

伤暑与伤寒俱有热，若作伤寒治，则大误。盖寒伤营，热伤气。伤寒则外恶寒，而脉浮紧；伤暑则不恶寒而脉虚，此为异耳。经云：脉盛身热，得之伤寒；脉虚身热，得之伤暑。治宜小柴胡汤，柴胡宜酌用；渴加知母、石膏，或人参白虎汤。天久淫雨，湿令大行，苍术白虎汤。若元气素弱而伤之，重者清暑益气汤治之。

急下急温

凡言急下急温，病势已迫，将有变也，非若他病尚可少缓。如少阴属肾水，主口燥咽干，而渴乃热邪内炽，肾水将绝，故当急下，以救将绝之水。如腹胀不大便，土胜水也，亦当急下。阳明属土，汗多热盛，急下以存津液，腹满痛为土实，急当下之。热病目不明，热不已者死。目睛不明，肾水已竭，不能照物则已危矣，急须下之。少阴急温有二证，内寒已甚，阳和之气欲绝，急宜温之，无疑也。

少阴病得之二三日，口燥咽干，急下之，大承气汤。

少阴病自利纯青色，心下必痛，口燥咽干，急下之，大承气汤。

少阴病六七日，腹胀，不大便，急下之，大承气汤。

阳明病发热汗多，胃汁干，急下之，大承气汤；汗出不解，腹满痛，急下之，大承气汤。

少阴病脉沉微，急温之，四逆汤。

少阴病膈上有寒饮，干呕，不可吐，急温之，四逆汤。

生死脉候

阳证发热不退，见阴脉者，死。若得汗热退，见阴脉者，瘥。阴阳诸证，脉平，吉。伤寒下利，厥逆，烦躁不得卧者，死。

伤寒咳逆上气，脉散者死，形损故也。

唇吻反青，四肢热，习习汗出，肝先绝也。

阳反独留，体如烟熏，摇头直视，心先绝也。

环口黧黑，虚汗发黄，脾先绝也。

脉浮而滑，身汗如油，喘而不休，水浆不入，肌肤不仁，乍静乍喘，汗出发润，肺先绝也。

溲便遗失，肾先绝也。

脉三部紧盛，大汗出，不解者，死。

阴阳俱虚，热不止者，死。

身热气粗，见阳脉而躁者，死。

汗出，微热不解，未可言死；若脉如转索，即死。

谵语微热，脉浮大，手足温，欲汗出，但汗暴出者，死。

热病七八日，脉不软不散者，当音哑不言，三四日汗不出者，死。

温病三四日以下，不得汗，脉大疾者生；脉细小难得者，死。

温病下痢，腹中痛甚者，死，不治。

温病汗不至足者，死；

温病二三日，身体热，腹满头痛，饮食如故，脉直而疾者，死；四五日，头痛腹满而吐，脉来细僵者，死；八九日，头不痛，目不赤，色不变，而反下利，脉来碟碟，按之不弹手，或时大，心下坚者，死，不坚硬者生。

热病七八日，其脉微细，小溲不利加暴，口燥舌焦干黑者，死。

厥分寒热辨

或曰人之手足乃胃土之末，凡脾胃有热手足必热，脾胃有寒手足必冷，理之常也。惟伤寒有厥深热亦深，厥微热亦微之论，何耶？曰胃寒手足冷，胃热手足热固已。若夫极则变，不可以常道拘也。盖亢则害，承乃制。火气亢极，反见化水，如金银等烈火烁烊与水无异。阴阳反覆，病之逆从，未可以常理论也。凡经言厥逆、厥冷、手足寒冷等语，皆变文耳，不可以论轻重。若言四肢则有异也，亦未可纯为寒证。若厥冷直至臂胫以上，则为真寒无疑，急用姜附等药温之，少缓则难疗。谓其上过手肘，下过足膝，非内有真寒达于四肢而何？然更当凭脉并所见之证参之，庶乎其无误也。凡看伤寒不可以厥逆便断为寒，必须以兼证参之，方知端的。如手厥逆，兼以腹满，泄利清白，小便亦清，口渴，恶寒战慄，面如刀刮，皆寒证也。若腹满后重，泄利稠黏，小便亦涩，渴而好饮，皆热证也，宜详审之。

结 胸 解

结胸之证尝见，世俗不问曾下与否，但见心胸满闷，便呼结胸，而与桔梗汤治之，盖本朱奉议之说也。有频频与之，反成真结胸者，殊不知结胸乃下早而成，未经下者非结胸也。乃表邪传至胸中，未入于腑，证虽满闷，尚为在表，正属少阳部分，只宜小柴胡加枳壳以治，如未效，则本方对小陷胸汤一服豁然。其效如神，但秘之不与俗人言耳。若因下之而成者，方用陷胸汤丸分浅深而治之，不宜太峻。盖上焦乃清道至高之分，若过下则伤元气，陷胸汤丸宜从缓而治之。尝读仲景《伤寒论》结胸条之"病发于阳而反下之，热入因作结胸病，发于阴而反下之因作痞。所以成结胸者，以下早故也"。成氏注释曰："发热恶寒者发于阳也，无热恶寒者发于阴也"。再三熟玩，不能不致疑其间。盖无热恶寒者，寒邪直中阴经，真阴证也，非阳经传至阴经之病。若误下之不死即已危矣，岂可以泻心汤寒热相参之药治之而愈乎？岂反轻如结胸乎？详此，恐言营卫阴阳也。风属阳，阳邪伤卫，头痛发热微，盗汗出，反恶寒者，当服桂枝汤止汗散邪。医者不达而下之，卫气重伤，胸中结硬。经又云："结胸脉浮大者，不可下，下之即死。结胸证悉而烦躁者，亦死。"盖卫出上焦，清道受伤，不为不重也，故用陷汤峻利之药下之。寒者阴，阴邪伤营，当以麻黄发表，误下之而成痞满者，宜泻以理痞。盖营出中焦，黄连能泻心下之痞，邪陷于膈，不犯清道，则元气不伤，故轻于结胸耳。若阴经自中之寒，以泻心理之，而可愈，吾不信也。

伤寒合病并病论

赵嗣真曰：吾尝疑合病并病之难明也久矣。因始释之：合病者，二阳经或三阳经同受病，病之不传者也；并病者，一阳先病，又过一经，病之传者也。且如太阳阳明并病一证，若并而未尽，是传未过，尚有表证，仲景所谓"太阳未罢，面色赤，阳气怫郁，在表不得越，烦躁短气"是也，又当汗之，麻黄汤、桂枝各半汤。若并之已尽，是传过。仲景所谓"太阳证罢，潮热，手足汗出，大便硬而有谵语"者是也，法当下之，以承气汤。是知传则入腑，不传则不入腑。所以仲景论太阳阳明合病止

出三证，如前论太阳阳明并病，则言其有传变如此也。三阳互相合病皆自下利。仲景太阳阳明合病，主以葛根汤；太阳少阳合病，主以黄芩汤；少阳阳明合病，主以承气汤。至于太阳少阳并病，其证头项强痛，眩冒如结胸，心下痞，便当刺大椎、肺腧、肝腧，不可汗下。太阳阳明并病，已见上论，但三阳合病，仲景无背强恶寒语句，虽别有口燥渴，心烦背微恶寒者，乃属太阳证而非三阳合病也。三阳若与三阴合病，即是两感，所以三阴无合病例也。

伤寒别名

语无伦者曰谵语，实则谵语也，外证大便秘，小便赤。

声重曰郑声，虚则郑声，外证大小便利而手足冷也。

下泄曰转矢气。

大便坚，小便利，曰脾约。

大便如常，曰清便自调（或云自可）。

水谷不化，曰下利清谷。

伤寒十三日，曰过经。

阴病发躁，曰阴躁，属少阴。

手足逆冷，曰厥（有阴厥阳厥二证）。

手足指头微冷，曰清（属二阴）。

肌肤冷或下利，而发躁无时，暂安，曰脏厥。

两手无脉曰双伏，一手无脉曰单伏。

男子病新瘥，而妇人与之交，阴肿、小腹绞痛者，曰阳易。女子病新瘥，而男子与之交，里急、腰胯连腹内痛者，曰阴易。

冬应寒而反温，人暴感之而病者，曰冬温。

非时暴寒伏于少阴之经，咽痛下利，曰肾伤寒。

伤寒病二月至夏方发，曰晚发。

发汗后，身犹灼，热自汗，曰风温。

中暑，曰中暍。

感不时之气而病，老幼皆相似者，谓之天行（即瘟疫也）。

妄发湿温，汗者，曰重暍（重暍者不治）。

汗后不为汗衰，谓之阴阳交，死证也。热烦身躁，太阴寸口脉两冲尚躁盛，是阴阳交死，得汗脉静者生。

病瘥后发热，曰遗热。

伤寒瘥后劳动，曰劳复。

伤寒瘥后食肉再病，曰食复。

自乱无神气，曰无精。

吐利并作，曰霍乱。

鼻出血，曰衄。

热病脉躁盛，不得汗者，曰阳极，死证。

阴独盛而阳暴绝，曰阴毒。

阳独盛而阴暴绝，曰阳毒。

咳逆曰哕。

干呕曰呃。

阳明与少阳合病，下利，脉长大而弦者，曰负，死证也。

大便坚硬，曰硬溏，曰鸭溏。

协热而利，曰肠垢。

渴欲饮水，水入即吐，曰水逆。

心振寒而动，曰悸（即怔忡之别名也）。

心中若有所失，曰懊侬。

强发少阴汗则动血，或出口鼻，或出耳目，谓之下厥上竭，不治。

身振摇而动，曰肉瞤。

脐下有动气，曰奔豚。

病在上吐之，曰泅。

病在下泄之，曰利。

血，曰营。

气，曰卫。

汗孔，曰元府（即腠理也）。

手足搐搦，曰瘛疭。

二阳俱病，曰合病。

先二阳俱病，而后一阳自病，曰并病。

阴阳俱病，曰两感（又曰双传）。

四肢病，曰末疾。

厥而下利，当不能食反能食者，曰除中，不治。

目中不明了，曰目中不了了（一曰病瘥）。

皮肤顽而不知有无者，曰不仁。

伤寒阳病下之早，即为结胸。按之即心下痛，为小结胸。不按自痛连脐，腹坚硬，曰大结胸。若饮水过多，停结在胸胁间，无大热而头微汗出者，曰水结胸。烦躁多，而有结胸证，曰热实结胸。无热而有结胸证，曰寒实结胸。伤寒阴病下之早，按之不痛，胸中气结，曰痞气。伤寒证似结胸，饮食如常，时时下利，而舌上白苔者，曰脏结，不治。伤寒后，上唇有疮，虫食其喉，或食其脏，曰惑。

伤寒后下唇有疮，虫食其肛，或食其阴，曰狐。

发热汗不止，曰漏风（亦亡阳之别名也）。大下之后，损阴伤血，亦谓之亡阳。太阳病桂枝证而投麻黄，汗出多，遂漏不止，曰亡阳。发狂证，有因火劫惊狂，谓之火邪其人，亦曰亡阳。大抵阴病不当有汗，若反有汗者，亦亡阳也。

伤寒发汗、吐下、温针后，及小柴胡汤证罢病不解，曰坏证。看犯何逆，以法治之。柴胡证仍在，则不为逆（凡逆有四种，或变为温疟，或变为风温，或为温毒，或为温疫也）。

热病不知痛所在，不能自收，口干，渴，热甚，阴头有寒者，热在骨髓，死不治。

热病在肾，令人渴，口干，舌焦黄赤，昼夜欲饮不止，腹大而胀，尚不歇，目无精光，死不治。

《南病别鉴》续集终